Kohlhammer

Manfred Stöhr
Robert Pfister

Klinische Elektromyographie und Neurographie – Lehrbuch und Atlas

6., überarbeitete und erweiterte Auflage

Verlag W. Kohlhammer

Dieses Werk ist unter der Mitarbeit folgender Autoren entstanden:
M. Bluthardt (1.–2. Auflage)
S. Gierer (4. Auflage)
R. Pfister (3.–5. Auflage)
K. Scheglmann (3.–5. Auflage)
W. Schulte-Mattler (5. Auflage)
H. Voelter (3. Auflage)

Dieses Werk einschließlich aller seiner Teile ist urheberrechtlich geschützt. Jede Verwendung außerhalb der engen Grenzen des Urheberrechts ist ohne Zustimmung des Verlags unzulässig und strafbar. Das gilt insbesondere für Vervielfältigungen, Übersetzungen, Mikroverfilmungen und für die Einspeicherung und Verarbeitung in elektronischen Systemen.

Die Wiedergabe von Warenbezeichnungen, Handelsnamen und sonstigen Kennzeichen in diesem Buch berechtigt nicht zu der Annahme, dass diese von jedermann frei benutzt werden dürfen. Vielmehr kann es sich auch dann um eingetragene Warenzeichen oder sonstige geschützte Kennzeichen handeln, wenn sie nicht eigens als solche gekennzeichnet sind.

6., überarbeitete und erweiterte Auflage 2014

Alle Rechte vorbehalten
© W. Kohlhammer GmbH, Stuttgart
Gesamtherstellung: W. Kohlhammer GmbH, Stuttgart

Print:
ISBN 978-3-17-021473-6

E-Book-Formate:
pdf: ISBN 978-3-17-028373-2
epub: ISBN 978-3-17-028374-9
mobi: ISBN 978-3-17-028375-6

Für den Inhalt abgedruckter oder verlinkter Websites ist ausschließlich der jeweilige Betreiber verantwortlich. Die W. Kohlhammer GmbH hat keinen Einfluss auf die verknüpften Seiten und übernimmt hierfür keinerlei Haftung.

Vorwort zur sechsten Auflage

»Nerve conduction studies and electromyography are an extension of the clinical examination.«

(DC Preston, BE Shapiro)

Die verschiedenen elektromyographischen und neurographischen Techniken sind nicht nur unverzichtbar in der Diagnostik peripherer Nervenläsionen und neuromuskulärer Erkrankungen, sondern bieten darüber hinaus wertvolle Hinweise bei einigen zentralnervösen und vegetativen Funktionsstörungen. Absolute Voraussetzungen für deren sinnvolle Anwendungen sind detaillierte Kenntnisse von Anamnese und klinischem Befund, da nur dann ein gezielter Einsatz der jeweils geeigneten Methoden und eine auf den Einzelfall zugeschnittene Befundinterpretation gewährleistet sind. Daher besteht ein Hauptanliegen der vorliegenden Neuauflage in einer besseren Verzahnung von Elektrophysiologie und Klinik durch Textergänzungen, Querverweise und tabellarische Übersichten.

Die in den letzten Jahren erzielten Fortschritte im Verständnis neuromuskulärer Krankheiten boten einen willkommenen Anlass zur Neufassung der Kapitel Polyneuropathien, Motoneuronerkrankungen und Myopathien. Außerdem wurden die Abschnitte über die diversen Dystonien und Tremortypen nicht nur auf den neuesten Stand gebracht, sondern darüber hinaus auf die diagnostisch wichtigen Aspekte komprimiert.

Beim Vergleich mit anderen Standardwerken der Elektromyographie ist die deutlich breitere Palette der aufgenommenen Untersuchungsmethoden sowie deren Einsatzmöglichkeiten hervorzuheben. So werden die in der Diagnostik proximaler Abschnitte des peripheren Nervensystems unverzichtbaren Techniken der Magnet- und Hochvolt-Stimulation sowie spezieller SEP-Ableitungen einbezogen, was beispielsweise in der Frühdiagnostik des Guillain-Barré-Syndroms, der CIDP (Chronic Inflammatory Demyelinating Polyneuropathy) von entscheidender Bedeutung sein kann und vielfach erst die dringend gebotene frühzeitige Therapie ermöglicht. Außerdem bleibt die elektromyographische Ableitetechnik nicht auf die gängigen Muskeln beschränkt, sondern bezieht Zwerchfell, Beckenboden-, Bauch- und Kehlkopfmuskulatur mit ein. Desweiteren findet sich eine detaillierte Darstellung der durch Botox-Injektionen behandelbaren Leiden, wie z. B. Dystonien, Dyskinesien, Spasmen, Schreib- und Musikerkrämpfe, sowie eine Besprechung vegetativer Funktionstests, um den Nachweis einer Mitbeteiligung des autonomen Nervensystems bei Polyneuropathien und anderen Erkrankungen zu ermöglichen. Schließlich wird die in der Zusammenarbeit mit Chirurgen, Urologen und Gynäkologen wichtige Erfassung neurogener Blasen-, Mastdarm- und Potenzstörungen ausführlich erörtert und durch Abbildungsbeispiele veranschaulicht.

Wir hoffen, dass die seit 31 Jahren erfahrene Wertschätzung früherer Auflagen auch der 6. Auflage zuteil werden wird und dass sie vielen elektromyographisch tätigen Kolleginnen und Kollegen eine Hilfe bei der Diagnostik und Befundinterpretation zu bieten vermag.

Zu danken haben wir Frau Dr. Gotlind Blechschmid für Ihre Hilfe beim Schreiben und Lektorieren der zahlreichen Ergänzungen, sowie Herrn Dr. Poensgen, Herrn Rose und dem Kohlhammer Verlag für die optimale Zusammenarbeit und die vorzügliche Ausstattung dieser Neuauflage.

Augsburg, Sommer 2014
M. Stöhr, R. Pfister

Vorwort zur fünften Auflage

»Alles was sich aussprechen lässt, lässt sich klar aussprechen«

(Ludwig Wittgenstein)

Nachdem der Textteil des vorliegenden Werkes zwischenzeitlich einen erheblichen Umfang angenommen hat, wurde der Titel der fünften Auflage geändert in »Klinische Elektromyographie und Neurographie – Lehrbuch und Atlas«. Trotzdem bleibt die reichhaltige Illustration ein Schwerpunkt des Buches, und durch die Aufnahme von 35 neuen Zeichnungen und Kurvenbeispielen ist die Zahl der Abbildungen auf 335 angewachsen, wodurch eine optimale Anschaulichkeit garantiert ist. Der Textteil wurde unter Berücksichtigung der wichtigsten in den zurückliegenden sechs Jahren publizierten EMG-Arbeiten vollständig neu bearbeitet.

Im Unterschied zu den meisten EMG-Büchern wird einerseits größter Wert auf höchste Druck- und Abbildungsqualität gelegt und es erfolgt andererseits keine Beschränkung auf die Einsatzmöglichkeiten bei den diversen neuro-muskulären Erkrankungen. Vielmehr berücksichtigt die vorliegende Darstellung das gesamte diagnostische Spektrum, wie z. B. die im Rahmen der Botulinumtoxin-Therapie immer wichtiger werdenden Dystonien, die diversen Tremor-Formen und Myoklonie-Syndrome, das Stiff-Man-Syndrom, Facialis-, Masseter- und Blepharospasmus, die Frühdiagnose des lokalisierten und generalisierten Tetanus sowie den Einsatz der verschiedenen Hirnstammreflexe bei der Topodiagnostik von Hirnstamm-Syndromen. Auch die in der Zusammenarbeit mit Urologen, Gynäkologen und Proktologen immer häufiger geforderte Abklärung neurogener Blasen-, Mastdarm- und Potenzstörungen wird ausführlich erörtert und durch Abbildungsbeispiele veranschaulicht. Schließlich wird auf die Möglichkeiten der Funktionsdiagnostik des autonomen Nervensystems eingegangen, welches bei einer Reihe von Erkrankungen des peripheren und des zentralen Nervensystems involviert ist. Damit bietet das Buch nicht nur eine Hilfe bei der Klärung neuro-muskulärer Erkrankungen, sondern deckt das gesamte Spektrum sinnvoller Einsatzmöglichkeiten der Elektromyographie und Neurographie ab.

Nachdem die Manifestationsformen von Immun-Neuropathien immer vielfältiger und die therapeutischen Möglichkeiten immer besser werden, wird deren ebenso frühzeitiger wie zuverlässiger Erfassung größte Aufmerksamkeit geschenkt. Wenn auf Grund der derzeit gültigen diagnostischen Kriterien eine große Zahl von Guillain-Barré-Syndromen durch das diagnostische Raster fallen und statt einer kompetenten EMG-Diagnostik anachronistische Methoden wie die Ermittlung der zyto-albuminären Dissoziation zum Einsatz kommen, kann nur mit Nachdruck auf die Notwendigkeit der neurographischen Überprüfung proximaler Nervenabschnitte mittels Hochvoltstimulation verwiesen werden. Analoges gilt für die chronischen Immun-Neuropathien wie die CIDP, die MMN und die Gammopathie-assoziierten Formen.

Die Diagnostik des Karpaltunnelsyndroms, häufigste Manifestation einer Nervenkompression, ist in den letzten Jahren durch die Bestimmung der transpalmaren sensiblen Latenz und durch die vergleichende Messung der distalen motorischen Latenz zu den Mm. lumbricalis II und interosseus dorsalis II weiter verbessert worden, sodass diese Methoden samt Beurteilungskriterien neu aufgenommen wurden.

Bei der Neubearbeitung der fünften Auflage waren wiederum meine Oberärzte Dr. Robert Pfister und Dr. Konrad Scheglmann beteiligt, wobei Herr Pfister zahlreiche instruktive Abbildungsbeispiele beisteuerte und die Kapitel über vegetative Funktionsdiagnostik, anogenitale Syndrome und die Palette der diversen extrapyramidal motorischen Syndrome überarbeitete. Herr Scheglmann brachte die Kapitel über neuro-muskuläre Überleitungsstörungen und deren Diagnostik auf den neuesten Stand und verfasste die Beiträge zum Thoracic-outlet-Syndrom und zur Critical Illness Polyneuropathie. Herr Privatdozent Dr. Schulte-Mattler aus der Neurologischen Universitätsklinik Regensburg erklärte sich dankenswerter Weise bereit, den Abschnitt über elektromyographische Analysetechniken neu zu bearbeiten und durch Abbildungsbeispiele zu veranschaulichen.

Meine Sekretärin, Frau Vollmann, schrieb in vorbildlicher Weise die zahlreichen Textergänzungen und -korrekturen. Zu danken habe ich auch den neurophysiologischen Assistentinnen und den im EMG-Labor tätigen ärztlichen Mitarbeitern, die mit Sachkenntnis und Geduld neue Messverfahren einsetzten und deren Zuverlässigkeit im Praxisalltag überprüften.

Nur noch wenige Verlage leisten sich den Luxus, perfekte Zeichnungen von Grafikern mit spezieller medizinischer Expertise erstellen zu lassen. Umso dankbarer bin ich, dass der Kohlhammer-Verlag wiederum Herrn Gattung mit der Anfertigung der neu anfallenden Zeichnungen beauftragte, sodass das von früheren Auflagen gewohnte hohe Niveau aufrechterhalten blieb. Herrn Dr. Poensgen danke ich für die Unterstützung bei der Vorbereitung der Neuauflage und dem Kohlhammer Verlag für die hervorragende Ausstattung.

Augsburg, Oktober 2004
M. Stöhr

Vorwort zur vierten Auflage

»EMG can be invaluable, valuable or valueless«
»The services of an inadequate electromyographer are more dangerous than none at all«

Payan, 1996

Die zunehmende Verbreitung der EMG-Diagnostik inner- und außerhalb des neurologischen Fachgebietes geht bedauerlicherweise nicht selten mit einer Qualitätsminderung einher, sodass die obigen Zitate eines erfahrenen EMGisten höchst aktuell sind. Die elektromyographischen und neurographischen Techniken liefern nur in der Hand des Könners aussagekräftige Befunde, die zudem stets kritisch mit den klinischen Befunden in Beziehung gesetzt werden müssen, um Fehlbeurteilungen – vor allem Überinterpretationen diskreter Normabweichungen – zu vermeiden. So ist z. B. nicht jede nachweisbare Leitungsverzögerung an einer physiologischen Engstelle klinisch relevant oder gar operationsbedürftig.

Grundvoraussetzung für eine optimale EMG-Diagnostik ist eine adäquate *Untersuchungstechnik*, sodass Kapitel 1 dieser Neuauflage einer Überarbeitung mit Einbeziehung neuerer Methoden und quantitativer Analyseverfahren unterzogen wurde. Die Techniken der EMG-gesteuerten Botulinumtoxin-Injektion, der intrarektalen N. pudendus-Stimulation, der EMG-Ableitung aus Zwerchfell- und Kehlkopfmuskulatur, der Neurographie sensibler Unterarmnerven, der vegetativen Funktionsprüfungen, sowie Reflexhammergetriggerter Reflexuntersuchungen wurden neu aufgenommen.

Im Kapitel »*Allgemeine Untersuchungsbefunde*« erfolgte eine rationalere Einteilung der verschiedenen Formen pathologischer Spontanaktivität, die das Verständnis und damit die Interpretation erleichtern. Verbessert und erweitert wurden die Darstellungen der Innervationsanomalien sowie der Impulsleitung unter normalen und pathologischen Bedingungen unter besonderer Berücksichtigung der zunehmend wichtigeren Immun-Neuropathien.

Der umfangreiche Abschnitt über *spezielle Krankheitsbilder* erfuhr eine weitgehende Umarbeitung, besonders auch der praktisch wichtigen radikulären Syndrome und Polyneuropathien. Weiter sind zu nennen die elektrophysiologische Diagnostik der Blasen-Mastdarm- und Potenzstörungen, die Erweiterung der Fazialisdiagnostik sowie eine komplette Neubearbeitung der immer wichtiger werdenden EMG-Diagnostik bestimmter zentralnervöser Syndrome (Dystonien, Tremor, Myoklonien). Soweit verfügbar wurden internationale Diagnostik-Kriterien für wichtige Krankheitsbilder integriert, wobei diese als Richtlinien verstanden werden sollten und eine intelligente Verwendung der erhobenen Daten ohne stures Festhalten an bestimmten Schemata keineswegs ausschließen (»One danger is of missing patients who have the disease but not the criteria«, Payan, 1996).

Bei der Neubearbeitung des Atlas waren erneut meine Oberärzte Dr. Robert Pfister und Dr. Konrad Scheglmann, außerdem Herr Dr. Stefan Gierer beteiligt, wobei Herr Pfister die Kapitel über vegetative Funktionsdiagnostik, Dystonien, Tremor und Myoklonien vollständig neu verfasste und instruktives Abbildungsmaterial beisteuerte. Optimale Assistenz in den EMG-Labors erfuhren wir durch die elektrophysiologischen Assistentinnen Sieglinde Böck, Sabine Hartmann, Birgit Lang und Regine Scheuer. Die graphisch ansprechenden Neuzeichnungen erfolgten wiederum durch Herrn Gattung. Das Manuskript schrieb in bewährter Weise meine Sekretärin Frau Silke Friedsam. Ihnen allen sei für ihre Mühe herzlich gedankt. Dem Kohlhammer Verlag mit Herrn Dr. Beyer, Herrn Rigling und deren Mitarbeitern danke ich für die gute Zusammenarbeit und die hervorragende Ausstattung des Buches.

Augsburg, März 1998
M. Stöhr

Vorwort zur dritten Auflage

Die dritte Auflage des EMG-Atlas war ein willkommener Anlass, eine vollständige Neubearbeitung sowohl des Textes als auch des Abbildungsteils vorzunehmen, wobei die reichhaltige Literatur der vergangenen fünf Jahre und inzwischen gewonnene eigene Erfahrungen Berücksichtigung fanden. So sind mehr als 50 neue Abbildungen hinzugekommen, und auch der Textumfang hat im Vergleich zu den beiden ersten Auflagen deutlich zugenommen, wobei durch platzsparende Anordnung der Abbildungen und des Textes eine Zunahme des äußeren Umfangs weitgehend vermieden werden konnte. Dies ist – außer durch fällige Ergänzungen in allen Abschnitten – bedingt durch neu aufgenommene Untersuchungstechniken, wobei der diagnostische Einsatz der Magnetstimulation bei Läsionen des peripheren Nervensystems sowie der bei Sphinkter- und Potenzstörungen wichtige Bulbocavernosus-Reflex hervorzuheben sind. Andererseits wurde – einer Besprechung der zweiten Auflage von B. Emeryk folgend – eine wesentlich ausführlichere Darstellung der zunehmend wichtigeren Polyneuropathien, Myopathien und Vorderhorn-Erkrankungen vorgenommen, wobei der Erkennung immunologisch bedingter und damit behandelbarer Formen besondere Beachtung geschenkt wurde. Zur Erleichterung des diagnostischen Vorgehens wurden außerdem Richtlinien für die sinnvolle Aufeinanderfolge der einzelnen Untersuchungsschritte erarbeitet und tabellarisch zusammengefasst.

Im Hinblick auf die zunehmende Verbreitung elektrophysiologischer Untersuchungstechniken muss mit aller Entschiedenheit darauf hingewiesen werden, dass Elektromyographie nicht losgelöst vom klinischen Untersuchungsbefund durchgeführt werden darf, sondern eine detaillierte Kenntnis von Vorgeschichte und aktuellem klinischen Befund voraus-setzt. Die Elektromyographie ist eine Hilfsmethode, deren zahlreiche Einzeltechniken maßgeschneidert bei jedem Patienten zur Anwendung kommen müssen, und zwar in enger Anlehnung an die jeweilige klinische Fragestellung. Ein zweiter in diesem Zusammenhang wichtiger Gesichtspunkt betrifft die Qualifikation des Untersuchers. Voraussetzung für eine sinnvolle Durchführung elektromyographischer Techniken sind nicht nur deren Beherrschung samt Kenntnis der Fehlermöglichkeiten, sondern darüber hinaus eingehende Kenntnisse in der »peripheren Neurologie«, die eine adäquate Einordnung und Bewertung der erhobenen Befunde erst ermöglicht.

Bei den Vorbereitungen zur dritten Auflage waren erstmals drei Mitarbeiter aus der eigenen Klinik beteiligt, wobei Dr. Pfister die Abschnitte über Magnetstimulation und Analreflexe, Dr. Scheglmann Teile der sensiblen Neurographie und der Vorderhorn-Erkrankungen und Dr. Voelter einzelne neurographische Techniken sowie die neu erstellten Normwerttabellen bearbeiteten. Frau Bahl trug durch mehrere instruktive Originalaufzeichnungen zur Ausgestaltung des Bildteiles bei. Die neu angefertigten und die modifizierten Zeichnungen wurden von Herrn Gattung in ansprechender und aussagekräftiger Form erstellt. Perfekte technische Assistenz in den EMG-Labors erfuhren wir durch die neurophysiologischen Assistentinnen R. Bahl, C. Haunz und C. Hartmuth. Das Manuskript schrieb in bewährter Weise Frau Ulrich. Ihnen allen sei herzlich für die Mühe gedankt. Nicht zuletzt danken wir Herrn Dr. Beyer, Herrn Rigling und Frau Stotz für die stets angenehme Zusammenarbeit.

Augsburg, Sommer 1992
M. Stöhr

Vorwort zur zweiten Auflage

Vier Jahre nach dem Erscheinen der ersten Auflage wird die völlig neu bearbeitete und erweiterte zweite Auflage des Atlas der klinischen Elektromyographie und Neurographie vorgelegt. Nachdem sich sowohl viele klinische Neurophysiologen als auch niedergelassene Nervenärzte und Orthopäden überwiegend positiv über die erste Auflage geäußert hatten, hielten wir an dem Grundkonzept instruktives Abbildungsmaterial mit knappem Begleittext – fest. In dem Abschnitt über *Untersuchungstechnik* versuchten wir durch Einfügen mehrerer Abbildungen mit Muskel-Querschnitten das Auffinden tiefliegender Muskeln im Unterarm- und Unterschenkel-Bereich zu erleichtern. Außerdem wurden die Untersuchungsmethoden der sensiblen Neurographie der Nn. cutaneus femoris lateralis, saphenus (Oberflächenableitung) und – ulnaris (R. dorsalis) aufgenommen und die zunehmend wichtiger werdende Untersuchung der frühen und späten Analreflexe neu bearbeitet und illustriert. Ergänzt wird der Methodikteil durch eine tabellarische Übersicht mit den bei den verschiedenen Untersuchungsverfahren empfohlenen Geräteeinstellungen.

Das Kapitel über *allgemeine Untersuchungsbefunde* wurde nicht nur auf den neuesten Stand gebracht, sondern auch durch teils neue, teils verbesserte Abbildungen erweitert. Darüber hinaus erfolgte eine Neubearbeitung sämtlicher Normwerttabellen mit übersichtlicher Darstellung der diagnostisch besonders wichtigen Normgrenzwerte. Außerdem wurden alle Tabellen am Schluss des Buches nochmals zusammengefasst, um diese bei der Auswertung von elektromyographischen und neurographischen Messungen an einer Stelle verfügbar zu haben.

Bei der Darstellung der elektrophysiologischen Befunde bei *speziellen neuro-muskulären Erkrankungen* wurden die Abschnitte über Spasmus hemifacialis und Neuromyotonie neu geschrieben bzw. erstmals aufgenommen. Weiterhin erfolgte eine Bearbeitung der übrigen Abschnitte und deren Ergänzung durch zahlreiche neue bzw. verbesserte Abbildungen. Schließlich wurde das Literaturverzeichnis durch wichtige Arbeiten aus den letzten Jahren auf den neuesten Stand gebracht.

Bei den Arbeiten zur zweiten Auflage erfuhren wir wiederum wertvolle Hilfe von Kollegen und Mitarbeitern, von denen besonders die Herren Privatdozent Dr. Wiethölter (Universität Tübingen) und Dr. Riffel sowie Frl. Bahl und Frl. Haunz zu nennen sind. Das Manuskript schrieb in bewährter Weise Frl. Pfiffner. Sämtliche neu hinzugekommenen Zeichnungen wurden von Herrn Kentner in graphisch geglückter Weise angefertigt, der unseren zahlreichen Korrekturwünschen geduldig nachkam. Schließlich gilt unser Dank dem Kohlhammer-Verlag und seinen Mitarbeitern, besonders den Herren Dr. Beyer und Rigling für manchen Rat und für die sorgfältige Ausstattung, die auch dieser Neuauflage zuteil wurde.

Wir hoffen, dass die zweite Auflage des EMG-Atlas den Bedürfnissen der auf diesem Gebiet tätigen Kollegen in noch besserer Weise nachkommt, als uns dies für die erste Auflage von vielen Seiten bestätigt wurde. Für Hinweise auf Unklarheiten, fehler- oder lückenhafte Darstellungen sowie für Verbesserungsvorschläge sind wir jederzeit dankbar.

Augsburg und Ludwigsburg, Sommer 1987

Vorwort zur ersten Auflage

Sowohl im deutschen als auch im englischen Sprachraum existieren gute Einführungen in die klinische Elektromyographie und Neurographie. Im Unterschied zu anderen Gebieten der klinischen Neurophysiologie fehlt dagegen bislang ein EMG-Atlas mit umfangreichem Abbildungsteil als Anschauungsmaterial für den Unterricht und als Nachschlagewerk für den Erfahrenen. Der vorliegende Atlas soll diesem Mangel abhelfen, wobei mit dessen drei Abschnitten die folgenden Ziele verfolgt werden: Das Kapitel »Untersuchungstechnik« soll dem Anfänger und dem weniger Erfahrenen eine Aneignung bzw. Vertiefung der verschiedenen elektromyographischen und neurographischen Methoden ermöglichen. Bei den Zeichnungen zu diesem Kapitel wurde größter Wert auf Anschaulichkeit und Beschränkung auf das Wesentliche gelegt. Hierzu wurden die für myographische und neurographische Untersuchungen wichtigsten Muskeln und Nerven in der Position gezeichnet, in der sich diese dem untersuchenden Arzt präsentieren, also bei geläufigen Gliedmaßenstellungen und gewissermaßen »durch die Haut hindurch«, um das Auffinden der zu untersuchenden Strukturen zu erleichtern. Im Begleittext zu diesem Kapitel werden nicht nur das methodische Vorgehen skizziert, sondern außerdem Richtlinien für die Indikationen zu den einzelnen Untersuchungen dargelegt.

Im Kapitel »*Allgemeine Untersuchungsbefunde*« wird eine umfassende Darstellung normaler und krankhafter myographischer und neurographischer Befunde gegeben, wobei die Abbildungen anhand eines kurzen, aber alle praktisch wichtigen Aspekte berücksichtigenden Begleittextes interpretiert werden. Durch Einfügung schematischer Darstellungen soll das Verständnis für die Pathophysiologie wichtiger elektromyographischer Phänomene erleichtert werden.

Das umfangreichste Kapitel dient der Darstellung der *elektromyographischen Befunde bei bestimmten Krankheitsbildern* mit Konzentration auf häufigere neuromuskuläre Störungen. Daneben wurden auch einzelne seltenere Erkrankungen des peripheren und zentralen Nervensystems aufgenommen, um hierbei erforderliche speziellere Untersuchungsverfahren und -befunde beispielhaft darzustellen.

Das Buch stützt sich auf unsere langjährige gemeinsame Tätigkeit im EMG-Labor der Neurologischen Universitätsklinik Tübingen, wobei wir Hilfe von vielen Kollegen erhalten haben.

Zu besonderem Dank verpflichtet sind wir den Herren Privatdozent Dr. Schumm, Dr. Koenig, Dr. Riffel und Dr. Scholz sowie unserer EMG-Assistentin Frau Geißler. Herr Prof. Dichgans hat unser Vorhaben durch Ratschläge und großzügige Unterstützung gefördert und uns den letzten Anstoß zur Abfassung des Buches gegeben. Wertvolle Anregungen bei speziellen neurographischen Messungen erhielt einer von uns (M.S.) durch Prof. Gilliatt und Dr. Willison anläßlich eines von der DFG unterstützten Forschungsaufenthaltes am National Institute of Neurology, London.

Die Zeichnungen wurden von Herrn Czerpes angefertigt, der unsere Vorlagen in instruktive und ästhetisch ansprechende Bilder übertrug und unseren zahlreichen Korrekturwünschen geduldig nachkam. Das Schreiben des Manuskripts besorgte Frl. Pfiffner, die Zusammenstellung der Literatur Frau Tina Stöhr. Herr Dr. Kübler vom Verlag W. Kohlhammer ermunterte uns nicht nur zur Abfassung des Buches, sondern war auch in allen Phasen der Fertigstellung beratend und vermittelnd tätig und gab uns, gemeinsam mit Herrn Rigling vom Verlag W. Kohlhammer und Herrn Hämmerle von der Firma Art Fabrikation, wichtige Ratschläge bei dessen Gestaltung. Dem Verlag W. Kohlhammer, Stuttgart, sind wir für die Großzügigkeit bei der Anfertigung der zahlreichen Zeichnungen und für die gute Ausstattung des Buches zu Dank verpflichtet.

Augsburg und Ludwigsburg, Sommer 1983

M. Stöhr, M. Bluthardt

1 Als Vorlagen für die Muskel- und Nerven-Abbildungen dienten die anatomischen Werke von Sobotta/Becher, Toldt/Hochstetter, Sieglbauer, Goodgold und v. Lanz/Wachsmuth.

Inhaltsverzeichnis

Vorwort zur sechsten Auflage		5
1	**Untersuchungstechnik**	**15**
1.1	**Voraussetzungen**	15
1.1.1	*Indikationen*	15
1.1.2	*Qualifikation des Untersuchers*	15
1.1.3	*Apparative Voraussetzungen und Elektroden*	16
1.2	**EMG-Ableitung**	20
1.2.1	*Einleitung*	20
1.2.2	*Allgemeine Hinweise zur Durchführung einer EMG-Ableitung*	20
1.2.3	*Spezielle Analysetechniken*	21
1.2.3.1	Technik der Einzelfaser-Elektromyographie	21
1.2.3.2	Makro-EMG	22
1.2.3.3	Automatische Analyse der Potenziale motorischer Einheiten	23
1.2.4	*EMG-Ableitungen aus der Arm- und Schultergürtelmuskulatur*	27
1.2.5	*EMG-Ableitungen aus der Bein- und Beckengürtelmuskulatur*	31
1.2.6	*EMG-Ableitungen aus Kopf-, Hals- und Rumpf-Muskeln*	36
1.3	**Motorische und sensible Neurographie**	47
1.3.1	*Technik der motorischen Neurographie*	47
1.3.2	*Technik der sensiblen Neurographie*	49
1.3.3	*NLG-Messungen an der oberen Extremität und dem Schultergürtel*	50
1.3.3.1	Motorische Neurographie	50
1.3.3.2	Sensible Neurographie	54
1.3.4	*NLG-Messungen an der unteren Extremität und dem Beckengürtel*	62
1.3.4.1	Motorische Neurographie	62
1.3.4.2	Sensible Neurographie	64
1.3.5	*NLG-Messungen an Hirnnerven*	69
1.3.6	*Magnet- und Hochvoltstimulation*	71
1.3.6.1	Magnetstimulation	72
1.3.6.2	Hochvoltstimulation	74
1.3.6.3	Probleme bei der Interpretation der Befunde	75
1.4	**Reflex- und F-Wellen-Untersuchungen**	76
1.4.1	*Orbicularis oculi-Reflex*	76
1.4.2	*Massetereflex*	78
1.4.3	*Kieferöffnungsreflex (Masseter-Hemmreflex)*	78
1.4.4	*H-Reflex*	79
1.4.5	*Sakralreflexe*	82
1.4.5.1	Bulbocavernosus-Reflex	82
1.4.5.2	Analreflex	82
1.4.6	*Reflexhammer-getriggerte Reflexuntersuchungen an den Extremitäten*	82
1.4.7	*F-Wellen*	83
1.4.8	*A-Wellen*	87
1.5	**Neuromuskuläre Überleitung**	88
1.5.1	*Einleitung*	88
1.5.2	*Untersuchungstechnik*	88
1.6	**Diagnostik des vegetativen Nervensystems**	90
1.6.1	*Sympathische Hautantwort (sympathischer Hautreflex)*	90
1.6.2	*Herzfrequenzanalysen*	91

2	**Allgemeine Untersuchungsbefunde**	**92**
2.1	**EMG-Befunde**	**92**
2.1.1	*Spontanaktivität*	92
2.1.1.1	Physiologische Spontanaktivität	92
2.1.1.2	Pathologische Spontanaktivität	95
2.1.1.3	Ursprungsorte von physiologischer und pathologischer Spontanaktivität	113
2.1.2	*Muskelaktionspotenziale und Aktivitätsmuster*	116
2.1.2.1	Normalbefunde	116
2.1.2.2	Myopathie	119
2.1.2.3	Neuropathie	126
2.1.2.4	Reinnervation	127
2.1.2.5	Doppel- und Mehrfachentladungen von MAP	134
2.2	**Neurographie**	**139**
2.2.1	*Impulsleitung unter physiologischen und pathologischen Bedingungen*	139
2.2.1.1	Normalbefunde	140
2.2.1.2	Motorische Neurographie	140
2.2.1.3	Sensible und gemischte Neurographie	142
2.2.2	*Neurographische Befunde bei umschriebenen Nervenläsionen*	148
2.2.2.1	Impulsleitung bei Engpass- und anderen chronischen Kompressionssyndromen	148
2.2.2.2	Impulsleitung nach akuter exogener Nervenkompression mit Leitungsblock	150
2.2.2.3	Neurographische Befunde bei Wallerscher Degeneration	151
2.2.2.4	Impulsleitung in frühen und späten Reinnervationsstadien	152
2.2.2.5	Die sensible Neurographie bei der Unterscheidung supra- und infraganglionär lokalisierter Nervenläsionen	153
2.2.3	*Neurographische Befunde bei generalisierten Neuropathien*	153
2.2.3.1	Nachweis von Leitungsblock und temporaler Dispersion	153
2.2.3.2	Ausgebreitete Neuropathien mit segmentaler Demyelinisierung	160
2.2.3.3	Ausgebreitete Neuropathien mit Axondegeneration	161
2.2.4	*Magnet- und Hochvoltstimulation*	161
2.2.5	*Fehlermöglichkeiten bei neurographischen Messungen*	164
2.2.6	*Innervationsanomalien*	166
2.3	**Reflex- und F-Wellen-Befunde**	**171**
2.3.1	*Orbicularis oculi-Reflex*	171
2.3.2	*Masseterreflex*	175
2.3.3	*Kieferöffnungsreflex*	175
2.3.4	*H-Reflex*	175
2.3.5	*Sakralreflexe*	178
2.3.5.1	Bulbocavernosus-Reflex	178
2.3.5.2	Analreflex	178
2.3.6	*Muskeleigenreflexe*	178
2.3.7	*F-Wellen*	180
2.3.8	*A-Wellen*	182
2.4	**Befunde bei Prüfung der neuromuskulären Überleitung**	**187**
2.4.1	*Physiologie und Pathophysiologie der neuromuskulären Impulsübertragung*	187
2.4.2	*Befunde bei prä- und postsynaptischen Überleitungsstörungen*	187
2.5	**Befunde der vegetativen Funktionsdiagnostik**	**191**
2.5.1	*Sympathische Hautantwort (sympathischer Hautreflex)*	191
2.5.2	*Herzfrequenzvarianzanalysen*	191
2.6	**Besonderheiten der EMG-Diagnostik bei Kindern**	**194**
3	**Spezielle Krankheitsbilder**	**195**
3.1	**Umschriebene Nervenläsionen an Arm und Schultergürtel**	**195**
3.1.1	*Engpasssyndrome*	195
3.1.1.1	Karpaltunnelsyndrom	195
3.1.1.2	Ulnarisneuropathie am Ellenbogen (UNE)	202
3.1.1.3	Distales Ulnaris-Kompressionssyndrom (»Syndrome de la loge de Guyon«)	205
3.1.1.4	Chronische Kompressionssyndrome des N. radialis	205
3.1.1.5	Chronische Kompression des N. suprascapularis	208

3.1.2	*Armnervenläsionen durch äußere Einwirkungen*	208
3.1.2.1	Traumatische und operative Armnervenläsionen	210
3.1.2.2	Lagerungsbedingte Paresen	213
3.1.2.3	Sonstige Nervenläsionen an Arm- und Schultergürtel	215
3.1.3	*Armplexusläsionen*	215
3.1.3.1	Typen von Armplexusparesen	215
3.1.3.2	Ursachen von Armplexusparesen	221
3.1.3.3	Elektrophysiologische Differenzial-Diagnose zwischen Armplexus- und Zervikalwurzelläsionen	226
3.1.4	*Zervikalwurzelläsionen*	229
3.2	**Umschriebene Nervenläsionen an Bein und Beckengürtel**	**237**
3.2.1	*Engpass-Syndrome*	237
3.2.2	*Beinnervenläsionen durch äußere Einwirkungen*	239
3.2.2.1	Beinnervenverletzungen durch Traumen und Operationen	239
3.2.2.2	Kompartment-Syndrome	244
3.2.2.3	Injektionsschäden von Beinnerven	247
3.2.2.4	Lagerungsbedingte Beinnervenläsionen	247
3.2.3	*Beinplexusparesen*	247
3.2.3.1	Plexus lumbalis	248
3.2.3.2	Plexus sacralis	249
3.2.3.3	Globale Beinplexusparese	249
3.2.3.4	Ursachen von Beinplexusparesen	249
3.2.4	*Läsionen lumbosakraler Nervenwurzeln und Conus-Cauda-Syndrom*	255
3.2.4.1	L 4–Syndrom	257
3.2.4.2	L 5-Syndrom	258
3.2.4.3	S 1–Syndrom	258
3.2.4.4	Conus-Cauda-Syndrom	260
3.3	**Hirnnervenläsionen**	**262**
3.3.1	*Augenmuskelparesen und Duane-Syndrome*	262
3.3.2	*Facialisparese und Facialisspasmus*	264
3.3.3	*Sonstige Hirnnervenläsionen*	276
3.4	**Ausgebreitete Neuropathien**	**277**
3.4.1	*Polyneuropathien*	277
3.4.1.1	Akute Polyneuroradikulitis (Guillain-Barré-Syndrom)	281
3.4.1.2	Chronische Polyneuroradikulitis (Chronic Inflammatory Demyelinating Polyneuropathy, CIDP)	286
3.4.1.3	Dysproteinämische Polyneuropathien	288
3.4.1.4	Multifokale motorische Neuropathie (MMN)	289
3.4.1.5	Neuropathien bei HIV-Infektion	292
3.4.1.6	Diabetische Neuropathien	292
3.4.1.7	Alkoholische Polyneuropathie	293
3.4.1.8	Critical illness Polyneuropathie (CIP)	293
3.4.1.9	Neuroborreliose	296
3.4.2	*Neuromyotonie*	297
3.4.3	*Hereditäre Neuropathien*	297
3.4.3.1	HMSN (Neurale Muskelatrophie)	297
3.4.3.2	Hereditäre sensorische Neuropathie (Thévenard-Syndrom)	300
3.4.3.3	Tomakulöse Neuropathie (hereditary neuropathy with liability to pressure palsies, HNPP)	301
3.4.3.4	Friedreich-Ataxie	302
3.4.4	*Motoneuron-Erkrankungen*	303
3.4.4.1	Progressive spinale Muskelatrophien (SMA)	303
3.4.4.2	EMG-Diagnostik der SMA	303
3.4.4.3	Sonderformen von Vorderhornerkrankungen	304
3.4.4.4	Spastische Spinalparalyse	305
3.4.4.5	Amyotrophe Lateralsklerose (ALS)	305
3.5	**Myopathien**	**310**
3.5.1	*Muskeldystrophien*	310
3.5.2	*Polymyositis*	311
3.5.3	*Myotone Syndrome und Ionenkanal-Erkrankungen*	314

3.5.4	*Metabolische Myopathien*	316
3.5.5	*Endokrine Myopathien*	318
3.5.6	*Myasthenia gravis (MG)*	318
3.5.7	*Lambert-Eaton-Syndrom und Botulismus*	321
3.6	**Blasen-, Mastdarm- und Sexualfunktionsstörungen**	**324**
3.6.1	*Blasenentleerungsstörungen*	324
3.6.2	*Erektile Dysfunktion und Ejakulationsstörungen*	324
3.6.2.1	Befunde bei erektiler Dysfunktion	324
3.6.2.2	Befunde bei Ejakulationsstörungen	325
3.6.3	*Defäkationsstörungen*	325
3.6.3.1	Befunde bei idiopathischer (neurogener) Stuhlinkontinenz	325
3.6.3.2	Befunde bei Stuhlinkontinenz mit strukturellen Läsionen des M. sphincter ani	325
3.6.3.3	Befunde bei Stuhlinkontinenz infolge Conus-/Cauda- und Plexus sacralis-Läsionen	326
3.6.3.4	Befunde bei obstruierter Defäkation	329
3.6.3.5	Untersuchungsablauf bei Stuhlentleerungsstörungen und Normwerte	329
3.6.3.6	Differenzialdiagnose und Therapie von Stuhlentleerungsstörungen	329
3.7	**Zentralnervöse Erkrankungen**	**330**
3.7.1	*Dystonien*	330
3.7.1.1	Elektromyographie bei Dystonien	330
3.7.1.2	Blepharospasmus	331
3.7.1.3	Zervikale Dystonie	332
3.7.1.4	Schreibkrampf (Graphospasmus)	334
3.7.1.5	Andere Dystonien und Dyskinesien	335
3.7.2	*Tremor*	335
3.7.2.1	Physiologischer Tremor	335
3.7.2.2	Essentieller Tremor	336
3.7.2.3	Primärer orthostatischer Tremor	336
3.7.2.4	Parkinson-Tremor	337
3.7.2.5	Andere symptomatische Tremorformen	337
3.7.2.6	Gaumensegeltremor	338
3.7.3	*Myoklonien und Myorhythmien*	340
3.7.3.1	Asterixis (»Flapping Tremor«)	340
3.7.3.2	Myoklonien	341
3.7.4	*Stiff man-Syndrom*	344
3.7.5	*Tetanus*	346

Abkürzungsverzeichnis ... 351

Literaturverzeichnis ... 352

Register ... 369

Tabellarischer Anhang ... 375

1 Untersuchungstechnik

1.1 Voraussetzungen

1.1.1 Indikationen

Unter dem Begriff »EMG« fasst man eine Reihe elektrophysiologischer Untersuchungen zusammen, zu denen außer der Elektromyographie im engeren Sinn (»Nadel-EMG«) die motorische und sensible Neurographie zählen, weiterhin die repetitive Nervenstimulation zur Überprüfung der neuromuskulären Überleitung, die Messung der F-Antworten und diverser Reflexe sowie vegetative Funktionstests. Darüber hinaus gehören die Techniken der Magnet- und Hochvoltstimulation sowie die SEP-Methode zum methodischen Arsenal eines qualifizierten EMG-Labors, um auch proximale Abschnitte des peripheren Nervensystems einer Funktionsprüfung unterziehen zu können.

Die Aufgabe des EMG-isten besteht nun zunächst darin, bei jedem Patienten mit dem Verdacht auf eine neuromuskuläre Erkrankung die jeweils diagnostisch aussichtsreichsten Verfahren auszuwählen, um mit dem geringsten Aufwand zu einer diagnostischen Klärung zu kommen, was eine genaue Kenntnis der klinischen Symptomatik voraussetzt, sodass jeder EMG-Untersuchung eine umfassende Anamnese und gezielte neurologische Untersuchung vorausgehen muss. Dasselbe gilt für die diagnostische Abklärung autonomer Funktionsstörungen, einschließlich der häufigen ano-genitalen Syndrome, bei denen ein versierter EMG-ist wichtige Beiträge zu leisten vermag. Schließlich kann die EMG-Diagnostik nicht nur bei Erkrankungen des peripheren Nervensystems und der Skelettmuskulatur, sondern auch bei bestimmten zentralnervösen Syndromen wertvolle Hinweise liefern, wie z.B. bei den verschiedenen Tremor-Formen, bei der Analyse von Dystonien und Myoklonien, der Topodiagnostik von Hirnstamm-Läsionen sowie in der Frühdiagnose des Stiff-Man-Syndroms und des Tetanus, sodass auch diese Erkrankungen zum diagnostischen Spektrum eines leistungsfähigen EMG-Labors zählen.

Erkrankungen des peripheren Nervensystems, welche die Hauptindikation für eine EMG-Diagnostik ausmachen, sind in einer neurologischen Praxis in einer Häufigkeit von ca. 30 % vertreten, und auch in neurologischen Kliniken zählen radikuläre Syndrome, Polyneuropathien sowie diverse Neuralgien zu den häufigen Diagnosen, die zusammen etwa ein Viertel des Krankengutes ausmachen. Hieraus wird die enorme Bedeutung der bei diesen Krankheitsbildern unverzichtbaren EMG-Diagnostik ersichtlich. Immerhin zählen EMG-Untersuchungen zu den aussagekräftigsten Methoden, die beispielsweise bei Patienten mit dem häufigen Leitsymptom Muskelschwäche in 91 % einen diagnostisch wegweisenden Befund erbringen (Nardin et al., 2002).

1.1.2 Qualifikation des Untersuchers

Elektromyographische und neurographische Untersuchungen können sinnvollerweise nur von einem Arzt durchgeführt und beurteilt werden, der sowohl eingehende Kenntnisse der Nerven- und Muskelkrankheiten als auch aller einschlägigen elektro-diagnostischen Methoden besitzt. Ein Einsatz dieser Methoden durch nicht ausreichend qualifizierte Ärzte führt häufig nur zu Fehlbeurteilungen und darüber hinaus zu einer Diskriminierung der gesamten Elektrodiagnostik, der in der Hand des Erfahrenen ein hoher diagnostischer Stellenwert zukommt. Vor Beginn der elektrophysiologischen Diagnostik sollte sich der Elektromyographist durch schwerpunktmäßige Exploration und klinische Untersuchung einen persönlichen Eindruck von dem jeweiligen Krankheitsbild verschaffen. Der dafür nötige Zeitaufwand wird meist durch den daraufhin möglichen gezielteren Einsatz der anzuwendenden Methoden mehr als wettgemacht.

Im Unterschied zu vielen anderen apparativen Untersuchungen erfolgt die Elektromyographie nicht in einer stereotypen, sondern in einer an die jeweilige Fragestellung angepassten Weise. Der Untersuchungsgang muss daher vom Arzt bei jedem einzelnen Patienten individuell festgelegt werden, wobei er sich bei der Durchführung der Untersuchungen durch einen entsprechend ausgebildeten nicht-ärztlichen EMG-Assistenten unterstützen oder vertreten lassen kann. Die Auswertung und Beurteilung der erhobenen Befunde ist wiederum ausschließlich Sache des Arztes, der dabei auch entscheidet, ob unerwartete Messergebnisse kontrolliert und zusätzliche, das diagnostische Bild ergänzende Untersuchungen angeschlossen werden müssen.

Zur fachlichen Qualifikation des Elektromyographisten gehören auch Kenntnisse über eine mögliche Gefährdung des Patienten. Obwohl es sich bei der Elektromyographie um eine sehr risikoarme Methode handelt, müssen auch dabei bestimmte *Vorsichtsmaßnahmen* beachtet werden. Zur Vermeidung einer Übertragung ansteckender Krankheiten (Hepatitis, AIDS, Jacob-Creutzfeldsche Erkrankung) wird eine sorgfältige Beachtung der Sterilität und eine Sterilisation der Nadelelektroden im Autoklaven bei etwa 120 °C gefordert (Guidelines in Electrodiagnostic Medicine, 1984). Eine Alternative hierzu ist die Verwendung von Einmalelektroden. Bei Patienten mit erhöhter Blutungsneigung (Hämophilie, Antikoagulanzien-Therapie usw.) sollte auf eine Nadelelektromyographie verzichtet und sowohl bei der Myographie als auch bei der Neurographie lediglich eine Ableitung mit Oberflächenelektroden durchgeführt werden. Bei nur leicht erhöhter Gerinnungsneigung ist bei strenger Indikationsstellung eine Nadelableitung vertretbar, jedoch ist im Anschluss daran eine verlängerte Kompression der Einstichstelle erforderlich. Schließlich muss bei Patienten mit implantierten Herzschrittmachern in besonderer Weise auf eine gute Erdung geachtet und außerdem eine Stimulation des Armplexus auf der Seite der Implantation vermieden werden; bei Patienten mit externem Schrittmacher sind elektrische Reizungen ganz zu vermeiden (Guidelines in Electrodiagnostic Medicine, 1984) ebenso wie Magnetstimulationen.

Bei der nur noch selten durchgeführten sensiblen Neurographie mittels Nadelelektroden sind Läsionen einzelner Nervenfaszikel möglich, sofern die Nadelelektrode versehentlich intraneural platziert wird. EMG-Ableitungen von Brustmuskeln und Zwerchfell können einen Pneumothorax hervorrufen (Al-Sheklee et al., 2003). Hierbei handelt es sich jedoch um eine absolute Rarität.

1.1.3 Apparative Voraussetzungen und Elektroden

Zur Durchführung elektromyographischer und neurographischer Untersuchungen sind eine größere Zahl handelsüblicher *EMG-Geräte* auf dem Markt, wobei für die meisten Untersuchungen ein 1-Kanal-Gerät ausreicht. Die Bedingungen, die zur korrekten Aufzeichnung von Muskel- und Nervenpotenzialen an die Apparatur zu stellen sind, wurden von Guld et al. (1970) sowie von Ludin (1981; 1995) zusammengestellt. Für die sensible Neurographie sind eine Artefakt-Unterdrückung in der Stimulatoreinheit, besonders rauscharme Verstärker und ein Mittelwertbildner (Averager) wünschenswert. Zur korrekten Aufzeichnung und Analyse der Muskelaktionspotenziale benötigt man entweder einen Direkt-Schreiber oder eine Trigger-Einrichtung in Kombination mit einer Verzögerungsleitung und Stufenschaltung. Letzteres ermöglicht die stufenweise Darstellung von 4 Potenzialen auf dem Sichtschirm, was besonders für die Erkennung von späten Potenzialanteilen von Nutzen ist.

Zur Aufzeichnung dieser Muskel- und Nerven-Aktionspotenziale stehen verschiedenartige *Elektroden* zur Verfügung. Eine Auswahl der im eigenen Labor benutzten Typen findet sich in Abbildung 1 a-d. Die Stimulation gemischter, motorischer oder sensibler Nervenstämme erfolgt in der Regel mit bipolaren Oberflächenelektroden (▶Abb. 1e und f), diejenige sensibler Ner-

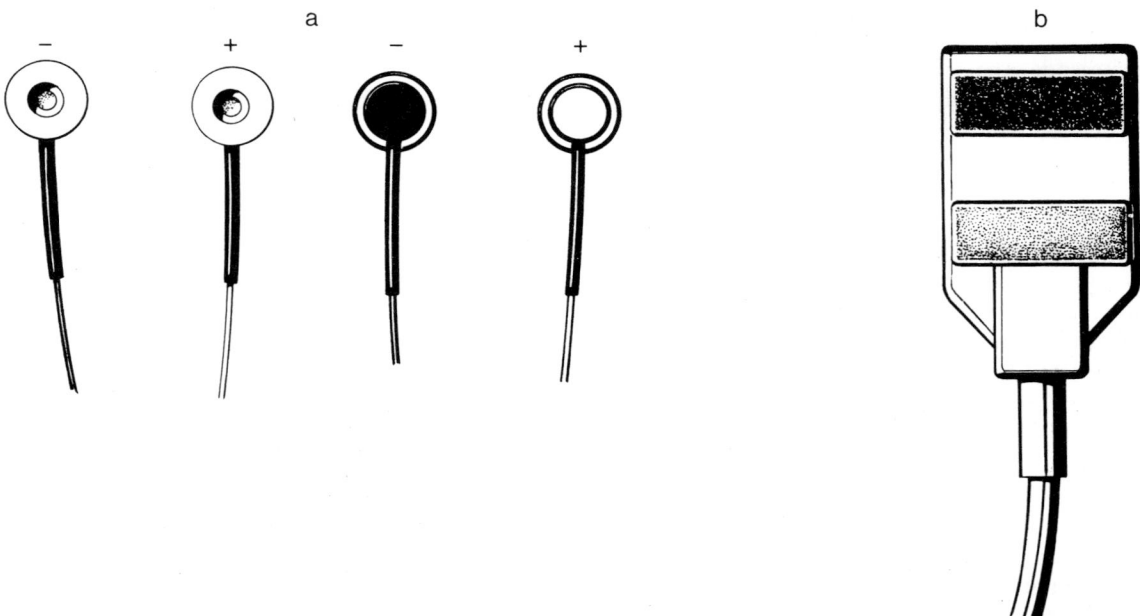

Abb. 1: Elektroden
a) Ableitelektroden für motorische Nervenleitgeschwindigkeits- und Reflex-Messungen.
   Die Elektroden werden mit Kleberingen auf der Haut befestigt, nachdem die schalenförmige Vertiefung an der Unterseite mit Kontaktpaste gefüllt wurde. Das linke Elektrodenpaar zeigt die Ansicht von unten, das rechte die von oben, wobei die Anode hell, die Kathode dunkel dargestellt ist.
b) Bipolare Ableitelektrode für sensible Nervenleitgeschwindigkeits-Messungen.
   Die beiden Filze werden mit physiologischer Kochsalzlösung angefeuchtet; danach wird die Elektrode mit einem Velkroband straff über dem zu untersuchenden sensiblen Nerven fixiert. Die dunkel dargestellte Filzelektrode entspricht der Kathode.

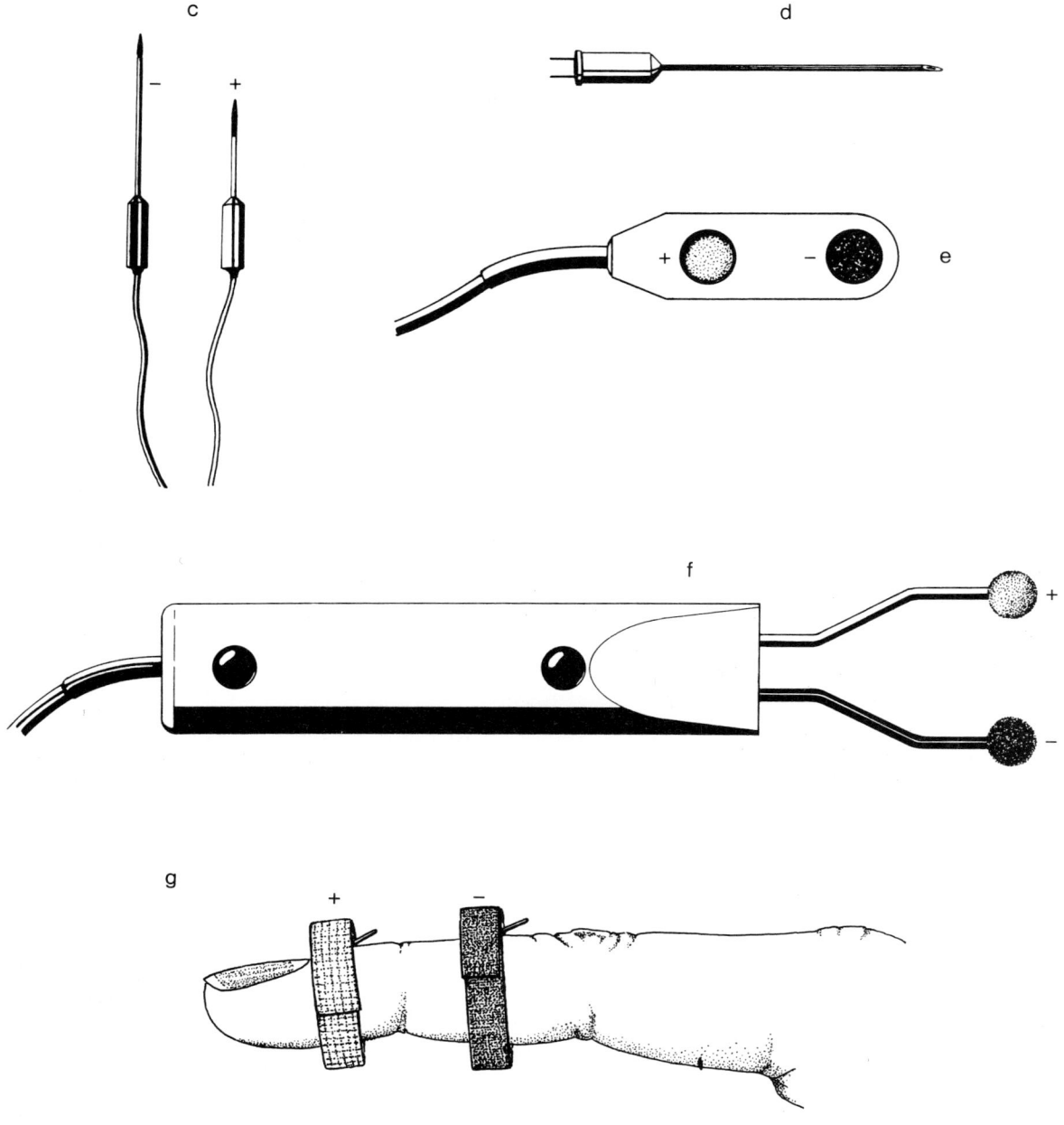

Abb. 1: Elektroden
c) Nadelelektroden für die sensible Neurographie.
  Die Nadeln sind bis auf die Spitze teflon- oder glas-isoliert; die differente Elektrode ist dunkel dargestellt.
d) Konzentrische Nadelelektrode für die EMG-Ableitung.
e) und f) 2 Typen von bipolaren Reizelektroden zur Stimulation von Nervenstämmen (Kathode dunkel).
g) Ringelektroden zur Stimulation sensibler Nervenäste an Fingern und Zehen.
  Bei der antidromen sensiblen Neurographie werden dieselben Ringelektroden zur Ableitung der sensiblen Nervenaktionspotenziale verwendet (Kathode dunkel).

venäste an Fingern und Zehen mittels Ringelektroden (▶ Abb. 1g). Als Erdelektrode kann eine auf der Haut befestigte Metallscheibe oder eine gut durchfeuchtete Bandelektrode (▶ Abb. 1h) verwendet werden. Zur gezielten Injektion von Botulinumtoxin ist eine Elektrode entwickelt worden, mit der eine Ableitung der Muskelströme möglich ist, und durch die gleichzeitig gezielte Injektionen in ausgewählte Zielmuskeln vorgenommen werden können (▶ Abb. 1i). Eine weitere Spezialelektrode dient der intrarektalen Stimulation des N. pudendus (▶ Abb. 1j).

Werden zur Ableitung motorischer Reizantworten Elektroden mit großem Abgriffareal (7–10 cm²) verwendet, verbessert sich die Reproduzierbarkeit der Messungen (Tjon-A-Tsien et al., 1996).

Für die Aufzeichnung sensibler Nervenaktionspotenziale ist ein Elektrodenabstand von 4 cm optimal (Gitter und Stolov, 1995a).

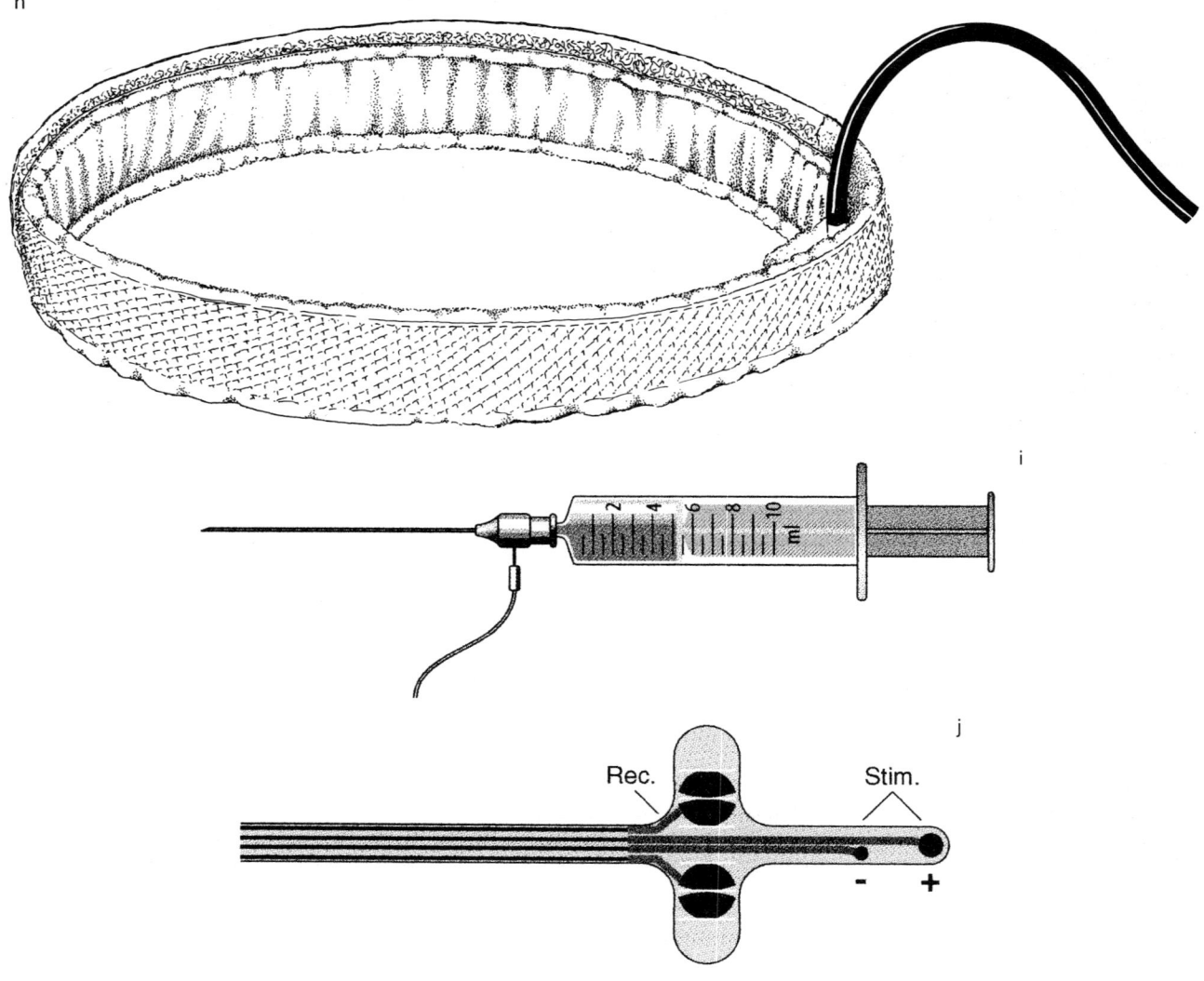

Abb. 1: Elektroden
h) Erdelektrode
i) Monopolare Lumenelektrode zur Ableitung von EMG-Aktivität mit der Möglichkeit einer gezielten Botulinumtoxin-Injektion.
j) Pudenduselektrode zur intrarektalen N. pudendus-Simulation (Technik ▶ Abb. 55, S. 65).

Für die *Magnetstimulation* von Nervenwurzeln und tiefer gelegenen proximalen Nervenabschnitten werden kommerziell verschiedene Magnetstimulatoren angeboten. Diese Geräte sind an einen Eingang für externe Trigger am EMG-Gerät anzuschließen. Die Stimulatoren bauen ein sehr kurzdauerndes, sich rasch änderndes Magnetfeld auf, indem ein Kondensator über eine elektrische Spule – die Stimulationsspule – entladen wird. Empfehlenswert sind Geräte, die ein Magnetfeld von mehr als 2,0 Tesla aufbauen können. Als Ergänzung zur meistgebrauchten ringförmigen Reizspule mit etwa 10–14 cm Außendurchmesser ist eine schmetterlingsförmige Reizspule sinnvoll, welche eine bessere Reizlokalisation erlaubt (Olney et al., 1990).

Bei der konventionellen Elektromyographie sollte die *Bandbreite* des Verstärkers 5 Hz-10 kHz betragen. Treten dabei störende Grundlinienschwankungen auf, so kann die untere Grenzfrequenz auf 10–20 Hz erhöht werden. Die Einflüsse unterschiedlicher Filterungen auf die Potenzialform sind in Abbildung 2 dargestellt. Zur Registrierung der Spontanaktivität sowie einzelner Muskelaktionspotenziale empfiehlt sich eine *Verstärkung* von 0,1 mV/cm und eine *Zeitablenkung* von 10 ms/cm, während die Aktivität bei Maximalinnervation bei Einstellungen von 1 mV/cm und 100 ms/cm aufgezeichnet wird. In Abhängigkeit von der Dauer und Amplitude der registrierten Potenziale können Abweichungen von diesen Standard-Einstellungen notwendig werden, wobei mit geringerer Verstärkung eine kürzere Potenzialdauer gemessen wird. Bei automatischer Analyse sind die Einflüsse der Verstärkereinstellungen geringer, jedoch ist in jedem Fall eine visuelle Kontrolle der automatischen Messungen erforderlich (Gitter und Stolov, 1995b) (▶ Tab. 1).

Außer den gewünschten biologischen Signalen werden im Rahmen elektromyographischer Untersuchungen immer wieder verschiedenartige *Artefakte* registriert, deren Erkennung und Ausschaltung für eine sorgfältige Potenzialanalyse unerlässlich sind (▶ Abb. 3).

1.1 Voraussetzungen

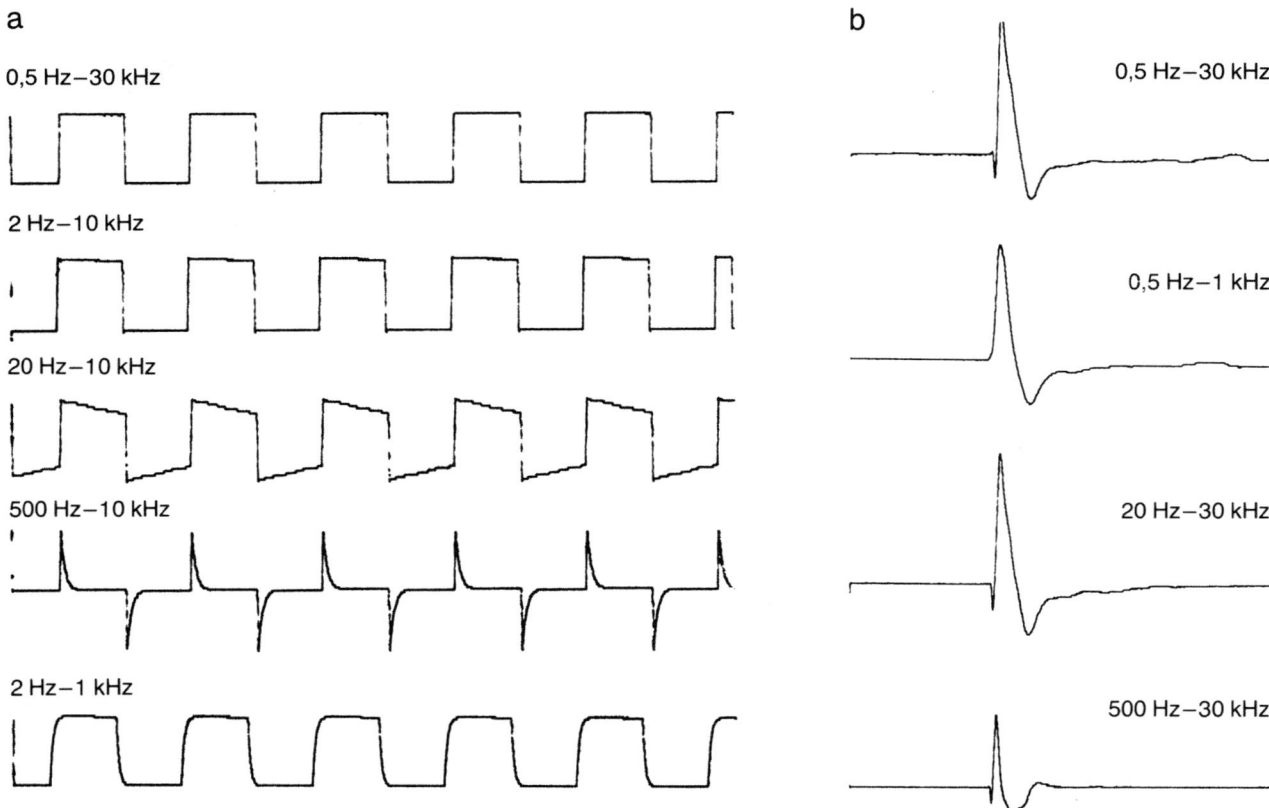

Abb. 2: Filtereinflüsse
a) Auswirkungen verschiedener Filtereinstellungen auf die Form eines Eichsignals
b) Muskelaktionspotenzial bei unterschiedlichen Filtereinstellungen. Verlust der initialen Spikekomponente bei einer oberen Grenzfrequenz von 1 kHz (Zeile 2), Erniedrigung und »Zuspitzung« des Potenzials bei einer unteren Grenzfrequenz von 500 Hz (Zeile 4).

Tab. 1: Empfohlene Geräteeinstellungen bei elektromyographischen und neurographischen Untersuchungsmethoden

	EMG			NLG		Reflexe			F-Welle	Neuromusk. Überleitung	SEP (proximale Neurographie)
	Spontanaktivität	MAP-Analyse	Maximalinnervation	motorisch	sensibel	HR	OOR	andere Reflexe			
Kippgeschwindigkeit (ms/Div)	10	10	100	2–5	1–2	10	10	5–10	10	100–200	5
Verstärkung (mV/Div)	0,1	0,1–0,2	1	2 (0,5–5)	10 µV	0,2–0,5	0,2–0,5	0,2–0,5	0,1–0,2	2–5	5 µV
Filtereinstellungen – oberer Grenzwert in kHz	10	10	10	10	3	10	10	10	10	10	3
– unterer Grenzwert in Hz	5 (–20)	5	5	5	5	5	5	5	5	5	10–30
Reizstärke	–	–	–	supramax.	supramax.	submax.	supramax.	supramax.	supramax.	supramax.	3fache sensible Schwelle bzw. deutliche motorische Antwort
Reizfrequenz				Einzelreiz	3/s	Einzelreize mit großen und variablen Reizabständen			Einzelreize	3 Hz/ 30 Hz train	1–5 Hz

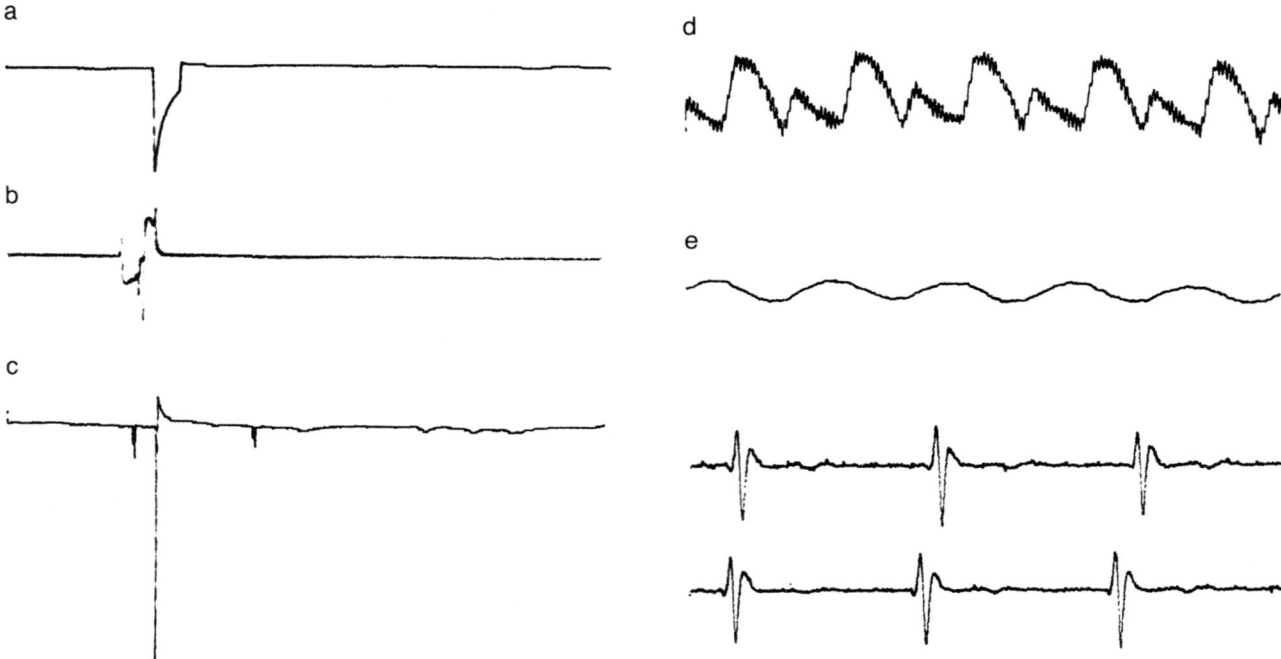

Abb. 3: EMG- Artefakte
a) und b) Herzschrittmacher
c) Einschalten der Deckenbeleuchtung
d) Lockerung der Ableitelektrode (Oberflächenelektrode)
e) Wechselstromeinstreuung (50Hz) bei ungenügend angefeuchteter Erdelektrode
f) EKG-Artefakt (M. pectoralis)

1.2 EMG-Ableitung

1.2.1 Einleitung

Aus der Fülle von ca. 400 menschlichen Muskeln wurden die in Abbildungen 5–29 dargestellten Muskeln, welche in der elektromyographischen Diagnostik von neuromuskulären Krankheiten sowie bei einigen Erkrankungen des zentralen Nervensystems von besonderer Bedeutung sind, ausgewählt. Hierbei wurde keine Vollständigkeit, sondern eine Beschränkung auf diagnostisch wichtige Muskeln angestrebt. So wurden z. B. aus sämtlichen Streckmuskeln am Ober- und Unterarm 3 Muskeln – die Mm. triceps brachii, extensor carpi radialis und abductor pollicis longus – herausgegriffen, durch deren Untersuchung alle praktisch wichtigen Typen von Radialislähmung festgestellt werden können. Eine Läsion des N. radialis in der Axilla führt zu elektromyographisch faßbaren Veränderungen in allen 3 genannten Muskeln, eine Läsion im mittleren Oberarmdrittel spart die Nervenäste zum M. triceps brachii aus, eine Läsion im proximalen Unterarmabschnitt auch die zum Extensor carpi radialis, sodass in diesem Fall ein normaler EMG-Befund in den Mm. triceps brachii und extensor carpi radialis, ein pathologischer Befund im Abductor pollicis longus erhoben wird. Dieses Darstellungs- und Untersuchungs-Prinzip setzt voraus, dass die Elektromyographie nicht anstelle der neurologischen Untersuchung, sondern als deren Hilfsmittel eingesetzt wird, um ergänzende Informationen zu erlangen.

Aus Rücksicht auf den Patienten sollte versucht werden, die gewünschte Information mit einem Minimum an Nadelableitungen zu erlangen. So kann es z. B. bei einem Patienten mit dem Typ der distalen Ulnarisparese (Lähmung und Atrophie der ulnarisinnervierten Handmuskeln) ausreichend sein, eine Nadelableitung aus dem ulnaren Anteil des M. flexor digitorum profundus am Unterarm vorzunehmen, da das Betroffensein der Handmuskeln schon klinisch eindeutig ist. Ergibt diese Ableitung einen Normalbefund, ist in Übereinstimmung mit dem klinischen Bild eine Ulnarisläsion in Höhe des Handgelenks wahrscheinlich; ergibt sich dagegen ein pathologischer Befund, ist eine bevorzugte Läsion der den Handmuskeln zugehörigen Ulnarisfaszikel z. B. im Sulcus ulnaris anzunehmen und eine Nervenleitgeschwindigkeits-Messung in diesem Abschnitt anzuschließen.

1.2.2 Allgemeine Hinweise zur Durchführung einer EMG-Ableitung

Nach Auswahl der für den jeweiligen Muskel geeigneten Nadelelektrode und Desinfektion der Haut erfolgt der *Einstich* der *Nadel,* welcher bei voluminösen Muskeln senkrecht zur Oberfläche, bei flachen Muskeln im spitzen Winkel und etwas quer zu deren Verlauf vorgenommen wird. Nach dem Einstich wird der Verstärker geöffnet. Solange sich die Nadelspitze noch im Unterhautgewebe befindet, ist im Lautsprecher ein helles Rauschen zu hören. Das Eindringen der Nadelelektrode in das Muskelparenchym zeigt sich durch Einstich-Aktivität (2.1.1.) an.

Die von Buchthal (1958) eingeführte simultane EMG-Ableitung mit bis zu 4 Nadelelektroden, die mit einem Mindestabstand von 5–10 mm in den Muskel eingestochen werden, ist nur im Zusammenhang mit einer Filmregistrierung als Alternative anzusehen und im allgemeinen wegen der Vielzahl simultan auftretender Signale eher verwirrend.

Nach erfolgtem Eindringen der Nadelspitze in das Muskelparenchym wird die Elektrode in Schritten von 1–2 mm immer tiefer eingeführt und dabei auf *Spontanaktivität* geachtet. Die meisten Formen von Spontanaktivität sind sofort nach dem Nadeleinstich vorhanden und zu diesem Zeitpunkt sogar am deutlichsten. Dies gilt nicht für Faszikulationen, die bei spärlicher Ausprägung in langen Intervallen auftreten können. Um auch diese Form von Spontanaktivität nicht zu übersehen, muss die Nadelelektrode mindestens 1 min bei hoher Verstärkerempfindlichkeit liegen bleiben.

Sobald die Nadelelektrode vollständig in den Muskel eingeführt ist, beginnt der zweite Untersuchungsabschnitt – die *Analyse* der *Muskelaktionspotenziale* (MAP). Hierzu lässt man den Muskel leicht anspannen, wobei der Patient auf die Kontrollmöglichkeit der Stärke der Anspannung durch die im Lautsprecher hörbaren Signale hingewiesen wird. Optimal ist die Aktivierung jeweils einer motorischen Einheit, da bei gleichzeitiger Aktivierung mehrerer motorischer Einheiten eine Überlagerung der Einheitspotenziale eintritt, was deren Abgrenzung erschwert. Für die Analyse akzeptiert werden nur Potenziale, die in identischer Form mindestens dreimal sichtbar sind, außerdem nur Potenziale mit steilen Potenzialanteilen, da diese die unmittelbare Nachbarschaft der Nadelspitze zur aktiven motorischen Einheit anzeigen. Beim langsamen Zurückziehen der Nadel sieht und hört man, wie die Elektrodenspitze nach und nach in die Nähe weiterer motorischer Einheiten gelangt, deren Potenziale jeweils aufgezeichnet und bezüglich Dauer, Amplitude, Form und Phasenzahl analysiert werden (2.1.2.). Vorteilhaft ist dabei die Triggerung des Kathodenstrahls durch das jeweilige Einheitspotenzial unter gleichzeitiger Einschaltung einer Verzögerungsleitung. Bei Wahl einer Stufenschaltung lassen sich damit 4–6 MAP untereinander auf dem Sichtschirm darstellen und bezüglich ihrer formalen Identität beurteilen. Ist diese gegeben, kann die Ausmessung der Potenziale entweder auf dem Schirm oder nach erfolgter Registrierung auf dem Papierausdruck erfolgen.

Die Nadelinsertion wird an mindestens 4 Stellen des untersuchten Muskels wiederholt, bis etwa 20 Muskelaktionspotenziale registriert sind. Dabei ist darauf zu achten, dass die verschiedenen Einstichstellen quer und nicht längs zum Muskelfaserverlauf gelegen sind, da sonst unter Umständen dieselben motorischen Einheiten – lediglich in unterschiedlicher Höhe im Längsverlauf des Muskels – untersucht werden. Für manche Fragestellungen genügt auch eine geringere Zahl ausgemessener MAP, um zu einer eindeutigen Beurteilung zu kommen, z. B. bei traumatischen Nerven- und bei Wurzel-Läsionen.

Bei Störungen der neuromuskulären Überleitung, frischer Reinnervation oder kollateralen Sprossungsvorgängen können aufeinanderfolgende Potenziale derselben motorischen Einheit zum Teil erhebliche formale Unterschiede aufweisen (vgl. »Jitter« und »intermittierende Blockierungen«; s. S. 23 und 128). Trotz solcher Formabweichungen ist die Grundform des betreffenden Einheitspotenzials bei Darstellung in der beschriebenen Weise meist erkennbar und die Herkunft der verschieden geformten MAP von derselben motorischen Einheit zu sichern. Die bessere Erkennung solcher formaler Feinheiten kann als entscheidender Vorteil der EMG-Ableitung mit nur einer Nadel gegenüber der simultanen Aufzeichnung von Muskelaktionspotenzialen mittels mehrerer Elektroden (Buchthal, 1958; Ludin, 1997) angesehen werden.

Als dritter Schritt der EMG-Untersuchung schließt sich die Prüfung des Aktivitätsmusters *bei Maximalinnervation* an zwei bis drei verschiedenen Stellen des untersuchten Muskels an. Hierzu lässt man den Muskel isometrisch in langsam zunehmender Stärke anspannen und korreliert die Entladungsfrequenz und die Rekrutierung immer neuer motorischer Einheiten mit der Kraftentfaltung. Das Muster bei maximaler Muskelanspannung wird zur Dokumentation aufgezeichnet.

Bei EMG-Ableitungen im Säuglings- und Kleinkindesalter muss man sich teilweise mit der Feststellung vorhandener oder fehlender Spontanaktivität begnügen. Allerdings gelingt es öfters, durch Hautreize oder passive Bewegungen eine passagere Innervation des untersuchten Muskels zu erreichen. Am besten eignet sich hierzu der M. tibialis anterior, der bei repetitivem leichten Bestreichen der Fußsohle oft schwach angespannt wird, sodass eine grobe Beurteilung von Muskelaktionspotenzialen möglich ist. Durch einen leicht schmerzhaften Reiz erfolgt meist eine kräftige Beugebewegung des Beines mit entsprechender Beteiligung des M. tibialis anterior, was eine Abschätzung des Rekrutierungsmusters gestattet.

Oberflächen-EMG-Ableitungen sind nicht geeignet, um neuromuskuläre Erkrankungen einschließlich Radikulopathien zu diagnostizieren, können aber sinnvollerweise eingesetzt werden bei der Analyse von Bewegungsstörungen – insbesondere Dystonien, Tremoren und Myoklonien (Pullman et al., 2000).

1.2.3 Spezielle Analysetechniken

1.2.3.1 Technik der Einzelfaser-Elektromyographie

Prinzip: Die von Ekstedt (1964) und Stålberg entwickelte Methode der Einzelfaser-Elektromyographie (Single Fiber-EMG) unterscheidet sich von der konventionellen Elektromyographie durch die Verwendung von speziellen Elektroden mit wesentlich kleinerem Aufnahmeradius. Das bedeutet, dass bei der Ableitung aus einem normalen Muskel in der Regel nur die elektrische Aktivität jeweils einer einzigen Muskelfaser registriert wird. Gelegentlich ist die Elektrode so positioniert, dass im normalen Muskel die Aktivität von zwei, selten auch drei, benachbarten Muskelfasern derselben motorischen Einheit in Form von 2 bzw. 3 Einzelspikes aufgezeichnet wird. Ist die Faserdichte erhöht, z. B. nach Reinnervation durch kollaterale Aussprossung, so liegen mehrere Fasern derselben motorischen Einheit im Aufnahmeradius der Einzelfaser-Elektrode, und es werden entsprechend komplexere Potenziale registriert (2.1.2.). Dies ist die Basis der Messung der mittleren Faserdichte eines Muskels (Stålberg und Ekstedt, 1973).

Klinisches Hauptanwendungsgebiet der Einzelfaser-Elektromyographie ist aber der empfindliche Nachweis von Störungen der neuromuskulären Übertragung. Diese machen sich dadurch bemerkbar, dass die Zeitdauer der neuromuskulären Übertragung, d. h. die Zeitdauer zwischen dem Eintreffen eines Nervenaktionspotenzials an der Synapse und dem Beginn des dadurch hervorgerufenen Aktionspotenzials der Muskelfaser, von Entladung zu Entladung variiert. Der Nachweis dieser Variabilität ist mittels Einzelfaser-Elektromyographie auf zwei Arten möglich: Bei der stimulierten Einzelfaser-Elektromyographie (Trontelj et al., 1986) werden einzelne motorische Axone repetitiv elektrisch stimuliert und die Zeiten bis zur Entstehung der Muskelfaser-Aktionspotenziale gemessen (▶ Abb. 4). Bei der »klassischen« Einzelfaser-Elektromyographie (Stålberg et al., 1971) muss die Einzelfaserelektrode im Muskel jeweils so positioniert werden, dass Aktionspotenziale von zwei Muskelfasern derselben motorischen Einheit registriert werden. Die Zeitdauer zwischen den Entladungen der beiden Muskelfasern wird gemessen (▶ Abb. 5).

Methodik: Grundsätzlich kann jeder zur EMG-Ableitung geeignete Muskel auch mittels Einzelfaser-Elektromyographie untersucht werden. Am häufigsten wird beim Verdacht auf eine Myasthenia gravis der M. extensor digitorum communis untersucht. Diagnostisch noch sensitiver ist die Untersuchung des M. frontalis (Sanders, 2002).

Die Geräteeinstellungen für die Einzelfaser-Elektromyographie sind: Empfindlichkeit 0,1–2 mV/Div, Filter 500 Hz-10 kHz, Zeitbasis 0,5–2 ms/Div, Signaltrigger mit einer Signalverzögerung von 2–3 Div, Kaskadendarstellung der registrierten Potenziale.

Zur Untersuchung wird die Einzelfaser-Elektrode in den Muskel eingestochen, der möglichst gleichmäßig leicht angespannt werden sollte. Dann wird die Elektrode im Muskel so positioniert, dass die Aktionspotenziale von zwei Muskelfasern derselben motorischen Einheit registriert werden. Das ist am Bildschirm an der zeitlichen Kopplung zweier Potenziale erkennbar. Ist dies gelungen, werden mindestens 50 dieser Potenzialpaare in Kaskadendarstellung registriert, und daraus Jitter und Anzahl der Blockierungen bestimmt (▶ Abb. 5). Bei automatischer Bestimmung ist die Überwachung und ggf. Korrektur durch den Untersucher unerlässlich. Der Vorgang wird mit einer anderen Elektrodenposition wiederholt bis mindestens 20 Potenzialkaskaden ausgewertet sind. Der Jitter liegt beim Gesunden, je nach Messverfahren und Muskel, unter 30–55 µs; Blockierungen kommen beim Gesunden nicht vor.

Für die stimulierte Einzelfaser-Elektromyographie genügt es, die Einzelfaser-Elektrode so zu positionieren, dass Potenziale einer einzelnen Muskelfaser registriert werden; die Suche nach Potenzialpaaren entfällt damit ebenso wie die manchmal schwierige konstante Willkürinnervation. Dafür ist es notwendig, eine dünne monopolare Nadelelektrode zur Stimulation der distalen Axone zu verwenden. Der Reizstrom beträgt dabei in der Regel 2–5 mA. Auch hier werden mindestens 50 Reizantworten in Kaskadendarstellung registriert und die Untersuchung an mindestens 20 verschiedenen Ableitorten wiederholt. Der so gemessene Jitter (▶ Abb. 4) ist um ca. 30 %-50 % kleiner als bei der »klassischen« Einzelfaser-Elektromyographie. Nicht selten werden Jitterwerte unterhalb von 10 µs gemessen. Das ist ein Artefakt, der durch die direkte, also postsynaptische Stimulation von Muskelfasern verursacht wird.

Klinische Anwendung: Domäne der Einzelfaser-Elektromyographie in der Klinik ist der empfindliche Nachweis auch subklinischer Störungen der neuromuskulären Transmission, wie z. B. bei Myasthenia gravis, Lambert-Eaton-Syndrom oder Botulismus (Bischoff, 2000). Speziell bei Patienten mit okulärer Myasthenie kann die Einzelfaser-Elektromyographie die einzige Zusatzuntersuchung (vgl. 1.5) sein, die einen pathologischen – und gleichzeitig wegweisenden – Befund zeigt. Gerade in diesen Fällen gilt die Untersuchung des M. frontalis als besonders empfindlich (Sanders, 2002). Der Preis dieses Vorzugs der Einzelfaser-Elektromyographie ist der erhebliche Zeitbedarf für die Untersuchung und die Anforderung an die Qualifikation des Untersuchers. So erscheint der Einsatz in der Routinediagnostik nur bei ausgewählten Fragestellungen – wie der zuvor genannten – sinnvoll, und dies auch nur durch einen einschlägig geübten Untersucher.

1.2.3.2 Makro-EMG

Die von Stålberg eingeführte Methode des *Makro-EMG* zielt auf eine Erfassung der elektrischen Aktivität der gesamten motorischen Einheit durch Verwendung einer Nadelelektrode mit großem Ableitungsradius, während die Hauptkomponenten der mit konventionellen Nadelelektroden registrierten Muskelaktionspotenziale lediglich das Summenaktionspotenzial der unmittelbar benachbarten Muskelfasern repräsentieren (Stålberg und Fawcett, 1982; Nix et al., 1990).

Beim Makro-EMG reflektieren die Potenzialamplituden die Größe der motorischen Einheiten und sind daher bei Myopathien herabgesetzt (außer bei der chronischen Polymyositis im Regenerationsstadium). Spezielle Nadelkonstruktionen erlauben simultane Aufzeichnungen von Makro-EMG und konventionellem EMG (wie es mit konzentrischen Nadelelektroden abgeleitet wird) (Jabre, 1991).

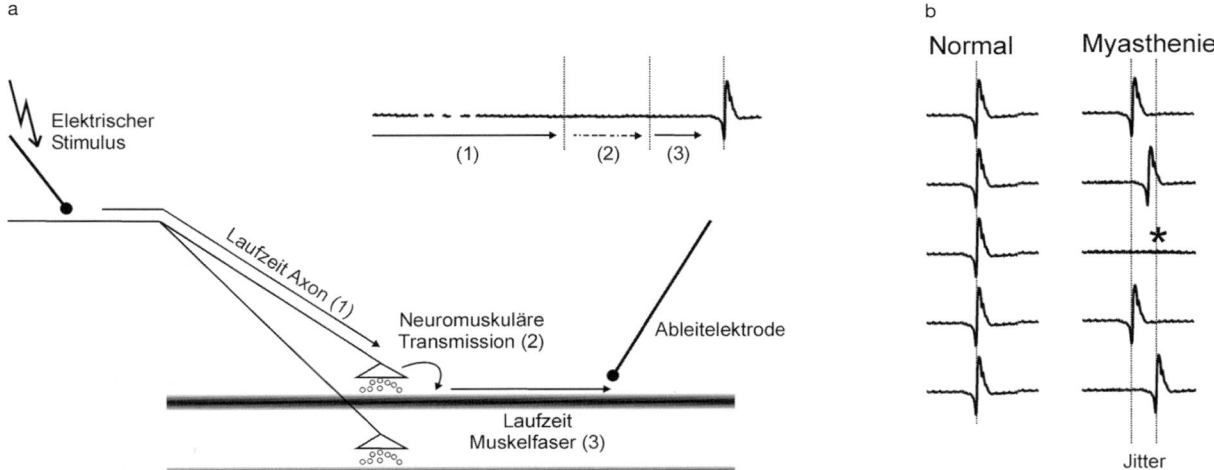

Abb. 4: Stimuliertes Einzelfaser-EMG
a) Methode: Elektrische Reizung eines motorischen Axons in der Nähe der Endplattenregion, Ableitung der Reizantwort von einer einzelnen, durch dieses Axon innervierten Muskelfaser. Messung der Latenzzeit, die sich zusammensetzt aus der Laufzeit des Aktionspotenzials durch das Axon (1), der Zeit für die neuromuskuläre Transmission im synaptischen Spalt (2) und der Laufzeit des Aktionspotenzials längs der Muskelfaser bis zur Ableitelektrode (3). Die Zeiten (1) und (3) sind konstant. Die Zeit für die neuromuskuläre Transmission (2) ist bei Gesunden ebenfalls weitgehend konstant, während sie sich bei Patienten mit Störungen der neuromuskulären Transmission von Reiz zu Reiz ändert.
b) Reizantworten nach fünf konsekutiven elektrischen Stimuli. Bei der Normalperson sind die Latenzen konstant. Beim Patienten mit Myasthenie sind die Latenzen infolge der Variabilität der Zeit (2) variabel (»Jitter«) und einzelne Reizantworten können fehlen (*, »Blockierung«).

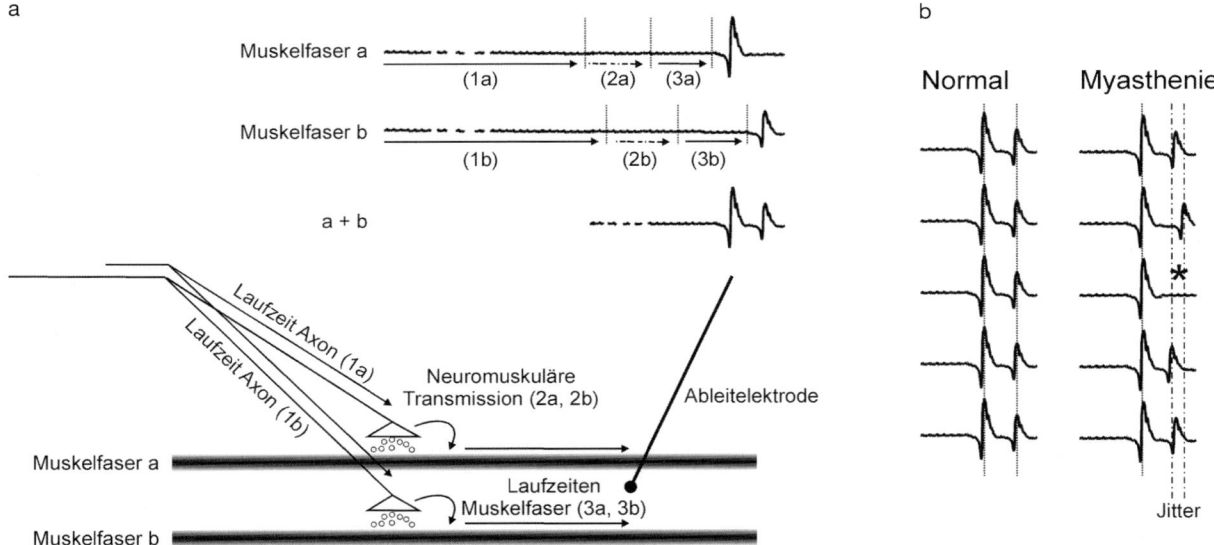

Abb. 5: Einzelfaser-EMG
a) Methode: Willkürliche Innervation einer motorischen Einheit, Ableitung der Aktionspotenziale von zwei Muskelfasern dieser Einheit. Die Latenzzeiten der Aktionspotenziale der einzelnen Muskelfasern setzen sich jeweils zusammen aus der Laufzeit des Aktionspotenzials durch das Axon und seine Endaufzweigung (1a bzw. 1b), der Zeit für die neuromuskuläre Transmission (2a, 2b) und der Laufzeit des Aktionspotenzials längs der Muskelfaser bis zur Ableitelektrode (3a, 3b). Das registrierte Potenzial setzt sich aus den Potenzialen der Muskelfasern a und b zusammen (a + b).
b) Registrierungen bei fünf aufeinanderfolgenden Entladungen der motorischen Einheit. Bei der Normalperson ist das Intervall zwischen den Aktionspotenzialen der beiden Muskelfasern konstant. Beim Patienten mit Myasthenie ist das Intervall infolge der Variabilität der Zeiten (2a) und (2b) variabel (»Jitter«) und einzelne Reizantworten können fehlen (*, »Blockierung«).

1.2.3.3 Automatische Analyse der Potenziale motorischer Einheiten

Seit der Entwicklung der Elektromyographie wird darauf hingewiesen, dass die quantitative Analyse der MAP anzustreben sei. Unter »quantitativer Analyse« wurde zunächst häufig nur die Messung der Potenzialdauer verstanden. Weitere Werte haben sich als bedeutsam erwiesen, wie die Amplitude (in Beziehung zur Rise-Time) und die Entladungsfrequenz motorischer Ein-

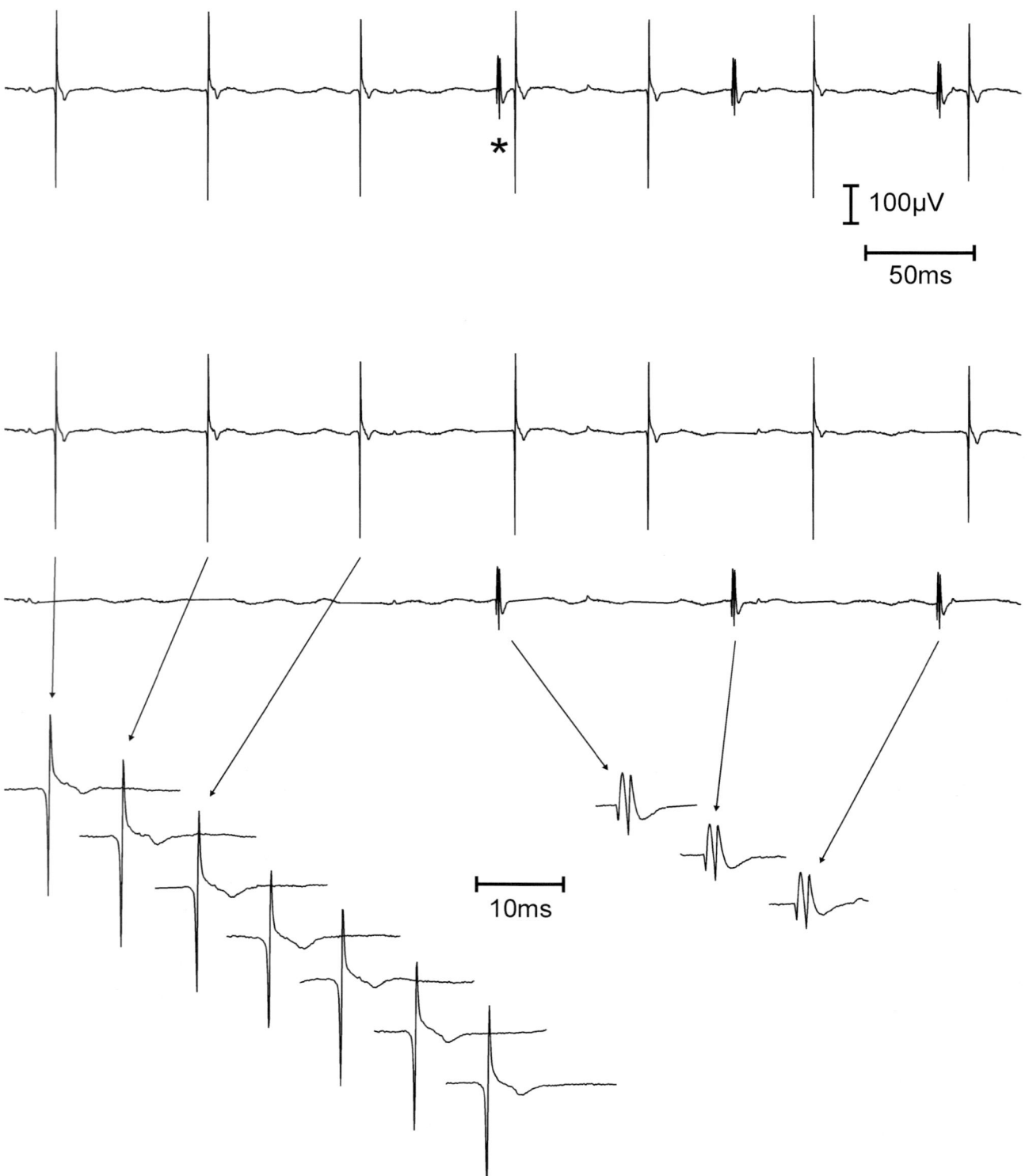

Abb. 6: Prinzip der automatischen EMG-Potenzialanalyse
a) Nadel-Elektromyogramm aus dem M. biceps brachii eines Gesunden. Die Registrierung enthält Aktionspotenziale zweier motorischer Einheiten, die sich an einer Stelle teilweise überlagern (*).
b) Zerlegung (»Dekomposition«) der oberen Kurve in zwei Komponenten, die jeweils nur die Aktionspotenziale einer einzigen motorischen Einheit enthalten.
c) Extrahierte Potenziale der beiden motorischen Einheiten aus den Kurven in der Mitte (Pfeile).

heiten, und lassen sich quantitativ erfassen (Bischoff, 1997). Eine quantitative Analyse der MAP unterbleibt aber häufig, da der damit verbundene Aufwand gefürchtet wird. Zahlreiche Versuche sind unternommen worden, die quantitative EMG- Analyse mit Hilfe von Computerprogrammen zu erleichtern und zu verbessern. Diese Entwicklung hält an. Dabei besteht jedoch noch wenig Einigkeit über den tatsächlichen Nutzen dieser Verfahren (Bischoff, 1997; Schulte-Mattler und Jakob, 1999).

Diese Verfahren haben das Ziel, EMG-Registrierungen zu analysieren, die Potenziale nicht nur einer sondern mehrerer motorischer Einheiten enthalten. Abgeleitet werden die Kurven wie in Kapitel 1.2.2 beschrieben. Allerdings strebt man nicht die Aktivierung nur einer einzigen motorischen Einheit durch den Patienten an, sondern versucht, Registrierungen zu erhalten, die sich aus den Potenzialen von zwei bis vier (maximal sechs) motorischen Einheiten zusammensetzen. Aus diesen Registrierungen werden die Potenziale automatisch durch Computerprogramme extrahiert und nach ihren jeweils erzeugenden motorischen Einheiten klassifiziert (▶ Abb. 6). Daraus können wichtige Kenngrößen der Potenziale, wie Dauer, Amplitude, Anstiegszeit, Entladungsrate, maschinell rasch und objektiv ermittelt werden.

Die vollständige Zerlegung einer EMG-Registrierung in die Potenziale der konstituierenden motorischen Einheiten heißt Dekomposition (▶ Abb. 6). Diese ist bei EMG-Signalen, die von mehr als drei oder vier motorischen Einheiten generiert werden, wegen der häufigen Überlagerungen von Potenzialen zwar prinzipiell möglich (Mambrito und de Luca, 1984), der damit verbundene apparative und zeitliche Aufwand lässt aber einen Einsatz in der Klinik nicht zu. Für die Klinik konzipierte Verfahren extrahieren nicht alle Potenziale aus einer EMG-Registrierung, sondern lediglich die für eine sinnvolle klinische Aussage nötige Anzahl (McGill und Dorfman, 1985; Bischoff et al., 1994; Nandedkar et al., 1995; Schulte-Mattler und Jakob, 1999). Die Anwendung dieser Verfahren bietet Vorteile gegenüber der manuellen Auswahl getriggerter Potenziale: Da bei stärkerer Innervation untersucht werden kann, werden an jeder Nadelposition die Potenziale mehrerer motorischer Einheiten gewonnen. Dies beschleunigt den Untersuchungsablauf und reduziert die Patientenbelastung. Beinahe noch wichtiger ist es, dass zuverlässig Potenziale von verschiedenen motorischen Einheiten abgeleitet werden und nicht mehrfach von derselben motorischen Einheit – ein Fehler, der bei zu geringem Abstand der Nadelinsertionen voneinander vorkommt. Ein weiterer Vorteil ist, dass die Untersuchung auch bei fehlender Entspannung des Muskels oft noch sinnvoll möglich ist. Schließlich ist der Untersuchereinfluss auf die Befunde geringer als bei der manuellen Potenzialauswahl. Die Verfahren haben allerdings nicht nur Vorteile. So benötigt jedes Verfahren eigene Normalwerte, und obwohl der Untersuchereinfluß geringer ist, verführt die automatische Funktion der Geräte unerfahrene Untersucher dazu, die Ergebnisse der Automatik ohne Vergleich mit den eigentlichen EMG-Registrierungen für bare Münze zu nehmen, was zu unsinnigen Resultaten führen kann. Abbildung 7c zeigt dafür ein Beispiel: Die Instabilität des Potenzials verhindert, dass es von einer Automatik als zur selben motorischen Einheit gehörig erkannt wird. Kennt und berücksichtigt man die Limitierungen der automatischen Verfahren, so ist ihre Verfügbarkeit ein spürbarer Gewinn auch für die Routinetätigkeit.

Die Arbeit mit den genannten Verfahren hat zur Entdeckung weiterer Methoden geführt, deren Anwendung eine automatische Analyse aber nicht unbedingt voraussetzt. Der »Ausreißer«-Methode (»outliers« nach Stålberg et al., 1994) liegt zugrunde, dass Potenziale mit bestimmten extremen Eigenschaften, z. B. einer Amplitude von mehr als 2 mV, in gesunden Muskeln praktisch nicht vorkommen. Werden in einem Muskel mindestens zwei motorische Einheiten gefunden, deren Potenziale eine Amplitude oder Dauer außerhalb der Grenzbereiche haben (▶ Tab. 3), so bedeutet das einen klar pathologischen Befund. Somit kann die Untersuchung häufig beendet werden, obwohl weniger als 20 motorische Einheiten registriert wurden.

Die Messung von Entladungsraten motorischer Einheiten kann ebenfalls verläßliche elektromyographische Befunde ermöglichen. Die Messung selbst kann automatisch durch das Gerät oder einfach durch Abzählen der Potenziale am Bildschirm oder im Ausdruck erfolgen. Noch einfacher gelingt dies dem darin Geübten durch die akustische Beurteilung. Ein pathologischer Befund liegt vor, wenn in einer Registrierung aus einem Extremitätenmuskel, die Potenziale von höchstens vier motorischen Einheiten enthält, eine motorische Einheit mit einer Entladungsrate von 20/s oder darüber gefunden wird (2.1.2.). Dadurch ist mit großer Zuverlässigkeit ein Ausfall motorischer Einheiten nachgewiesen (Schulte-Mattler et al., 2000). Bei hirnnervenversorgten Muskeln können Entladungsraten erst ab 38/s als erhöht gelten. Klinisch wichtig ist noch, dass erhöhte Entladungsraten zeitlich bereits unmittelbar nach einer Nervenläsion gefunden werden können, während andere EMG-Veränderungen erst nach einigen Tagen auftreten. Schließlich kann in Zweifelsfällen die quantitative Beurteilung der Entladungsrhythmizität von Potenzialen helfen, deren Dignität zu bestimmen (Schulte-Mattler et al., 2001; ▶ Kap. 2.1.1.2, Spontanaktivität).

Bei der *Interferenzmusteranalyse* wird mit einer konzentrischen Nadelelektrode die Muskelaktivität bei willkürlicher Innervation aufgenommen und elektronisch analysiert. Folgende Geräteeinstellung wird hierzu empfohlen: Verstärkung der Eingangssignale zwischen 1 und 2 mV, Filterbandbreite zwischen 3 Hz und 10 kHz, Zeitfenster zwischen 200 und 1000 ms, Digitalisierungsrate 50 kHz (Finsterer und Mamoli, 1993). Die Ableitung kann bei Maximalinnervation erfolgen, wobei es allerdings über Summationseffekte und Phasenauslöschungen zu einer Abnahme der Umkehrpunkte (Vogt und Nix, 1997), ferner zu Bewegungsartefakten und auch zu falsch negativen Ergebnissen (Fuglsang-Fredriksen et al., 1984) kommen kann. Eine Messung bei mittlerem Innervationsniveau (30% der Maximalkraft) vermeidet diese Nachteile, macht aber die Verwendung eines Kraftmessers notwendig. Weitaus praktikabler erscheint die Einstellung einer mittleren Muskelanspannung nach Aufzeichnung der maximalen Spannung; der Proband soll dann die Muskulatur so anspannen, dass er 20–30% der mittleren Amplitude (s. unten) des Innervationsmusters erreicht (Fuglsang-Frederiksen et al, 1984). Eine weitere Alternative stellt die Clustermethode nach Stålberg dar, bei der für jeden Messpunkt jeweils eine Ableitung bei geringer, eine bei mittlerer und eine bei submaximaler In-

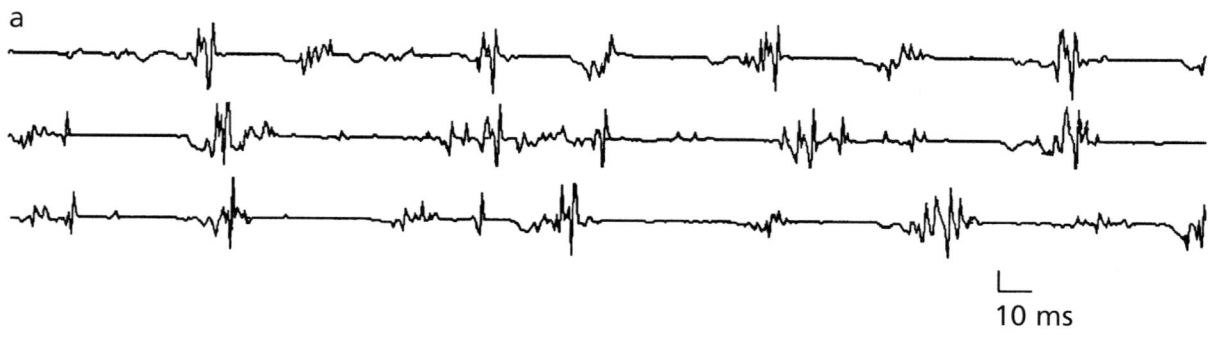

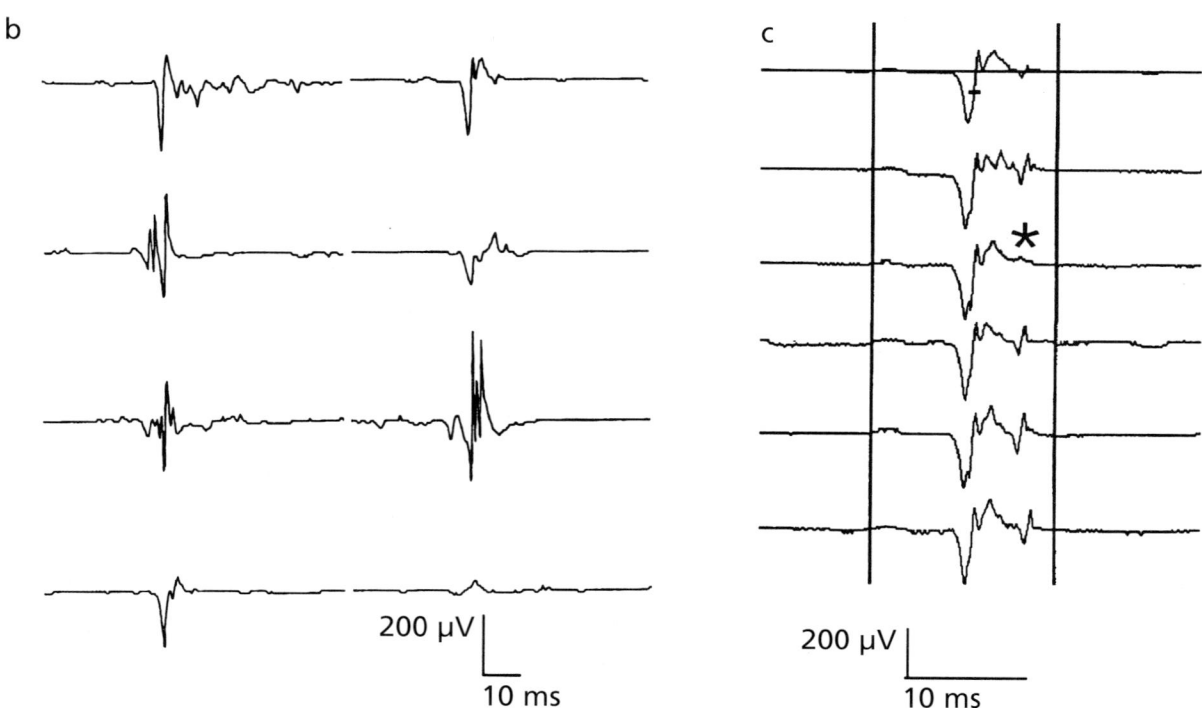

Abb. 7: Automatische Potenzialanalyse bei akuter Polymyositis
a) Im Freilaufmodus überwiegend niedrige polyphasische Muskelaktionspotenziale
b) Automatische Potenzialanalyse, bei der viele instabile Potenziale nicht erfasst wurden
c) Abnormer Jitter und intermittierende Blockierung (*) der späten Potenzialkomponente eines MAP, wobei die Instabilität der Erregungsausbreitung in der betreffenden motorischen Einheit nur bei konventioneller Ableitung erfasst wurde, nicht jedoch bei automatischer Analyse (Spur 1).

nervation erfolgt (Stålberg et al., 1983). Für jeden Muskel werden nun 5 bis 10 verschiedene Messpunkte bei jeweils verschiedenen Nadelpositionen untersucht. Dabei soll der Messpunktabstand mindestens 0,5 cm betragen, abhängig von der Größe der motorischen Einheiten in dem jeweiligen Muskel.

Die erhaltenen Innervationsmuster werden jeweils abgespeichert und durch den Computer analysiert. Grundlage hierfür ist die Willison-Analyse, bei der die abgeleitete Kurve in definierte Amplitudenschritte, traditionell 100 µV, aufgeteilt wird. Der Rechner ermittelt nun die Zahl der Umkehrpunkte (Summe aus Maxima und Minima) pro Sekunde und die mittlere Amplitude pro Umkehrpunkt. Das Verhältnis dieser beiden Messwerte wird dann für jeden Messpunkt in eine Graphik eingetragen, in welcher die zweifache Standardabweichung der Normwerte durch Grenzlinien bereits festgelegt ist (►Abb. 111).

Problematisch ist die Erstellung der Normwerte, da diese alters- und muskelbezogen erhoben werden müssen. Wird bei definierter Muskelanspannung (20, 40 oder 60 % der maximalen mittleren Amplitude) gemessen, können die Normwerte von Finsterer und Mamoli (1991) verwendet werden.

Interpretieren lassen sich die Ergebnisse wie folgt:

Bei Myopathien besteht das Entladungsmuster bei maximaler Innervation aus einem dichten Interferenzmuster mit niedriger Amplitude (►Abb. 302). Es kommt somit zu einer Zunahme der Umkehrpunkte pro Sekunde und zu einer Abnahme der mittleren Amplituden; das Verhältnis dieser beiden Werte verschiebt sich zugunsten der Umkehrpunkte (►Abb. 111).

Bei Neuropathien besteht das Entladungsmuster bei maximaler Innervation aus einem gelichteten Muster mit häufig hohen Amplituden (▶ Abb. 288). Die Umkehrpunkte pro Sekunde nehmen ab, die mittlere Amplitude nimmt zu. (▶ Abb. 111).

1.2.4 EMG-Ableitungen aus der Arm- und Schultergürtelmuskulatur

M. abductor pollicis brevis (APB)[1]
(N. medianus – Fasciculus medialis – C8/Th 1)
Der vom N. medianus innervierte APB gehört zu den am häufigsten elektromyographisch untersuchten Muskeln. Er verläuft von seinem Ursprung am Retinaculum flexorum schräg nach außen zu seinem Ansatz an der proximalen Phalanx des Daumens und bildet die oberflächlichste Schicht der lateralen Thenar-Eminenz. Der Einstich der Nadelelektrode erfolgt in einem Winkel von etwa 30° zur Hautoberfläche von proximal-medial nach distal-lateral (▶ Abb. 8). Zur Prüfung des Aktivitätsmusters bei willkürlicher Muskelanspannung lässt man den Daumen gegen Widerstand senkrecht zur Handebene abduzieren.

M. abductor digiti minimi (ADM) und
M. interosseus dorsalis I (ID I)
(N. ulnaris – Fasciculus medialis – C8/Th 1)
Der ADM bildet den lateralen Teil der Hypothenar-Eminenz. Der Einstich der Nadel erfolgt dementsprechend am ulnaren Rand der Hand in spitzem Winkel zur Haut (▶ Abb. 8).

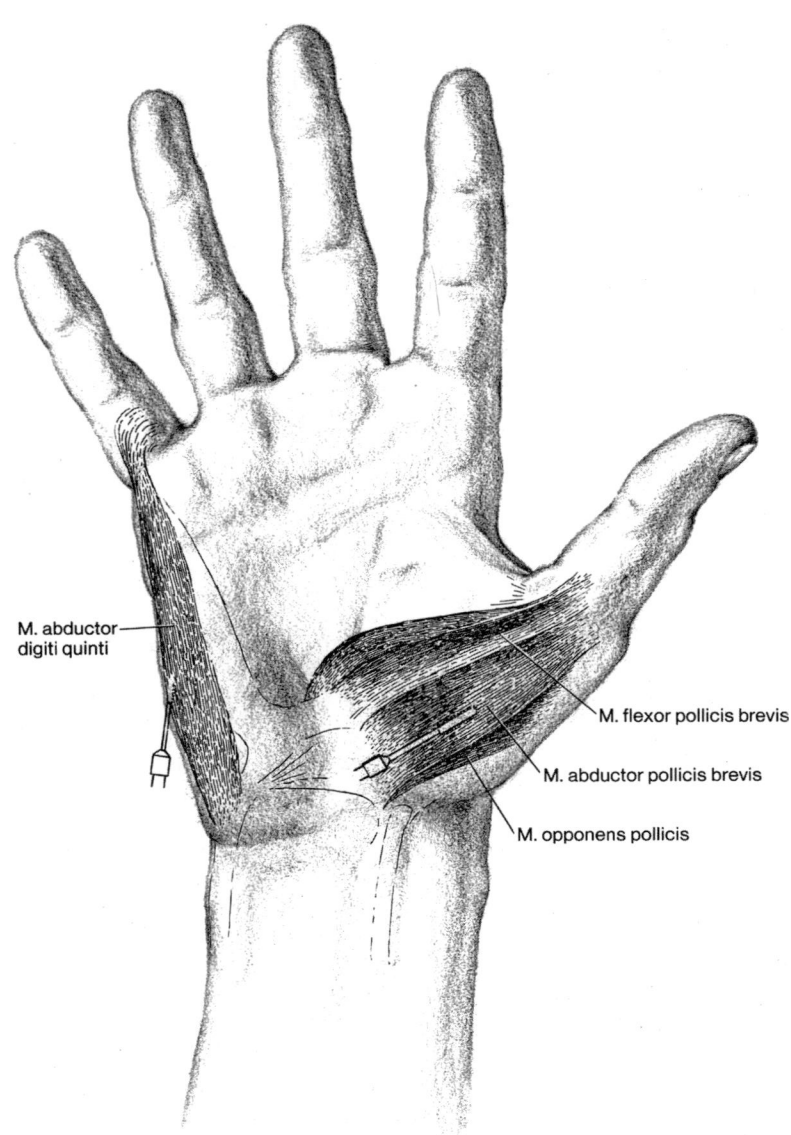

Abb. 8: Medianusinnervierte Daumenballenmuskulatur und ulnarisinnervierte Kleinfingerballenmuskulatur
Technik der EMG Ableitung aus dem M. abductor pollicis brevis und dem M. abductor digiti minimi.

---

1 Die Segmentzuordnung der Innervation einzelner Muskeln beschränkt sich auf die 1–2 wichtigsten Wurzeln, die zum Nachweis radikulärer Läsionen von Bedeutung sind. Das gleiche gilt für die Zuordnung einzelner Muskeln zu bestimmten Plexus-Faszikeln. In manchen Lehr- und Handbüchern wird der APB als Kennmuskel der Wurzel C 7 angegeben, wird jedoch von den Wurzeln C 8 und Th 1 innerviert (s. auch TOS, Kap. 3.1.3.2).

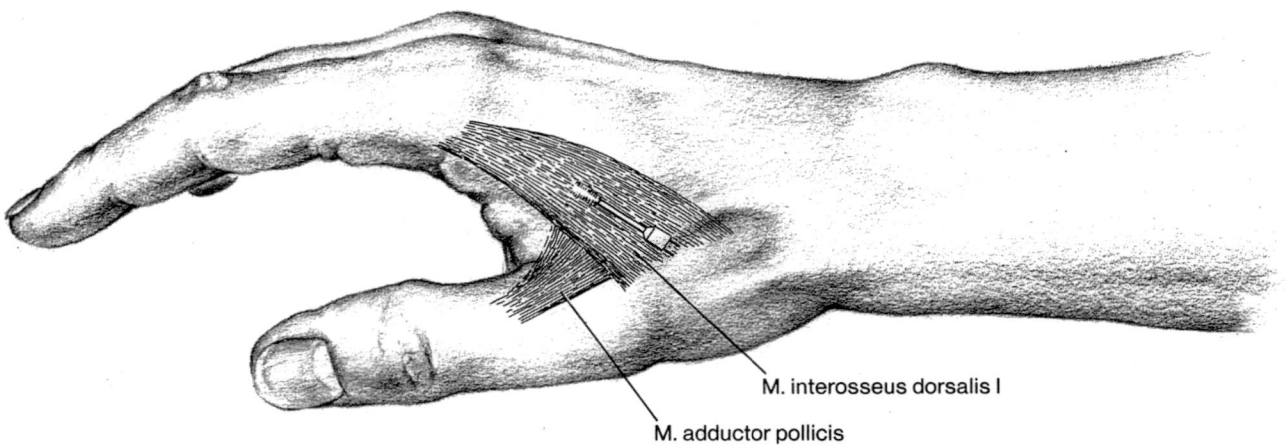

Abb. 9: Technik der EMG-Ableitung aus dem M. interosseus dorsalis I

Ebenso einfach zu erreichen ist der ID I, der besonders gut beim Aneinanderpressen der Daumen- und Zeigefingerkuppe im Spatium interosseum dorsale I sicht- und tastbar ist. Die Plazierung der Nadelelektrode erfolgt in einem Winkel von etwa 30° (▶ Abb. 9).

M. flexor pollicis longus
M. flexor carpi radialis – M. pronator teres
(N. medianus – C7/8)
Die große Zahl an Muskeln im Bereich der Unterarmbeugeseite erschwert das Auffinden einzelner Muskeln. Am besten gelingt die Orientierung im proximalen Drittel, wo der Muskelbauch des M. brachioradialis –bei Flexion des in Mittelstellung befindlichen Unterarms – gut zu sehen und zu tasten ist. Medial vom M. brachioradialis verläuft der schräg vom Epicondylus medialis humeri zum mittleren Radiusdrittel ziehende M. pronator teres (▶ Abb. 10), dessen Muskeläste bereits in Höhe der Ellenbeuge vom N. medianus abgehen. Damit bleibt dieser Muskel bei einer Medianusschädigung distal der Ellenbeuge (z. B. bei dem seltenen Pronatorsyndrom) verschont. Unmittelbar medial vom M. pronator teres befindet sich der M. flexor carpi radialis, der infolge seiner Dicke und oberflächlichen Lage leicht erreichbar ist (▶ Abb. 10).

Der dritte wichtige medianusinnervierte Muskel am Unterarm ist der M. flexor pollicis longus. Dieser wird vom N. interosseus anterior – einem rein motorischen Ast des N. medianus – innerviert. Ein pathologischer EMG-Befund in diesem Muskel zeigt demgemäß eine isolierte Schädigung dieses Astes an, wenn sowohl der M. flexor carpi radialis als auch der M. abductor pollicis brevis Normalbefunde aufweisen. Der Einstich der Nadel erfolgt in steilem Winkel, 7–8 cm proximal der Handgelenksbeugefalte, unmittelbar radial der deutlich sichtbaren Sehne des M. flexor carpi radialis (▶ Abb. 10). Sofern die A. radialis in dieser Höhe tastbar ist, erfolgt das Einführen der Nadel zwischen dieser und der genannten Beugesehne (▶ Abb. 11). Ein korrekter Elektrodensitz liegt dann vor, wenn sich die Elektrode beim passiven Beugen und Strecken des Daumenendgliedes mitbewegt.

M. flexor carpi ulnaris und
M. flexor digitorum profundus (ulnarer Teil)
(N. ulnaris – C8)
Eine Ableitung aus der ulnarisinnervierten Unterarmmuskulatur ist häufig indiziert, da das Bild der distalen Ulnaris-Lähmung durch eine weitgehend selektive Schädigung der entsprechenden Faszikel im Bereich des Ellenbogens bedingt sein kann. Der proximale Sitz der Läsion lässt sich in diesen Fällen oft durch elektromyographische Veränderungen in einem der beiden genannten Muskeln belegen.

Der M. flexor carpi ulnaris bildet die ulnare Begrenzung der Unterarmbeugeseite und liegt unmittelbar unter der Haut. Man kann die Sehne und den schlanken Muskelbauch bei ulnarer Abduktion der Hand unter der Haut tasten und die Nadel annähernd parallel zum Verlauf des Muskels etwa in Unterarmmitte einführen (▶ Abb. 12).

Einfacher ist die Ableitung aus dem ulnaren Teil des M. flexor digitorum profundus. Dieser liegt im mittleren Drittel der Unterarmrückseite direkt ulnar der gut tastbaren Elle. Der Nadeleinstich erfolgt an dieser Stelle in einem Winkel von etwa 90° (▶ Abb. 12). Die Prüfung der Willkür-Aktivität erfolgt durch Beugung des Kleinfingerendgliedes.

In seltenen Fällen wird der ulnare Anteil des M. flexor digitorum profundus vom N. medianus innerviert.

Extensorengruppe am Unterarm
(N. radialis – Fasciculus dorsalis – C7/8)
Für die meisten Fragestellungen sind Ableitungen aus 2 Muskeln der radialisinnervierten Streckergruppe am Unterarm ausreichend.

Der M. extensor carpi radialis liegt oberflächlich unmittelbar neben dem Hinterrand des M. brachioradialis (▶ Abb. 13). Wenn eine Verwechslung mit dem noch weiter medial befindlichen Extensor digitorum communis sicher vermieden werden soll, empfiehlt sich ein Einstich in Höhe des Ellenbogens, da letzterer etwas weiter distal entspringt. Die Muskeläste zum M. extensor carpi radialis gehen bereits einige cm proximal des Ellenbogens vom Hauptstamm des N. radialis ab, sodass dieser

Muskel sowohl bei dem seltenen Supinatorsyndrom als auch bei den häufigen traumatischen und operativen Schäden des Ramus profundus des N. radialis ausgespart bleibt. Als distalen, vom Ramus profundus des N. radialis innervierten Streckmuskel kann man den voluminösen, zwischen radialem und ulnarem Handstrecker gelegenen Extensor digitorum communis heranziehen (▶ Abb. 13). Dieser Muskel eignet sich auch besonders gut zur Einzelfaser-Elektromyographie.

Als Alternative bietet sich die Ableitung aus dem M. abductor pollicis longus an, der 3–4 Querfinger proximal des Handgelenks die Rückseite des Radius bedeckt und dort leicht mit einer steil eingestochenen Nadelelektrode zu erreichen ist (▶ Abb. 13).

M. brachioradialis
(N. radialis – Fasciculus dorsalis – C6)
Dieser das radiale Relief der Ellenbeuge formende und daher leicht zu identifizierende Muskel beugt den in Mittelstellung zwischen Pronation und Supination befindlichen Unterarm. Der Nadeleinstich erfolgt in dieser Position in Höhe der lateralen Ellenbeuge (▶ Abb. 13).

M. biceps brachii
(N. musculocutaneus – Fasciculus lateralis – C6)
Der Einstich der Nadelelektrode im mittleren Oberarmdrittel erfolgt etwa 1 cm paramedian, entweder in den medialen oder in den lateralen Kopf (▶ Abb. 14).

M. triceps brachii
(N. radialis – Fasciculus dorsalis – C7)
Der M. triceps brachii wird im Wesentlichen durch Äste des N. radialis innerviert, die bereits distal der Axilla von diesem abzweigen. Damit bleibt dieser Muskel bei der häufigen Schädigung des N. radialis im mittleren Oberarmdrittel (z. B. bei Humerusfrakturen, Osteosynthesen und durch äußere Druckeinwirkung) verschont.

Allerdings erhalten die distal gelegenen Anteile des Caput mediale und laterale auch eine Innervation durch im mittleren Oberarmdrittel abgehende Äste, sodass diese bei den genannten Läsionen mitbetroffen sein können.

Die Ableitung erfolgt üblicherweise in der Mitte der Oberarmrückseite aus dem lateralen Kopf (▶ Abb. 15).

M. deltoideus
(N. axillaris – Fasciculus dorsalis – C5)
Die Ableitung aus diesem voluminösen Muskel gelingt selbst bei starker Atrophie ohne Schwierigkeiten, wobei die Nadelelektrode am günstigsten in die mittlere Portion eingestochen wird (▶ Abb. 14 und 15).

M. infraspinam
(N. suprascapularis – C5/6)
Die günstigste Einstichstelle befindet sich kaudal der Spina scapulae zwischen Hinterrand des M. deltoideus und Margo medialis scapulae (▶ Abb. 15). Die Nadel wird senkrecht bis zum Spürbarwerden eines knöchernen Widerstandes eingeführt und dann 1–2 mm zurückgezogen. Die Prüfung der Willkür-Aktivität erfolgt durch Auswärtsdrehen des rechtwinklig gebeugten Unterarms, wobei der Oberarm am Rumpf anliegt.

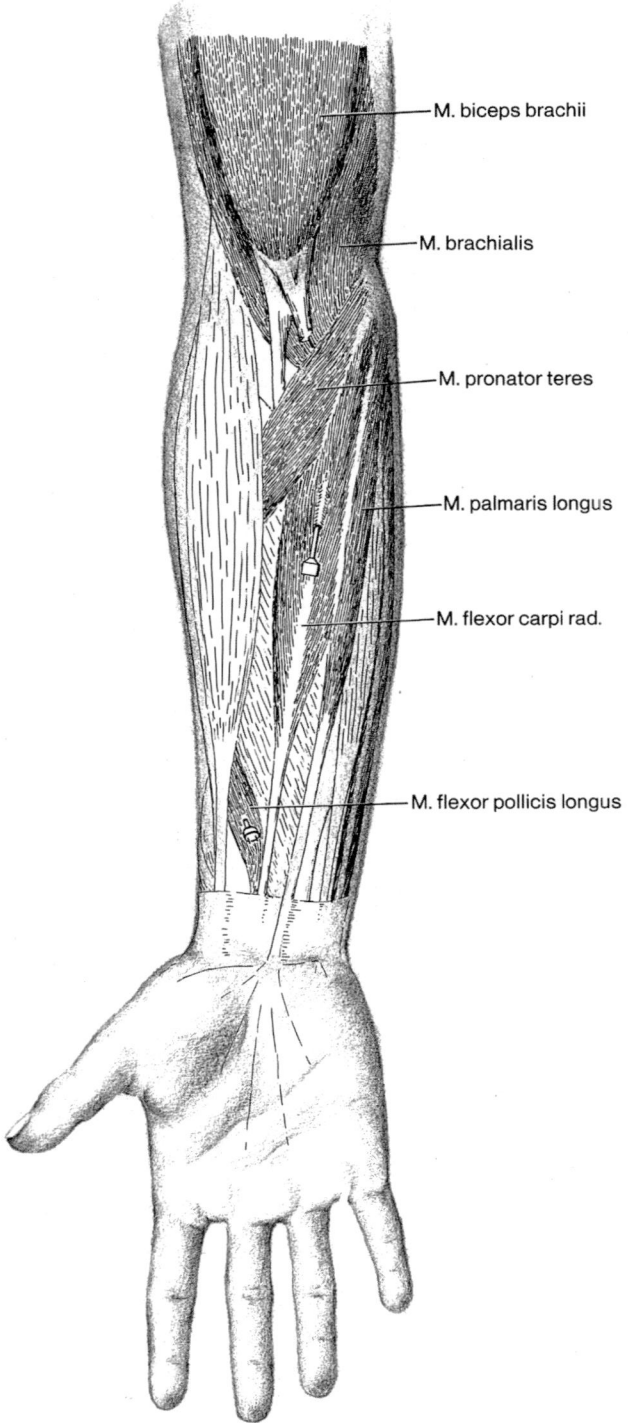

Abb. 10: Beugemuskeln des Unterarms
Technik der EMG-Ableitung aus den Mm. flexor carpi radialis und Flexor pollicis longus.

M. serratus anterior
(N. thoracicus longus)
Dieser an der seitlichen Brustwand zwischen Hinterrand des Pectoralis major und Vorderrand des Latissimus dorsi zugängliche Muskel wird 1–2 QF kaudal der Mamille in der mittleren Axillarlinie aufgesucht. Um ein Eindringen der Nadelelektrode durch den Interkostalraum mit der Gefahr des Pneumothorax zu vermeiden,

1 Untersuchungstechnik

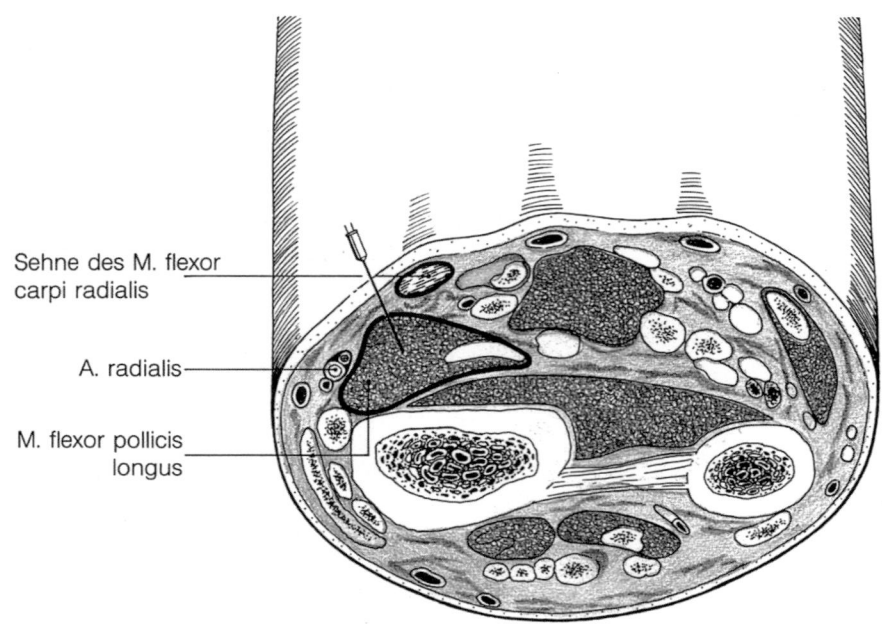

Abb. 11: M. flexor pollicis longus
Der Nadeleinstich erfolgt zwischen der A. radialis und der Sehne des M. flexor carpi radialis.
Querschnitt durch das rechte distale Unterarmdrittel (Ansicht von distal)

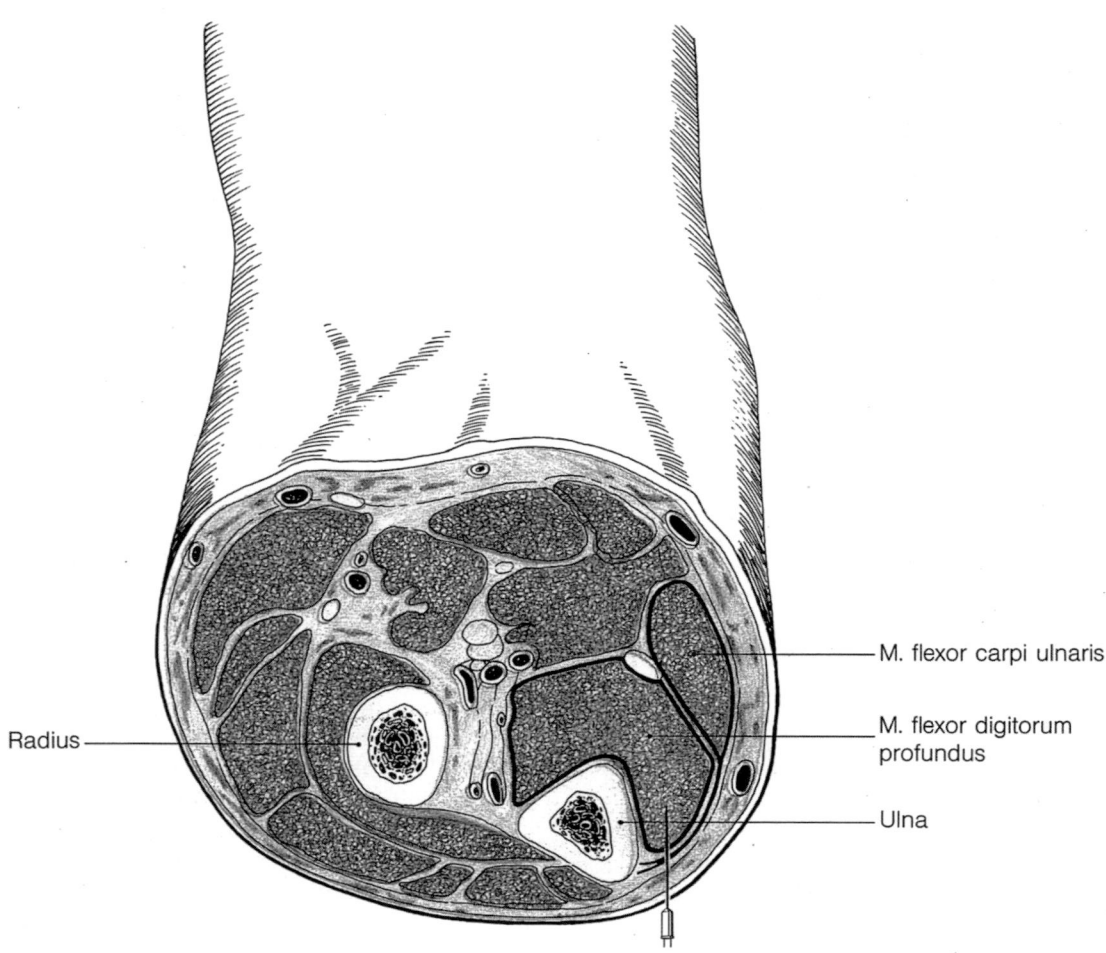

Abb. 12: Ulnarisinnervierte Beugemuskeln am Unterarm
Technik der EMG Ableitung aus dem M. flexor digitorum profundus (ulnarer Anteil). Der Nadeleinstich erfolgt an der Dorsalseite des Unterarms, unmittelbar medial der Ulna.
Querschnitt durch den rechten Unterarm am Übergang zwischen proximalem und mittlerem Drittel (Ansicht von distal)

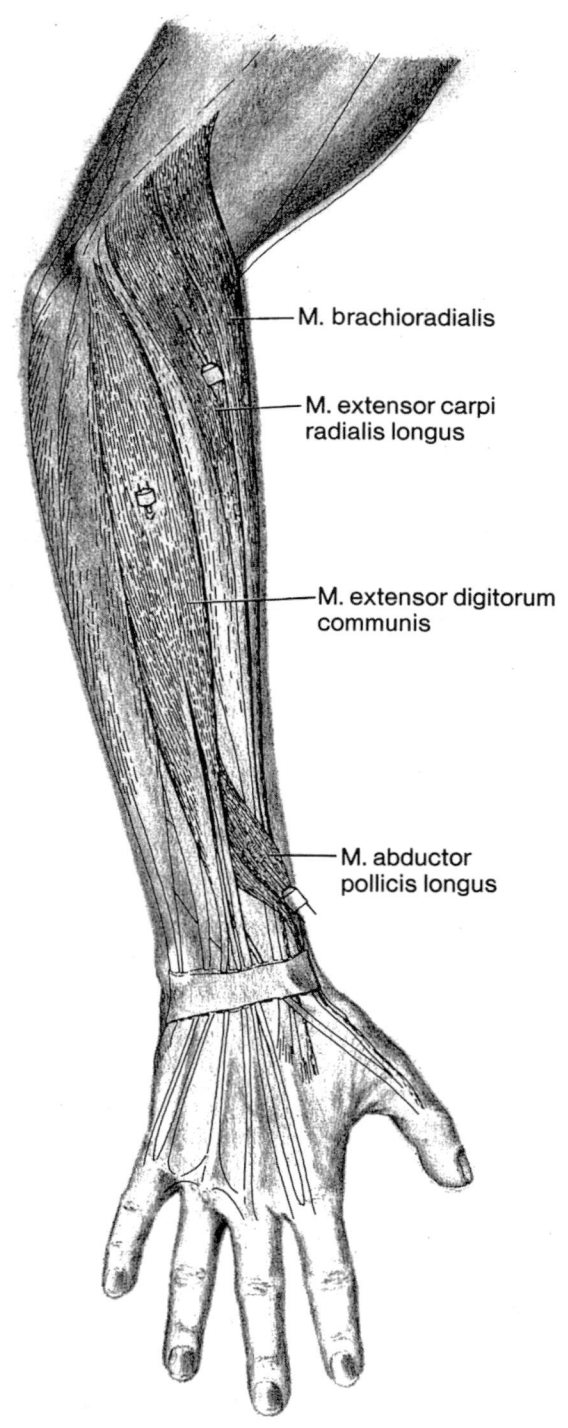

Abb. 13: Streckmuskeln des Unterarms
Technik der EMG-Ableitung aus den Mm. extensor carpi radialis longus, extensor digitorum communis und abductor pollicis longus

erfolgt der Einstich exakt über einer zwischen Zeige- und Mittelfinger fixierten Rippe, annähernd parallel zur seitlichen Thoraxwand (▶ Abb. 14).

M. pectoralis major
(Nn. pectorales medialis et lateralis – C7)
Dieser nur selten untersuchte, die vordere Axillarlinie bildende Muskel lässt sich einfach einige Zentimeter medial von dieser erreichen. Der Einstich erfolgt 2–4 QF oberhalb und 2 QF lateral der Mamille, bei Frauen neben dem oberen und lateralen Rand der ipsilateralen Mamma (▶ Abb. 14).

1.2.5 EMG-Ableitungen aus der Bein- und Beckengürtelmuskulatur

M. tibialis anterior
(N. peronaeus profundus – Plexus sacralis – L5)
Der M. tibialis anterior zählt zu den am häufigsten elektromyographisch untersuchten Muskeln. Die vielfach empfohlene Ableitung aus diesem Muskel zum Nachweis einer Läsion der Wurzel L4 ist allerdings fragwürdig, da dieser nach unserer Erfahrung weniger dem Myotom L4 als vielmehr dem Myotom L5 angehört (s. 3.2.4.2.).

Der Nadeleinstich erfolgt im mittleren Unterschenkeldrittel 1–2 QF lateral der vorderen Tibiakante im steilen Winkel (▶ Abb. 16).

M. peronaeus longus
(N. peronaeus superficialis – Plexus sacralis)
Die Untersuchung dieses Muskels ist gelegentlich hilfreich, wenn zwischen einer proximalen Läsion des Ramus profundus des N. peronaeus und einer solchen des N. peronaeus communis klinisch nicht sicher unterschieden werden kann.

Der Einstich erfolgt etwa handbreit unterhalb des Fibulaköpfchens mit Stichrichtung auf die gut tastbare Fibula (▶ Abb. 16). Der Muskel kontrahiert sich bei intendierter Hebung der Fußaußenkante.

M. peronaeus tertius
(N. peronaeus superficialis – Plexus sacralis)
Besonders bei älteren Patienten ist die Untersuchung von Fußmuskeln problematisch, da dort auch bei offensichtlich gesunden Personen Denervierungszeichen vorkommen. In diesen Fällen bietet sich der M. peronaeus tertius als Ersatzmuskel an. Dieser ist 8 cm oberhalb des Malleolus lateralis, unmittelbar vor dem medialen Fibularand, leicht erreichbar.

M. extensor hallucis longus
(N. peronaeus profundus – Plexus sacralis – L5)
Schädigungen, die den N. peronaeus profundus im mittleren Unterschenkeldrittel betreffen, sparen die weiter proximal abgehenden Äste zum Tibialis anterior aus. In diesen Fällen empfiehlt sich – ebenso wie bei Verdacht auf ein L5-Syndrom – die Ableitung aus dem Extensor hallucis longus.

Der Einstich der Nadelelektrode erfolgt etwa handbreit über den Malleolen unmittelbar lateral der neben der Tibia-Vorderkante befindlichen Sehne des M. tibialis anterior (▶ Abb. 16 und 18). Der korrekte Elektrodensitz wird durch Mitbewegung der Nadel bei passiver Beugung und Streckung der Großzehe angezeigt.

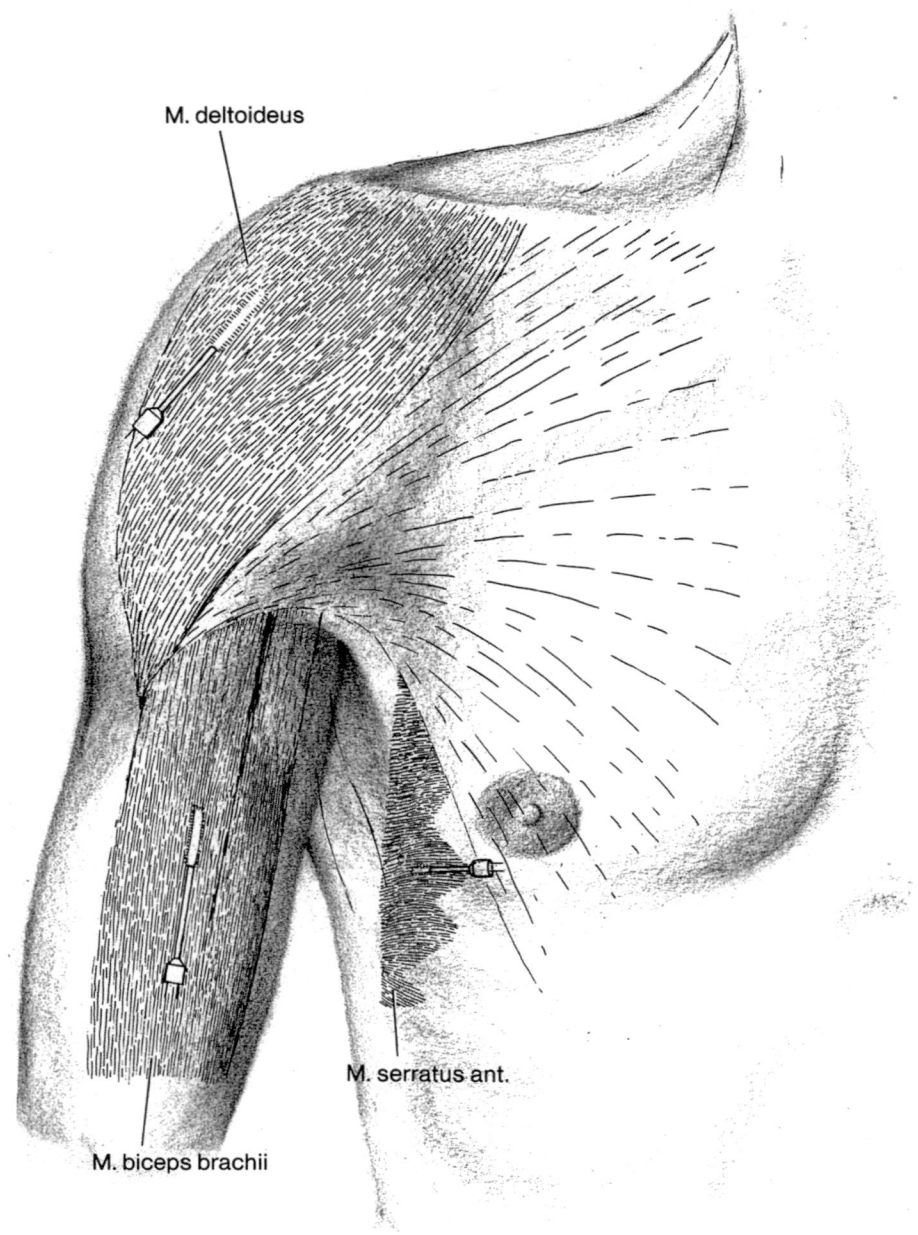

Abb. 14: Ventrale Schultergürtelmuskulatur und M. biceps brachii
Technik der EMG-Ableitung aus den Mm. serratus anterior, deltoideus und biceps brachii

M. extensor digitorum brevis
(N. peronaeus profundus – Plexus sacralis)
Eine Nadelableitung aus dem kurzen Zehenstrecker ist lediglich bei Verdacht auf eine Peronaeus-Läsion in Höhe des Sprunggelenks angezeigt oder aber, wenn bei Nervenleitgeschwindigkeits-Messungen des N. peronaeus mit Oberflächenelektroden kein eindeutiges Antwortpotenzial zu erhalten ist.

Die Nadelelektrode wird in flachem Winkel über dem tastbaren Muskelbauch eingestochen und in mediokaudaler Richtung vorgeschoben (▶ **Abb. 16 und 18**).

M. tibialis posterior (N. tibialis – L5)
Dieser bei der Differenzial-Diagnose zwischen einer L5-Läsion und einer Peronaeus-Läsion hilfreiche Muskel wird an der Medialseite des mittleren Unterschenkeldrittels aufgesucht.

Die Nadelelektrode wird unmittelbar neben der Tibiahinterkante senkrecht zur Hautoberfläche eingestochen. Zur Prüfung der Willkür-Aktivität lässt man die Fußinnenkante anheben.

M. gastrocnemius
(N. tibialis – Plexus sacralis – S 1)
Der mediale oder laterale M. gastrocnemius ist ohne Schwierigkeiten im mittleren Wadendrittel erreichbar (▶ **Abb. 17**). Bei Prüfung der Maximal-Innervation ist zu beachten, dass auch in gesunden Muskeln öfters nur ein Übergangs- oder ein Übergangs- bis Interferenzmuster erreicht wird.

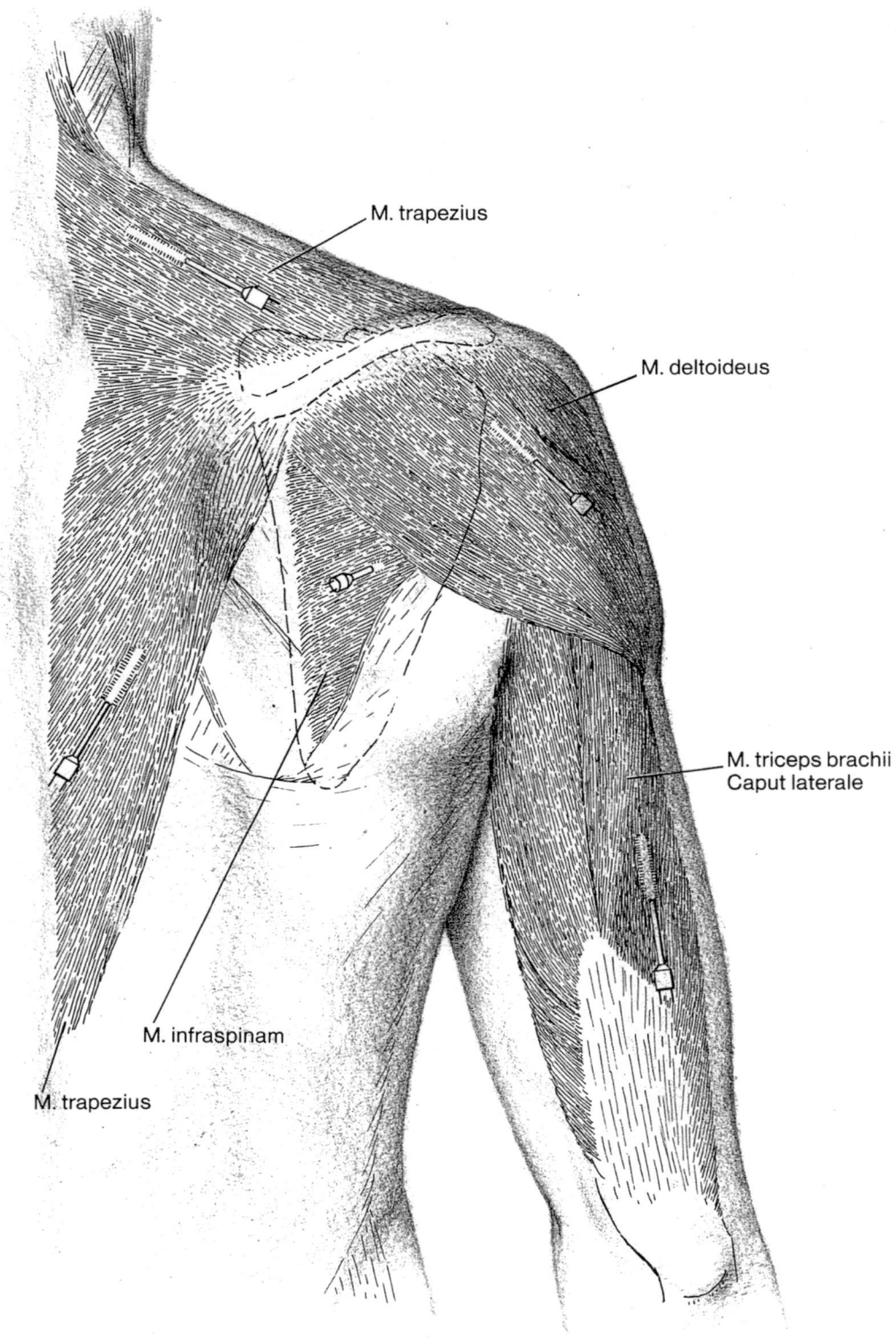

Abb. 15: Dorsale Schultergürtelmuskulatur und M. triceps brachii
Technik der EMG-Ableitung aus den Mm. trapezius, infraspinam, deltoideus und triceps brachii

M. flexor hallucis longus
(N. tibialis – Plexus sacralis)
Da Läsionen des N. tibialis im mittleren Unterschenkeldrittel die Äste zum M. triceps surae verschonen, muss zum Nachweis einer solchen Schädigung ein weiter distal gelegener Beugemuskel herangezogen werden, was wegen der tiefen Lage der Zehenflexoren Schwierigkeiten bereiten kann. Am meisten bewährt hat sich uns die Ableitung aus dem Flexor hallucis longus, der 6–8 cm oberhalb des Malleolus lateralis unmittelbar lateral der Achillessehne erreicht wird (▶ **Abb. 17** und **18**).

1 Untersuchungstechnik

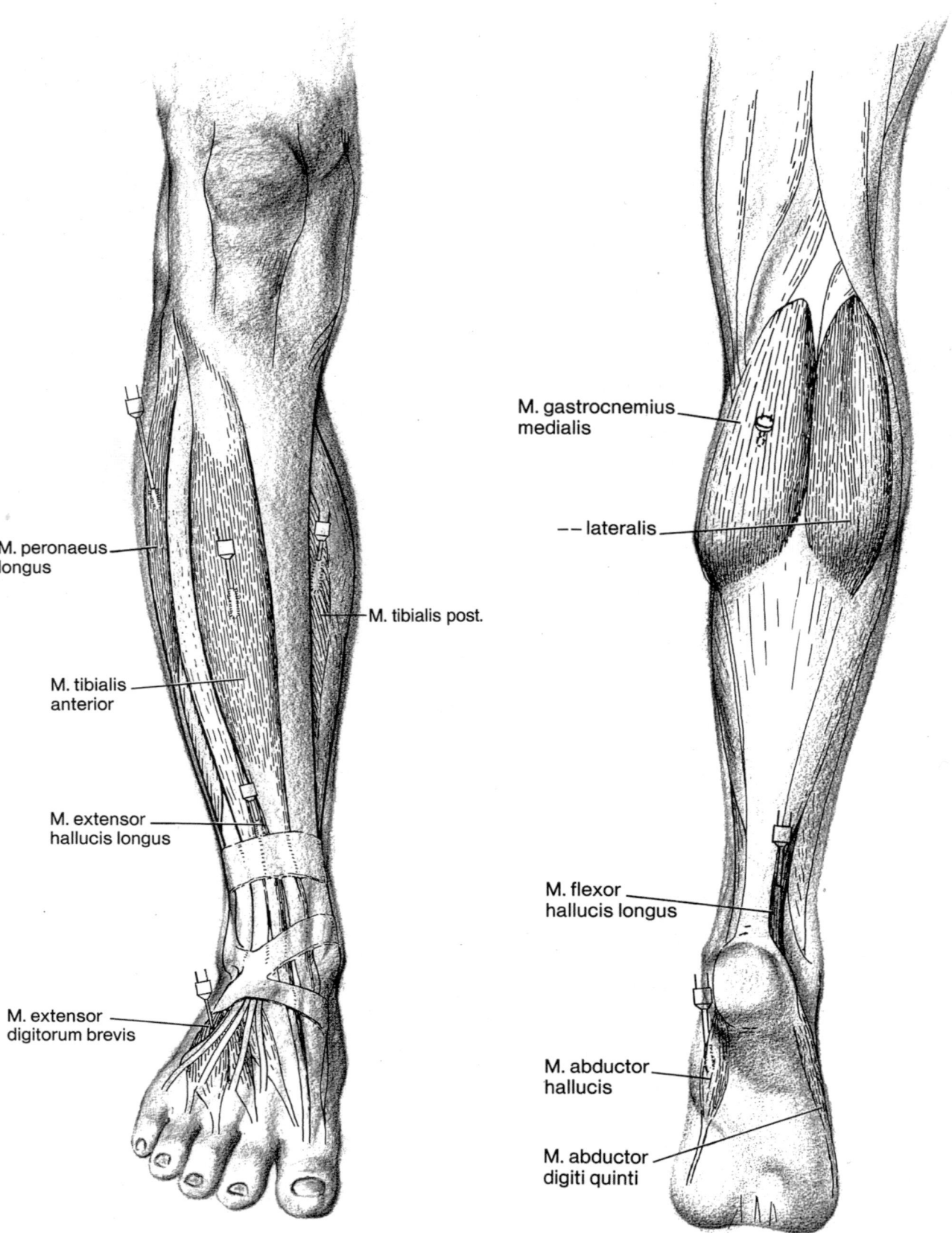

Abb. 16: Streckmuskeln des Unterschenkels
Technik der EMG-Ableitung aus den Mm. tibialis anterior, peronaeus longus, extensor hallucis longus, tibialis posterior und extensor digitorum brevis.

Abb. 17: Beugemuskeln des Unterschenkels
EMG-Ableitung aus den Mm. gastrocnemius medialis, flexor hallucis longus und abductor hallucis.

M. abductor hallucis
(N. tibialis – Plexus sacralis – S1/2)
Zum Nachweis der relativ häufigen traumatischen und operativen Tibialis-Läsionen in Höhe des Sprunggelenks ist die Ableitung aus einem der tibialisinnervierten Fußsohlenmuskeln notwendig, dies um so mehr, als deren klinische Prüfung wenig aussagekräftig ist. Da der Einstich in die kurzen Zehenbeuger – durch die derbe Plantaraponeurose hindurch – recht schmerzhaft ist, empfiehlt sich für diesen Zweck eine Ableitung aus dem M. abductor hallucis, der am medialen Fußrand bequem erreichbar ist (▶ Abb. 17 und 19).

Ischio-crurale Muskulatur
(N. ischiadicus – Plexus sacralis)
Ableitungen aus dem M. semitendinosus oder dem M. biceps femoris an der medialen bzw. lateralen Oberschenkelrückseite (▶ Abb. 20) sind gelegentlich hilfreich bei der Differenzial-Diagnose zwischen einer Ischiadicus-Schädigung und einer kombinierten Läsion der Nn. tibialis und peronaeus im Bereich des Kniegelenks.

Beim Vorliegen einer Peronaeus-Parese und unklarem Schädigungsort ist die Ableitung aus dem kurzen Kopf des Biceps femoris wichtig; ein pathologischer EMG-Befund in diesem Muskel beweist eine proximal des Kniegelenks bzw. des Fibulaköpfchens lokalisierte Schädigung dieses Nerven. Die Nadelinsertion erfolgt etwa handbreit proximal der Kniegelenksbeugefalte, unmittelbar lateral der Sehne des langen Bicepskopfs. (Wegen der nicht sicher möglichen Unterscheidbarkeit des kurzen und langen Kopfs des Biceps femoris werden nur pathologische Befunde diagnostisch verwertet.)

M. quadriceps femoris
(N. femoralis – Plexus lumbalis – L3/4)
Von den vier Köpfen dieses Muskels ist der M. vastus medialis besonders gut für die EMG-Untersuchung geeignet. Der Einstich der Nadel erfolgt an der Medialseite des distalen Oberschenkeldrittels (etwa 3 QF proximal des oberen Patellarrandes) im steilen Winkel (▶ Abb. 21). Die zur Registrierung einzelner Muskelaktionspotenziale nötige leichte und kontinuierliche Muskelanspannung wird durch Unterschieben einer Knierolle unter die Kniekehle erleichtert.

M. iliopsoas
(N. femoralis – Plexus lumbalis – L2/3)
Ableitungen aus diesem Muskel sind zur Differenzierung von Femoralis-Läsionen an der Leiste von solchen im kleinen Becken sowie zum Nachweis von L2/3-Läsionen wichtig. Außerdem ist dieser Muskel bei Traktionsschäden des Plexus lumbalis (z.B. nach totalem Hüftgelenkersatz) oft bevorzugt betroffen.

Die Elektrode wird unterhalb des Leistenbandes und etwa 2 QF lateral der A. femoralis senkrecht zur Haut eingestochen, bis der Muskel in 4–5 cm Tiefe erreicht

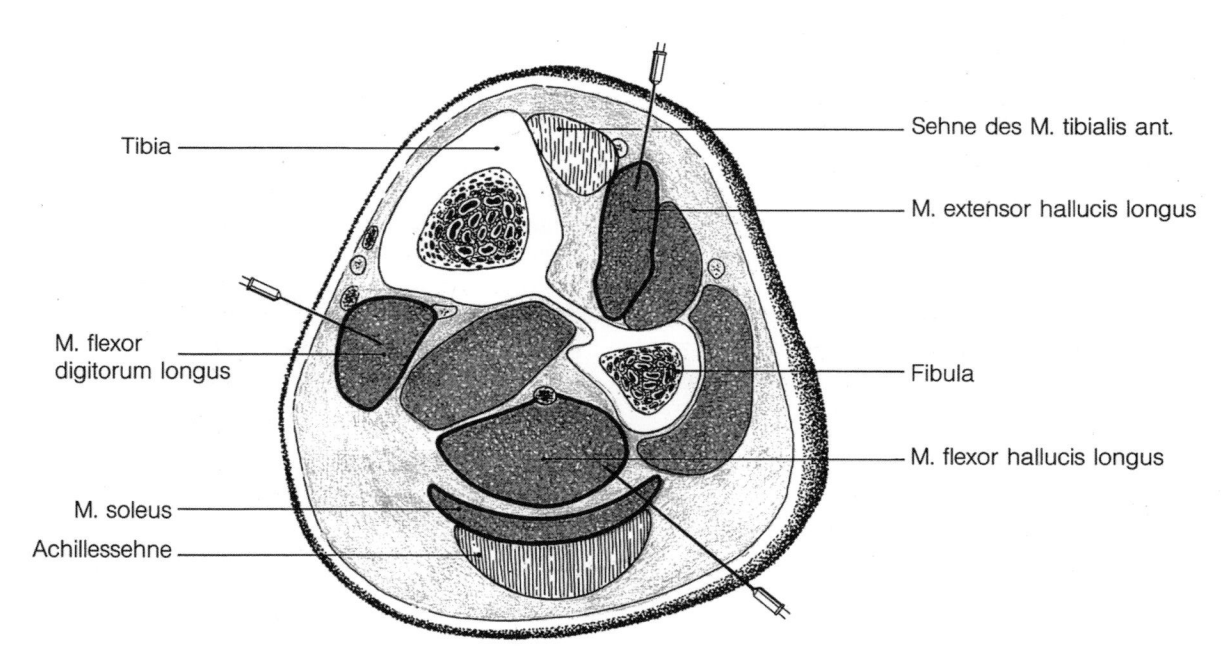

Abb. 18: Distale Unterschenkelmuskulatur
Technik der EMG-Ableitung aus den Mm. extensor hallucis longus und flexor hallucis longus. Der Nadeleinstich erfolgt unmittelbar lateral der Tibialis anterior- bzw. der Achilles-Sehne.
Querschnitt durch den rechten distalen Unterschenkel (Aufsicht)

wird (▶ Abb. 21). (Wird die Insertion nicht kranial des Oberrandes des M. sartorius vorgenommen, muss dieser durchstoßen werden, bis man auf die tieferliegende Muskelmasse des Iliopsoas stößt.)

Adduktoren
(N. obturatorius – Plexus lumbalis)
Eine Ableitung aus der den medialen Aspekt des Oberschenkels einnehmenden Adduktorengruppe ist erfor-

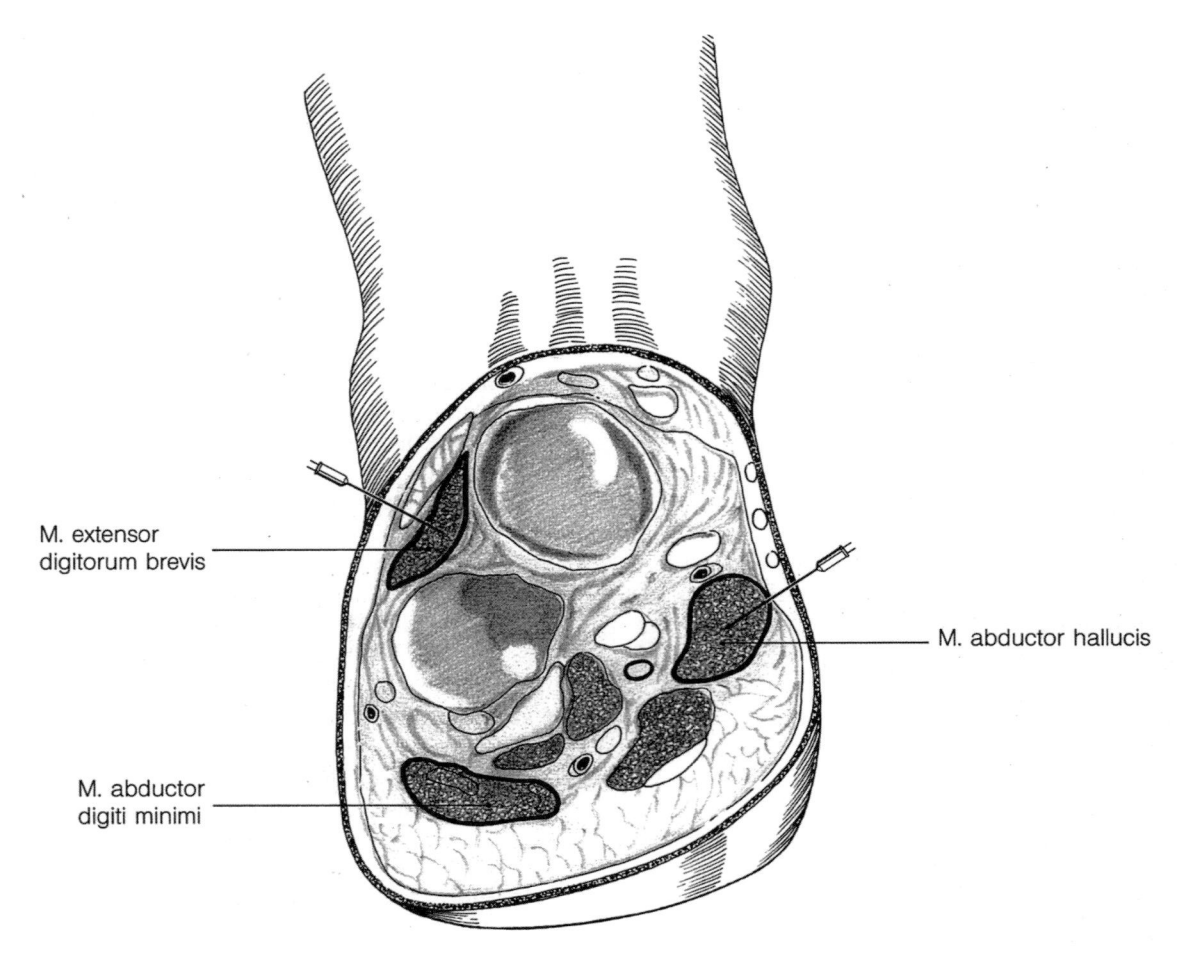

Abb. 19: Fußmuskulatur
Technik der EMG-Ableitung aus den Mm. extensor digitorum brevis und abductor hallucis.
Querschnitt durch den rechten Fuß in Höhe der Articulatio tarsi transversa (Ansicht von distal)

derlich, und zwar einerseits bei Verdacht auf eine Obturatorius-Schädigung, sowie bei der Differenzierung zwischen einer hoch sitzenden Femoralis- und einer Plexus lumbalis-Läsion.

Der Einstich der Nadelelektrode erfolgt an der Oberschenkelinnenseite am Übergang vom proximalen zum mittleren Oberschenkeldrittel senkrecht zur Hautoberfläche in dem Dreieck zwischen M. sartorius (ventral) und M. gracilis (dorsal), die beide vom N. femoralis innerviert werden (▶Abb. 21).

Glutaeal-Muskulatur
(Nn. glutaei – Plexus sacralis – L5/S1)
Ableitungen aus den vielfach vernachlässigten Glutaeal-Muskeln sind vor allem wichtig für die Differenzierung zwischen einer Ischiadicus- und einer Plexus sacralis-Läsion sowie zur Erkennung von Schädigungen der Wurzeln L5 (Glutaeus medius) und S1 (Glutaeus maximus) und deren Abgrenzung gegenüber Ischiadicus- und Peronaeus-Paresen.

Der M. glutaeus maximus lässt sich mittels einer senkrecht im Zentrum der Gesäßbacke eingestochenen Nadelelektrode einfach erreichen (▶Abb. 20). Wegen des oft dicken Fettpolsters empfiehlt sich eine Nadelelektrode von etwa 80 mm Länge.

Der M. glutaeus medius wird im oberen äußeren Quadranten des Gesäßes zwischen Beckenkamm und oberem Rand des Glutaeus maximus aufgesucht (▶Abb. 20). Als Alternative empfiehlt sich der Einstich 7–8 cm oberhalb des Trochanter major senkrecht zur Hautoberfläche. Eine maximale Muskelanspannung erreicht man durch gleichzeitige Extension und Abduktion im Hüftgelenk.

1.2.6 EMG-Ableitungen aus Kopf-, Hals- und Rumpf-Muskeln

Mimische Muskulatur
(N. facialis)
Wegen der Häufigkeit von Facialisparesen unterschiedlicher Ursache und Lokalisation spielen Nadelableitungen aus mimischen Muskeln eine wichtige Rolle. Bei Läsionen im Bereich des Gesichts müssen oft mehrere mimische Muskeln untersucht werden, wobei sich entsprechend der Verzweigung der Facialisäste im Gesicht (▶Abb. 22) die Mm. frontalis, orbicularis oculi und orbicularis oris anbieten. Letzterer sollte an der Unterlippe geprüft werden, da dieser Muskelanteil vom Ramus marginalis mandibulae innerviert wird, der u. a. bei Unterkieferfrakturen oder operativen Eingriffen an

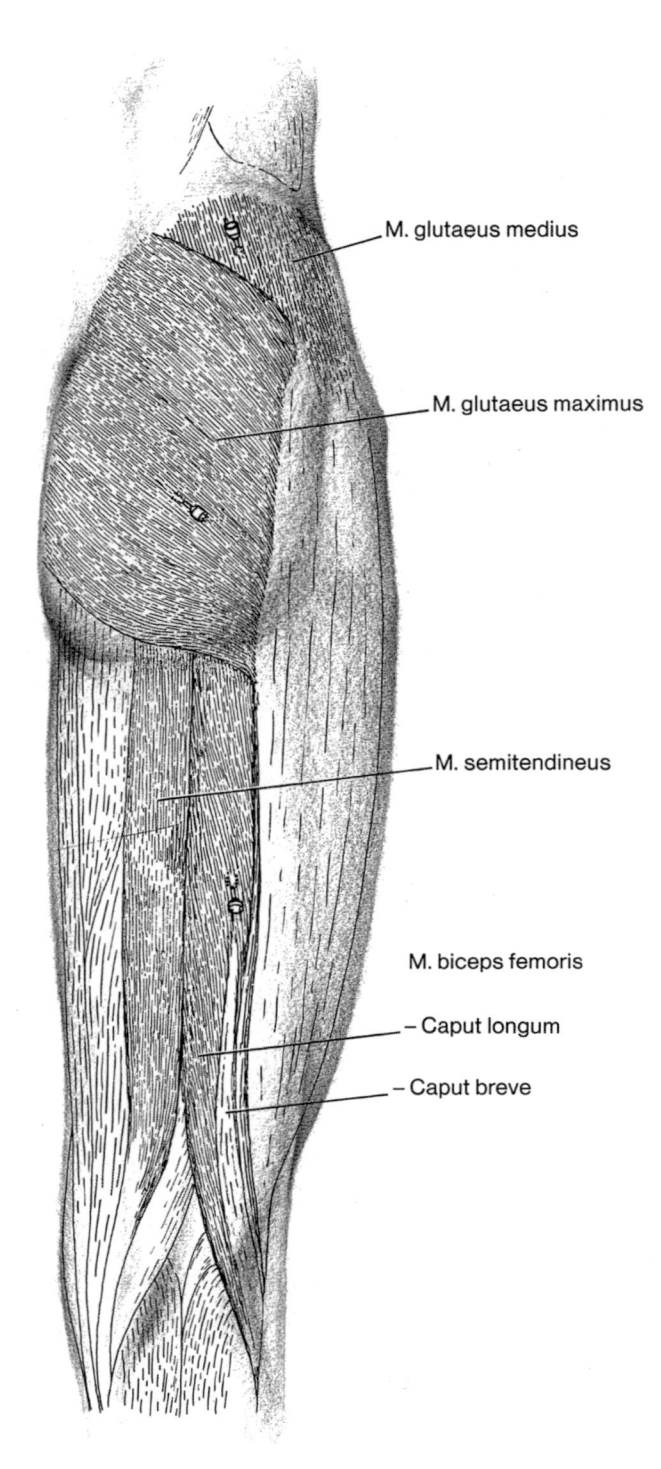

Abb. 20: Glutaealmuskulatur und Beugergruppe am Oberschenkel
Technik der EMG-Ableitung aus den Mm. glutaeus maximus, glutaeus medius und biceps femoris

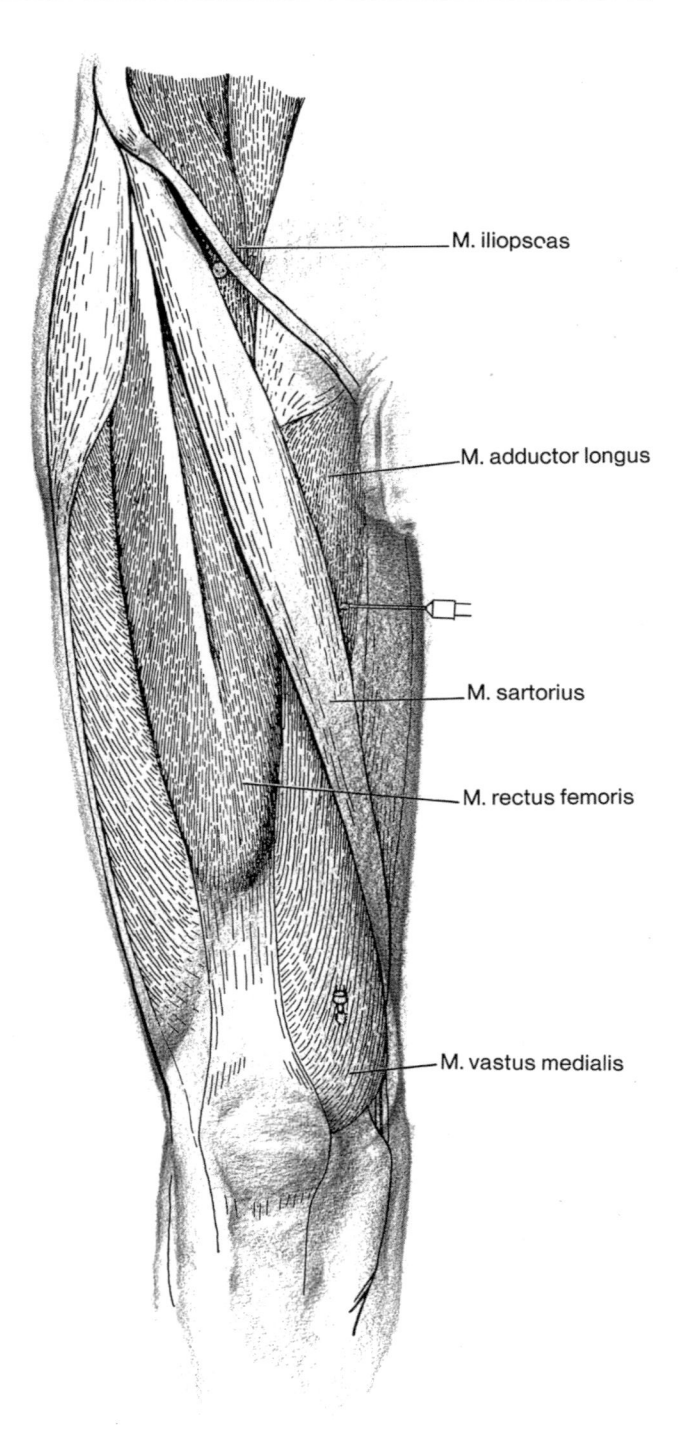

Abb. 21: Hüftbeuger, Adduktoren und Kniestrecker
Technik der EMG-Ableitung aus den Mm. iliopsoas, adductor longus und vastus medialis

der Karotisgabel eine isolierte Schädigung erleiden kann (Stöhr, 1996). Eine simultane Aufzeichnung des EMG aus 2–3 der genannten Muskeln wird zum Nachweis von Synkinesien beim Spasmus hemifacialis und bei Fehlsprossung nach Facialisparese angewandt (s. 3.3.2.). In den übrigen Fällen ist es in der Regel ausreichend, die Ableitung auf einen Gesichtsmuskel zu beschränken. Am meisten empfiehlt sich hierzu der M. orbicularis oculi, der unter allen mimischen Muskeln die wohl größte funktionelle Bedeutung besitzt und von dem sich außerdem der diagnostisch wichtige Orbicularis-oculi-Reflex (1.4.1.) registrieren lässt.

Zur Ableitung verwendet man kurze dünne Nadelelektroden (Nadeldurchmesser etwa 0,3 mm, Nadellänge etwa 20 mm). Die günstigsten Einstichorte sind in *Abbildung 22* eingezeichnet. Da es sich bei den mimischen Muskeln um dünne Muskelschichten handelt, wird die Nadelelektrode in flachem Winkel zur Haut eingeführt.

1 Untersuchungstechnik

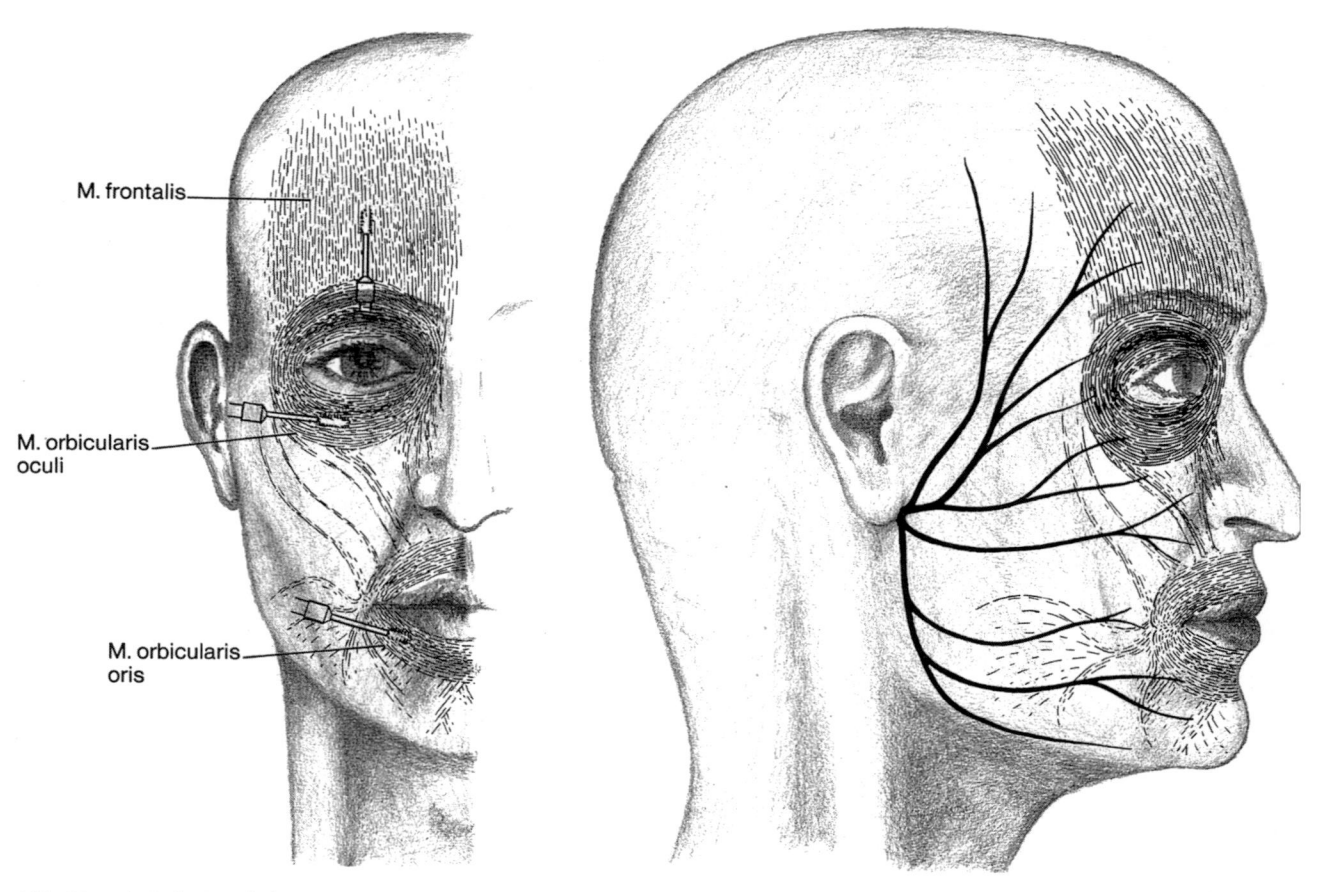

Abb. 22: Mimische Muskulatur
Ableitung aus den Mm. frontalis, orbicularis oculi und orbicularis oris
Facialis-Äste: 1 Rr. temporales; 2 Rr. zygomatici; 3 Rr. buccales; 4 R. marginalis mandibulae

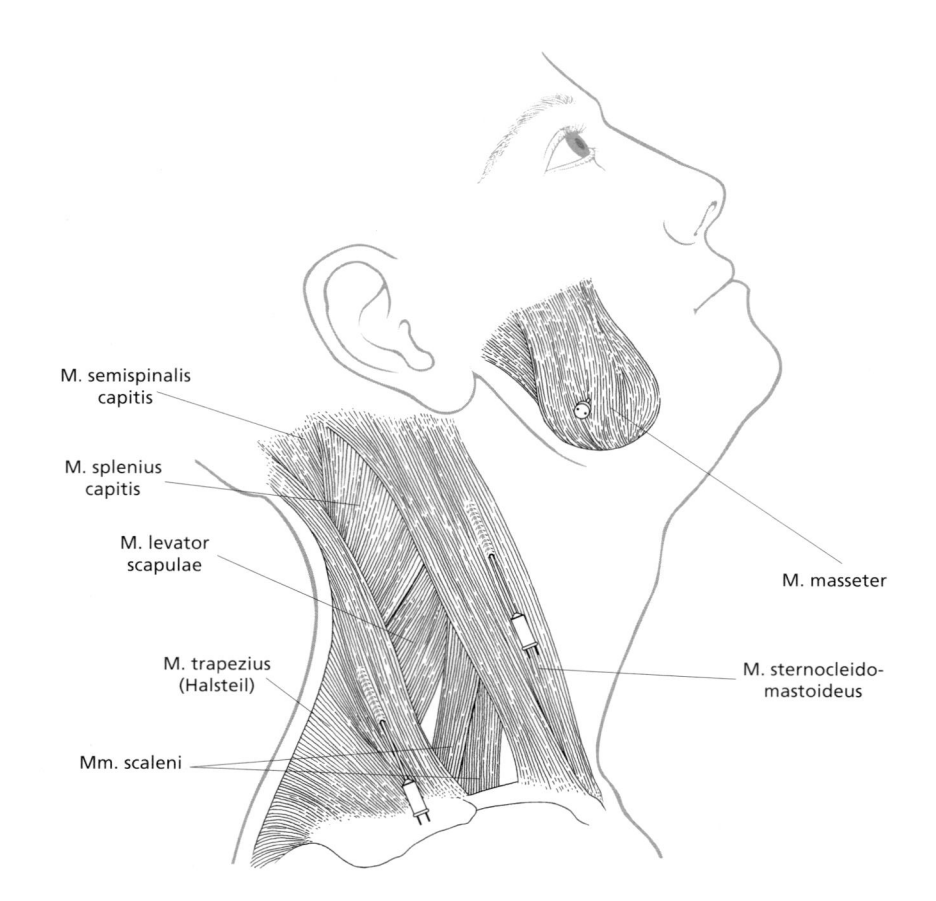

Abb. 23: Kau- und Halsmuskulatur
Technik der EMG-Ableitung aus den Mm. masseter, sternocleidomastoideus und trapezius

Augenmuskeln
(Nn. oculomotorius, trochlearis und abducens)
Ableitungen aus den Augenmuskeln sind nur selten zur differenzial-diagnostischen Abklärung von Augenmuskelparesen oder Innervations-Anomalien notwendig. Auf eine Beschreibung der Untersuchungstechnik wird verzichtet, da diese Ableitungen unseres Erachtens nur in Zusammenarbeit mit einem Ophthalmologen durchgeführt werden sollten. Die Aufgabe des Neurologen beschränkt sich in diesem Fall auf die Registrierung der elektrischen Aktivität und ggf. die Planung des Untersuchungsganges nach Plazierung der Nadelelektroden. (Einzelheiten können den Monographien von Esslen und Papst, 1961, Breinin, 1962 und Herzau, 1984, entnommen werden.)

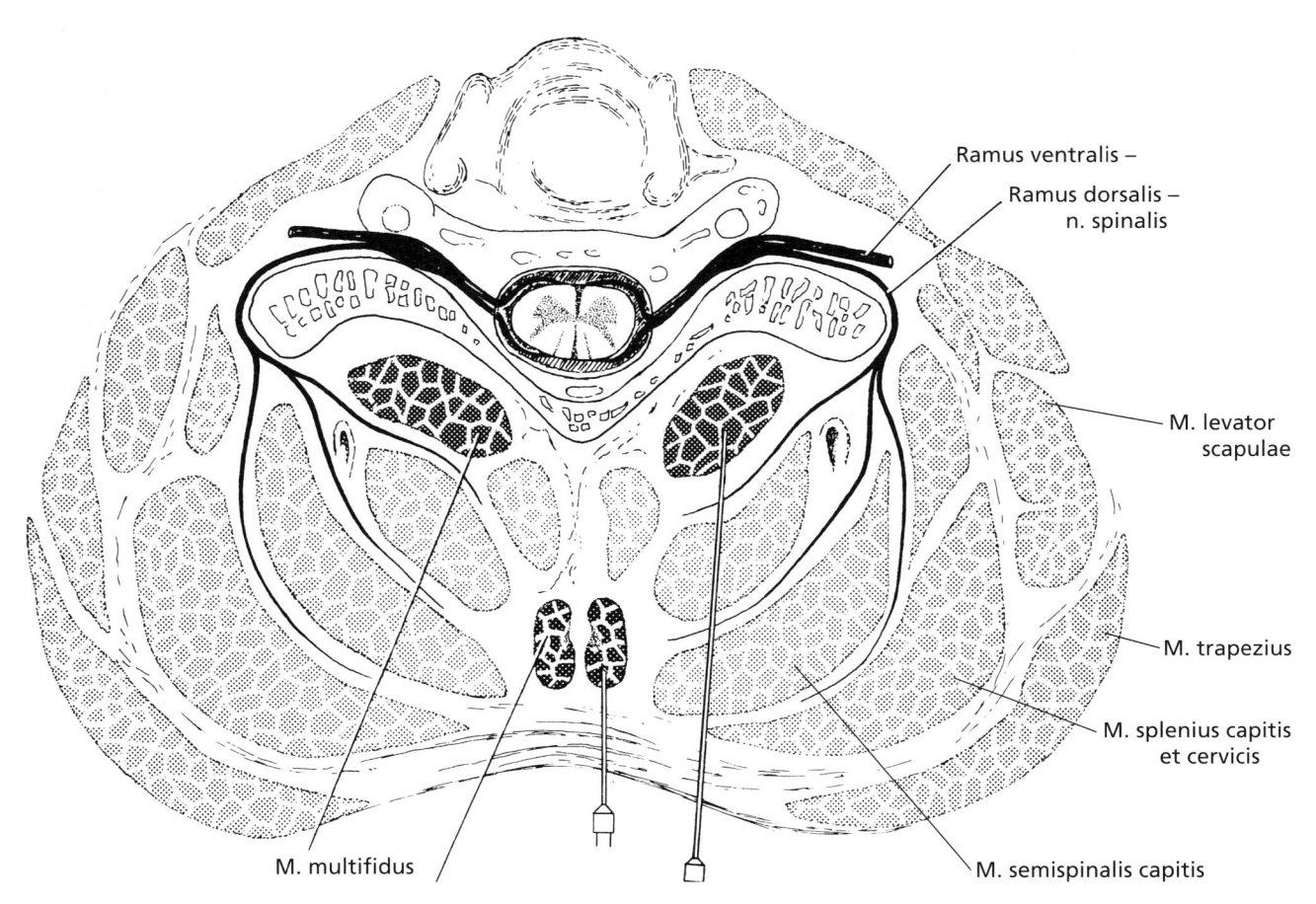

Abb. 24: Technik der EMG-Ableitung aus der Nackenmuskulatur
(Querschnitt in Höhe des 4. Halswirbelkörpers; stark schematisiert nach v. Lanz und Wachsmuth, 1982)

M. masseter
(N. trigeminus)
Aus dem vom N. massetericus des 3. Trigeminusastes innervierten M. masseter wird vorzugsweise bei Verdacht auf Tetanus und zum Nachweis einer Schädigung der Portio minor des 3. Trigeminusastes abgeleitet. Man kann den Muskelbauch bei zusammengebissenen Zähnen leicht oberhalb des Kieferwinkels tasten. Der Einstich der Nadelelektrode erfolgt an dieser Stelle senkrecht zur Hautoberfläche (▶ Abb. 20).

M. sternocleidomastoideus
(N. accessorius)
Der M. sternocleidomastoideus besteht aus zwei Bäuchen; der ventrale inseriert am Sternum, der dorsale an der Clavicula. Bei einer Accessorius-Lähmung lässt die Ableitung aus dem M. sternocleidomastoideus Rückschlüsse auf den Sitz der Schädigung zu. Bei den häufigen Läsionen im seitlichen Halsdreieck bleibt der knapp unterhalb des Foramen jugulare abzweigende Accessorius-Ast zum M. sternocleidomastoideus verschont, sodass in diesem ein normaler EMG-Befund erhoben wird. Accessorius-Läsionen im Bereich der hinteren Schädelgrube und des Foramen jugulare führen dagegen zu einer Mitbeteiligung dieses Muskels. Eine weitere Indikation zur Ableitung aus diesem Muskel besteht beim Torticollis spasmodicus.

Der Einstich der Nadel in den M. sternocleidomastoideus erfolgt bei nach kontralateral gewendetem Kopf in flachem Winkel und in Längsrichtung zum gut sichtbaren Muskelverlauf (▶ Abb. 23).

M. splenius capitis und M. levator scapulae
(Plexus cervicalis)
Die Mm. splenius capitis und levator scapulae (▶ Abb. 23–25) spielen in der Diagnostik der zervikalen Dystonie und deren Behandlung mit Botulinumtoxin eine wichtige Rolle. Der M. splenius capitis liegt dorsal des Warzenfortsatzes oberflächlich und ist dort leicht

erreichbar; dorsokaudal davon verläuft er unter der Pars cervicalis des M. trapezius. Der M. levator scapulae wird entweder seitlich am Hals kaudal und ventral des M. splenius capitis oder von dorsal einige Zentimeter oberhalb der Margo medialis des Schulterblatts (durch die Pars cervicalis des M. trapezius hindurch) sondiert. Die korrekte Nadellage wird durch die Muskelaktivität bei Willkürinnervation kontrolliert: der M. splenius capitis wendet den Kopf nach ipsilateral und extendiert nach dorsal, der M. levator scapulae eleviert die Schulter und bewirkt eine Kopfwendung und -neigung in der Horizontal- und der Frontalebene nach ipsilateral.

Die tiefen Nackenmuskeln (Mm. obliquii capitis superior et inferior, Mm. recti capitis major et minor) werden im Rahmen der Botulinumtoxintherapie fallweise ebenfalls sondiert, wobei der M. obliquus capitis superior durch seine Funktion (Kopfwendung zur Gegenseite) identifizierbar ist.

M. trapezius
(N. accessorius)
Der die Schulterrundung bildende Halsteil des M. trapezius ist wegen seiner oberflächlichen Lage leicht erreichbar. Da es sich um eine flache Muskelschicht handelt, die bei senkrechtem Nadeleinstich rasch durchdrungen ist, wird die Elektrode in einem flachen Winkel zum Muskelverlauf eingeführt (▶ Abb. 23). Gleiches gilt für die nur selten notwendige Untersuchung des mittleren und unteren Trapezius-Anteils (▶ Abb. 15).

Zungenmuskulatur
(N. hypoglossus)
Eine Ableitung aus der Zunge erfolgt am häufigsten zum Nachweis von Faszikulationen und Denervierungszeichen bei Verdacht auf amyotrophe Lateralsklerose bzw. zur Differenzierung zwischen einer Bulbärparalyse und Pseudo-Bulbärparalyse. Außerdem erlaubt diese Untersuchung den Nachweis einer Schädigung des N. hypoglossus.

Bei Verwendung einer dünnen und gut geschliffenen Nadelelektrode ist der Einstich weitgehend schmerzlos. Man lässt den Patienten die Zungenspitze gegen die unteren Schneidezähne pressen und sticht von oben in die linke bzw. rechte vordere Zungenhälfte. Manche Patienten ziehen bei jedem Einstich die Zunge unwillkürlich zurück, wodurch die Nadelelektrode wieder herausgleitet. In solchen Fällen fixiert man die herausgestreckte und mit Gaze bedeckte Zungenspitze mit 2 Fingern oder mit einer Faßzange. Goodgold (1974) empfiehlt als Alternative einen Einstich in die Unterseite der gegen die oberen Schneidezähne gepreßten Zunge.

Nach Plazierung der Elektrode lassen wir den Patienten – entgegen dem üblichen Untersuchungsablauf – zunächst die Zunge maximal herausstrecken, da man bei diesem Manöver die Nadel noch einige Millimeter tiefer in die Zunge einführen kann. Dann wird die Zunge langsam zurückgezogen und zur Registrierung etwaiger Spontanaktivität entspannt auf den Mundboden gelegt. Die beste Entspannung wird erreicht, wenn dabei der Mund geschlossen werden kann. Um das zwischen den Zahnreihen befindliche Elektrodenkabel nicht zu beschädigen, schiebt man ein gleichdickes Holzstäbchen dazwischen; beim Vorhandensein einer Zahnlücke kann das Kabel durch diese herausgeführt werden.

Nackenmuskulatur
(Rami dorsales der zervikalen Spinalnerven)
Mit Abstand am häufigsten erfolgen EMG-Ableitungen aus der Nackenmuskulatur zum Nachweis einer radikulären oder nukleären Läsion. Der die Nackenmuskulatur innervierende Ramus dorsalis des Spinalnerven biegt nämlich unmittelbar nach dessen Austritt aus dem Foramen intervertebrale nach dorsal um (▶ Abb. 24); somit werden die motorischen Axone des Ramus dorsalis nur bei einer Läsion des Spinalnerven, der Vorderwurzel oder des Vorderhorns degenerieren, was zu einer entsprechenden Denervierung der segmental zugeordneten Nackenmuskeln führt. Bei Armplexus- oder Armnerven-Läsionen bleibt die Nackenmuskulatur dagegen verschont.

Zur elektromyographischen Ableitung empfehlen sich in erster Linie der paravertebral in der Tiefe gelegene, vom 2.-5. Dornfortsatz entspringende M. multifidus bzw. die diesem benachbarten oder kaudal angrenzenden monosegmental innervierten Nackenmuskeln (▶ Abb. 25).

Der Einstich der Nadelelektrode erfolgt 1–1,5 cm paramedian, etwa senkrecht zur Hautoberfläche, bis in einer Tiefe von einigen Zentimetern der knöcherne Widerstand des Wirbelbogens gespürt wird (▶ Abb. 24). Die Höhe des Einstichs richtet sich nach dem zu untersuchenden Segment: So wird z. B. bei Verdacht auf eine Schädigung der 7. Zervikalwurzel zwischen den Dornfortsätzen C6/7 eingegangen.

Bei der elektromyographischen Untersuchung der Nackenmuskulatur wird meist nur auf das Vorhandensein oder Fehlen pathologischer Spontanaktivität geachtet, wobei nur Ersteres als diagnostisch eindeutiger Befund zu werten ist. Hierzu ist eine völlige Entspannung der Nackenmuskeln nötig, die nicht immer leicht zu erreichen ist. Am besten hat sich uns die Seitenlage bewährt, wobei der Kopf durch 2–3 Kissen unterpolstert werden muss, um einen geraden Verlauf der Halswirbelsäule zu garantieren. Bei fehlender pathologischer Spontanaktivität kann man – bei guter Mitarbeit des Patienten – durchaus auch im Bereich der Nackenmuskulatur eine Analyse der Muskelaktionspotenziale anschließen (Travlos et al., 1995).

Als Alternative bietet sich die Untersuchung der paramedian dicht unter der Haut liegenden Mm. interspinales cervicis C 3–8 an (Steudemann, 1968), da diese leicht zu erreichen und sicher monosegmental innerviert sind (▶ Abb. 24 und 25): Leider sind diese Muskeln aber oft hypoplastisch, sodass nicht genügend Muskelmasse zur ausreichenden Prüfung auf Denervierungsaktivität vorhanden ist.

Paravertebrale Muskulatur im Lumbosakral-Bereich
(Rami dorsales der lumbo-sakralen Spinalnerven)
Für die Indikation zur EMG-Ableitung aus der paravertebralen Muskulatur im Lumbalbereich gilt das gleiche wie für die Ableitung aus der Nackenmuskulatur. Am besten geeignet ist der paramedian neben den Dornfortsätzen gelegene M. multifidus der nach dem Durchstoßen der darüberliegenden langen Rückenmuskeln erreicht

1.2 EMG-Ableitung

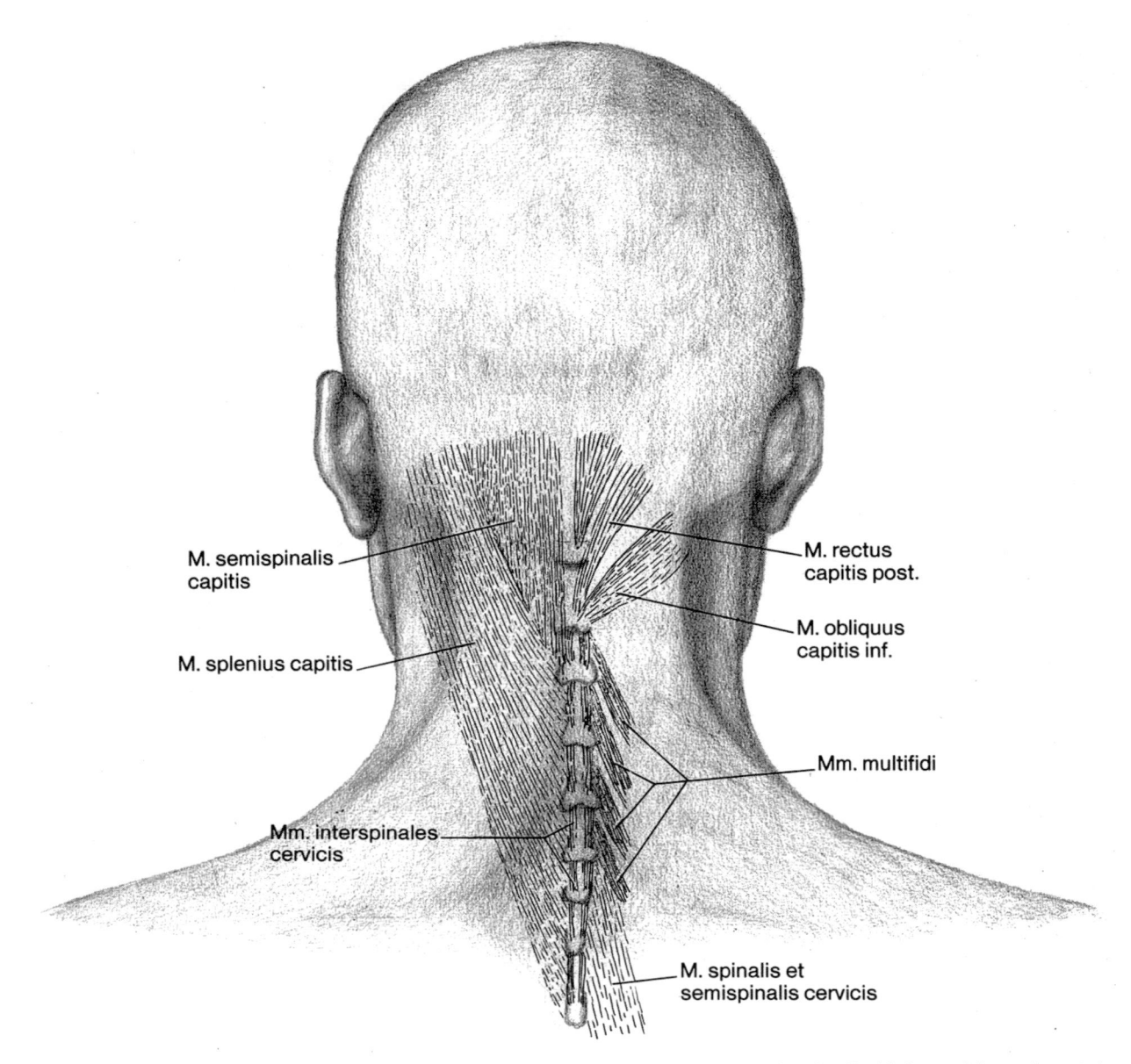

Abb. 25: Technik der EMG-Ableitung aus der Nackenmuskulatur: Auf der linken Seite ist die oberflächliche, auf der rechten Seite die tiefer gelegene Nackenmuskulatur dargestellt.

wird (Krott, 1968; ▶ Abb. 26 und 27). In Bezug auf die Segmentzuordnung bezieht man sich auf die Dornfortsätze; so liegt z. B. das Myotom L5 unterhalb des 5. lumbalen Dornfortsatzes. Die Ableitetechnik ist von Haig et al. (1991) anhand anatomischer Studien präzisiert worden. Danach erfolgt die Ableitung aus dem M. multifidus in Höhe der Segmente Th 12 – L4 (M 12 – M4) in folgender Weise: Um z. B. die Segmenthöhe L4 zu untersuchen, wird der zwischen dem vierten und fünften Lendenwirbelkörper gelegene M. multifidus (M4) 2,5 cm lateral und 1 cm kranial der fünften Dornfortsatzspitze aufgesucht, indem die Nadelelektrode dort in medialer Richtung mit einem Winkel von 45° eingestochen wird. Werden nach einer Einstichtiefe von 3,5 cm keine Muskelströme registriert, erfolgt ein erneuter, steilerer Einstich in einem Winkel von 60°, wobei die Einstichtiefe 5 cm nicht überschreiten sollte. Um M5 zu erreichen, wird in Höhe der Spina iliaca posterior superior gleichfalls im Winkel von 45° und 2,5 cm lateral der Mittellinie eingegangen. Die mit dieser Technik untersuchten Anteile des M. multifidus erlauben eine Beurteilung der jeweils zugeordneten Nervenwurzel, da z. B. M4 monosegmental von der Wurzel L4 innerviert wird (Bogduk, 1980).

Eine Beteiligung der Wurzel S1 an der Innervation des untersten vom Os sacrum entspringenden Anteils des M. multifidus ist umstritten (v. Lanz und Wachsmuth, 1982), nach eigenen Untersuchungen an Patienten mit isolierten S 1–Läsionen jedoch wahrscheinlich. Möglicherweise stammt die bei S1-Läsionen über dem obersten Anteil des Os sacrum registrierbare Denervierungsaktivität auch vom untersten Anteil des M. erector spinae (Brady et al., 1969).

Von Haig et al. (1993) wurde ein »paraspinal mapping« mit standardisierter Ableitung von fünf Stellen des M. multifidus empfohlen, womit die Segmente L1–L5 (vermutlich auch S1) erfasst werden können. Solche

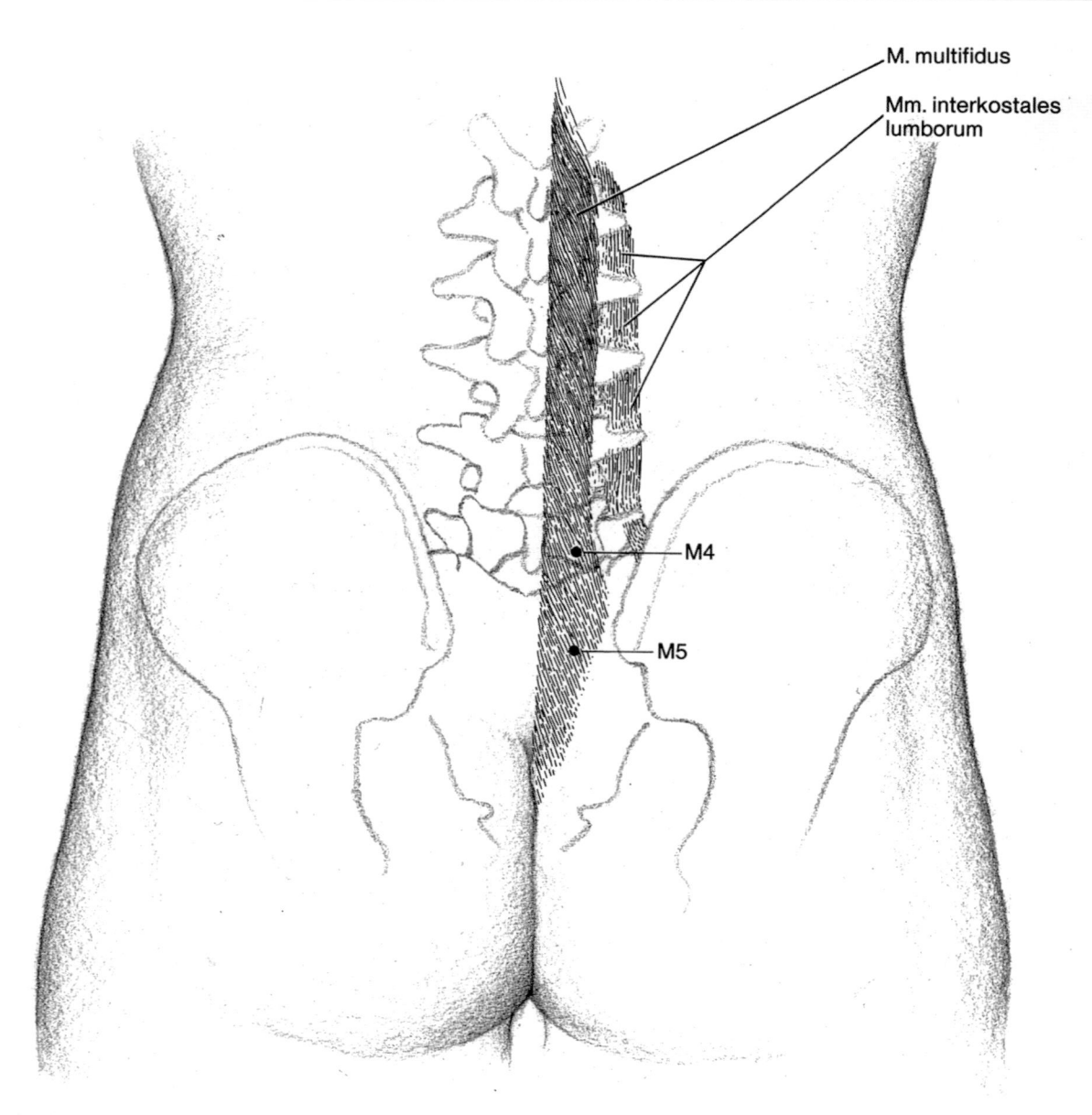

Abb. 26: EMG-Ableitung aus der paravertebralen Muskulatur im Lumbalbereich
Zur Untersuchung des Segmentes L4 wird der zwischen dem vierten und fünften Lendenwirbelkörper gelegene M. multifidus (M4) 2,5 cm lateral und 1 cm kranial der Spitze des fünften Dornfortsatzes aufgesucht, indem die Nadelelektrode dort in medialer Richtung mit einem Winkel von 45° (evtl. 60°) eingestochen wird. Analog wird für die Segmente Th 12-L3 verfahren. Zur Untersuchung des Segmentes L5 wird die Elektrode in Höhe der Spina iliaca posterior superior 2,5 cm lateral der Mittellinie in einem Winkel von 45° eingeführt (siehe Text und ▶ Abb. 27).

multisegmentalen Ableitungen sind bei polyradikulären Syndromen unterschiedlicher Ursache hilfreich, stellen aber bei den häufigen monoradikulären Syndromen einen unnötigen Aufwand dar.

Zwerchfell

Wegen der häufigen Beteiligung der Atemmuskulatur bei verschiedenartigen neuromuskulären Erkrankungen, sind elektromyographische Untersuchungen des Zwerchfells von erheblicher Bedeutung. Technisch einfach und für den Patienten wenig beeinträchtigend ist die Ableitung in der Axillarlinie (Bolton, 1993). Dabei wird die Nadel knapp oberhalb der untersten (8.) Rippe eingestochen, wobei zunächst die Bauch- und Interkostalmuskeln passiert werden und nach durchschnittlich 3 cm das Zwerchfell erreicht wird. Bei ruhiger Inspiration (Bauchatmung) werden die Bauch- und Interkostalmuskeln kaum aktiviert, sodass rhythmische EMG-Aktivität bei Inspiration die korrekte Lage der Nadel im Zwerchfell anzeigt (▶ Abb. 28). Ein Pneumothorax ist bei korrekter Untersuchungstechnik nicht zu erwarten.

Ein anderer Zugang wurde von Goodgold (1984) vorgeschlagen. Dabei erfolgt die Nadelinsertion in der Medioklavikularlinie links, wobei die Bauchdecke heruntergedrückt wird damit die Nadel flach und leicht nach oben gerichtet unter dem Rippenbogen in etwa 3–5 cm Tiefe auf das Zwerchfell trifft. Diese Technik hat sich weniger durchgesetzt, da sie bei adipösen Patienten schwierig und zudem nur auf der linken Seite möglich ist.

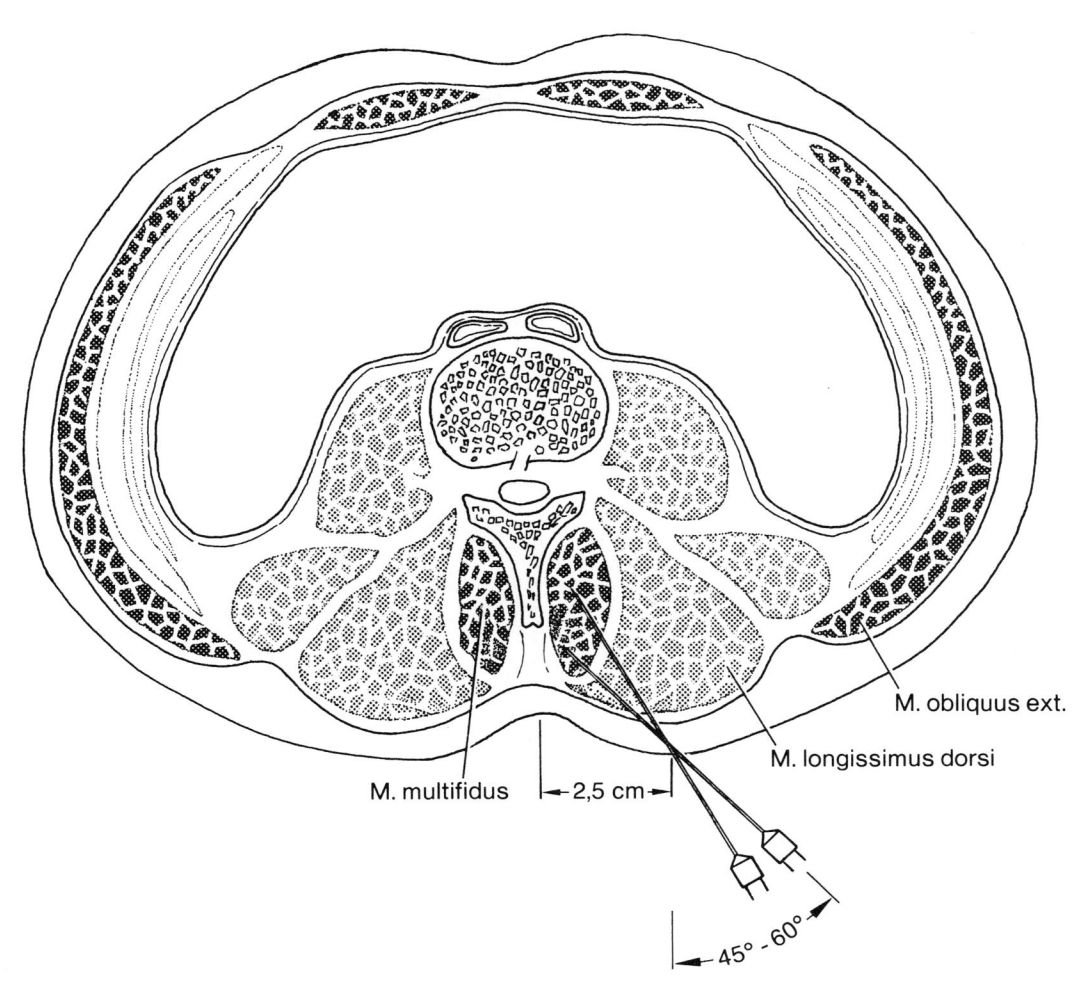

Abb. 27: EMG-Ableitung aus der paravertebralen Muskulatur im Lumbalbereich
Der Einstich erfolgt 2,5 cm lateral der Dornfortsatzreihe mit einem Winkel von 45° (evtl. 60°). (Einzelheiten siehe Text und Legende zu Abbildung 26).

Patienten mit Atemlähmung sollten während der EMG-Ableitung möglichst nicht kontrolliert, sondern assistiert beatmet werden.

Bauchmuskulatur

Elektromyographische Untersuchungen der Bauchmuskulatur sind nur ausnahmsweise erforderlich, da sich bei den ohnehin seltenen Läsionen der die Bauchmuskeln innervierenden Nervenwurzeln Th5 bis L1 Ableitungen aus den segmental zugeordneten paravertebralen Muskeln anbieten. Bei isolierten Läsionen der ventralen Äste dieser Wurzeln – d.h. der Nn. intercostales 5–11, des N. subcostalis (Th12) und/oder des N. lumbalis 1 (bzw. der im Wesentlichen daraus entspringenden Nn. iliohypogastricus und ilioinguinalis) – sind dagegen Ableitungen aus der Bauchmuskulatur erforderlich. Hierzu bieten sich von den lateral gelegenen Bauchmuskeln der oberflächlich gelegene *M. obliquus abdominis externus*, aus der medialen Gruppe der *M. rectus abdominis* an (▶ Abb. 29). Die Ableitstelle orientiert sich dabei an der klinischen Symptomatik, da beide Muskeln polysegmental (Th5 – L1) versorgt werden. Am häufigsten sind Läsionen der entlang des hinteren Nierenbetts verlaufenden Nn. subcostalis, iliohypogastricus und/oder ilioinguinalis (z.B. im Zusammenhang mit Nieren-Operationen), sodass in diesem Fall die kaudalsten Anteile der beiden Muskeln untersucht werden müssen. Läsionen der nach dem Durchtritt durch das Zwerchfell zwischen den Mm. obliquus internus und transversus abdominis schräg abwärts ziehenden Nn. intercostales 7–11 (z.B. nach Operationen im Oberbauch) erfordern eine entsprechend höhere Ableitstelle. Am einfachsten ist es dabei, sich an der besonders im Stehen und bei Anwendung der Bauchpresse sichtbaren streifenförmigen Vorwölbung der lateralen Bauchwand zu orientieren und den M. obliquus externus an der Stelle der stärksten Vorwölbung zu sondieren. Der in der derben Rektusscheide gelegene Rectus abdominis zeigt dagegen bei segmentalen Paresen keine solche hernienartige Vorwölbung, sodass hier das Auffinden des denervierten Muskelbereichs schwieriger ist und manchmal Einstiche in verschiedenen Etagen notwendig werden. Ableitungen aus der Bauchmuskulatur können auch bei Vorderhornprozessen und Polymyositis zweckmäßig sein, besonders weil hier oft eher die zum Nachweis pathologischer Spontanaktivität nötige komplette Entspannung erreicht wird als in der paravertebralen Muskulatur (Cornblath et al., 1987). Der Einstich in den flachen M. obliquus externus abdominis erfolgt

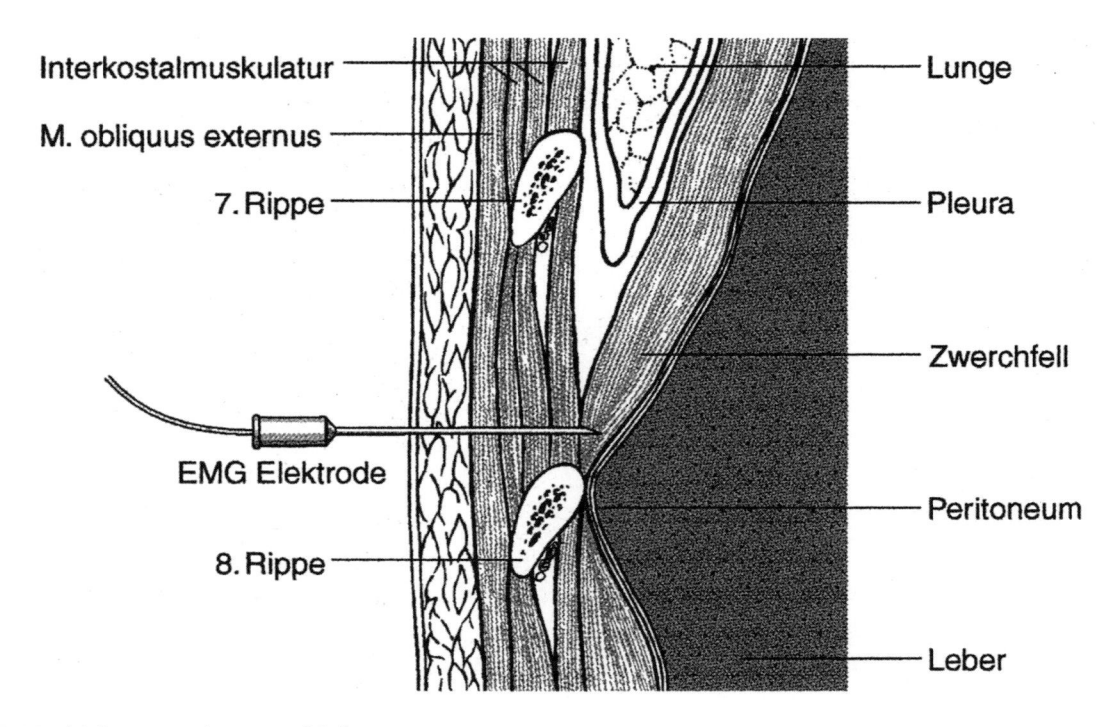

Abb. 28: EMG-Ableitung aus dem Zwerchfell
Einstich zwischen 7. und 8. Rippe in der Axillarlinie, wobei nach durchschnittlich 3 cm Einstichtiefe das Zwerchfell erreicht wird.

im spitzen Winkel zur Bauchwand, um ein Eindringen der Nadel in die Bauchhöhle zu vermeiden, wobei diese Gefahr wegen der darunterliegenden Schichten der Mm. obliquus internus und transversus abdominis gering ist. Der dickere M. rectus abdominis kann dagegen mit senkrechter Stichrichtung sondiert werden (▶ Abb. 29).

M. sphincter ani externus
(N. pudendus – S2–4)

Der den Anus ringförmig umgebende Muskel ist einer EMG-Ableitung leicht zugänglich. Untersucht wird in Seitenlage oder in Steinschnittlage. Bei der Nadelinsertion – etwa 5 mm neben der Analöffnung bei 3 Uhr oder 9 Uhr (Steinschnittlage; ▶ Abb. 30) – kann mit einem Finger der freien Hand der Analkanal ausgetastet werden, um die Nadel parallel zum Analkanal vorschieben zu können ohne die Analschleimhaut zu penetrieren. Beide Seiten werden getrennt untersucht, da unilaterale Innervationsstörungen bei isolierten Verletzungen eines Nervus pudendus oder bei unilateralen Läsionen des Plexus sacralis oder der Cauda equina vorkommen. Der Muskel ist mehrere Zentimeter hoch und geht kranial in die Puborektalisschlinge über, die durch Benutzung einer ca. 6 cm langen Nadel mituntersucht werden kann (▶ Abb. 31), wobei eine sichere Trennung der Puborektalisschlinge vom kranialen Anteil des M. sphincter ani externus nicht möglich ist. Neben der konventionellen Nadelelektromyographie sind auch Einzelfaser-EMG-Ableitungen aus dem M. sphincter ani externus möglich.

> **Ableitungen aus glatten Muskeln des Anogenitalbereichs:**
> Unter endosonographischer Kontrolle ist es möglich, Drahtelektroden im glatten M. sphincter ani internus zu plazieren und aus diesem Muskel langsame wellenförmige Potenzialschwankungen mit einer Frequenz um 30/Min abzuleiten. Die klinische Relevanz dieser Methode muss sich erst erweisen (Sorensen et al., 1994).

Im Rahmen der neurophysiologischen Diagnostik der erektilen Dysfunktion wurde in den letzten Jahren das Corpus cavernosum-EMG propagiert: Bei Ableitung mit Oberflächenelektroden vom Corpus des Penis sind in Ruhe langsame spontane Potenzialschwankungen zu messen, die einer Aktivität der glatten Muskulatur des Corpus cavernosum zugeschrieben werden, morphologisch aber leicht mit dem sympathischen Hautreflex verwechselt werden können. Dieselben Potenzialschwankungen können auch mit in das Corpus cavernosum inserierten konventionellen Nadelelektroden abgleitet werden; dabei ist keine Verwechslung mit dem sympathischen Hautreflex möglich. Die klinische Wertigkeit der Methode steht noch nicht fest (Derouet et al, 1995: Merckx et al, 1994. Sattar et al, 1996).

Kehlkopfmuskulatur

EMG-Untersuchungen der Kehlkopfmuskulatur erfolgen am zuverlässigsten endoskopisch (Thumfart, 1981). Jedoch ist auch eine Nadelableitung einzelner Kehlkopfmuskeln von außen her möglich, eventuell unter örtlicher Oberflächenanästhesie.

Indiziert ist eine elektromyographische Untersuchung der Kehlkopfmuskulatur sofern mittels nicht invasiver Methoden keine sichere Unterscheidung zwischen einer neurogenen und einer mechanischen Funktionsstörung des Stimmbands gelingt.

M. cricothyreoideus: Bei leicht überstrecktem Kopf wird die Nadel unterhalb des Schildknorpels, 0,5 bis 1 cm lateral der Mittellinie eingestochen. Die Stichrichtung verläuft in einem Winkel von 30 bis 45° nach außen. Hierbei wird zunächst der M. sternohyoideus passiert bis in ca. 1 cm Tiefe der Zielmuskel erreicht wird. Die Phonation eines hohen »i i i« führt zur Innervation des Muskels, der hiermit identifiziert werden kann (▶ Abb. 32).

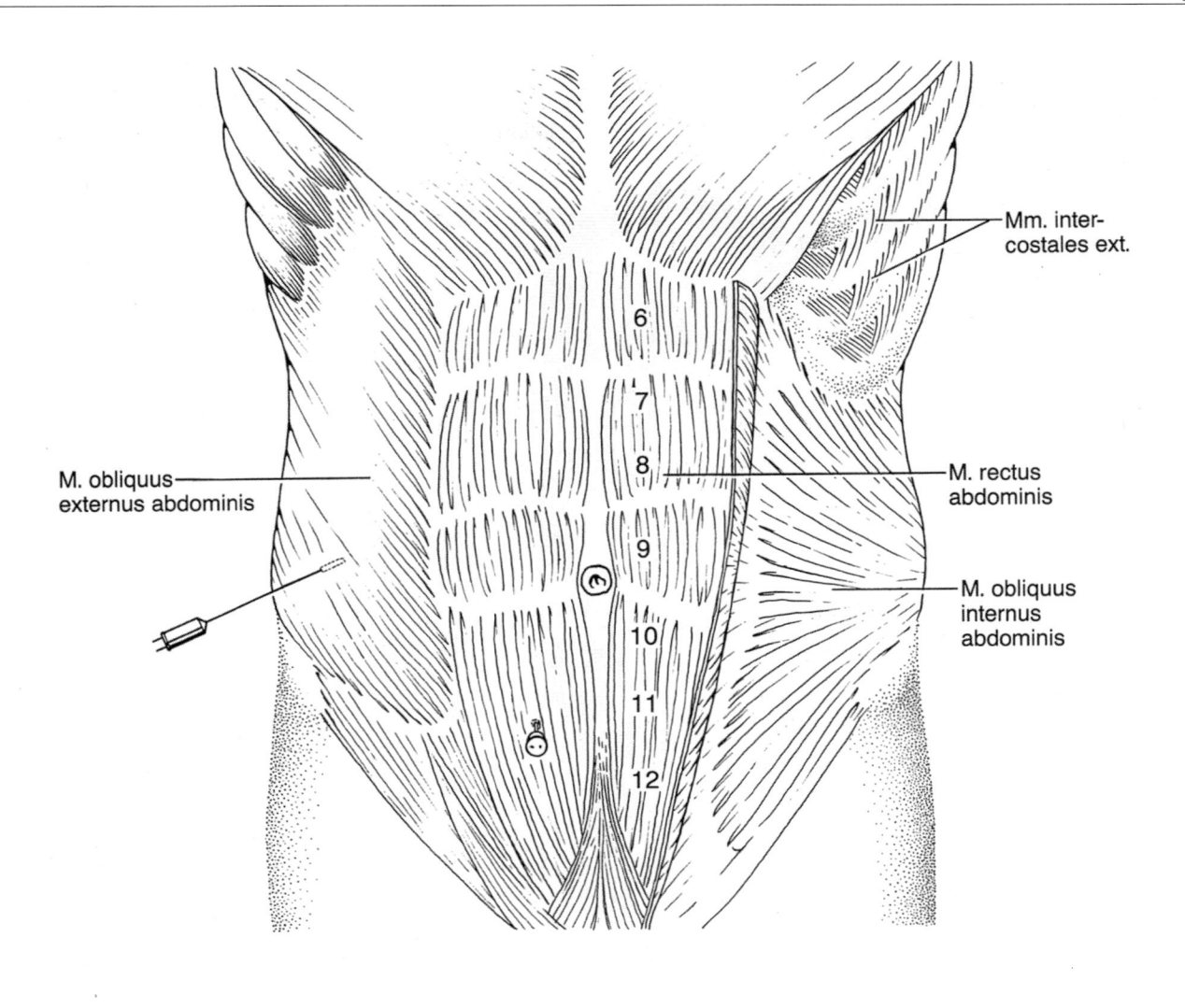

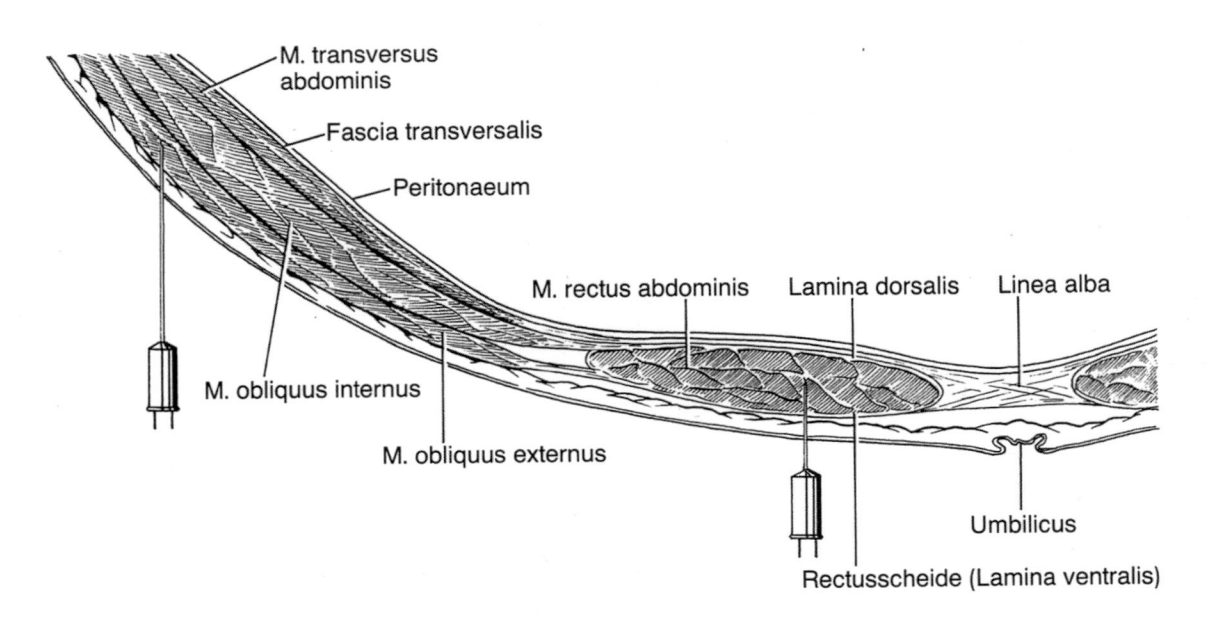

Abb. 29: Bauchmuskulatur
Technik der EMG-Ableitung aus den Mm. obliquus abdominis externus und rectus abdominis.
(Die arabischen Ziffern bezeichnen die Zuordnung der einzelnen Abschnitte des M. rectus abdominis zu den innervierenden Interkostalnerven 6–12)
A Aufsicht
B Querschnitt durch die Bauchdecke

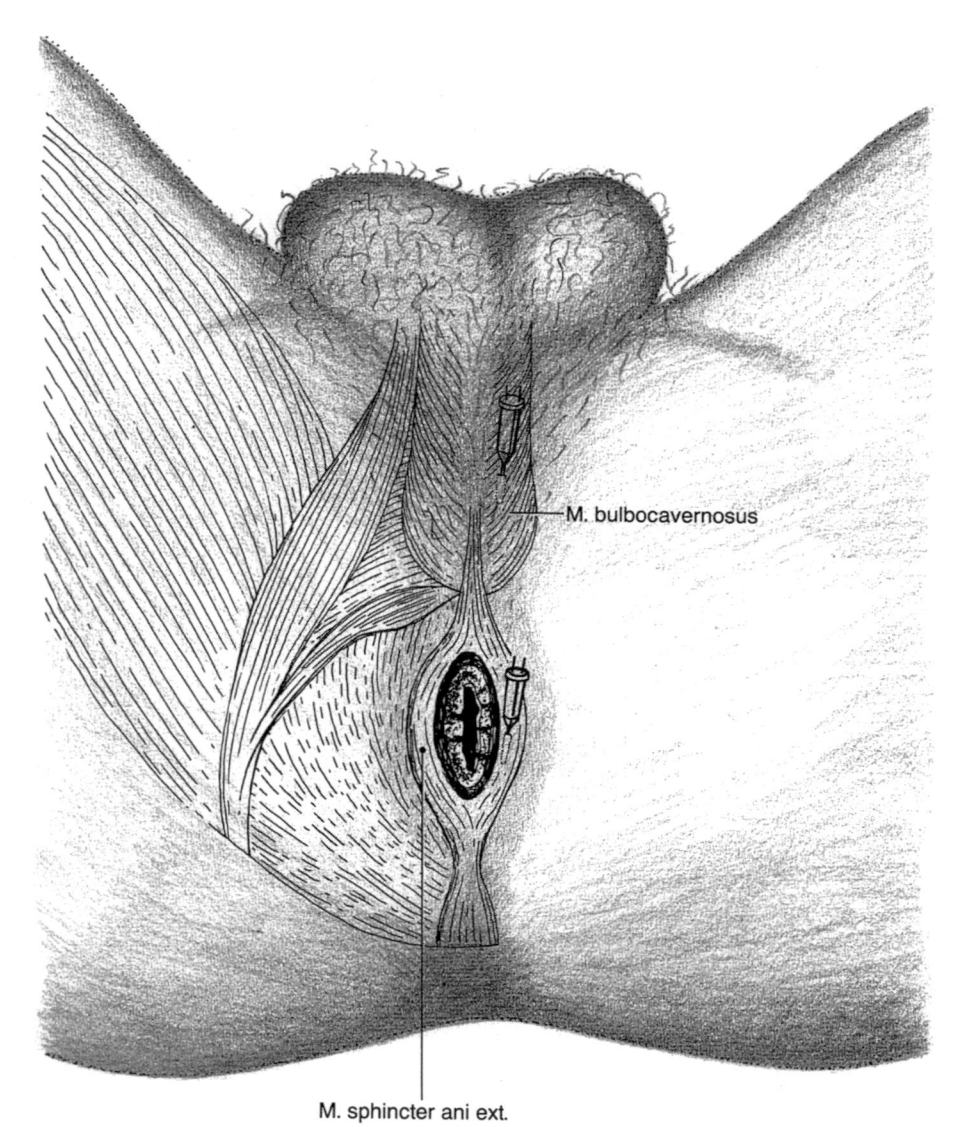

Abb. 30: M. sphincter ani externus und M. bulbocavernosus
Bei Ableitung aus dem M. sphincter ani externus erfolgt der Nadeleinstich lateral an der Haut-Schleimhautgrenze. Die technisch einfachere mediane Insertion wird 10–15 mm dorsal des Anus durchgeführt.
Der M. bulbocavernosus liegt im vorderen Dammbereich als flache Muskelschicht meist dicht unter der Haut und wird seitengetrennt mit flacher Stichrichtung aufgesucht.

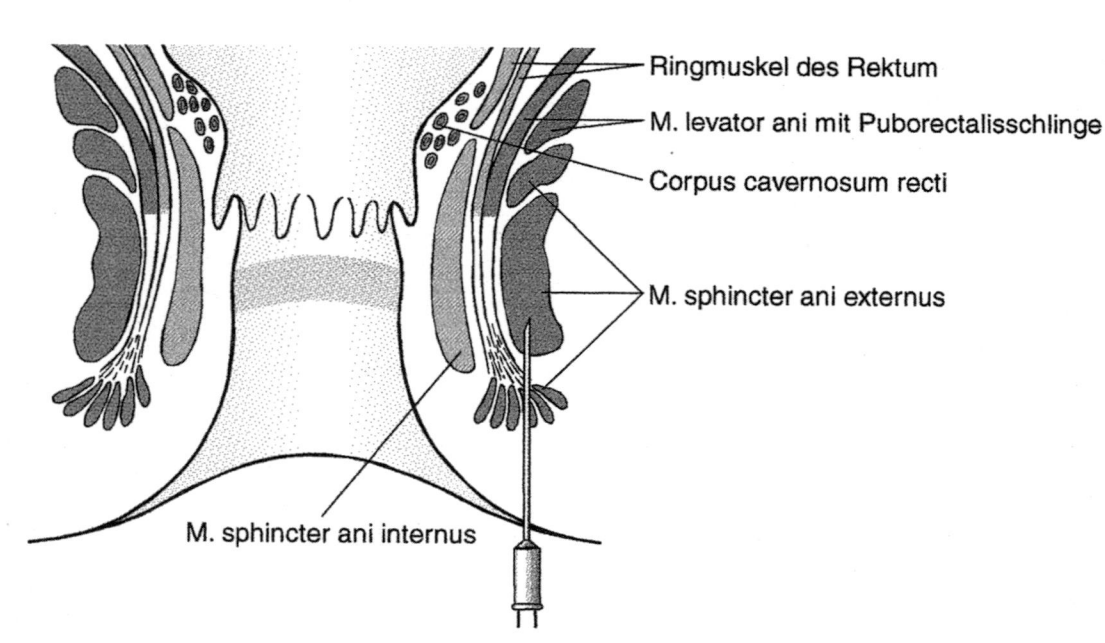

Abb. 31: EMG-Ableitung aus dem M. sphincter ani externus sowie der kranial angrenzenden Puborektalisschlinge

1.3 Motorische und sensible Neurographie

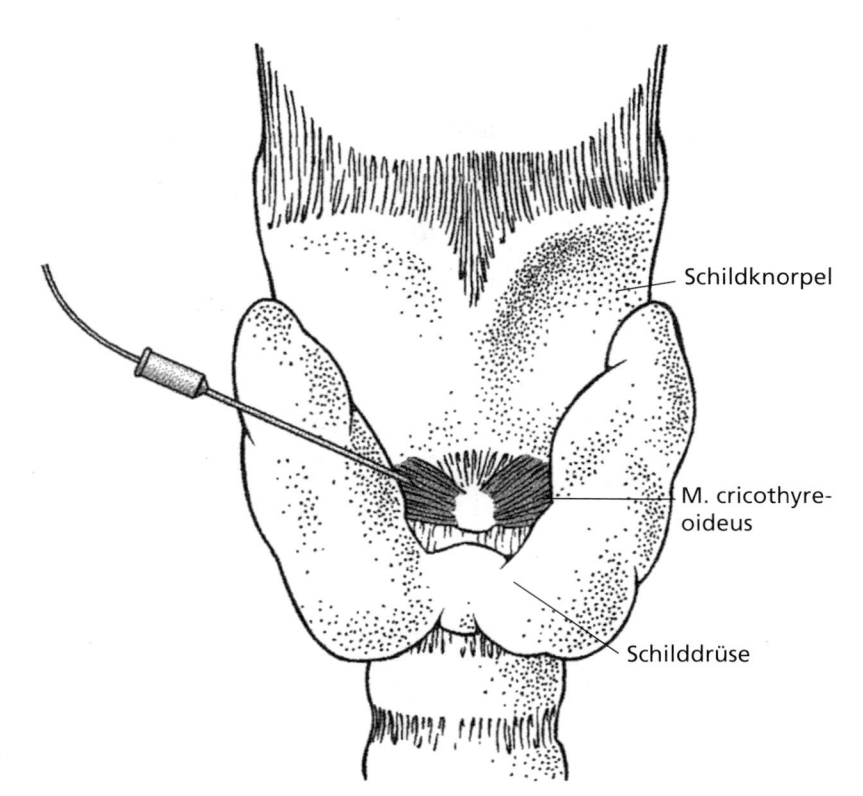

Abb. 32: EMG-Ableitung aus dem M. cricothyreoideus

Schildknorpel
M. cricothyreoideus
Schilddrüse

M. thyroarythenoideus: Die Insertion der Nadel erfolgt unterhalb des Schildknorpels 0,5 bis 1 cm paramedian. Die Stichrichtung ist gerade und nach oben gerichtet (bei Frauen 30°, bei Männern 45°). Kommt es beim Einstich zu einem Hustenreiz, so ist die Mukosa durchstochen und es sollte dann etwas weiter lateral die Nadel inseriert werden. Die korrekte Nadelposition wird durch das Valsalva Manöver identifiziert, bei dem es zu einer kurzen und kräftigen Aktivierung des Muskels kommt.

Als Hinweis auf eine floride neurogene Schädigung gelten Fibrillationen und steile positive Wellen. Bei chronisch neurogenen Läsionen sind die Muskelaktionspotenziale vermehrt polyphasisch, erhöht und/oder verlängert (wobei die normale Dauer ≤ 6 ms betragen soll).

Isolierte Veränderungen im M. cricothyreoideus signalisieren eine Läsion des N. Iaryngeus superior, isolierte Veränderungen im M. thyroarythenoideus eine solche des N. Iaryngeus recurrens. Beim Betroffensein beider Muskeln ist entweder eine Läsion des N. vagus oder eine nukleäre Schädigung zu unterstellen.

1.3 Motorische und sensible Neurographie

1.3.1 Technik der motorischen Neurographie

Geräteeinstellungen. Bei motorischen Nervenleitgeschwindigkeits Messungen wird die Bandbreite des Verstärkers auf 5 Hz–10 kHz, die Zeitachse auf 2–5 ms/cm und die Verstärkung auf 0,5–2 mV/cm (je nach der Amplitude des Antwortpotenzials) eingestellt.

Stimulation. Die Stimulation des jeweils untersuchten motorischen oder gemischten Nerven erfolgt mittels bipolarer Oberflächenelektroden, wobei die Kathode nach distal weist. Die üblichen Stimulationsorte sind in den folgenden Abschnitten dargestellt. Um die optimale Reizstelle zu ermitteln, empfiehlt sich zunächst eine schwellennahe Stimulation unter mehrfacher Verschiebung der Reizelektrode. Dabei darf die unter der Reizelektrode gelegene Haut nicht verschoben werden, da sonst die Distanzmessung fehlerhaft wird.

Die Nervenstimulation erfolgt entweder mit Einzelreizen oder repetitiv mit einer Frequenz von 1/s. Aus Rücksicht auf den Patienten ist es in beiden Fällen wichtig, mit niedrigen Stromstärken zu beginnen und diese allmählich zu erhöhen, bis eine Muskelzuckung sichtbar wird. Sobald die Amplitude des Antwortpotenzials auf dem Sichtschirm bei weiter ansteigender Reizstärke nicht mehr zunimmt, kann von einer Erregung aller motorischen Faseranteile ausgegangen werden. Um sicher zu sein, dass alle motorischen Fasern erregt sind, erhöht man die Stromstärke nach Erreichen der maximalen Amplitude des Antwortpotenzials um weitere 25–30 % und registriert das mit dieser Reizstärke evozierte Antwortpotenzial. Durch gleichzeitige Beobachtung der Muskelzuckung sollte man sich vergewissern, dass es hierbei zu keiner Miterregung eines benachbarten Nerven kommt. Nach Beendigung der Stimulation wird der Stimulationsort (Mitte der Kathode) mit einem Fettstift auf der Haut markiert.

Bei umschriebenen Nervenläsionen kann es zweckmäßig sein, die Nervenreizung nicht nur an den zwei bis drei Standardorten durchzuführen, sondern eine Verlagerung der Reizelektrode in 1 cm-Schritten vorzunehmen (»*Inching-Technik*«). Damit lässt sich einerseits der Läsionsort häufig sehr genau lokalisieren; andererseits ist nur mit dieser Technik eine geringe und eng umschriebene Leitungsverzögerung erfassbar (▶ Abb. 199a).

Probleme bei der Nervenreizung können sich bei einer krankhaften Erhöhung der Reizschwelle – z.B. bei umschriebenen Nervenläsionen oder HMSN I – ergeben. In solchen Fällen ist es besonders wichtig, auf eine optimale Elektrodenplazierung zu achten und den Hautwiderstand durch Abschmirgeln der Haut und Einreibung von Elektrodencreme zu senken. Bei sehr hohen Reizstärken kann der Nerv distal der Kathode erregt werden, wodurch eine zu rasche Nervenleitgeschwindigkeit – besonders bei kurzem Abstand zwischen den Reizorten – ermittelt wird.

Die Markierung der Stimulationsorte (Mitte der Kathode) und die Ausmessung der Distanzen zwischen den Reizorten muss mit größter Akribie geschehen, da bereits Fehlmessungen von einigen Millimetern, vor allem bei kurzen Distanzen, die errechneten Nervenleitgeschwindigkeiten erheblich verfälschen können. Ergeben sich aus anatomischen Gründen oder Nerventranspositionen Unsicherheiten bezüglich der tatsächlichen Nervenlänge zwischen zwei Reizorten, dürfen die bestimmten Werte nur mit Vorbehalt bewertet werden.

Ableitung. Die Ableitung des evozierten Muskelaktionspotenzials (EMAP) kann mit Nadelelektroden oder Oberflächenelektroden vorgenommen werden, wobei letztere aus Rücksicht auf den Patienten und wegen der diagnostisch aufschlussreicheren Antwortpotenziale vorzuziehen sind. In diesem Fall liegt die differente Elektrode über der Endplattenregion, die indifferente über dem Sehnenansatz (belly-tendon-Ableitung). Bei korrektem Elektrodensitz sieht man einen steil negativen Abgang des Antwortpotenzials von der Grundlinie. Zeigt sich dagegen eine initial positive Auslenkung, muss zunächst der Sitz der differenten Elektrode überprüft werden. Sofern diese korrekt in der Endplattenregion plaziert ist, muss an volumgeleitete Aktivität von seiten eines benachbarten Muskels gedacht werden, der infolge einer Innervationsanomalie oder durch Miterregung eines nahegelegenen Nerven aktiviert wurde. Hier hilft meist eine Optimierung des Reizortes mit Vermeidung exzessiver Reizstärken.

Die Größe der Ableiteelektroden hat bei Flächen unter 4 cm² keinen nennenswerten Einfluss auf die Parameter des Antwortpotenzials. Nachdem die überwiegende Mehrzahl aller Ableitungen von kleinen Hand- und Fußmuskeln erfolgen, sind einfach zu platzierende Elektroden mit Flächen von 0,5–1 cm² am meisten zu empfehlen.

Nadelelektroden können bei der Ableitung aus kleinen atrophischen Muskeln vorteilhaft sein, ebenso wenn eine Überlagerung des motorischen Antwortpotenzials aus dem Zielmuskel durch volumgeleitete Aktivität benachbarter Muskeln ausgeschaltet werden soll.

Sofern möglich, sollte man die Antwortpotenziale nach Stimulation von den verschiedenen Reizpunkten im Verlauf eines Nerven auf verschiedenen Spuren des Sichtschirms speichern, um die Latenzmessung am Schluss zu jeweils identischen Punkten der einzelnen Antwortpotenziale vornehmen zu können. Als Messpunkt dient der Abgang des Potenzials von der Grundlinie. Ist dieser nicht klar definiert, sollte ein deutlicherer Abgang durch Umsetzen der differenten Ableitelektrode herbeigeführt werden. Moderne EMG-Geräte ermitteln die Latenzen und Amplituden automatisch, wobei stets eine visuelle Kontrolle und gegebenenfalls Korrektur der Messwerte erforderlich ist. Aus den Distanzen zwischen den einzelnen Reizorten und den Latenzdifferenzen der Antwortpotenziale lassen sich die motorischen Nervenleitgeschwindigkeiten errechnen (2.2.).

Bei der Bestimmung der distalen motorischen Latenz werden von vielen Autoren Standard-Distanzen zwischen distalem Reizort und differenter Ableiteelektrode gefordert, so z.B. 6,5 oder 7 cm bei distaler N. medianus- und N. ulnaris-Stimulation, 7,5 cm bei distaler Peronaeus- und 10 cm bei distaler Tibialis-Stimulation. Diese Forderung ist im Hinblick auf die Ermittlung von Normwerten sicher sinnvoll, sollte aber aus folgenden Gründen relativiert werden:

1. Die Größe der Hände und Füße weist erhebliche interindividuelle Unterschiede auf, sodass die Reizelektrode bei geringer Größe relativ weit proximal und somit an einer Stelle platziert werden müßte, an welcher der Nerv bereits tiefer liegt und nur mit entsprechend höherer Stromstärke maximal erregt werden kann.
2. Die Distanzmessungen sind wegen des ungeraden Verlaufs der distalsten Nervenabschnitte wenig exakt.
3. Bei grenzwertigen Latenzwerten wird ohnehin die sensible Nervenleitgeschwindigkeit im selben Abschnitt – z.B. zwischen Hohlhand und Handgelenk – mitbestimmt und zur Beurteilung herangezogen.

Aus den genannten Gründen erscheint es durchaus akzeptabel, im Einzelfall von den Standarddistanzen abzuweichen und den optimalen Stimulationsort mit der niedrigsten Reizschwelle zu wählen, wobei aber in jedem Fall die Distanz ausgemessen und bei der Auswertung berücksichtigt werden sollte.

> Bei jeder motorischen Neurographie sollte man die Stärke und den Ablauf der Muskelzuckung beobachten. Sind diese auffällig, so empfiehlt sich die ergänzende direkte Muskelstimulation am »motorischen Punkt« (Endplatten Zone). Ein partiell denervierter Muskel weist eine abgeschwächte und verlangsamte Zuckung auf (herabgesetzte *faradische Erregbarkeit*), ein völlig denervierter Muskel zeigt eine aufgehobene faradische Erregbarkeit, d.h. reagiert nicht auf supramaximale elektrische Reize kurzer Dauer (0,1–0,2 ms). Bei einseitigen Läsionen lässt sich die Gegenseite als Maß für die

normale Stärke und Geschwindigkeit der Muskelkontraktion heranziehen.

1.3.2 Technik der sensiblen Neurographie

Sensible NLG-Messungen sind wegen der niedrigen Amplituden der sensiblen Nervenaktionspotenziale (SNAP) technisch aufwendiger als motorische NLG-Bestimmungen und erfordern häufig den Einsatz eines Mittelwertbildners (Averager), um ein im Grundrauschen des Verstärkers verborgenes Signal herauszumitteln. Besonders bei Messungen im Bereich der Hand und des Fußes ist wegen der Temperaturabhängigkeit der Nervenleitgeschwindigkeit eine Erwärmung der Haut auf 34–36°C notwendig, da sonst zu niedrige Nervenleitgeschwindigkeiten gemessen werden.

Geräteeinstellungen. Bei der sensiblen Neurographie wird die Bandbreite des Verstärkers auf 5 Hz–3 kHz, die Zeitachse auf 1–2 ms/cm (evtl. 5ms/cm) und die Verstärkung auf 5–10µV/cm eingestellt.

Stimulation. Bei der *orthodromen Methode* erfolgt die Stimulation der sensiblen Nervenäste an Fingern und Zehen mit Ringelektroden (Kathode proximal), die der sonstigen sensiblen oder gemischten Nerven mit bipolaren Oberflächenelektroden. Die Reizstärke wird so lange erhöht, bis das auf dem Bildschirm sichtbare Antwortpotenzial seine maximale Amplitude erreicht hat. Sofern damit die Schmerzgrenze noch nicht erreicht ist, kann man die Intensität um weitere 10–20% erhöhen, um sicher eine Stimulation aller Gruppe I- und II- Fasern zu erreichen. Wenn das Antwortpotenzial auf dem Schirm nicht zweifelsfrei identifiziert werden kann, gehen wir mit der Reizintensität bis zu der von dem Patienten eben noch tolerierten Höhe. Um die Messung zu beschleunigen, kann die Stimulationsfrequenz 5–10/s betragen; sofern dies als sehr unangenehm empfunden wird, wird mit 1–2/s oder mit Einzelreizen stimuliert. Bei schlechter Entspannung werden Einzelreize nur während Phasen von guter Entspannung appliziert.

Ableitung. Zur Ableitung der SNAP verwenden wir routinemäßig *Oberflächenelektroden*, die in bipolarer Anordnung über dem zu untersuchenden Nerven plaziert werden. Solche Ableitungen von der Hautoberfläche sind besonders in den anglo- amerikanischen Ländern in den meisten Labors üblich (Guidelines in Electrodiagnostic Medicine, 1992), während sich in Skandinavien und den deutschsprachigen Ländern an vielen Stellen Nadelableitungen durchgesetzt haben. Die Verwendung von Oberflächenelektroden hat den Vorteil der Schmerzfreiheit für den Patienten und den der Zeitersparnis für den Untersucher. Außerdem lassen sich Oberflächenelektroden in reproduzierbarer Weise über dem zu untersuchenden Nerven plaziert werden, sodass bei Verlaufsuntersuchungen oder bei Messungen im Seitenvergleich auch die Amplitude als diagnostischer Parameter herangezogen werden kann. Bei der Wahl der Ableitelektroden muss auf eine konstante Interelektroden- Distanz geachtet werden, wobei 4 cm Abstand zwischen Anode und Kathode optimal sind (Eduardo und Burke, 1988). Bei Anwendung antidromer Methoden und Ableitung von Fingern oder Zehen mit Ringelektroden muss gleichfalls auf deren von Messung zu Messung identische Distanz geachtet werden. Unipolare Aufzeichnungen sensibler Nervenaktionspotenziale erfordern den Einsatz von zwei Elektroden und sind artefaktreicher als bipolare (Winkler et al., 1991). Bei Verwendung von Nadelelektroden hängt die Amplitude stark von der von Untersuchung zu Untersuchung wechselnden Distanz zwischen den sensiblen Faszikeln und der Spitze der Nadelelektrode ab. Vorteilhaft ist dabei lediglich, dass auch die von langsamer leitenden sensiblen Axonen herrührenden niedrigen Anteile des SNAP erfasst werden, sodass eine pathologisch erhöhte Streubreite der Leitgeschwindigkeiten der verschiedenen Faseranteile nachgewiesen werden kann.

Um optimale SNAP abzuleiten, empfiehlt sich eine Herabsenkung des Hautwiderstands im Bereich der Ableitelektroden durch leichtes Schmirgeln der Haut und Einreiben von etwas Elektrodencreme, wobei zwischen den beiden Ableitelektroden keine Flüssigkeitsbrücke entstehen darf. Sehr feuchte und/oder fette Haut wird durch Abreiben mit Alkohol vorbehandelt.

> Der sparsame Einsatz von Nadelelektroden empfiehlt sich auch im Hinblick auf den Ruf neurographischer Untersuchungen bei den Patienten, die sich nach negativen Vorerfahrungen vielfach den angesetzten Verlaufskontrollen entziehen.

Falls mit Oberflächenelektroden nach maximal 1000 Mittelungsschritten kein SNAP erhalten wird, erfolgt der Einsatz von bis auf die Spitze teflon-oder glasbeschichteten *Nadelelektroden*. Der Einstich der differenten Elektrode erfolgt senkrecht über dem zu untersuchenden Nerven, während die indifferente Elektrode 3 cm seitlich davon in gleicher Höhe plaziert wird. Danach wird das Elektrodenkabel zunächst mit der Stimulatoreinheit verbunden und der Nerv mit einer Reizfrequenz von 1/s und einer Stromstärke von wenigen mA stimuliert. Die differente Elektrode wird dabei so lange verschoben, bis – bei gemischten Nerven eine motorische Antwort bei minimaler Reizstärke (<1 mA) erhalten wird. Nach exakter Plazierung der differenten Elektrode in Nervennähe wird das Elektrodenkabel an die Verstärkerbuchse angeschlossen, während die Reizelektrode mit der Stimulatoreinheit verbunden wird. Bei guter Nadellage reichen meist 64–128 Mittelungsschritte für eine eindeutige Messung des SNAP aus; bei starker Erniedrigung des sensiblen Nervenaktionspotenzials oder bei schlechter Nadellage können bis zu 1000 Mittelungsschritte erforderlich sein. Prinzipiell sollte jede Messung mindestens einmal wiederholt werden, um Artefakte sicher von dem zu messenden Signal abgrenzen zu können.

Bei der Untersuchung rein sensibler Nerven werden die Ableitelektroden primär mit dem Verstärker verbunden und die Nadel während kontinuierlicher Stimulation des entsprechenden sensiblen Nerven so lange verschoben, bis eine maximale Amplitude des auf dem Schirm sichtbaren SNAP erreicht ist. Sofern kein SNAP identifiziert werden kann, erfolgen mehrere Messungen hintereinander mit jeweils leicht veränderter Nadelposition, bis die optimale Nadellage gefunden wurde.

Antidrome Methode. Bei der antidromen Methode erfolgt eine Stimulation des Nervenstamms und eine Aufzeichnung der antidrom, d. h. nach distal laufenden Impulswelle jeweils unter Verwendung von Oberflächenelektroden (an Fingern und Zehen Ringelektroden). Der Vorteil dieser Methode besteht in der meist höheren Amplitude des SNAP, sodass zumindest im Bereich der Hand sensible NLG-Messungen oft auch ohne Averager durchführbar sind. Ein Nachteil dieser Methode bei ihrer Anwendung an gemischten Nerven ist der dabei auftretende Bewegungsartefakt und die das SNAP überlagernde volumgeleitete Reizantwort des Muskels.

Stimulusartefakt. Aufgrund der bei sensiblen NLG-Messungen nötigen hohen Verstärkungen, sind Stimulusartefakte – trotz der in die Geräte eingebauten Artefaktunterdrückung – ein häufiges Problem. Zur Vermeidung bzw. Reduzierung solcher Artefakte haben sich folgende Maßnahmen als wirksam erwiesen:

1. Vermeidung unnötig hoher Reizstärken durch optimalen Sitz der Stimulationselektrode.
2. Erniedrigung des Hautwiderstands durch leichtes Abschmirgeln der Haut und Einreibung von Elektrodencreme mit hoher Leiffähigkeit um die Impedanz zwischen Reizelektroden und Gewebe zu minimieren. Dabei darf keine Creme-Brücke zwischen Reiz- und Ableitelektroden entstehen.
3. Bei feuchter oder fetter Haut Abreibung mit Alkohol oder Aceton.
4. Versuchsweise Verschiebung der Anode in seitlicher Richtung.
5. Verwendung kurzer Kabel, wobei die der Reiz- und Ableitelektroden getrennt und in möglichst großer Distanz verlaufen sollten.

1.3.3 NLG-Messungen an der oberen Extremität und dem Schultergürtel

1.3.3.1 Motorische Neurographie

N. medianus (▶ Abb. 33 und 34)
Der N. medianus wird routinemäßig am Handgelenk unmittelbar ulnar der Sehne des M. flexor carpi radialis und in der medialen Ellenbeuge, medial vom Bicepsansatz, fakultativ außerdem an der Medialseite des Oberarms unterhalb der Axilla stimuliert. Die Ableitung des evozierten Muskelaktionspotenzials (EMAP) vom M. abductor pollicis brevis erfolgt in belly-tendon-Ableitung mittels Oberflächenelektroden. Um die Streubreite der distalen Latenzzeit bei Normalpersonen möglichst gering zu halten, sollte eine Standarddistanz zwischen Kathode und differenter Ableitelektrode von 6,5–7 cm eingehalten werden. Um den Nerven unmittelbar proximal der Handgelenksbeugefalte – wo die Reizschwelle am niedrigsten liegt – stimulieren zu können, wird die Erdelektrode möglichst weit distal um das Handgelenk gelegt.

Zur Frühdiagnose des Karpaltunnelsyndroms besser geeignet ist die Bestimmung der distalen motorischen Latenz zum Medianus-innervierten M. lumbricalis II, der zwischen dem 2. und 3. Mittelhandknochen liegt (▶ Abb. 34). Der Vorteil dieser Messmethode besteht darin, dass mit derselben Elektrodenposition die Latenzzeit zu den Ulnaris-innervierten Mm. interossei volaris I und -dorsalis II bestimmt werden kann, und die daraus zu ermittelnde Latenzdifferenz einen empfindlicheren Parameter darstellt als die absoluten Latenzwerte (▶ Abb. 195).

N. ulnaris (▶ Abb. 35 und 36)
Der distale Stimulationsort liegt unmittelbar radial der Sehne des Flexor carpi ulnaris. Die proximale Stimulation erfolgt wegen der Häufigkeit von Ulnarisläsionen im Bereich des Sulcus ulnaris routinemäßig 2 cm oberhalb der Ulnarisrinne mit Ableitung des EMAP vom Hypothenar. Sofern dieses um mehr als 25 % – im Vergleich zum EMAP nach Stimulation am Handgelenk – erniedrigt ist, eine Verlängerung und/oder Aufsplitterung erkennen lässt oder eine Latenzverlängerung aufweist, erfolgt eine ergänzende Stimulation distal des Sulcus ulnaris sowie in der Axilla, um genauere Informationen über den Ort der Schädigung zu erhalten (▶ Abb. 35). Die Wahl von 4 Stimulationsorten gibt auch bei Systemerkrankungen, wie beim Guillain-Barré-Syndrom oder bei hereditärer motorischer und sensorischer Neuropathie, diagnostisch wichtige Informationen über das Ausmaß des demyelinisierenden Prozesses in den einzelnen Nervenabschnitten (s. 2.2.3).

Eine spezielle Ableitetechnik empfiehlt sich bei Verdacht auf eine distale Ulnarisläsion (▶ Abb. 36). Bei Schädigung des N. ulnaris in der Hohlhand ist der motorische Ast zum Hypothenar immer, bei dessen Schädigung in der Guyonschen Loge häufig ausgespart, was sich durch simultane Aufzeichnung der Summenpotenziale im Abductor digiti minimi und Interosseus dorsalis I nach distaler Ulnarisstimulation nachweisen lässt.

Auch beim Nachweis chronischer Kompressionssyndrome im Bereich der Ulnarisrinne bietet sich eine Modifikation der Ableitetechnik an. Nach Untersuchungen von Kothari und Preston (1995) soll der Nachweis einer dort lokalisierten umschriebenen Leitungsverzögerung bzw. eines Leitungsblocks wesentlich häufiger gelingen, wenn der Unterarm nicht gestreckt, sondern um 90° flektiert gehalten wird (obwohl es schwer vorstellbar ist, dass aus einer Unterarmbeugung innerhalb kurzer Zeit Leitungsverzögerungen resultieren sollen).

N. radialis (▶ Abb. 37)
Die Stimulation des N. radialis erfolgt an der Lateralseite des mittleren Oberarmdrittels, wodurch sich die mo-

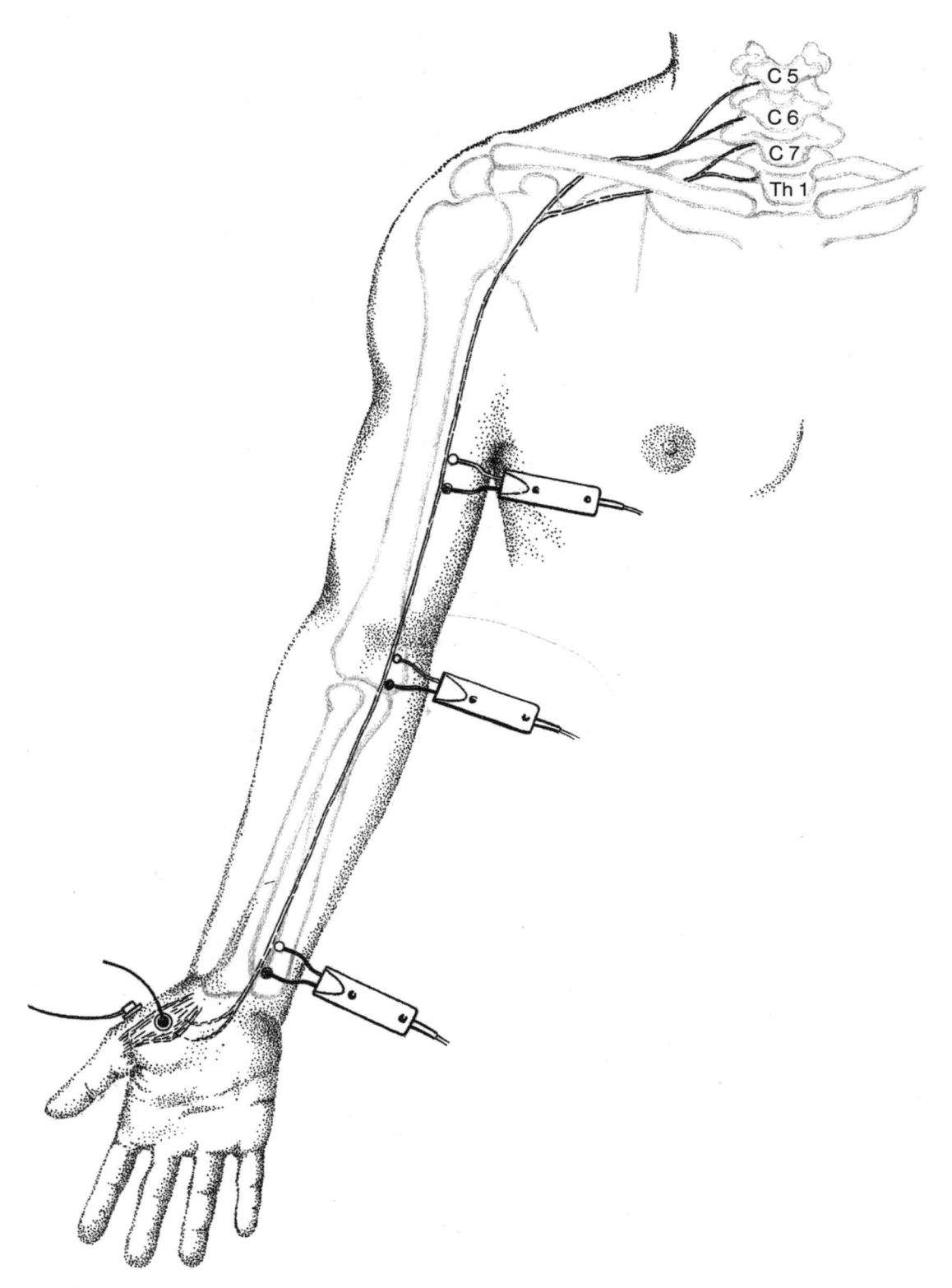

Abb. 33: N. medianus – Motorische Neurographie
Bestimmung der distalen Latenz zum M. abductor pollicis brevis sowie Messung der maximalen motorischen Nervenleitgeschwindigkeit (NLG) im Unter- und Oberarmabschnitt des Nerven
Erdelektrode zwischen Reiz- und Ableitort unmittelbar proximal des Daumengrundgelenks

torische Überleitungszeit zu den Hand- und Finger-Extensoren sowie zum M. brachioradialis ermitteln lässt. Soll die motorische NLG gemessen werden – was selten erforderlich ist –, kann eine zusätzliche Stimulation in der lateralen Ellenbeuge medial vom M. brachioradialis, in der Axilla und am Erbschen Punkt erfolgen, wobei mit Oberflächenelektroden nicht in allen Fällen eine isolierte supramaximale Stimulation des N. radialis ge-

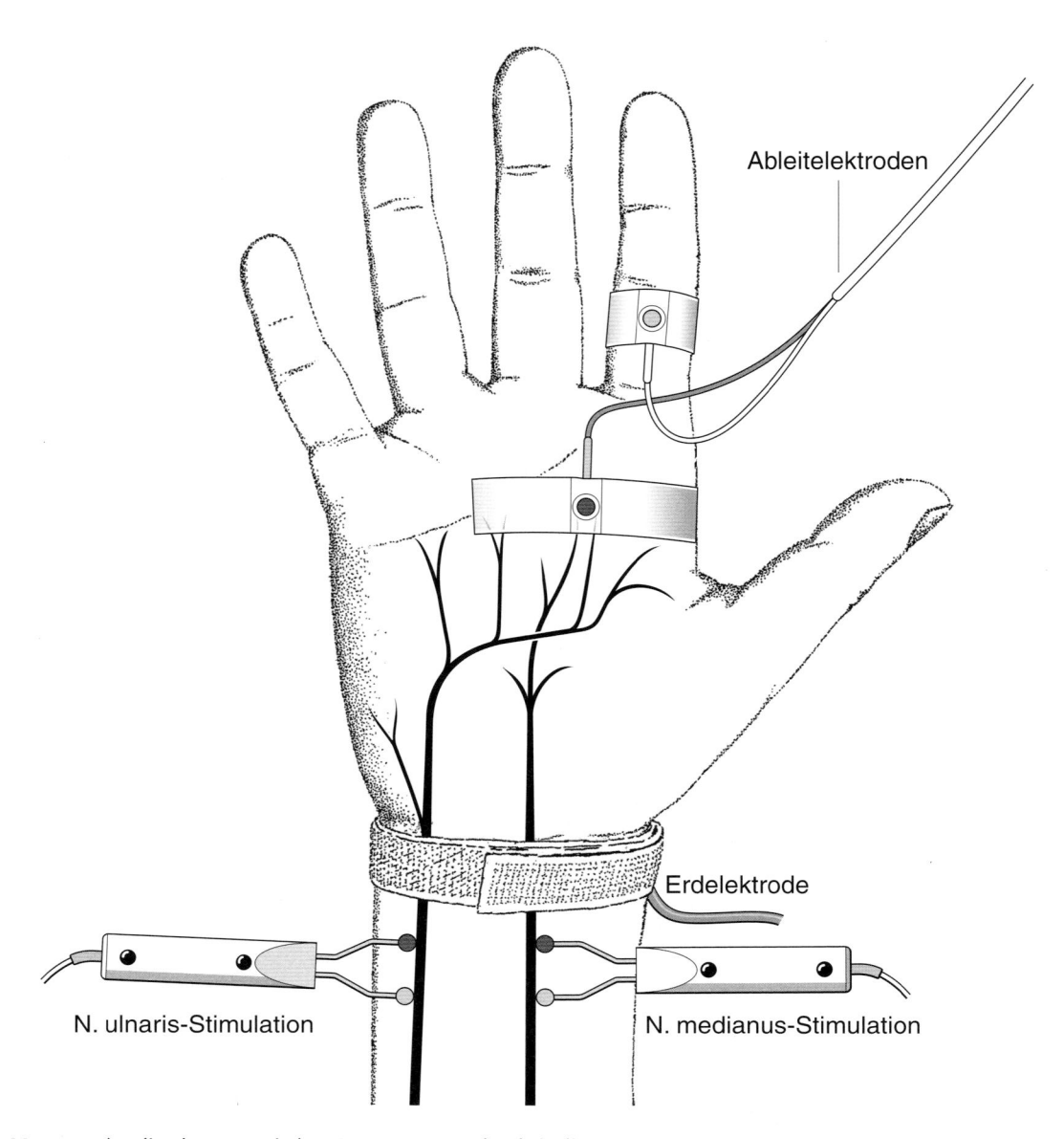

Abb. 34: Messung der distalen motorischen Latenz zum M. lumbricalis II
(vom N. medianus innerviert) und zum M. interosseus dorsalis II (vom N. ulnaris innerviert) nach sukzessiver N. medianus- bzw. N. ulnaris-Stimulation am Handgelenk.

lingt. Die Ableitung erfolgt mit Oberflächenelektroden vom Abductor pollicis longus.

Plexus brachialis (▸ Abb. 38–41)
Die Stimulation des Plexus brachialis am Erbschen Punkt (d.h. in der Supraklavikulargrube rostral der Klavikula und lateral des Sternocleidomastoideus-Ansatzes am Schlüsselbein) ermöglicht die Bestimmung der motorischen Überleitungszeiten zu den einzelnen Muskeln des Schultergürtels (z. B. M. serratus anterior [▸ Abb. 41], M. infraspinam [▸ Abb. 39]) und des Oberarms (z. B. Mm. deltoideus, biceps brachii und triceps brachii [▸ Abb. 38 und 40]), (Gassel, 1964 b; Kraft, 1972; Petrera und Trojaborg, 1984b). Um eine möglichst isolierte Stimulation des jeweils gewünschten Plexusanteils zu erreichen, wird die Elektrode millimeterweise in der Supraklavikulargrube verschoben, bis eine alleinige Kontraktion des zu untersuchenden Muskels eintritt. Wegen der engen Nachbarschaft der einzelnen Plexusteile tritt allerdings häufig eine Kontraktion mehrerer Muskeln oder Muskelgruppen ein, die oft als unangenehm empfunden wird und die Anwendbarkeit der Plexusstimulation in der Routinediagnostik begrenzt.

Die Verwendung von Nadelelektroden, die eine selektivere Stimulation einzelner Plexusanteile gestatten, ist mit der Gefahr einer Perforation der Pleurakuppe mit konsekutivem Pneumothorax verbunden und damit in der Routinediagnostik obsolet.

> Sofern die Stimulation des N. thoracicus longus in der Supraclaviculargrube auf Schwierigkeiten stößt, kann die Nervenreizung auch in der Axilla (möglichst weit proximal in der mittleren Axillarlinie) vorgenommen werden.

Als Alternative bzw. Ergänzung zur elektrischen Stimulation des Plexus brachialis kann die *Magnetstimulation*

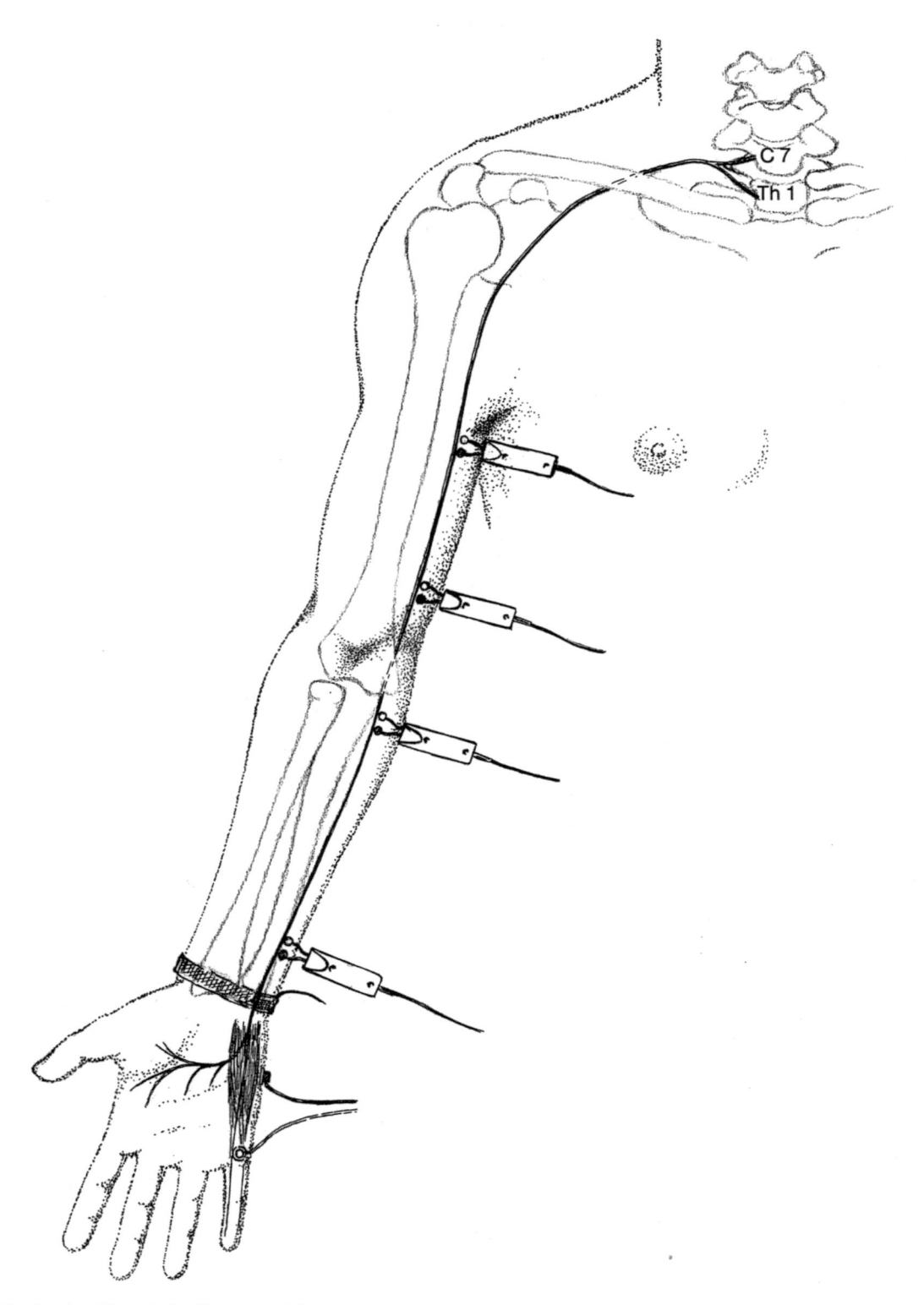

Abb. 35: N. ulnaris – Motorische Neurographie
Motorische NLG-Messung im Unterarm-, Ellenbogen- und Oberarmabschnitt

herangezogen werden (▶ Abb. 67). Dabei wird die Spule am Sternoklavikulargelenk zentriert und kräftig gegen die Weichteile gepreßt, während der Untersuchte den leicht gestreckten Kopf zur Gegenseite dreht. Der Reiz wird dann auf dem Höhepunkt einer tiefen Inspiration appliziert (Cros et al., 1992). Eine gewisse methodische Schwierigkeit resultiert aus der Tatsache, dass mit den gebräuchlichen Magnetstimulatoren keine supramaximalen Reizstärken erreicht werden.

N. phrenicus (▶ Abb. 42)
Die Stimulation des N. phrenicus erfolgt mit nach kaudal gerichteter Kathode in der Supraklavikulargrube zwischen den beiden Ansätzen des M. sternocleidomas-

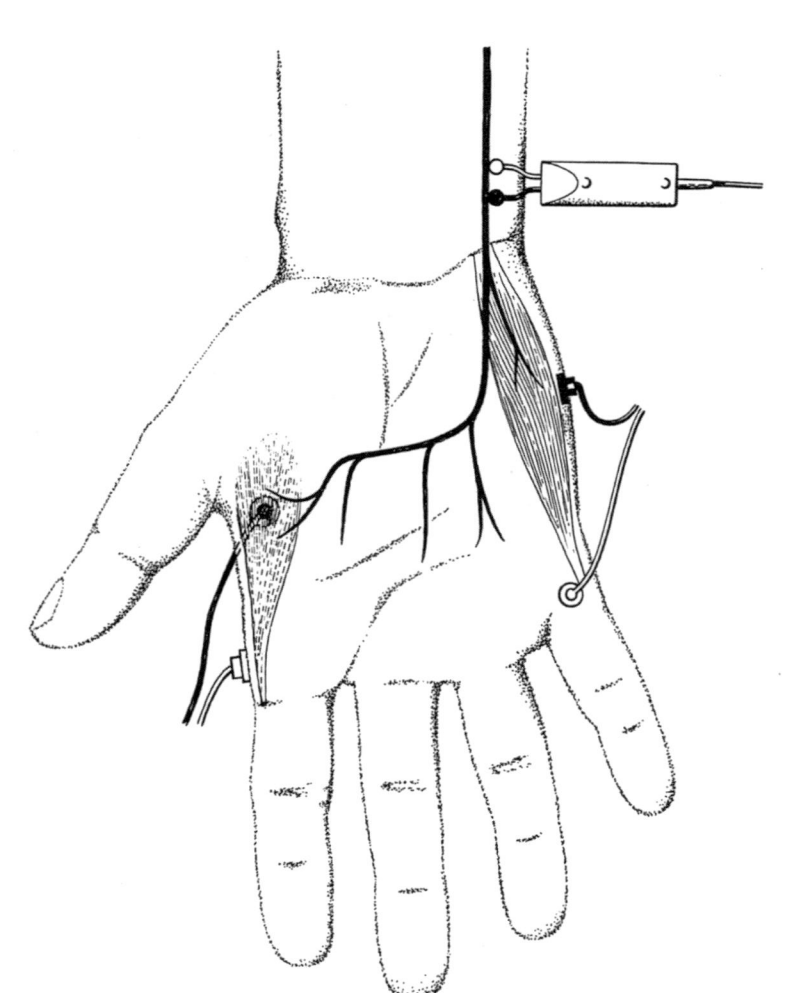

Abb. 36: N. ulnaris – Motorische Neurographie bei Verdacht auf distale Ulnarisläsion
Die simultane Aufzeichnung der Reizantworten vom M. abductor digiti quinti und vom M. interosseus dorsalis I nach Ulnaris-Stimulation am Handgelenk ermöglicht die Erfassung isolierter Schädigungen des R. profundus nervi ulnaris in der Hohlhand bzw. in der Guyonschen Loge.

toideus oder unmittelbar hinter dem lateralen Ansatz dieses Muskels an der Klavikula. Bei erfolgreicher Stimulation kann die Kontraktion des Zwerchfells durch eine entsprechende Bewegung der Bauchwand erkannt werden; außerdem resultiert eine kurze hörbare Inspiration.

Die Ableitung erfolgt mit Oberflächenelektroden, von denen eine am Xiphoid, die andere in der vorderen Axillarlinie im Bereich des untersten Interkostalraums angebracht wird (▶ Abb. 42).

Wegen der relativ niedrigen Reizantworten (unter 1 mV) ist eine entsprechend hohe Verstärkung zu wählen. Da bei einer Stimulation des N. phrenicus häufig Anteile des Plexus brachialis miterregt werden, ist darauf zu achten, dass beim Vorliegen einer Phrenicusparese keine Bewegungsartefakte des Armes bzw. volumengeleitete Reizantworten von Schultergürtelmuskeln als Antwortpotenziale des Zwerchfells fehlinterpretiert werden.

1.3.3.2 Sensible Neurographie

N. medianus (▶ Abb. 43–47)

Bei der *orthodromen Methode* erfolgt die Stimulation sensibler Medianusäste am Zeige- oder Mittelfinger mittels Ringelektroden. Da die Dorsalseite des Grundglieds vom N. radialis innerviert wird, müssen die Ringelektroden im Bereich des Mittel- und Endglieds angebracht werden (▶ Abb. 43). Die Ableitung des sensiblen Nervenaktionspotenzials (SNAP) erfolgt mittels Oberflächenelektroden oder Nadelelektroden vom Handgelenk zwischen den Sehnen der Mm. flexor carpi radialis und palmaris longus (▶ Abb. 43 und 44). Die indifferente Elektrode wird bei unipolarer Ableitung in gleicher Höhe 3–4 cm ulnar davon plaziert, bei bipolarer Ableitung 2–4 cm proximal über dem Nervenverlauf. Falls auch der Unterarmabschnitt des Nerven in die Messung einbezogen werden soll, erfolgt zusätzlich eine Ableitung des SNAP in der Ellenbeuge, etwa 1 cm medial der Sehne des M. biceps brachii.

Bei der *antidromen Methode* dienen die am Zeige- oder Mittelfinger plazierten Ringelektroden der Ableitung des SNAP, während die Stimulation des gemischten Nerven – wie bei der motorischen NLG-Messung – am Handgelenk mittels einer bipolaren Reizelektrode vorgenommen wird. Falls ein die Potenzialmessung störender Bewegungsartefakt auftritt und es nur auf die sensible Latenzzeit ankommt, kann mit motorisch eben unterschwelligen Reizen gearbeitet werden, ohne dass eine Latenzverschiebung eintritt, da die dicksten und raschest leitenden sensiblen Axone die niedrigste Reizschwelle besitzen.

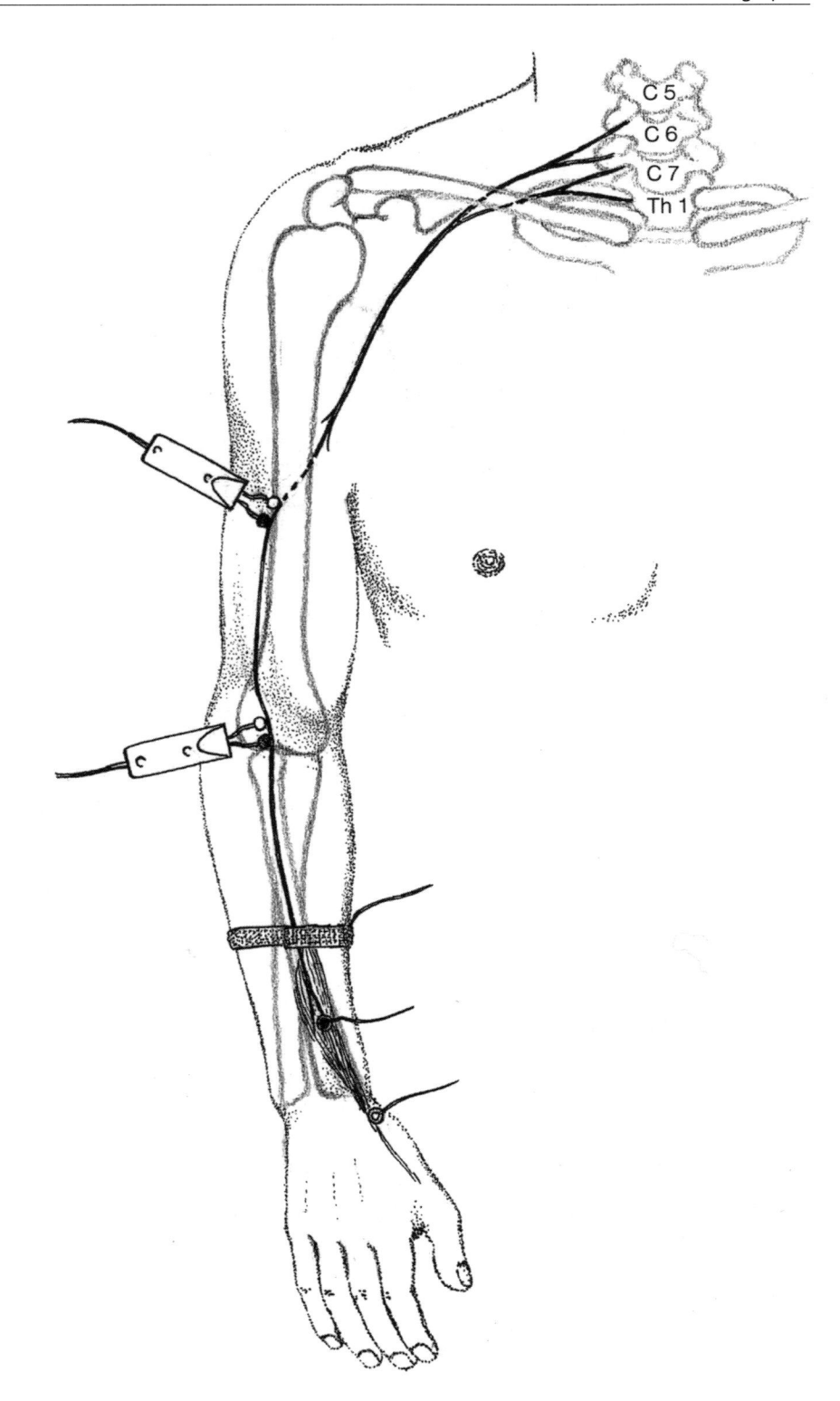

Abb. 37: N. radialis – Motorische Neurographie
Messung der motorischen Überleitungszeit zum M. abductor pollicis longus und der motorischen NLG im distalen Oberarmabschnitt.
Falls bei Stimulation in der Ellenbeuge kein Antwortpotenzial erhalten wird, sollte die Reizelektrode einige Zentimeter nach distal verlagert werden.

Beim Anbringen der Ringelektroden am Ringfinger, dessen radiale Hälfte vom N. medianus, dessen ulnare Hälfte vom N. ulnaris innerviert wird, lässt sich durch sukzessive Stimulation der beiden genannten Nerven ein direkter Vergleich der sensiblen Latenzen vornehmen, wobei allerdings die Amplituden der sensiblen Reizantworten vergleichsweise niedrig sind.

Zur getrennten Erfassung des den Carpaltunnel passierenden Nervenabschnittes kann eine ergänzende Medianusstimulation in der Hohlhand erfolgen, bei der allerdings öfters ein störender Reizartefakt resultiert (▶ Abb. 45). Diese Methode ist vor allem bei leichtem Carpaltunnelsyndrom manchmal diagnostisch hilfreich, zumal wenn die sensible Nervenleitgeschwindigkeit zwischen Hohlhand und Zeige- oder Mittelfinger höher liegt als die zwischen Hohlhand und Handgelenk.

Eine zugleich einfache wie auch empfindliche Beweismethode stellt schließlich die alleinige Bestimmung der transkarpalen sensiblen Nervenleitgeschwindigkeit dar.

1 Untersuchungstechnik

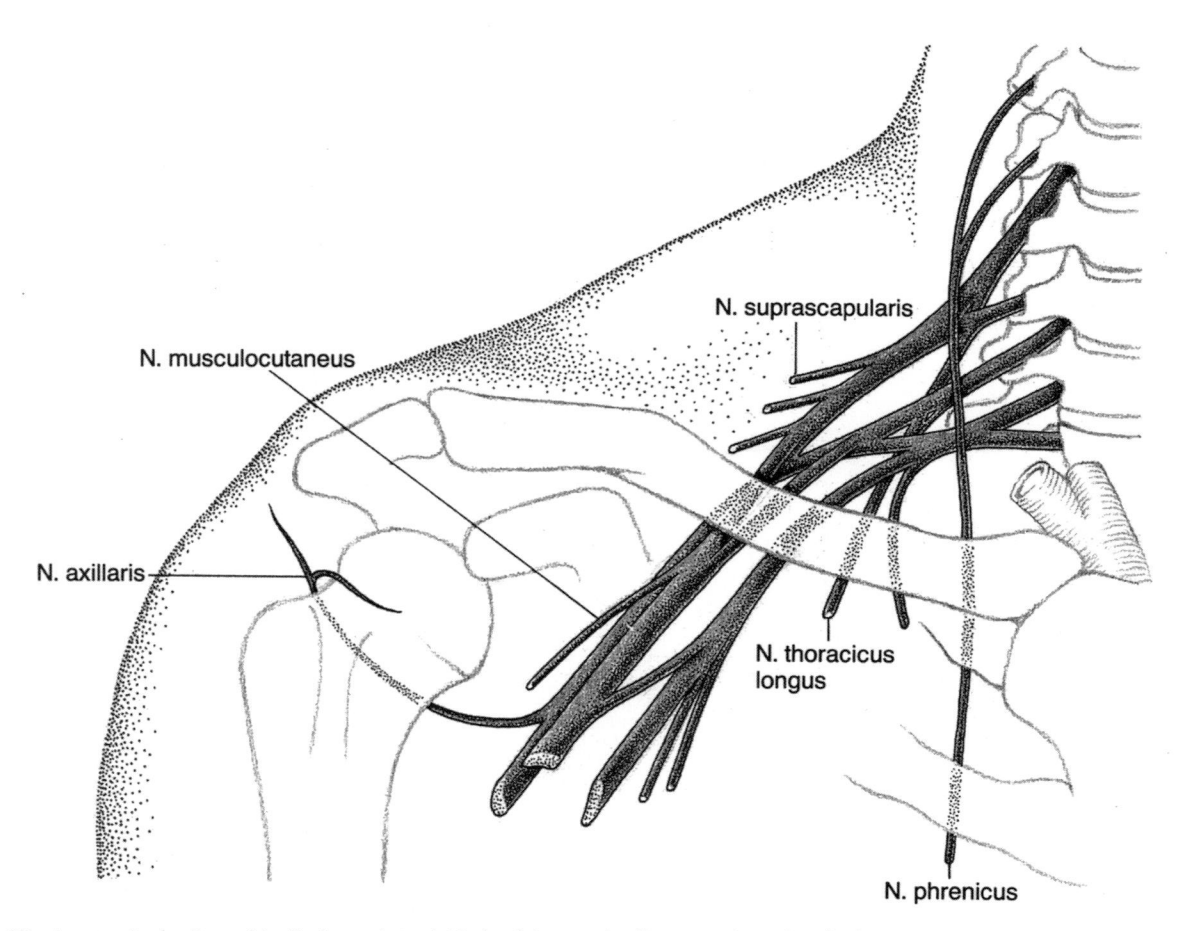

Abb. 38: Anatomie der Supraklavikulargrube mit Verlauf der nur in dieser Region stimulierbaren Nerven

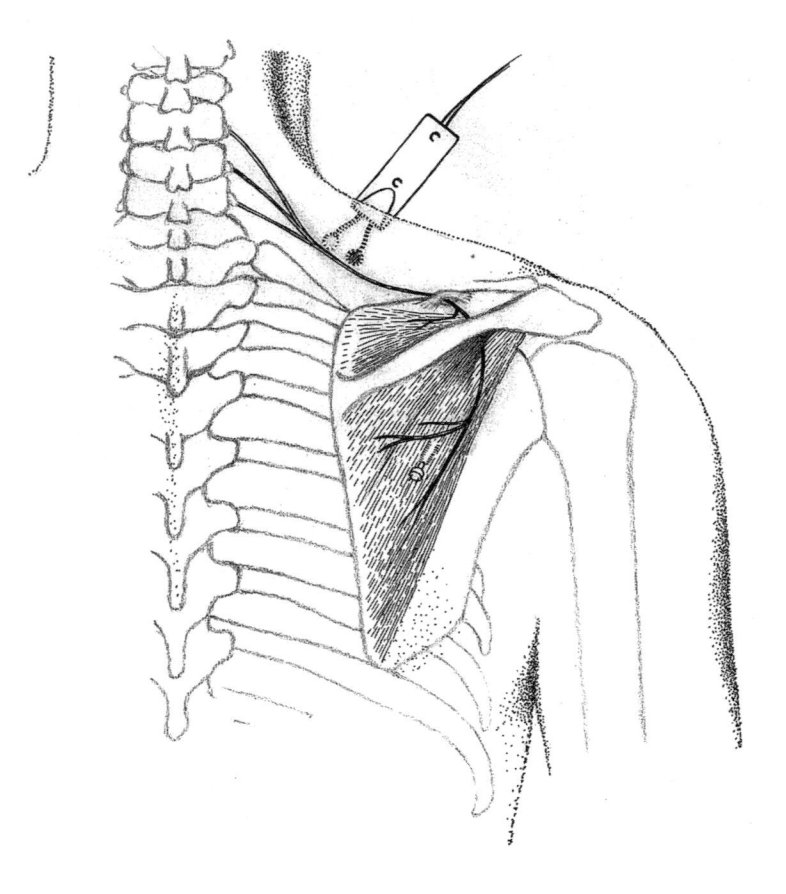

Abb. 39: N. suprascapularis – Motorische Neurographie
Nervenstimulation in der Supraklavikulargrube. Ableitung des motorischen Antwortpotenzials vom M. infraspinam mittels Nadel- oder Oberflächenelektroden.

1.3 Motorische und sensible Neurographie

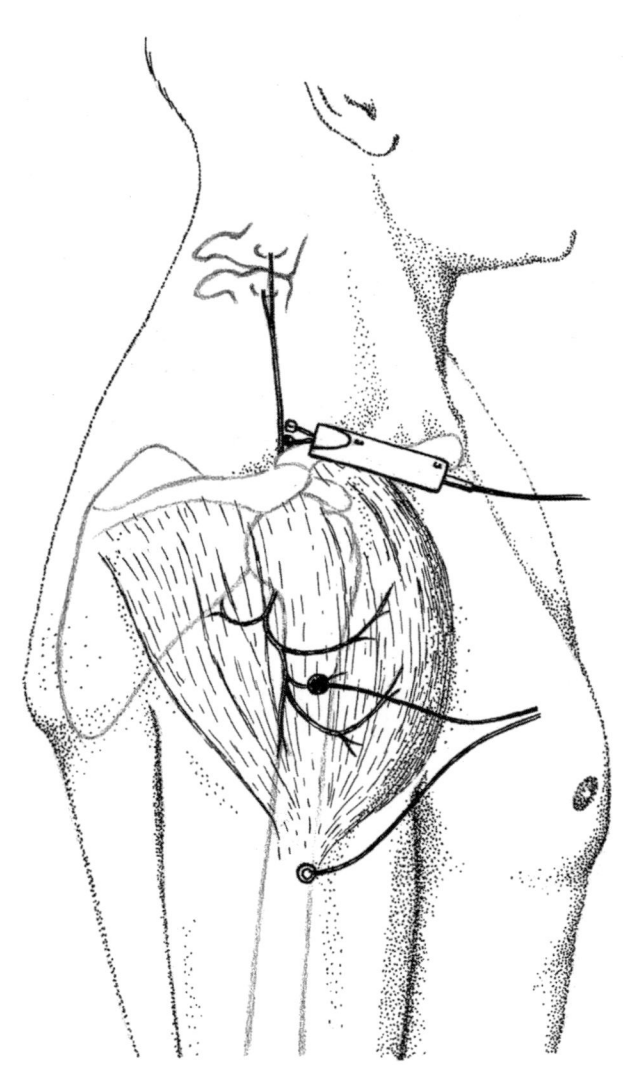

Abb. 40: N. axillaris
Motorische Neurographie
Stimulation des N. axillaris am Erbschen Punkt. Ableitung des EMAP vom M. deltoideus.

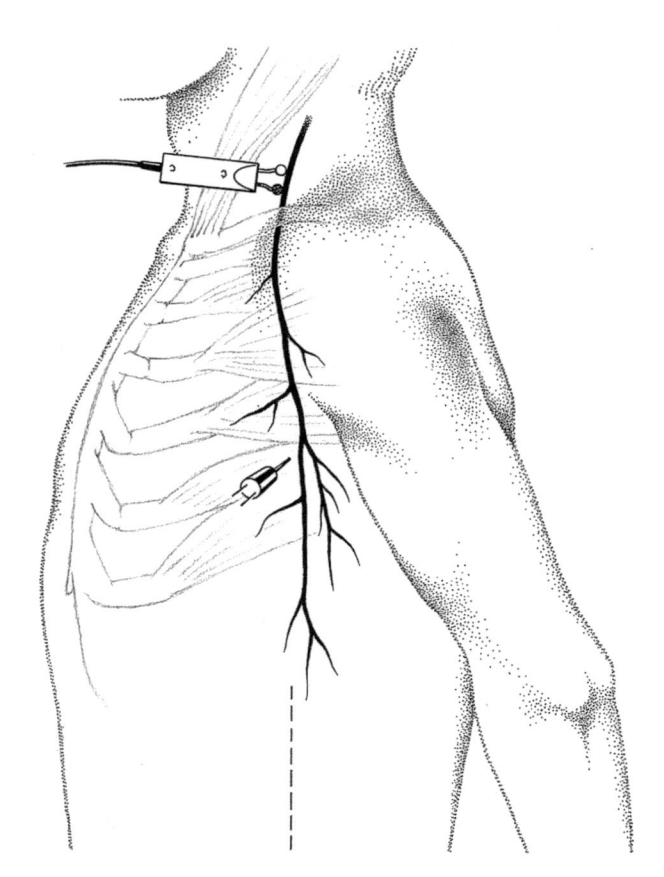

Abb. 41: Technik der Stimulation des N. thoracicus longus mit Ableitung des EMAP vom M. serratus anterior in der vorderen Axillarlinie
Der Einstich der Nadelelektrode erfolgt über einer zwischen zwei Fingern markierten Rippe, um ein Eindringen der Nadel in den Interkostalraum zu vermeiden. Günstig ist außerdem das Einführen der Elektrode unter Lautsprecherkontrolle.

Hierbei werden die sensiblen Fingernerven in der Hohlhand stimuliert und das sensible Nervenaktionspotenzial mit einer Oberflächenelektrode vom Handgelenk abgeleitet (▶ Abb. 46).

Zur Erfassung von Armplexus- und Zervikalwurzelläsionen und deren gegenseitiger Differenzierung ist die »proximale Neurographie« in Kombination mit der Ableitung der somatosensibel evozierten zervikalen Potenziale geeignet. Hierbei erfolgt die Stimulation des N. medianus am Handgelenk (Kathode proximal) mit Ableitung der gemischten Nervenaktionspotenziale in der Ellenbeuge und der Axilla sowie vom Erbschen Punkt. Zusätzlich wird die zervikale Reizantwort oberhalb des Dornfortsatzes C7 gegen eine frontomediane (Fz) oder eine Hand-Referenz abgegriffen (▶ Abb. 47). Zur Ableitung werden Hautelektroden oder subkutan eingestochene, nichtisolierte Nadelelektroden verwendet.

N. ulnaris (▶ Abb. 48–49)

Die ortho- und antidrome Messung der sensiblen NLG des N. ulnaris an der Hand erfolgt in analoger Weise wie die des N. medianus, jedoch zwischen Kleinfinger und ulnarem Handgelenk (unmittelbar radial der Sehne des M. flexor carpi ulnaris). Zum Nachweis einer Ulnarisschädigung im Bereich des Sulcus ulnaris kann gelegentlich eine sensible Neurographie erforderlich sein. In diesem Fall erfolgt eine möglichst simultane Aufzeichnung der sensiblen Nervenaktionspotenziale vom Handgelenk sowie distal und proximal des Sulcus ulnaris nach Stimulation des Kleinfingers. Gelegentlich kann es hilfreich sein, den Ramus dorsalis nervi ulnaris zusätzlich zu untersuchen, da dieser sensible Ulnaris-Ast bei Ulnaris-Läsionen in Höhe des Handgelenks ausgespart und nur bei proximal davon lokalisierten Schädigungen mitbetroffen ist. Hierzu erfolgt die Stimulation 5 cm proximal des Processus styloideus ulnaris zwischen Ulna und Sehne des M. flexor carpi ulnaris. Die (differente) Ableitelektrode wird am ulnaren Handrücken zwischen dem vierten und fünften Mittelhandknochen 8 cm distal der Kathode der Reizelektrode angebracht (Ma et al., 1984) (▶ Abb. 49).

N. radialis (▶ Abb. 50)

Die sensible Neurographie des Ramus superficialis n. radialis erfolgt zwischen Spatium interosseum dorsalis I und mittlerem Unterarmdrittel (8–9 cm proximal des

1 Untersuchungstechnik

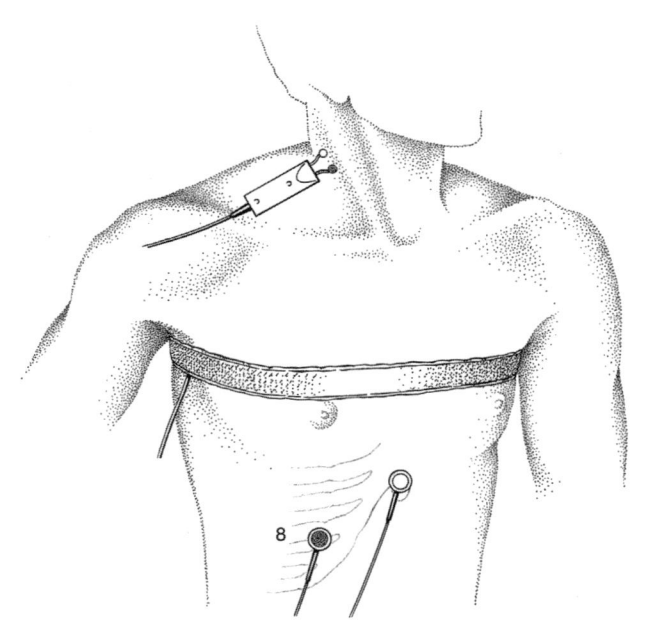

Abb. 42: N. phrenicus
Stimulation des N. phrenicus lateral des M. sternocleidomastoideus und Ableitung des EMAP über dem Zwerchfell (Alternative Methode, s. Text).

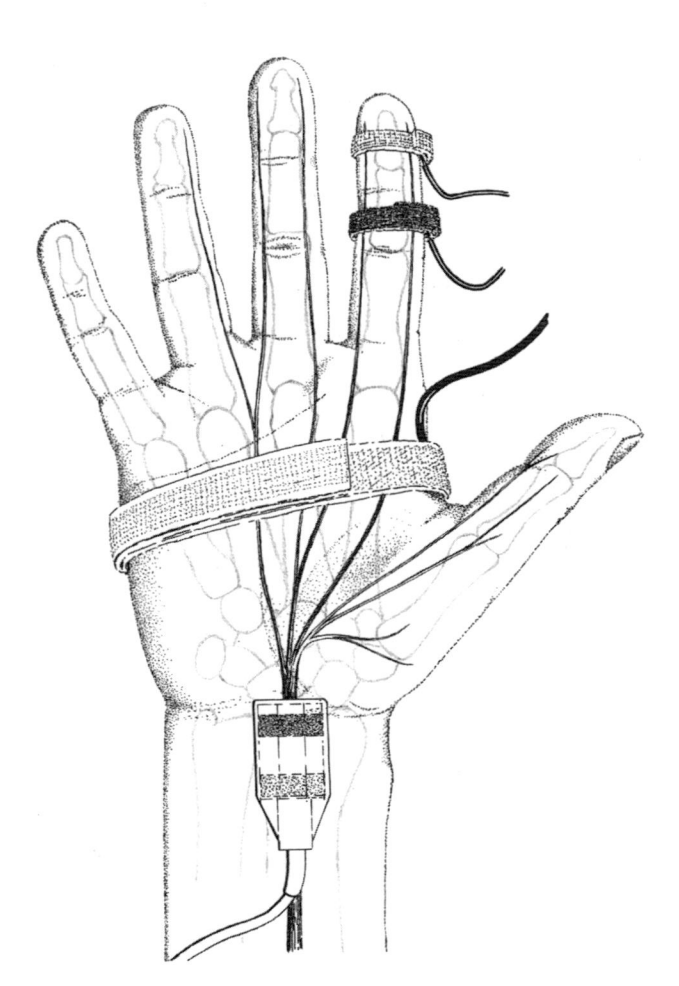

Abb. 43: N. medianus – Sensible Neurographie
Stimulation der sensiblen Fingernerven mittels Ringelektroden. Ableitung des sensiblen Nervenaktionspotenzials (SNAP) in Höhe des Handgelenks mittels Oberflächenelektroden.

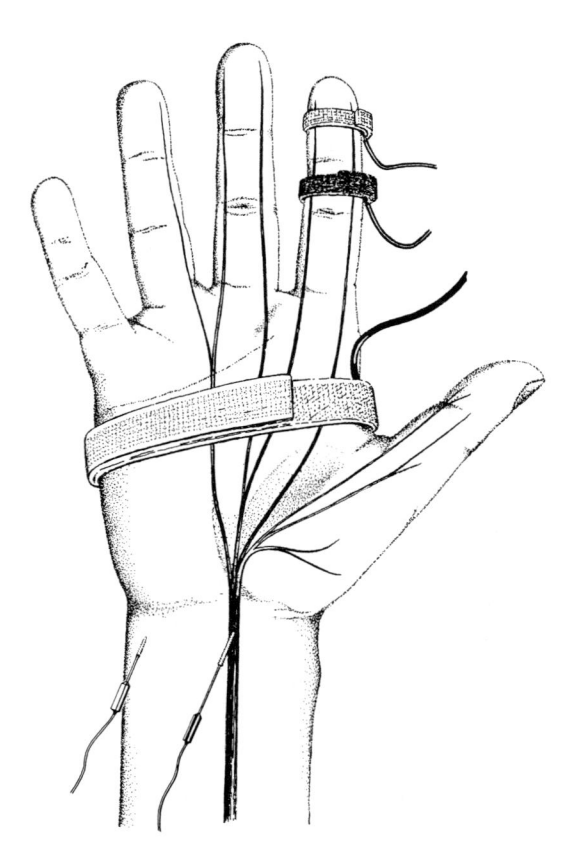

Abb. 44: N. medianus – Sensible Neurographie mittels Nadelelektroden
Der Einstich der differenten Elektrode erfolgt über dem Nervenstamm, während die indifferente Elektrode 3–4 cm ulnar davon subkutan plaziert wird.

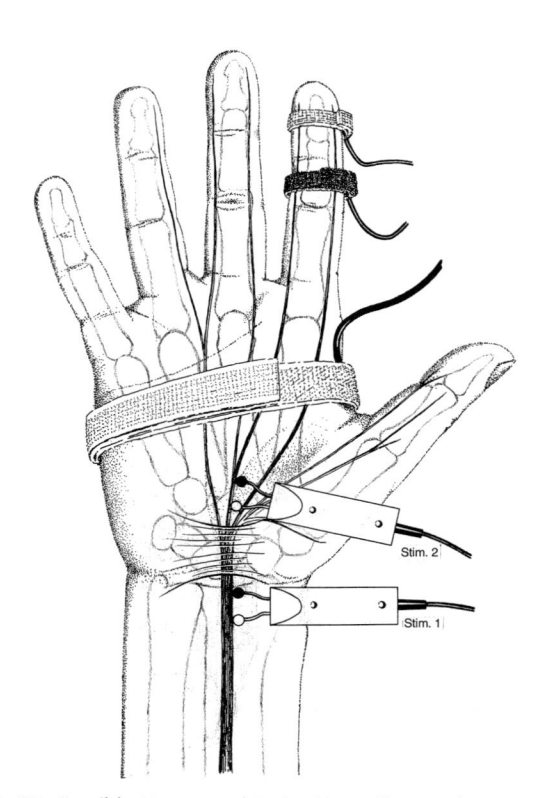

Abb. 45: Sensible Neurographie des N. medianus mit getrennter Erfassung des den Carpaltunnel passierenden Abschnitts
Einzelheiten s. Text. Messung auch mit orthodromer Technik möglich.

1.3 Motorische und sensible Neurographie

Abb. 46: Bestimmung der transpalmaren Latenz des N. medianus
Die Kathode der Ableitelektrode liegt 1 cm proximal der Handgelenksbeugefalte und die Stimulation der sensiblen N. medianus-Äste erfolgt 8 cm distal davon in der Handinnenfläche zwischen Os metacarpale II und III.

In analoger Weise erfolgt die Ermittlung der transpalmaren Latenzzeit des N. ulnaris, wobei die Stimulation zwischen dem 4. und 5. Mittelhandknochen und die Ableitung über dem N. ulnaris am Handgelenk erfolgt.

Stimulationselektrode

Erdelektrode

Ableitelektrode

(Fz)

C 7

Abb. 47: N. medianus – Proximale Neurographie
Stimulation des N. medianus am Handgelenk (Kathode proximal). Ableitung der Nervenaktionspotenziale in Höhe der Ellenbeuge und knapp distal der Axilla im Sulcus bicipitalis; außerdem Aufzeichnung des »Plexuspotenzials« vom Erbschen Punkt sowie der spinalen Reizantworten oberhalb des Dornfortsatzes C7 gegen eine frontomediane Referenz (Fz).

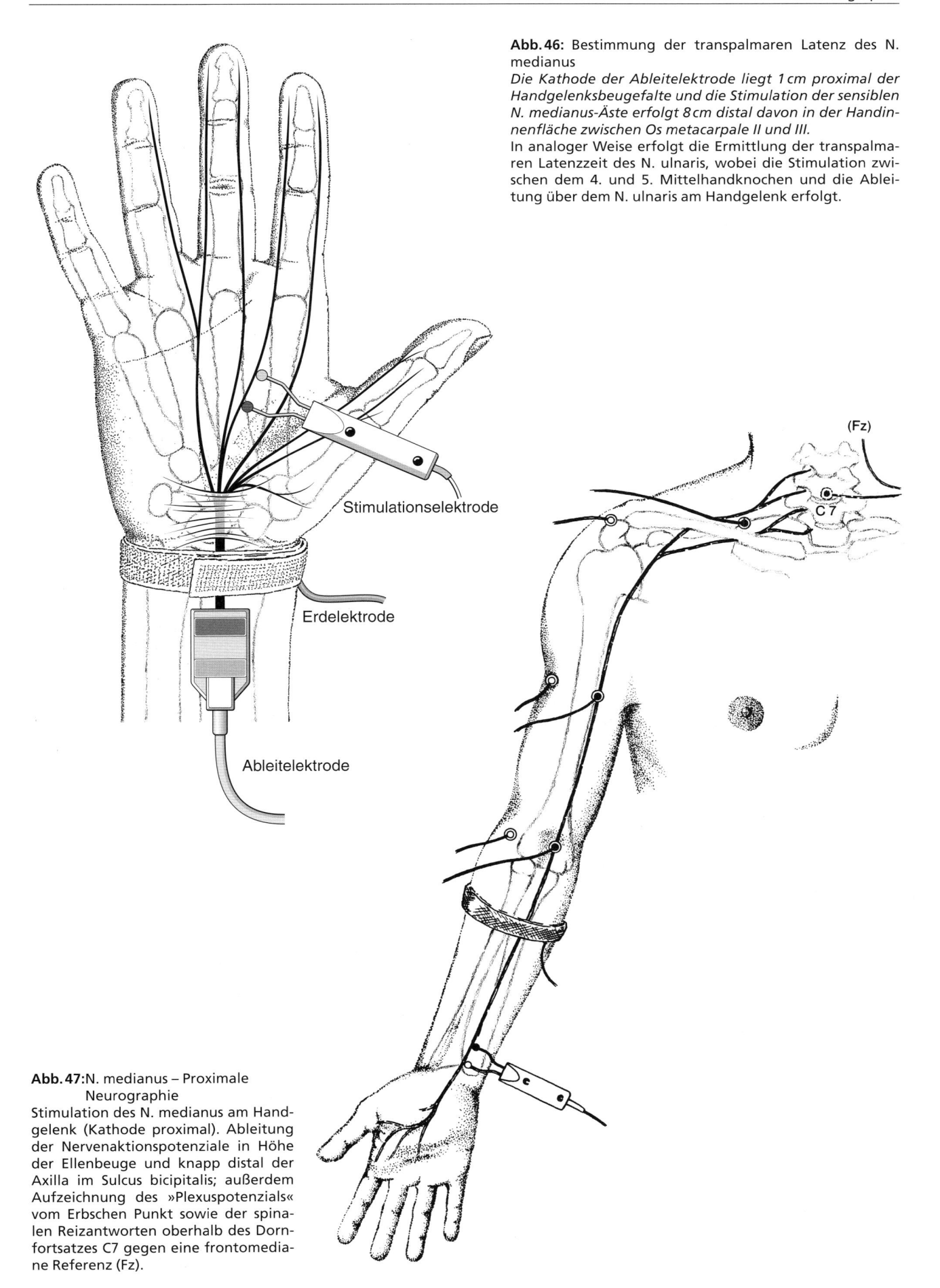

1 Untersuchungstechnik

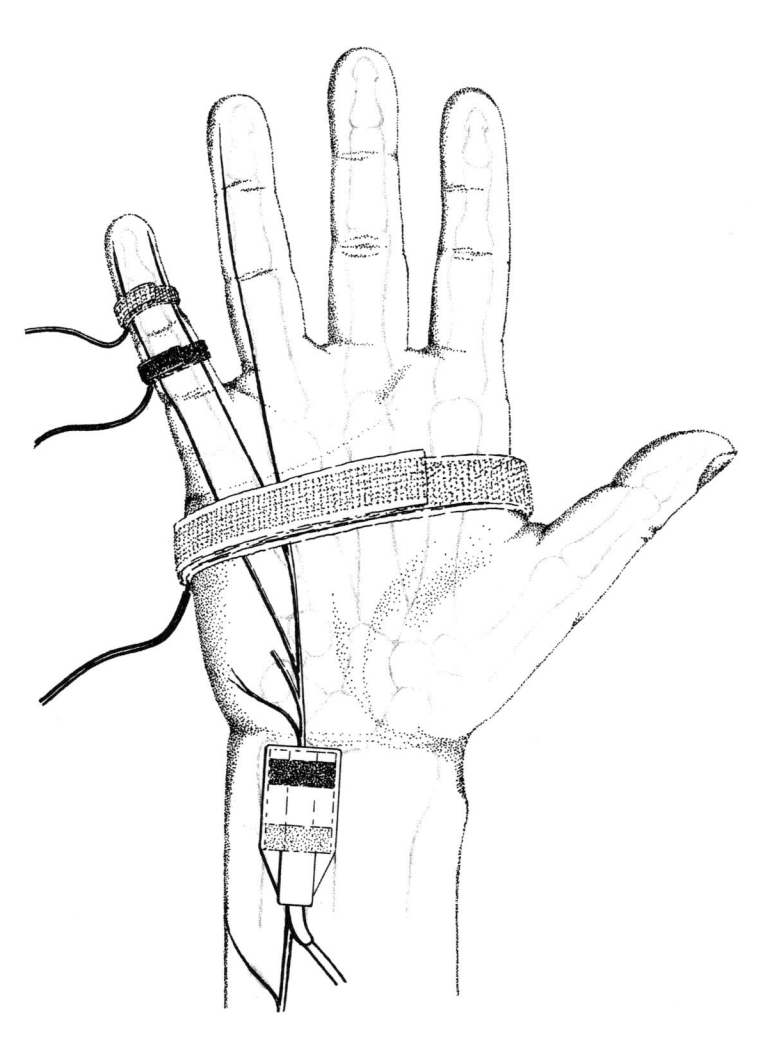

Abb. 48: N. ulnaris – Sensible Neurographie
Stimulation der sensiblen Fingernerven am Kleinfinger mittels Ringelektroden; Ableitung des SNAP in Höhe des Handgelenks mittels Oberflächenelektroden.
Als Alternative ist eine Nadelableitung möglich, wobei die differente Elektrode in unmittelbarer Nähe des Nerven knapp proximal des Handgelenks, die indifferente Elektrode 3 cm medial davon in gleicher Höhe plaziert werden.

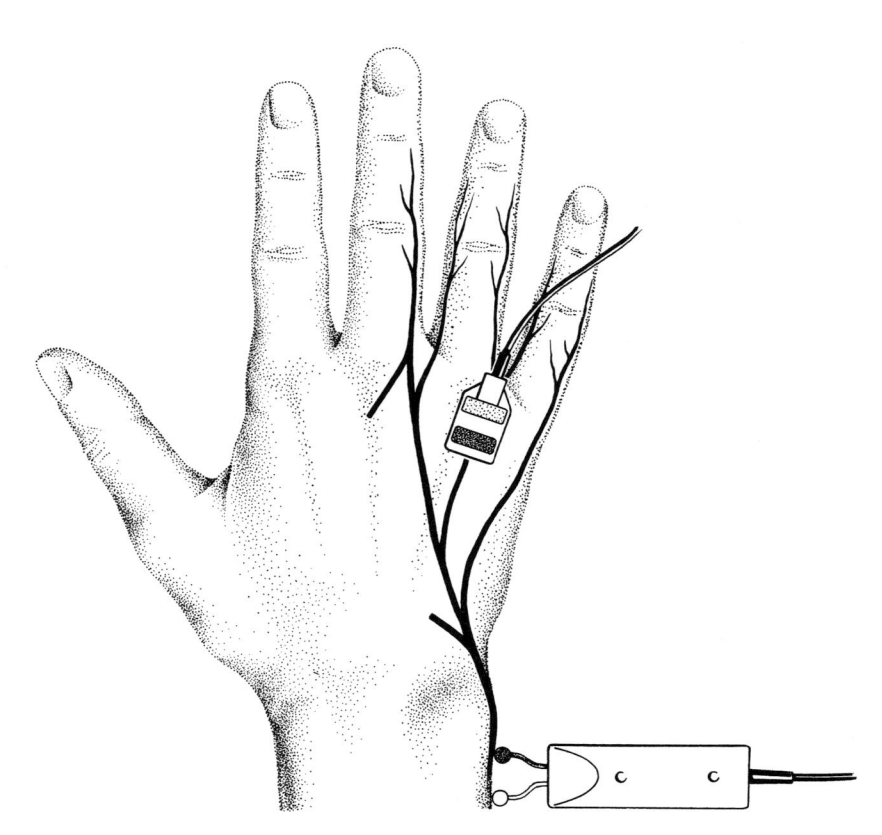

Abb. 49: Sensible Neurographie des Ramus dorsalis nervi ulnaris (antidrome Technik)

Processus styloideus radii, wo der Nerv unmittelbar über der radialen Kante des Radius verläuft). Da es sich um einen rein sensiblen Nerven handelt, sind die antidrome und orthodrome Methode gleichermaßen zu empfehlen, sofern mit Oberflächenelektroden abgeleitet wird (Critchlow et al., 1980; Mackenzie und De Lisa, 1981). Beim Einsatz von Nadelelektroden zur Ableitung lässt sich der Nervenstamm am Unterarm leichter auffinden als dessen Verzweigungen am radialen Handrücken, sodass hier die orthodrome Methode vorzuziehen ist.

Nn. cutanei antebrachii lateralis und medialis (▶ Abb. 51)
Der N. cutaneus antebrachii lateralis ist der sensible Endast des N. musculocutaneus, der bei den seltenen Schädigungen dieses Nerven untersucht werden kann, vor allem aber zur Differenzierung von Läsionen der Nervenwurzel C6 und des oberen Armplexus. Der N. cutaneus antebrachii medialis kann demgegenüber bei der Differenzialdiagnose zwischen Affektionen des unteren Armplexus und der Nervenwurzeln C8/Th 1 weiterhelfen (wobei der R. anterior eher das Dermatom C8, der R. ulnaris das Dermatom Th1 repräsentiert).

Die Stimulation beider sensibler Unterarmnerven erfolgt in Höhe der Ellenbeuge (Kathode distal), die Ableitung 10–12 cm distal davon in Höhe der Unterarm-Mitte mittels Oberflächenelektroden.

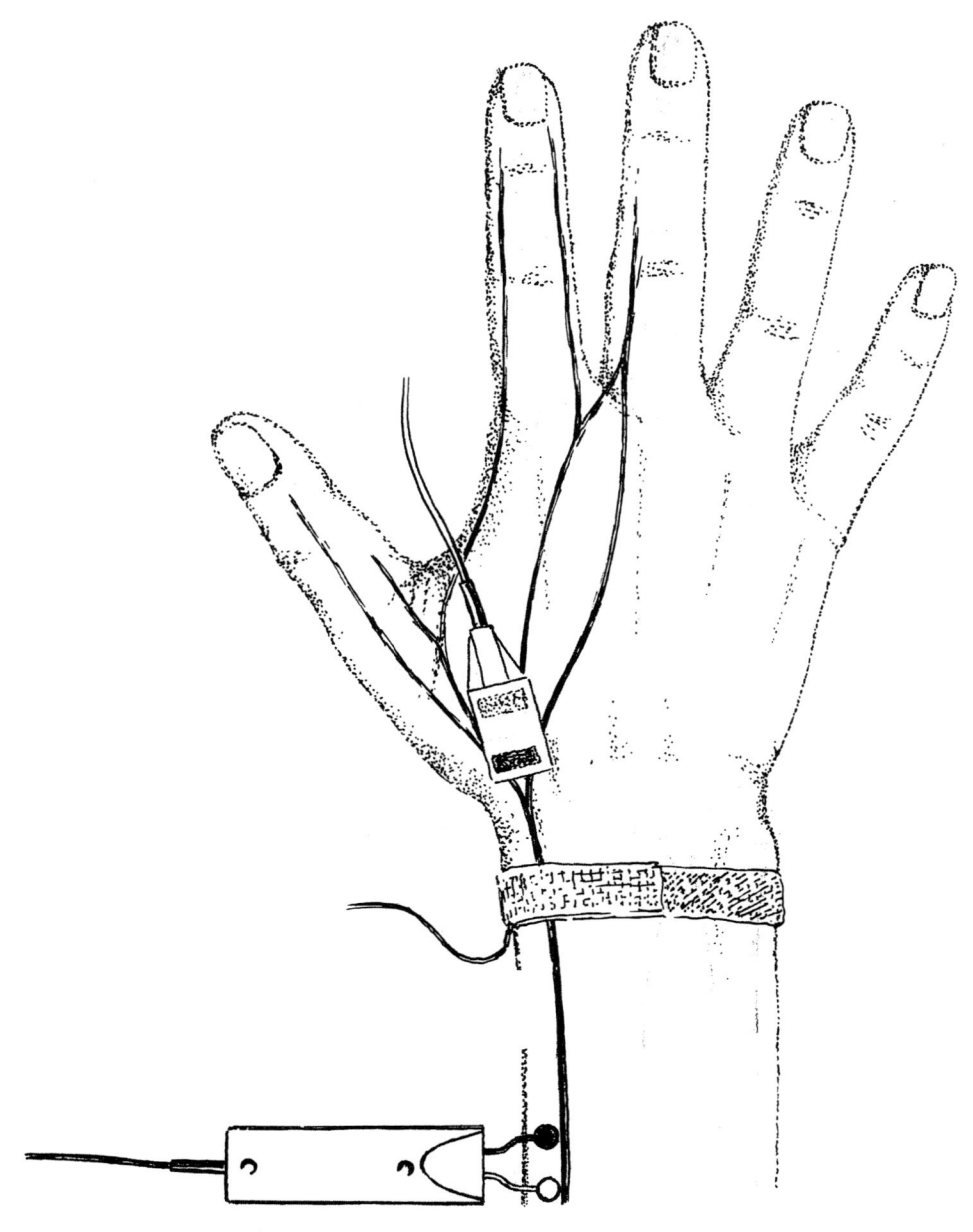

Abb. 50: N. radialis – Sensible Neurographie
Antidrome Methode mit Stimulation des Ramus superficialis n. radialis im distalen Unterarmdrittel und Ableitung des SNAP mittels Oberflächenelektroden über dem Spatium interosseum dorsale I (etwa 2 cm distal des Processus styloideus radii).

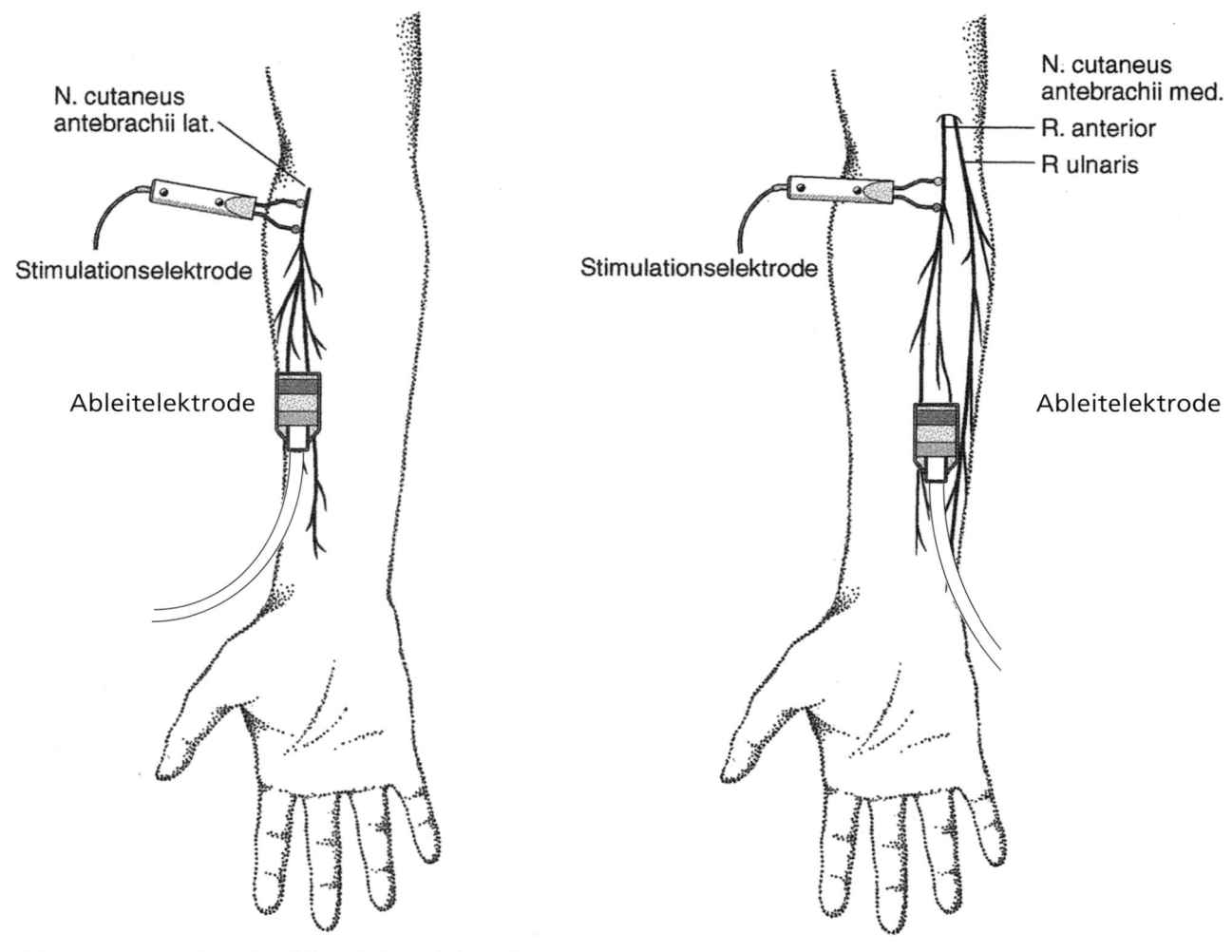

Abb. 51: Nn. cutanei antebrachii medialis und -lateralis
Antidrome Methode mit Stimulation in Höhe der Ellenbeuge und Ableitung 10–12 cm distal davon über dem jeweiligen Nerven.

1.3.4 NLG-Messungen an der unteren Extremität und dem Beckengürtel

1.3.4.1 Motorische Neurographie

N. peronaeus (▶ Abb. 52)
Die distale Stimulation dieses Nerven wird unmittelbar lateral der Tibialis anterior-Sehne in Höhe des Sprunggelenks vorgenommen. Wegen der Häufigkeit einer Schädigung des N. peronaeus communis am Fibulaköpfchen erfolgt die proximale Stimulation immer einige Zentimeter oberhalb davon im lateralen Anteil der Fossa poplitea. Sofern das vom Extensor digitorum brevis registrierte EMAP bei proximaler Stimulation eine signifikante Erniedrigung, Verlängerung oder Aufsplitterung erkennen lässt, wird eine zusätzliche Stimulation unmittelbar distal des Fibulaköpfchens angeschlossen, wozu meist eine deutlich höhere Reizstärke benötigt wird.

N. tibialis (▶ Abb. 53)
Die Stimulation des N. tibialis erfolgt hinter dem Malleolus medialis und in der Fossa poplitea, etwa 1 cm lateral der Medianlinie. Zur Ableitung des EMAP bevorzugen wir den oberflächlich am medialen Fußrand gelegenen Abductor hallucis, jedoch können auch der Flexor hallucis brevis an der medialen Fußsohle oder der Abductor digiti minimi am lateralen Fußrand hierzu herangezogen werden.

N. femoralis (▶ Abb. 54)
Dieser Nerv ist nur in Höhe des Leistenbands einer Stimulation zugänglich, sodass man sich mit der Bestimmung der Latenzzeit z. B. zum M. vastus medialis begnügen muss. Das von Gassel (1963) angegebene Verfahren zur Bestimmung der motorischen NLG des N. femoralis hat sich uns nicht bewährt. Bei Standardisierung der Distanz zwischen Reiz- und Ableitelektrode auf 30 cm (Stöhr et al., 1978 b) ist die normale Streubreite der Latenzen hinreichend klein, um allein durch die Messung der Latenzzeit zum M. vastus medialis eine pathologische Leitungsverzögerung des N. femoralis im Oberschenkelabschnitt zu erfassen. Bei tiefer Lage des N. femoralis muss gelegentlich eine Nadelelektrode zur Stimulation herangezogen werden.

N. ischiadicus (▶ Abb. 68)
Der Magnetstimulator erlaubt sowohl die Stimulation der motorischen Fasern im Bereich des Plexus lumbo-

1.3 Motorische und sensible Neurographie

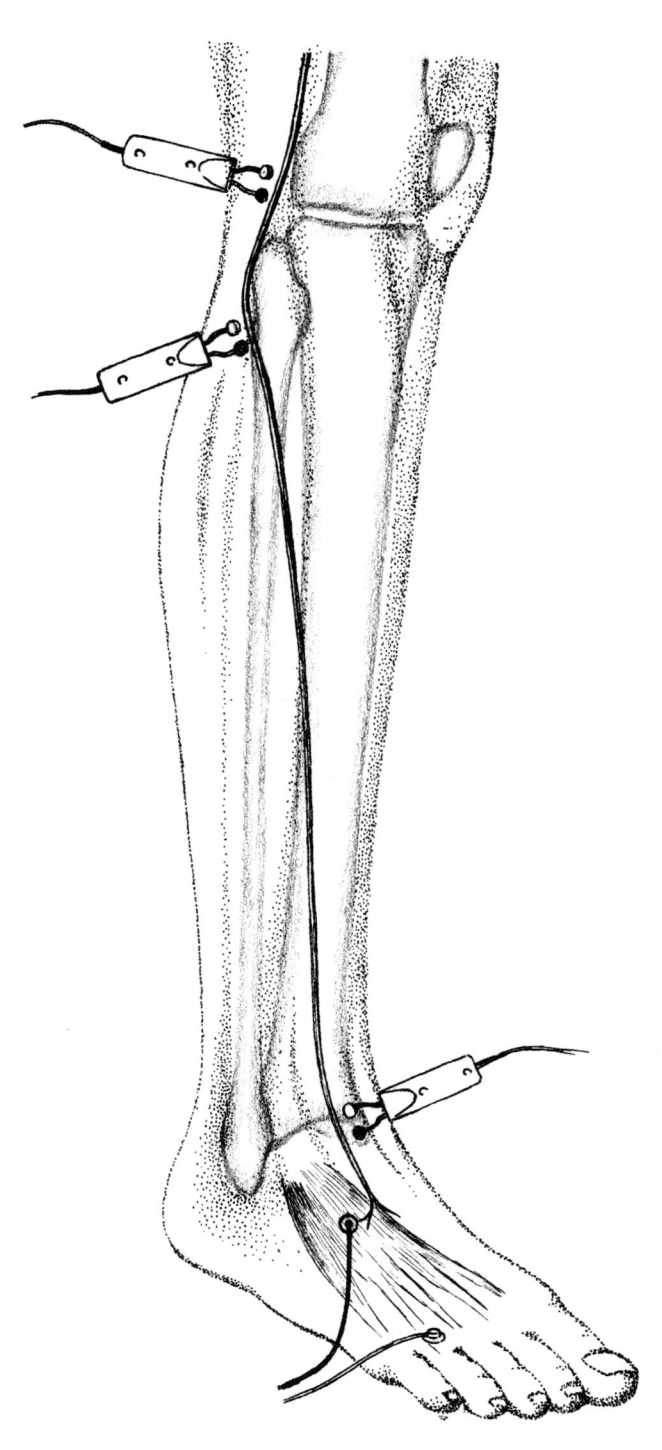

Abb. 52: N. peronaeus – Motorische Neurographie
Stimulation des Nerven in Höhe des Sprunggelenks sowie distal und proximal des Fibulaköpfchens. Ableitung des EMAP vom M. extensor digitorum brevis.
Die Erdelektrode wird zwischen Reiz- und Ableitelektrode um das Sprunggelenk und die Ferse herum angelegt.

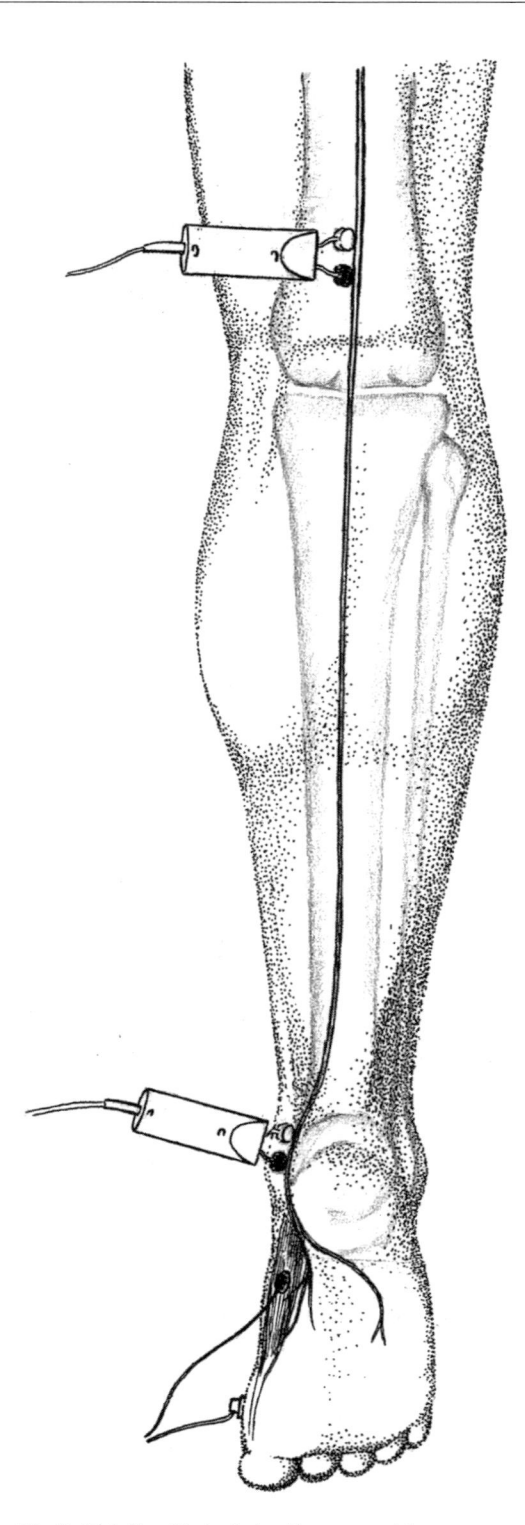

Abb. 53: N. tibialis – Motorische Neurographie
Stimulation hinter dem Innenknöchel und in der Kniekehle. Ableitung des EMAP vom M. abductor hallucis.
Erdelektrode zwischen distaler Reiz und Ableitelektrode

sacralis bei Lokalisation der Reizspule im Bereich der Ileosakralgelenke – als auch die Stimulation des N. ischiadicus in der Glutaealfalte oder am Oberschenkel. Zusammen mit der lumbosakralen Wurzelstimulation (▶ Abschnitt 1.3.6.) ist damit eine abschnittsweise Funktionsdiagnostik des Nerven möglich, wobei sich bei unilateralen Krankheitsprozessen der Seitenvergleich anbietet. Wegen der Ungenauigkeit bei der Festlegung des exakten Reizortes sind Berechnungen der motorischen Leitgeschwindigkeiten nur sinnvoll bei Streckenintervallen von mindestens 40 cm (Dressler et al., 1988; Ludolph et al., 1989). Eine supramaximale Stimulation gelingt in der Regel nicht, sodass die Amplituden der Reizantworten meist nicht in die Bewertung einbezogen werden können und nur ausgeprägten Seitendifferenzen eine gewisse diagnostische Bedeutung zukommt. Die Ableitung mit Oberflächenelektroden erfolgt je nach Fragestellung von der ischiokruralen Muskulatur, vom M. soleus, vom M. tibialis anterior oder von den Fußmuskeln.

N. pudendus (▶Abb. 55)

Die Bestimmung der distalen motorischen Latenz zum M. spincter ani externus ist mit Hilfe von auf den Untersuchungshandschuh aufgebrachten Stimulations- und Ableitelektroden möglich. Die Methode wurde von Kiff und Swash (1984) eingeführt. Das Elektrodenset einschließlich eines speziellen Kabels ist kommerziell erwerblich (St. Mark's Pudendal Electrode, ▶Abb. 55). Mit den an der Fingerkuppe befestigten Stimulationselektroden stimuliert der Untersucher transanal den N. pudendus möglichst weit proximal. Die Fingerspitze muss dabei nach lateral in Richtung des Processus spinosus des Os ileum gerichtet werden. Das Muskelantwortpotenzial wird vom ringförmigen M. sphincter ani externus mit dem an der Fingerbasis angebrachten Ableitelektrodenpaar registriert (▶Abb. 55). Beide Seiten werden getrennt untersucht. Gewertet werden die Latenz bis zum Beginn des motorischen Antwortpotenzials sowie die Amplitude der Reizantwort. Die Polarität der Reizantworten beider Seiten ist gegensätzlich, da sich beim Wechsel der Untersuchungsseite die Anordnung der Ableitelektroden umkehrt (die ventrale Ableitelektrode wird zur dorsalen und umgekehrt). Die Methode erfordert eine gewisse Erfahrung des Untersuchers.

Jost (1997) benutzt die St. Mark's Pudendal Electrode zur Ableitung motorisch evozierter Potenziale vom M. sphincter ani externus nach Stimulation des motorischen Kortex oder der sakralen Nervenwurzeln mit dem Magnetstimulator. Die Elektrodenanschlüsse werden dabei so modifiziert, dass die an der Fingerspitze angebrachte Elektrode nicht als Stimulationselektrode, sondern als Erdelektrode dient. Damit liegt die Erdelektrode zwischen Stimulations- und Ableitort, was die Entstehung störender Reizartefakte mindert. Opsomer et al (1989) bevorzugten zur Ableitung magnetisch evozierter Potenziale vom M. sphincter ani externus nach Wurzelstimulation und nach Kortexstimulation Nadelelektroden.

1.3.4.2 Sensible Neurographie

N. suralis (▶Abb. 56)

Die einfachste Untersuchungstechnik besteht in der Stimulation des N. suralis knapp unterhalb der Muskelbäuche der Mm. gastrocnemii medialis et lateralis – 1–2 cm lateral der Mittellinie – mit Ableitung des SNAP zwischen Malleolus lateralis und Achillessehne (antidrome Methode).

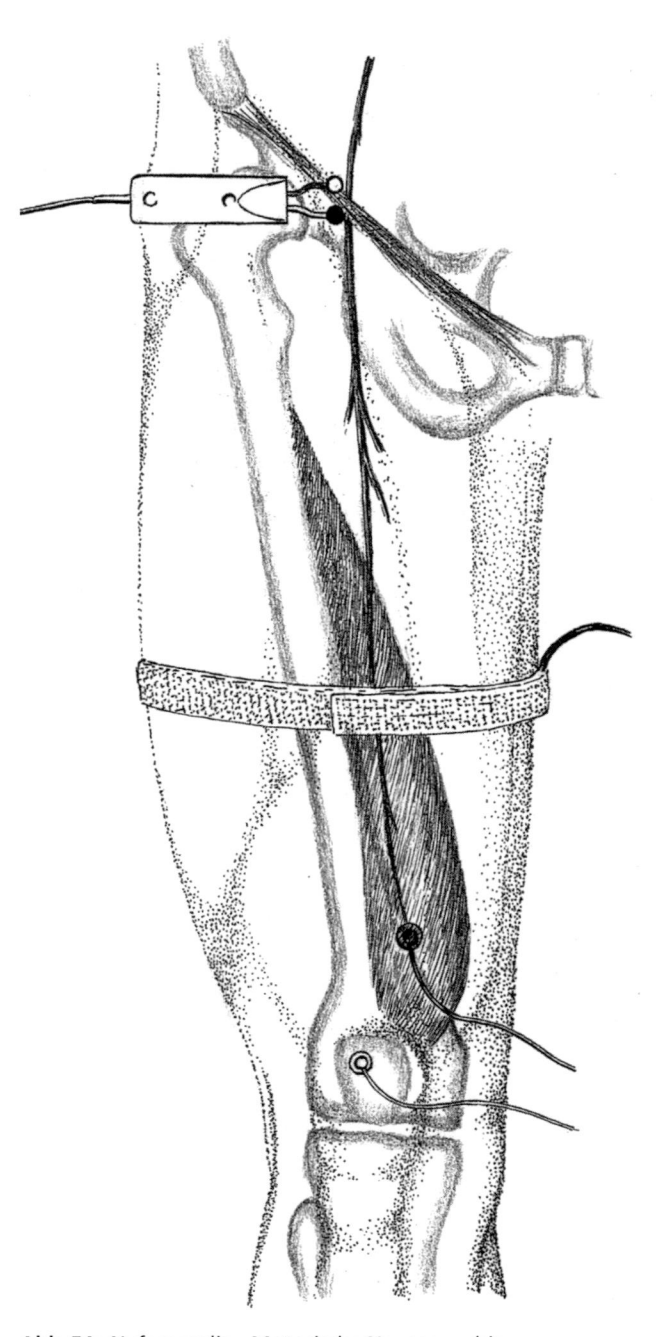

Abb. 54: N. femoralis – Motorische Neurographie
Motorische Überleitungszeit zum M. vastus medialis.
Zur Messung des H-Reflexes im M. vastus medialis kann die gleiche Messanordnung verwendet werden, außer dass die Polarität der Reizelektrode umgedreht wird (Kathode proximal).

Bei der orthodromen Messtechnik erfolgt die Nervenstimulation zwischen Malleolus lateralis und Achillessehne und die Ableitung über dem Nervenverlauf in der Wadenmitte.

Bei beiden Methoden werden routinemäßig Oberflächenelektroden zur Stimulation und Ableitung verwendet.

Soll auch das distale Segment des N. suralis gemessen werden, wie dies z.B. bei rein distal ausgeprägten Polyneuropathien sinnvoll ist, kann eine zweite Ableitelektrode am lateralen Fußrand platziert werden, so-

1.3 Motorische und sensible Neurographie

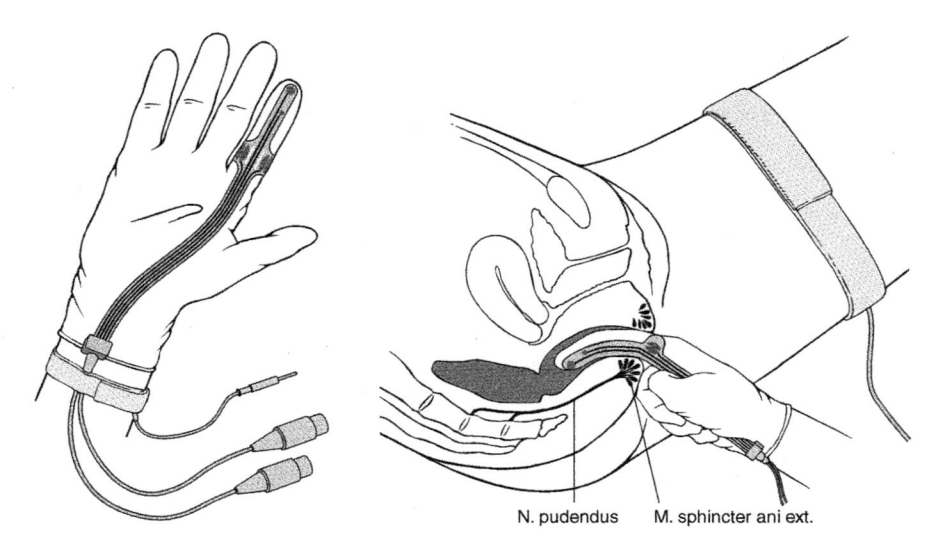

Abb. 55: N. pudendus
Sowohl die Stimulations- als auch die Ableitelektroden sind auf dem Untersuchungshandschuh aufgebracht, so dass eine intrarektale Stimulation des N. pudendus und eine Registrierung des EMAP vom M. sphincter ani externus möglich sind (▶ Abb. 1j).

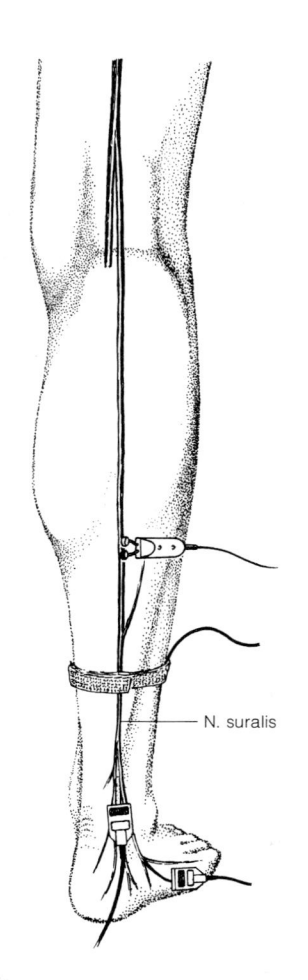

Abb. 56: N. suralis
Antidrome Messung der sensiblen Nervenleitgeschwindigkeit mit Stimulation knapp unterhalb der Muskelbäuche der Mm. gastrocnemii medialis et lateralis (1–2 cm lateral der Mittellinie) und Ableitung des sensiblen Nervenaktionspotenzials zwischen Achillessehne und Außenknöchel, sowie fakultativ vom Fußaußenrand. Sofern ausschließlich der distale Abschnitt des N. suralis untersucht werden soll, empfiehlt sich die Stimulation hinter dem Außenknöchel und die Ableitung vom lateralen Fußrand.

dass eine simultane Aufzeichnung der SNAP in Höhe des Außenknöchels und des Fußaußenrandes erfolgt (▶ Abb. 56). Allerdings ist das distal abgegriffene SNAP bei dieser Methode oft niedrig oder sogar nicht registrierbar. In solch einem Fall empfiehlt sich eine sukzessive Messung der beiden Nervenabschnitte, wobei die des proximalen Segments bereits oben beschrieben wurde. Zur Überprüfung des distalen Abschnitts erfolgt die Nervenstimulation hinter dem Außenknöchel (d. h. an der Stelle, an der die Ableitelektrode bei proximaler Stimulation platziert war) und die Ableitung vom lateralen Fußaußenrand am Übergang vom mittleren zum distalen Drittel des Fußes.

Sofern mit Hautelektroden kein SNAP registriert werden kann, verwenden wir subkutan über dem Nerven eingestochene, nicht isolierte Platinelektroden zur Ableitung. Nur wenn auch damit keine Reizantwort zu erhalten ist, leiten wir mit teflon-oder glasisolierten, in die unmittelbare Nachbarschaft des Nerven eingestochenen Nadelelektroden ab (Behse und Buchthal, 1971).

N. peronaeus superficialis (▶ Abb. 57)

Die sensible NLG des häufig geschädigten und daher diagnostisch wichtigen N. peronaeus ist bei Anwendung der antidromen Methode einfach bestimmbar. Hierbei wird der N. peronaeus superficialis im mittleren Unterschenkeldrittel (17 cm proximal der Bimalleolarlinie) stimuliert. Die Ableitung erfolgt mittels einer bipolaren Oberflächenelektrode, wobei die Kathode 3 cm proximal der Bimalleolarlinie in der Mitte zwischen Tibiakante und Malleolus lateralis plaziert wird (Anode distal davon) (Levin et al., 1986). Ein fehlendes SNAP findet sich in 6 % aller untersuchten Nerven von Gesunden, was vermutlich auf Verlaufsvarianten zurückgeht. In einem solchen Fall sollte versucht werden, durch Verlagerung der Ableitelektrode doch noch eine Reizantwort zu registrieren.

Durch Stimulation in Höhe des mittleren Unterschenkels und Ableitung 2 cm proximal des Fibulaköpfchens lässt sich auch der proximale Nervenabschnitt mit in die Untersuchung einbeziehen. Durch Stimulation im distalen Unterschenkeldrittel und Ableitung über dem medialen Fußrücken (Spatium interosseum dorsalis I) gelingt die z. B. bei Polyneuropathien wichtige Einbeziehung des distalen Nervensegments in die Funktionsprüfung.

N. tibialis (▶ Abb. 58)

Zur Messung der sensiblen NLG im Bereich des Fußes, z. B. bei einer distal lokalisierten Polyneuropathie, empfiehlt sich die Verwendung des N. tibialis, bzw. seiner Endäste. Dasselbe gilt bei Verdacht auf eine Läsion der Nn. plantares oder des N. tibialis in Höhe des Innenknöchels.

Bei der *orthodromen Methode* erfolgt eine Stimulation der Großzehe mittels Ringelektroden und eine Ableitung des SNAP medial und knapp proximal vom Malleolus medialis mittels Oberflächenelektroden oder – falls nötig – mit Nadelelektroden (De Lisa und

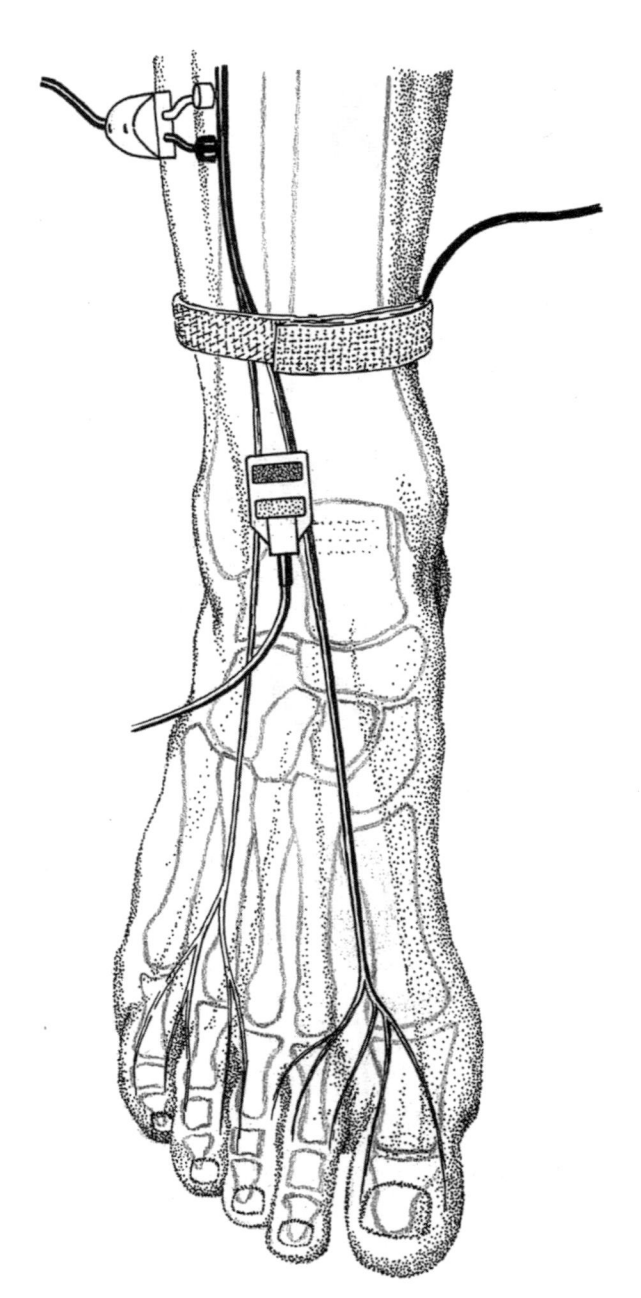

Abb. 57: N. peronaeus (R. superficialis)
Antidrome Messung der sensiblen Nervenleitgeschwindigkeit.

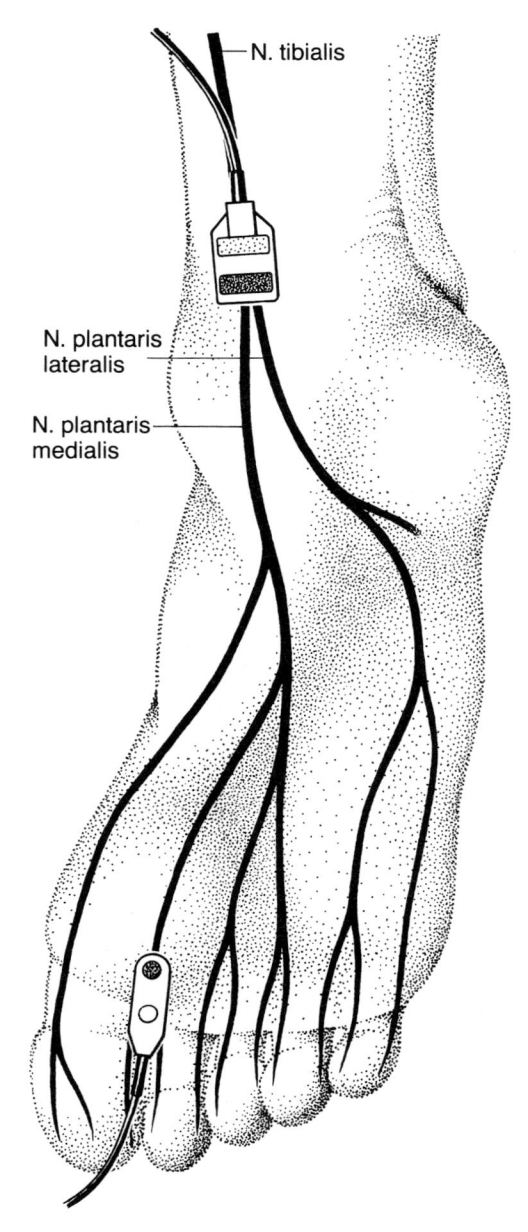

Abb. 58: N. plantaris medialis
Orthodrome sensible Neurographie des N. plantaris medialis mit Stimulation zwischen den Mittelfußköpfchen I und II und Ableitung hinter dem Malleolus medialis.
Alternativ kann auch eine Stimulation der Großzehe mittels Ringelektroden vorgenommen werden.
Zur Untersuchung des N. plantaris lateralis erfolgt die Stimulation zwischen den Mittelfußköpfchen IV und V, jedoch sind die SNAP hierbei noch niedriger und selbst bei Gesunden mit Oberflächenelektroden nicht immer zu erhalten.
Die Erdelektrode wird zwischen Reiz und Ableitelektrode plaziert.

Mackenzie, 1982; Oh et al., 1984). Bei Verdacht auf das Vorliegen einer Morton-Neuralgie wurde von Oh et al. (1984) eine spezielle Reizelektrode zur Stimulation der gegenüberliegenden Hälften zweier benachbarter Zehen entwickelt.

Eine einfache Methode zur getrennten Messung der sensiblen Nervenleitgeschwindigkeiten vom N. plantaris medialis und N. plantaris lateralis wurde 1984 von Iyer et al. beschrieben (▶ Abb. 58). Bei Ableitung des SNAP hinter dem Innenknöchel erfolgt die Reizung der Nn. plantares mittels bipolarer Stimulationselektrode lateral des ersten bzw. zwischen viertem und fünftem Metatarsale; dabei wird die Anode jeweils in Höhe des Metatarsophalangealgelenkes, die Kathode proximal davon im Verlauf des N. plantaris plaziert. Bei dieser Methode werden die SNAP-Amplituden etwas höher als bei Stimulation an den Zehen mit Ringelektroden, was angesichts der insgesamt sehr niedrigen Amplituden besonders im höheren Lebensalter von Bedeutung ist (Ponsford, 1988).

Ebenso wie an der Hand lässt sich auch die *antidrome Methode* heranziehen, wobei der N. tibialis mit einer bipolaren Stimulationselektrode hinter dem Innenknöchel stimuliert und das SNAP von der Großzehe mittels Ringelektroden abgeleitet wird. Nachteilig ist hierbei der meist stark ausgeprägte Reizartefakt infolge Miterregung motorischer Nervenfasern.

Besonders bei einseitigen Läsionen der Nn. tibialis bzw. plantares kann schließlich die SEP-Methode herangezogen werden, da die kortikalen Reizantworten infolge eines synaptischen Verstärkungseffektes höher sind als die in der Peripherie abgeleiteten sensiblen Nervenaktionspotenziale. Man stimuliert somit den N. plantaris medialis bzw. lateralis und leitet die kortikale Reizantwort 3–4 cm hinter Cz ab (Stöhr et al., 2004).

Zur Erfassung proximal lokalisierter Läsionen (N. ischiadicus, Beinplexus, Cauda equina) ist die »*proximale Neurographie*« (▶ Abb. 59) geeignet. Hierbei erfolgt eine Stimulation des N. tibialis hinter dem Malleolus medialis und eine Ableitung des Nervenaktionspotenzials vom N. tibialis in der Fossa poplitea, vom N. ischiadicus in Höhe der Glutaealfalte und von der Cauda equina über dem Dornfortsatz L5. Zusätzlich wird die im Lumbosakralmark generierte Reizantwort (N 22) aufgezeichnet.

N. saphenus (▶ Abb. 60)

Dieser vom N. femoralis distal des Leistenbandes abzweigende Hautnerv nimmt unter den sensiblen Beinnerven durch seine Länge eine Sonderstellung ein. Diagnostisch besonders bedeutsam ist dessen Oberschenkelabschnitt, der bei proximalen Neuropathien isoliert oder schwerpunktmäßig betroffen sein kann. Wegen der tiefen Lage des N. saphenus in Höhe der Leiste müssen Nadelelektroden zur Ableitung verwendet werden. Der Einstich der (etwa 60 mm langen) differenten Elektrode erfolgt lateral der A. femoralis an der Stelle, an welcher der N. femoralis mit einer bipolaren Oberflächenelektrode mit der geringsten Reizstärke erregt werden kann.

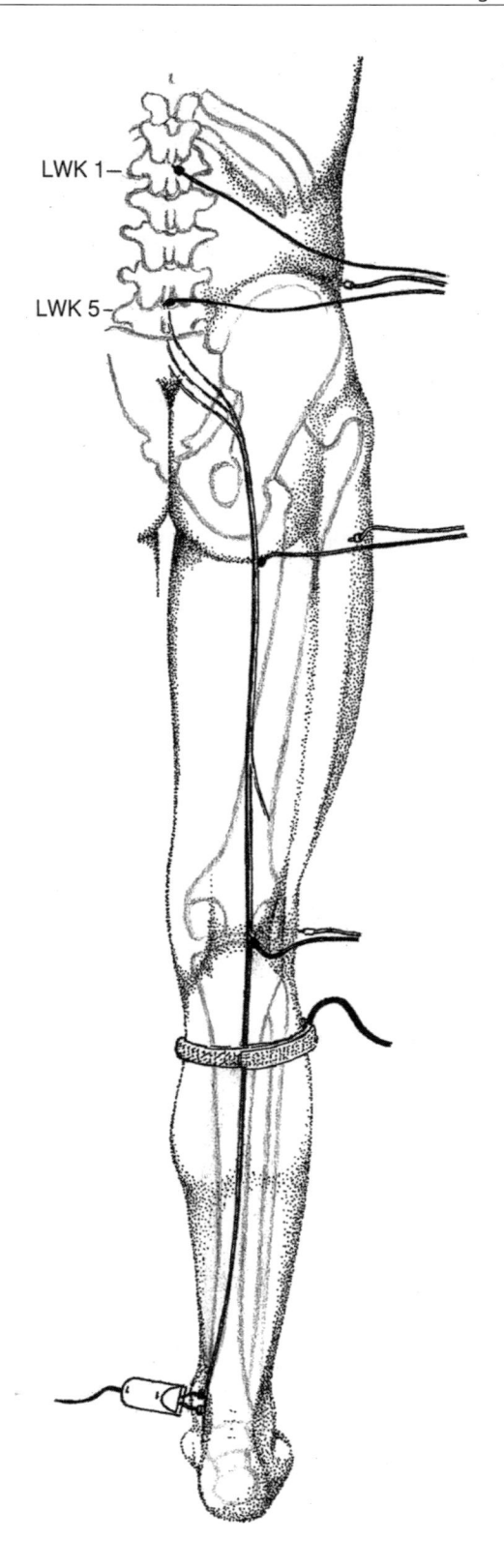

Abb. 59: N. tibialis – Proximale Neurographie
Stimulation des N. tibialis hinter dem Malleolus medialis (Kathode proximal). Ableitung der Antwortpotenziale in der Fossa poplitea, der Glutaealfalte sowie oberhalb der Dornfortsätze L5 und L1 mittels subkutan plazierter Platinelektroden oder Oberflächenelektroden.
Die indifferenten Elektroden liegen in der Kniekehle und Gesäßfalte – 5 cm lateral der differenten Elektroden. Zur Ableitung in Höhe LWK1 und 5 kann eine gemeinsame Referenzelektrode über dem seitlichen Beckenkamm verwendet werden.

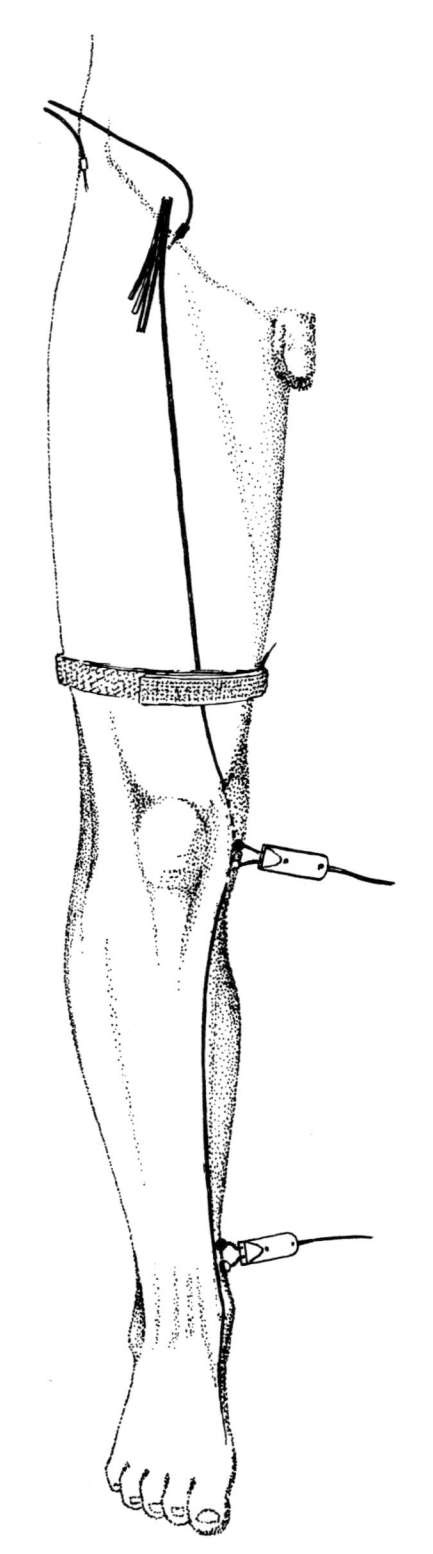

Abb. 60: N. saphenus
Ableitung des sensiblen Nervenaktionspotenzials mittels teflonisolierter Nadelelektroden in Höhe der Leiste. Sukzessive Stimulation des N. saphenus zunächst an der Medialseite des Knies, danach an der Medialseite des Unterschenkels etwa handbreit proximal des Innenknöchels.

Die Elektrodenposition wird so lange geändert, bis Reizstärken von etwa 1 mA ausreichen, um ein Antwortpotenzial im M. vastus medialis zu erhalten. Die kurze indifferente Elektrode wird 3–4 cm lateral davon plaziert (Ertekin, 1969; Stöhr et al., 1978b).

Durch sukzessive Stimulation des N. saphenus an der Medialseite des Knies und proximal des Malleolus medialis können die Leitgeschwindigkeiten des Oberschenkel- und Unterschenkel-Abschnittes getrennt bestimmt werden.

Von Ma et al. (1984) wurde eine antidrome Messmethode unter Einsatz von Hautelektroden entwickelt. Hierbei erfolgt die Nervenstimulation an der Medialseite des leicht gebeugten Knies, etwa 1 cm oberhalb der unteren Patellarkante und zwischen den Sehnen der Mm. sartorius und gracilis (Kathode distal). Von der Reizstelle wird eine 15 cm lange Linie zur Hinterkante der Tibia-Innenseite gezogen und dort die (differente) Ableitelektrode befestigt; die indifferente Elektrode wird 2–3 cm kaudal davon angebracht.

Allerdings lassen sich mit dieser Methode selbst bei Gesunden nicht regelmäßig sensible Reizantworten ableiten. Günstiger erscheint uns deshalb eine N. saphenus Stimulation in Höhe der Unterschenkelmitte, wobei die – distal plazierte – Kathode fest hinter der medialen Tibiakante angedrückt wird. Die Ableitung des SNAP erfolgt unmittelbar vor dem Malleolus medialis, zwischen diesem und der Sehne des M. tibialis anterior (▶ Abb. 61).

N. cutaneus femoris lateralis (▶ Abb. 62)

Dieser rein sensible, dem Plexus lumbalis bzw. den Wurzeln L2/3 entspringende Nerv kann mit Oberflächen- oder Nadelelektroden sowohl knapp über dem Leistenband (1 cm medial der Spina iliaca anterior superior) als auch darunter (am Ursprung des M. sartorius) stimuliert werden. Die Ableitung des sensiblen Nervenaktionspotenzials erfolgt 17–20 cm distal der Spina iliaca anterior superior auf einer Verbindungslinie zwischen dieser und dem seitlichen Patellarrand (▶ Abb. 62) (Ma et al., 1984).

Allerdings sind die sensiblen Nervenaktionspotenziale dieses Nerven normalerweise sehr niedrig und selbst bei Gesunden nicht immer zu erhalten. Besonders wichtig ist daher die Messung im Seitenvergleich; dabei können eine Erniedrigung der SNAP-Amplitude auf weniger als 45 % sowie eine Herabsetzung der Nervenleitgeschwindigkeit um mehr als 15 m/sec im Vergleich zur Gegenseite als pathologisch angesehen werden (Lagueny et al., 1991).

Als alternative Untersuchungsmethode kann die SEP-Technik empfohlen werden. Hierbei erfolgt die Ableitung der Reizantwort 3–4 cm hinter Cz und eine Nervenstimulation knapp distal des Leistenbandes (siehe Stimulationspunkt 2 in Abbildung 62). Als pathologisch gelten nach Flügel et al. (1984) ein einseitiger Ausfall der kortikalen Reizantwort, eine pathologische Verlängerung der absoluten Latenz (> 34,6 ms rechts, > 34,1 ms links) sowie eine Seitendifferenz von über 2,6 ms.

N. dorsalis penis

Dieser sensible Endast des N. pudendus ist aufgrund seiner oberflächlichen Lage für sensible Nervenleitgeschwindigkeitsmessungen geeignet. Die Stimulation erfolgt mit der Anode auf – und der Kathode unmittelbar proximal der dorsalen Glans penis. Der Penis wird – z. B. mittels einer Schienung (Clawson und Cardenas,

1.3 Motorische und sensible Neurographie

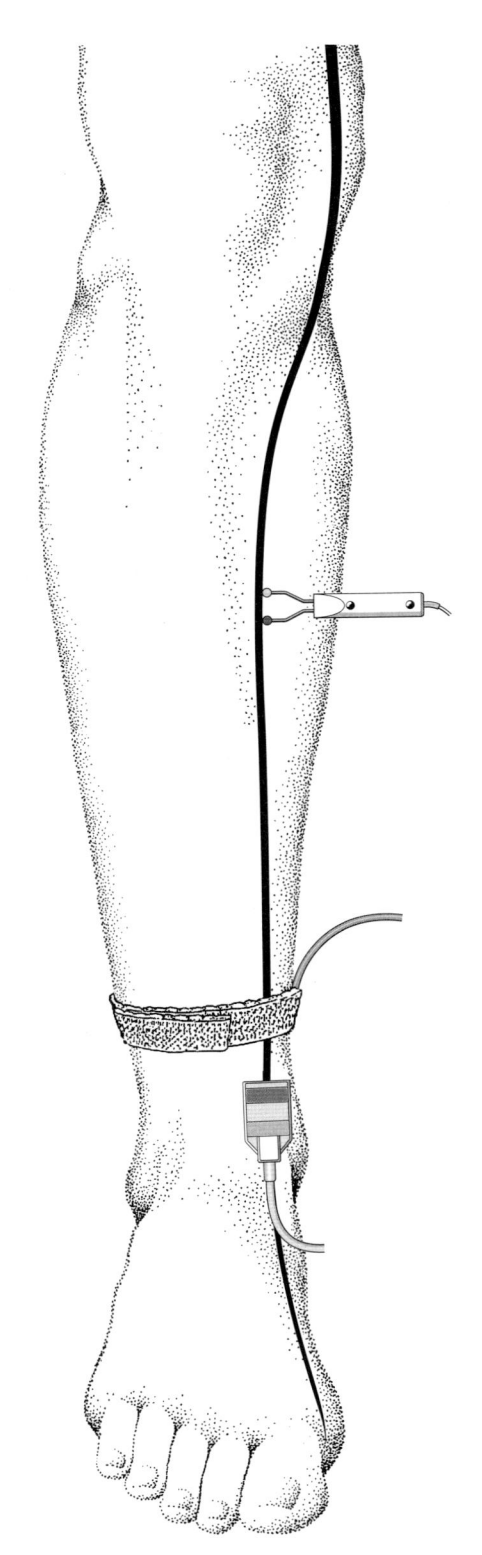

Abb. 61: N. saphenus – Antidrome Methode
Ableitung des sensiblen Nervenaktionspotenzials mittels Oberflächenelektroden über der Ventralseite des Innenknöchels. Stimulation in der Mitte des Unterschenkels unmittelbar hinter der medialen Tibiakante.

1991) – auf seine volle Länge gestreckt und die Ableitelektrode (Kathode) soweit proximal wie möglich an der Basis des Penisschaftes angebracht (Anode 4 cm proximal über der Symphyse).

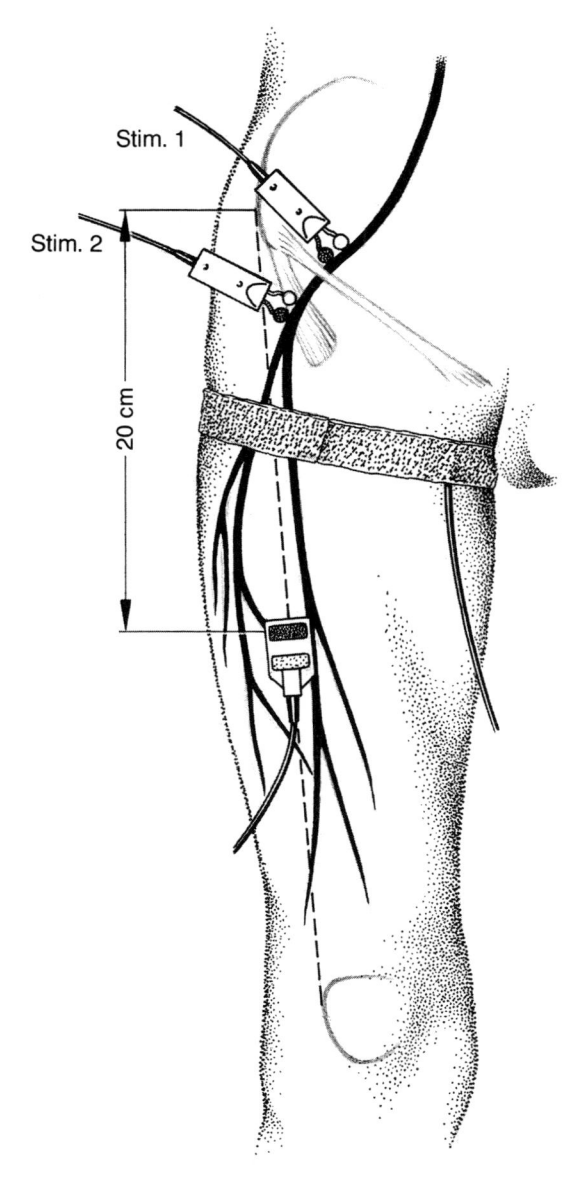

Abb. 62: N. cutaneus femoris lateralis
Nervenstimulation mit Oberflächen- oder Nadelelektroden knapp proximal (S 1) und distal (S 2) des Leistenbandes. Ableitung des SNAP ca. 20 cm distal der Spina iliaca anterior superior auf einer Verbindungslinie zwischen dieser und dem seitlichen Patellarrand.
SEP-Technik s. Text.

1.3.5 NLG-Messungen an Hirnnerven

N. facialis (▶ Abb. 63)
Die Neurographie des N. facialis beschränkt sich meist auf die Messung der motorischen Überleitungszeit zu einem oder mehreren mimischen Muskeln. Die Nervenstimulation erfolgt unmittelbar unter dem Ohrläppchen; falls dabei eine Miterregung der Kaumuskulatur eintritt, verschiebt man die Reizelektrode 1–2 cm nach dorsal, sodass die Kathode an die Nervenaustrittsstelle am Foramen stylomastoideum zu liegen kommt. Durch Stimulation vor dem Ohr ist es oft möglich, einzelne Äste des sich dort aufzweigenden N. facialis getrennt zu reizen.

1 Untersuchungstechnik

Die Ableitung des evozierten Muskelaktionspotenzials erfolgt am günstigsten vom M. orbicularis oculi, da von diesem Muskel mit den gleichen Elektroden der diagnostisch wichtige Obicularis oculi-Reflex abgeleitet werden kann. Wegen der Kleinheit dieses Muskels verwenden wir Oberflächenelektroden mit einem Außendurchmesser von 10 mm. Die differente Elektrode wird dabei am lateralen Unterlid fixiert, wobei der überstehende Rand des Kleberings oben abgeschnitten wird, um die Elektrode möglichst nahe an das Auge heranzubringen, ohne dass die Wimpern des Unterlids mit dem Klebering in Kontakt kommen. Die indifferente Elektrode wird am ipsilateralen Nasenflügel angebracht (▶ Abb. 63). In analoger Weise sind Ableitungen von den übrigen mimischen Muskeln durchführbar, was besonders bei isolierten Läsionen einzelner Facialisäste indiziert sein kann.

Besonders wichtig sind in dieser Hinsicht die Mm. frontalis und orbicularis oris (Unterlippe), da der Stirnast und besonders der Ramus marginalis mandibulae öfters eine selektive Schädigung erleiden.

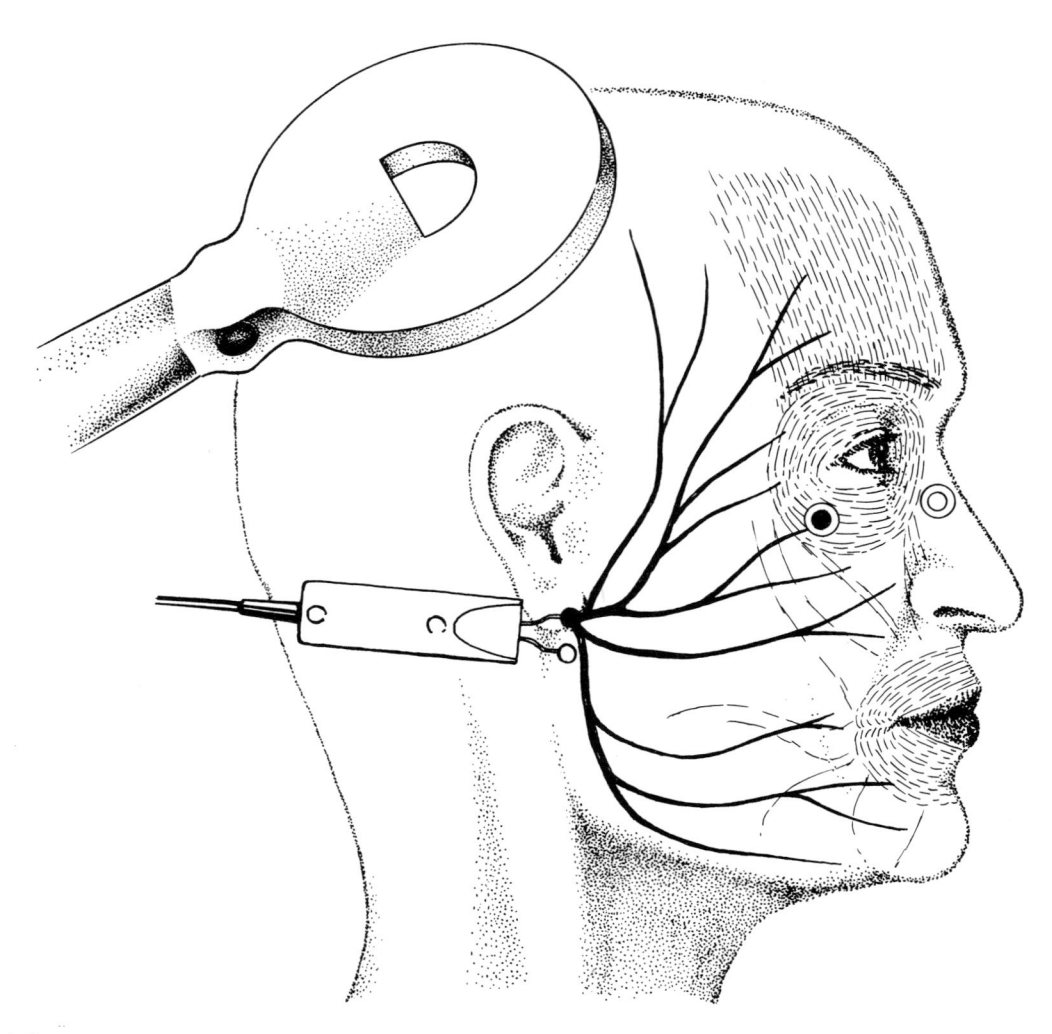

Abb. 63: N. facialis
Motorische Überleitungszeit zum M. orbicularis oculi. Elektrische Nervenstimulation unmittelbar unter dem Ohrläppchen. Ableitung des EMAP vom M. orbicularis oculi am lateralen Unterlid. Indifferente Elektrode am ipsilateralen Nasenflügel.
Transkranielle Stimulation mittels Magnetspule (zisternale Stimulation) mit gleicher Ableitetechnik.

Mit dem *Magnetstimulator* kann der N. facialis transkraniell in seinem proximalen Abschnitt gereizt werden. Die Magnetspule wird dazu ipsilateral tangential am Kopf aufgelegt, und zwar so, dass das Zentrum der Spule etwa 3 cm hinter der Binaurikularlinie und etwa 5 – 6 cm lateral der Scheitellinie gelegen ist (▶ Abb. 63 und 64). Da die Flussrichtung des Stroms in der Spule das Ergebnis beeinflussen kann, sollte sowohl die Flussrichtung im Uhrzeigersinn als auch im Gegenuhrzeigersinn versucht und das beste Ergebnis gewertet werden. Mit dieser Technik wird der Nerv im Bereich seines Eintritts in den Meatus acusticus internus stimuliert (Maccabee et al., 1988a; Schriefer et al., 1988; Meyer et al., 1989; Rösler et al., 1989). Schmid et al. (1991) lokalisierten den Reizort aufgrund intraoperativer Messungen in den proximalen Abschnitt des Canalis facialis.

Zur Untersuchung der »lateral spread response« wird auf den Abschnitt über den Spasmus hemifacialis (▶ Abb. 269) verwiesen.

1.3 Motorische und sensible Neurographie

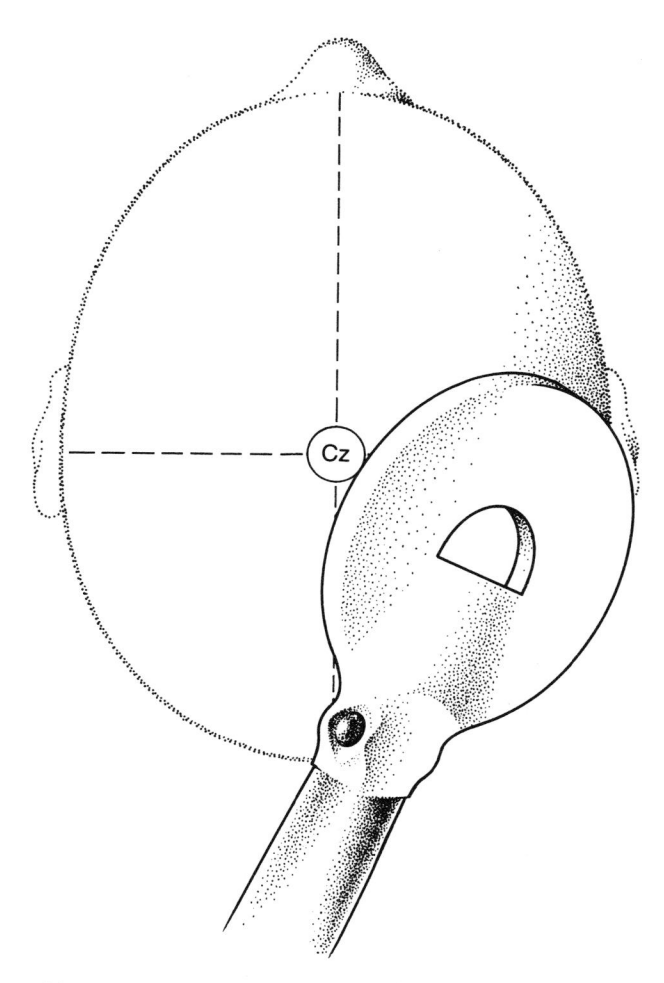

Abb. 64: Magnetstimulation des N. facialis (zisternale Stimulation)

N. trigeminus

Die motorischen Fasern des N. trigeminus können mit dem Magnetstimulator transkraniell gereizt werden. Die Reizspule wird dazu ipsilateral tangential mit dem Spulenzentrum etwa 7 cm lateral des Vertex auf der Binaurikularlinie an den Kopf gehalten. Der Reizort liegt wahrscheinlich im zisternalen Verlauf des Nerven. Die Ableitung erfolgt mit Oberflächenelektroden vom M. masseter, wobei die differente Elektrode auf dem Muskelbauch, die indifferente Elektrode 2 cm höher plaziert wird (Macaluso et al., 1990).

Liguori et al. (1997) untersuchen den N. mandibularis (bzw. die motorischen Anteile des N. alveolaris inferior), indem eine Nadelelektrode unmittelbar nach dessen Austritt aus dem Foramen ovale plaziert und damit eine Nervenstimulation durchgeführt wird. Die Ableitung erfolgt mittels Oberflächenelektroden vom M. mylohyoideus.

Die in 4–4,5 cm Tiefe liegende Reizelektrode kann anschließend auch als Ableitelektrode verwendet werden, um die sensible Leitgeschwindigkeit des N. alveolaris inferior zu bestimmen. Hierzu erfolgt eine Stimulation des N. mentalis an dessen Austrittsstelle mittels einer Oberflächenelektrode (Jääskeläinen, 1999).

Über dieselbe Ableitelektrode lässt sich durch Stimulation der Zunge die sensible Leitgeschwindigkeit des N. lingualis messen, der gemeinsam mit dem N. alveolaris inferior aus dem N. mandibularis (V/3) hervorgeht (Liguori et al., 1997). Auf eine nicht invasive Weise gelingt die Funktionsprüfung der genannten Nerven mittels der SEP-Methode (Stöhr et al., 2004).

N. accessorius (▶ Abb. 65)

Dieser im seitlichen Halsdreieck oberflächlich gelegene Nerv wird unmittelbar dorsal vom Hinterrand des M. sternocleidomastoideus, 2–3 cm kaudal des Kieferwinkels stimuliert. Die Ableitung des EMAP erfolgt am einfachsten vom Halsteil des M. trapezius. Die differente Elektrode wird dabei in der Mitte zwischen dem Dornfortsatz C7 und dem Akromion knapp dorsal der Schulterkuppe, die indifferente Elektrode über der mittleren Klavikula plaziert. Gelegentlich sind simultane Ableitungen aus allen 3 Anteilen des M. trapezius aussagekräftiger.

Um auch den proximalen Abschnitt des N. accessorius zu messen, kann eine Nervenstimulation mittels einer Nadelelektrode vorgenommen werden, die an der Austrittsstelle des Nerven aus der Schädelbasis eingestochen wird. Einfacher und schmerzloser wird die proximale N. accessorius-Stimulation durch die Magnetspule ermöglicht. Diese wird unterhalb des Mastoids hinter dem Ansatz des M. sternocleidomastoideus zentriert und eine simultane Ableitung aus den Mm. sternocleidomastoideus und trapezius vorgenommen. Die Überleitungszeit zum M. sternocleidomastoideus beträgt dabei 2,3 ± 0,4 ms, die zum M. trapezius 3,7 ± 0,5 ms (Priori et al., 1991).

N. hypoglossus

Mit Hilfe einer speziell gefertigten Ableitelektrode sind Ableitungen motorischer Reizantworten von der Zunge möglich, wobei entweder eine extrakranielle elektrische Stimulation des N. hypoglossus oder eine transkranielle magnetische Stimulation im Canalis hypoglossi erfolgt (fakultativ auch eine kortikale Reizung). Diese Methode kann in der Diagnostik der amyotrophen Lateralsklerose sowie bei Hirnstammläsionen und N. hypoglossus-Paresen hilfreich sein (Urban, 2003).

1.3.6 Magnet- und Hochvoltstimulation

Die Magnet- und Hochvoltstimulation ermöglicht eine Reizung tiefgelegener proximaler Nervenabschnitte einschließlich der Nervenwurzeln und ergänzt daher die konventionelle motorische Neurographie. Wichtigster Einsatzbereich ist die Diagnostik demyelinisierender Immunneuropathien, insbesondere die Frühdiagnose des Guillain-Barré-Syndroms.

Geräteeinstellung. Das EMG-Gerät wird auf »Trigger extern« eingestellt. Die Analysezeit beträgt 30–100 ms, die Signalverstärkung etwa 0,2–1 mV/E (je nach Distanz zwischen Reiz- und Ableitort sowie Amplitude der Reizantwort). Die übrige Ableitetechnik entspricht derjenigen der motorischen Neurographie.

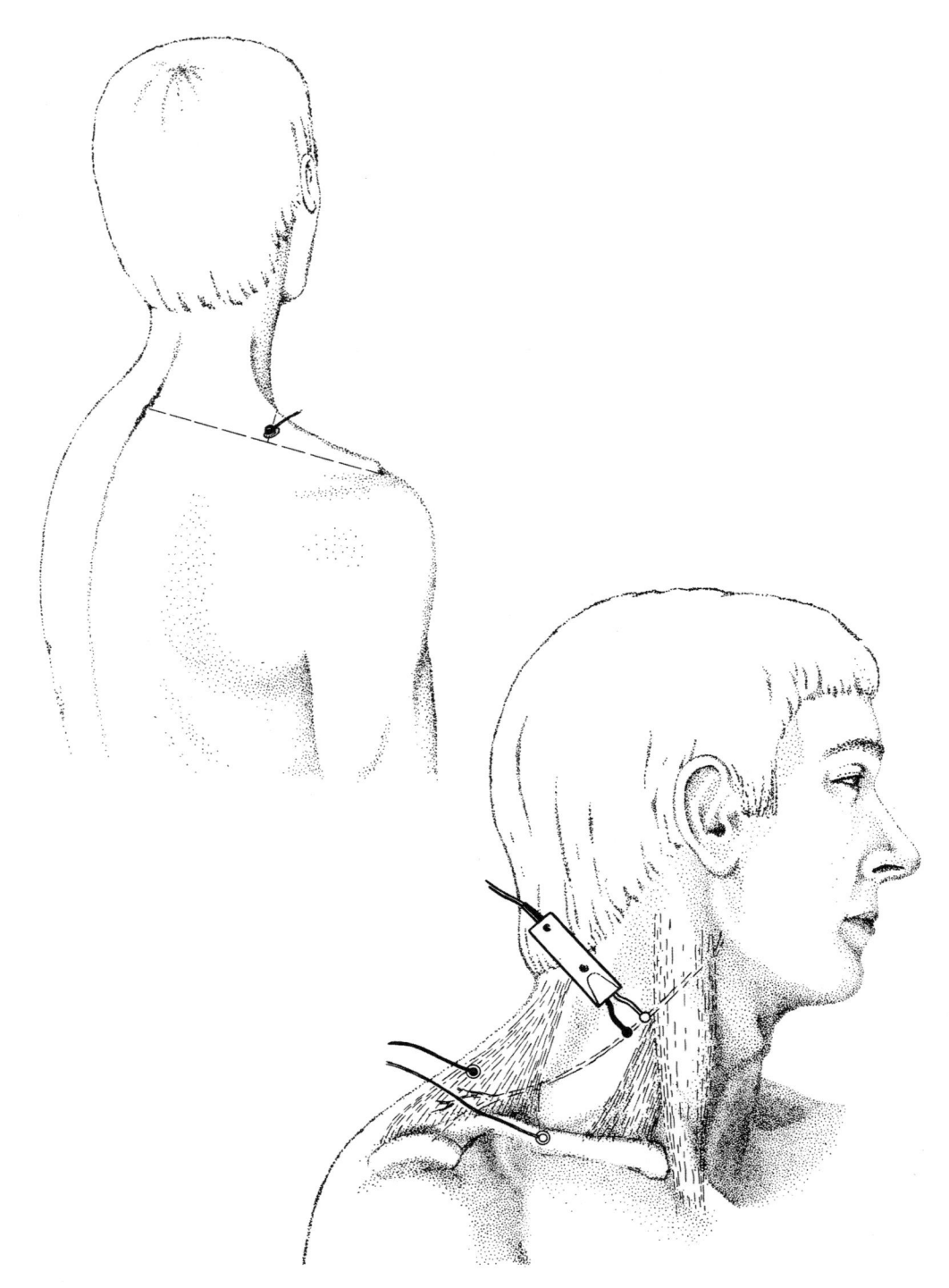

Abb. 65: N. accessorius
Nervenstimulation im seitlichen Halsdreieck hinter dem M. sternocleidomastoideus. Ableitung des EMAP vom Halsteil des M. trapezius in der Mitte zwischen dem Dornfortsatz C7 und dem Akromion, knapp dorsal der Schulterrundung.

1.3.6.1 Magnetstimulation

Am häufigsten verwendet wird eine runde, ringförmige Reizspule mit einem Außendurchmesser von etwa 12 cm. Diese wird so positioniert, dass die Spulenwindungen über dem zu stimulierenden Nerv liegen und der Stromfluss in diesen Windungen von distal nach proximal gerichtet ist. Im Gewebe wird dadurch ein elektrisches Feld generiert, das von proximal (Anode) nach distal (Kathode) gerichtet ist und somit der Elektrodenanordnung bei der motorischen Neurographie entspricht (Dressler et al., 1988 Ravnborg et al., 1990). Wird eine Schmetterlingsspule (in Form der Ziffer 8) verwendet, so liegt die Mitte zwischen den beiden Spulenringen über dem zu stimulierenden Nervenabschnitt und die Stromrichtung in diesem Bereich ist entsprechend von distal nach proximal gerichtet.

1.3 Motorische und sensible Neurographie

Ein Beispiel für die Stimulation der Wurzel C8 zeigt Abbildung 66: das Spulenzentrum liegt entweder wenige Zentimeter oberhalb des Dornfortsatzes C7 – bei im Uhrzeigersinn gerichteter Stromrichtung, oder wenige Zentimeter unterhalb des Dornfortsatzes C7 – bei entgegen dem Uhrzeigersinn gerichteten Stromfluss.

Die Stimulation des Armplexus, der Wurzel L5 und des N. ischiadicus ist in den Abbildungen 67 und 68 veranschaulicht. Die transkranielle Magnetstimulation der Nn. facialis und hypoglossus wurde im Abschnitt 1.3.5. beschrieben.

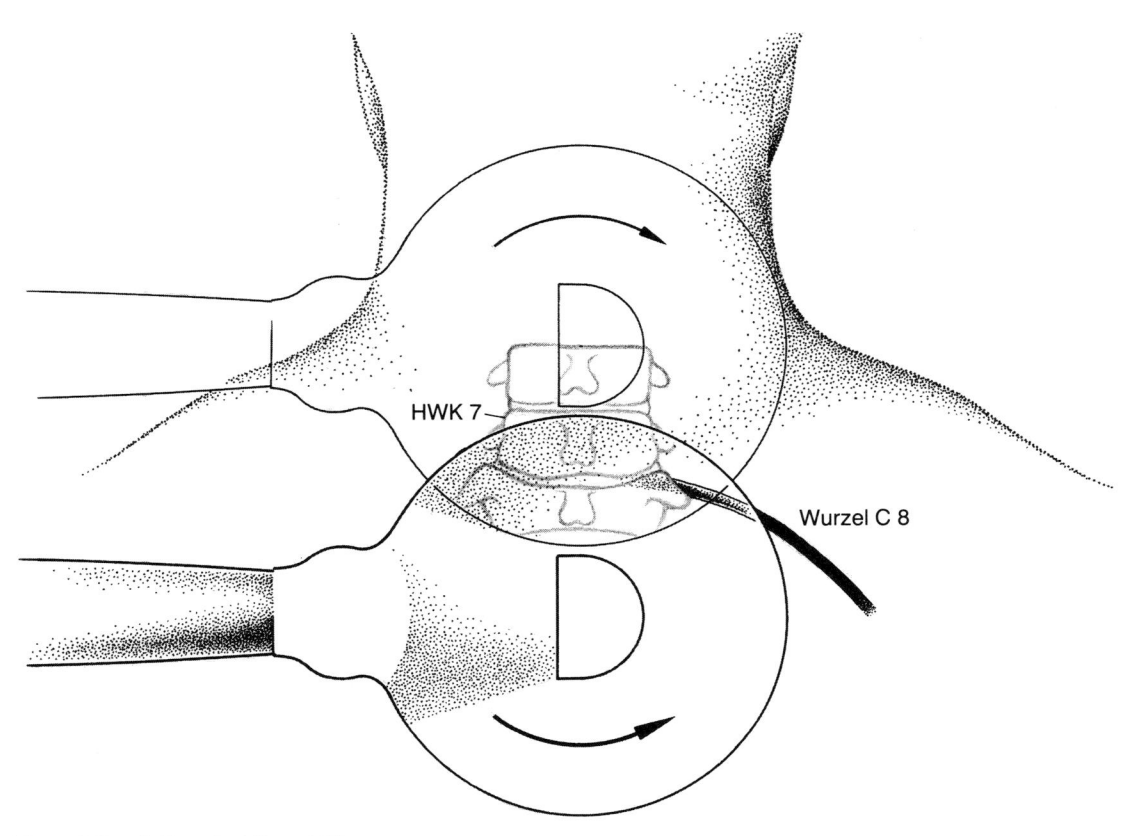

Abb. 66: Magnetstimulation der Wurzel C8

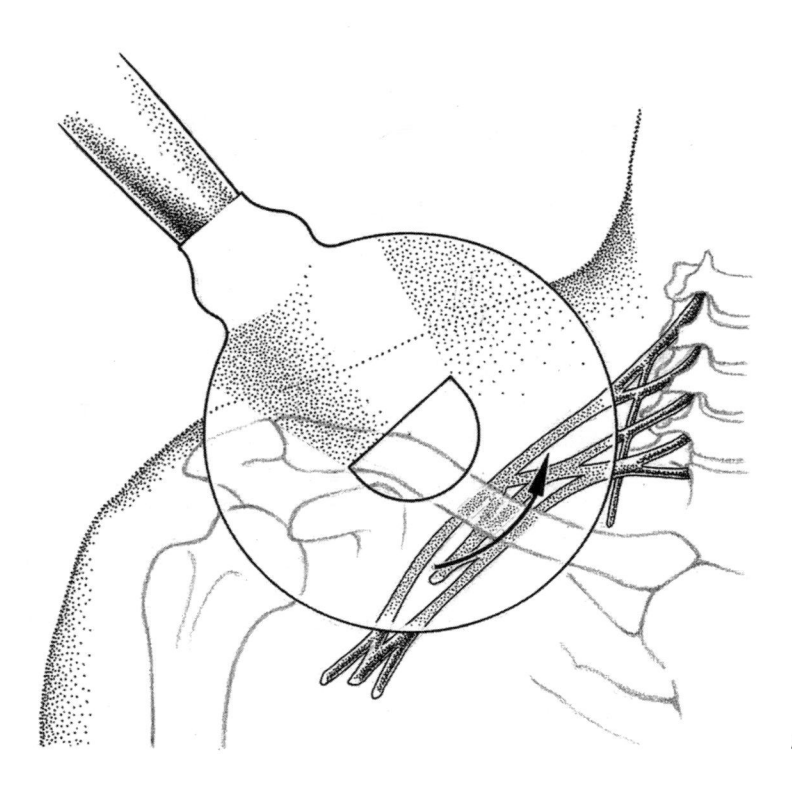

Abb. 67: Magnetstimulation des Armplexus

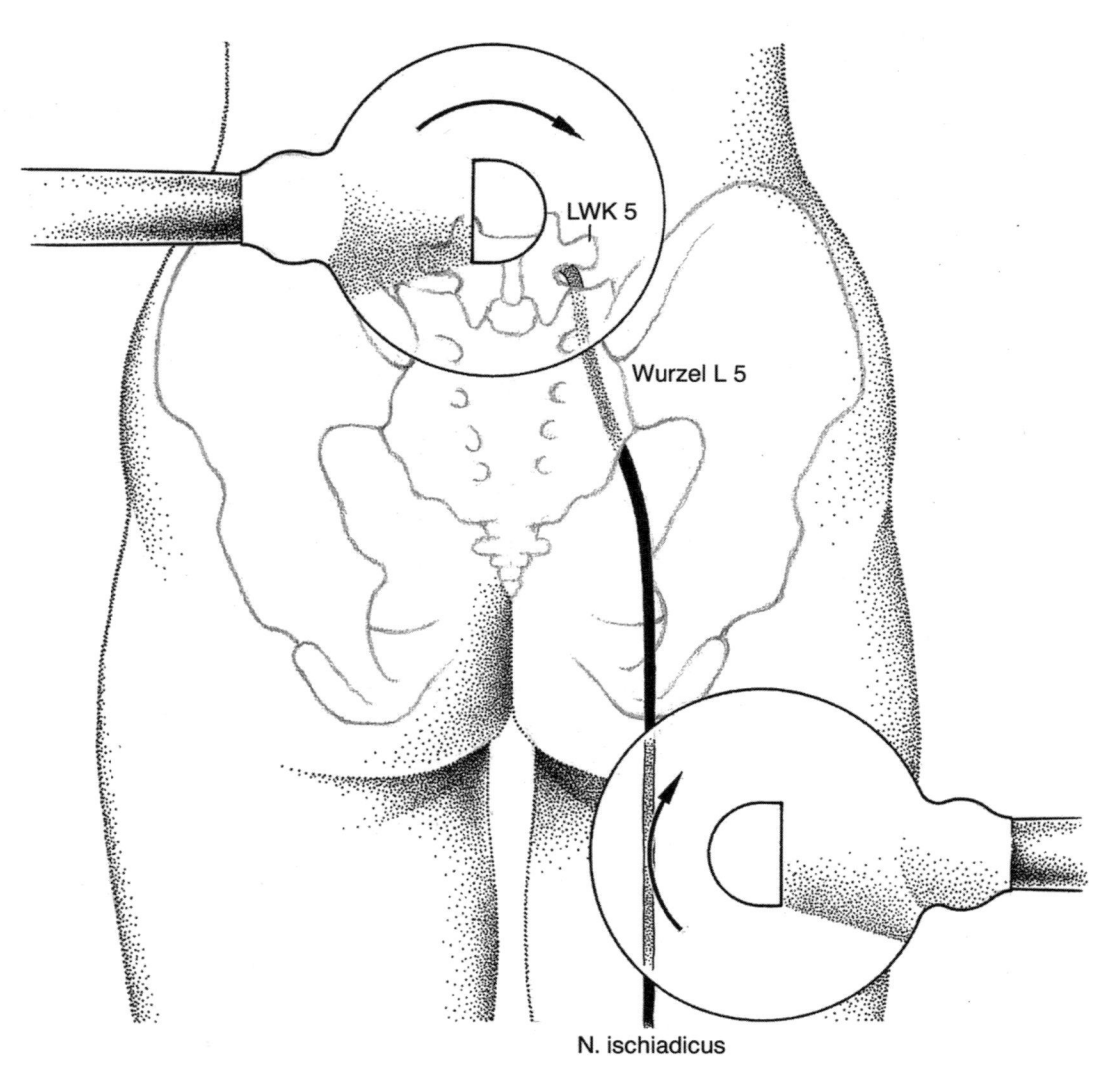

Abb. 68: Magnetstimulation der Wurzel L5 und des N. ischiadicus

Ein Nachteil der Magnetstimulation besteht darin, dass der tatsächliche Stimulationsort nicht exakt lokalisiert werden kann. Je höher die gewählte Reizstärke ist, desto mehr verlagert sich der Stimulationsort trotz identischer Spulenposition nach distal. Die Bestimmung der Nervenleitgeschwindigkeit zwischen verschiedenen Reizorten ist daher nicht so exakt möglich wie bei der konventionellen Neurographie. Bei einer Nervenwurzelstimulation liegt der Reizort im Bereich des Neuroforamens, aber auch bis zu mehrere Zentimeter distal davon (Ugawa et al., 1989; Schmid et al., 1991); bei hohen Reizstärken kann er noch weiter nach distal wandern, was die Validität der Messung beeinträchtigt (Benecke et al., 1988; Maccabee et al., 1988b). Da die Amplitude der Reizantwort bei Wurzelstimulation ohnehin nicht gewertet werden kann, erscheint es daher sinnvoll, mit einer Reizstärke zu stimulieren, die gerade hoch genug ist, um eine gut reproduzierbare Reizantwort mit eindeutig negativem Abgang zu erhalten.

Ein weiterer methodischer Nachteil besteht darin, dass mit Ausnahme der Wurzel C6 keine supramaximale Stimulation der Nervenwurzeln möglich ist (Chokroverty et al., 1989; Evans et al., 1988; Evans et al., 1990; Maccabee et al., 1988; Olney et al., 1990; Schmid et al., 1991; Ugawa et al., 1989). Die Technik eignet sich daher bei Wurzelstimulation nicht zum Nachweis eines Leitungsblocks.

1.3.6.2 Hochvoltstimulation

Im Gegensatz zum Magnetstimulator erlaubt der Hochvoltstimulator (Digitimer) eine supramaximale Stimulation von Nervenwurzeln und proximalen Nervenabschnitten, sodass ein zuverlässiger Nachweis von motorischen Leitungsblöcken möglich ist (Arunachalam et al., 2003). Die Latenzen der Reizantworten entsprechen denen bei Magnetstimulation (Ludolph et al., 1989; Ugawa et al., 1989). In den meisten Fällen werden mehrere Punkte der zu prüfenden Nervenstrecke stimuliert, was eine abschnittsweise Bestimmung der Nervenleitgeschwindigkeiten erlaubt (▶ **Abb. 69**). Ein weiterer Vorteil der Hochvoltstimulation, im Vergleich zur Magnetstimulation, ist die Möglichkeit, die lumbalen

Nervenwurzeln in Höhe des Austritts aus dem Conus medullaris zu stimulieren und damit die Leitgeschwindigkeit in der Cauda equina zu bestimmen (Claus et al., 1989). Einschränkend muss allerdings darauf hingewiesen werden, dass auch bei der Hochvoltstimulation die Stelle der Nervenerregung nicht exakt mit der Position der Reizspule übereinstimmt, sondern mehr oder minder weit distal davon lokalisiert ist, sodass die errechnete Leitgeschwindigkeit zwischen zwei Reizorten oft zu hoch ist. Demgegenüber stellen herabgesetzte Leitgeschwindigkeiten, Leitungsblöcke und Aufsplitterungen des Antwortpotenzials infolge temporaler Dispersion verläßliche Befunde dar.

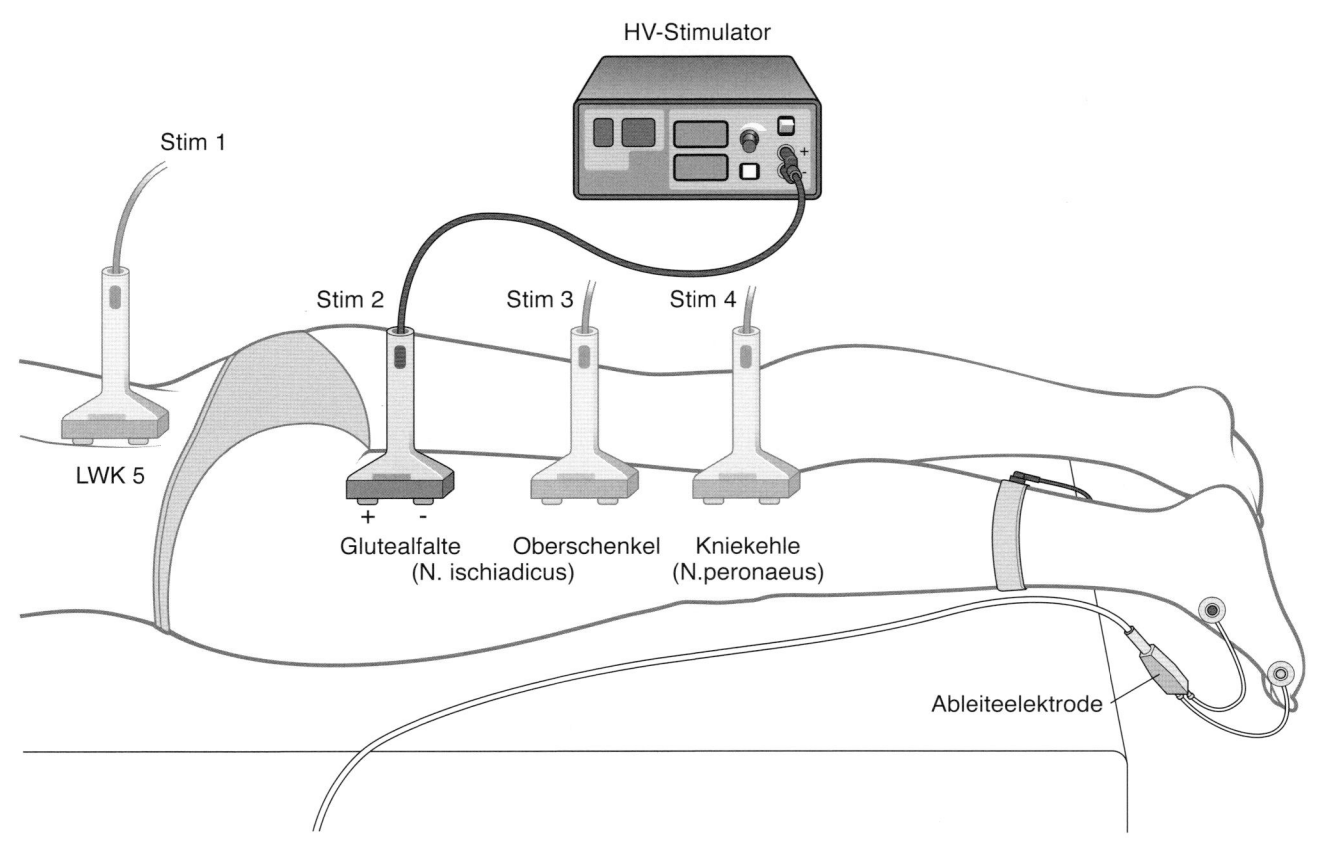

Abb. 69: Hochvoltstimulation an der unteren Extremität
Bei Ableitung vom M. extensor digitorum brevis erfolgt die Stimulation sukzessive über dem N. peronaeus communis (Knie), dem N. ischiadicus (Oberschenkel und Glutaealfalte) sowie in der Lumbalregion in Höhe LWK5 und LKW1. (s. auch ▶ Abb. 160).

1.3.6.3 Probleme bei der Interpretation der Befunde

Die Stimulation proximaler Nervenstrukturen mittels Magnet- oder Hochvoltstimulator erregt motorische Faserbündel, aus denen sich weiter peripher verschiedene Nerven bilden (z. B. die Nn. ulnaris und medianus bei Stimulation der Wurzel C8 oder die Nn. tibialis und peronaeus bei Stimulation des N. ischiadicus). Bei hoher Reizstärke können sogar eine größere Anzahl benachbarter Nervenstrukturen (z. B. alle drei Faszikel des Plexus brachialis) einer Reizung unterliegen, sodass zahlreiche Muskeln mehr oder minder simultan aktiviert werden. Bei Ableitung von einem Zielmuskel, dessen periphere Nervenversorgung gestört ist, wird dann häufig eine volumengeleitete Reizantwort aus einem benachbarten Muskel aufgezeichnet, der von einem intakten peripheren Nerv versorgt wird, was zu Fehlinterpretationen führen kann (▶ Abb. 164). Vermieden werden kann dieses Problem durch Ableitung mit einer konzentrischen Nadelelektrode, die einen kleineren Abgriffradius besitzt.

Bei der Berechnung der zentralen motorischen Leitungszeit nach Magnetstimulation (ZML = Differenz der Latenzen nach kortikaler Stimulation und Wurzelstimulation) ist zu beachten, das die Nervenwurzeln im oder knapp distal des Neuroforamens stimuliert werden, und somit im zervikalen Bereich ein kurzer Abschnitt der Nervenwurzel in die Berechnung der ZML mit eingeht, im lumbalen Bereich sogar die gesamte Leitungszeit in der Cauda equina. Demyelinisierende Prozesse der Nervenwurzeln bzw. der Cauda equina (z. B. Immunneuropathien oder chronische Kompressionssyndrome) verlängern daher die sog. »zentrale« motorische Leitungszeit, was zur fehlerhaften Annahme einer Pyramidenbahn-Läsion führen kann (▶ Abb. 70). Weniger mißverständlich als der Terminus »zentrale motorische Leitungszeit« wäre deshalb die Bezeichnung »kortikoforaminale Latenzdifferenz«.

1 Untersuchungstechnik

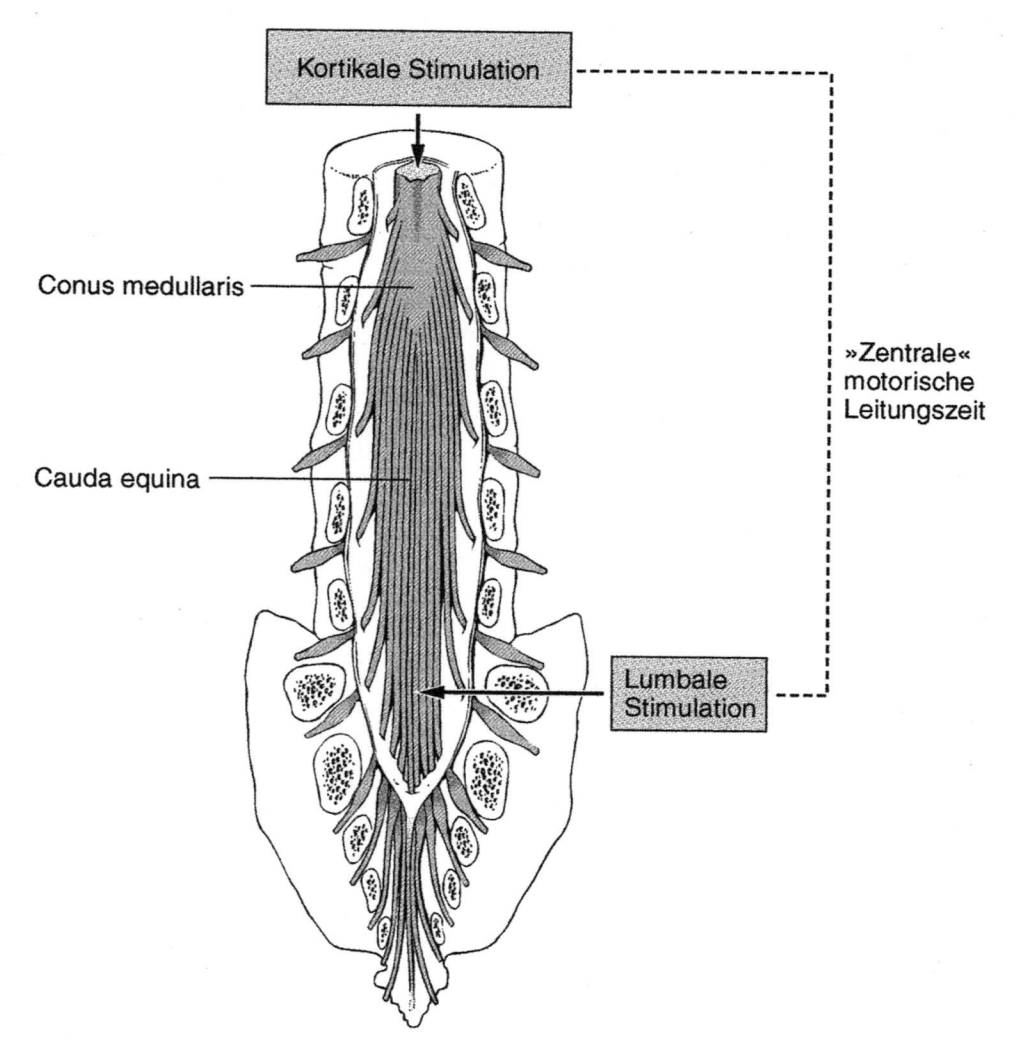

Abb. 70: Lumbale Magnetstimulation
Bei Stimulation in Höhe LWK 5 erfolgt eine Erregung der Nervenwurzeln im Bereich des Foramen intervertebrale. Die aus der Latenzdifferenz nach kortikaler und lumbaler Stimulation errechnete zentrale motorische Leitungszeit umfasst somit auch die Impulsleitung in der Cauda equina. Demyelinisierende Prozesse in der Cauda equina bedingen demnach eine Verlängerung der »zentralen« motorischen Leitungszeit (besser: Kortiko-foraminale Latenzdifferenz) und können zur fehlerhaften Annahme einer zentralnervösen Erkrankung Anlass geben.

1.4 Reflex- und F-Wellen-Untersuchungen

1.4.1 Orbicularis oculi-Reflex

Die Bezeichnung dieses Reflexes (▶ Abb. 71) ist uneinheitlich. Der Begriff Orbicularis oculi-Reflex bezieht sich auf das Erfolgsorgan des Reflexes, den Schließmuskel des Auges. Die Termini Lidschlussreflex und – im angloamerikanischen Sprachgebrauch – »blinkreflex« bezeichnen den Reflexerfolg, also den reflektorischen Lidschluss. Schließlich ist der Begriff Glabellareflex gebräuchlich, der auf die Auslösungszone des Reflexes abhebt. Diese Bezeichnung sollte besser vermieden werden, da sie den falschen Eindruck erweckt, als wäre eine Reflexantwort nur von der Glabella aus zu erhalten. In Wirklichkeit ist das rezeptive Feld für den Orbicularis oculi-Reflex (OoR) sehr groß und umfasst die gesamte Gesichts- und Okzipitalregion. Allerdings ist die zur Reflexauslösung erforderliche Reizintensität periorbital am geringsten, da der OoR einen dem Schutz des Auges dienenden physiologischen Hirnstammreflex darstellt.

Reflexbahn. Abbildung 71a zeigt eine vereinfachte Darstellung der Reflexbahn, wobei nur die von rechts einlaufenden Afferenzen berücksichtigt sind. Die bei taktiler oder elektrischer Stimulation an der Stirn über den ersten Trigeminusast laufenden afferenten Impulse ziehen einerseits mit 1 oder 2 synaptischen Umschaltungen in der Brücke zum gleichseitigen Facialiskern. Die reflektorische Erregung des Facialiskerns führt zu einer Impulsaussendung über den N. facialis, sodass im ipsilateralen Orbicularis oculi mit einer Latenz von etwa 10 ms eine Reflexantwort registriert werden kann, der sog. Frühreflex (= R1–Antwort).

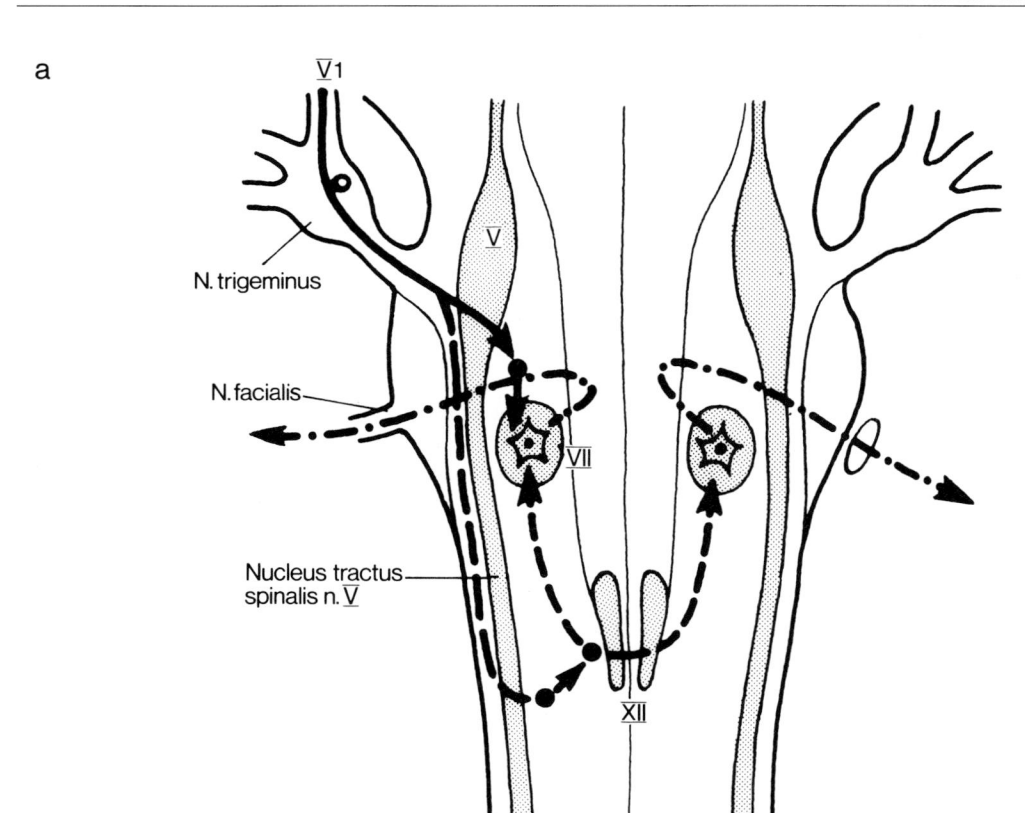

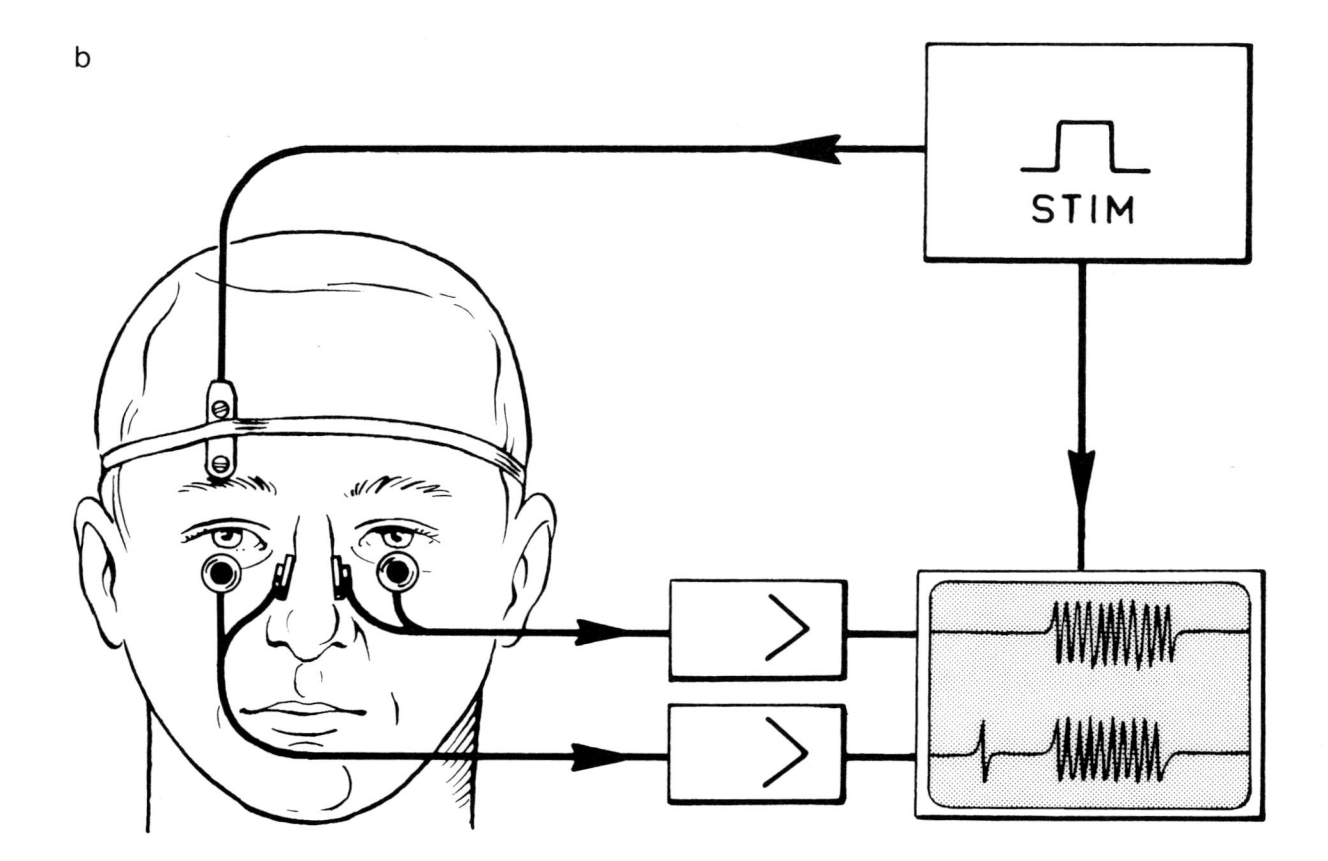

Abb. 71: Orbicularis oculi Reflex
a) Schematisierte Darstellung des vermutlichen Reflexweges. Afferenzen ——— (Frühreflex) bzw. – - – (Spätreflex); efferenter Schenkel ———
b) Untersuchungstechnik: Einseitige Stimulation des N. supraorbitalis. Simultane Aufzeichnung der Reflexantworten vom ipsi- und kontralateralen M. orbicularis oculi. (Aus M. Stöhr: Iatrogene Nervenläsionen. G. Thieme, Stuttgart – New York. 1996; mit freundl. Genehmigung Thieme Verlag)

Die über den N. trigeminus einlaufenden afferenten Impulse deszendieren andererseits im Tractus spinalis trigemini zum Nucleus spinalis und aszendieren danach über eine größere Zahl von Interneuronen in der Formatio reticularis zu beiden Facialiskernen. Die hierdurch bedingte reflektorische Erregung von Facialis Motoneuronen bedingt die bilaterale späte Reflexantwort (= R2–Antwort), die mit einer durchschnittlichen Latenz von etwa 30 ms erscheint.

Auslösung. Der OoR ist durch eine Vielzahl verschiedener Reize auslösbar. Außer taktilen Reizen sind Schmerzreize, optische und akustische Reize zur Reflexauslösung geeignet, wobei in allen Fällen eine Aktivierung des retikulären Reflexzentrums in der bulbopontinen Formatio reticularis stattfindet. Dieses besteht also aus multisensorischen Neuronen mit einer Konvergenz von Sinnesmeldungen aus Gesichtshaut, Auge und Ohr. Da der akustisch und optisch ausgelöste Lidschlussreflex sehr rasch habituiert, werden diese Auslösungsmodi diagnostisch kaum angewandt.

Durchführung. Zur Registrierung des OoR empfehlen sich folgende Geräteeinstellungen: Bandbreite 5 Hz–10 kHz, Zeitablenkung 10ms/cm, Verstärkung 0,2–0,5 mV/cm.

Die übliche Untersuchungstechnik ist in *Abbildung 71b* dargestellt. Man führt eine elektrische Stimulation mit Rechteck-Impulsen von 0,1–0,2 ms am Austrittspunkt des N. supraorbitalis aus dem Foramen supraorbitale zunächst auf der rechten, dann auf der linken Seite durch. Die Reizstärke wird so gewählt, dass maximale Reflexamplituden resultieren. Da der Spätreflex habituiert, wird ein Reizintervall von mindestens 10ms empfohlen. Daneben sind – wie bei anderen polysynaptischen motorischen Reflexen unregelmäßige Reizintervalle, geringe Änderungen der Reizstärke und minimale Verschiebungen der Reizelektrode zwischen je 2 Reizen geeignet, die Habituation – die zur Amplitudenreduktion und Reflexzeitverlängerung führt – zu vermeiden (Kimura, 1973; Schenck und Beck, 1975; Shahani und Young, 1980; Malin, 1982).

Die Ableitung erfolgt mittels Oberflächenelektroden, die wie bei der Facialis-Neurographie an Unterlid und Nasenrücken fixiert werden (▶ Abb. 63). Die Registrierung der ipsi- und kontralateralen Reflexantworten wird am besten simultan auf 2 Kanälen bei leicht geschlossenen Augen vorgenommen (▶ Abb. 71b), kann aber auch nacheinander erfolgen. Dabei sollten mindestens 4–6 Reize ausgelöst und die jeweiligen Reflexantworten superponiert werden. Beim Gesunden lassen sich ipsilateral eine frühe und eine späte Reflexantwort (R1 und R2) evozieren; kontralateral erscheint in der Regel nur eine R2–Komponente.

Indikationen. Untersuchungen des OoR sind diagnostisch hilfreich bei einer Läsion des N. facialis rostral der Austrittsstelle am Foramen stylomastoideum, also dem Abschnitt, der durch die direkte Neurographie nicht erfasst werden kann. Durch simultane Aufzeichnung der Reflexantwort aus mehreren mimischen Muskeln einer Seite lässt sich eine pathologische Ausbreitung der Reflexantwort, z.B. bei Facialisspasmus und bei einer Fehlsprossung nach Facialisparese zuverlässig erfassen (Stöhr, 1976b). Schließlich sind OoR-Messungen geeignet, Läsionen des 1. Trigeminusastes sowie bulbo-pontine Hirnstammprozesse nachzuweisen (Kimura, 1973; Dengler und Struppler, 1981 b).

1.4.2 Massetterreflex

Reflexbahn. Der Masseterreflex (▶ Abb. 72) ist ein monosynaptischer Muskeleigenreflex, dessen afferenter Schenkel aus Ia-Fasern von Muskelspindeln der Kiefermuskulatur besteht, deren Zellen im Nucleus mesencephalicus trigemini gelegen sind. Von dort erfolgt eine monosynaptische Übertragung auf den motorischen Trigeminuskern im Pons. Der efferente Schenkel des Reflexbogens führt schließlich über die motorische Trigeminuswurzel zum M. masseter. Da Amplitude und Latenz des Masseterreflexes durch Kieferstellung und zentrale Einflüsse verändert werden (Cruccu und Deuschl, 2000), muss die Ableitung der Reflexantwort simultan auf beiden Seiten erfolgen. Aus dem skizzierten Verlauf des Reflexbogens wird ersichtlich, dass es sich bei der Untersuchung des Masseterreflexes um einen Funktionstest des ponto-mesencephalen Hirnstamms sowie des N. trigeminus handelt.

Durchführung. Die Auslösung des Masseter-Reflexes geschieht bei leicht geöffnetem Mund durch einen Schlag des Reflexhammers auf die Mitte der Mandibula oder besser auf den dort aufliegenden Zeigefinger des Untersuchers (▶ Abb. 72 links). Durch einen Mikroschalter im Hammerkopf wird beim Auftreffen des Reflexhammers der Strahl des Oszilloskops getriggert.

Die Ableitung der Reflexantwort erfolgt mittels Nadel- oder Oberflächenelektroden simultan vom rechten und linken M. masseter mit Superposition von 4–6 Reflexantworten. Bei Verwendung von Hautelektroden wird die aktive über dem Muskelbauch, die indifferente über dem Processus mastoideus oder dem lateralen Nasenflügel fixiert.

> Bei fehlender Reflexantwort bei mehreren Versuchen erfolgt eine Wiederholung der Prüfung während leichter willkürlicher Anspannung der Kaumuskeln, da eine solche Mitinnervation zu einer Facilitation der Reflexerregbarkeit führt, ebenso wie der Jendrassiksche Handgriff.

Indikationen. Die Untersuchung des Masseterreflexes ergibt diagnostisch hilfreiche Aufschlüsse bei Schädigungen des N. trigeminus (V3) und bei pontomesencephalen Hirnstammläsionen (Yates und Brown, 1981).

1.4.3 Kieferöffnungsreflex (Masseter-Hemmreflex)

Als weiterer trigemino-trigeminaler Reflex hat der Kieferöffnungsreflex (Zungenkieferreflex nach Hoffmann

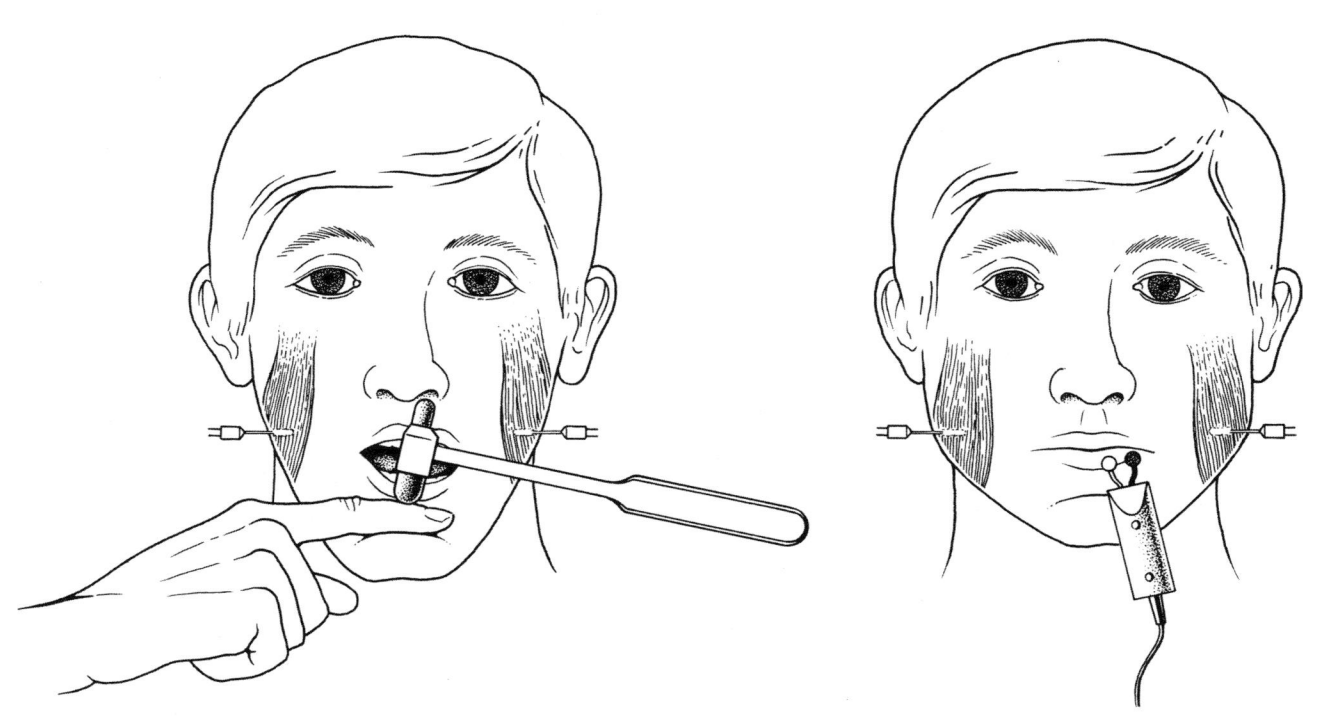

Abb. 72: Masseterreflex und Kieferöffnungsreflex
Masseterreflex (links): Reflexauslösung durch einen Reflexhammer, dessen Schlag den Kipp des Kathodenstrahloszillographen triggert. Simultane Aufzeichnung der Reflexantworten aus dem M. masseter beiderseits mittels Nadel- oder Oberflächenelektroden.
Kieferöffnungsreflex (rechts): Registrierung des Kieferöffnungsreflexes im M. masseter während kräftiger Muskelanspannung bei repetitiver elektrischer Stimulation der Unterlippe oder des N. mentalis.

und Toennies, 1948) eine gewisse klinische Bedeutung erlangt (▶ Abb. 72).

Nach Untersuchungen von Ongerboer de Visser et al. (1989) resultiert nach ipsilateraler Stimulation im Versorgungsgebiet des zweiten oder dritten Trigeminusastes eine bilaterale Hemmung des kontrahierten M. masseter, wobei es sich um einen Schutzreflex handeln dürfte, der Zunge und Lippen vor Bißverletzungen bewahrt (Kieferöffnungsreflex oder Masseter-Inhibitory-Reflex). Die Aktivitätshemmung des M. masseter beginnt 10–15 ms nach Reizbeginn (SP1), wird von einer nachfolgenden kurzen Muskelaktivität unterbrochen und beginnt ein zweites Mal 40–50 ms nach erfolgter Stimulation (SP2).

Reflexbahn. Aufgrund von Veränderungen dieses inhibitorischen Reflexes bei unterschiedlich lokalisierten Hirnstammprozessen unterstellen Ongerboer de Visser et al. (1989) unterschiedliche Reflexbahnen für die frühe und die späte Hemmphase. Erstere läuft über den N. trigeminus zum Nucleus spinalis trigemini und von dort zu den motorischen Trigeminuskernen, stellt also einen oligosynaptischen pontinen Reflex dar. Letztere erreicht den Pons über den N. trigeminus, deszendiert im Nucl. spinalis trigemini, um danach in der lateralen Formatio reticularis beiderseits aufzusteigen und die trigeminalen Motoneurone zu hemmen.

Durchführung. Während der kräftigen Kontraktion der Kaumuskeln erfolgt die einmalige supramaximale Stimulation des N. mentalis oder der Unterlippe. Die Ableitung der EMG-Aktivität wird vom M. masseter beiderseits mittels Oberflächenelektroden vorgenommen (▶ Abb. 72). Nach Pausen von je 10–30 Sekunden erfolgen weitere Einzelreize, wobei mindestens acht – negative – Reizantworten nach links- und rechtsseitiger Stimulation superponiert werden. Der Beginn der frühen (S1) und späten (S2) Hemmungsphase wird jeweils ipsi- und kontralateral gemessen und liegt normalerweise bei 10–15 bzw. 40–50 ms. Diese zweifache Innervationsstille (Silent Period) fehlt beim Tetanus bereits in einer frühen Phase und erlaubt damit dessen Frühdiagnose (Struppler et al., 1963; Stöhr und Nerke, 1976) (▶ Abb. 333).

1.4.4 H-Reflex

Physiologie. Der H-Reflex (Hoffmann, 1922) ist ein elektrisch ausgelöster monosynaptischer Eigenreflex (▶ Abb. 73 und 74). Die elektrische Stimulation der im N. tibialis von den Muskelspindeln zum Rückenmark verlaufenden I a-Fasern bewirkt eine aszendierende Impulswelle (▶ Abb. 73 links), welche via Hinterwurzel und Hinterhorn die Alpha-Motoneurone im Vorderhorn erreicht und diese reflektorisch erregt. Die Reflexaktivität deszendiert in den motorischen Axonen zum Muskel und bedingt eine Reflexzuckung.

Da die I a-Fasern eine niedrigere Reizschwelle besitzen als die motorischen Axone, werden sie bei niedriger Reizstärke isoliert (oder gemeinsam mit wenigen motorischen Fasern) erregt. Dies bedeutet, dass bei Ableitung von dem betreffenden Muskel eine isolierte Reflexantwort abgeleitet wird (höchstens mit einer niedrigen di-

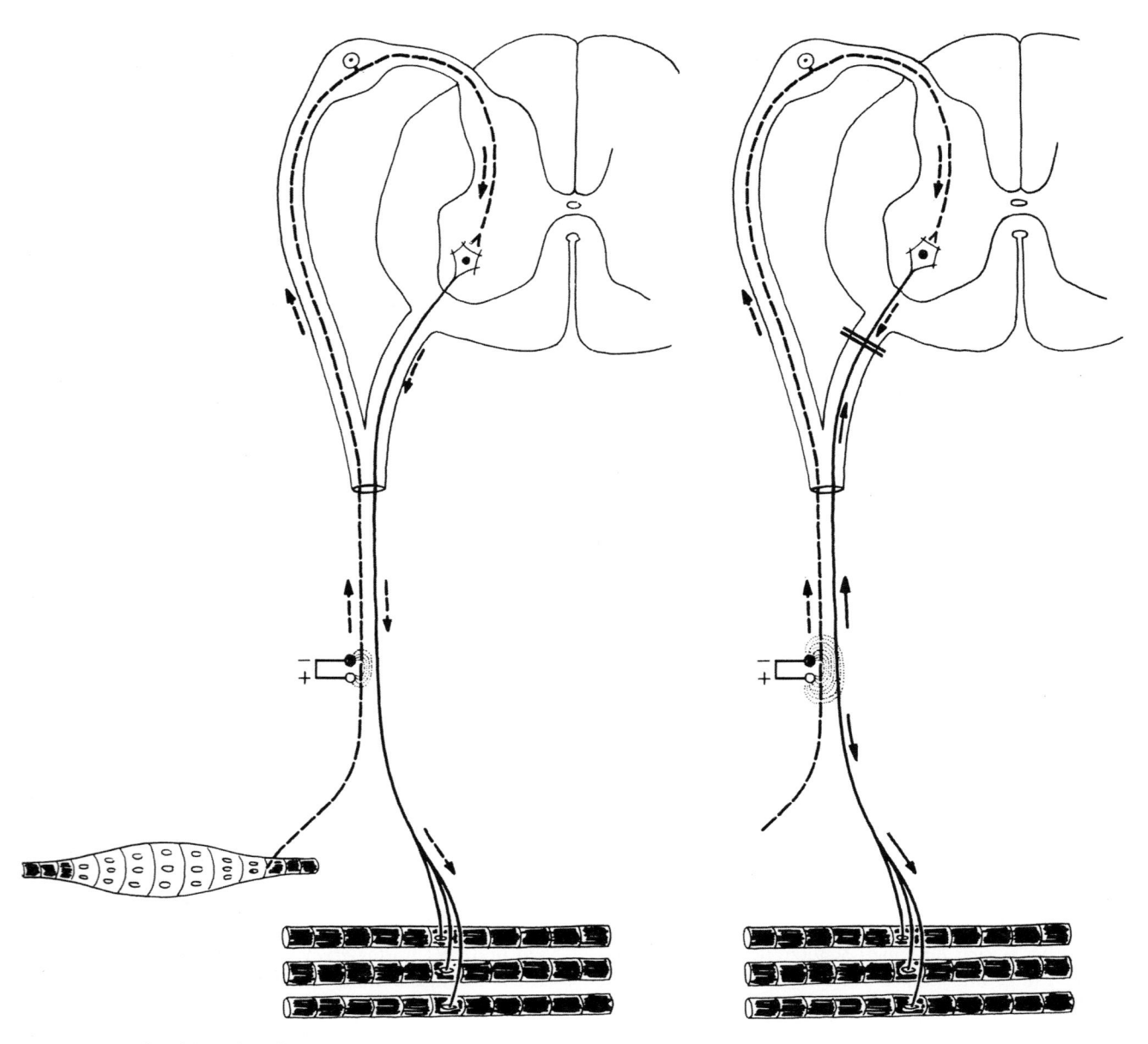

Abb. 73: H-Reflex (Physiologie)
Links: Bei schwacher Reizstärke resultiert eine isolierte Erregung der propriozeptiven Fasern von den Muskelspindeln, wodurch über einen monosynaptischen Reflexbogen eine isolierte Reflexantwort ausgelöst wird.
Rechts: Bei hoher Reizstärke resultiert eine gleichzeitige Erregung propriozeptiver und motorischer Fasern. Dies führt einerseits zum Auftreten einer direkten Muskel-(M-)Antwort durch die in den motorischen Fasern orthodrom (zum Muskel) laufenden Impulse. Andererseits kollidieren die in den motorischen Fasern antidrom laufenden Impulse mit der Reflexaktivität, was zu deren Auslöschung führt (=).

rekten Muskel-[M-]Antwort kombiniert). Bei sukzessiver Erhöhung der Reizstärke wird die Reflexantwort zunächst höher, später wieder niedriger und verschwindet schließlich bei supramaximaler Stimulation ganz. Dieses Phänomen beruht evtl. auf einer Kollision der reflektorischen Impulswelle mit den in den miterregten motorischen Axonen aszendierenden Impulsen (▶ Abb. 73 rechts). Daneben werden eine Hemmung der propriozeptiven Reflexaktivität über miterregte I b-Fasern von den Golgi-Sehnenorganen sowie eine über intraspinale Kollateralen des Motoraxons laufende Renshaw-Hemmung angeschuldigt (Fisher, 1992).

Ein H-Reflex kann bei Neugeborenen in vielen Muskeln ausgelöst werden. Nach dem zweiten Lebensjahr ist er regelmäßig im M. triceps surae (vor allem im M. soleus), meistens auch im M. quadriceps femoris sowie im M. flexor carpi radialis vorhanden (selten auch in der Fußsohlenmuskulatur). Im Rahmen einer pathologischen Reflexenthemmung kann ein H-Reflex in weiteren Muskeln – z. B. der Handmuskulatur registriert werden (Fisher, 1992).

Der Quotient aus maximaler H-Reflex-Amplitude und Höhe der M-Antwort nach supramaximaler Stimulation (H/M-Quotient) stellt ein Maß für die Aktivierbarkeit des Motoneuronen-Pools dar, wobei dessen Exzitabilität durch leichte Muskelanspannung und durch das Jendrassik-Manöver gesteigert werden kann (▶ Abb. 176).

1.4 Reflex- und F-Wellen-Untersuchungen

Untersuchungstechnik. Die H-Reflex-Messung geschieht in Bauchlage, wobei unter beide Sprunggelenke eine 15–20 cm hohe Rolle gelegt wird, um eine entspannte und symmetrische Lagerung der Beine zu erreichen, was zur Ausschaltung konditionierender Effekte wichtig ist.

Die Stimulation des N. tibialis in der Kniekehle (Kathode proximal) erfolgt mit einer Frequenz von 0,5/s mit langsam zunehmender Reizstärke. Als Reizdauer sind Werte zwischen 0,5 und 1 ms optimal (Panizza et al., 1989). Sobald eine Reflexantwort auftritt, wird die Stimulusintensität so lange weiter erhöht, bis eine maximale H-Reflex-Amplitude erreicht ist. Mit dieser Reizstärke werden 5–10 aufeinanderfolgende Reflexantworten mittels Einzelreizen (Intervall 3–5 sec) ausgelöst und aufgezeichnet, da bei kontinuierlicher Stimulation mit 0,5 bis 1 Hz öfters keine maximale Reflexamplitude erhalten wird. Im Anschluss daran wird die Reizstärke weiter erhöht, um durch ein dabei eintretendes Verschwinden der Antwort sicher zu sein, dass es sich tatsächlich um einen H-Reflex gehandelt hat. Inkonstant auftretende späte Antworten stellen keinen H-Reflex, sondern F-Wellen (1.4.6.) dar, deren Latenz in der Regel einige Millisekunden länger ist (▶ Abb. 181).

Zur Ableitung werden Oberflächenelektroden benützt, wobei die differente Elektrode über dem M. soleus (knapp distal der Muskelbäuche der Mm. gastrocnemii medialis et lateralis), die indifferente Elektrode über der Achillessehne plaziert werden (▶ Abb. 74). (H-Reflex-Messung im M. quadriceps femoris, ▶ Abb. 54.)

Die Messung erfolgt am rechten und linken Bein unter identischen Bedingungen, um die diagnostisch wichtige Seitendifferenz der Latenz und Amplitude zu erfassen.

Bei fehlender Auslösbarkeit eines H-Reflexes empfiehlt sich eine Reflexbahnung über den Jendrassikschen Handgriff oder durch leichte Willkürinnervation des M. triceps surae. Dabei ist auf seitengleiche Aktivierung zu achten, um methodisch bedingte Seitendifferenzen der Reflexamplituden zu vermeiden.

Außer im M. soleus und M. quadriceps femoris lässt sich unter Ruhebedingungen auch im M. flexor carpi radialis ein H-Reflex auslösen. In anderen Muskeln, wie z. B. in den Mm. abductor pollicis brevis und tibialis anterior, gelingt dies nur während willkürlicher Muskelanspannung, was die Abgrenzung der Reflexantworten erschwert und Mittelungsverfahren erforderlich macht (Burke et al., 1989). Die Ableitung des H Reflexes aus dem M. flexor carpi radialis erfolgt am besten mittels einer konzentrischen Nadelelektrode am Übergang zwischen proximalem und mittlerem Unterarm-Drittel. Die Stimulation des N. medianus in der Ellenbeuge (Kathode proximal) wird mit einer Reizstärke vorgenommen welche eine maximale Reflexamplitude zur Folge hat.

Ellrich et al. (1998) konnten bei zehn gesunden Versuchspersonen einen H-Reflex in den plantaren Fußmuskeln auslösen, wobei die Latenz nach N. tibialis Stimulation in der Kniekehle bei 38,1 ms lag und sich bei Verlagerung der Reizelektrode nach distal verkürzte.

Indikationen. H-Reflex-Messungen geben diagnostisch wichtige Informationen über die Impulsleitung in proximalen Nervenabschnitten, die einer direkten neurogra-

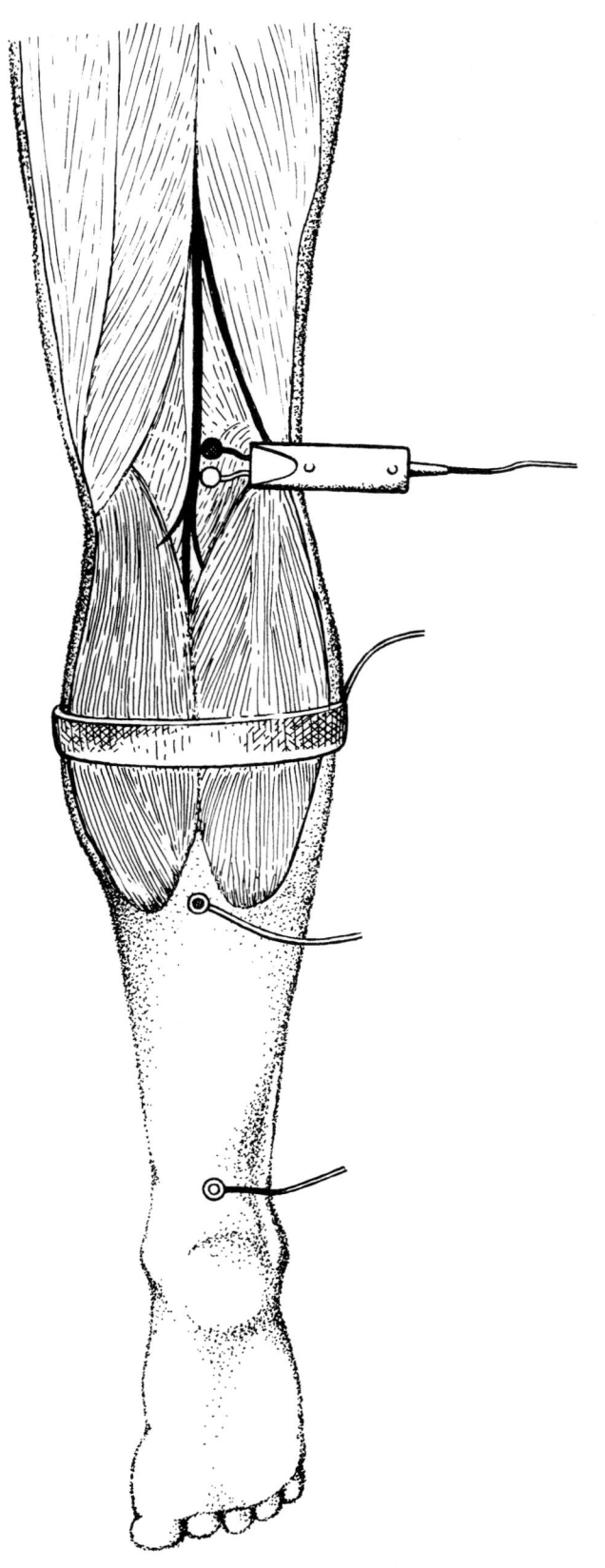

Abb. 74: H-Reflex (Untersuchungstechnik)
Stimulation des N. tibialis in der Kniekehle (Kathode proximal). Ableitung des Reflex-Potenzials vom M. soleus (kaudal und zwischen den beiden Köpfen der Mm. gastrocnemii medialis et lateralis) mittels einer Oberflächenelektrode. Die indifferente Elektrode wird über der Achillessehne plaziert.

phischen Messung nicht zugänglich sind, und sind daher u. a. indiziert bei Polyneuritis Guillain Barré, Ischiadicusläsionen, Wurzelkompressionssyndrom S1 und Conus-Cauda-Syndrom (Braddom und Johnson, 1974; Lachmann et al., 1980; Tonzola et al., 1981; Shahani, 1984; Fisher, 1992).

1.4.5 Sakralreflexe

Physiologie. Sakralreflexe sind teils oligo-, teils polysynaptische, über den N. pudendus laufende Reflexe. Der afferente Schenkel des Reflexbogens verläuft über den N. pudendus via Hinterwurzeln S2–4 zum Sakralmark. Dort erfolgt über Interneurone die Verschaltung auf Alpha-Motoneurone derselben Segmente, deren Neuriten über die Vorderwurzel S2–4 und den N. pudendus die Beckenmuskulatur einschließlich der Sphinkteren erreichen (▶ Abb. 75–77). Da die Beckenbodenmuskulatur mit den Sphinkteren eine funktionelle Einheit bildet, sind die Reflexantworten bei Wahl unterschiedlicher Stimulations- und Ableiteorte im Pudendusinnervationsgebiet ähnlich (Bilkey et al., 1983; Vodušek et al., 1983). Am gebräuchlichsten sind die Ableitung des Bulbokavernosus-Reflexes (Krane et al., 1970; Dick et al., 1974; Ertekin und Reel, 1976; Vodušek et al., 1983; Scherb, 1988; Tackmann et al., 1988; Vodušek und Janko, 1990) und des Analreflexes (Bilkey et al., 1983; Vodušek et al., 1983; Varma et al., 1986).

1.4.5.1 Bulbocavernosus-Reflex

Untersuchungstechnik. Stimuliert wird der N. dorsalis penis (sensibler Endast des N. pudendus) mit über den Penis gestreiften Ringelektroden, wobei die Kathode proximal an der Peniswurzel angebracht wird. Um die sensiblen Afferenzen seitengetrennt untersuchen zu können, ist auch eine unilaterale Stimulation des N. dorsalis penis mit konventionellen bipolaren Stimulationselektroden möglich. Die Stimulation erfolgt mit Rechteckimpulsen von 0,2 ms Dauer und sechs- bis achtfacher subjektiver Reizschwellenstromstärke, wobei wegen einer möglichen Habituation unregelmäßige Intervalle von 5–10 sec eingehalten werden. Abgeleitet wird simultan aus dem rechten und dem linken M. bulbocavernosus mit zwei konzentrischen Nadelelektroden (▶ Abb. 76; siehe auch ▶ Abb. 30). Die Einstichtiefe ist abhängig von der Ausbildung des subkutanen Fettgewebes.

Die richtige Nadellage ist an der Einstichaktivität erkennbar und kann zusätzlich durch mechanische Provokation des Reflexes mittels Kneifen der Glans penis oder durch Aktivierung des Muskels beim Husten kontrolliert werden. Während der Untersuchung muss die Nadellage häufig kontrolliert und korrigiert werden, was einige Erfahrung seitens des Untersuchers erfordert. Die Analysezeit sollte 100 ms nicht unterschreiten.

Indikationen. Der Bulbokavernosusreflex kann uni- oder bilaterale Läsionen des N. pudendus, des Plexus sacralis, der Cauda equina und des Conus medullaris objektivieren. Die Methode ist wertvoll bei der Abklärung von neurogenen Blasen-, Mastdarm- und Sexualfunktionsstörungen; dabei kann die Kombination mit somatosensorisch evozierten Potenzialen nach Stimulation des N. dorsalis penis (Scherb, 1988; Tackmann et al., 1988) und mit motorisch evozierten Potenzialen zum M. bulbocavernosus (Opsomer et al., 1989; Dressler et al., 1990) sinnvoll sein.

1.4.5.2 Analreflex

Die beschriebene Technik des Bulbocavernosusreflexes kann nur bei männlichen Personen zuverlässig durchgeführt werden. Bei der Frau wird alternativ der Analreflex aus dem M. sphincter ani externus abgeleitet (▶ Abb. 77).

Untersuchungstechnik. Am übersichtlichsten sind die Ergebnisse, wenn bilateral der N. dorsalis clitoridis bzw. der N. dorsalis penis stimuliert wird. Die Stimulationstechnik beim Mann erfolgt wie beim Bulbocavernosusreflex. Bei der Frau wird an der Clitoris stimuliert mit Clip-Elektroden, wie sie beim EEG als Ohrelektroden Verwendung finden (Vodušek, 1990), oder mit kleinen Cup-Elektroden, die mit haftender Elektrodenpaste fixiert werden. Die Reizparameter werden wie beim Bulbocavernosusreflex gewählt.

Alternativ kann mit bipolaren Reizelektroden am Perineum oder perianal stimuliert werden. Dazu sind aber höhere Reizstärken notwendig und die Interpretation wird durch fakultative zusätzliche Reizantworten erschwert (Pedersen et al., 1978; Swash, 1982; Vodušek et al., 1983). Abgeleitet wird mit konzentrischen Nadelelektroden am besten in Zweikanaltechnik simultan aus dem M. sphincter ani externus beidseits (▶ Abb. 28).

Indikationen. Mit Hilfe des Analreflexes können Läsionen des N. pudendus, des Plexus sacralis, der Cauda equina und des Sakralmarks nachgewiesen werden. Der Reflex wird vereinzelt auch in der Diagnostik von Stuhlentleerungsstörungen eingesetzt (Varma et al., 1986; Kerrigan et al., 1989), gegebenenfalls kombiniert mit motorisch evozierten Potenzialen (Opsomer et al., 1989) und der distalen motorischen Neurographie des N. pudendus (Swash und Snookes, 1986). Auch bei Blasen Mastdarm und/ oder Potenzstörungen im Rahmen einer Polyneuropathie sind Analreflex-Messungen für den Nachweis der neurogenen Ursache mitunter aufschlussreich.

1.4.6 Reflexhammer-getriggerte Reflexuntersuchungen an den Extremitäten

Die klinische Reflexprüfung orientiert sich an der Stärke der reflektorischen Muskelkontraktion. Diesem Parameter entspricht bei elektromyographischer Aufzeichnung der Reflexpotenziale deren Amplitude. Ein Vorteil der elektrophysiologischen gegenüber der klinischen

1.4 Reflex- und F-Wellen-Untersuchungen

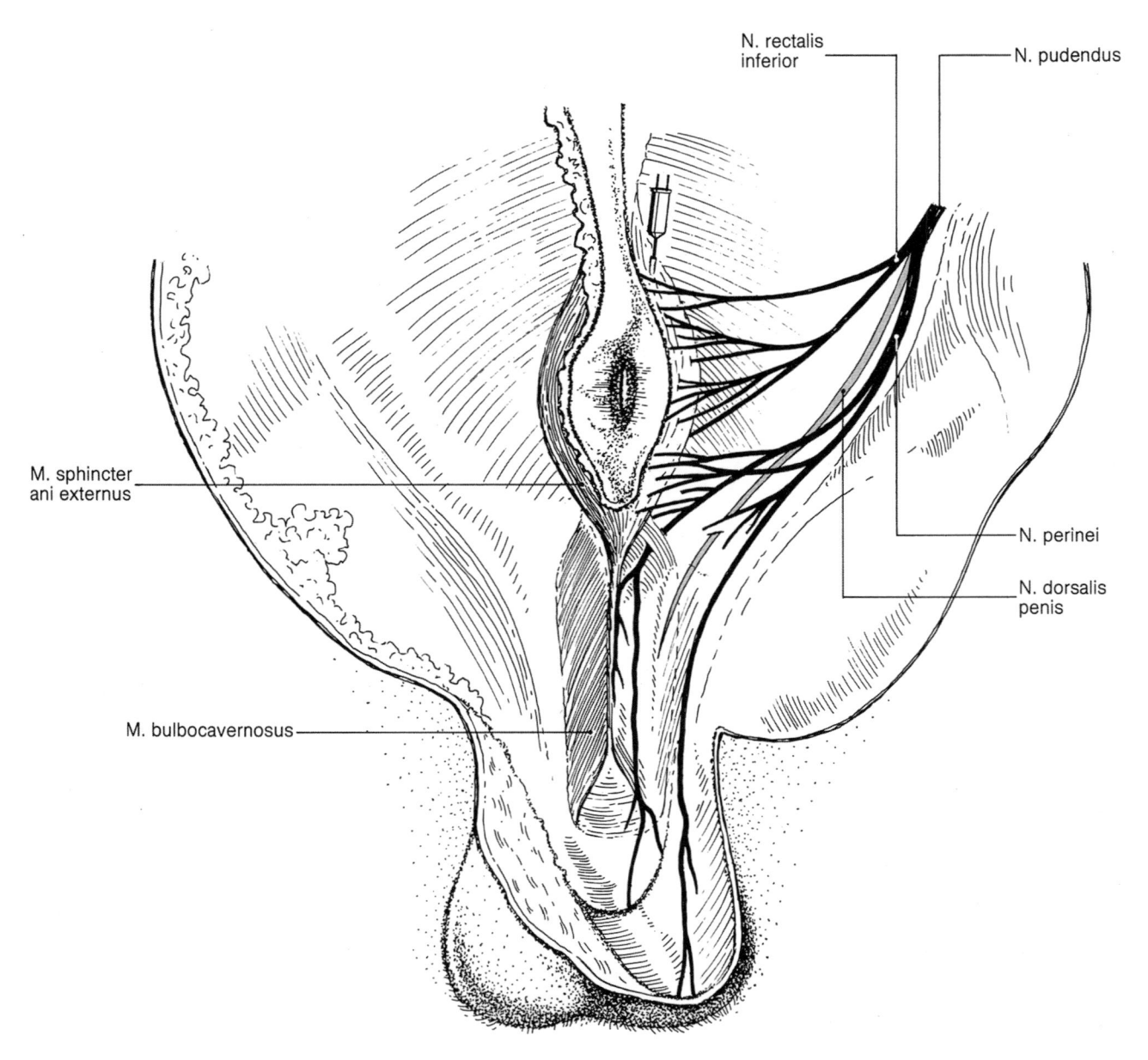

Abb. 75: Innervation der Dammregion durch den N. pudendus
Die sensible Versorgung der Ano-Genital-Region erfolgt über die drei Pudendus-Äste (Nn. rectalis inferior, perinaei und dorsalis penis vel clitoridis). Motorische Faseranteile innervieren u. a. die Mm. sphincter ani externus und bulbocavernosus.

Prüfung besteht nunmehr darin, dass hiermit auch die Reflexlatenzen gemessen werden können (Stam und van Leeuwen, 1984; Schott et al., 1995). Von diagnostischer Bedeutung sind in erster Linie der Bizeps-, Trizeps- und Quadrizepsreflex bei der Diagnostik von Läsionen der Nervenwurzeln C6, C7 und L3/4 bzw. der entsprechenden Nerven oder Plexusanteile, während anstelle einer Untersuchung des Trizeps surae Reflexes der elektrisch ausgelöste H-Reflex des M. soleus vorzuziehen ist.

Die Untersuchungstechnik entspricht im Wesentlichen der klinischen Reflexprüfung, wobei anstelle eines normalen Reflexhammers ein an das EMG-Gerät angeschlossener Hammer mit piezokeramischem Element verwendet wird, der beim Auftreffen auf die Sehne den Kipp des Kathodenstrahloszillographen auslöst. Zur Ableitung der Reflexpotenziale empfehlen sich Elektroden mit großem Abgriffradius, wobei die differente Elektrode im Zentrum des Muskelbauchs, die indifferente Elektrode am Sehnenursprung plaziert wird (▶ Abb. 78). Die Reflexprüfungen erfolgen im Seitenvergleich, wobei zehn konsekutive Reflexantworten bezüglich kürzester Latenz und maximaler Amplitude ausgewertet werden.

1.4.7 F-Wellen

Physiologie. Die F-Welle (▶ Abb. 79) ist keine Reflexantwort wie die übrigen in diesem Abschnitt besprochenen Phänomene, sondern Ausdruck einer rückläufigen Entladung von Alpha-Motoneuronen. Bei Stimulation eines peripheren Nerven verläuft die Impulswelle nicht nur orthodrom zum Muskel, sondern auch antidrom zum

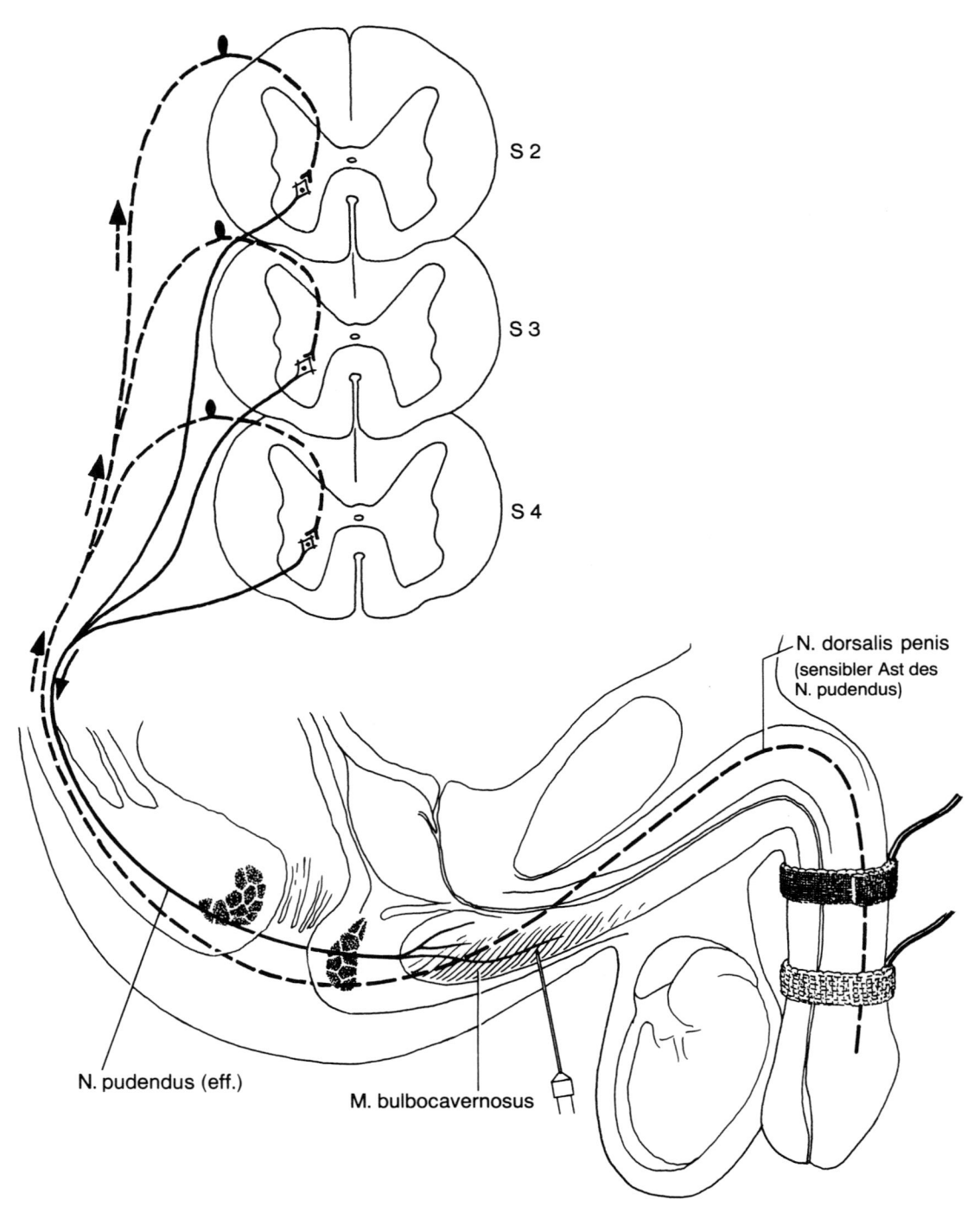

Abb. 76: Bulbocavernosus-Reflex
Nadelposition s. **Abb. 30**. Die Ableitung erfolgt simultan von beiden Seiten.

Vorderhorn (▶**Abb. 79**). Dies führt gelegentlich zur rekurrenten Erregung von Alpha-Motoneuronen mit einer konsekutiven Impulsaussendung über das entsprechende Axon zum Muskel. Dort lässt sich die eintreffende Erregung als F-Antwort registrieren. Da bei proximaler Nervenstimulation (▶**Abb. 79** rechts) die durchlaufene Gesamtstrecke kürzer ist als bei distaler Stimulation (▶**Abb. 79** links), erscheint die F-Antwort dabei mit kürzerer Latenz, was bei der differenzial-diagnostischen Abgrenzung gegenüber anderen späten Antworten wichtig sein kann.

Aufeinanderfolgende F-Wellen zeigen eine beträchtliche Variation im Hinblick auf Latenz, Form und Amplitude. Dies beruht darauf, dass immer andere – von Reiz zu Reiz wechselnde – Motoneurone antidrom aktiviert werden. F-Wellen entsprechen also der Aktivität einzelner oder weniger Aktionspotenziale wechselnder motorischer Vorderhornzellen, wobei vermutlich vorwiegend große Motoneurone aktiviert werden (Shahani et al., 1987; Fisher, 1992). Untersuchungen einzelner motorischer Einheiten durch Dengler et al. (1992) wiesen allerdings darauf hin, dass generell motorische Ein-

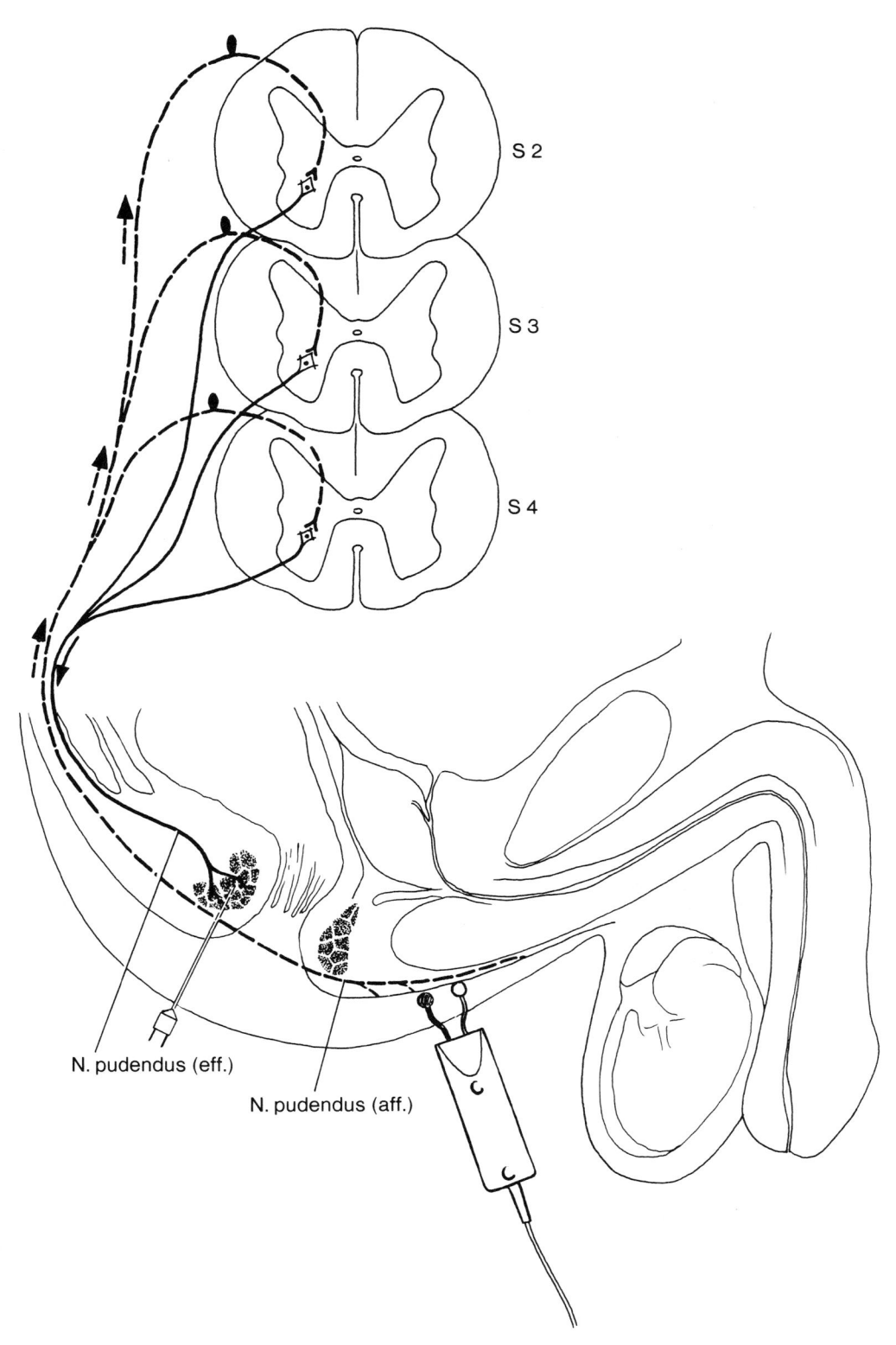

Abb. 77: Analreflex
Stimulation afferenter Endigungen des N. pudendus am Damm, Ableitung der Reflexaktivität aus dem M. sphincter ani externus mittels einer konzentrischen Nadelelektrode (▶ **Abb. 28**).
Die späte Komponente des Analreflexes stellt keinen mono-, sondern einen polysynaptischen Reflex dar, wobei Einzelheiten der Verschaltung bislang nicht bekannt sind.

heiten jeder Größe mit derselben Wahrscheinlichkeit F-Wellen generieren und dass nur wenige sehr große Einheiten mit deutlich höherer Wahrscheinlichkeit rekurrente Entladungen produzieren und für wiederkehrende identische F-Wellen (»repeater F-waves«) verantwortlich sein könnten.

F-Wellen sind ein Funktionstest der schnellstleitenden motorischen Fasern. Sofern auch nur ein kleiner

1 Untersuchungstechnik

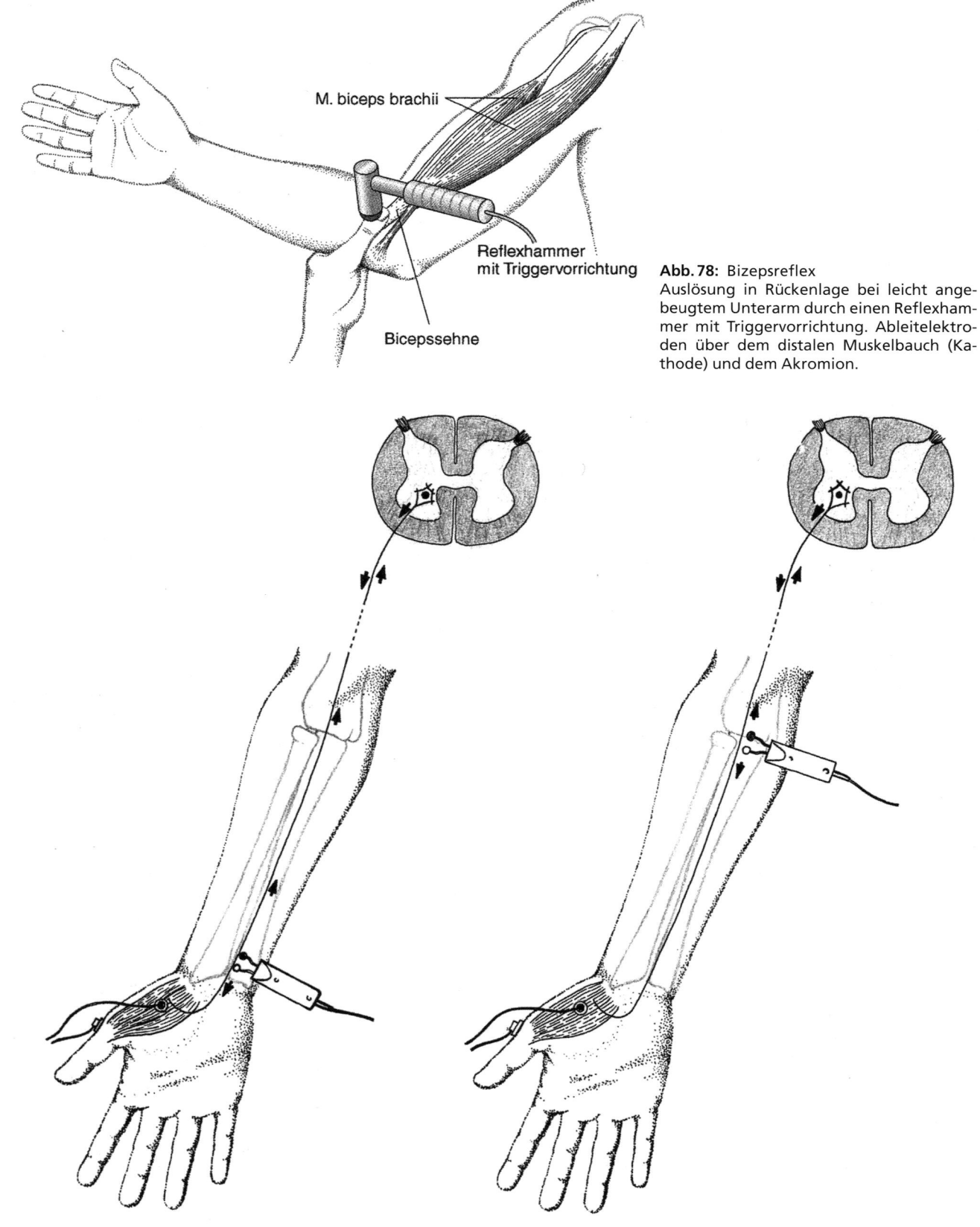

Abb. 78: Bizepsreflex
Auslösung in Rückenlage bei leicht angebeugtem Unterarm durch einen Reflexhammer mit Triggervorrichtung. Ableitelektroden über dem distalen Muskelbauch (Kathode) und dem Akromion.

Abb. 79: F-Antworten
Die Stimulation motorischer Axone resultiert einerseits in orthodrom (zum Muskel), andererseits in antidrom (zum motorischen Vorderhorn) laufenden Nerven-Aktionspotenzialen. Letztere lösen gelegentlich eine rekurrente Erregung von Alpha-Motoneuronen aus, die nach distal geleitet und im zugehörigen Muskel als F-Welle registriert wird. Die Laufzeit der F-Welle ist bei distaler Stimulation (links) größer als bei proximaler Stimulation (rechts), da in letzterem Fall die Unterarmstrecke nur einmal durchlaufen werden muss.

Teil dieser Faserpopulation erhalten bleibt, sind die minimalen F-Wellen-Latenzen regelrecht, während die F-Wellen-Persistenz und/oder die Varianz in den Latenzen verschiedener F-Wellen bereits pathologisch sein können.

Untersuchungstechnik. Die F-Welle ist in nahezu allen Muskeln, besonders leicht von der Hand- und Fußmuskulatur, ableitbar. Die Stimulation erfolgt dabei an den Nn. medianus oder ulnaris am Handgelenk bzw. an den Nn. tibialis oder peronaeus am Sprunggelenk (Kathode proximal) mit supramaximaler Intensität. Sofern über den N. radialis laufende F-Antworten benötigt werden, empfiehlt sich eine Stimulation dieses Nerven in Höhe des Ellenbogens und eine Ableitung vom M. extensor indicis. Wegen der im Vergleich zu motorischen NLG-Messungen längeren Latenz und kleineren Amplitude der F-Antworten wird die Verstärkerempfindlichkeit auf 0,1–0,2 mV/cm, die Zeitachse auf 10 ms/cm eingestellt. Reizbreite 0,1–0,2 ms.

Durch repetitive 1/s Stimulation werden mindestens 10 F-Antworten ausgelöst, wobei die minimalen Latenzen und deren Streubreite bestimmt werden (Panayiotopoulos, 1979), außerdem die F-Wellen-Persistenz, worunter die prozentuale Häufigkeit von F-Antworten auf 10 bis 20 aufeinander folgende Stimulationen verstanden wird. Ein besonders empfindliches Kriterium ist die Seitendifferenz der minimalen F-Wellen-Latenz, sodass die Messungen immer im Seitenvergleich durchgeführt werden sollten (Shahani und Young, 1980).

Die minimale und maximale F-Wellen-Latenz repräsentiert die Impulsleitung in schnell und langsamer leitenden motorischen Axonen zwischen Muskel und Vorderhorn und wird als Maß für die (normale oder pathologisch erhöhte) zeitliche Streuung in den motorischen Nervenleitgeschwindigkeiten betrachtet (Kimura et al., 1984). Diese als F-Chronodispersion bezeichnete Größe kann diagnostische Bedeutung erlangen, wenn nur ein Teil der motorischen Axone eine demyelinisierende Läsion aufweisen (Fisher, 1992).

Einer gesonderten Besprechung bedarf die vom M. soleus registrierte F-Antwort, und zwar wegen der Verwechslungsmöglichkeit mit dem H-Reflex. Wie dort (1.4.4.) ausgeführt, erscheint der H-Reflex oft bereits bei motorisch unterschwelliger, sonst bei submaximaler Stimulation; bei einer Frequenz von 0,5/s ist die Reflexantwort regelmäßig mit gleichbleibender Latenz und Amplitude zu erhalten, um bei supramaximaler Stimulation zu verschwinden. Im Unterschied dazu erscheinen F-Antworten nur bei motorisch überschwelliger Stimulation und persistieren bei supramaximaler Reizstärke. Bei repetitiver Stimulation (0,5–1/s) führt nur ein Teil der Reize zur Auslösung einer F-Welle, diese erscheint also unregelmäßig. Schließlich variieren aufeinanderfolgende F-Wellen bezüglich Latenz, Amplitude und Form. In der Regel ist die Latenz der F-Welle ein bis drei ms länger als die des H-Reflexes im M. soleus.

Die Varianz aufeinanderfolgender F-Antworten erlaubt auch deren Unterscheidung von *A-Wellen*. Dieses besonders bei Läsionen des peripheren Motoneurons beobachtete Phänomen stellt eine konstante späte Reizantwort dar, die als rückläufige Erregung über proximal vom Stimulationsort vom Nerven abzweigende Axonkollateralen angesehen wird (Fullerton und Gilliatt, 1965; Roth und Egloff-Baer, 1984) (▶ Kap. 2.3.8).

Indikationen. F-Wellen-Messungen lassen sich mit geringem zeitlichen Aufwand in unmittelbarem Anschluss an motorische NLG-Bestimmungen durchführen und sind als Suchtest zur Erkennung proximaler Nervenläsionen sowie Plexus-, Wurzel- und (segmental entsprechenden) Rückenmarksläsionen geeignet (Conrad et al., 1975; Eisen et al., 1977b; Lachmann et al., 1980; Shahani und Young, 1980; Tonzola et al., 1981). Von besonderer diagnostischer Bedeutung sind sie beim Nachweis proximal gelegener Leitungsblöcke, z. B. in der Frühphase des Guillain-Barré-Syndroms sowie bei der Feststellung proximaler Leitungsverzögerungen bei Immunneuropathien und sonstigen mit einer Demyelinisierung einhergehenden Neuropathien (Fisher, 1998).

1.4.8 A-Wellen

A-Wellen sind mit konstanter Latenz auftretende späte Reizantworten. Es können zwei Typen unterschieden werden.

Ein Typ von A-Wellen – der Axon-Reflex – wird durch submaximale Stimulation ausgelöst, verschwindet meist unter supramaximaler Stimulation und beruht auf rückläufigen Impulsen in Axonsprossen (»axonal branching«, s. 2.3.8).

Der zweite Typ folgt einer supramaximalen Stimulation (»supramaximally stimulated A-Waves«) und lässt sich demgemäß als Nebenprodukt bei F-Wellenuntersuchung beobachten. Die Entstehung dieses Typs von A-Wellen ist bislang ungeklärt. Diskutiert werden eine transaxonale ephaptische Impulsübertragung oder Nachentladungen in hyperexzitablen motorischen Axonen (»proximal reexcitation«, AAEM 2002), wobei diese Hypothesen zwar die zeitlich vor den F-Wellen liegenden A-Wellen erklären können, nicht aber die später vorkommenden Wellen.

Puksa et al. (2003) empfehlen die Untersuchung der A-Wellen im Rahmen der F-Wellen-Diagnostik mit 20 aufeinanderfolgenden Reizen und einer Reizstärke, die 10–15 % über der für eine maximale M-Antwort benötigten Intensität gelegen ist.

1.5 Neuromuskuläre Überleitung

1.5.1 Einleitung

Die Untersuchung der neuromuskulären Impulsübertragung ist prinzipiell an jedem Muskel möglich, dessen innervierender Nerv einer Stimulation zugänglich ist. Dies gilt z. B. für die Nn. ulnaris und medianus am Handgelenk, die am häufigsten zu solchen Messungen herangezogen werden (Desmedt, 1973). Eine Frequenzbelastung der motorischen Endplatte zum Nachweis einer Überleitungsstörung ist am häufigsten bei Verdacht auf *Myasthenia gravis* indiziert. Da bei dieser Erkrankung ein bevorzugtes Betroffensein proximaler Muskeln besteht, ist die Stimulation des N. accessorius im seitlichen Halsdreieck mit Ableitung des evozierten Muskelaktionspotenzials (EMAP) vom Halsteil des M. trapezius vorzuziehen (▶ Abb. 65) (Schumm und Stöhr, 1984). Außer der höheren diagnostischen Ausbeute bei Myasthenia gravis hat die Verwendung dieses Nerven noch weitere Vorteile:

1. Die proximale Muskulatur weist im Unterschied zur Hand- und Fußmuskulatur eine weitgehend gleichbleibende, der Körperkerntemperatur nahekommende Temperatur auf, was bei der bekannten Temperaturabhängigkeit der neuromuskulären Impulsübertragung (Ricker et al., 1977) bedeutsam ist. Im Unterschied zu Messungen an der Hand, wo die Hauttemperatur auf 34 °C erhöht werden muss, um falsch negative Befunde zu vermeiden (Denys, 1991), entfällt somit das zeitaufwendige Erwärmen der Gliedmaße vor der Durchführung der Messung.
2. Der N. accessorius liegt dicht unter der Haut, sodass zu dessen supramaximaler Reizung relativ geringe Stromstärken genügen.
3. Der N. accessorius stellt einen rein motorischen Nerven dar, was zu der weitgehenden Schmerzlosigkeit der Messung beiträgt.

Sofern die repetitive Stimulation des N. facialis bevorzugt wird, empfiehlt sich als Ableitstelle der M. nasalis (Schneider und Reiners, 2000; Ruys-Van Oeyen und Van Dijk, 2002). Bei einer vorwiegend bulbären Symptomatik soll die repetitive Stimulation des N. hypoglossus besonders aussagekräftig sein (Lo et al., 2002).

Die seltene isolierte Atemmuskelschwäche bei Myasthenie kann mittels 3 Hz Stimulation des N. phrenicus mit Ableitung vom Zwerchfell aufgedeckt werden (Zifko et al., 1999). In seltenen Fällen kann auch einmal eine repetitive Stimulation von Beinnerven diagnostisch wegweisend sein.

Eine andere Verteilung der klinischen Symptomatik und elektrophysiologischen Befunde besteht beim *Lambert-Eaton-Syndrom*. Hier ist die Untersuchung proximaler Muskeln weniger ergiebig, sodass bevorzugt distale Muskeln getestet werden sollten (Maddison et al., 1998).

Bei der Untersuchung von Patienten mit unklarer Muskelschwäche müssen 24 Stunden vor der Untersuchung alle die neuro-muskuläre Überleitung beeinflussenden *Medikamente*, vor allem Cholinesterase-Hemmer, abgesetzt werden. Bei Patienten mit bekannter Myasthenia gravis, bei denen die Untersuchung zur Verlaufskontrolle, z. B. mit der Frage einer ausreichenden Dosierung der Cholinesterase-Hemmer erfolgt, müssen Dosis und Intervall zwischen letzter Medikamenteneinnahme und Zeitpunkt der Untersuchung bekannt sein.

1.5.2 Untersuchungstechnik (▶ Abb. 80)

Stimulation. Die Nervenstimulation erfolgt zunächst mit Einzelreizen, um den optimalen Reizort (niedrigste Reizschwelle) zu ermitteln. Danach wird die Reizstärke allmählich erhöht, bis das EMAP eine maximale Amplitude erreicht hat. Um eine supramaximale Stimulation zu garantieren, erfolgt eine weitere Erhöhung der Intensität um 25–30 %. Im Verlauf der sich nun anschließenden etwa 15 Minuten dauernden Untersuchung muss ein Verrutschen der Reizelektrode unter allen Umständen vermieden werden, um falsch pathologische Befunde zu vermeiden.

Mit der ermittelten Reizstärke werden nun kurze Reizserien (trains) von 4–5 Stimuli mit einer Frequenz von 3/s appliziert, wobei der entsprechende Gliedmaßenabschnitt so fixiert wird, dass eine isometrische Kontraktion erfolgt, um Bewegungsartefakte zu vermeiden. Auf technisch unzulängliche Messungen weisen irregulär wechselnde Amplituden, unruhige Grundlinien und eine mangelnde Reproduzierbarkeit der Messung hin.

Höhere Reizfrequenzen als 3–5/s sind nicht zu empfehlen, da diese den partiellen neuromuskulären Block durch eine gleichzeitige Facilitation überdecken können (Desmedt, 1973).

Bei Verdacht auf eine präsynaptische Überleitungsstörung *(Lambert-Eaton-Syndrom, Botulismus)* erfolgt außer der niederfrequenten Stimulation zusätzlich eine hochfrequente Stimulation mit 20–50/s, die bei diesen Krankheitsbildern zu einem ausgeprägten Inkrement führt (Eaton und Lambert, 1956; Cherington, 1974). Der Amplitudenanstieg erfolgt progredient und erreicht innerhalb von sieben Sekunden ein Maximum, das beim Lambert-Eaton-Syndrom dem zwei- bis 20fachen der Ausgangsamplitude entspricht (Jablecki, 1984) (▶ Abb. 310).

Die Untersuchung auf das Vorliegen eines Inkrements kann auch auf eine für den Patienten weniger unangenehme Weise als mittels hochfrequenter elektrischer Nervenstimulation vorgenommen werden. Hierzu ist lediglich eine einmalige supramaximale Nervenstimulation vor und drei Sekunden nach maximaler Anspannung des untersuchten Muskels über zehn Sekunden hinweg mit anschließender Berechnung des Amplitudenquotienten nötig (Lambert und Rooke, 1965) (▶ Kap. 3.5.7.). Besonders typisch sind dabei die bei der ersten Stimulation ungewöhnlich niedrigen Amplituden

1.5 Neuromuskuläre Überleitung

3/sec Stimulation	Ergebnis	Beurteilung
Unter Ruhebedingungen (ohne Cholinesterasehemmer)	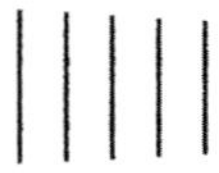 ||||	leichtes Dekrement
Sofort nach 10-sekündiger maximaler Muskelanspannung	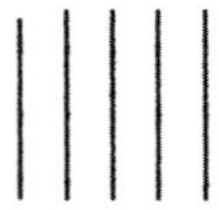 ||||	Facilitation
2–5 min. nach 1-minütiger maximaler Muskelkontraktion	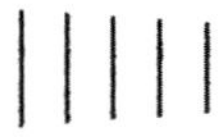 ||||	posttetanische Erschöpfung
30–60 sec. nach 5–10 mg Tensilon^R i.v.	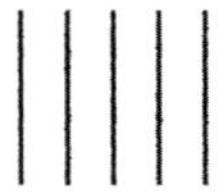 ||||	positiver Tensilon^R-Effekt

Abb. 80: Untersuchungsablauf bei Verdacht auf Myasthenia gravis

der EMAP, die sich im Anschluss an die Muskelanspannung normalisieren.

Ableitung. Die Ableitung der Antwortpotenziale erfolgt mittels Oberflächenelektroden, die gut fixiert werden müssen, um einen konstanten Elektrodensitz während des gesamten Untersuchungsablaufs zu garantieren. Die Anordnung der Elektroden sowie die Verstärkereinstellungen entsprechen denen bei motorischen NLG-Messungen.

Die Aufzeichnung der EMAP erfolgt bei einer Kippgeschwindigkeit, die eine klare Abgrenzung zwischen Reizartefakt und Antwort-Potenzial erlaubt (5–10 ms/div). Sehr günstig sind Kaskadendarstellungen wie sie heute in den meisten Geräten vorprogrammiert sind. Das 4. oder 5. Potenzial wird dann im Vergleich zum 1. Potenzial zur Bestimmung des Dekrements herangezogen. Eine Registrierung mit langsamer Kippgeschwindigkeit (100–200 ms/div) ist bei der hochfrequenten Stimulation (30/s) bei Verdacht auf Lambert-Eaton-Syndrom vorzuziehen.

Moderne EMG-Geräte ermöglichen außer der Berechnung der Potenzialamplituden auch eine Messung der Fläche, die stets mitberücksichtigt werden sollte.

> Beträgt die Amplitude des ersten Potenzials 3,6 mV (= 100 %), die des vierten Potenzials 2,8 mV (= 78 %) beträgt das Dekrement 22 %. Liegt die Amplitude des ersten Potenzials einer hochfrequenten Reizserie bei 0,85 mV (= 100 %), die des letzten bei 5,3 mV (= 624 %) errechnet sich hieraus ein Inkrement von 524 %.

Posttetanische Facilitation Erschöpfung
Nach Abschluss der Stimulation unter Ruhebedingungen erfolgt als nächster Schritt eine maximale Anspannung des untersuchten Muskels über 10 Sekunden. Unmittelbar danach – also innerhalb der z.B. beim Lambert-Eaton-Syndrom nur einige Sekunden dauernden Phase der posttetanischen Facilitation wird die nächste Reizserie appliziert und besonders auf eine Amplitudenänderung des ersten Antwortpotenzials geachtet. Schließlich wird der Muskel durch maximale Anspannung über eine Minute hinweg ermüdet und anschließend in einminütigen Intervallen erneut getestet, wobei der Höhepunkt der posttetanischen Erschöpfung in der Regel innerhalb von drei bis vier Minuten erreicht wird. Der empfohlene Untersuchungsablauf ist in Abbildung 80 zusammengefasst.

> Bei ungenügender Mitarbeit kann die Ermüdung des Muskels durch 20–30/sec Stimulation des innervierenden Nerven vorgenommen werden, was – besonders an gemischten Nerven – recht schmerzhaft sein kann.

Tensilon®-Test. Ist unter Ruhebedingungen oder während posttetanischer Erschöpfung ein signifikanter Abfall des 4. gegenüber dem 1. EMAP (Dekrement D4 >10 %) eingetreten, wird als letzte Maßnahme Tensilon® in einer Dosis von 5 – 10 mg injiziert und die 3/s Stimulation 30 Sekunden und 1 Minute danach wiederholt.

Der Begriff »Tensilon-Test« wird aus historischen Gründen beibehalten, obwohl Tensilon nicht mehr angeboten wird und stattdessen Camsilon® oder als Genericum Edrophoniumchlorid zur Anwendung kommen.

Indikationen. Eine Frequenzbelastung der motorischen Endplatte ist indiziert bei Verdacht auf Myasthenia gravis, Botulismus und Lambert-Eaton-Syndrom. Bei Myasthenia gravis sollte ein proximaler Muskel zur Untersuchung herangezogen werden, bei Botulismus ein klinisch betroffener Muskel. Zum Nachweis des Lambert-Eaton-Syndroms ist jeder beliebige Muskel geeignet, jedoch müssen manchmal mehrere Muskeln getestet werden, um die Diagnose zu sichern (▶ 3.5.7.). Weitere Indikationen für die Durchführung einer repetitiven Nervenstimulation sind die Curare-Intoxikation, sowie die intraoperative Überwachung muskelrelaxierter Patienten (Relaxometrie).

1.6 Diagnostik des vegetativen Nervensystems

Mit den Geräten des EMG-Labors können einige Funktionstests des vegetativen Nervensystems einfach durchgeführt werden. Diese Tests werden im Folgenden dargestellt. Eine Beschreibung aller Testmöglichkeiten eines neurovegetativen Funktionslabors einschließlich Langzeitaufzeichnungen des Blutdrucks und des intrakraniellen Blutflusses kann nicht Gegenstand eines EMG-Buches sein. Bei entsprechender Fragestellung sollten mehrere Tests kombiniert zur Anwendung kommen (Ravits, 1997).

1.6.1 Sympathische Hautantwort (sympathischer Hautreflex)

Physiologie. Der sympathische Hautreflex erlaubt eine Funktionstestung der *sympathischen* vegetativen Innervation. Der polysynaptische sympathische Hautreflex wird im Hypothalamus oder in der Formatio reticularis des oberen Hirnstamms verschaltet (Arunodaya, 1995). Ausgelöst wird er durch verschiedene – z.B. taktile oder akustische – sensorische Stimuli, wobei ein Moment der Überraschung eine Rolle spielt. Die Efferenz besteht aus den absteigenden Bahnen des Sympathikus im Rückenmark, den peripheren prä- und postganglionären sympathischen Nervenfasern und den sympathisch-cholinerg versorgten Schweißdrüsen als Effektororgan, wobei eine transiente Änderung des elektrischen Hautwiderstands die Potenzialschwankung verursacht.

Untersuchungstechnik. Im neurophysiologischen Labor am einfachsten praktikabel ist die Auslösung durch elektrische Stimulation beispielsweise des N. medianus am Handgelenk, des N. tibialis am Sprunggelenk oder des N. supraorbitalis. Abgeleitet wird mit Oberflächenelektroden, wie sie für die motorische Neurographie verwendet werden. Die Ableiteelektrode wird an der Handinnenfläche bzw. der Fußsohle, die Referenzelektrode am Handrücken bzw. Fußrücken angebracht (▶ Abb. 81). Zuvor wird die Haut entfettet und angerauht, um die Impedanzen gering zu halten. Die Hauttemperatur soll bei 32 bis 34 °C liegen. Die Ableitung kann in Zweikanaltechnik von beiden Extremitäten einer Seite oder in Vierkanaltechnik von allen vier Extremitäten simultan erfolgen.

Da die registrierten Potenzialschwankungen träger sind als bei anderen im EMG-Labor üblichen Untersuchungsmethoden, muss die Filtereinstellung für die sympathische Hautantwort entsprechend modifiziert werden: Die untere Filtergrenze (Hochpassfilter) liegt bei 0,2 Hz, die obere Filtergrenze (Tiefpassfilter) bei 0,5 bis 1 kHz. Die Registrierdauer umfasst 5 Sekunden.

Ruhe im Raum und optimale Entspannung des Patienten sind wichtige Voraussetzungen für die erfolgrei-

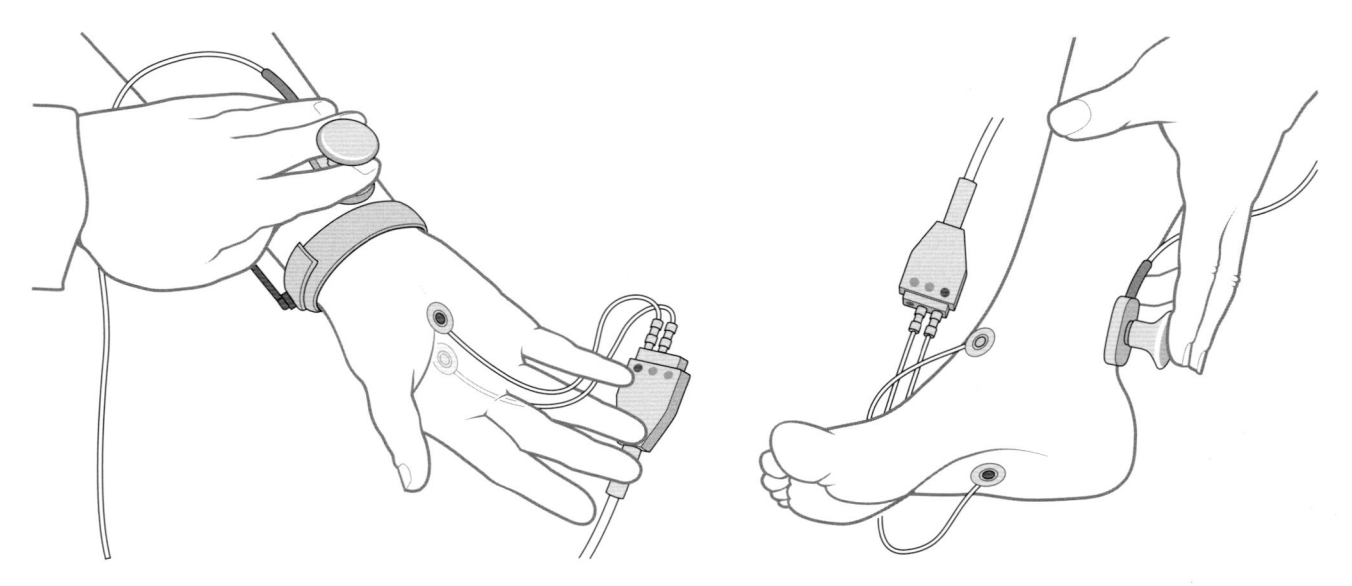

Abb. 81: Sympathischer Hautreflex
An der oberen Extremität erfolgt eine Stimulation des N. medianus am Handgelenk sowie eine Ableitung der Reflexantwort zwischen Hohlhand und Handrücken.
An der unteren Extremität wird der N. tibialis hinter dem Malleolus medialis stimuliert und zwischen Fußsohle und Fußrücken abgeleitet.

che Registrierung und um falsch pathologische Befunde zu vermeiden. Da der Reflex einerseits rasch habituiert und andererseits multisensorisch auslösbar ist, kann beispielsweise ein unerwartetes Geräusch wie das Klappern einer Türe oder das Läuten eines Telefons die sympathische Hautantwort auslösen mit einer entsprechenden anschließenden Refraktärperiode, sodass ein einige Sekunden nach dem Geräusch applizierter elektrischer Reiz keine sympathische Hautantwort zur Folge haben kann. Die applizierten Reize müssen kräftig genug sein, um eine leichte Schreckreaktion – klinisch erkennbar etwa an einem Blinzeln des Patienten – hervorzurufen; nach unserer Erfahrung liegt der nötige Reizstrom meist bei etwa 30–50 mA bei einer Reizbreite von 0,2 ms. Mindestens vier bis fünf Stimuli sollten appliziert werden mit unregelmäßigen Interstimulusintervallen von durchschnittlich 60 Sekunden; um der Habituation entgegenzuwirken erhöhen wir bei Folgestimulationen häufig die Reizstärke (Hoeldke et al., 1992).

Indikationen. Die sympathische Hautantwort erlaubt den Nachweis oder die Objektivierung zentraler oder peripherer Sympathikusläsionen bei Systemerkrankungen mit Beteiligung des zentralen und/oder peripheren Nervensystems wie dem idiopathischen Parkinsonsyndrom oder der Multisystematrophie, bei progressiver autonomer Dysfunktion, diabetischer, urämischer, alkoholischer und Small fiber-Polyneuropathie (Ravits, 1997) und beim Guillain-Barré-Syndrom (Taly AB, Arunodaya GR, Rao S, 1995). Die Rolle des sympathischen Hautreflexes in der Diagnostik der erektilen Dysfunktion ist in 3.7.2.1 dargestellt.

1.6.2 Herzfrequenzanalysen

Die Herzfrequenzvarianzanalyse erlaubt eine Funktionsbestimmung vor allem der *parasympathischen* Innervation (N. vagus). Neurophysiologische Geräte zur Erfassung bioelektrischer Signale erlauben die Aufzeichnung von EKG Signalen und damit die Durchführung von Herzfrequenzanalysen in der Diagnostik vegetativer Funktionsstörungen. Die am meisten verbreiteten Tests sind die Herzfrequenzvarianz beim Übergang vom Liegen zum Stehen, die Herzfrequenzvarianz in Abhängigkeit von der Atmung (Atem-Herzfrequenz-Varianz) und die Herzfrequenzvarianz beim Valsalva-Manöver.

Allgemeine Untersuchungstechnik Das EKG-Signal kann mit für die Neurographie üblichen Oberflächenelektroden von der Brustwand abgeleitet werden, wobei eine Elektrode über der Herzbasis, die andere über der Herzspitze angebracht wird. Alternativ sind wie im EKG Labor auch Ableitungen von den Extremitäten möglich. Geerdet wird mit einer üblichen Bandelektrode am Arm. Als Richtlinie für die Filtereinstellung gelten 2 Hz–500 Hz. Bei EMG-Geräten, die eine kontinuierliche Signalaufzeichnung auf einen Endlospapierstreifen ermöglichen, kann die Zeitachse wie beim Routine-EKG gewählt werden (z. B. 5 cm/s) und die Auswertung per Hand auf dem EKG-Streifen erfolgen. Manche Geräte bieten automatisierte Auswerteprogramme an, die beispielsweise aus den Abständen der einzelnen R-Zacken des EKG die jeweilige Schlag-zu-Schlag-Herzfrequenz automatisch berechnen und in einem Frequenz-Zeit-Diagramm darstellen (▶ Abb. 190).

Für die Durchführung und Auswertung werden eine Vielzahl unterschiedlicher Test- und Auswerteprotokolle angewandt. Gebräuchlich sind:

Messung der Herzfrequenzveränderung beim Aufstehen. Nach 15–20minütigem ruhigen Liegen wird beim Aufstehen kontinuierlich die Herzfrequenz gemessen. Diese steigt zunächst etwa 10 Sekunden lang an und fällt dann ab. Die Messdauer muss etwa 30 bis 60 Sekunden betragen.

Messung der atemabhängigen Herzfrequenzvarianz. Im Liegen oder Sitzen wird der Patient zu gleichmäßigen tiefen Atemzügen mit einer Frequenz von 5–6/Min angehalten. Die Herzfrequenz nimmt im Atemzyklus beim Einatmen zu und beim Ausatmen ab. Die Registrierdauer beträgt eine Minute. Das Ausmaß der Herzfrequenzvarianz ist stark von der Atemfrequenz abhängig und bei einer Atemfrequenz von 5–6/Min am größten, weshalb im Rahmen eines standardisierten Testverfahrens für alle Patienten diese Atemfrequenz angestrebt wird. Dabei darf der Patient aber nicht hyperventilieren, da eine Hypokapnie die Herzfrequenzvarianz reduziert.

Messung der Herzfrequenz während des Valsalva-Manövers. Im Liegen oder Sitzen muss der Patient für die Dauer von 10 bis 15 Sekunden gegen einen definierten Druck von etwa 40 mmHg (Sphygmomanometer) pressen bzw. ausatmen. Dabei wird die Herzfrequenz kontinuierlich gemessen. Die Registrierdauer beträgt etwa eine Minute.

Herzrhythmusstörungen können die Herzfrequenzvarianzanalyse stören oder unmöglich machen. Einzelne Extrasystolen, die zu abnorm kurzen oder abnorm langen (kompensatorische Pausen) RR-Intervallen führen, müssen bei der Aufnahme erkannt und aus der Analyse ausgeschlossen werden.

Indikationen. Die Herzfrequenztests sind indiziert bei allen Erkrankungen des zentralen oder peripheren Nervensystems, bei denen eine Beteiligung vegetativer Funktionen angenommen werden muss, beispielsweise beim idiopathischen Parkinsonsyndrom, bei der Multisystematrophie, bei der primären autonomen Dysfunktion, beim akuten Guillain-Barré-Syndrom, bei Polyneuropathien. Die atemabhängige Herzfrequenzvarianz und die Herzfrequenzvarianz beim Aufstehen erfassen vorwiegend *parasympathische* Vagus-Funktionen, während der Herzfrequenzanstieg beim Valsalva Test sowohl durch *parasympathische* Hemmung, als auch durch *sympathische* Tonussteigerung hervorgerufen wird (Ravits, 1997). Beim Aufstehversuch und beim Valsalva-Versuch wird die Aussagekraft durch simultane kontinuierliche Blutdruckmessungen erhöht.

2 Allgemeine Untersuchungsbefunde

2.1 EMG-Befunde

2.1.1 Spontanaktivität

2.1.1.1 Physiologische Spontanaktivität

Einstich-(Insertions-)Aktivität (▶ Abb. 82 a)
Beim Eindringen der Nadelelektrode in erregbares Muskelgewebe ist bei jedem erneuten Vorschieben Einstich-Aktivität zu beobachten. Hierbei handelt es sich um einen 50–200 ms dauernden Komplex aus zahlreichen Einzelspikes, die als Verletzungsströme mechanisch irritierter Muskelfasern angesehen werden, also durch mechanische Depolarisation zahlreicher Muskelfasern bedingt sind (Kugelberg und Petersen, 1949). Nach Untersuchungen von Dumitru et al. (1998) können die darin sichtbaren unterschiedlichen Potenzialformen auf variable Kombinationen von zwei elementaren Wellen zurückgeführt werden, nämlich einen initial negativen biphasischen Spike (der einem Endplattenpotenzial ähnelt) und einen initial positiven biphasischen Spike (der einer steilen positiven Welle ähnelt, aber eine kürzere Dauer aufweist).

Diese Einstich- Aktivität fehlt bei ischämischer Muskelnekrose (z. B. beim Tibialis anterior-Syndrom), bei periodischer dyskaliämischer Lähmung in der Lähmungsphase und beim Eindringen der Nadelelektrode in bindegewebig umgebaute Muskelbezirke (z. B. bei älterer Polymyositis). Meist bemerkt man in solchen Fällen außerdem einen erhöhten Widerstand beim Vorschieben der Nadel als Ausdruck einer erhöhten Gewebskonsistenz.

Bei Nadelableitungen aus gesunden Muskeln werden außer der Einstich-Aktivität häufig noch verschiedene andere Formen spontaner Aktivität beobachtet. Diese sind besonders wegen der Verwechslungsmöglichkeit mit pathologischen Spontanentladungen von Bedeutung und bedürfen daher einer breiteren Darstellung. Vermutlich entstehen alle im folgenden besprochenen Formen von physiologischer Spontanaktivität im Endplattenbereich; sie lassen sich daher nicht von allen, sondern nur von einzelnen Stellen des untersuchten Muskels ableiten, wobei es bei der räumlichen Ausdehnung der Endplattenzone durchaus vorkommen kann, dass die Elektrode während einer Ableitung 2–3mal in deren Nähe kommt. Die räumliche Begrenzung physiologischer Spontan-Entladungen auf einen umschriebenen Muskelbezirk stellt ein wichtiges Kriterium bei der Abgrenzung gegenüber pathologischer Spontanaktivität dar, die meist in einem ausgedehnteren Muskelbezirk zu finden ist (Jones et al., 1955; Buchthal und Rosenfalck, 1966 b, Dumitru et al. 1998; Dumitru 2000).

Endplatten-Rauschen (»end plate noise«) (▶ Abb. 82 b)
Die Annäherung der Nadelspitze an die Endplattenzone wird oft an einer Unruhe der Grundlinie sichtbar, die mit einem Rauschen im Lautsprecher einhergeht und als Endplattenrauschen bezeichnet wird (Jones et al., 1955). Bei hoher Verstärkung sieht man, dass dieses Phänomen aus monophasisch-negativen Potenzialen mit einer Amplitude von 3–60 µV, einer Dauer von 0,5–2 ms und einer Frequenz von 150–1000 Hz besteht (Rosenfalck und Buchthal, 1963; Wiederholt, 1970). Bei Routineableitungen findet man Endplattenrauschen nur in 3,6 % der Ableitungen aus proximalen Armmuskeln, dagegen in 15 % der Ableitungen aus distalen Armmuskeln, in denen die Endplattenregion einen relativ größeren Anteil des Muskels besetzt (Buchthal und Rosenfalck, 1966 b). Vielfach ist das Auftreten von Endplatten-Aktivität von zum Teil heftigen Schmerzen begleitet, wobei diese – wie das Rauschen selbst – bei minimaler Änderung der Nadelposition verschwinden. Die niedrigen negativen Potenziale entsprechen nach Buchthal (1961) den bei der Freisetzung einzelner Acetylcholin-Quanten in den Synapsenspalt generierten Miniatur-Endplatten-Potenzialen, die mit Mikroelektroden abgeleitet werden können.

Endplattenpotenziale (▶ Abb. 82c–e)
Häufig sind in das Endplattenrauschen höhergespannte negative Spikes eingelagert, die sog. Endplattenpotenziale die auf eine mechanische Irritation der Endplatten-Zone oder der Nervenendaufzweigungen zurückgeführt werden (Dumitru, 2000). Diese entspringen in der Endplattenzone der Muskelfasern, wo sie durch spontanes synchronisiertes Auftreten einer genügend großen Zahl von Miniatur-Endplattenpotenzialen ausgelöst werden sollen (Buchthal und Rosenfalck, 1966 b). Es kommt dann nicht nur zu einer lokalen Antwort, sondern zu einer überschwelligen Depolarisation der Endplattenmembran mit einer über die Muskelfaser fortgeleiteten Erregung. Da es sich hierbei um ein statistischen Gesetzmäßigkeiten unterliegendes Geschehen handelt, erklärt dieser Entstehungsmechanismus die Unregelmäßigkeit der Entladungsfolge. Die meist biphasischen Spikes zeigen einen negativen Abgang von der Grundlinie, die ihre Entstehung am Ort der Ableitung darstellt, und eine nachfolgende langsamere positive Auslenkung, die ihre Fortleitung anzeigt. Die mittleren Parameter dieser Potenziale entsprechen denen von Fibrillationspotenzialen (Dauer 2,8 ms, Amplitude 0,4 mV; Stöhr, 1977).

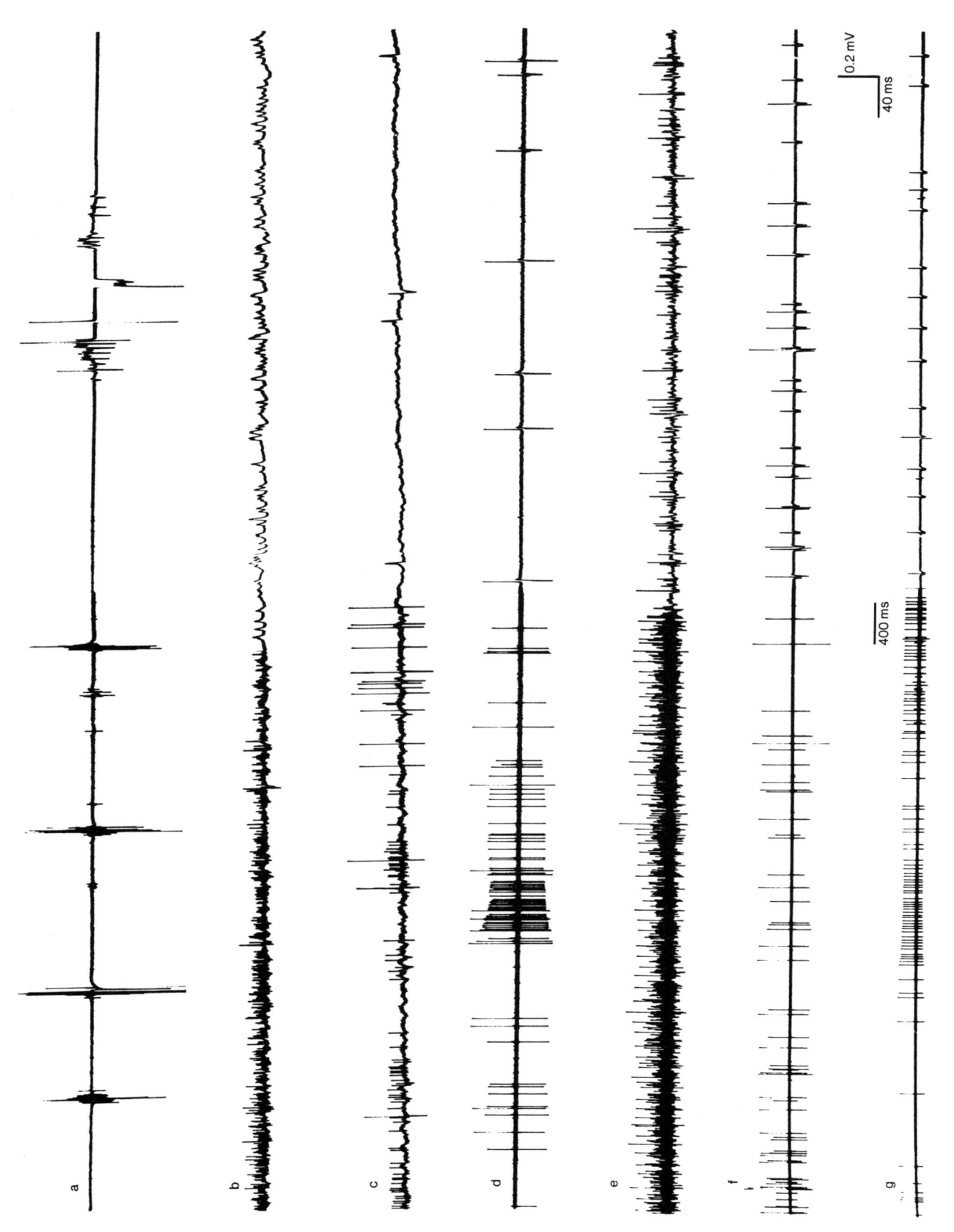

Abb. 82: Physiologische Spontan-Aktivität
a) Einstich-Aktivität (nach 4maliger geringer Verschiebung der Nadelelektrode)
b) Endplattenrauschen
 (doppelte Verstärkerempfindlichkeit als in der Eichung angegeben)
c–e) Endplattenpotenziale
f–g) Unregelmäßige (benigne) Fibrillationen
 (Darstellung bei langsamer [linke Bildhälfte] und rascher [rechts] Kippgeschwindigkeit)

Die mittlere Entladungsfrequenz beträgt 19 Hz, die maximale Entladungsfrequenz reicht bis 60 Hz (Dumitru, 2000), wobei gelegentlich Werte bis zu 250 Hz beobachtet wurden (Stöhr, 1976a).

Unregelmäßige (benigne) Fibrillationen (▶ Abb. 82f-g)
Wird die Nadelelektrode beim Registrieren von Endplattenpotenzialen um 1–2 mm verschoben, lässt sich bei weitergehender Entladung oft ein Formwandel der Potenziale mit nunmehr 2–3 Phasen und einem initial positiven Abgang beobachten. Diese mit Fibrillationspotenzialen formal identischen Wellen werden häufig in gesunden Muskeln registriert und können mit (echten) Fibrillationspotenzialen infolge Denervierung des Muskels verwechselt werden. Aufgrund formaler Kriterien und der mittleren Parameter (Dauer 3,1 ms, Amplitude 0,42 mV; Stöhr, 1977) ist eine Unterscheidung beider Formen unmöglich. Diese gelingt nur durch Beachtung des Entladungsverhaltens: Die von Stöhr (1977) als benigne Fibrillationen bezeichnete physiologische Form stellt die in einiger Entfernung vom Ursprungsort abgegriffene und daher initial positive fortgeleitete Version der Endplattenpotenziale dar (Buchthal und Rosenfalck, 1966 b; Stöhr, 1976 a; 1977). Im Gegensatz zu den pathologischen Fibrillationen im denervierten Muskel erfolgen die Entladungen daher nicht rhythmisch, sondern unregelmäßig, außerdem häufig mit irregulären Schwankungen in der Entladungsdichte (▶ Abb. 82g). Unregelmäßige (benigne) Fibrillationen treten wie Endplattenpotenziale selbstverständlich nicht nur in gesunden, sondern auch in partiell denervierten Muskeln und bei Myopathien auf. Sie sind aber dort nicht Ausdruck der Denervation, sondern der partiell erhaltenen Innervation. Selten werden sie sogar in total denervierten Muskeln – die keine Miniatur-Endplattenpotenziale mehr aufweisen – gefunden, was vermutlich auf eine spontane Impulsentstehung außerhalb der Endplattenzone bei erhöhter Acetylcholin-Empfindlichkeit zurückgeht.

Nach Untersuchungen von Dumitru (2000) zeigt sich eine initial positive Auslenkung, sobald die Elektrode mehr als 200 Mikrometer von der Endplatten-Zone entfernt liegt.

Die Terminologie dieser physiologischen Spontanentladungen ist uneinheitlich; außer den Begriffen »benigne Fibrillationen« und »unregelmäßige Fibrillationen« (Stöhr, 1977) wird auch die Bezeichnung »triphasisches Endplattenpotenzial« (Dumitru, 2000) verwendet.

Bei der Abgrenzung gegenüber echten Fibrillationen spielt nicht nur die Unregelmäßigkeit der Entladungsfolge, sondern auch die Entladungsfrequenz eine gewisse Rolle. Fibrillationen entladen regelmäßig mit Frequenzen um 6–10 Hz, während benigne Fibrillationen (triphasische Endplattenpotenziale) eine mittlere Entladungsfrequenz um 19 Hz aufweisen.

Die mittleren Parameter der unregelmäßig entladenden Fibrillationen aus gesunden und partiell denervierten Muskeln sind weitgehend identisch; außerdem treten diese in beiden Fällen bevorzugt in distalen Muskeln auf.

Benigne Fibrillationen werden manchmal gemeinsam mit Endplattenpotenzialen registriert (▶ Abb. 84c). Dieser Befund wird verständlich, wenn man berücksichtigt, dass die vergleichsweise große extrazellulär gelegene Nadelelektrode gleichzeitig mit mehreren Muskelfasern in Kontakt tritt, deren Endplattenlagen voneinander abweichen. Somit können die Potenziale bei einer Faser direkt an der Endplatte, bei einer benachbarten etwas entfernt davon abgegriffen werden, wodurch die Potenziale einmal einen negativen, einmal einen positiven Abgang von der Grundlinie aufweisen.

Benigne positive Wellen. Seltener als benigne Fibrillationen findet man in gesunden (aber auch in erkrankten) Muskeln unregelmäßig entladende monophasisch positive Wellen. Diese stellen wie jene keinen Indikator eines Denervierungsprozesses dar und wurden deshalb als benigne positive Wellen bezeichnet (Stöhr, 1976 a; 1977). Ein gelegentlich beobachtetes alternierendes Vorkommen dieser monophasisch positiven Wellen mit unregelmäßigen Fibrillationen (▶ Abb. 83c) lässt vermuten, dass es sich bei diesen monophasisch positiven Wellen um den Anfangsteil der Fibrillationspotenziale handelt. Dies würde dafür sprechen, dass ein identischer Entstehungsmechanismus anzunehmen ist, jedoch die Impulsfortleitung über die Muskelfaser in der Nähe der Ableitestelle blockiert ist, z. B. durch mechanische Schädigung der Muskelfaser durch die Nadelelektrode. Ein formales Unterscheidungskriterium besteht darin, dass bei benignen positiven Wellen keine langdauernden negativen Nachschwankungen beobachtet werden, wie dies bei den regelmäßig entladenden pathologischen Formen der Fall ist (Dumitru, 1996). Pickett und Schmidley (1980) nehmen an, dass es sich bei diesen unregelmäßigen positiven Wellen um vom Elektrodenschaft registrierte Endplattenpotenziale (»cannula-recorded ›nerve‹ potenzials«) handelt. Dumitru (2000) hält die monophasisch positiven Wellen für Endplattenpotenziale, die in dieser Konfiguration auftreten, wenn die entladende Muskelfaser infolge einer Kompression durch den Elektrodenschaft das Potenzial nicht weiterleiten kann, sodass die in einiger Entfernung befindliche aktive Elektrode nur das sich nähernde Potenzial als positive Welle registriert.

Zusammengefasst handelt es sich bei den benignen Fibrillationen und den benignen positiven Wellen um atypisch konfigurierte Endplattenpotenziale, die im Unterschied zu den pathologischen Formen eine höhere Entladungsfrequenz aufweisen, besonders aber durch den völlig irregulären Entladungsmodus charakterisiert sind.

Benigne Faszikulationen (▶ Abb. 84d)
Eine letzte in gesunden Muskeln vorkommende Form von Spontanaktivität sind Faszikulationen. Diese treten als sog. *benigne Faszikulationen* bei manchen Gesunden auf und sind klinisch und elektromyographisch nicht sicher von malignen Faszikulationen bei Vorderhornprozessen und Neuropathien unterscheidbar.

Eine zweite Form faszikulationsähnlicher Potenziale bei Gesunden ist – wie Endplattenpotenziale und unregelmäßige Fibrillationen – auf eine engumschriebene Stelle des jeweiligen Muskels begrenzt und tritt meist gemeinsam mit »Endplatten-Aktivität« auf. Es handelt

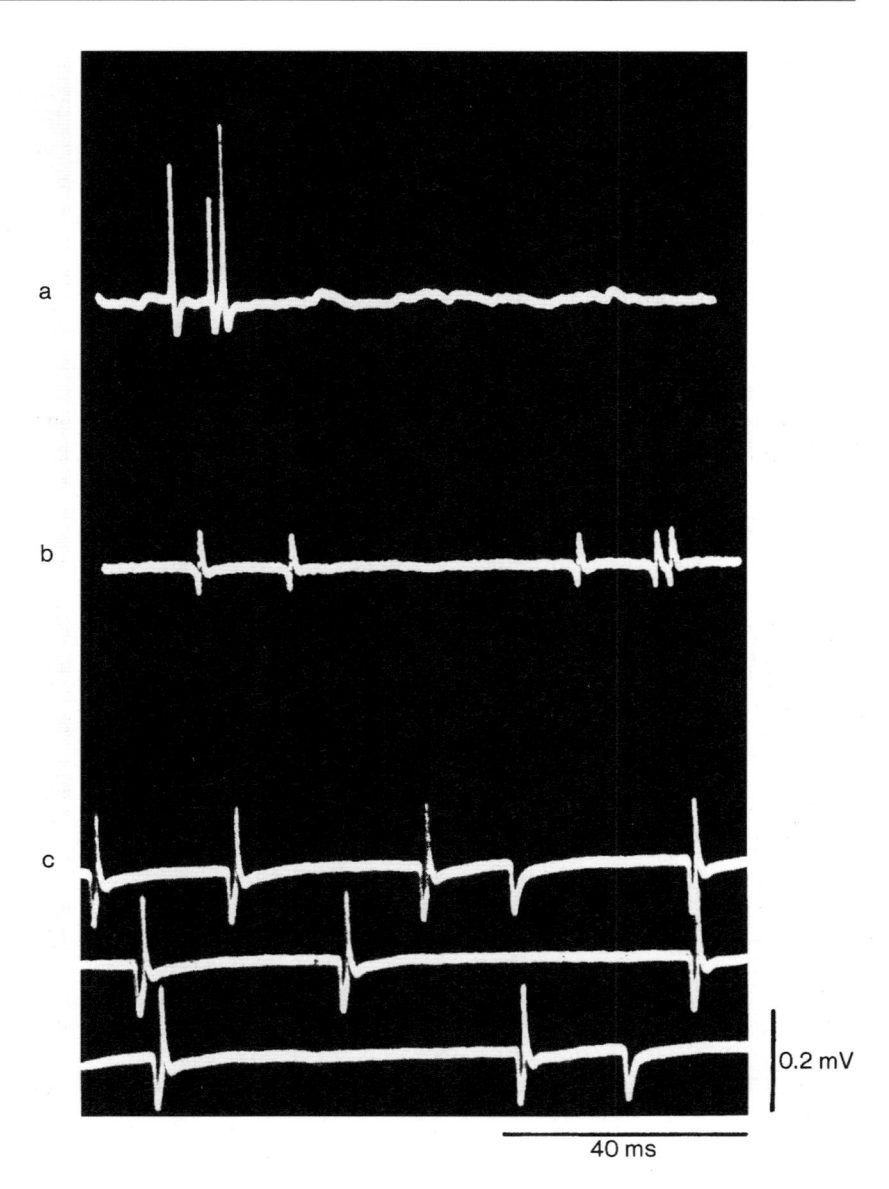

Abb. 83: Physiologische Spontan-Aktivität
a) Endplattenpotenziale
b) Unregelmäßige (benigne) Fibrillationen
c) Unregelmäßige Fibrillationen, die mit monophasisch positiven Wellen abwechseln, welche formal dem Anfangsteil des Fibrillationspotenzials entsprechen

sich um unregelmäßig in Intervallen von 0,1–8 sec entladende, meist höhergespannte Potenziale, die im Unterschied zu echten Faszikulationen eine kürzere mittlere Potenzialdauer von 4,9 ms besitzen. Zur Kennzeichnung dieser Entladungen wurde der Terminus »*monoculäre Faszikulationen*« vorgeschlagen und ursächlich eine annähernd simultane Erregung mehrer benachbarter Muskelfasern unterstellt (Stöhr, 1976 a).

Die Zusammengehörigkeit von Endplattenpotenzialen, unregelmäßigen Fibrillationen und positiven Wellen sowie »monoculären Faszikulationen« geht aus Abbildung 84 hervor, bei der es sich um eine Aufzeichnung aus einem gesunden M. gastrocnemius handelt. Die in Zeile a-e dargestellten verschiedenen Formen von Spontanaktivität wurden kontinuierlich unter vorsichtiger Verschiebung der Nadelelektrode um insgesamt 4–5 mm registriert. Die dort gezeigte Überführung von Endplattenpotenzialen in unregelmäßige Fibrillationen und positive Wellen ist bei vorsichtiger Nadelbewegung häufig möglich, wobei manchmal ein nachfolgendes Zurückziehen der Nadelelektrode einen umgekehrten Formwandel der weitergehenden Spontanaktivität mit sich bringt.

2.1.1.2 Pathologische Spontanaktivität

Physiologischerweise werden Nerven- und Muskelfasern nur im Rahmen willkürlicher oder reflektorischer Muskelkontraktionen aktiviert, dienen also lediglich der Fortleitung von Aktionspotenzialen. Unter krankhaften Bedingungen können sie jedoch selbst als Impulsgeneratoren auftreten. Je nach Herkunft lassen sich die pathologischen Formen elektromyographischer Spontanaktivität damit in solche myogenen und neurogenen Ursprungs unterteilen (▶ Tab. 2).

Myogene Spontanaktivität wie Fibrillationen, steile positive Wellen und myotone Entladungen beruhen auf einer gesteigerten Erregbarkeit von Muskelfasern, welche spontan oder – z. B. durch die EMG-Nadel getriggert – eine Folge repetitiver Einzelfaserpotenziale generieren. Bei den komplexen repetitiven Entladungen feuern nicht

2 Allgemeine Untersuchungsbefunde

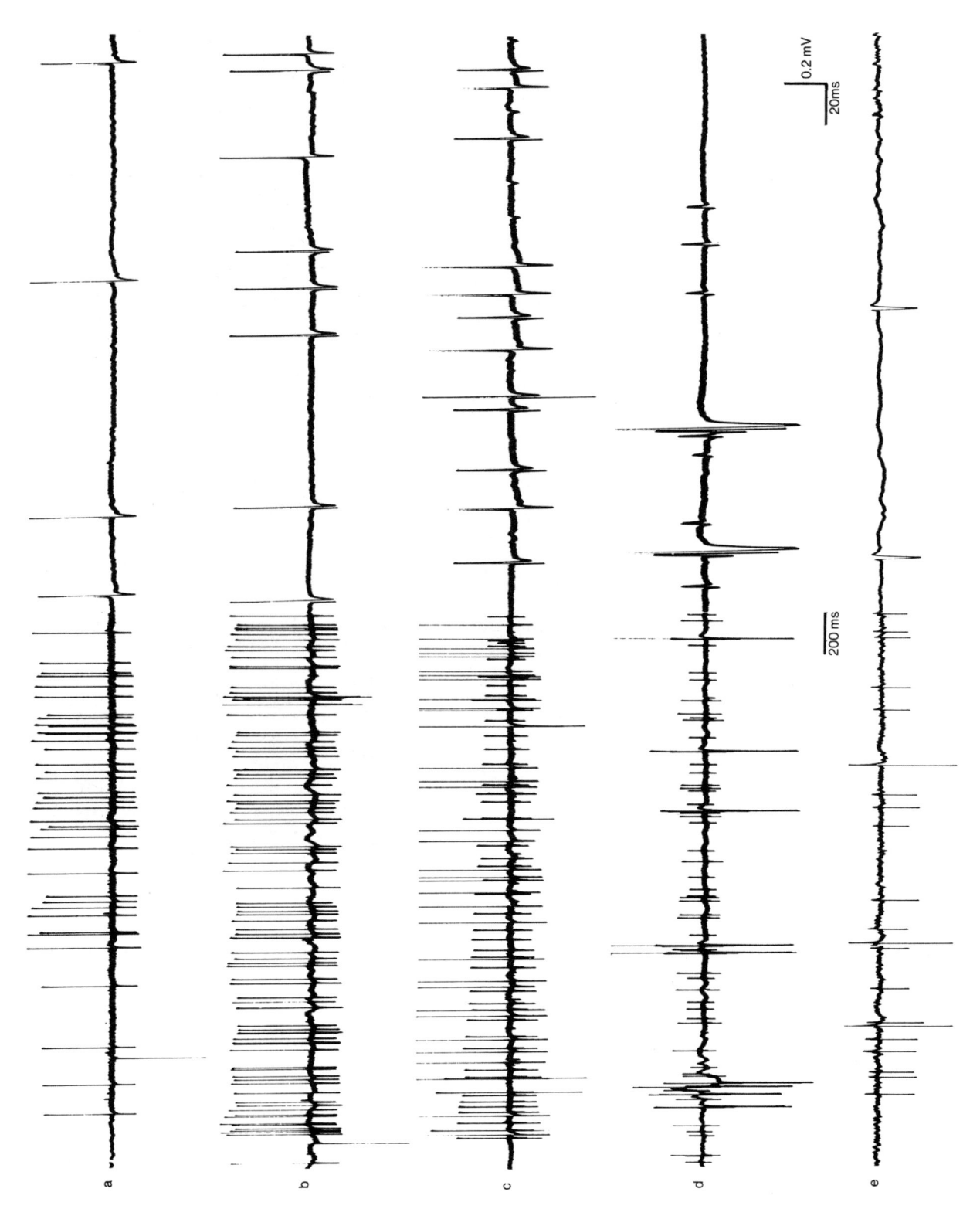

Abb. 84: Physiologische Spontan-Aktivität
a) Endplattenpotenziale
b) Unregelmäßige Fibrillationen
c) Gemeinsames Vorkommen von Endplattenpotenzialen und unregelmäßigen Fibrillationen
d) Unregelmäßige Fibrillationen sowie höhergespannte unregelmäßig aufeinanderfolgende 5-phasische Potenziale (»monoloculäre Faszikulationen«)
e) Unregelmäßige steile positive Wellen
a–e) sind Ausschnitte aus der kontinuierlich in einem gesunden M. gastrocnemius medialis registrierten Spontan-Aktivität bei allmählicher Verschiebung der Nadelelektrode um insgesamt 4–5 mm. Linke Bildhälfte langsame, rechte Bildhälfte rasche Kippgeschwindigkeit.

Tab. 2: Pathologische Formen elektromyographischer Spontanaktivität auf der Grundlage einer gesteigerten Erregbarkeit von Muskel- bzw. Nervenfasern
A) In Muskelfasern generierte (myogene) Spontanaktivität (bei Neuro- und Myopathien)

Unterform	Phänomenologie	Pathophysiologie
Fibrillationen	2–3phasische Potentiale mit rhythmischer Entladungsfolge	Repetitive Entladungen einzelner denervierter Muskelfasern
Steile positive Wellen	Monophasisch positive Potentiale mit rhythmischer Entladungsfolge	Repetitive Entladungen einzelner denervierter Muskelfasern
Myotone Entladungen	1–3phasische Potentiale mit kontinuierlicher Amplituden- und Frequenzänderung	Repetitive Entladungen einzelner Muskelfasern (vor allem bei Myotonien)
Komplexe repetitive Entladungen (pseudomyotone Entladungen)	Entladungsfolge komplexer Potentiale gleichbleibender Frequenz und Amplitude	Repetitive Entladung eines Komplexes synchronisierter Muskelfasern

B) In motorischen Axonen generierte (neurogene) Spontanaktivität (nur bei Neuropathien)

Unterform	Phänomenologie	Pathophysiologie
Faszikulationen	Mit variablen Intervallen aufeinanderfolgende Potentiale diverser motorischer Einheiten	Ektopische Spontanentladungen motorischer Einheiten (bevorzugt von motorischen Endaufzweigungen ausgehend)
»Proximale Faszikulationen«	Irregulär aufeinanderfolgende Einzel- (und Doppel-)entladungen einzelner motorischer Einheiten	Ektopische Entladungen einzelner motorischer Axone
Gruppen- und Serienentladungen (»Myokymic discharges«)	In regelmäßigen oder unregelmäßigen Intervallen aufeinander folgende Gruppen oder Serien identischer MAP	Ektopische Gruppenentladungen -motorischer Axone mit periodischer oder unregelmäßiger Repetition
Sonstige gruppierte Entladungen von MAP	Bei Tetanie, Neuromyotonie, mechanischer, entzündlicher oder ischämischer Nervenirritation resultierende irreguläre Doppel- und Mehrfachentladungen	Metabolisch, ischämisch oder mechanisch induzierte ektopische Gruppenentladungen motorischer Axone ohne Periodizität
Myoklonien	Repetitive simultane Entladungen mehrerer motorischer Einheiten mit deutlichem Bewegungseffekt	Ektopische Impulsbildung in einem motorischen Axon mit ephaptischer Impulsübertragung auf benachbarte motorische Axone

einzelne, sondern extraneural verbundene Gruppen benachbarter Muskelfasern. Die genannten myogenen Formen von pathologischer Spontanaktivität kommen sowohl bei Neuropathien als auch bei Myopathien vor.

Neurogene Spontanaktivität hat ihren Ursprung in einer pathologisch gesteigerten Erregbarkeit von motorischen Axonen. Der Impulsgenerator befindet sich bei den Faszikulationen vermutlich bevorzugt in terminalen Axonsprossen, von wo aus die motorische Einheit retrograd erregt wird. Bei den übrigen Formen liegt der Fokus wohl im Axon selbst, wobei es von den gegebenen Verhältnissen abhängt, ob eine Einzel-, Doppel- oder Gruppenentladung resultiert, ob solche Entladungen irregulär auftreten oder periodisch wiederkehren und ob nur einzelne oder zahlreiche Axone feuern. Dabei kann die gesteigerte Erregbarkeit durch unterschiedliche Faktoren bedingt sein: Metabolische Veränderungen bei der Tetanie, mechanische (z. B. intraoperative) Irritationen bei »neuromyotonen« Serien, Ischämie bei experimenteller Auslösung gruppierter Entladungen usw. Am wichtigsten sind allerdings lokale Entmarkungen mit intakt bleibenden Axonen, wie sie unter anderem bei chronischer Nervenkompression, Neuropathien vom demyelinisierenden Typ oder bei Strahlenspätschäden vorkommen. Ein bis zur kritischen Schwelle abnehmendes Membranpotenzial wird Anlass zur ektopischen Impulsentstehung an der Läsionsstelle, wobei Zahl und Frequenz der Entladungsfolge vom Grad der Exzitabilität und der jedem Aktionspotenzial folgenden Erregbarkeitsschwankung (»Recovery cycle«) abhängt. Periodisch wiederkehrende Gruppen basieren vermutlich auf rhythmischen Oszillationen des Membranpotenzials, wie sie von Kapoor et al. (1997) durch intraaxonale Ableitungen in demyelinisierten Nervenfasern nachgewiesen wurden. Je nachdem, ob ein oder mehrere Axone feuern, ob Einzelpotenziale oder Potenzialgruppen generiert werden, ob es sich um sporadische, aktionsinduzierte oder rhythmisch wiederkehrende Entladungen handelt, lassen sich verschiedenartige Einzelformen unterscheiden, die jedoch ausnahmslos auf eine ektopische Impulsentstehung in motorischen Axonen zurückgehen.

Analoge Spontanentladungen in sensiblen Axonen sind Grundlage sensibler Reizerscheinungen, lassen sich auch durch Einzelfaserableitung registrieren, spielen aber wegen des hohen technischen Aufwands in der klinischen Diagnostik keine Rolle.

Fibrillationspotenziale (▶ Abb. 85a und b)
Fibrillationspotenziale sind kurze bi- oder triphasische Potenziale mit initial positiver Auslenkung; in seltenen Fällen – wenn die Elektrodenspitze direkt am Ursprungsort der Erregung an der Muskelfaser gelegen ist – zeigt sich ein initial negativer Abgang. Fibrillationspotenziale gleichen formal und aufgrund der mittleren Parameter sowie der Entladungsfrequenz den benignen Fibrillationen bzw. Endplattenpotenzialen; im Unterschied zu diesen weisen sie eine rhythmische Entladungsfolge mit extrem geringen Differenzen der Zeitintervalle aufeinanderfolgender Potenziale sowie einen langsamen Abwärtsdrift in der Entladungsfrequenz auf (Conrad et al., 1972; Stöhr, 1977; Heckmann und Ludin, 1982). Selten sind 2 Fibrillationspotenziale zeitlich gekoppelt und entladen in Form einer »gedoppelten Fibrillation«. Hierbei dürfte eine fibrillierende Muskelfaser eine übererregbare benachbarte Muskelfaser aktivieren und in ihrer Entladungsfolge triggern. Fibrillationen kommen in unterschiedlicher Häufigkeit bei verschiedensten neuromuskulären Erkrankungen – also auch bei Myopathien – vor; meist signalisieren sie einen Denervierungsprozeß (Buchthal und Rosenfalck, 1966 b). Nach Goldkamp (1967) und Benecke et al. (1983) kommen Fibrillationen auch bei zentralen Lähmungen (z.B. einige Wochen nach Schlaganfall), und zwar besonders in distal gelegenen Muskeln vor, was auf eine transsynaptische Degeneration von α-Motoneuronen zurückgeführt wird und nicht zur Annahme einer zusätzlichen Neuropathie verleiten darf. Von praktischer Bedeutung ist die Temperaturabhängigkeit von Fibrillationen, sodass diese bei erniedrigter Muskeltemperatur fehlen und zur fehlerhaften Annahme eines Normalbefundes verleiten können (Denys, 1991). Die Entladungsdichte der Fibrillationspotenziale korreliert mit dem Ausmaß des floriden Untergangs von Muskelfasern. Nach Durchtrennung eines Nerven treten in der denervierten Muskulatur nach 10–14 Tagen Fibrillationspotenziale auf, wobei das Zeitintervall kleiner ist bei einem kurzen und größer bei einem langen distalen Nervenstumpf (Chandhry und Cornblath, 1992). Sobald eine Reinnervation der denervierten Muskelfasern einsetzt, bildet sich deren abnorme Membranerregbarkeit zurück, und die Fibrillationen sistieren. Bei ausbleibender Reinnervation – z.B. nach irreversiblen kompletten Nerven- oder Vorderhornläsionen – können Fibrillationspotenziale dagegen über Jahrzehnte persistieren.

> Bei der Registrierung von Fibrillationspotenzialen mittels eines Digitalspeichers bei langsamer Kippgeschwindigkeit kann eine unregelmäßige Entladungsfolge vorgetäuscht werden. Da ältere Elektromyographen 1 K-Speicher besitzen, reicht die Speicherkapazität nicht zu einer adäquaten Darstellung aufeinanderfolgender Fibrillationspotenziale aus; dies bedeutet, dass deren Amplitude von Entladung zu Entladung Unterschiede aufweist und dass manchmal nur der negative, manchmal nur der positive Schenkel dargestellt ist, sodass die Identifizierung des Potenzials erschwert bis unmöglich ist. Um die regelmäßige Entladungsfolge eines Fibrillationspotenzials zu dokumentieren, benötigt man daher einen Analogspeicher oder einen Direktschreiber. Sehr zuverlässig ist auch die akustische Beurteilung der Rhythmizität der Entladungsfolge.

Steile positive Wellen (▶ Abb. 85c-f, 86)
Steile positive Wellen entstehen wie Fibrillationspotenziale in Muskelfasern mit instabilem Ruhe-Membranpotenzial und stellen zwei unterschiedliche Erscheinungsformen desselben intrazellulären Aktionspotenzials dar, wobei sich steile positive Wellen beim Vorliegen eines umschriebenen Membrandefekts zwischen zwei regelrechten Membranabschnitten manifestieren (»crush end«, Dumitru et al., 1999).

Positive scharfe Wellen stellen den zuverlässigsten Indikator eines floriden Denervierungsprozesses dar, kommen aber auch bei Polymyositis, seltener bei anderen Myopathien vor. Es handelt sich hierbei um monophasisch positive Wellen, meist mit niedriger negativer Nachschwankung, die regelmäßig mit 4–12/s entladen und einen langsamen Abwärtsdrift im Lauf der Serie erkennen lassen (Buchthal und Rosenfalck, 1966 b; Conrad et al., 1972). Diese Kriterien erlauben eine klare Unterscheidung von der oben beschriebenen benignen Variante.

Ein geschulter EMG-ist kann die Regelmäßigkeit von Fibrillationen und positiven Wellen selbst bei gleichzeitiger Entladung von zwei oder drei Potenzialen akustisch feststellen. Im Zweifelsfall – besonders bei kurz dauernden Entladungen – bestätigen Messungen der Potenzialintervalle die Regelmäßigkeit des Entladungsmusters, wobei bereits fünf aufeinanderfolgende Potenziale für eine exakte Bestimmung ausreichend sind (Schulte-Mattler et al., 2000).

Gelegentlich finden sich Abweichungen von der oben gegebenen Definition. So kommen positive Wellen von komplexerer Form (▶ Abb. 85d) oder Doppelentladungen von positiven Wellen (▶ Abb. 86) vor, wobei letztere meist nach einigen Sekunden in eine monophasisch positive Welle übergehen (▶ Abb. 86, Zeile 2). Die Erkennung der Regelmäßigkeit der Entladung kann erschwert sein bei gleichzeitiger Entladung von zwei oder mehr positiven Wellen (▶ Abb. 85e, linkes Bilddrittel). In diesen Fällen ist es meist ausreichend, die Nadel kurze Zeit unverändert liegen zu lassen, bis nur noch *eine* Entladung übrig geblieben ist, deren Entladungscharakteristika dann mühelos zu beurteilen sind (▶ Abb. 85 e, rechte Hälfte). Selten kann eine zunächst rhythmisch entladende monophasisch positive Welle gegen Ende Unregelmäßigkeiten der Entladungsfolge aufweisen (▶ Abb. 85).

Ursprung und diagnostische Bedeutung von Fibrillationen und steilen positiven Wellen
Fibrillationen und steile positive Wellen kommen oft gemeinsam vor und signalisieren meistens einen floriden Denervierungsprozeß (weshalb sie auch als »Denervierungspotenziale« zusammengefasst wurden). Die bei den benignen Formen postulierte Identität beider Entladungsformen als repetitive Einzelfaserpotenziale ist auch für die pathologischen, d.h. rhythmisch entladenden Wellen anzunehmen, wobei die Formunterschiede auf unterschiedliche Ableitebedingungen zurückgehen: Fibrillationen sind extrazellulär abgeleitete und damit bi- bis triphasische Muskelpotenziale, positive Wellen entweder intrazellulär registriert oder extrazellulär an der Stelle eines Muskelmembrandefekts mit

20 ms / 200 ms | 0.2 mV

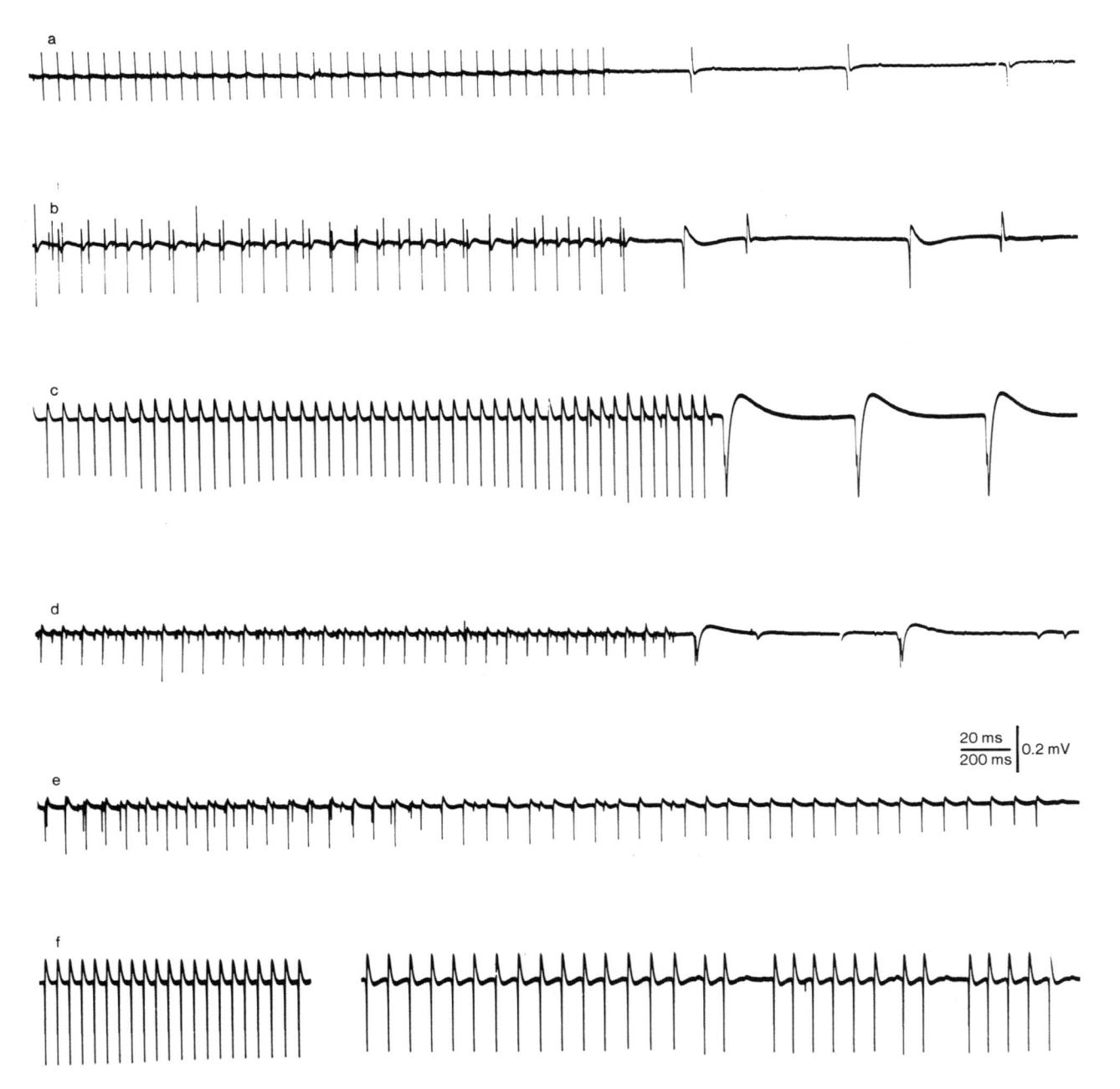

Abb. 85: Pathologische Spontan-Aktivität
a) Fibrillationspotenziale (mit rhythmischer Entladungsfolge)
b) Simultane Entladung eines Fibrillationspotenzials und einer positiven steilen Welle
c) Positive steile Wellen
d) Positive steile Welle von komplexerer Form
e) Simultane Entladung von 2 positiven steilen Wellen (linke Bildhälfte), durch die eine unregelmäßige Entladungsfolge vorgetäuscht wird
f) Rhythmisch entladende positive Welle (linkes Bilddrittel). Nach einer regelmäßigen Entladungsfolge über etwa 15 sec (Lücke im linken Bilddrittel) finden sich vor dem Sistieren der Entladung Unregelmäßigkeiten in der Entladungsfolge (rechte Bildhälfte)
(Die Spuren a–d zeigen links Registrierungen mit langsamer, rechts mit rascher Kippgeschwindigkeit, die Spuren e und f durchgehend Aufzeichnungen mit langsamer Schreibergeschwindigkeit).

Blockade der Potenzialfortleitung abgegriffen (»killed-end potential«). Unter den genannten Bedingungen entstehen monophasisch positive Wellen, wobei die häufigen – und offenbar nur bei den pathologischen Formen vorkommenden – langen negativen Nachschwankungen auf eine prolongierte intrazelluläre Hyperpolarisation bezogen werden (Dumitru, 1996).

Kraft (1996) bezweifelt die pathogenetische Identität von Fibrillationen und steilen positiven Wellen aus folgenden Gründen:

1. Nach Nervendurchtrennungen treten positive Wellen nach ca. 10 Tagen, Fibrillationen einige Tage später auf. Auch bei Nervenwurzelkompressionen erscheinen

in den betroffenen Muskeln zunächst ausschließlich positive Wellen, in der paravertebralen Muskulatur bereits nach 7 bis 8 Tagen. Umgekehrt können sie in der Regenerationsphase die Fibrillationen überdauern.
2. In der Fußmuskulatur von »Gesunden« kommen isolierte positive Wellen zur Beobachtung.
3. Positive Wellen können als einzige Spontanaktivität nach lokalen Muskeltraumen auftreten.

Alle genannten Argumente sind allerdings nicht ausreichend, um diese beiden morphologisch differenten Formen von pathologischen Spontanentladungen als Ausdruck unterschiedlicher pathophysiologischer Prozesse anzusehen. Wie oben ausgeführt wurde, geht der Formwandel der zwei- bis dreiphasischen Fibrillationen in die monophasisch positiven Wellen vermutlich auf eine zusätzliche umschriebene Verletzung der Muskelmembran zurück. Eine denervierte Muskelfaser im Frühstadium, welche noch keine stärkere Membran-Depolarisation aufweist – und damit noch keine Spontanentladungen in Form von Fibrillationen produziert – kann durch den zusätzlichen Membrandefekt durchaus zu einem früheren Zeitpunkt zum Feuern von Impulsen aktiviert werden, die unter den gegebenen Bedingungen als positive Wellen registriert werden. Im Hinblick auf pathologische Spontanaktivität in der Fußmuskulatur von »Gesunden« lässt sich sagen, dass hier keineswegs nur steile positive Wellen, sondern durchaus auch Fibrillationen zu registrieren sind und wohl ein klinisch noch irrelevantes Frühsymptom einer »dying-back«-Neuropathie (oder eines physiologischen Alterungsprozesses) darstellen. Zusammengefasst sind Fibrillationen ebenso wie steile positive Wellen als Spontanentladungen einzelner Muskelfasern anzusehen, die entweder denerviert oder durch einen myopathischen (besonders myositischen) Prozeß affiziert sind. Damit sind beide Formen von Spontanaktivität – bei rhythmischer Entladungsfolge – zuverlässige Indikatoren einer floriden neuromuskulären Erkrankung.

Myotone Entladungen (▶ Abb. 87)
Die typischen myotonen Entladungen bestehen meist aus kurzen, 1–3phasischen Potenzialen, die oft mit hoher Frequenz bis 150 Hz entladen (Brumlik et al., 1970). Charakteristisch ist hierbei die kontinuierliche Amplituden- und Frequenzänderung (mit entsprechender sirenenähnlicher akustischer Präsentation: »Sturzkampfbomber-Geräusch«). Manche Serien bestehen aus monophasisch positiven Wellen, wobei das Entladungsverhalten die Unterscheidung gegenüber »steilen positiven Wellen« (s.o.) erlaubt. Bei Ableitung mit Einzelfaserelektroden entsprechen die registrierten Wellen Einzelfaserpotenzialen mit ständiger Form- und Amplitudenänderung (Stålberg und Trontelj, 1979). Mit zunehmender Entladungsfrequenz nimmt die Amplitude ab (▶ Abb. 87a). Die seltener beobachteten myotonen Serien mit allmählich abnehmender Entladungsfrequenz gehen umgekehrt mit einem Amplitudenanstieg einher (▶ Abb. 87b).

Die bei den verschiedenen Myotonien, vereinzelt auch bei hyperkaliämischer periodischer Lähmung, saurem Maltase-Mangel usw. vorkommenden myotonen Entladungen treten teils spontan auf, werden jedoch meist ausgelöst durch eine Bewegung der Nadelelektrode, ein Beklopfen des untersuchten Muskels oder eine willkürliche Muskelanspannung. Nach abrupter Beendigung einer willkürlichen Muskelkontraktion bleibt über einige Sekunden eine zunächst dichte, dann sich lichtende Nachaktivität bestehen, die oft mit einzelnen abgegrenzten myotonen Serien endet (▶ Abb. 87c).

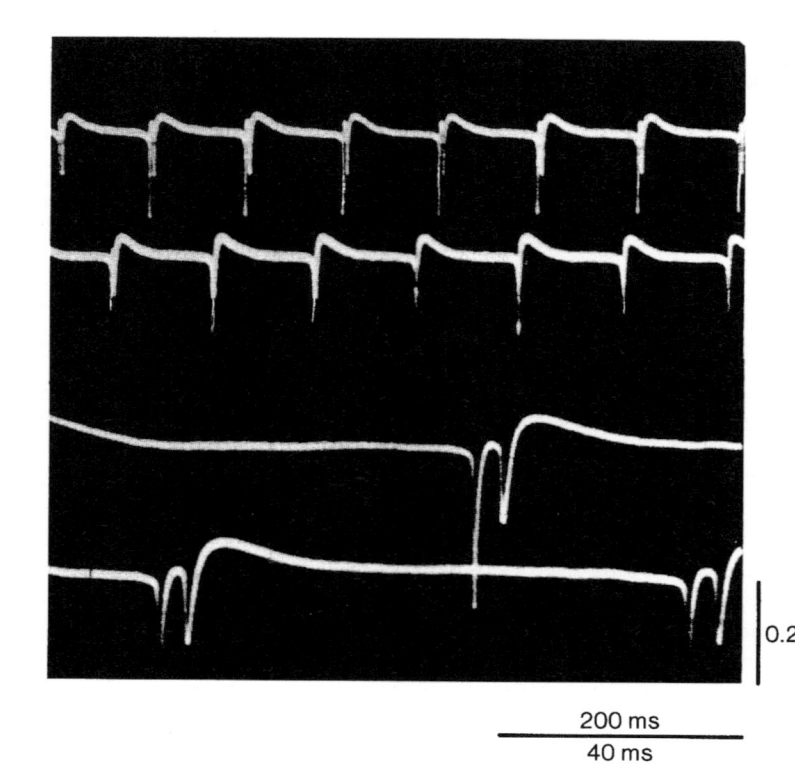

Abb. 86: Gedoppelte steile positive Welle
In Zeile 1 – sowie mit hoher Kippgeschwindigkeit in Zeile 3 und 4 – zeigt sich eine konstant gedoppelte positive Welle, die im weiteren Verlauf (Zeile 2) in eine einzelne positive Welle übergeht.

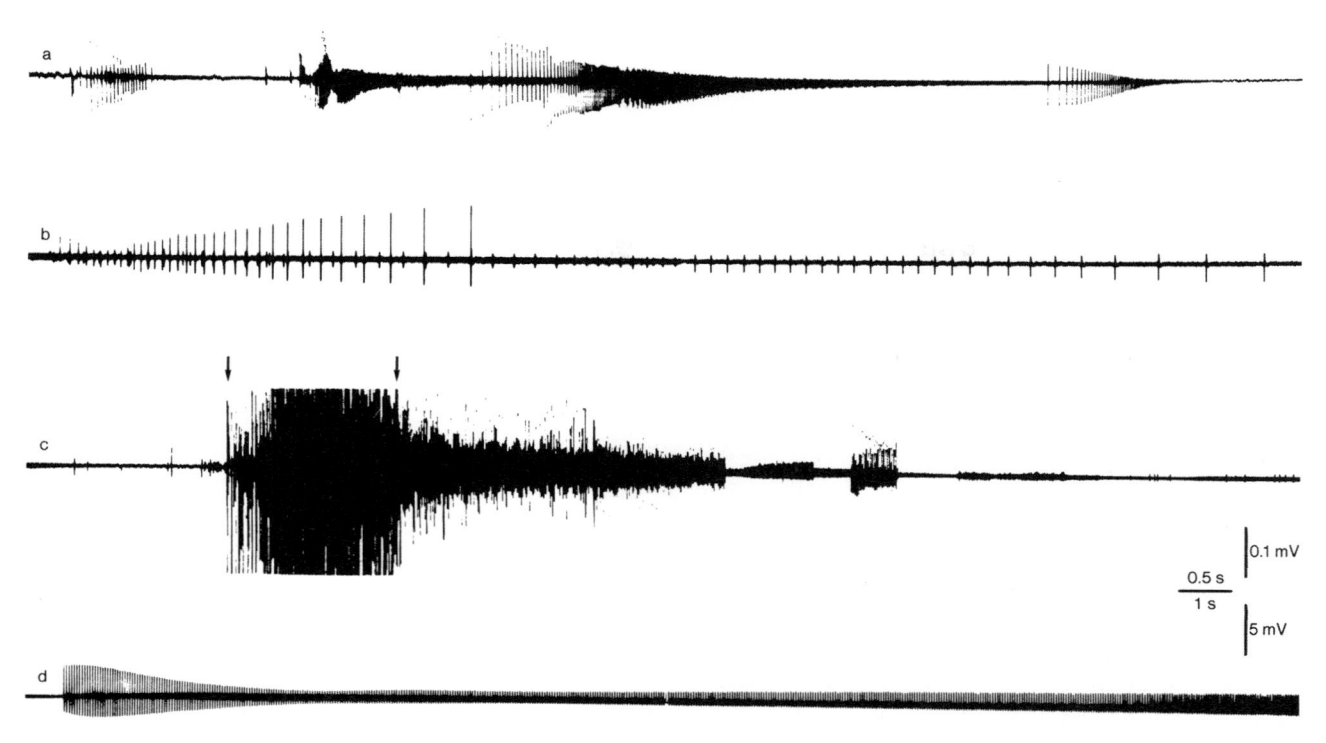

Abb. 87: Myotone Serienentladungen
Ableitung aus dem M. abductor pollicis brevis bei einem 40-jährigen Patienten mit myotoner Dystrophie
a) Durch leichte Nadelbewegung ausgelöste myotone Entladungen. Diese sind durch kontinuierliche Frequenzzunahme und Amplitudenabnahme charakterisiert.
b) 2 niederfrequente Entladungsserien mit kontinuierlicher Frequenzabnahme und begleitendem Amplitudenanstieg
c) Maximale Willkürkontraktion des untersuchten Muskels (Strecke zwischen den 2 Pfeilen). Nach abrupter Beendigung der Kontraktion dichte Nachaktivität über etwa 3 sec, gefolgt von einzelnen myotonen Serien.
d) Supramaximale Stimulation des N. medianus am Handgelenk. Ausgeprägte kontinuierliche Amplitudenabnahme des Antwortpotenzials mit langsamem sekundärem Wiederanstieg.

Hochfrequente und niederfrequente komplexe repetitive Entladungen (Pseudomyotone Entladungen; complex repetitive discharges) (►Abb. 88–90)
Diese bei Myopathien und Neuropathien vorkommenden Spontan-Entladungen sind durch gleichbleibende Entladungsfrequenz und Amplitude sowie abrupten Beginn und Schluss gekennzeichnet. Die hochfrequenten Formen *(pseudomyotone Entladungen)* weisen Frequenzen zwischen 10 und 150/s auf (Emeryk et al., 1974), und die Gesamtentladungsdauer übersteigt selten 1 Minute (Brumlik et al., 1970). Die Einzelpotenziale sind manchmal 2–4phasisch, häufiger polyphasisch (im eigenen Material maximal 26 Phasen) und bleiben formal meist von Beginn bis Ende konstant. Gelegentlich bestehen ein intermittierender oder bleibender Ausfall einzelner Potenzialkomponenten sowie Rhythmusstörungen in Form von »Extrasystolen« bzw. einer sprunghaften einmaligen Zu- oder Abnahme der Entladungsfrequenz.

Die niederfrequenten Formen *(niederfrequente bizarre Entladungen,* Stöhr, 1976 a; 1982) sind durch Frequenzen unter 10 Hz (0,3–10/s), meist komplexere Potenzialformen (bis 84 Phasen) und eine längere Entladungsdauer (meist mehrere Minuten) charakterisiert.

Komplexe repetitive Entladungen hoher und niedriger Frequenz kommen mitunter in total denervierten Muskeln vor (Stöhr, 1976 a, 1978) und persistieren unter Curare (Ricker und Meinck, 1972), was auf ihren myogenen Ursprung hinweist. Die teilweise hochkomplexen Potenzialformen können nicht auf die Entladung einer oder weniger Muskelfasern zurückgeführt werden; vielmehr muss man einen zugrundeliegenden aktiven Komplex funktionell gekoppelter Muskelfasern unterstellen, mit *einer* Faser als rhythmisch tätigem Schrittmacher. Die übrigen Fasern werden in gesetzmäßiger zeitlicher Aufeinanderfolge erregt, wobei deren Synchronisation aufgrund der hohen zeitlichen Präzision in der Aufeinanderfolge der Spikes – teilweise auch der Gesamtpotenziale (►Abb. 90) – extraneural erfolgen muss (Stöhr, 1976 a; Trontelj und Stålberg, 1983).

Die hochfrequenten Formen treten bei Myopathien, Vorderhornerkrankungen, Wurzel-, Plexus- und Nervenläsionen in absteigender Häufigkeit auf (Emeryk et al., 1974), während die niederfrequenten Formen eine umgekehrte Häufigkeitsverteilung zeigen (Stöhr, 1976 a). Auffallend ist die Häufigkeit solcher Entladungen im M. iliopsoas (Meyer et al., 1988). Häufig auftretende komplexe repetitive Entladungen können zu einer Hypertrophie der betroffenen Muskeln führen (Gutmann, 1996).

Faszikulationspotenziale (►Abb. 91)
Faszikulationen sind unregelmäßig mit Intervallen von Bruchteilen einer Sekunde bis mehrere Minuten entladende Potenziale, deren mittlere Parameter denen der Muskelaktionspotenziale des betreffenden Muskels glei-

2 Allgemeine Untersuchungsbefunde

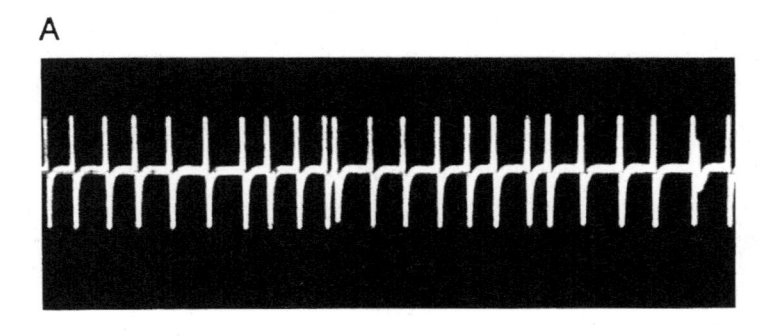

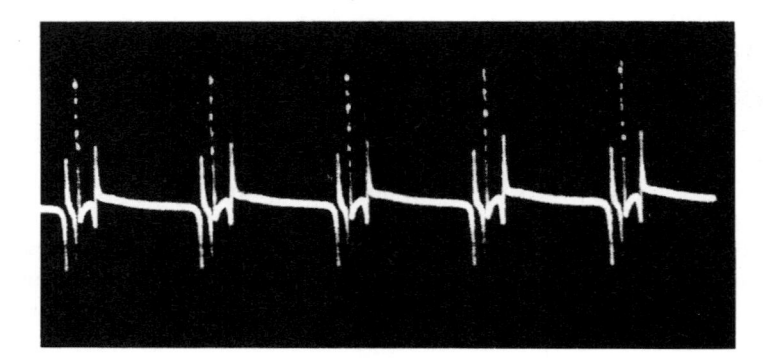

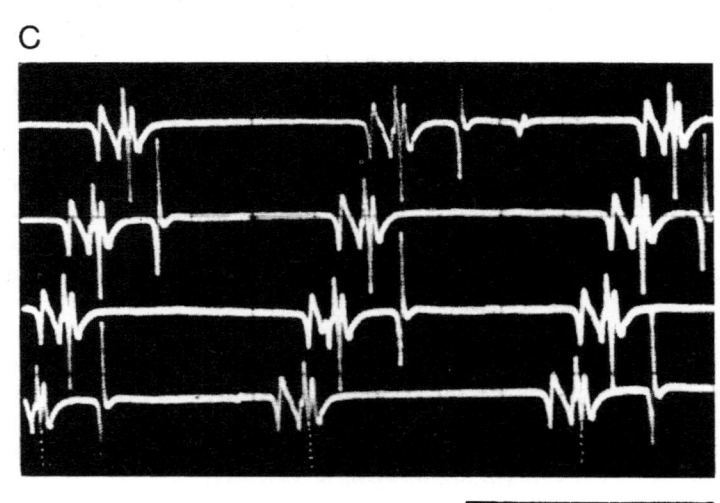

Abb. 88: Hochfrequente komplexe repetitive Entladungen (Pseudomyotone Entladungen)
A 36/s Entladung eines biphasischen Potenzials
B 42/s Entladung eines 7phasischen Potenzials bei langsamer und rascher Kippgeschwindigkeit
C 25/s Entladung mit Ausfall der späten hohen Spike-Komponente bei jedem 2. Potenzial

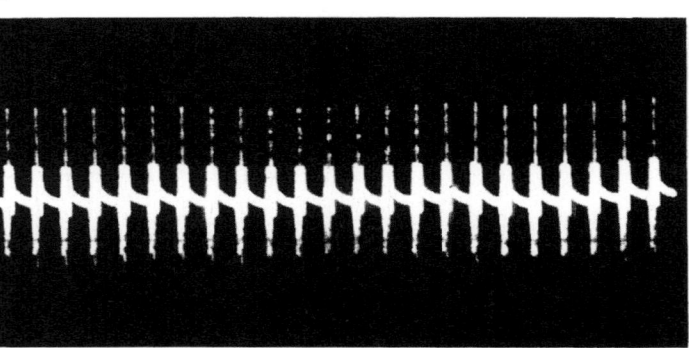

Abb. 89: Niederfrequente komplexe repetitive Entladungen
A 6/s Entladung eines hochkomplexen Potenzials bei langsamer, mittlerer und rascher Kippgeschwindigkeit
B 8/s Entladung eines hochkomplexen Potenzials mit periodischem Ausfall der hohen Spike-Komponenten (bei langsamer und rascher Kippgeschwindigkeit). Die rhythmisch weitergehende Entladung ist aus den persistierenden niedrigen Komponenten des hochkomplexen Potenzials ersichtlich.

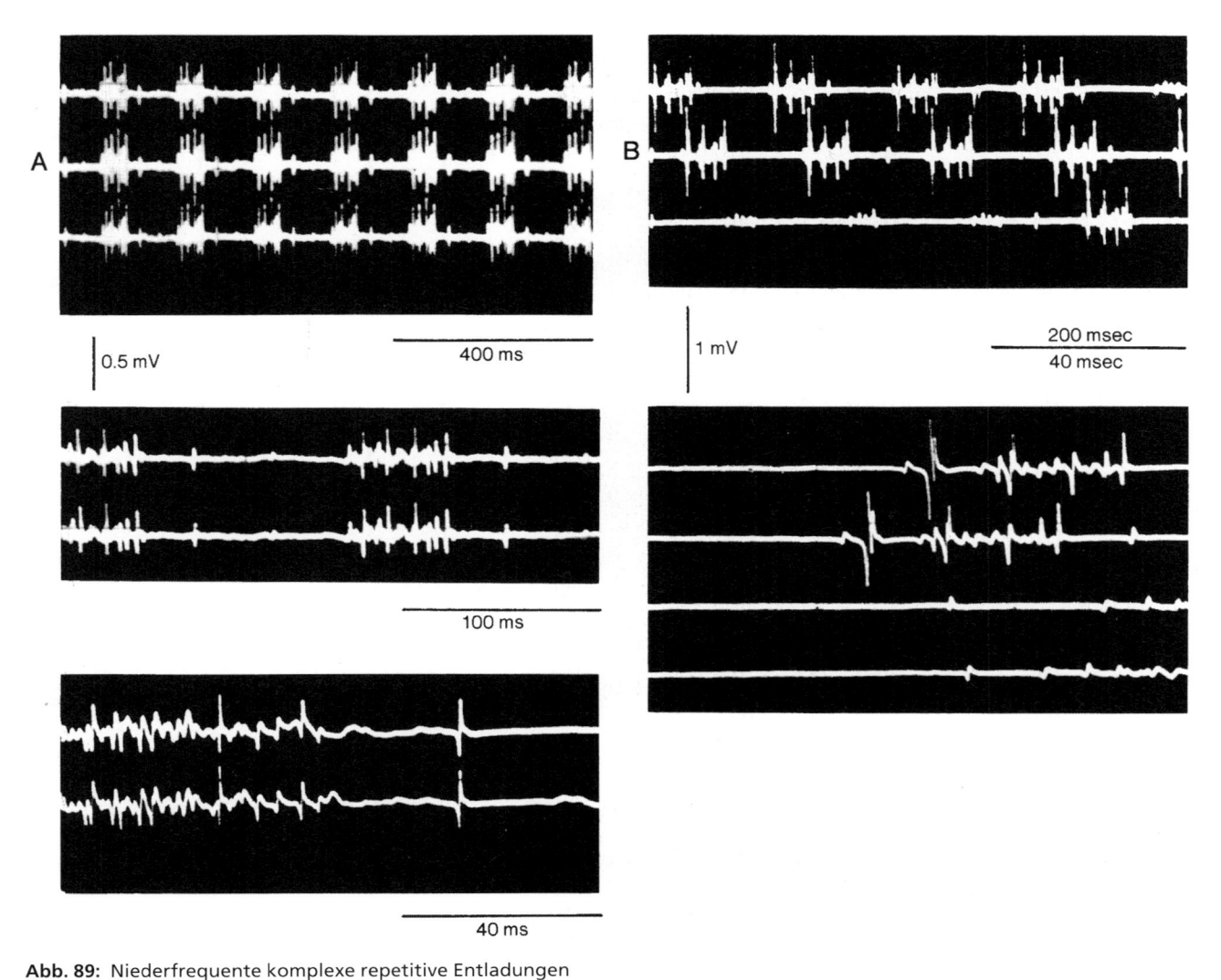

chen und die vermutlich im Verlauf des Axons bzw. im Bereich der terminalen Axonaufzweigungen entspringen (Richardson, 1954; Trojaborg und Buchthal, 1965; Hjorth et al., 1973; Roth, 1982). Bei Registrierung zahlreicher aufeinanderfolgender Faszikulationen finden sich formal unterschiedliche Potenziale, die offenbar verschiedenen motorischen Einheiten zugehören. Andererseits tritt ein und dasselbe Potenzial wiederholt auf, und zwar öfters mit leichter Modifikation vor allem des Anfangsteils, was auf einen Ursprung an wechselnden Endaufzweigungen derselben motorischen Einheit hinweist (z. B. ▶ **Abb. 93A**, linke Spalte: Potenzial 1 und 3). Bei Ableitung der willkürlich aktivierten Muskelaktionspotenziale von derselben Stelle zeigen diese eine von den dort registrierten Faszikulationen verschiedene Form (▶ **Abb. 91A** und **B**, sowie **C** und **D**).

Faszikulationen finden sich bei Vorderhornprozessen und Wurzelläsionen, seltener bei Mono- und Polyneuropathien (Layzer, 1982). Die Unterscheidung gegenüber benignen Faszikulationen (2.1.1.1.) gelingt u. a. durch den klinischen oder elektromyographischen Nachweis einer Schädigung im Bereich des peripheren Motoneurons. Außerdem ist die Entladungsfrequenz der benignen Faszikulationen höher.

Einzelfaserableitungen von faszikulierenden motorischen Einheiten zeigen Hinweise auf erhebliche kollaterale Sprossungsvorgänge wie erhöhte Faserdichte, abnormer Jitter und intermittierende Blockierungen. Dabei ist die Entladungsfrequenz der Faszikulationen umso niedriger, je höher die Faserdichte, je länger die Potenzialdauer und je höher der Grad an funktioneller Instabilität (Janko et al., 1989).

Seltener wird ein zweiter Typ von Faszikulationen registriert, der nach Leitungsblockade des betreffenden Nerven verschwindet, was auf einen proximalen Ursprung der Entladung hinweist. Dieser als »*proximale Faszikulation*« (Stöhr, 1976 a) bezeichnete Typ ist durch repetitive Entladung von meist nur ein oder zwei identischen Potenzialen gekennzeichnet (▶ **Abb. 91**). Die Entladungsfrequenz ist meist höher als bei der oben beschriebenen Form, und es kommen öfters Doppel- und Gruppen-Entladungen mit Frequenzen bis zu 80/s und

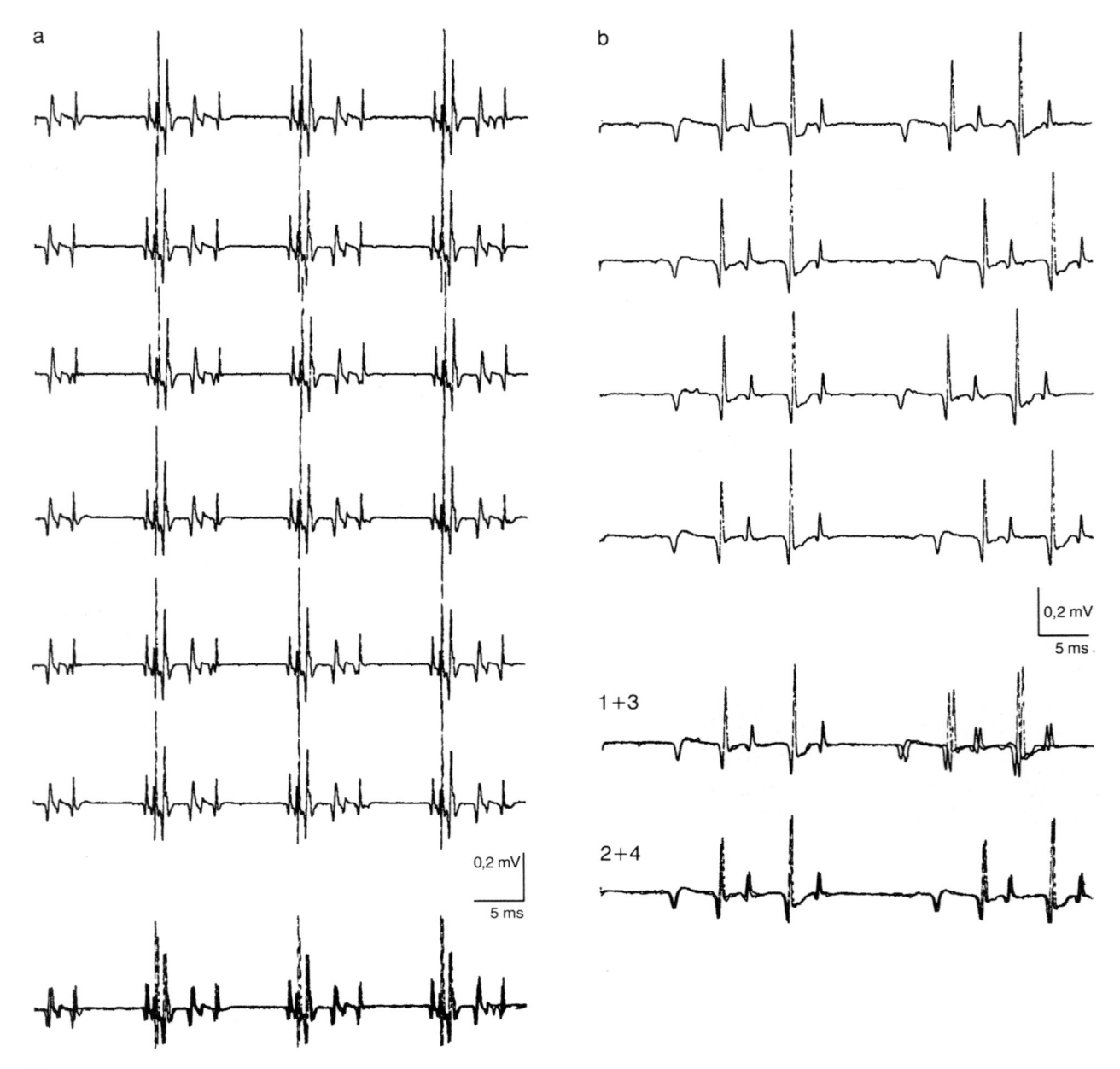

Abb. 90: Komplexe repetitive Entladungen (Einzelfaser-EMG)
a) 70/s Entladung eines komplexen Potenzials, wobei sowohl die Aufeinanderfolge der Spikes innerhalb des Potenzials als auch die der Potenziale selbst mit hoher zeitlicher Präzision erfolgt. Bei Superposition mehrerer Zeilen (unterste Spur) sind die Potenziale und deren Einzelkomponenten daher deckungsgleich.
b) Komplexe repetitive Entladung mit variablen Intervallen. Dabei bestehen teils größere Intervalldifferenzen von etwa 4 ms (vergleiche Spur 1 und 3 gegenüber Spur 2 und 4), teils geringe Differenzen um 0,5 ms (vergleiche Spur 1 und 3). Die zeitlichen Abstände der Spikes innerhalb jedes Potenzials bleiben dagegen konstant.
Einzelfaserableitung aus dem M. tibialis anterior bei chronischer radikulärer Läsion. Triggerung des Kipps durch das Potenzial und Kippverzögerung um 12,5 ms.

wechselnden Intervallen zwischen je zwei Potenzialen vor, die sich klinisch durch stärkere und länger andauernde Muskelkontraktionen als die blitzartigen Zuckungen der Faszikulationen präsentieren (▶ **Abb. 93**). »Proximale Faszikulationen« zeigen sich bei den gleichen Krankheitsbildern wie die übrigen Faszikulationen, wobei Vorderhornprozesse, traumatische Nerven- und Plexusläsionen, radiogene Plexopathien und Engpass-Syndrome dominieren.

»Proximale Faszikulationen« beruhen auf einer ektopischen Impulsbildung im Verlauf des Axons. In Abhängigkeit vom Ausmaß der lokalen Hyperexzitabilität resultieren Einzelentladungen wechselnder Frequenz, nicht selten mit eingestreuten Doppel- und Mehrfachentladungen. Bereits hieraus wird deutlich, dass ein fließender Übergang zu den weiter unten besprochenen Gruppen- und Serienentladungen besteht. Außerdem erklärt sich hieraus das gelegentlich anzutreffende gemeinsame Auftreten einzelner-, gruppierter- und Serienentladungen an ein und derselben Ableitestelle, besonders bei radiogenen Nervenläsionen sowie chronischen Nervenkompressionssyndromen.

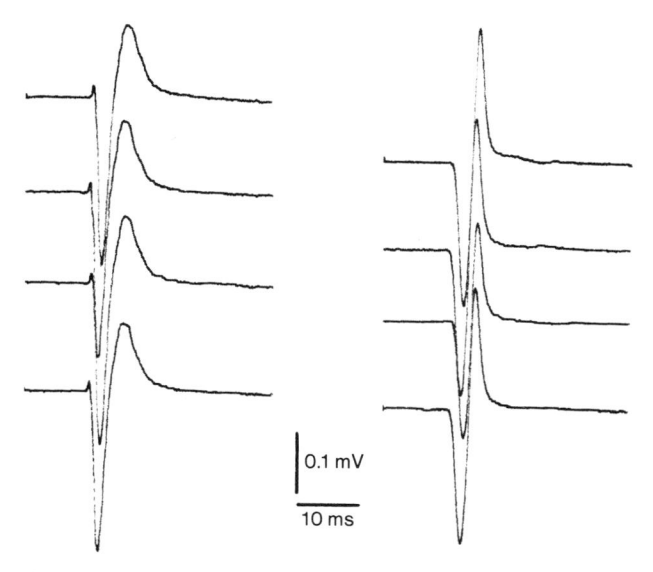

Abb. 91: »Proximale« Faszikulationen
In unregelmäßigen Abständen aufeinanderfolgende Spontan-Entladungen von 2 Ableitstellen im M. abductor pollicis brevis bei einer Patientin mit Skalenus-Syndrom. Von jeder Ableitstelle werden jeweils identische Potenziale registriert (s. linke und rechte Spalte).

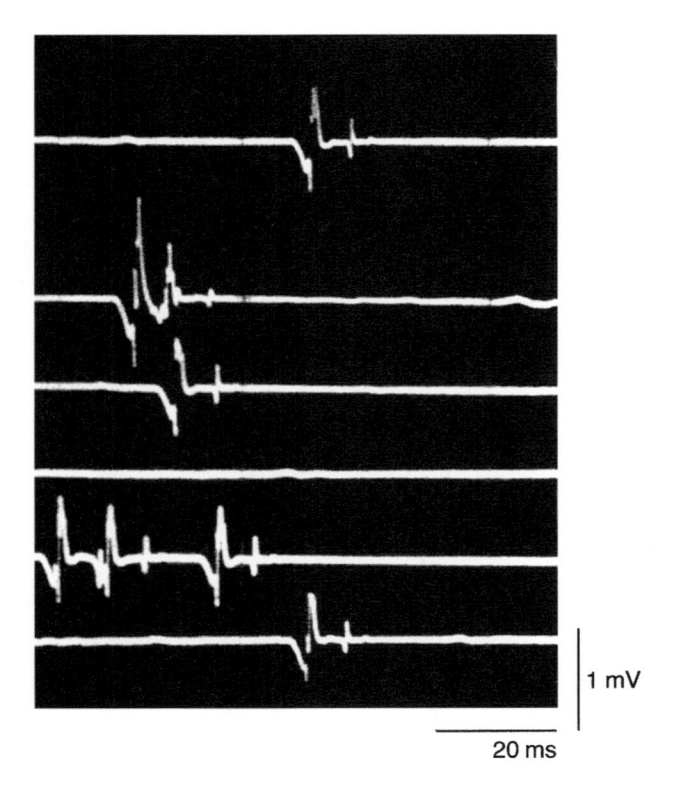

Abb. 92: Faszikulationen, teilweise in Form von Doppel- und 3fach-Entladungen
Faszikulationspotenziale im M. gastrocnemius medialis bei partieller alter Cauda equina-Läsion.

Gruppen- und Serienentladungen (▶ Abb. 94–99)

Die hier zusammengefassten Formen von Spontanaktivität gehen wie die Faszikulationen auf eine ektopische Impulsentstehung in motorischen Axonen zurück, wobei ein überregbares Axon mehrfach hintereinander feuert, sodass kürzere Gruppen (»bursts«) oder längere Serien (»trains«) von Aktionspotenzialen generiert werden. Man könnte demnach auch von »gruppierten Faszikulationen« sprechen. Gegen diese Bezeichnung spricht jedoch das zweite Charakteristikum dieser Entladungen in Form einer periodischen Wiederholung, vermutlich infolge mehr oder minder rhythmischer Oszillationen des Ruhe-Membranpotenzials. Aus diesem Grund erscheint die deskriptive Bezeichnung als periodische Gruppen- bzw. Serienentladung (»recurrent bursts«, »recurrent trains«) treffender und ist auch der anglo-amerikanischen Bezeichnung »myokymic discharges« (siehe unten) vorzuziehen. Die Änderungen im Ruhe-Membranpotenzial dürften durch die repetitiven Spontanentladungen mitbeeinflusst werden, da eine Folge durchlaufender Aktionspotenziale eine durch Hyperpolarisation bedingte Abnahme der Membranerregbarkeit zur Folge hat (Kiernan et al., 1996), sodass die Impulsproduktion sistiert, bis eine erneute kritische Depolarisation nachfolgt.

Gruppenentladungen sind rhythmische oder mit variablen Intervallen auftretende repetitive Spontan-Entladungen aus 3–9 identischen Potenzialen. Die Entladungsfrequenz der Gruppen liegt zwischen 0,5 und 8/s (Stöhr, 1976 a; 1982). Nach dem Sistieren der Spontan-Entladung lässt sich dieselbe oder eine andere Gruppe manchmal durch leichte Willkürinnervation des betreffenden Muskels oder durch einmalige oder repetitive elektrische Stimulation des zugehörigen Nerven reaktivieren. Aufeinanderfolgende Gruppen sind häufig formal identisch. Manchmal variiert die Zahl der Komponenten. So findet sich im Beispiel der Abbildung 94 anstelle der rhythmisch aufeinanderfolgenden Vierergruppen gelegentlich eine Gruppe mit 6 Komponenten (Zeile 4).

Serienentladungen (▶ Abb. 96) sind repetitive Spontan-Entladungen von jeweils mindestens 10 Einzelpotenzialen, wobei die Serien meist rhythmisch (0,2–3/s), seltener mit variablen Intervallen auftreten (Stöhr, 1976 a; 1982). Die deskriptive Bezeichnung »Serienentladung« (»recurrent trains«) erscheint angemessener als der im amerikanischen Schrifttum gebräuchliche Terminus »myokymic discharges« (Albers et al., 1981; Daube, 1991), da die Serien oft nicht mit Myokymien einhergehen, sondern entweder unsichtbar oder mit einer rhythmischen Einziehung eines etwa pfenniggroßen Hautareals verbunden sind. Lediglich in seltenen Fällen mit Serienentladungen in mehreren räumlich benachbarten motorischen Einheiten kann in dem betroffenen Muskel eine Myokymie (Muskelwogen) beobachtet werden. Andererseits gibt es Krankheitsbilder mit ausgeprägtem Muskelwogen (z.B. die Neuromyotonie oder pontine Läsionen mit Fazialismyokymie), dem irreguläre Entladungen motorischer Einheiten zugrunde liegen und keine »Myokymic discharges«, sodass dieser Begriff irreführend ist. Mit dem Terminus »Myokymie« sollte man das klinische Phänomen des Muskelwogens definieren und sich darüber im Klaren sein, dass einem Muskelwogen drei unterschiedliche Formen elektromyographischer Spontanaktivität zugrunde liegen können:

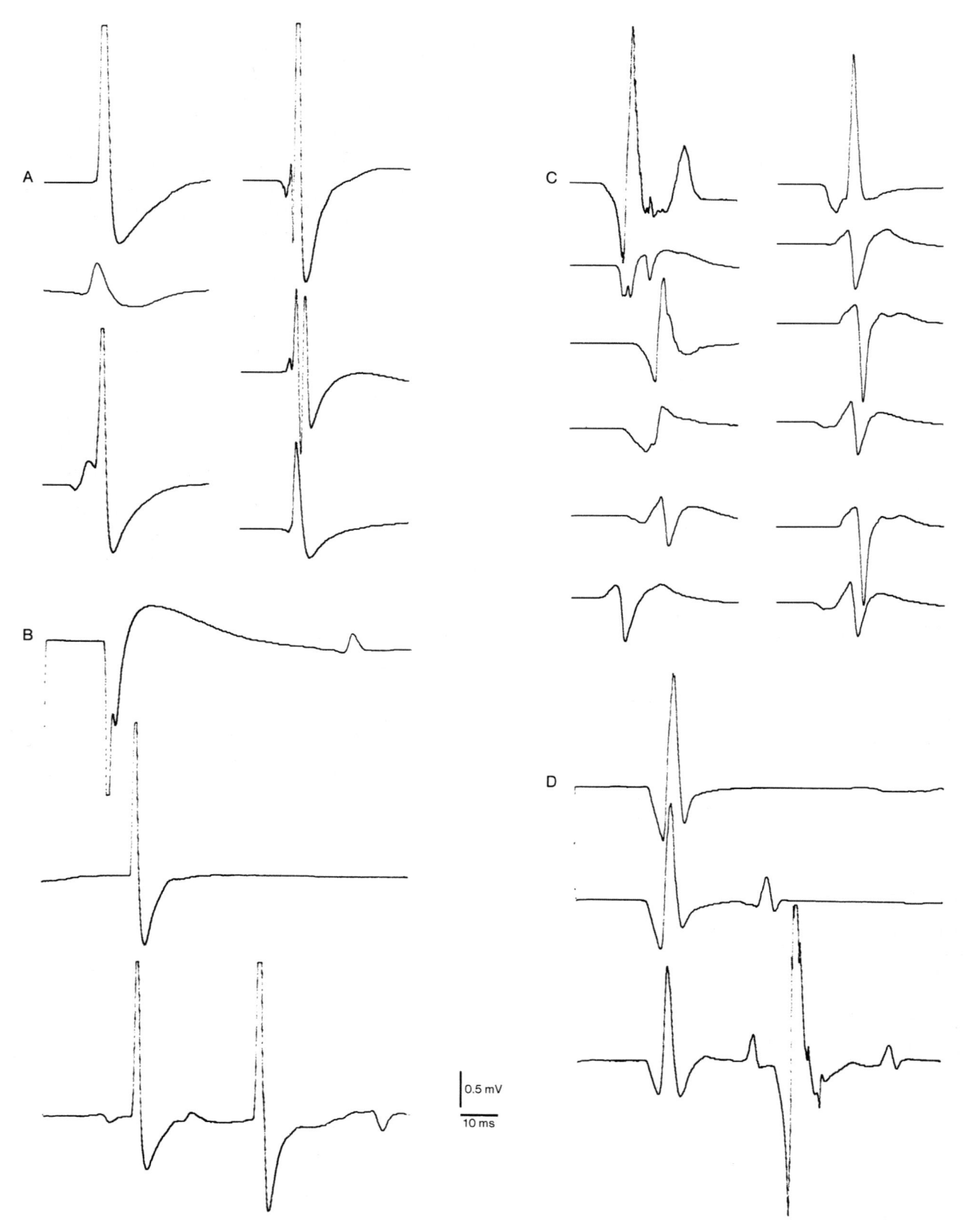

Abb. 93: Faszikulationen
(Nadelableitung aus dem M. tibialis anterior bei einem 58-jährigen Patienten mit amyotropher Lateralsklerose)
A 6 aufeinanderfolgende Faszikulationspotenziale bei identischer Nadellage. Die Potenziale 1 und 3 in der linken Spalte sind formal – bis auf einen unterschiedlichen Anfangsteil – identisch.
B Willkürlich aktivierte Muskelaktionspotenziale von derselben Ableitstelle. Diese unterscheiden sich von sämtlichen unter A gezeigten Faszikulationspotenzialen.
C 12 aufeinanderfolgende Faszikulationen von einer anderen Ableitstelle
D Willkürlich aktivierte Muskelaktionspotenziale von derselben Ableitstelle wie C

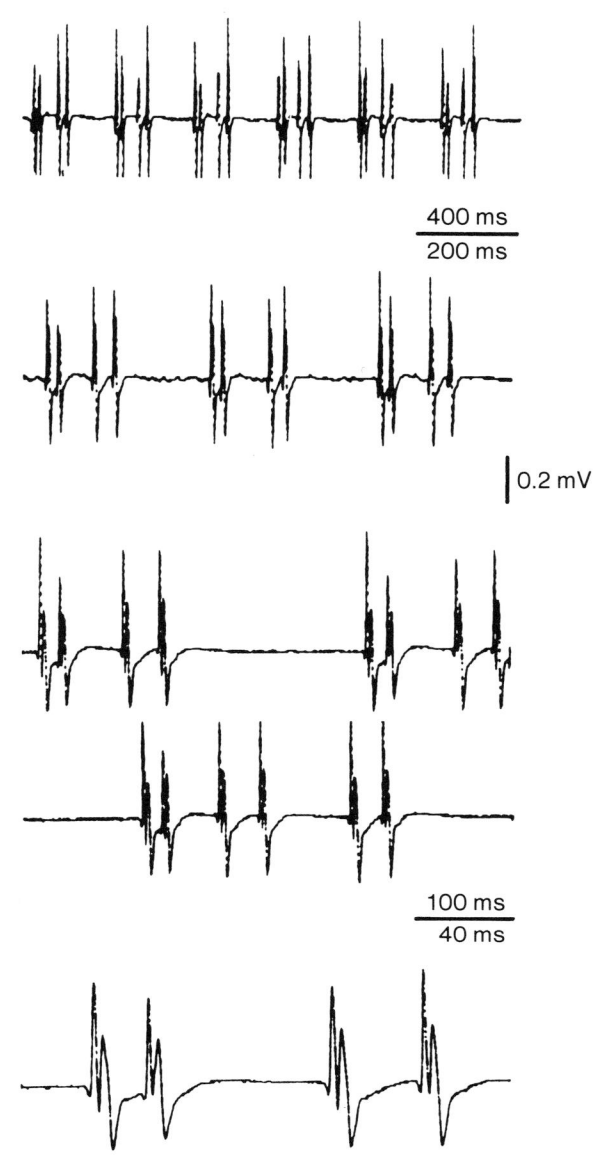

Abb. 94: Periodische Gruppenentladung
Spontan-Entladung einer aus 4 identischen Potenzialen bestehenden Gruppe mit rhythmischer Aufeinanderfolge. In wechselnden Intervallen treten Gruppen aus 6 anstatt 4 Potenzialen auf (Zeile 4).

1. rhythmische Serienentladungen (selten)
2. neuromyotone Entladungen
3. gehäufte Faszikulationen, teilweise in Form von Doppelentladungen (▶ **Abb. 97**)

Im Verlauf einer Serie finden sich neben formal identischen auch deformierte Potenziale, besonders bei hoher Entladungsfrequenz innerhalb der Serie. Einer solchen Deformierung und Amplitudenminderung liegt ein intermittierender oder bleibender Ausfall eines Teils der Muskelfasern der motorischen Einheit zugrunde. Dabei ist unklar, ob dies auf eine Unerregbarkeit von Muskelfasern, eine Blockierung der neuromuskulären Überleitung oder auf Erregbarkeitsschwankungen von Nervenendigungen zurückgeht (Stöhr, 1982). Während leichter willkürlicher Anspannung des betreffenden Muskels laufen die Serien teilweise unverändert weiter (▶ **Abb. 96**);

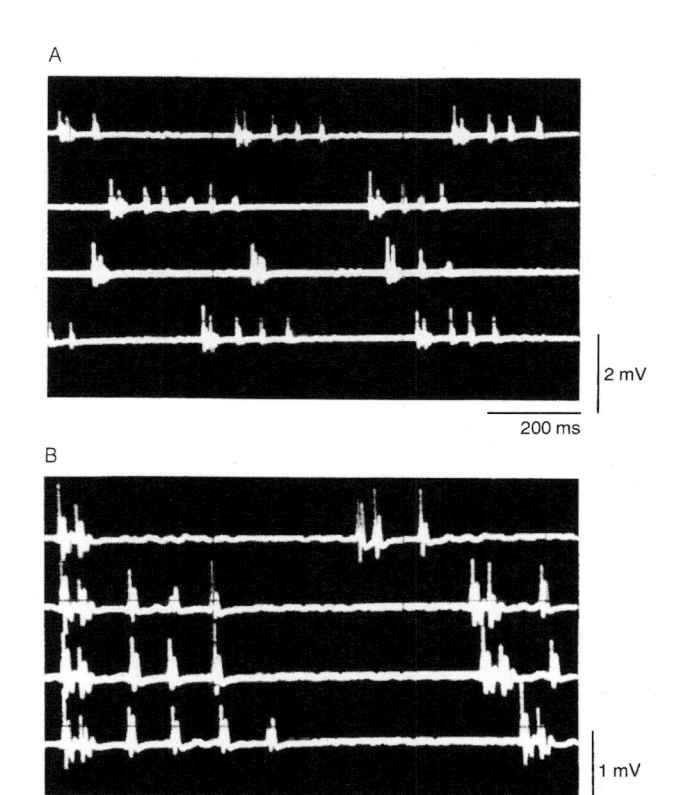

Abb. 95: Unregelmäßige repetitive Gruppenentladung
a) Spontane Gruppenentladung aus zwei bis sieben (teilweise deformierten) Muskelaktionspotenzialen. Ableitung aus dem M. flexor digitorum communis bei knapp zwei Jahre alter traumatischer Halsmarkläsion
b) Das Intervall zwischen dem letzten Potenzial einer Gruppe und dem ersten Potenzial der darauffolgenden Gruppe ist konstant, die Entladungsfrequenz der Gruppenentladung infolge deren unterschiedlichen Dauer jedoch unregelmäßig.

in anderen Fällen werden die Serien kürzer und folgen mit kleineren Intervallen aufeinander. Eine Analyse von 21 solcher Serien (Stöhr, 1976) ergab eine mittlere Dauer von 818 ms (80–3500 ms), eine mittlere Entladungsfrequenz von 0,8 (0,15–3/s) bezüglich der Serien und eine von 11–110/s in Bezug auf die im Durchschnitt 27 (10–36) Potenziale innerhalb der einzelnen Serien.

Einer besonderen Erwähnung bedarf die bei multipler Sklerose und Hirnstammtumoren vorkommende sog. *Facialis-Myokymie*. Hierbei liegt klinisch tatsächlich eine Myokymie, d. h. ein kontinuierliches Muskelwogen vor, jedoch entspricht die elektromyographisch registrierte Spontanaktivität in keiner Weise repetitiven Serienentladungen (»myokymic discharges«), sondern es finden sich an einer bestimmten Ableitstelle ständige irreguläre Entladungen meist mehrerer motorischer Einheiten, wobei burstartige Entladungssalven lediglich intermittierend dieser Dauer-Aktivität überlagert sein können (▶ **Abb. 97**, auch ▶ **Abb. 270** und **271**). Vermutlich beruht die Facialis-Myokymie im Zusammenhang mit Hirnstammläsionen auch nicht – wie die repetitiven Serienentladungen – auf einer Schädigung im Bereich des peripheren Motoneurons, sondern auf einer pontinen Läsion (distal des Facialiskerns?). Dagegen

2 Allgemeine Untersuchungsbefunde

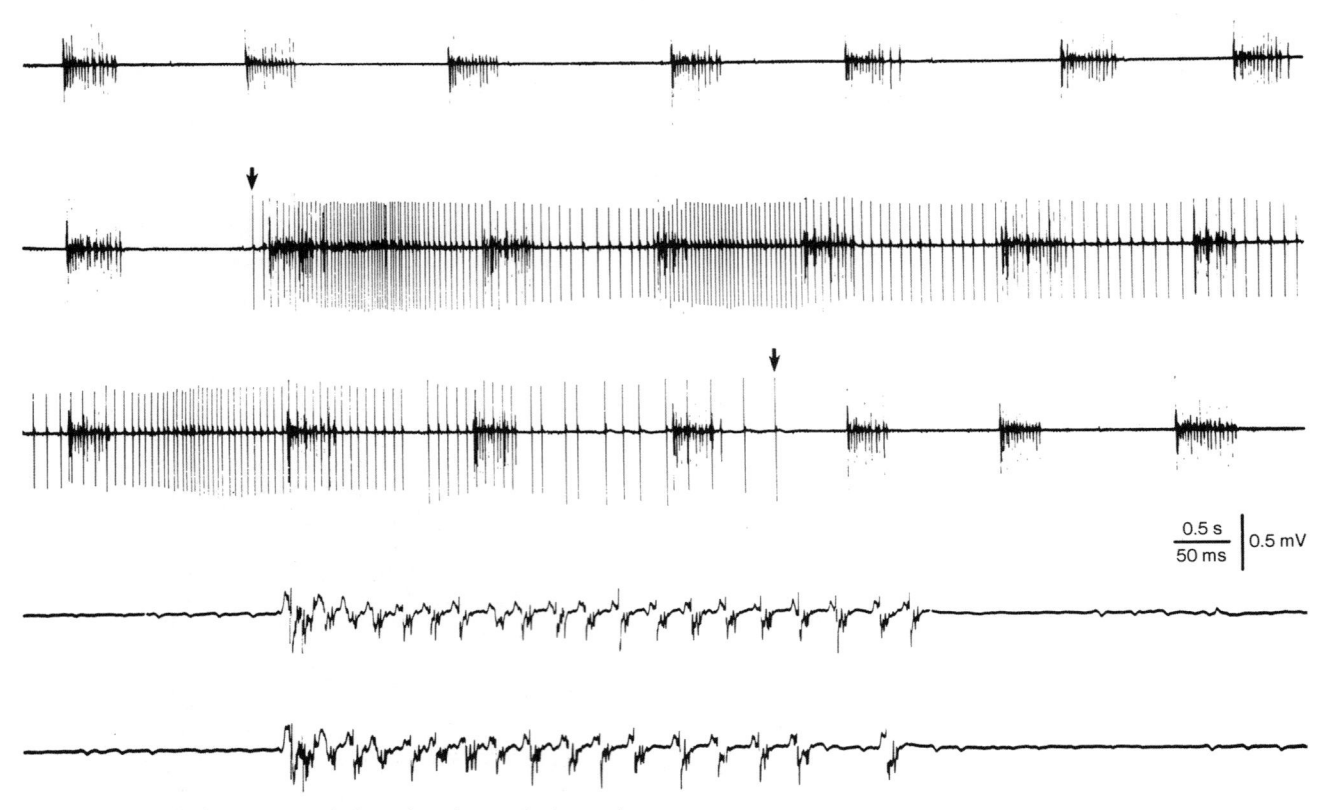

Abb. 96: Periodische Serienentladung (myokymic discharges)
0,6/s Entladung einer aus etwa 20 annähernd identischen polyphasischen Potenzialen bestehenden Serie. Entladungsfrequenz innerhalb der Serie 34/s.
Während leichter Willkürinnervation (Strecke zwischen den 2 Pfeilen) unverändertes Weiterbestehen der Serienentladung.
Ableitung aus dem M. vastus medialis bei radiogener Beinplexuslähmung.

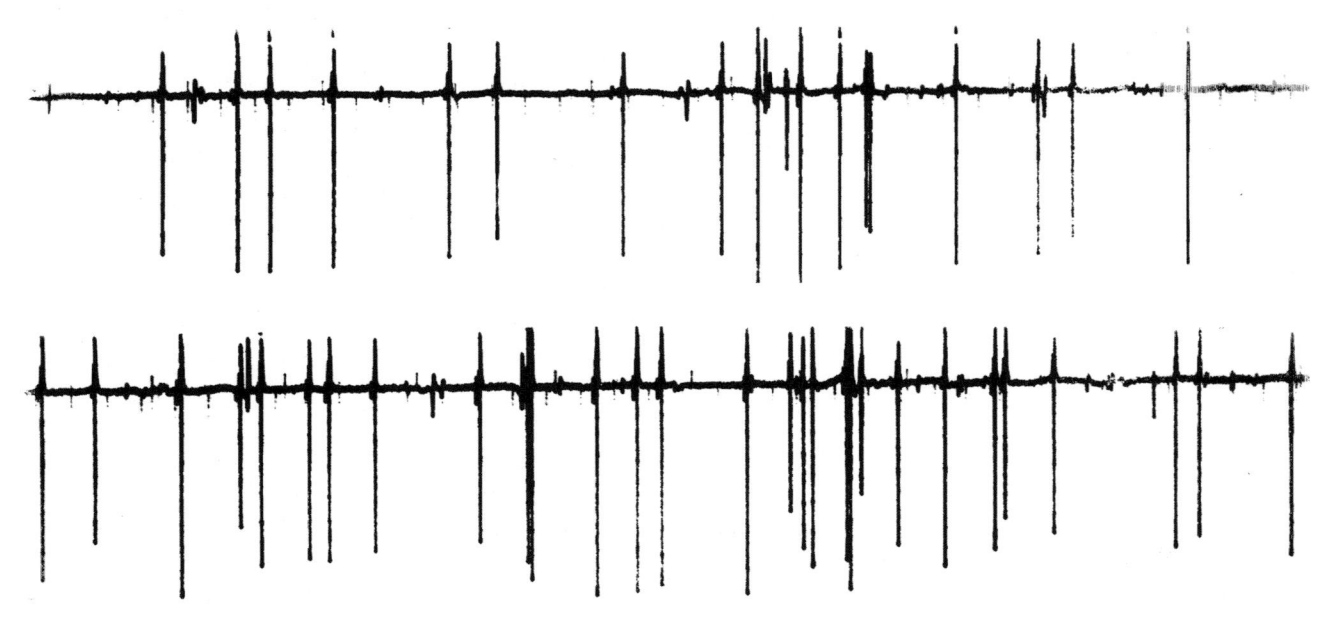

Abb. 97: Entladungen bei Myokymie
Kontinuierliche Registrierung der Spontanaktivität aus dem M. rectus femoris bei ausgeprägtem Muskelwogen am gesamten linken Oberschenkel. An allen Ableitestellen finden sich Spontanentladungen von 1 bis 2 motorischen Einheiten, wobei Einzelentladungen dominieren und nur gelegentlich Doppelentladungen sichtbar sind.

ist der Ursprung der Facialis-Myokymie, wie sie – z. T. doppelseitig – selten beim Guillain-Barré-Syndrom vorkommt, innerhalb des peripheren Motoneurons gelegen, und es zeigen sich hier auch elektromyographisch gruppierte repetitive Entladungen einzelner motorischer Einheiten.

Gelegentlich werden einzelne Serienentladungen durch elektrische Nervenstimulation ausgelöst (▶ Abb. 98A), wobei die Serie dem Reiz entweder innerhalb von 20 ms oder mit wesentlich längerem, jeweils konstantem Intervall (175–300 ms) folgt. Repetitive Serienentladungen lassen sich durch Hyperventilation aktivieren und durch Calcium–Injektionen hemmen (Gutmann, 1991).

Serienentladungen kommen bevorzugt bei radiogenen Nervenläsionen, weniger häufig bei Engpass-Syndromen vor (Stöhr, 1976 a; 1982; Albers et al., 1981), was auf die pathogenetische Bedeutung einer chronischen Nervenkompression hinweist. Auch bei multifokaler motorischer Neuropathie, Guillain-Barré-Syndrom und chronischer Polyneuroradikulitis (MMN, GBS, CIDP) wurden von Pfeiffer (1997) derartige Spontanentladungen registriert. Sie beruhen vermutlich auf der erhöhten Erregbarkeit von Nervenfasern an der Läsionsstelle, wobei es vom Grad der Exzitabilität des Fokus abhängt,

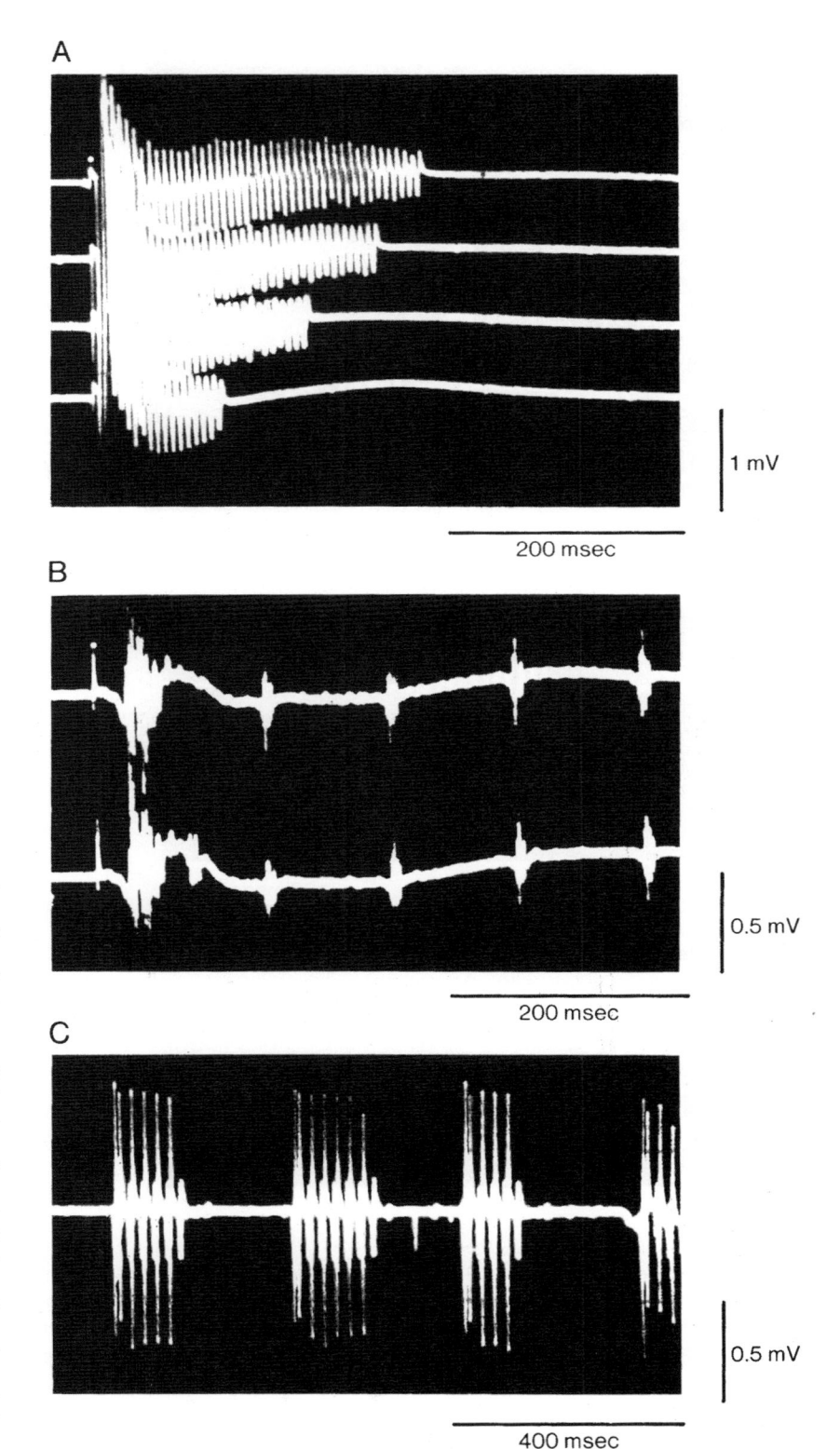

Abb. 98: Induzierte Gruppen- und Serienentladung

A Hochfrequente repetitive Nachentladung im M. abductor pollicis brevis bei Karpaltunnel-Syndrom. Bei 4maliger 1/s Stimulation des N. medianus am Handgelenk nimmt die Dauer der repetitiven Nachentladung kontinuierlich ab.

B Niederfrequente Nachentladung eines komplexen Einzelpotenzials bei 2maliger Stimulation des N. ulnaris und Nadelableitung aus dem M. abductor digiti minimi.
(Traumatische Ulnarislähmung mit frischer Reinnervation.)

C Durch Willkürinnervation induzierte Nachentladungen im M. abductor pollicis brevis bei Zustand nach autologer Nerventransplantation des N. medianus am Handgelenk. Bei leichter Willkürinnervation ist jedes Muskelaktionspotenzial von bis zu 7 repetitiven Nachentladungen gefolgt, wobei das jeweils letzte Potenzial deformiert ist. Die Zahl der Nachentladungen nimmt mit zunehmender Dauer der Willkürinnervation ab.

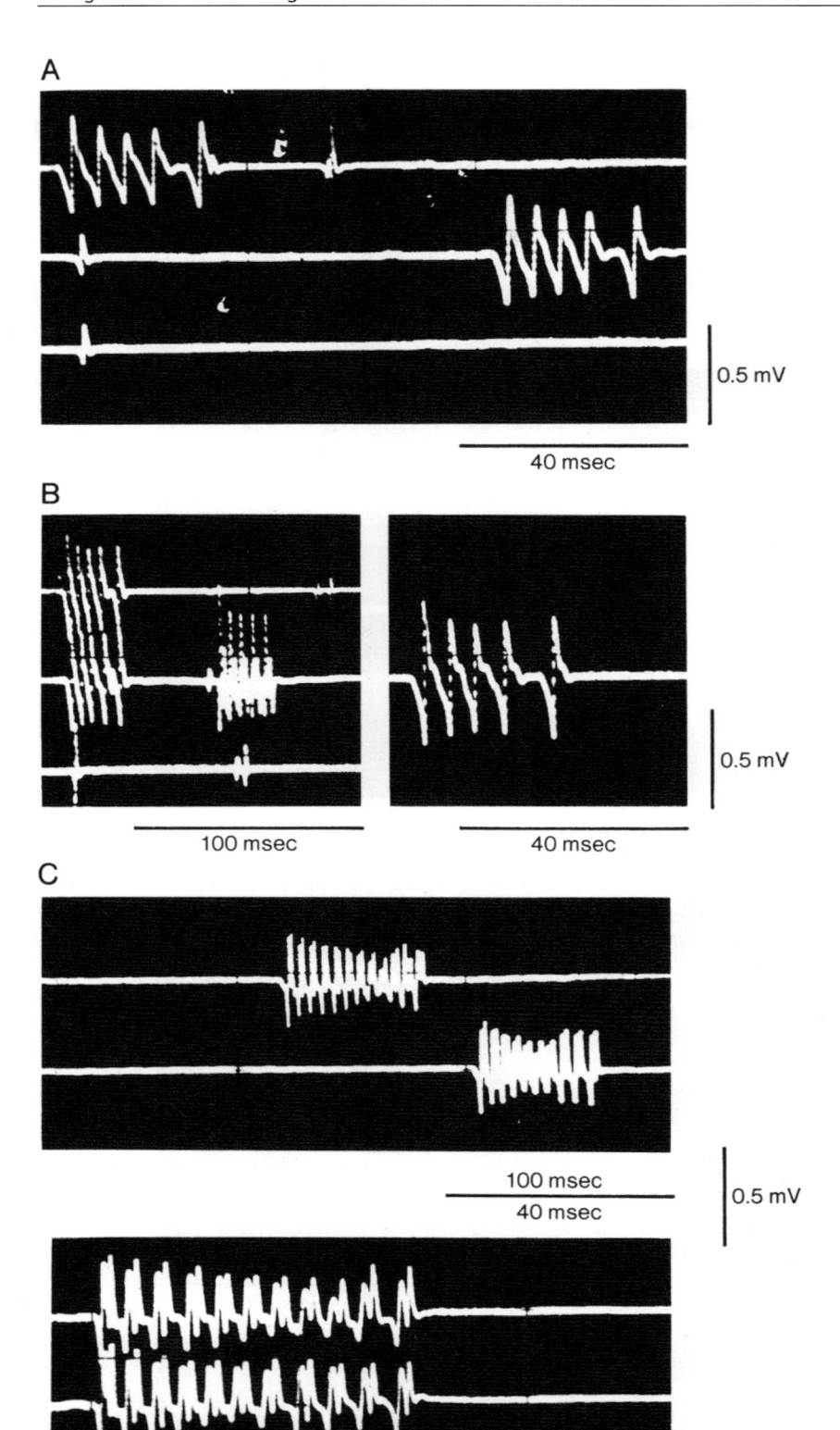

Abb. 99: Repetitive Entladungen nach experimenteller Ischämie

A 4 min nach 30minütiger Ischämie treten im M. abductor pollicis brevis neben faszikulationsartigen Einzelentladungen Fünfergruppen mit einer Frequenz von 5/s auf.

B Nach 6 1/2 min sistieren die Gruppenentladungen. Durch einmalige elektrische Nervenreizung proximal der Abschnürung treten erneut gleichartige Gruppen auf (zum Teil gedoppelt, siehe Zeile 2 links).
(Triggerung des Kipps durch die Gruppe mit Einschaltung einer Verzögerungsleitung.)

C Ableitung aus dem M. interosseus dorsalis I einer anderen Versuchsperson. 3 min nach 30minütiger Ischämie durch suprasystolische Abschnürung am Oberarm treten aus 10–14 annähernd identischen Potenzialen zusammengesetzte Serien mit einer mittleren Entladungsfrequenz von 3/s auf.

ob eine repetitive Spontan-Entladung oder eine impulsinduzierte Entladung auftritt. Vermutlich liegt diesen Entladungen eine ektopische Impulsentstehung in lokal demyelinisierten Fasern mit intaktem Axon zugrunde (Rasminsky, 1981; s. auch Spasmus hemifacialis). Bei den durch Nervenstimulation induzierten repetitiven Nachentladungen handelt es sich vermutlich gleichfalls um repetitive Axonentladungen bei Membraninstabilität und verminderter Akkommodation an der Stelle einer Nervenläsion. Eine alternative Erklärung besteht in einer ephaptischen Reexzitation intramuskulärer Axonsprosse bei kollateraler Reinnervation durch das elektrische Feld der M-Antwort. Da nach einer solchen Reexzitation an der Stelle einer beeinträchtigten Repolarisationsfähigkeit der Axonmembran eine progrediente Zunahme der Membranerregbarkeit eintritt, könnte das durch die ephaptische Erregung erzeugte kleine elektrische Feld ausreichen, eine Repetition der Erregung zu bewirken, bis schließlich ein Zusammenbruch der Membranerregbarkeit eintritt (Serra et al., 1983). Dieser Mechanismus könnte auch erklären, dass durch elektrische Nervenreizung induzierte repetitive Nachentladungen ausbleiben, wenn ein Doppelreiz innerhalb der Refraktärperiode des Axons (z. B. nach 1,5 ms) appliziert wird. Auf der anderen Seite sollte man bei einem Ursprung der repetitiven reizinduzierten Nachentladungen in kollateralen Axonsprossen dieses Phänomen häufiger und nicht bevorzugt bei chronischen Nervenkompressionen beobachten.

Unter besonderen Bedingungen lassen sich auch *beim Gesunden* Gruppen- und Serienentladungen erzeugen. So kommt es oft wenige Minuten nach 30minütiger Ischämie durch suprasystolische Abschnürung am Oberarm in der kleinen Handmuskulatur zu rhythmisch iterierenden Gruppen- und/oder Serienentladungen (▶ Abb. 99A und C). Nach dem Sistieren der Entladungen kann der Fokus erneut in einen Zustand der Hyperexzitabilität mit spontaner Impulsbildung versetzt werden; als »Trigger« eignen sich dabei den Fokus passierende Impulse in Form willkürlich oder durch proximale elektrische Nervenreizung aktivierter Potenziale (▶ Abb. 99B). Auch durch distale Stimulation des Nerven gelingt die erneute Auslösung von Impulsserien, und zwar durch die antidrom verlaufende Welle. Beim Passieren der Triggerzone wird eine orthodrom zum Muskel zurücklaufende Serie ausgelöst, die als Pseudoreflex 16–17 ms nach der direkten Antwort im Muskel eintrifft (Kugelberg und Petersen, 1949).

Tetanische Spontanentladungen (Doublets, Triplets, Multiplets)

Im Zusammenhang mit den Gruppenentladungen müssen die spontanen Doppel- und Mehrfachentladungen bei Tetanie *(»Doublet«, »Triplet« und »Multiplet«)* diskutiert werden. Diese von Rosselle et al. (1959) beschriebenen Spontanentladungen unterscheiden sich in dreifacher Hinsicht von den oben beschriebenen Gruppenentladungen. Wie aus Abbildung 100 hervorgeht, ist die Entladungsfolge sehr irregulär; außerdem wechseln Ein- bis Mehrfachentladungen in bunter Weise. Schließlich tritt diese Form von spontanen Entladungen im Zusammenhang mit metabolisch oder respiratorisch bedingten Änderungen der neuromuskulären Erregbarkeit, nicht jedoch wie die Gruppenentladungen bei strukturellen Nervenläsionen auf. Letzteres unterscheidet sie im klinischen Kontext von den neuromyotonen Entladungen, denen sie ansonsten gleichen.

Bei Verdacht auf normocalcämische Tetanie empfehlen Deecke et al. (1983) eine EMG-Ableitung aus dem M. interosseus dorsalis I nach 10minütiger Ischämie. Beim Gesunden treten in der postischämischen Phase meist nur Doubletten und Tripletten auf; für eine latente Tetanie sprechen Multipletten, die mindestens 2 Minuten anhalten, eine Rhythmisierungstendenz aufweisen und nicht nur vereinzelt, sondern in Gruppen auftreten (▶ Abb. 101).

Myokyme und neuromyotone Entladungen

Bei Neuromyotonie zeigt sich eine kontinuierliche Spontanaktivität aus Muskelaktionspotenzialen, die z.T. in Form von repetitiven Doppel- und Mehrfachentladungen auftreten. Die Entladungsdichte verstärkt sich in unmittelbarem Anschluss an eine willkürliche Muskelkon-

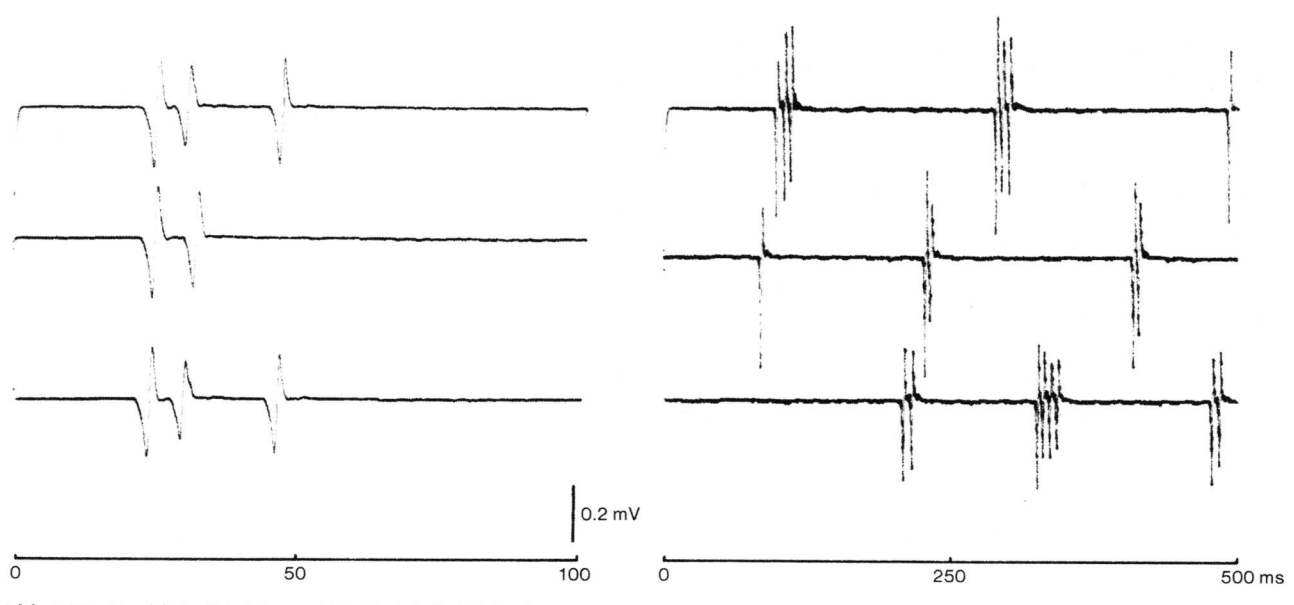

Abb. 100: Doublets, Triplets und Multiplets bei Tetanie
Ableitung aus dem M. abductor pollicis brevis eines 52-jährigen Patienten mit Hyperventilationstetanie.
Links: Darstellung von 3 aufeinanderfolgenden Spontanentladungen bei rascher Kippgeschwindigkeit (Triggerung des Kipps durch das 1. Potenzial unter Einschaltung einer Verzögerungsleitung).
Rechts: Kontinuierliche Aufzeichnung von 9 aufeinanderfolgenden Spontanentladungen bei langsamer Kippgeschwindigkeit.

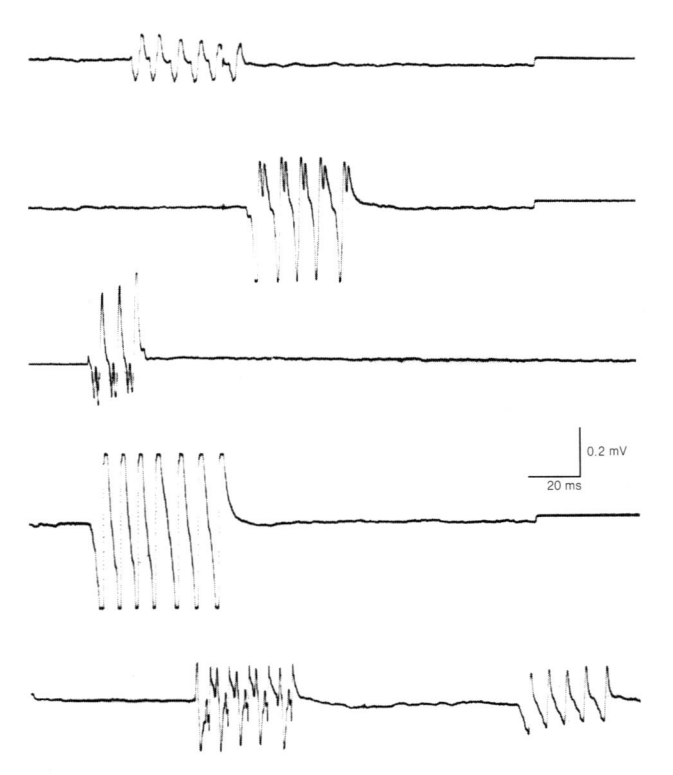

Abb. 101: Multiplets bei Tetanie
Multiplets im M. abductor pollicis brevis drei Minuten nach 10-minütiger Ischämie bei 43-jähriger Patientin mit hyperventilationstetanischem Anfall am Vortag (Kurvenausschnitte).

traktion (▶Abb. 291). Ähnliche Entladungen kommen auch bei Intoxikation mit Cholinesterasehemmern, Tetanie und spinalen Muskelatrophien vor (Daube, 1991). Neuromyotone Entladungen zeigen sich aber nicht nur in Form von repetitiven kurzen bursts von MAP, sondern auch als zum Teil mehrere Sekunden dauernde Entladungsserien (z. B. intraoperativ bei mechanischer Irritation von Nerven- oder Nervenwurzeln [Daube, 1991]). Die von 100–300 Hz reichende hohe Entladungsfrequenz bedingt teilweise ein mit der Verkürzung der Intervalle zunehmendes Amplitudendekrement.

Der klinische Begriff »Neuromyotonie« bedeutet eine wechselnd lang andauernde, gleichmäßige – myotonieähnliche – Muskelkontraktion, die teilweise durch neuromyotone Entladungen bedingt sein kann, häufiger aber durch teilweise bewegungsinduzierte, irreguläre Einzel- und Mehrfachentladungen motorischer Einheiten. Neuromyotone Entladungen stellen somit nur eine der bei einer Neuromyotonie möglichen Formen pathologischer Spontanaktivität dar und sind hierfür darüber hinaus nicht spezifisch. Trotz dieser Einschränkung wird der Begriff beibehalten, da ein besserer Terminus fehlt.

Wie die Gruppen- (▶Abb. 94) und Serienentladungen (▶Abb. 96), die gruppierten Spontanentladungen (Duplets, Multiplets) bei der Tetanie (▶Abb. 101) und bei Ischämie (▶Abb. 99) gehen auch die neuromyotonen Entladungen auf eine pathologische Impulsentstehung in einzelnen oder mehreren motorischen Axonen zurück, bestehen also aus einer Folge von Muskelaktionspotenzialen. Unterschiede ergeben sich bezüglich Dauer, Frequenz und fehlender oder vorhandener Repetitionsneigung, wobei repetitive Entladungsfolgen rhythmisch oder mit unregelmäßigen Intervallen aufeinanderfolgen können.

Myokyme Entladungen (»*myokymic discharges*«) stellen eine Form gruppierter Entladungen dar (»subclass of grouped discharges, AAEM, 2001). Die Gruppen setzen sich aus repetitiv entladenden Muskelaktionspotenzialen zusammen, wobei die Entladungsfrequenz unterschiedlich angegeben wird: 2–60 Hz (AAEM, 2001), 5–150 Hz (Gutmann et al., 2001), <100 Hz (meist <50 Hz) (Daube, 2001). Jeder Gruppe folgt eine Pause, die bis zu mehreren Sekunden andauert, bis die nächste Gruppenentladung einsetzt. Die Bursts wiederholen sich dabei in regelmäßigen oder unregelmäßigen Intervallen und zwar entweder spontan oder – seltener – bewegungsinduziert (Gutmann et al., 2001).

Lokale Myokymien, wie die Facialis-Myokymie, weisen im EEG »kurze Entladungsserien einzelner oder mehrerer motorischer Einheiten« auf, die sich »mehr oder weniger rhythmisch mit einer Frequenz von 1–5 Hz« wiederholen (Vogt, 2002). Diese Definition stimmt jedoch nicht mit den eigenen Erfahrungen überein (▶Abb. 97).

Wie bereits zuvor kurz angeführt, ist der Begriff »myokyme Entladung« äußerst problematisch. Wie Gutmann et al. (2001) zu Recht ausführen, ist Myokymie ein klinischer Begriff für ein Muskelwogen, dem unterschiedliche Formen von Spontanaktivität zugrunde liegen können. Nachdem »clinical terms need to be distinguished from the electrophysiological phenomena...« (Gutmann et al., 2001) stiftet der Begriff »myokyme Entladung« eine sachlich nicht gerechtfertigte Assoziation zu dem klinischen Phänomen Myokymie, dem in der Mehrzahl der Fälle keine repetitiven, gruppierten Entladungen zugrunde liegen. Umgekehrt gehen repetitive Gruppenentladungen bei umschriebenen z. B. radiogenen Nervenläsionen meist nicht mit einem Muskelwogen einher, sodass es zwei Gründe gibt, den Begriff myokyme Entladung zu vermeiden und einfach das elektromyographische Phänomen beschreibend, von periodischen Gruppen- und Serienentladungen zu sprechen (s. oben).

Myoklonien (▶Abb. 102)
Myoklonien sind als kurzdauernde unwillkürliche Muskelzuckungen mit grobem Bewegungseffekt definiert und stellen ein geläufiges Symptom zentralnervöser Erkrankungen dar (Hassler, 1953). Bei neuromuskulären Erkrankungen sind sie eine Rarität und wurden bisher ausschließlich bei radiogenen und traumatischen Nerven- und Plexusläsionen sowie chronischen Nervenwurzelkompressionen (z. B. bei progressiver Arachnopathie) beobachtet (Stöhr, 1976 a; 1982; Banks et al., 1985).

Die ein Axon durchlaufenden Impulse beeinflussen über extrazelluläre Ströme das Membranpotenzial benachbarter Nervenfasern (»ephaptische Interaktion«). Demyelinisierte Axonabschnitte können hierdurch ausnahmsweise überschwellig erregt werden, sodass sich ein das Axon durchlaufendes (oder ektopisch entstehendes)

Aktionspotenzial ausbreiten und zu einer nahezu simultanen Erregung mehrerer Motoneurone führen kann. Derartige pathologische Kontaktstellen bezeichnet man als Ephapsen und die dadurch mögliche Erregungsausbreitung als ephaptische Impulsübertragung. In diesem Mechanismus besteht die pathophysiologische Grundlage von Myoklonien im Rahmen peripherer Nervenläsionen (Stöhr, 1976a; 1982). Da meist nur einige Nervenfasern involviert sind, ist der Bewegungseffekt in der Regel weniger eindrucksvoll als beim Spasmus facialis, obwohl auch dieser initial auf feine Zuckungen, besonders im M. orbicularis oculi, beschränkt sein kann.

Elektromyographisch findet sich ein Burst aus mehreren annähernd simultan entladenden motorischen Einheiten, sodass die Gesamtdauer der Entladung meist weniger als 200 ms beträgt. Die Frequenz der Myoklonien variiert von seltenen Einzelzuckungen bis hin zu einer nahezu konstanten Bewegungsfolge in einem Muskel oder einer umschriebenen Muskelgruppe, wobei die Entladungen in recht irregulärer Folge, d. h. mit stark wechselnden Interburst-Intervallen, ablaufen.

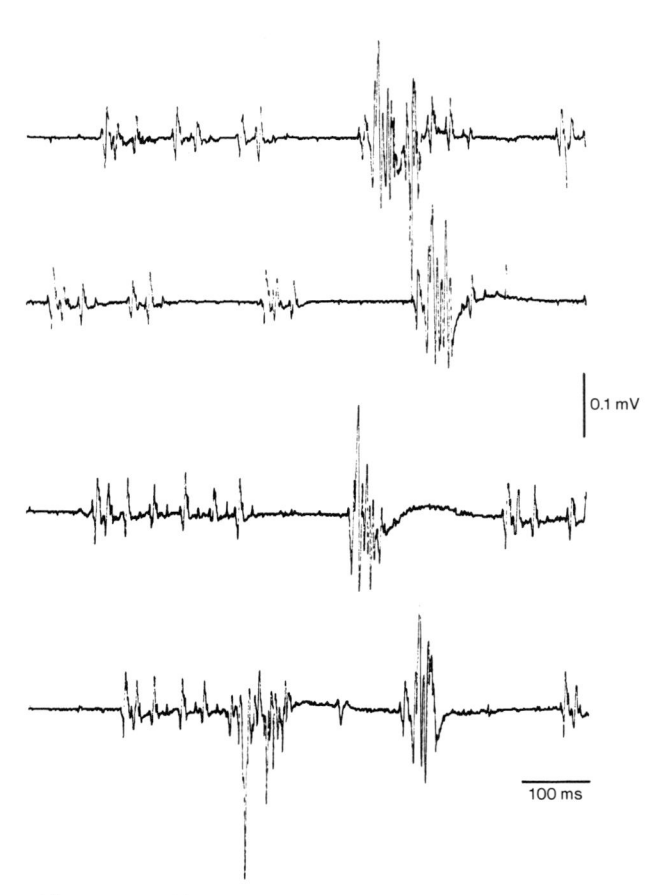

Abb. 102: Myoklonien
Ableitung aus dem Halsteil des M. trapezius bei einem Patienten mit radiogener Schädigung des Plexus cervicalis und brachialis.
In Zeile 1–3 finden sich je eine, in Zeile 4 zwei komplexe Entladungsgruppen. Diese bestehen aus einer wechselnden Zahl annähernd simultan entladender Einheitspotenziale (MAP) und gehen mit einer deutlich sichtbaren Muskelzuckung mit Anheben der Schulter einher.
(Daneben finden sich faszikulationsartige Einzelentladungen sowie irreguläre gruppierte Entladungen, die mit keinem Bewegungseffekt verbunden sind.)

Crampi
Die besonders in der Unterschenkel- und Fußmuskulatur häufigen schmerzhaften Muskelkrämpfe stellen kein Indiz einer neuromuskulären Erkrankung dar und sind bezüglich ihres Pathomechanismus ungeklärt. Layzer (1994) postuliert eine mechanische Irritation motorischer Nervenendigungen während einer Muskelverkürzung, jedoch kann es sich hierbei höchstens um einen Auslösungsmodus handeln. Da die Neigung zu Muskelkrämpfen durch Elektrolyt- (vor allem Mg^{++} und Ca^{++}) Verluste gesteigert wird, besitzen metabolische Einflüsse auf das Membranpotenzial zumindest in manchen Fällen eine pathogenetische Bedeutung. Die elektromyographische Registrierung zeigt ein Bild wie bei einer maximalen willkürlichen Kontraktion des betroffenen Muskels, wobei z. B. im M. triceps surae ein so dichtes Aktivitätsmuster registriert werden kann, wie es durch Willkürinnervation nicht erreicht wird. Registriert man die Verkrampfung vom Beginn an, so sieht man eine rasch anwachsende Rekrutierung motorischer Einheiten und eine Zunahme der Entladungsfrequenz, wobei Frequenzen um 40–60/s dominieren (Daube, 1991). Parallel zum Nachlassen des Crampus gehen die Entladungsfrequenz und die Anzahl feuernder motorischer Einheiten kontinuierlich zurück. Nicht selten verbleiben über einen längeren Zeitraum spontane Einzelentladungen motorischer Einheiten im Sinne von benignen Faszikulationen.

2.1.1.3 Ursprungsorte von physiologischer und pathologischer Spontanaktivität

Die bei elektromyographischen Ableitungen registrierbare Spontanaktivität stammt von unterschiedlichen Ursprungsorten. Man kann in den Muskelfasern selbst und in den zugehörigen Nervenfasern generierte Entladungen voneinander abgrenzen.

Myogene Entladungen entspringen in den Muskelfasern, wobei ein Teil dieser Spontanaktivität im Normalfall, ein anderer Teil bei Neuropathien und Myopathien vorkommt (▶ Abb. 103). In der Endplattenregion einzelner Muskelfasern entspringen physiologische Spontanentladungen, wie Endplattenpotenziale und benigne Fibrillationen. In krankhaft veränderten einzelnen Muskelfasern entstehen einerseits Fibrillationen und steile positive Wellen, andererseits myotone Entladungen. Letztere gehen nicht auf strukturelle Veränderungen, sondern auf eine pathologisch gesteigerte Membranerregbarkeit zurück. Ein extraneural gekoppelter Komplex einer wechselnden Anzahl von Muskelfasern bildet den Ursprungsort der komplexen repetitiven Entladungen (hoch- und niederfrequente bizarre Entladungen).

Neurogene Entladungen entspringen an wechselnden Stellen des motorischen Axons (▶ Abb. 104). Zwischen Vorderhornzellen und axonalen Endaufzweigungen liegt der Ursprung der typischen und besonders bei Vorderhornerkrankungen häufigen Faszikulationen. Im mo-

2 Allgemeine Untersuchungsbefunde

Endplate potentials and »benign fibrillations«

Fibrillations

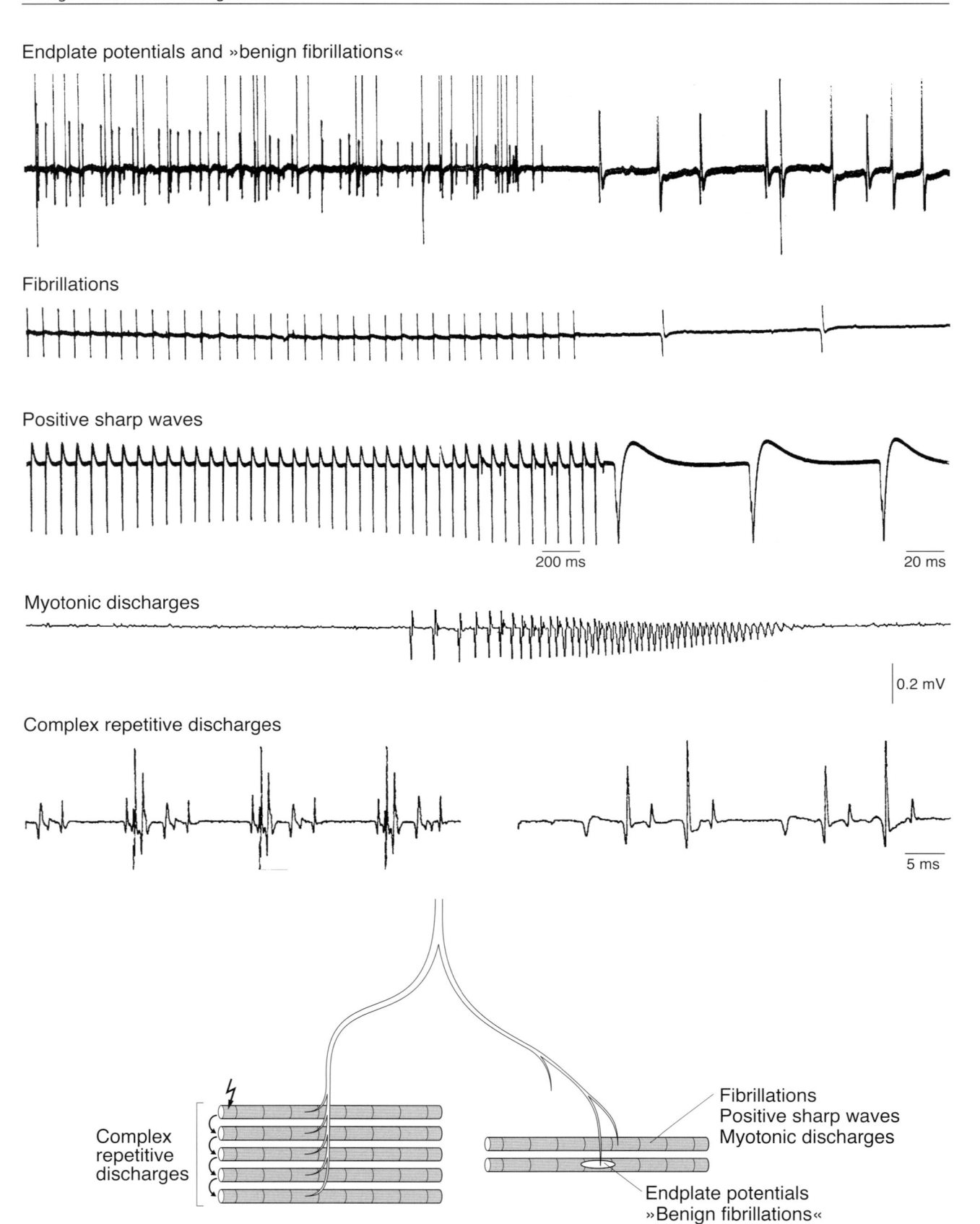

Positive sharp waves

200 ms   20 ms

Myotonic discharges

0.2 mV

Complex repetitive discharges

5 ms

Complex repetitive discharges

Fibrillations
Positive sharp waves
Myotonic discharges

Endplate potentials
»Benign fibrillations«

Abb. 103: Myogene Formen von Spontanaktivität
In der Endplattenregion einzelner Muskelfasern entspringen die Endplattenpotenziale und die benignen (unregelmäßig entladenden) Fibrillationen (Zeile 1). Von denervierten Muskelfasern stammen Fibrillationspotenziale und steile positive Wellen mit streng rhythmischer Entladungsfolge (Zeile 2 und 3). Auch myotone Entladungen entspringen von einzelnen repetitiv entladenden Muskelfasern mit an- oder absteigender Frequenz (Zeile 4). Komplexe repetitive Entladungen entstehen in einer Gruppe von extra-neural gekoppelten Muskelfasern, wobei eine Faser als rhythmisch tätiger Schrittmacher fungiert.

Abb. 104: Neurogene Formen von Spontanaktivität
Faszikulationspotenziale können an irgendeiner Stelle zwischen motorischer Vorderhornzelle und axonaler Endaufzweigung entspringen. Tetanische Doppel- und Mehrfachentladungen und neuromyotone Entladungen entspringen im Verlauf einzelner motorischer Axone. Gruppen- und Serienentladungen bestehen aus einer unterschiedlichen Zahl gruppierter Muskelaktionspotenziale, die in meist identischer Form in regelmäßigen oder unregelmäßigen Intervallen wiederkehren. Auch Myoklonien peripheren Ursprungs gehen auf eine Übererregbarkeit eines motorischen Axons mit spontaner Impulsbildung zurück, wobei hier eine ephaptische Übertragung auf benachbarte motorische Axone erfolgt, so dass eine unterschiedlich große Zahl von motorischen Einheiten annähernd simultan erregt werden – es resultiert ein deutlich sichtbarer Bewegungseffekt.

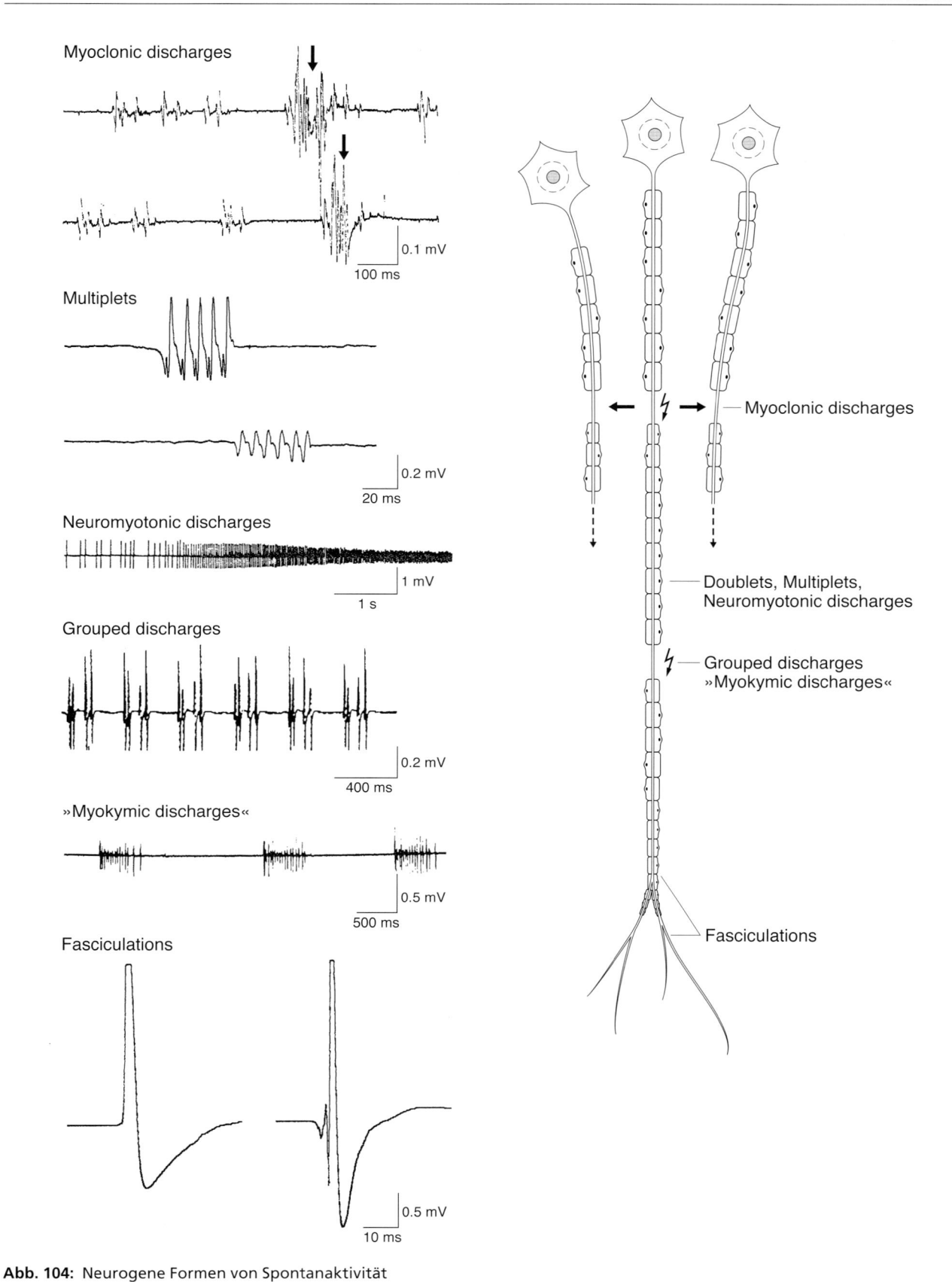

torischen Axon entspringen eine Reihe unterschiedlicher Entladungsformen – es kommen Einzel-, Gruppen- und Serien-Entladungen einzelner motorischer Einheiten vor, die in unregelmäßiger oder in rhythmischer Folge auftreten. Irregulär aufeinanderfolgende Einzel- und Gruppenentladungen bei Tetanie sowie neuromyotone Entladungen beruhen auf einer Hyperexzitabilität der Axonmembran, während die meist periodisch aufeinanderfolgenden Bursts der Gruppen- und Serienentladungen (»myokymic discharges«) meist auf der Basis einer lokalen Demyelinisierung entstehen. Ektopische Einzelentladungen in einer Nervenfaser, die durch Bildung von Ephapsen auf benachbarte Axone überspringen, führen zu Myoklonien, die somit auf eine annähernd synchrone Aktivierung mehrerer Motoneurone zurückzuführen sind.

2.1.2 Muskelaktionspotenziale und Aktivitätsmuster

2.1.2.1 Normalbefunde

Muskelaktionspotenziale. Nach erfolgter Prüfung auf Spontanaktivität besteht der zweite Schritt einer elektromyographischen Untersuchung in der Registrierung von Muskelaktionspotenzialen von verschiedenen Stellen des Muskels mit nachfolgender Errechnung der mittleren Polyphasierate, Potenzialdauer und Amplitude aus 20 Muskelaktionspotenzialen (MAP). Im Englischen sind die Abkürzungen MAP (motor action potential), MUP (motor unit potential) sowie MUAP (motor unit action potential) gebräuchlich. (▶ Abb. 105–107). Die Normwerte von Dauer und Amplitude variieren in Abhängigkeit vom Lebensalter und der Art des Muskels und sind für die am häufigsten untersuchten Muskeln in Tabelle 3 zusammengefasst. Der wichtigste Parameter ist die mittlere Polyphasierate, die in gesunden Muskeln – außer im höheren Lebensalter – einen Wert von 12 % nicht überschreitet. Im M. tibialis anterior reicht die Normgrenze bis 20 %.

Im Alter resultiert ein physiologischer Verlust von peripheren Motoneuronen, der durch kollaterale Sprossungsvorgänge kompensiert wird. Jenseits des 60sten Lebensjahres wird man daher auch etwas höhere Polyphasieraten tolerieren, sofern dies die einzige Normabweichung darstellt. Generell sollte man Normwerte als Richtgrößen und nicht als unumstößliche Kriterien für gesund oder krank ansehen, gemäß der Einsicht eines erfahrenen EMG-isten: »I have found that slavish adherence to a fixed system can sometimes stand in the way of

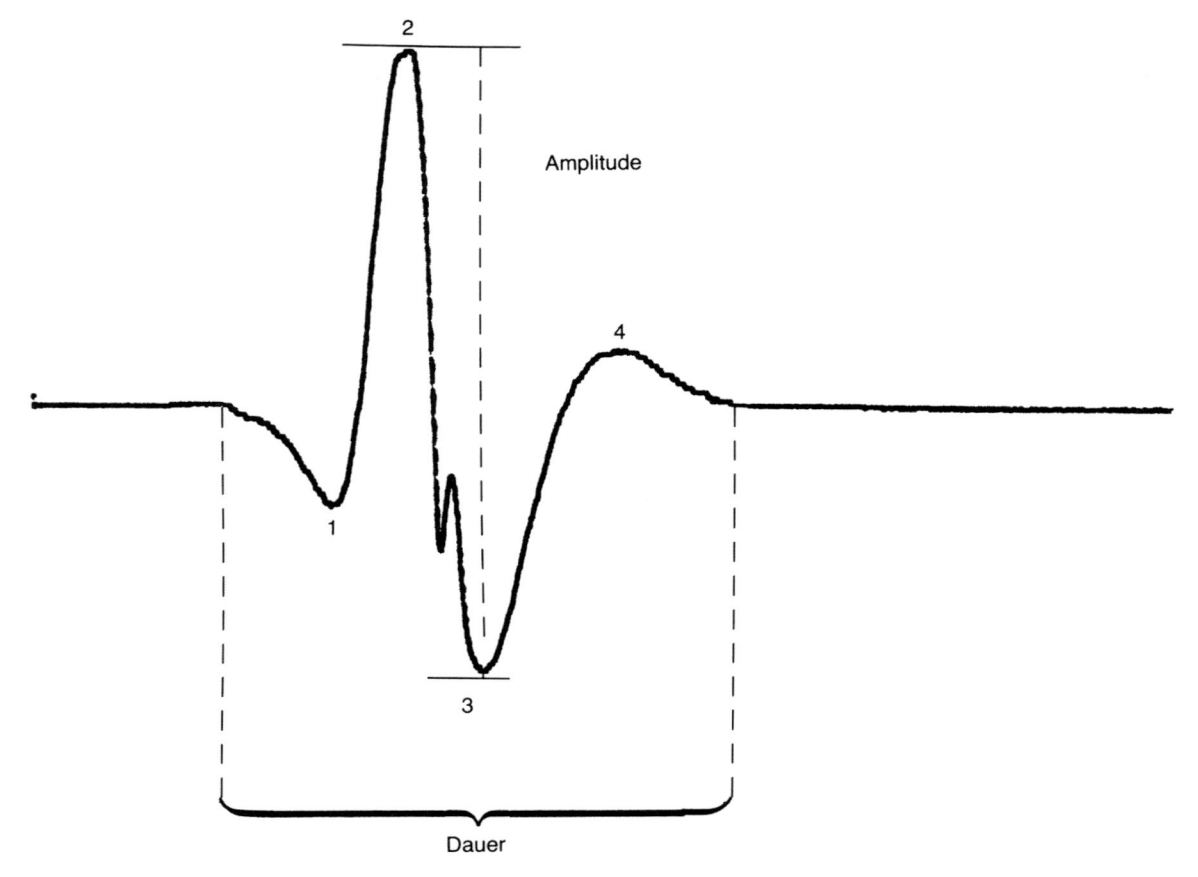

Abb. 105: Ausmessung eines Muskelaktionspotenzials (MAP)
Die Amplitudenmessung erfolgt vom höchsten negativen zum tiefsten positiven Gipfel.
Die Potenzialdauer reicht vom Beginn bis zum Ende der Ablenkung von der Grundlinie.
Die Phasenzahl entspricht der Zahl der Durchgänge durch die Grundlinie plus 1 (im obigen Beispiel vier Phasen). Knotungen, die die Grundlinie nicht tangieren, werden nicht als Phasen gerechnet. Als polyphasisch zählt ein MAP mit mindestens 5 Phasen (4 Nulliniendurchgängen).

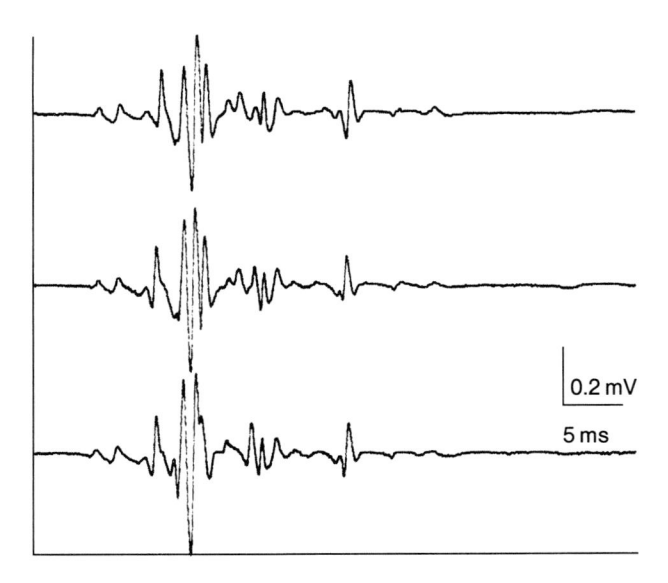

Abb. 106: Dreimalige Registrierung eines komplexen MAP, das durch Triggerung des Kipps exakt untereinander platziert ist, sodass eine gute Beurteilung auch später Komponenten möglich ist.

intelligent and clinically productive use of results« (Payan, 1996). Außerdem muss bei jedem tatsächlich pathologischen Befund gefragt werden, ob dieser für die vorliegende klinische Symptomatik relevant und darüber hinaus ob er ausreichend ist, diese vollständig erklären zu können. So kann z.B. eine Beinschwäche Ausdruck einer metabolischen Myopathie oder eines spinalen Prozesses sein, auch wenn sich elektromyographisch eindeutige Hinweise auf das Vorliegen einer Polyneuropathie finden, die besonders bei älteren Personen nicht selten in klinisch irrelevanter Ausprägung vorliegt. Jeder EMG-Befund muss also kritisch in Beziehung gesetzt werden zur Art und zum Schweregrad der klinischen Symptomatik, um verhängnisvolle Fehleinschätzungen zu vermeiden.

Bei der Registrierung von Muskelaktionspotenzialen (MAP) darf nur die Aktivität nadelnah gelegener motorischer Einheiten berücksichtigt werden. Die Nadelnähe ergibt sich dabei aus der optischen, aber auch akustischen Erkennung von Spike-Komponenten mit einer Anstiegssteilheit von < 0,5 ms (▶ Abb. 108).

Aufgrund einer MAP-Analyse von Falck et al. (1995) nehmen Amplitude und Potenzialdauer in distalen Ableitestellen zu, sodass sich standardisierte Ableitestellen in der Mitte des Muskelbauchs empfehlen.

MAP können von einer *späten Komponente (Satellitenpotenzial)* gefolgt sein, die vom Hauptteil des Potenzials durch eine isoelektrische Linie von mindetens 1 ms Dauer getrennt ist. Selten können Satellitenpotenziale dem eigentlichen MAP auch vorausgehen. Deren Häufigkeit in gesunden Muskeln beträgt 1,2 % im M. tibialis anterior, 1,6 % in den Mm. biceps brachii und rectus femoris (Finsterer und Mamoli, 1992, 1997). Bei Neuro- und Myopathien ist die Häufigkeit auf das fünf- bis sechsfache erhöht, sodass ein solcher Befund auf eine neuromuskuläre Erkrankung hinweist. Bei der Messung der mittleren Potenzialdauer werden diese späten Komponenten meist mitberücksichtigt (Ludin, persönliche Mitteilung), Finsterer und Mamoli (1997) empfehlen dagegen, diese nicht in die Berechnung der mittleren Potenzialdauer und Phasenzahl einzubeziehen, insbesondere um die Diagnose einer Myopathie nicht zu verfehlen, was allerdings nur dann eine Rolle spielt, wenn man sich vorrangig auf die mittlere Potenzialdauer und nicht auf deren Varianz stützt (s. 2.1.2.2).

Bei Gesunden auftretende Satellitenpotenziale werden auf eine retrograde Erregungsfortleitung von einer innervierten zu einer nicht innervierten Muskelfaser zurückgeführt (Lateva und Mc Gill, 1999). Bei neuromuskulären Erkrankungen beruhen späte Komponenten auf verzögert leitenden kollateralen Axonsprossen, unreifen Endplatten und atrophischen Muskelfasern und zeigen als Ausdruck der Instabilität der Impulsleitung öfters eine intermittierende Blockierung.

Bei manchen neuromuskulären Erkrankungen erlaubt die Einzelfaser- (single-fibre-) Elektromyographie ergänzende Informationen, obwohl einige der dabei zu erhebenden Befunde auch bei Ableitung mit konventionellen konzentrischen Nadelelektroden registriert werden können, sofern man die Filtereinstellung und die Zeitachse entsprechend wählt (sog. Unblanketing Technik mit Wahl einer unteren Grenzfrequenz von 1000 Hz, wodurch allerdings Potenzialdauer und -amplitude verfälscht werden, sodass mit dieser Einstellung keine MAP-Analyse erfolgen darf). So ist bei einem chronisch-neurogenen Prozeß – wie z.B. einer progressiven spinalen Muskelatrophie – eine hohe Faserdichte vorhanden, während die Stabilität der Impulsausbreitung innerhalb der motorischen Einheiten gut ist. Rasch progrediente neurogene Prozesse – wie rasch verlaufende Formen von amyotropher Lateralsklerose – zeigen demgegenüber eine normale bzw. nur gering erhöhte Faserdichte, aber eine durch Jitter und intermittierende Blockierungen angezeigte hohe Instabilität. Der Grad der Erhöhung der Faserdichte reflektiert somit das Ausmaß regeneratorischer Vorgänge (d.h. von echter und kollateraler Reinnervation) innerhalb der jeweiligen motorischen Einheit. Die Anzahl aktivierbarer Muskelfasern innerhalb des Gesamtmuskels ist dabei ohne Belang; so kann z.B. die Faserdichte in einem Muskel, der nur noch wenige aktive motorische Einheiten enthält, stark erhöht sein.

Die Differenzierung zwischen Myo- und Neuropathien mittels MAP-Analyse soll durch das computergestützte quantitative EMG verbessert werden, sofern das Datenmaterial einer Diskriminanzanalyse unterzogen wird (Pfeiffer und Kunze, 1995; Pfeiffer, 1996).

Rekrutierung. Beim Menschen wird die Muskelkraft durch die Zahl der aktiven motorischen Einheiten und durch deren Entladungsrate gesteuert. Bei minimaler willkürlicher Muskelanspannung werden nur wenige motorische Einheiten aktiviert. Die Nadelelektrode registriert in diesem Falle die Potenziale von ein oder zwei motorischen Einheiten (▶ Abb. 110a, oben). Steigt die willkürliche Muskelanspannung und damit die Muskelkraft, so wächst zunächst die Zahl der aktivierten motorischen Einheiten, während die Entladungsraten

2 Allgemeine Untersuchungsbefunde

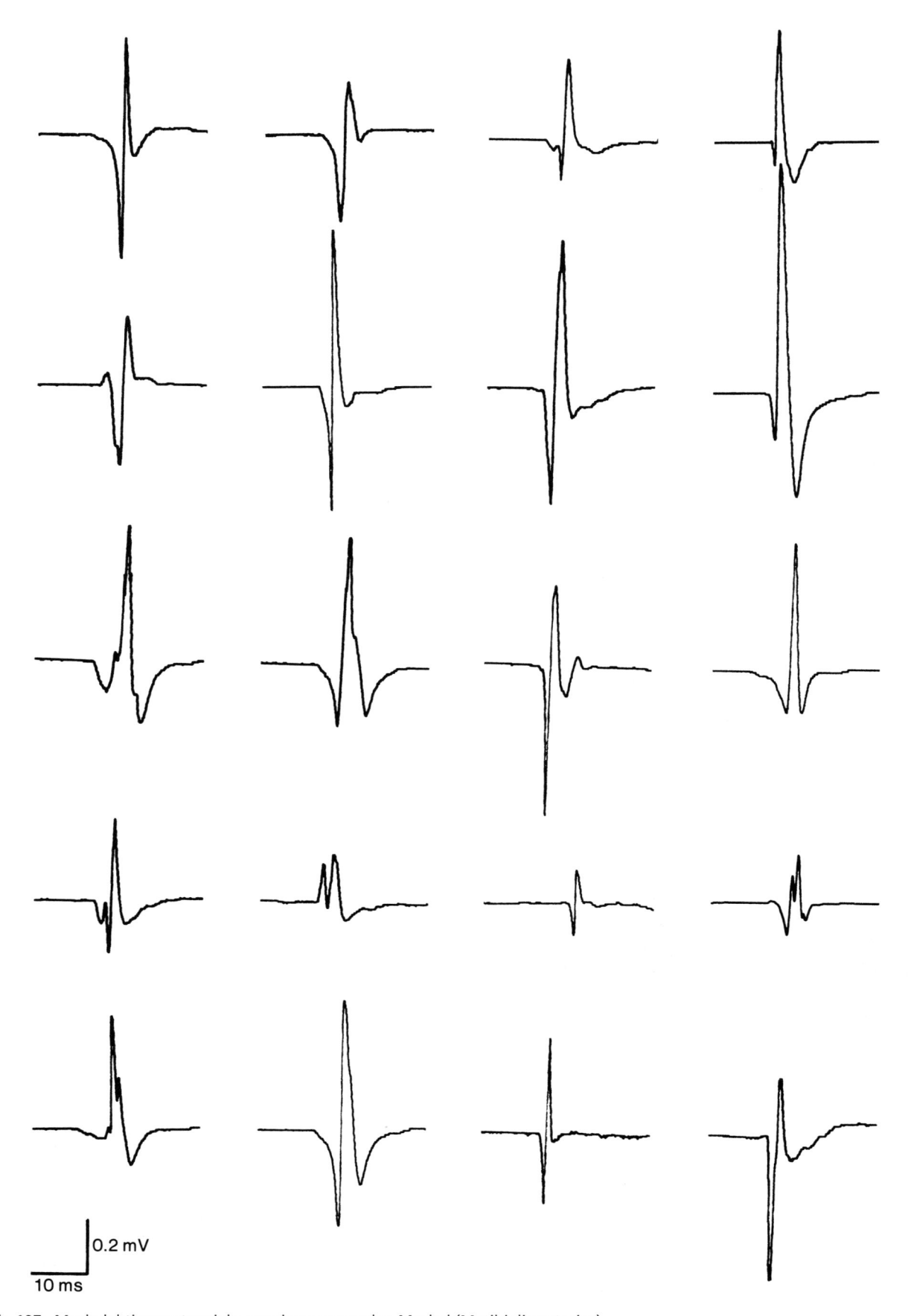

0.2 mV
10 ms

Abb. 107: Muskelaktionspotenziale aus einem gesunden Muskel (M. tibialis anterior)
Mittlere Dauer: 10,7 (4–14) ms. Mittlere Amplitude: 0,64 (0,24–1,22) mV. Mittlere Polyphasierate: < 10 %.

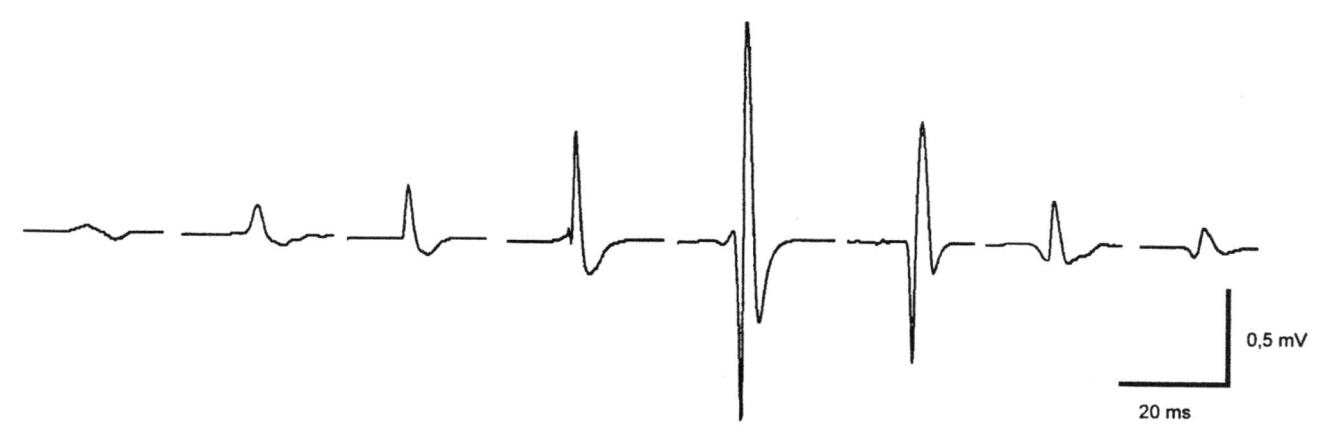

Abb. 108: Variabilität der Form und Amplitude des Aktionspotenzials einer einzelnen motorischen Einheit in Abhängigkeit von der Distanz zwischen Nadelelektrode und motorischer Einheit
Für die MAP-Analyse dürfen nur nadelnah registrierte Potenziale mit Spike-Komponenten verwendet werden

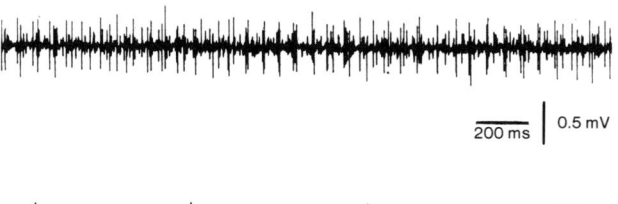

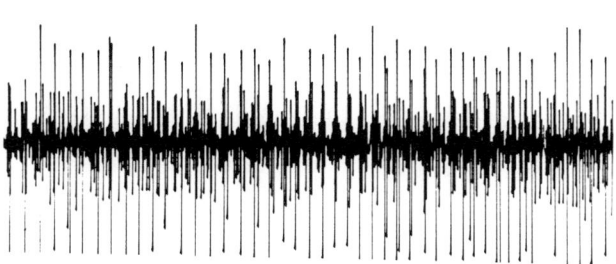

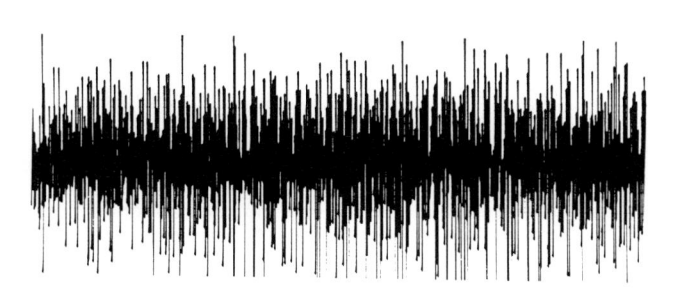

Abb. 109: Normales Aktivitätsmuster bei schwacher, mäßiger und kräftiger Willkürinnervation
Ableitung aus dem M. biceps brachii bei Muskelanspannung gegen leichten, mäßigen bzw. kräftigen Widerstand.
Obere Zeile: Einzelentladungsmuster
Mittlere Zeile: Übergangsmuster
Untere Zeile: Interferenzmuster.

nicht oder nur geringfügig ansteigen (▶ Abb. 110a, Mitte). Wird die Muskelkraft willkürlich weiter gesteigert, werden weitere motorische Einheiten rekrutiert, bis sich das Elektromyogramm aus Potenzialen von derart vielen motorischen Einheiten zusammensetzt, dass einzelne Entladungen motorischer Einheiten ohne spezielle Hilfsmittel nicht zu erkennen sind (▶ Abb. 110a, unten). Aus Einzelfaserableitungen weiß man, dass in dieser Situation die Entladungsraten über 30/s liegen können.

Ist die Zahl aktivierbarer motorischer Einheiten in einem Muskel vermindert, z. B. durch eine Nervendruckläsion oder einen abgelaufenen Denervationsprozeß, kann eine Steigerung der willkürlichen Muskelanspannung nicht die Rekrutierung weiterer motorischer Einheiten zur Folge haben. Stattdessen kommt es zur Steigerung der Entladungsraten der bereits aktivierten motorischen Einheiten auf Werte über 20/s (▶ Abb. 110b). Umgekehrt bedeutet dies, dass die Beobachtung einer Entladungsrate von 20/s oder darüber einen pathologischen Befund darstellt, der einen Ausfall motorischer Einheiten anzeigt (Schulte-Mattler et al., 2000). Eine Ausnahme bilden kleine hirnnervenversorgte Muskeln. Dort werden auch beim Gesunden gelegentlich Entladungsraten von bis zu 40/s gemessen.

Entsprechend der Entladungsdichte unterscheidet man ein Einzelentladungsmuster, ein Übergangsmuster und ein Interferenzmuster (▶ Abb. 109). Bei letzterem folgen die MAP so dicht aufeinander, dass die Grundlinie nicht mehr sichtbar ist. In sehr kräftigen Muskeln (Quadriceps femoris, Triceps surae) wird oft schon normalerweise nur ein Übergangsmuster oder ein Übergangs- bis Interferenzmuster erreicht, da hier die Aktivierung eines Teils der motorischen Einheiten ausreicht, um dem gegenhaltenden Arm des Untersuchers vollen Widerstand zu leisten.

2.1.2.2 Myopathie

Die bei Myopathien und Neuropathien auftretenden Veränderungen im Aufbau der motorischen Einheit und die sich daraus ergebenden Abweichungen in der Form und in den mittleren Parametern der Einheitpotenziale sind in Abbildung 112 schematisch dargestellt und werden in den folgenden Abschnitten detailliert besprochen.

Struktur-Myopathien sind unabhängig von der jeweiligen Ätiologie durch disseminierte Einzelfasernekrosen gekennzeichnet. Dies bedeutet, dass die Zahl

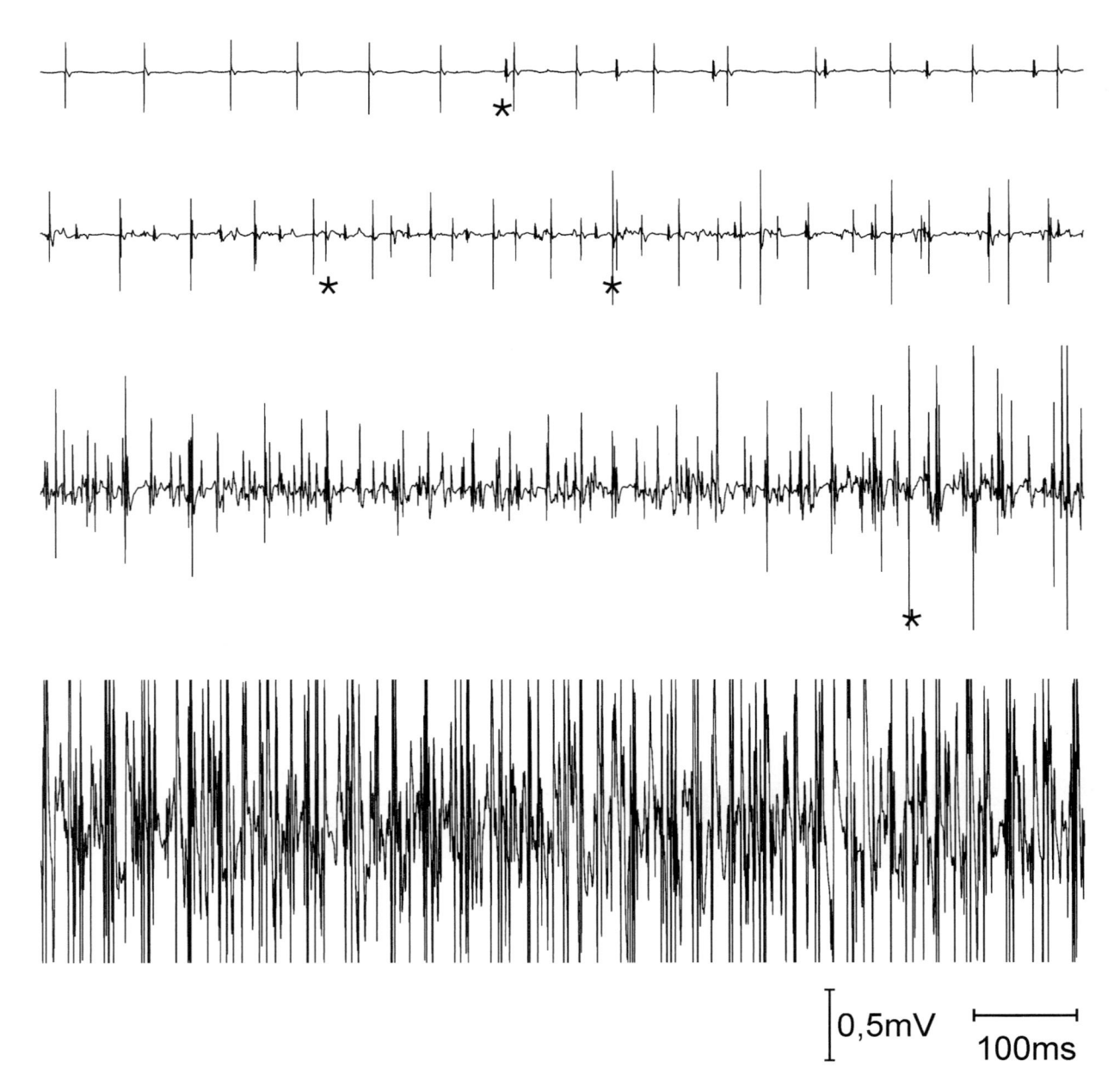

Abb. 110a: Normale Rekrutierung motorischer Einheiten
(Ableitung aus dem M. biceps brachii eines Gesunden)
Obere Zeile: Minimale willkürliche Muskelanspannung. Zu Beginn der Registrierung entlädt eine einzelne motorische Einheit, Entladungsrate etwa 12/s. Bei minimal stärkerer Anspannung wird eine zweite motorische Einheit rekrutiert (*), Entladungsrate beider Einheiten um 12/s.
Zweite Zeile: Fortsetzung der ersten Zeile, leicht vermehrte Muskelanspannung. Rekrutierung weiterer motorischer Einheiten (*), Entladungsraten zwischen 8/s und 15/s.
Dritte Zeile: Gegenüber den ersten zwei Zeilen weiter vermehrte Muskelanspannung. Übergangsmuster. Einzelpotenziale nur noch ausnahmsweise erkennbar. Rekrutierung einer weiteren motorischen Einheit (*) mit einer Entladungsrate von etwa 14/s.
Untere Zeile: Maximale Muskelanspannung. Interferenzmuster. Wegen der großen Zahl rekrutiert Einheiten sind Einzelpotenziale nicht erkennbar.

der einer motorischen Einheit zugehörigen Muskelfasern abnimmt, sodass deren Territorium kleiner wird. Dies führt zu einer Verkleinerung der Amplitude und zu einer Verkürzung der Dauer des entsprechenden Einheitspotenzials. Im Extremfall sind an eine Nervenfaser nur noch 1–2 Muskelfasern angeschlossen, sodass das MAP einer solchen Einheit nur noch aus 1 bzw. 2 Spike-Komponenten besteht. Eine Verkürzung der mittleren Potenzialdauer und eine Erniedrigung der mittleren Amplitude gelten als wichtigste elektromyographische Kriterien für die Diagnose einer Myopathie (Kugelberg, 1947), wobei Normwerte der mittleren Amplitude für viele Muskeln bislang fehlen.

Die häufig zu findende *Polyphasie* zahlreicher Muskelaktionspotenziale soll darauf beruhen, dass die Spikes der verbliebenen Muskelfasern einer motorischen Einheit nicht mehr wie normalerweise zu einem 2–4phasischen Summenpotenzial verschmelzen, sondern als

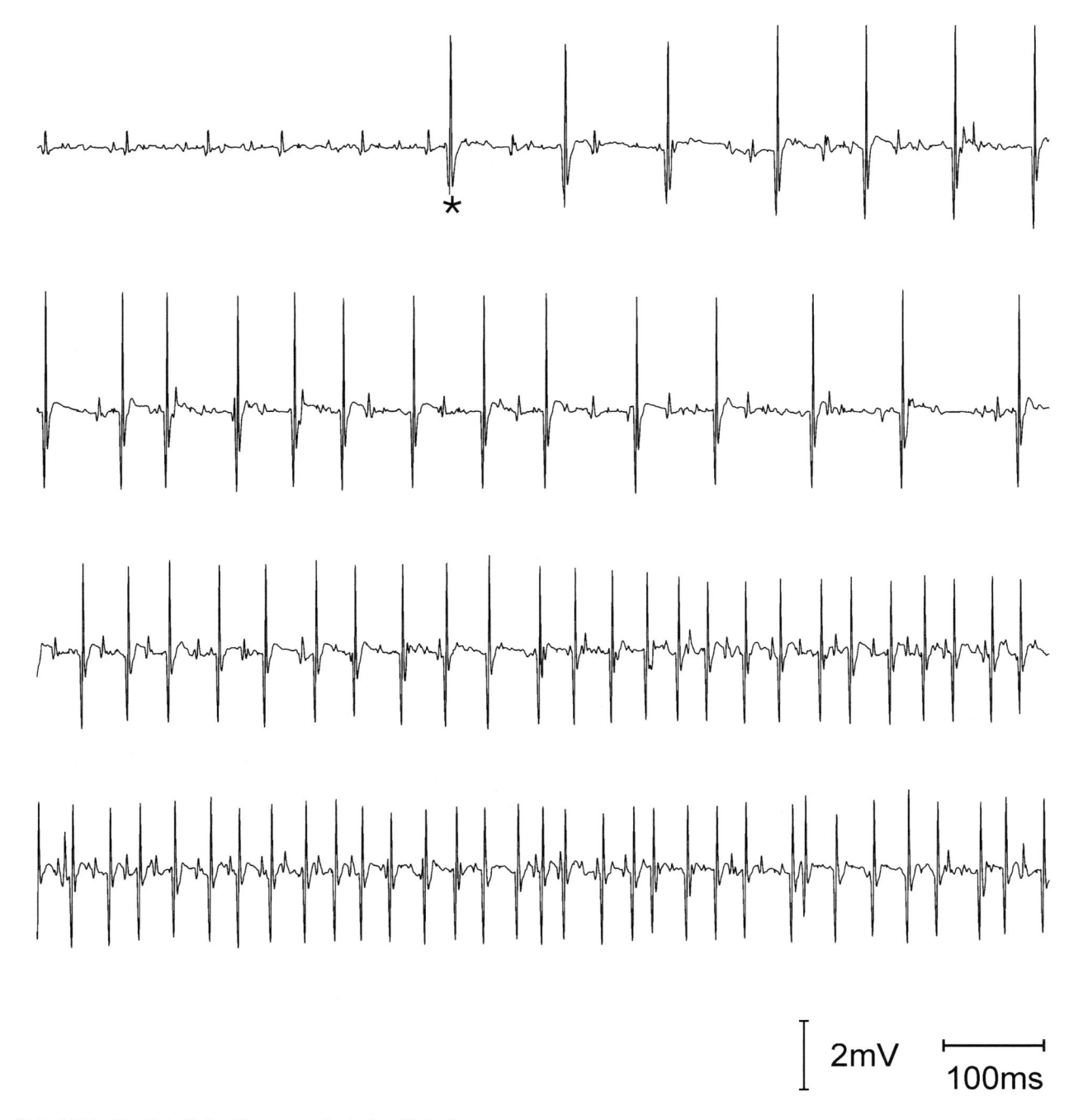

Abb. 110 b: Gestörte Rekrutierung motorischer Einheiten
(Ableitung aus dem M. biceps brachii eines Patienten mit radiogener Plexopathie)
Obere Zeile: Minimale willkürliche Muskelanspannung. Rekrutierung und Entladungsverhalten motorischer Einheiten wie beim Gesunden (▶ Abb. 110a).
Zweite Zeile: Fortsetzung der ersten Zeile, leicht vermehrte Muskelanspannung. Keine Rekrutierung weiterer motorischer Einheiten, stattdessen Anstieg der Entladungsraten auf ca. 15/s.
Dritte Zeile: Gegenüber den oberen zwei Zeilen weiter vermehrte Muskelanspannung. Keine Rekrutierung weiterer motorischer Einheiten, Anstieg der Entladungsraten auf ca. 25/s.
Untere Zeile: Maximale Muskelanspannung. Kein Interferenzmuster, sondern nur die Potenziale der beiden bisher rekrutierten motorischen Einheiten. Entladungsraten über 30/s.

nebeneinander befindliche Einzelspikes (ähnlich wie bei frischen Reinnervationspotenzialen) erscheinen. Tatsächlich ist die Form der Muskelaktionspotenziale bei vielen Myopathie-Patienten ein wichtiges – diagnostisch oft vernachlässigtes – Kriterium, da die mittlere Dauer und Amplitude oft noch in den Normbereich fallen und eine erhöhte Polyphasierate ebenso bei Neuropathien vorkommt. Polyphasische Muskelaktionspotenziale bei Neuropathien sind formal oft durch einen hohen 2–4phasischen Anfangsteil und nachfolgende niedrige Wellen gekennzeichnet (2.1.2.3.), während diese bei Myopathien oft aus einer Aneinanderreihung mehrerer Spikes bestehen (Pinelli und Buchthal, 1953) (▶ Abb. 113 b und d).

Ein besonders in Frühstadien wichtiger Grund für die erhöhte Polyphasierate besteht in der Hypertrophie einzelner erhaltener Muskelfasern, da die Leitgeschwindigkeiten von Muskelfasern mit deren Durchmesser korrelieren, sodass eine Streubreite von 1,5–5 m/s gefunden wird (Stålberg, 1991). Erst in späteren Stadien dürften der o. g. »klassische« Erklärungsmechanismus sowie das Vorkommen hypotropher Fasern eine zusätzliche ursächliche Rolle spielen. Schließlich tragen auch kollaterale Sprossungsvorgänge mit Reinnervation abgespalte-

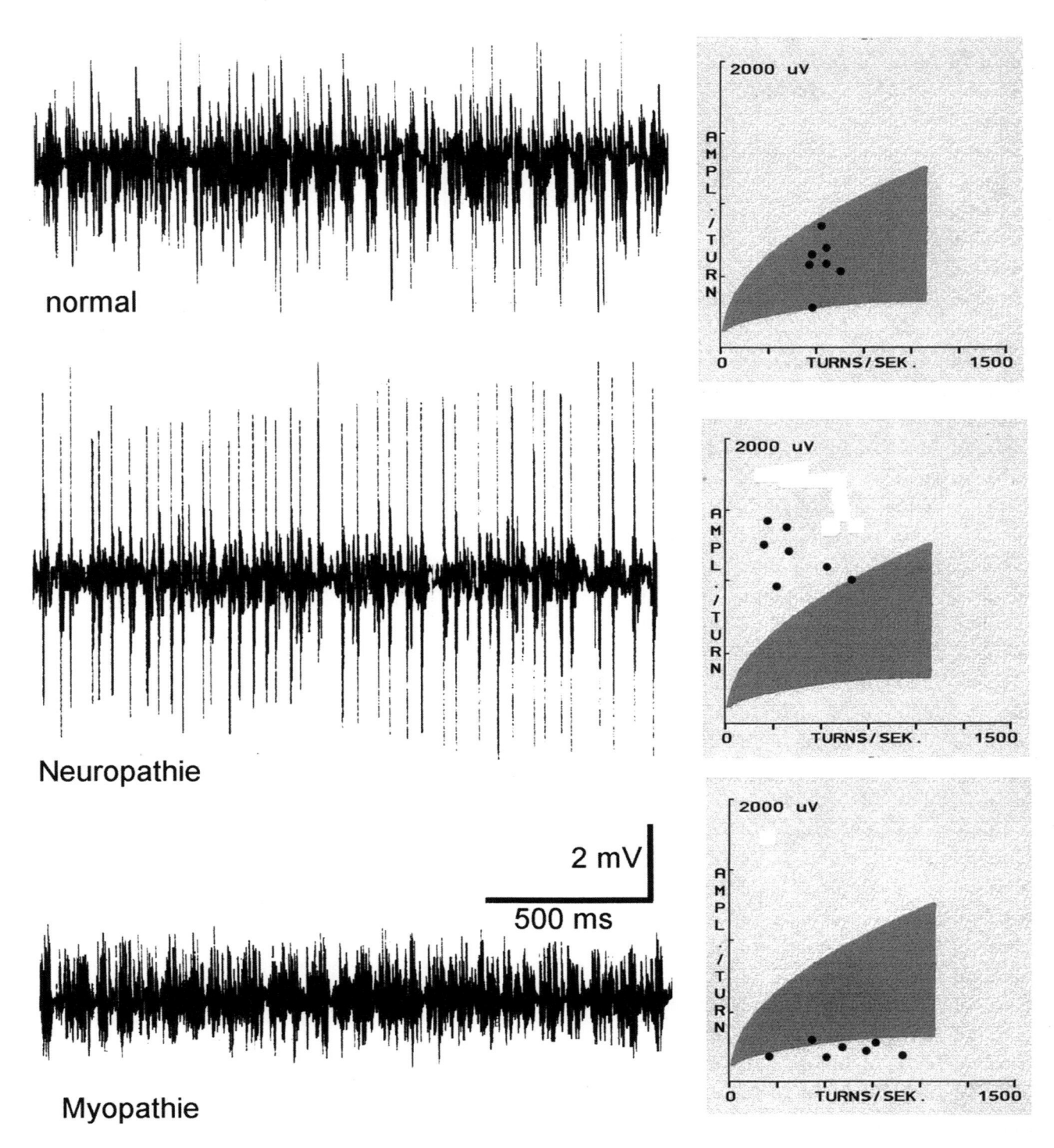

Abb. 111: Aktivitätsmuster im M. biceps brachii bei maximaler Willkürinnervation
Oben: Normalbefund
Mitte: Neurogenes Muster bei 13 Monate alter oberer Armplexusläsion
Unten: Myogenes Muster bei Dermatomyositis
Rechte Bildhälfte: Zugehörige Willison-Analyse bei jeweils verschiedenen Nadelpositionen (Normbereich grau dargestellt).

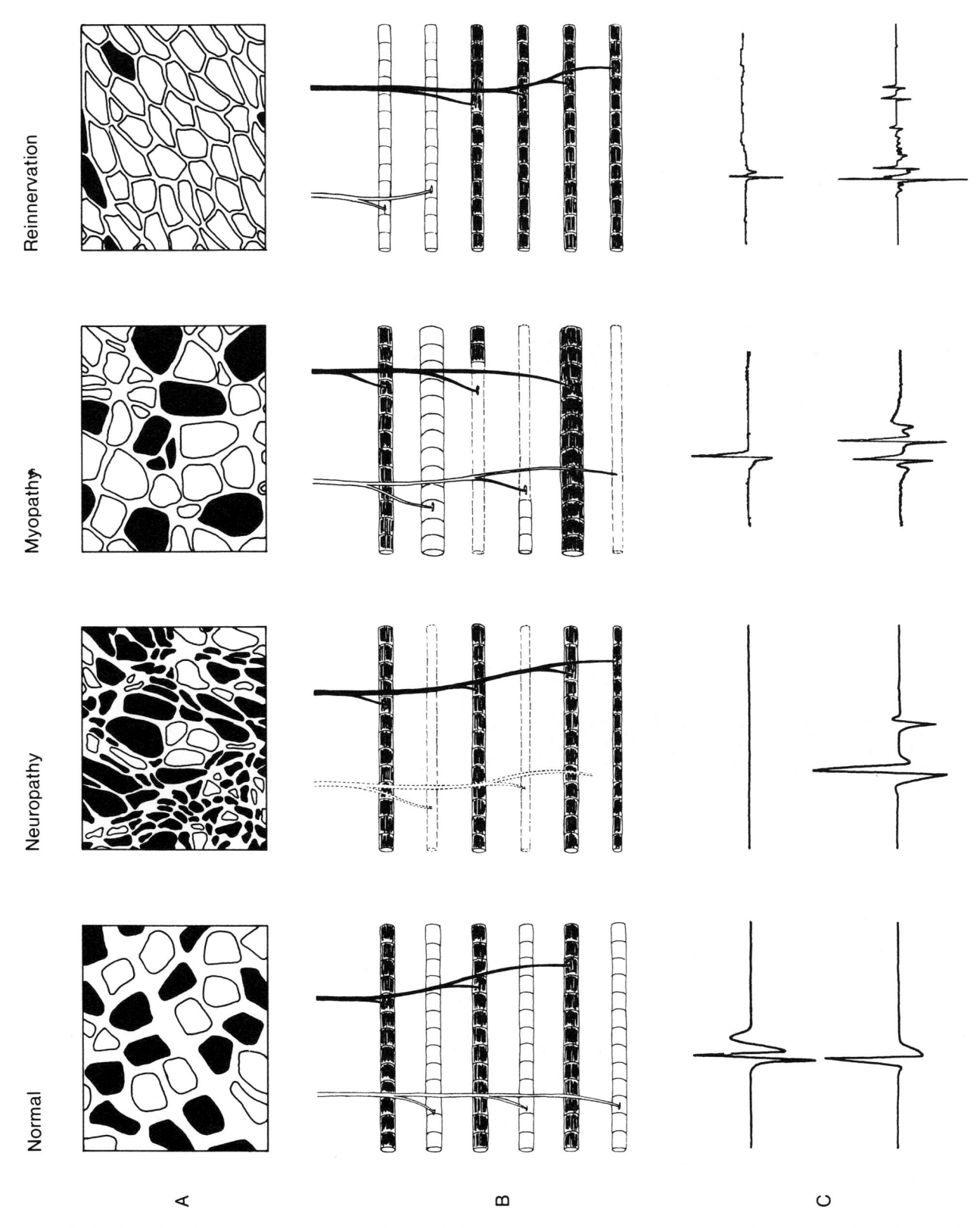

Abb. 112: Änderungen im Aufbau der motorischen Einheiten und Formänderungen der Einheitspotenziale bei Neuropathie, Myopathie und Reinnervation
A Histologisches Bild (modifiziert nach Pongratz)
B Innervationsverhältnisse am Beispiel einiger Muskelfasern von zwei motorischen Einheiten (weiß und schwarz)
C Typische Muskelaktionspotenziale

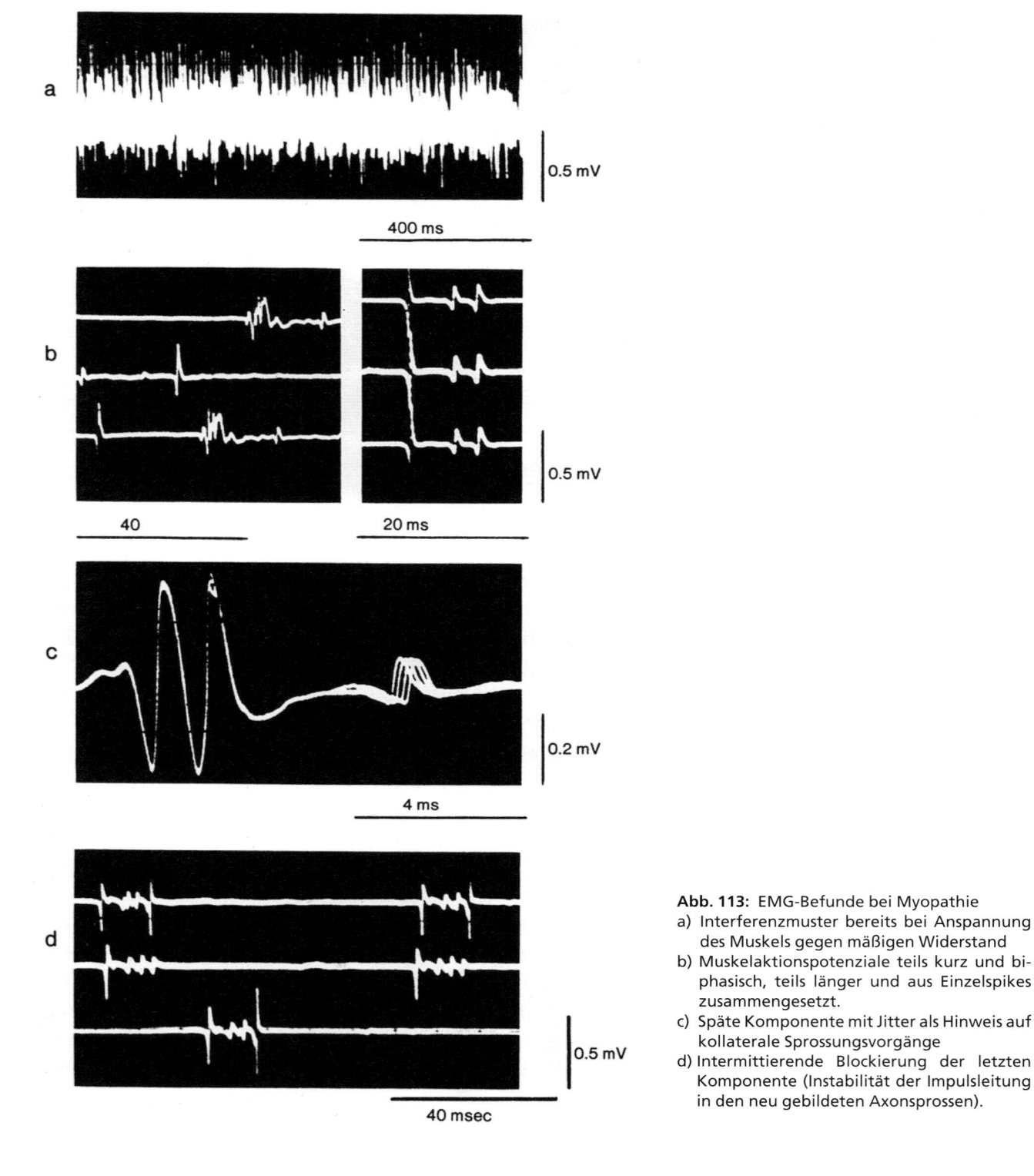

Abb. 113: EMG-Befunde bei Myopathie
a) Interferenzmuster bereits bei Anspannung des Muskels gegen mäßigen Widerstand
b) Muskelaktionspotenziale teils kurz und biphasisch, teils länger und aus Einzelspikes zusammengesetzt.
c) Späte Komponente mit Jitter als Hinweis auf kollaterale Sprossungsvorgänge
d) Intermittierende Blockierung der letzten Komponente (Instabilität der Impulsleitung in den neu gebildeten Axonsprossen).

ner, sequestrierter bzw. neugebildeter Muskelfasern zur Entstehung polyphasischer Potenziale – vielfach mit späten Komponenten – bei, da die Impulsleitung in den neu gebildeten terminalen Axonsprossen generell langsamer und zudem in verschiedenen Sprossen je nach Reifegrad unterschiedlich stark verlangsamt erfolgt.

Das diagnostische Kriterium einer verkürzten mittleren *Potenzialdauer* lässt bei vielen klinisch und histologisch eindeutigen Myopathien, vor allem solchen mit benignem Verlauf, im Stich. Dies beruht darauf, dass neben dem Untergang von Muskelfasern regeneratorische Vorgänge wie »fibre splitting« oder eine Ausdifferenzierung neuer Muskelfasern aus Stammzellen mit kollateraler Reinnervation der neu gebildeten Muskelfasern von benachbarten axonalen Endaufzweigungen her ablaufen. Dies führt zur Entstehung von MAP mit einzelnen oder mehreren späten Komponenten und entsprechend langer Potenzialdauer, wobei z. B. bei kongenitaler Muskeldystrophie oder Polymyositis im Regenerationsstadium hochkomplexe MAP mit einer Dauer bis zu 40 ms beobachtet werden können. Wichtiger als die mittlere Potenzialdauer erscheint uns daher deren Streubreite mit Auftreten sowohl kurzer MAP bis herab zu 2 ms als auch normal langer und verlängerter Potenziale. Das klassische Myopathiebild mit kurzen niedrigen MAP findet man somit vor allem bei rasch progredienten Struktur-Myopathien ohne wesentliche regeneratorische Vorgänge, während parallel laufende Regenerationsmechanismen das Bild verwischen können. Um diesem Dilemma zu entgehen, wurde von Buchthal (1977) vorgeschlagen, zur Bestimmung der mittleren Potenzialdauer nur die einfach geformten – und nicht die komplexeren polyphasischen – MAP heranzuziehen.

Die niedrige *Amplitude* vieler MAP bei Myopathien ist ein recht konstanter Befund, aber wegen der großen intra- und interindividuellen Varianz der Potenzialamplituden nur ein relatives diagnostisches Kriterium.

Von großer Bedeutung für die elektromyographische Diagnose einer Myopathie ist das *Rekrutierungsverhalten* der motorischen Einheiten bei Muskelanspannung gegen zunehmenden Widerstand. Wegen der verminderten Zahl der an eine motorische Einheit angeschlossenen Muskelfasern müssen zur Erzielung einer bestimmten Kraftleistung mehr motorische Einheiten mit höherer Entladungsfrequenz als normal aktiviert werden. Hieraus resultiert ein abnorm dichtes Aktivitätsmuster in Relation zur erzielten Kraft (▶ Abb. 111 und 113). Man muss also die Dichte des Aktivitätsmusters in Beziehung zur Kraftentfaltung setzen, was einige Erfahrung bezüglich der normalen Relationen in verschiedenen Muskeln voraussetzt. Bei Maximalinnervation besteht bei leichteren Fällen oft ein niedriges bis mittelhoch gespanntes Interferenzmuster; bei myotoner Dystrophie, Polymyositis und fortgeschritteneren Fällen von Muskeldystrophie wird jedoch vielfach nur noch ein Übergangs- oder ein Übergangs- bis Interferenzmuster erreicht.

Die *Einzelfaser-Elektromyographie* zeigt oft schon in Frühstadien eine erhöhte mittlere Faserdichte von > 1,6 (Stålberg und Trontelj, 1979) (▶ Abb. 114). Dabei ist allerdings zu beachten, dass die Faserdichte z. B. in den Mm. tibialis ant. und extensor digitorum brevis bereits bei Gesunden höher liegt und dass diese jenseits des 65. Lebensjahres weiter ansteigt. Die neuromuskuläre Impulsüberleitung ist bei chronischen Strukturmyopathien in der Mehrzahl der Fälle relativ stabil (▶ Abb. 114 und 115), während sich bei der Polymyositis, der Duchenneschen Muskeldystrophie und bei Myasthenia gravis schon in Frühstadien eine Labilität der neuromuskulären Impulsübertragung mit pathologischen Jitter-Werten sowie einer intermittierenden Blockierung einzelner Spikes beobachten lässt (▶ Abb. 116). Als Grund eines verlängerten Jitters (normal 10–60 µs), kann der ver-

Tab. 3: Normalwerte der mittleren Potenzialdauer und der mittleren Potenzialamplitude von häufig elektromyographisch untersuchten Muskeln
* der dritthöchste und drittniedrigste Wert von 20 gemessenen Potenialen entsprechend der »Ausreißermethode« von Bischoff et al. 1994
** obere und untere Grenzwerte wurden von Barkhaus et al. 1997 nicht bestimmt
*** Boon u. Harper, 2003
**** Podnar et al., 2000

Muskel	Amplitude in µV			Potentialdauer		
	Mittelwert +/- SA	oberer Grenzwert*	unterer Grenzwert*	Mittelwert +/-SA	oberer Grenzwert*	unterer Grenzwert*
M. deltoideus	550 +/- 110	1531	162	10,4 +/- 1,3	18,4	4,2
M. biceps brachii	436 +/- 115	1414	178	9,9 +/- 1,4	16,4	4,2
M. inteross. dorsalis	752 +/- 247	2301	188	9,4 +/- 1,3	18,0	4,0
M. vastus lateralis	687 +/- 239	1954	172	11,7 +/- 1,9	21,6	4,6
M. tibialis anterior	666 +/- 254	1572	194	11,4 +/- 1,2	18,4	4,6
paraspinale Musk. cervikal	534 +/- 93	**	**	8,8 +/- 1,2	**	**
paraspinale Musk. thorakal	588 +/- 147	**	**	9,7 +/- 1,5	**	**
M. multifidus lumbal	563 +/- 114	**	**	9,3 +/- 1,4	**	**
M. abductor hallucis***	2100			10,4		
M. sphincter ani ext.****	405 +/- 128	667	148	5,5 +/- 1,1	7,8	3,2

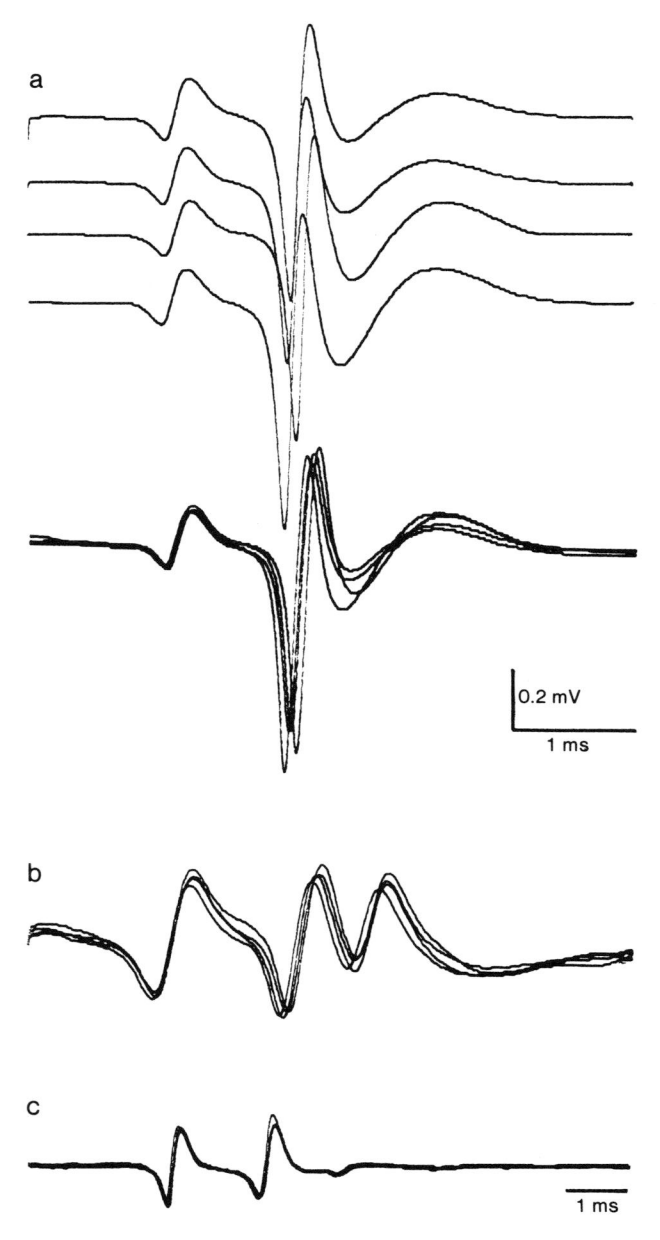

Abb. 114: Einzelfaser-EMG bei Muskeldystrophie (Typ Becker-Kiener)
Leicht erhöhte mittlere Faserdichte im M. biceps brachii von 1,8. Weitgehend stabile Überleitung in den Beispielen a–c.

zögerte Anstieg und/oder die Amplitudenerniedrigung des EPP in einzelnen Muskelfasern angesehen werden, was auf der Läsion von Acetylcholinrezeptoren an der postsynaptischen Membran mit Ausfall eines Teils der MEPP beruht. Die Folge ist eine verspätete – oder sogar ausbleibende – Generierung des über die Muskelfaser fortgeleiteten Aktionspotenzials.

Das morphologische Korrelat für die erhöhte Faserdichte ist das sogenannte »fibre-grouping«, das auf kollaterale Reinnervation abgespaltener (»fibre-splitting«), sequestrierter oder neu gebildeter Muskelfasern zurückgeführt wird (Stålberg, 1991). Dagegen hängt die Stabilität der Erregungsausbreitung innerhalb der einzelnen motorischen Einheiten vor allem vom Grad der Ausreifung der neu gebildeten terminalen Axonsprosse und Endplatten ab. Dies bedeutet, dass rasch progrediente Prozesse, bei denen wenig Zeit zur Ausreifung der genannten Strukturen bleibt, durch eine ausgeprägte Instabilität – sichtbar an pathologisch erhöhten Jitterwerten und intermittierenden Blockierungen – gekennzeichnet sind.

Zusammengefasst ist die elektromyographische Diagnose einer Myopathie in vielen Fällen nicht allein aus der Errechnung der mittleren Potenzialparameter mit verkürzter Dauer, erniedrigter Amplitude und erhöhter Polyphasierate möglich. Weitere diagnostisch wichtige Kriterien sind in diesen Fällen das Vorkommen einzelner kurzer bzw. aus mehreren Einzelspikes zusammengesetzter und niedriger MAP sowie ein Mißverhältnis zwischen Kraftleistung und Dichte des Aktivitätsmusters.

2.1.2.3 Neuropathie

Bei akuten Neuropathien sind die Potenziale motorischer Einheiten zunächst, d.h. vor dem Einsetzen der Reinnervation, nicht verändert. Bei höhergradigen Läsionen werden aber bereits frühzeitig erhöhte Entladungsraten motorischer Einheiten gefunden, die den Funktionsverlust motorischer Einheiten anzeigen. Dieses Phänomen konnte bei einer Patientin mit einer Radialisdruckläsion bereits 3 Stunden nach Eintritt der Lähmung beobachtet werden.

Zahlreiche chronische Neuropathien (z.B. progressive spinale Muskelatrophie, hereditäre motorische und sensorische Neuropathie, Polyneuropathie) führen zu einem Untergang von Neuronen bzw. Axonen mit Denervierung der an die jeweiligen motorischen Einheiten angeschlossenen Muskelfasern. Histologisch manifestiert sich dieser Vorgang als felderförmige Atrophie von Muskelfasern (Wohlfart, 1949) (▶ Abb. 112). Ein Teil der denervierten Muskelfasern wird nun durch benachbarte erhalten gebliebene Axone kollateral reinnerviert (Wohlfart, 1957). Bereits innerhalb einiger Tage wachsen Nervensprosse von benachbarten Axonen aus und bilden nach Erreichen der denervierten Muskelfasern zunächst multiple Kontakte aus, die sich bis auf eine (selten zwei) bleibende Synapsen wieder zurückbilden (Stålberg, 1991). Dieser Vorgang führt zu einer Vergrößerung des Territoriums der erhalten gebliebenen motorischen Einheiten. Demgemäß sind die Muskelaktionspotenziale dieser Einheiten durch lange *Dauer* und hohe *Amplitude* ausgezeichnet (Buchthal und Pinneli, 1953) (▶ Abb. 117). Da die Impulsleitung in den kollateralen Axonsprossen langsamer erfolgt als in den regulären axonalen Endaufzweigungen, werden die kollateral reinnervierten Muskelfasern später erregt als die der motorischen Einheit ursprünglich zugehörigen Muskelfasern. Die Potenziale der kollateral-innervierten Muskelfasern erscheinen daher später, entweder gegen Ende des MAP oder als späte Komponenten (Borenstein und Desmedt, 1975) (▶ Abb. 112 und 117). Als späte Komponenten werden solche Spikes bezeichnet, die nach dem Hauptteil des MAP auftreten, sofern zwischen diesem und dem Spike die Grundlinie sichtbar ist. Kollaterale Sprossungsvorgänge sind nicht nur die Grundlage

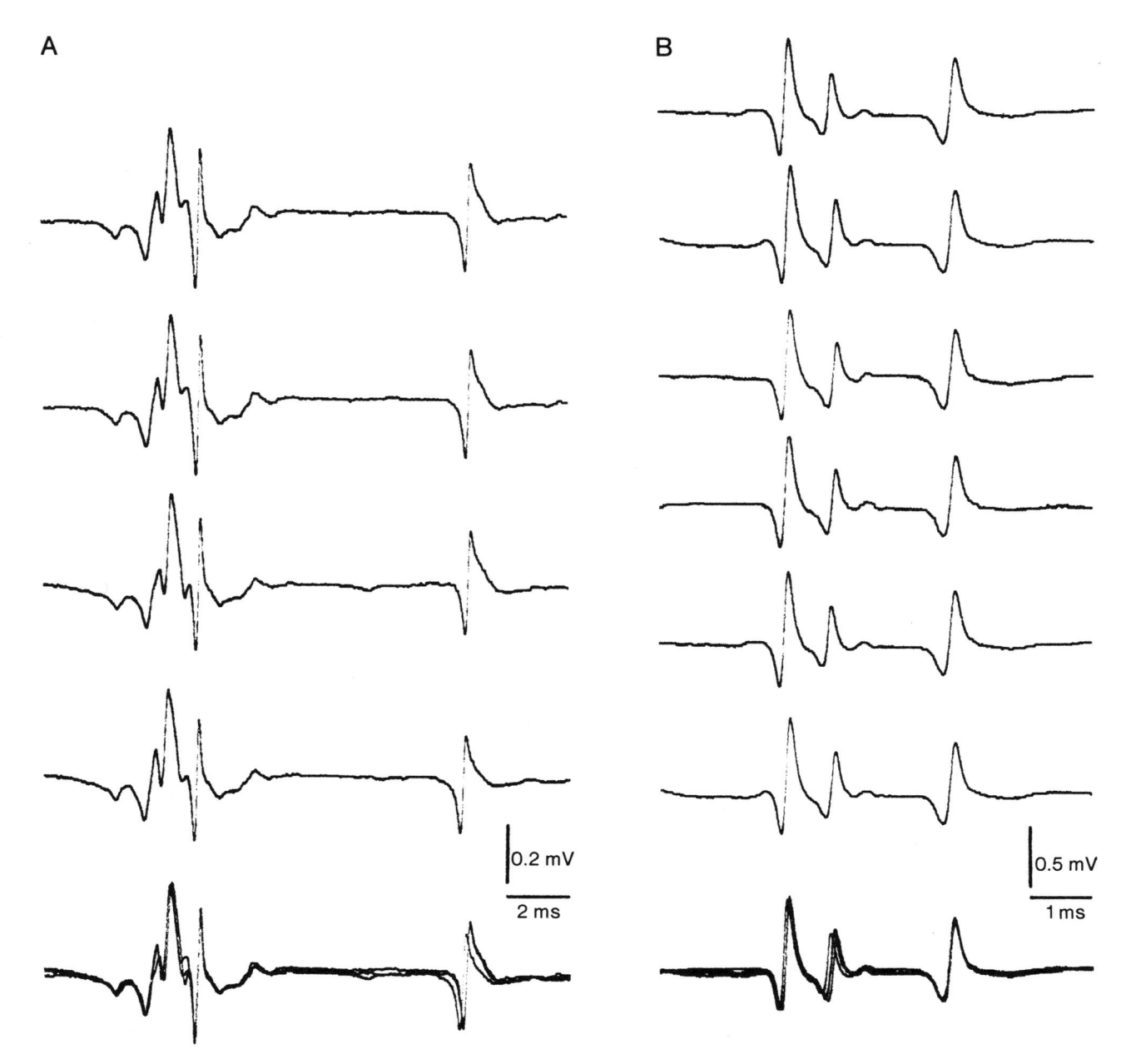

Abb. 115: Einzelfaser-EMG bei myotoner Dystrophie
Bei Ableitung aus dem M. extensor digitorum communis deutlich erhöhte Faserdichte bei stabiler Überleitung.

für die beschriebenen formalen Besonderheiten, sondern auch für die bei Neuropathien erhöhte *Polyphasierate*.

Die im Vergleich zur Norm erhöhte Zahl der an eine motorische Einheit angeschlossenen Muskelfasern erklärt das in Relation zum Kraftaufwand gelichtete *Aktivitätsmuster*. Bei Maximalinnervation findet sich je nach Schweregrad der Neuropathie ein meist hochgespanntes Einzelentladungs- oder Übergangsmuster (▶ Abb. 111 und 117).

Zusammengefasst sind die elektromyographischen Kriterien für die Annahme einer Neuropathie eine Erhöhung der mittleren Potenzialdauer, Amplitude und Polyphasierate, ein im Vergleich zur Kraftentfaltung gelichtetes Aktivitätsmuster sowie die genannten formalen Besonderheiten der Muskelaktionspotenziale.

2.1.2.4 Reinnervation

Zahlreiche periphere Nervenläsionen – z. B. traumatische oder operative Schädigungen – führen zu einer teilweisen oder vollständigen Unterbrechung der im Nerven verlaufenden Axone. Beim Erhaltenbleiben der endo- und perineuralen Hüllstrukturen spricht man in Anlehnung an Seddon (1943) von einer Axonotmesis bei deren Zerstörung von einer Neurotmesis mit oder ohne äußere Kontinuitätsdurchtrennung. Im ersten Fall ist eine spontane Reinnervation möglich, im zweiten Fall gelingt diese nur nach vorangehender operativer Wiedervereinigung der beiden Nervenstümpfe. Im Hinblick auf eine eventuell notwendige Zweitoperation und zur Abschätzung der Prognose ist die möglichst frühzeitige Feststellung

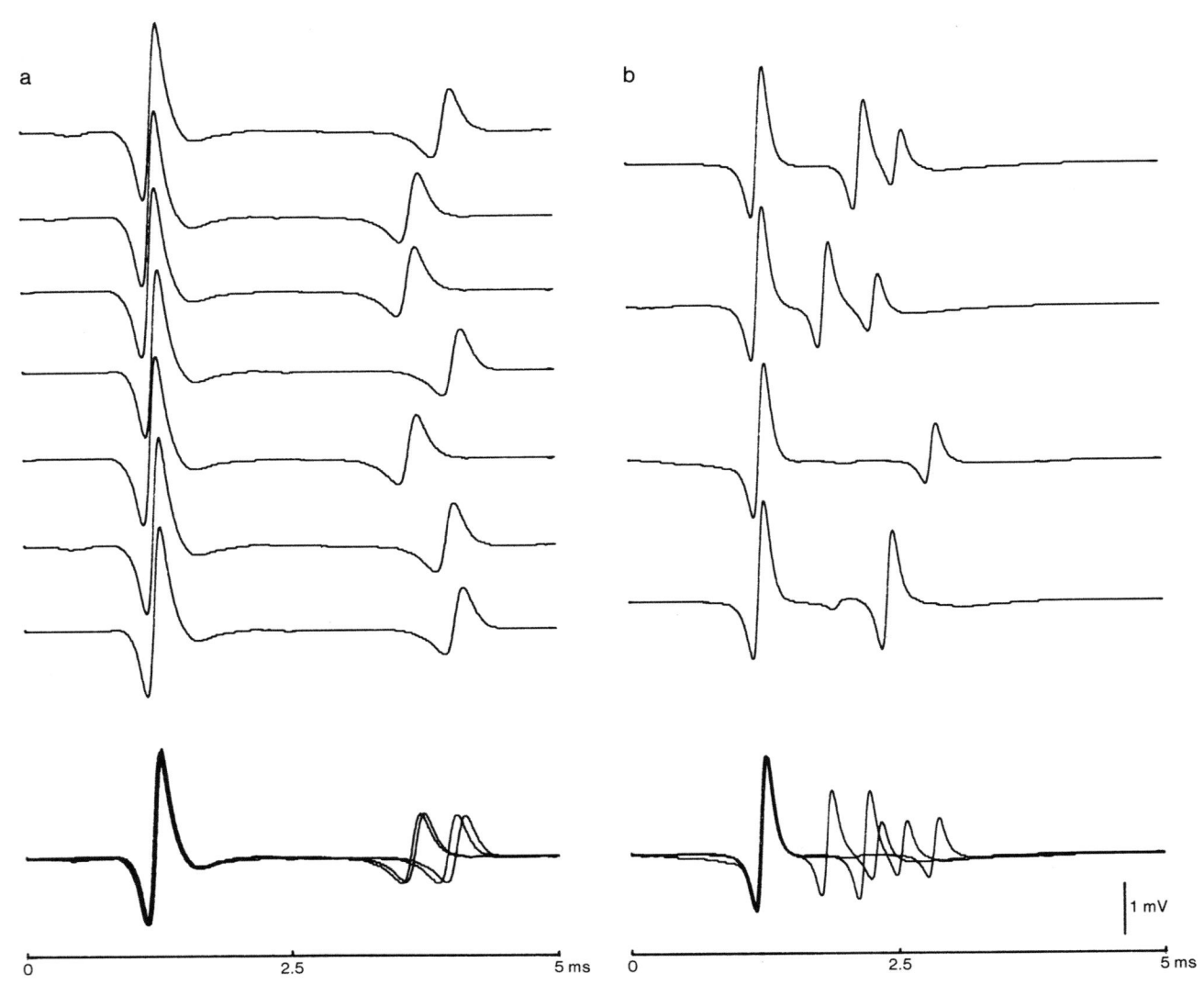

Abb. 116: Einzelfaser-EMG bei Myasthenia gravis
Bei Ableitung aus dem M. extensor digitorum communis erhöhter Jitter (a) sowie intermittierende Blockierung einzelner Komponenten (b).

der eintretenden Reinnervation der gelähmten Muskeln wichtig. Dies gelingt durch EMG-Ableitungen früher und zuverlässiger als durch die klinische Untersuchung.

Sobald ein Axon den Muskel erreicht, erfolgt die Ausbildung neuer Synapsen an einzelnen benachbarten Muskelfasern. In diesem sehr *frühen Reinnervationsstadium*, in dem an ein Axon nur einzelne Muskelfasern angeschlossen sind, bestehen die MAP aus einem oder wenigen aneinandergereihten Spikes (▶ Abb. 112 und 118). Mit zunehmender Zahl reinnervierter Muskelfasern werden die Reinnervationspotenziale komplexer; in dieser Phase werden häufig hochpolyphasische und stark verlängerte MAP registriert (▶ Abb. 118 rechts). Die lange Dauer ist auf die unterschiedliche Myelinisierung der axonalen Endaufzweigungen mit entsprechend unterschiedlicher Impulsleitungsgeschwindigkeit zurückzuführen. Infolge der instabilen Impulsleitung und Erregungsübertragung in den frisch ausgesproßten axonalen Endaufzweigungen bzw. den neu gebildeten motorischen Endplatten kommt es in einer wechselnden Zahl von Fasern zu variablen Impulsleitungsverzögerungen (Jitter) und intermittierenden Blockierungen, sodass sich die Form des MAP ständig ändert.

Im weiteren Verlauf nimmt die Markscheidendicke der axonalen Endaufzweigungen und damit deren Nervenleitgeschwindigkeit zu; außerdem verringern sich die Unterschiede der anfangs stark differierenden Leitgeschwindigkeiten der einzelnen Sprosse, sodass die von einem Axon versorgten Muskelfasern wieder synchroner erregt werden. Dies hat eine zunehmende Verkürzung und Amplitudenzunahme der MAP zur Folge, deren Phasenzahl außerdem abnimmt (▶ Abb. 119).

In einem *späten Stadium der Reinnervation* sind die Polyphasierate und die mittlere Dauer oft im Normbereich oder nur noch leicht erhöht, während die mittlere Amplitude eine signifikante bleibende Erhöhung aufweist (Stöhr et al., 1976) (▶ Abb. 120). Diese bleibenden MAP-Abweichungen reflektieren den bis zum 10–20fachen erhöhten Faserbestand reinnervierter motorischer Einheiten (Stålberg, 1991).

Im Verlauf der Reinnervation eines denervierten Muskels lassen sich an den Einheitspotenzialen einige forma-

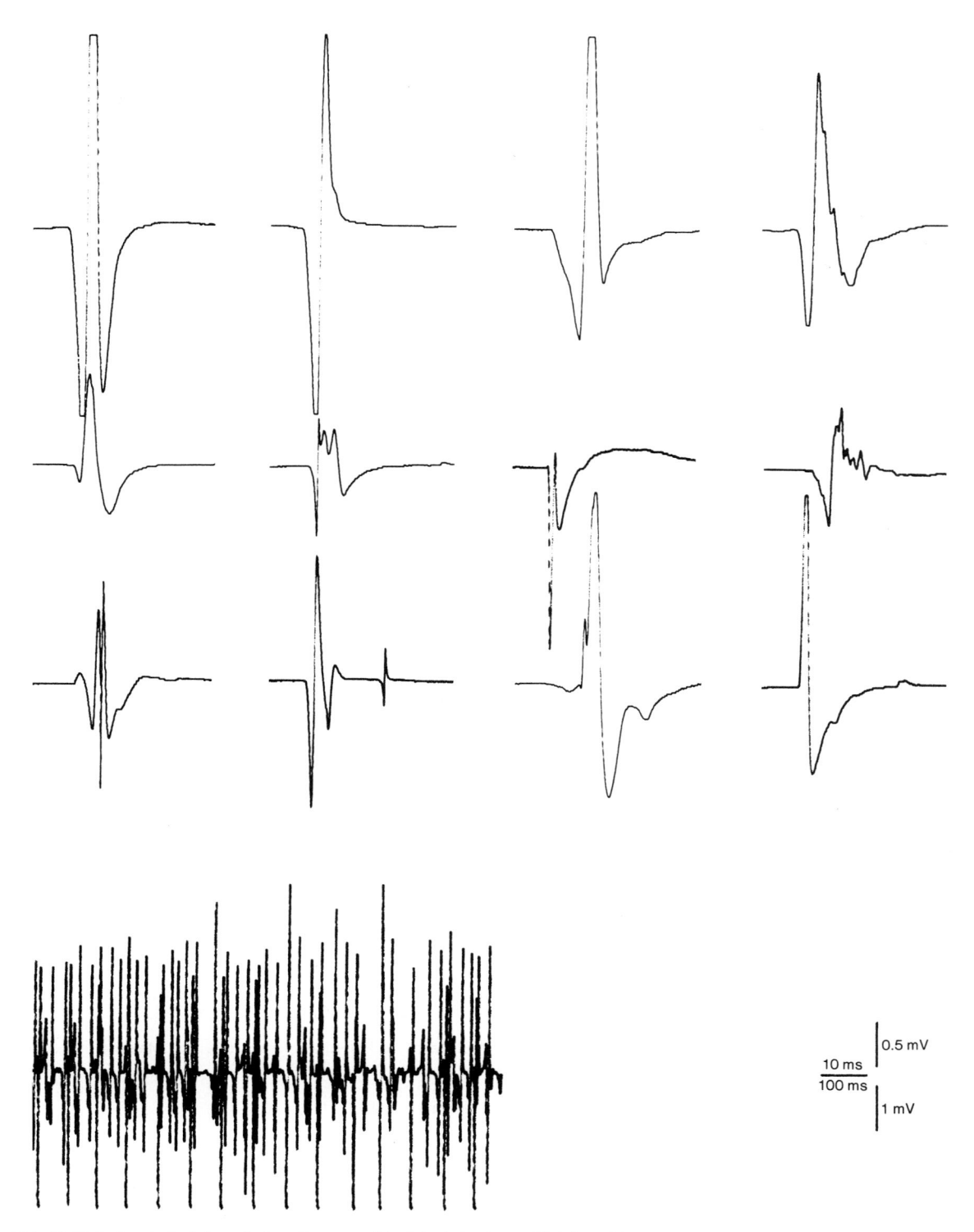

Abb. 117: EMG-Befunde bei chronischer Neuropathie (M. abductor pollicis brevis)
Mittlere Potenzialdauer: 16,9 (8–24) ms. Mittlere Amplitude: 3,2 (1,3–5,5) mV. Mittlere Polyphasierate: 25 %. Bei Maximalinnervation Einzelentladungs- bis Übergangsmuster.

le Besonderheiten beobachten, die auf eine Labilität der Impulsleitung besonders in früheren Phasen der Reinnervation zurückzuführen sind. Bei Registrierung mehrerer aufeinanderfolgender Potenziale einer motorischen Einheit finden sich *intermittierende Blockierungen* einzelner Potenzialkomponenten (Stålberg und Thiele, 1972) (▶Abb. 121A). Hiervon sind am häufigsten späte Potenzialkomponenten, seltener mittlere und nur ausnahms-weise frühe Anteile betroffen (Stöhr, 1975) (▶Abb. 122). Bei Superposition mehrerer Reinnervationspotenziale treten einzelne Komponenten mit variablem Intervall zum Anfangsteil des Potenzials auf (▶Abb. 121A), wobei ein solcher Jitter besonders deutlich bei Ableitung mit Einzelfaserelektroden zu beobachten ist (Schwartz et al., 1976). Der erhöhte Jitter dürfte dabei sowohl auf die instabile Impulsausbreitung in den terminalen Axonspros-

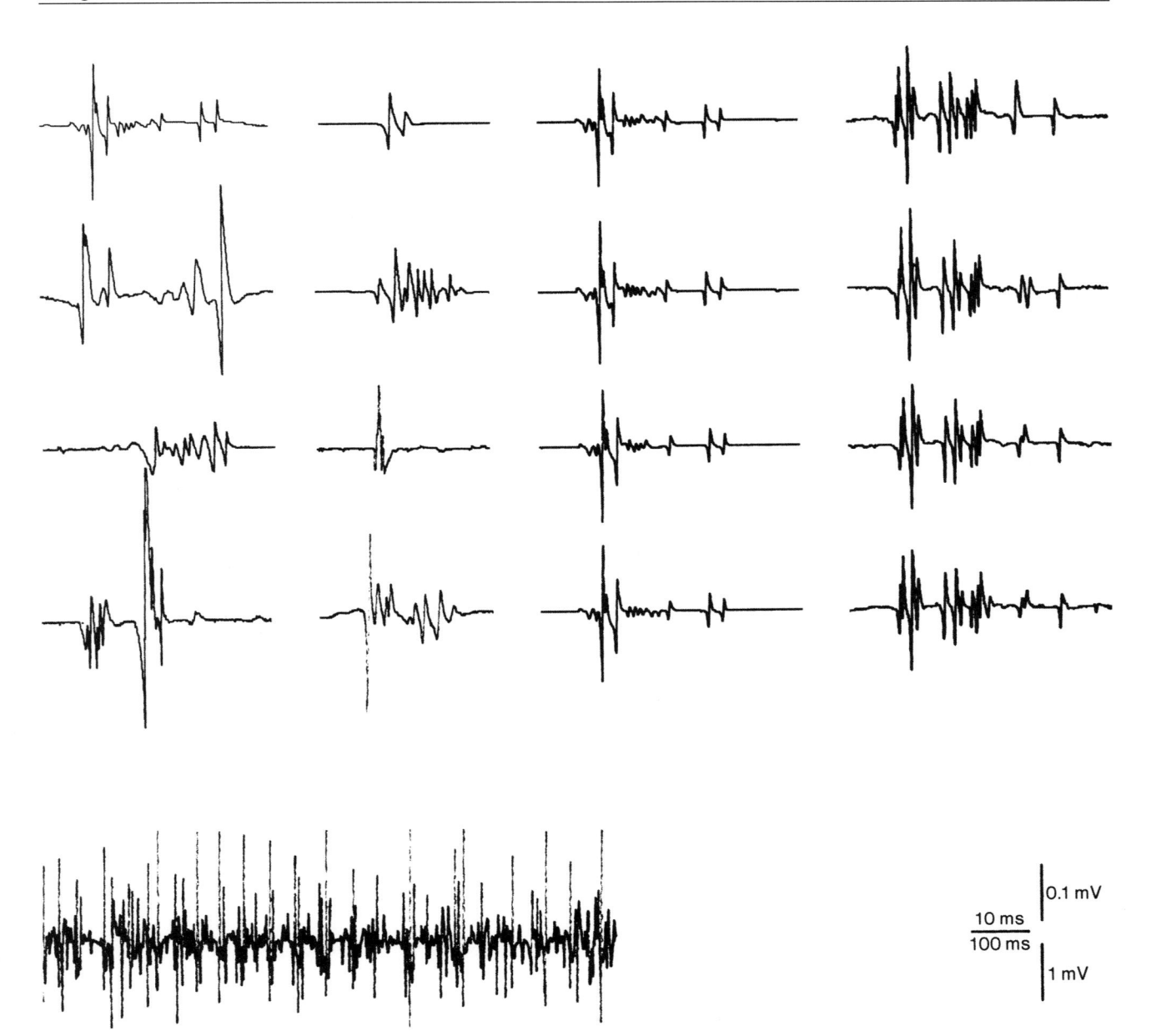

Abb. 118: Frische Reinnervation (M. abductor pollicis brevis)
Mittlere Dauer: 17,5 (4–30) ms. Mittlere Amplitude: 0,3 (0,1–0,5) mV.- Mittlere Polyphasierate: 70 %. Bei Maximalinnervation Einzelentladungsmuster.
Linke obere Bildhälfte: Darstellung von acht aufeinanderfolgenden MAP.
Rechte obere Bildhälfte: Je viermalige Aufzeichnung von zwei verschiedenen komplexen MAP.
Unten: Muster bei Maximalinnervation.

sen als auch auf eine variable synaptische Impulsübertragung in den noch unausgereiften neugebildeten motorischen Endplatten zurückgehen. Darüber hinaus können bei der Einzelfaser-Elektromyographie – bei der normalerweise bei Aktivierung einer motorischen Einheit nur 1–2 Spikes sichtbar werden – oft hochkomplexe Potenziale abgeleitet werden, die auf eine *erhöhte Faserdichte* innerhalb der motorischen Einheit infolge »fibre grouping« (Karpati und Engel, 1968) zurückgehen (▶ Abb. 121). Diese Komplexität der mittels Einzelfaserelektroden registrierten MAP bleibt teilweise auch in späteren Reinnervationsphasen erhalten, jedoch wird die Stabilität der Impulsausbreitung innerhalb der motorischen Einheit zunehmend besser (▶ Abb. 121B, Abb. 124).

Pseudo-Reinnervation. Bei der Suche nach Reinnervationszeichen in gelähmten Muskeln muss eine Fehlermöglichkeit beachtet werden. Viele Patienten, die aufgefordert werden, einen komplett gelähmten Muskel anzuspannen, aktivieren benachbarte Muskeln, deren Aktivität – auch bei korrekter Lage der Ableitelektrode im gelähmten Muskel – von dieser aufgezeichnet werden kann (▶ Abb. 125). Erfahrungsgemäß wird solche volumgeleitete Aktivität oft als Ausdruck einer beginnenden Reinnervation (bzw. einer inkompletten Parese) interpretiert. Diese Fehlermöglichkeit lässt sich auf zweifache Weise vermeiden:

1. Bei sorgfältiger Analyse der einzelnen MAP bei hoher Kippgeschwindigkeit sieht man, dass es sich dabei

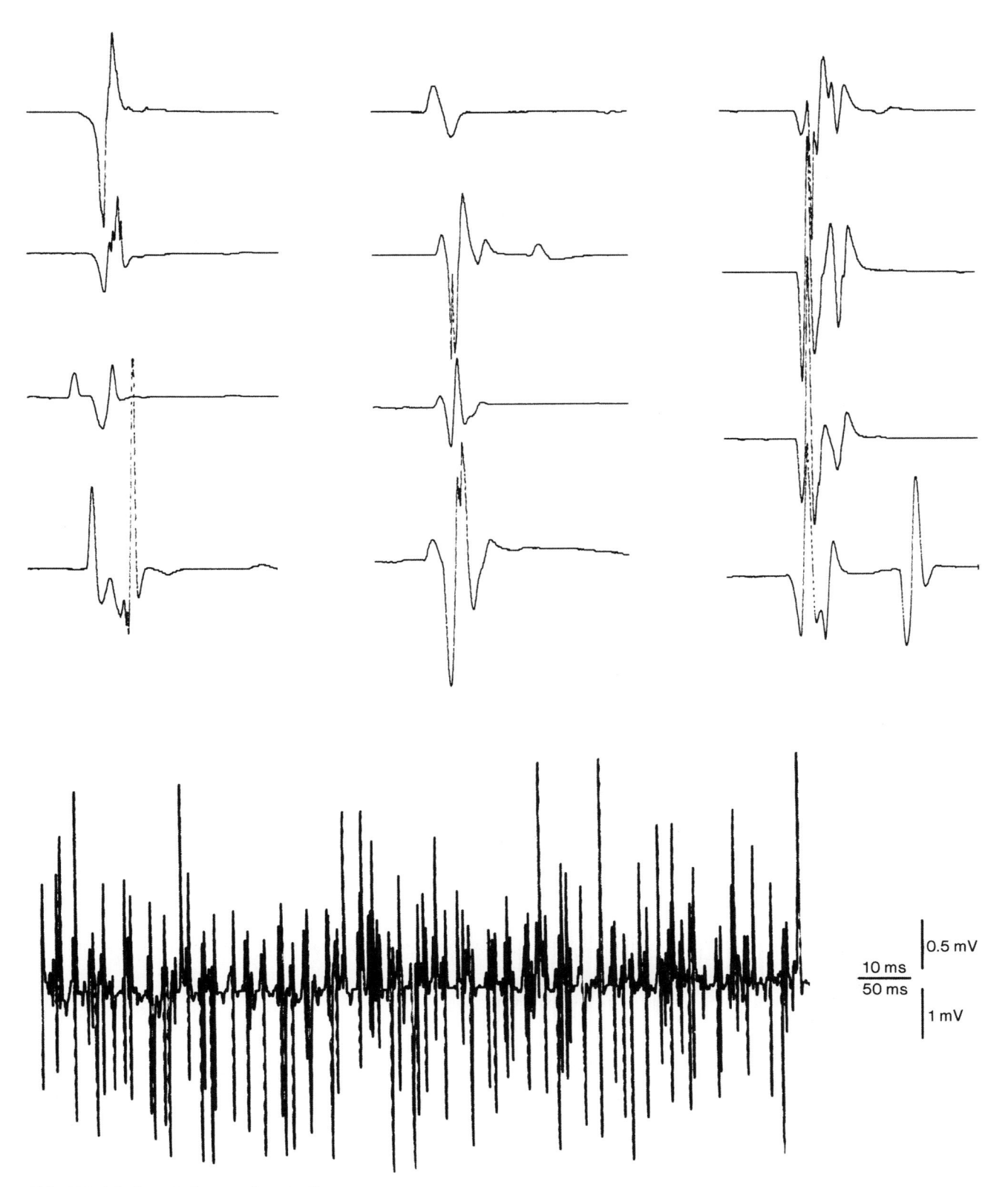

Abb. 119: Mittleres Reinnervationsstadium
(Ableitung aus dem M. abductor pollicis brevis 12 Monate nach autologer Nerventransplantation)
Mittlere Dauer: 14,4 (8–23) ms. Mittlere Amplitude: 1,6 (0,5–8) mV. Mittlere Polyphasierate: 45 %.
Bei Maximalinnervation Einzelentladungs- bis Übergangsmuster.

um niedrige und abgerundete Potenziale handelt, was deren Herkunft fern von der Ableitelektrode belegt.
2. Falls dennoch Zweifel über den Ursprung der aufgezeichneten MAP bestehen bleiben, lässt sich durch Stimulation des entsprechenden Arm- oder Beinnerven klären, ob die Aktivität über den verletzten oder aber über einen benachbarten Nerven geleitet wurde. Dabei ist lediglich zu beachten,

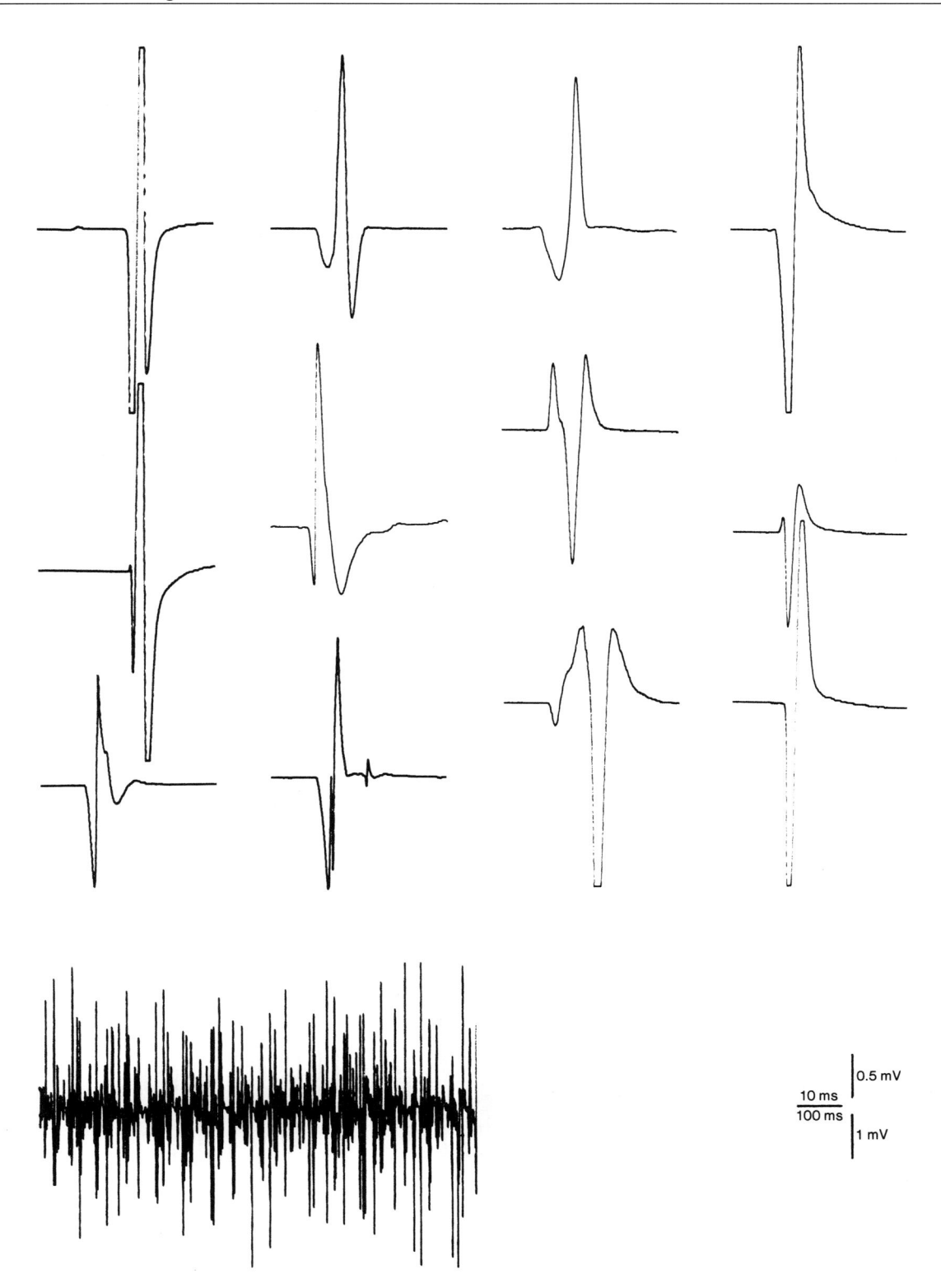

Abb. 120: Spätes Reinnervationsstadium
(Ableitung aus dem M. abductor pollicis brevis 38 Monate nach Medianusdurchtrennung mit Primärnaht)
Mittlere Potenzialdauer: 15,3 (10–24) ms. Mittlere Amplitude: 3,6 (1,9–6,4) mV. Mittlere Polyphasierate: 8 %. Bei Maximalinnervation Übergangsmuster.

dass die Stimulation des geschädigten Nerven proximal der Schädigungsstelle vorgenommen wird, da distal davon die Reizschwelle mitunter stark erhöht ist.

Fehlsprossung. Die EMG-Diagnostik von Reinnervationsvorgängen ist nicht auf deren Ablauf in einzelnen Muskeln beschränkt, sondern vermag außerdem den Reinnervationsablauf in verschiedenen – dem verletzten Nerven zugehörigen – Muskeln zu erfassen. Bei Nervenläsionen vom Typ der Neurotmesis mit oder ohne äußere Kontinuitätsdurchtrennung resultiert eine extrafaszikuläre Neurotisation. Dies bedeutet, dass die funktionelle Zugehörigkeit eines bestimmten Nervenfaszikels zu einem bestimmten Muskel verloren geht. So wachsen z. B. die dem M. abductor digiti minimi zugehörigen Axone nach einer distalen Ulnaris-Durchtrennung nicht nur zu diesem, sondern auch zu den übrigen ulnarisinnervierten kleinen Handmuskeln vor. Bei intendierter Abduktion des Kleinfingers resultiert dann eine Masseninnervation aller ulnarisinnervierten Handmuskeln. Solche Fehlsprossungen bedeuten – auch bei quantitativ guter Reinnervation – eine erhebliche Funktionsbehinderung und müssen z. B. bei der gutachterlichen Einschätzung von Unfallverletzungen peripherer Nerven berücksichtigt werden. Eine exakte Analyse dieser Fehlsprossungen mit entsprechenden Massenbewegungen gelingt durch simultane Aufzeichnung des Aktivitätsmusters aus mehreren Muskeln bei intendierter Anspannung eines einzelnen Muskels (▶ Abb. 126).

Ein interessantes – operativ induzierte Fehlsprossungen betreffendes – Phänomen ist in Abbildung 127 dargestellt. Diese Abbildung stammt von einem Mann mit traumatischer oberer Armplexusparese, bei dem eine Anastomosierung des 3. und 4. Interkostalnerven mit den Nn. axillaris und musculocutaneus vorgenommen wurde (Prof. Dr. Kretschmer, Tübingen). Bei Ableitung aus dem M. deltoideus 6 Monate später ließen sich in diesem Reinnervationszeichen feststellen. Die in dem Beispiel der Abbildung 127 dargestellte motorische Einheit ließ sich einerseits durch tiefe Inspiration aktivieren, was bei der vorausgegangenen Anastomosierung des N. axillaris mit einem Interkostalnerven verständlich ist. Dieselbe motorische Einheit ließ sich jedoch auch durch eine intendierte Abduktion des Arms aktivieren (wobei der Patient während dieses Zeitraums normal weiter atmete).

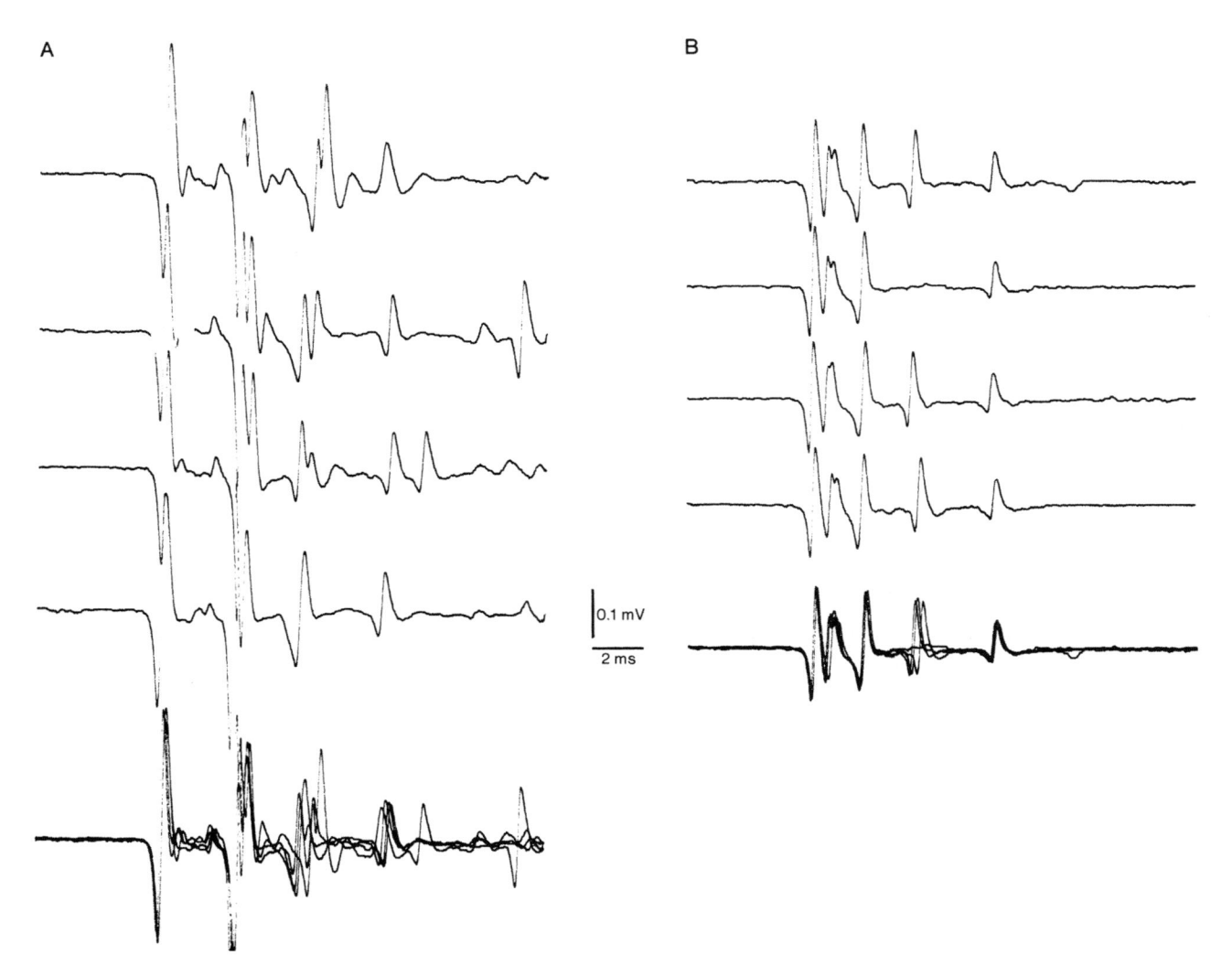

Abb. 121: Reinnervation
A Komplexes Reinnervationspotenzial in einem *frühen Reinnervationsstadium*. Ausgeprägte Labilität der Erregungsausbreitung in der motorischen Einheit, sichtbar an dem erhöhten Jitter und der intermittierenden Blockierung vor allem späterer Potenzialanteile.
B Komplexes Einheitspotenzial in einer *mittleren Reinnervationsphase*. Deutlich stabilere Erregungsausbreitung in der motorischen Einheit; lediglich der 4. Spike des Potenzials zeigt einen erhöhten Jitter und eine intermittierende Blockierung.

2 Allgemeine Untersuchungsbefunde

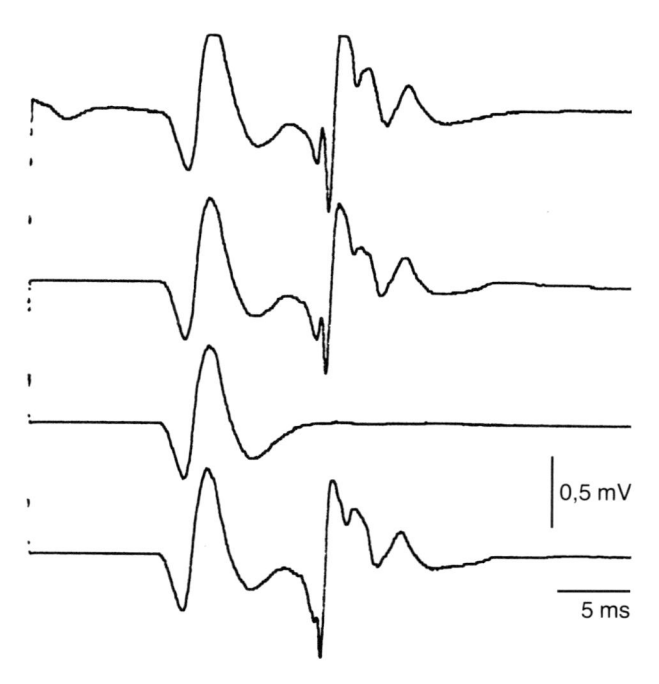

Abb. 122: MAP mit intermittierender Blockierung des späten Anteils
Komplexes MAP aus dem M. gastrocnemius medialis bei chronischem S1-Syndrom. Die intermittierende Blockierung des späten Potenzialanteils lässt sich nicht auf einen passageren Leitungsblock in einem einzelnen terminalen Axonsproß zurückführen; vielmehr muss aufgrund der Dauer und Komplexität des ausfallenden Potenzialanteils auf einen intermittierenden Leitungsblock in einem größeren Axonzweig – der mehrere Muskelfasern innerviert – geschlossen werden.

2.1.2.5 Doppel- und Mehrfachentladungen von MAP

Bei verschiedenartigen Neuropathien lassen sich Doppel- und Mehrfachentladungen willkürlich aktivierter motorischer Einheiten feststellen, welche als Paare identischer oder nahezu identischer Potenziale erscheinen (▶ Abb. 128–130). Das zeitliche Intervall zwischen den beiden Potenzialen beträgt maximal 30 ms und variiert bei Aufzeichnung mehrerer aufeinanderfolgender Doppelentladungen (extra-discharges) zum Teil beträchtlich. Bei sehr kurzen Intervallen kann das zweite Potenzial fast bis zur Unkenntlichkeit deformiert sein. Bei kontinuierlicher Aufzeichnung zeigt sich häufig im Anschluss an eine Doppelentladung ein verlängertes Intervall zum nächsten MAP. Das bevorzugte Vorkommen solcher Doppelentladungen bei radikulären Schädigungen (Partanen und Lang, 1978) konnten wir bei einer Untersuchung dieses Phänomens an insgesamt 76 Patienten nicht bestätigen (Koenig und Stöhr, 1986). Vielmehr scheint dieses Phänomen bei verschiedensten Läsionen des peripheren motorischen Neurons vorzukommen. Ein Ursprung der Nachentladung an der Läsionsstelle – d. h. im Bereich des motorischen Axons – erscheint in den Fällen mit kompensatorischer Pause nach jeder Doppelentladung wahrscheinlich. Das Vorkommen von Doppel- und Mehrfachentladungen bei Tetanus (▶ Abb. 130 B)

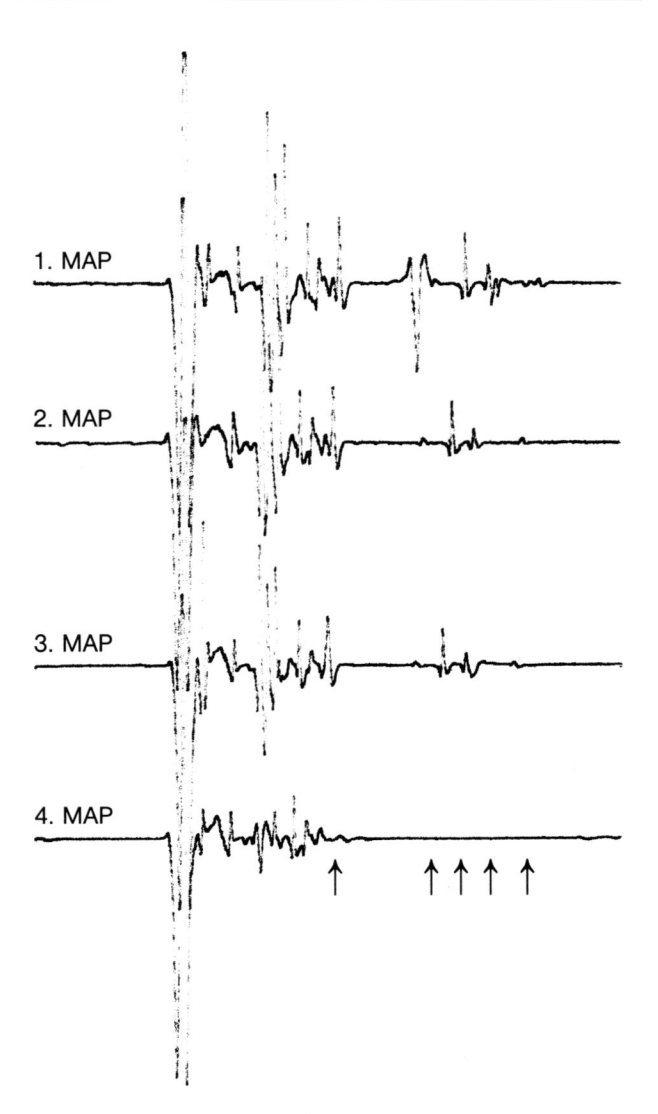

Abb. 123: Progrediente Blockierung späterer Anteile eines MAP
Bei Beginn der willkürlichen Muskelanspannung erscheint das erste Potenzial der aktivierten motorischen Einheit als hochkomplexes MAP, wobei nachfolgend von Entladung zu Entladung eine größere Zahl von späten Potenzialanteilen ausfällt. (Nach einer Erholungsphase von 30 s tritt erneut das vollständige hochkomplexe MAP auf; die progrediente Blockierung späterer Anteile von Entladung zu Entladung lässt sich dabei erneut reproduzieren.)
Ableitung aus dem M. tibialis anterior bei einem Patienten mit HMSN II.

und Stiff man-Syndrom weist jedoch darauf hin, dass solche Entladungen auch im Bereich der Vorderhornzellen generiert werden können.

Häufig treten Doppelentladungen von MAP besonders zu Beginn einer leichten Willkürinnervation auf, werden dann seltener und verschwinden schließlich ganz, sodass bei länger anhaltender Innervation reguläre Einzelentladungen verbleiben. Nach einer Innervationspause von 10–20 s treten erneut Doppelentladungen in Erscheinung. Dieses Verhalten ist vermutlich auf aktivitätsabhängige Erregbarkeitsschwankungen motorischer Axone zurückzuführen, da jedes durchlaufende Aktionspotenzial eine kurze Phase subnormaler Erregbarkeit hinterlässt (s. Recovery cycle).

2.1 EMG-Befunde

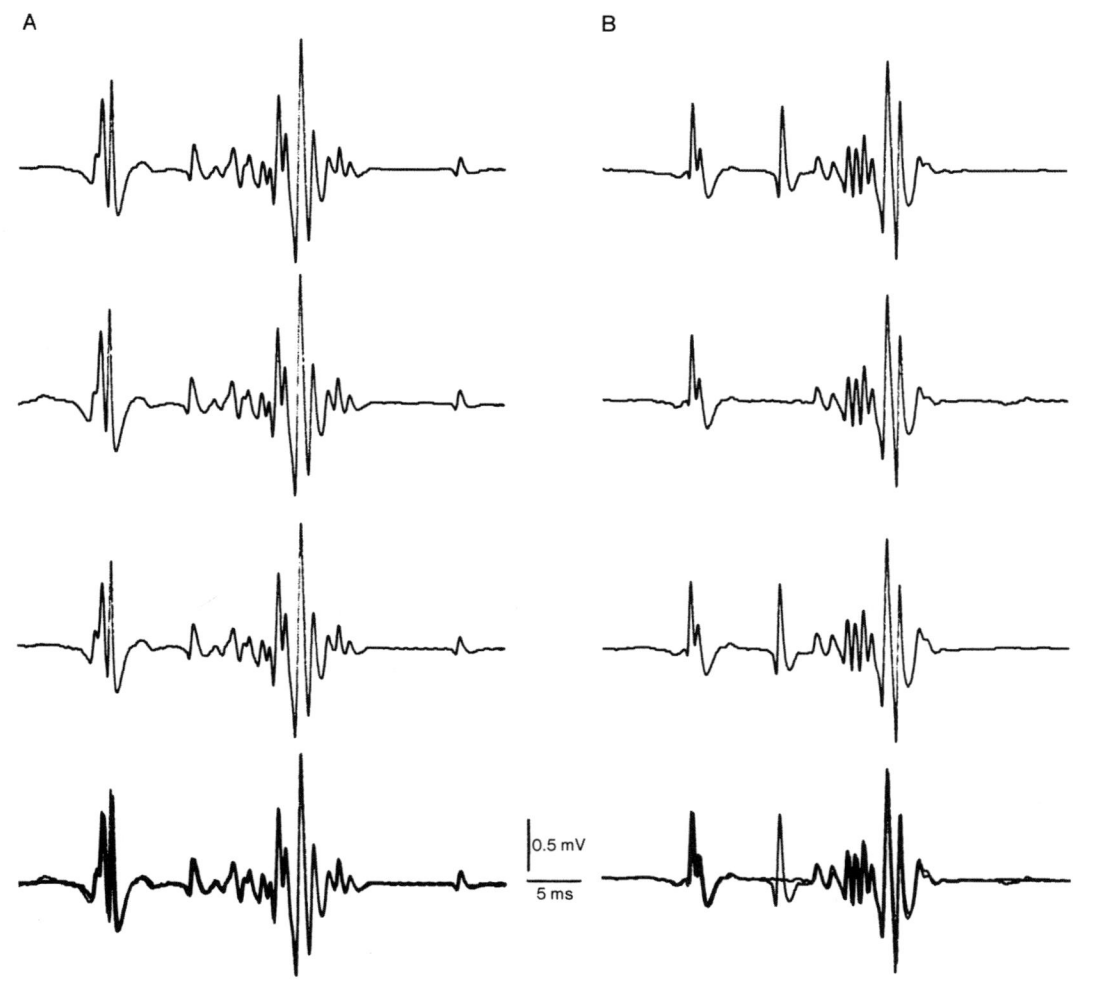

Abb. 124: Späte Reinnervation
2 hochkomplexe Einheitspotenziale aus dem M. deltoideus 26 Monate nach kompletter Axillarislähmung mit nachfolgender spontaner Reinnervation. Trotz der in dieser Reinnervationsphase ungewöhnlich hohen Komplexität der Potenziale besteht eine stabile Erregungsausbreitung in den motorischen Einheiten, mit Ausnahme einer gelegentlichen Blockierung des 2. Spike (Beispiel B). Spur 4 zeigt die Summation der Spuren 1–3.

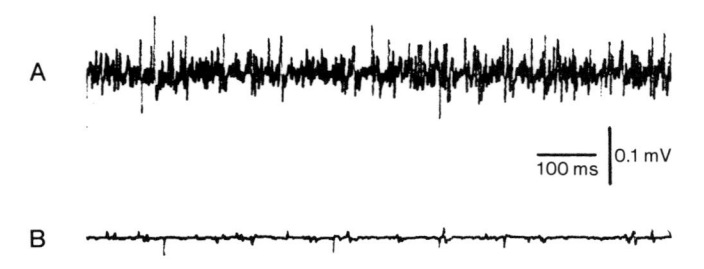

Abb. 125: Pseudo-Reinnervation
Ableitung aus dem total denervierten M. abductor pollicis brevis bei versuchter Opposition des Daumens (A) und bei intendierter Abduktion des Daumens senkrecht zur Handebene (B). Bei versuchter Opposition wird ein niedriggespanntes, mäßig dichtes Aktivitätsmuster registriert, das bei einer Voruntersuchung als Ausdruck der beginnenden Reinnervation angesehen wurde, jedoch volumgeleitete Aktivität von der ulnarisinnervierten Daumenballenmuskulatur darstellt.
Bei raschem Kipp lässt sich volumgeleitete Aktivität (C) von »echter« Willküraktivität (D) durch die niedrige Amplitude und besonders durch das Fehlen von Spike-Komponenten unterscheiden.

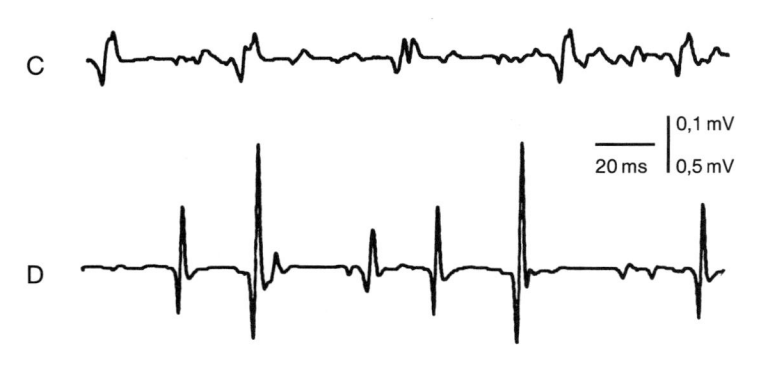

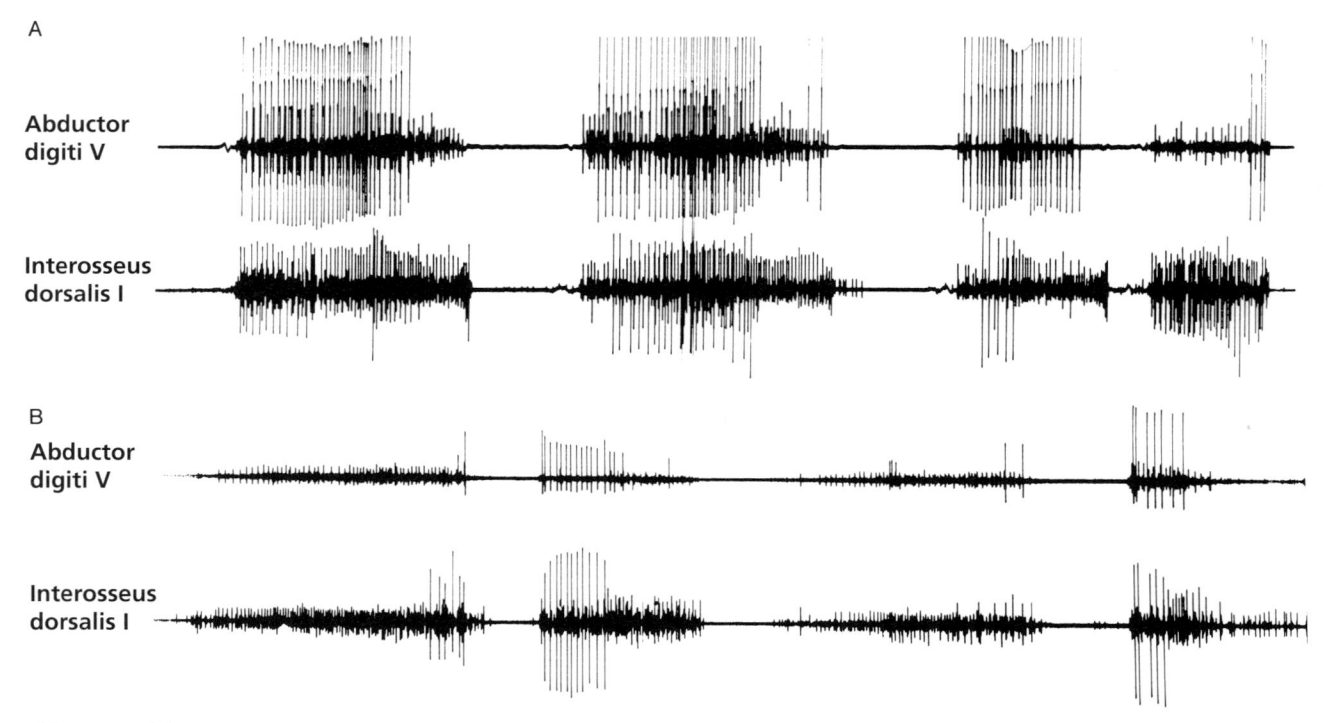

Abb. 126: Fehlsprossung
Simultane Ableitung aus dem Mm. abductor digiti minimi und interosseus dorsalis I bei 2 Patienten (A und B) mit distaler Ulnarisdurchtrennung mit nachfolgender Reinnervation nach Nervennaht bzw. autologer Nerventransplantation
A Bei repetitiver Abduktion des Kleinfingers resultiert nicht nur Willküraktivität im M. abductor digiti minimi, sondern – als Ausdruck einer pathologischen Mitinnervation – auch im M. interosseus dorsalis I.
B Bei alternierender Abduktion und Adduktion der Langfinger tritt jeweils eine Koaktivierung beider Muskeln auf.

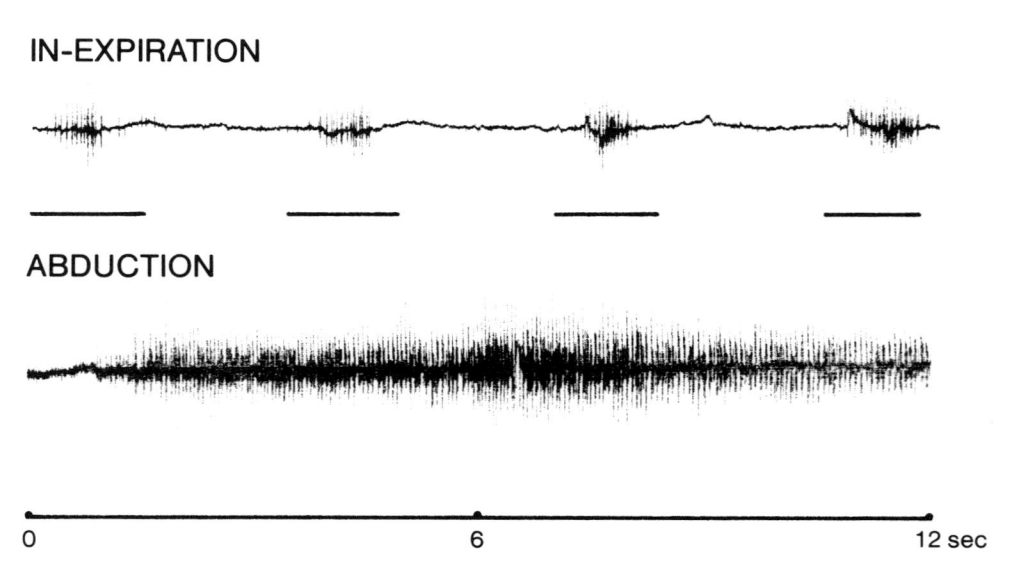

Abb. 127: Reinnervation
Reinnervation des M. deltoideus nach Anastomosierung des N. axillaris mit einem Interkostalnerven wegen kompletter oberer Armplexuslähmung.
Bei identischer Nadellage wird dieselbe motorische Einheit sowohl durch tiefes Einatmen (obere Zeile) als auch durch intendierte Abduktion des Arms (untere Zeile) aktiviert.

2.1 EMG-Befunde

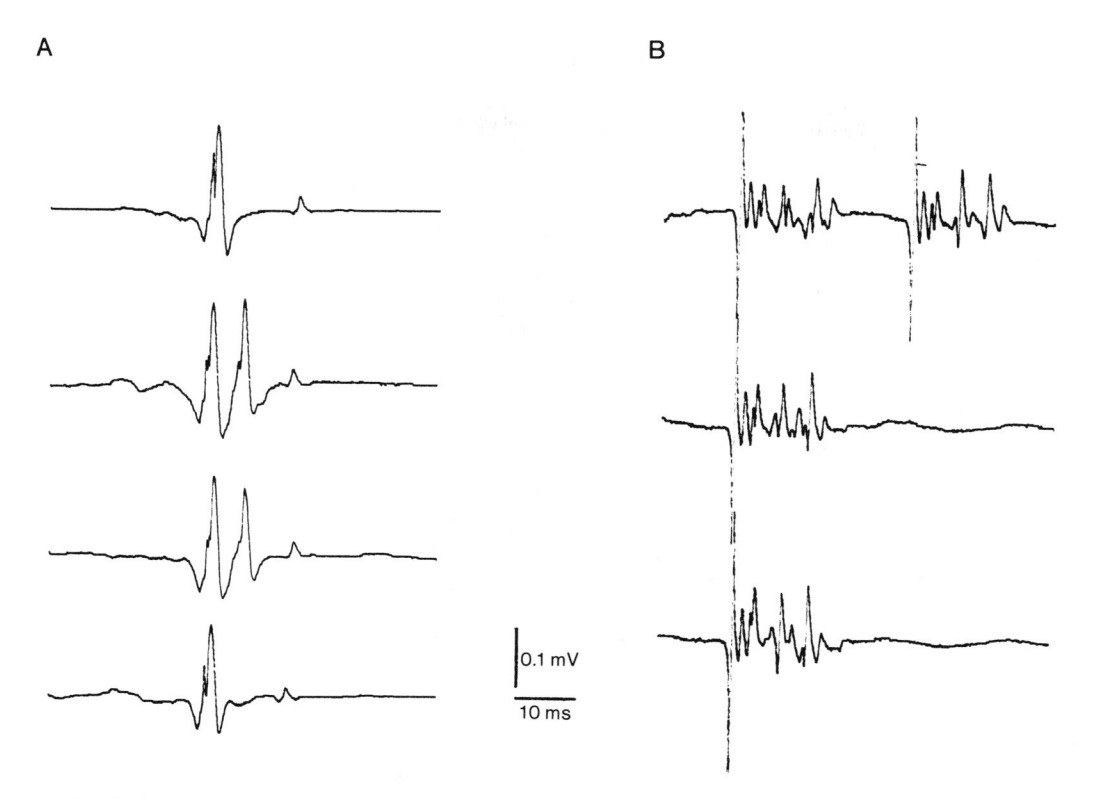

Abb. 128: Doppelentladungen von MAP
A Intermittierende Doppelentladung eines MAP mit später Komponente, wobei letztere nicht gedoppelt erscheint.
(Ableitung aus dem M. deltoideus nach partieller alter Axillarisparese.)
B Doppelentladung eines frischen Reinnervationspotenzials.
(Ableitung aus dem M. deltoideus 5 Monate nach traumatischer oberer Armplexuslähmung.)

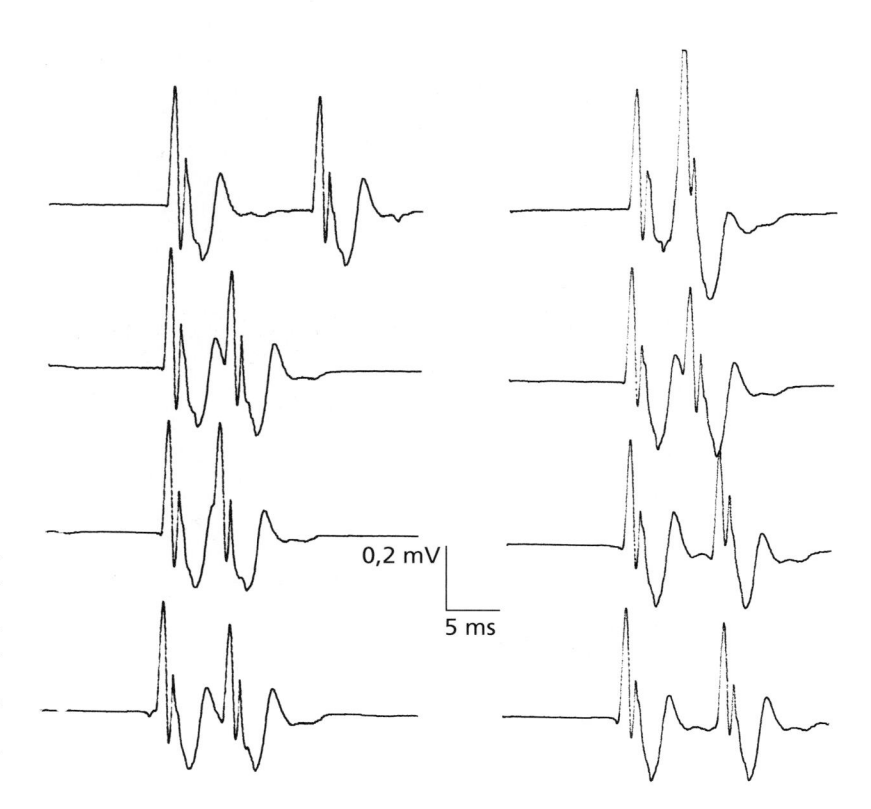

Abb. 129: Doppelentladung eines MAP
Bei großem Abstand des zweiten vom ersten Potenzial kommen beide MAP unverzerrt zur Darstellung (oberste Zeile links). Bei kurzem Abstand addieren sich die späte Negativität des ersten MAP und die initiale Negativität des zweiten MAP zu einem hohen negativen Potenzial (oberste Zeile rechts) oder es resultieren Formänderungen beider Potenziale (zweite und dritte Zeile links, zweite Zeile rechts).

2 Allgemeine Untersuchungsbefunde

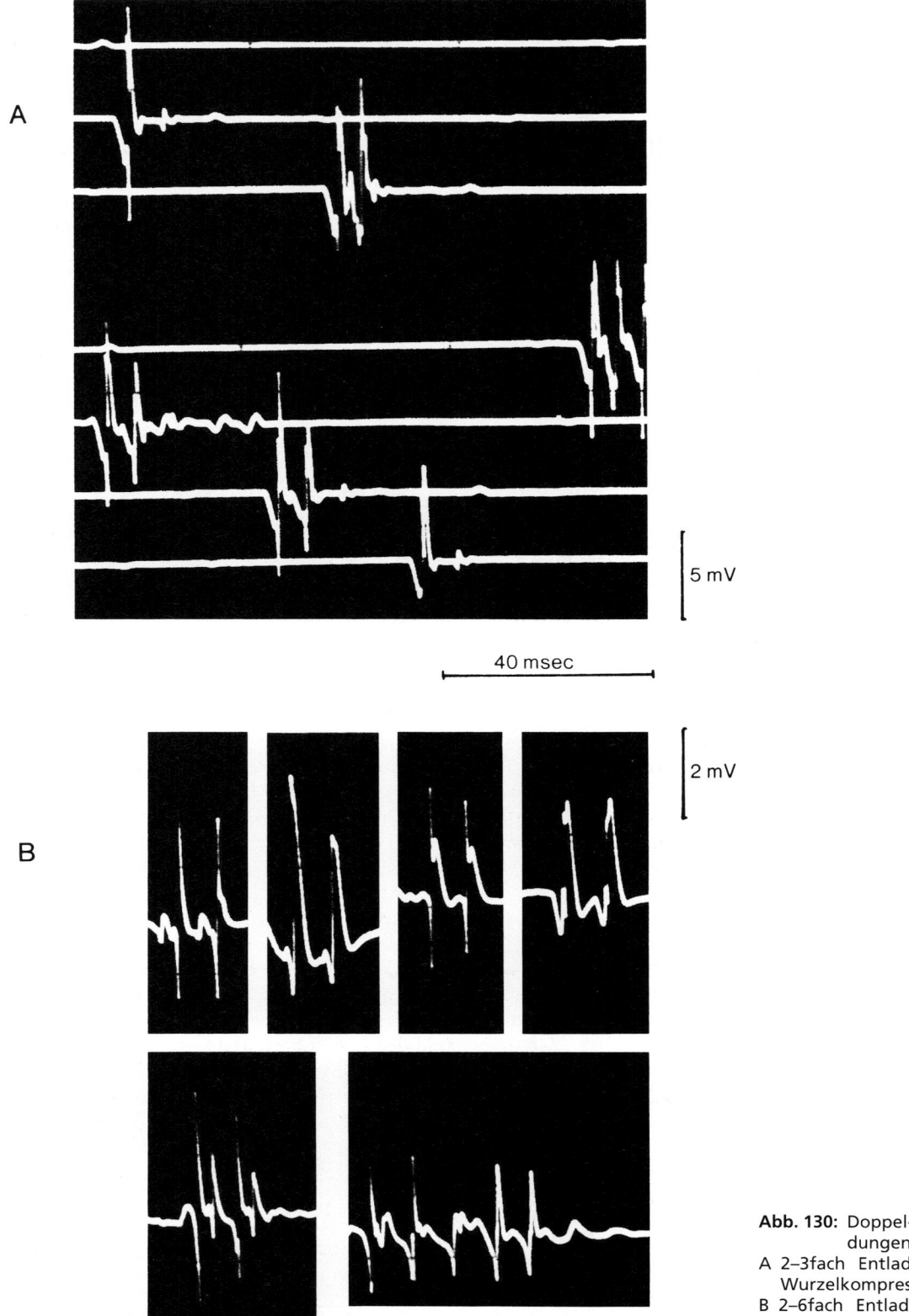

Abb. 130: Doppel- und Mehrfachentladungen von MAP
A 2–3fach Entladung eines MAP bei Wurzelkompressions-Syndrom
B 2–6fach Entladungen verschiedener MAP bei Tetanus mit Deformierung einzelner Potenziale

138

2.2 Neurographie

2.2.1 Impulsleitung unter physiologischen und pathologischen Bedingungen

Neurographische Messungen stellen eine Untersuchung der schnelleitenden markhaltigen Nervenfasern dar, in denen eine saltatorische – d. h. von einem Ranvierschen Knoten zum nächsten springende – Erregungsausbreitung erfolgt. Dabei nimmt die *Leitgeschwindigkeit* mit der Faserdicke und mit der Länge der Internodalsegmente zu. Letztere sind physiologischerweise kürzer im distalen Gliedmaßenabschnitt, sodass z. B. die sensiblen Nervenleitgeschwindigkeiten im Bereich der Finger langsamer sind als in weiter proximal gelegenen Abschnitten (Caruso et al., 1992).

Im Hinblick auf die *Altersabhängigkeit* der Nervenleitgeschwindigkeiten lässt sich feststellen, dass diese bei Neugeborenen um ca. 50 % niedriger liegen, um im Alter von 3–5 Jahren Erwachsenenwerte zu erreichen. Mit zunehmendem Alter resultieren dann erneut eine leichte Abnahme der Nervenleitgeschwindigkeiten sowie eine deutlichere Amplitudenminderung der motorischen und sensiblen Antwortpotenziale.

Neurographische Messungen erlauben eine objektive Analyse von Ausmaß und Verteilung einer Nervenläsion und helfen zwischen verschiedenen Schädigungstypen (z. B. Axondegeneration und Demyelinisierung) zu differenzieren. Primär demyelinisierende Veränderungen führen zu den Phänomenen Leitungsblock und Leitungsverzögerung, Axondegenerationen zur Amplitudenminderung der motorischen und sensiblen Antwortpotenziale. Aufgrund der besonderen Vulnerabilität der schnelleitenden Axone kann allerdings deren selektiver Ausfall zu einer Abnahme der Nervenleitgeschwindigkeit (NLG) bis 70 % des unteren Normwertes führen, da in solch einem Fall nur noch die physiologischerweise langsamer leitenden Axone zurückbleiben. Auf diese mögliche Ursache einer Leitungsverzögerung weist jedoch die begleitende ausgeprägte Amplitudenminderung der motorischen bzw. sensiblen Summenpotenziale (> 50 % Reduktion) hin.

Eine *Amplitudenabnahme* z. B. des evozierten Muskelaktionspotenzials (EMAP) ist am häufigsten bedingt durch eine Degeneration motorischer Axone und damit ganzer motorischer Einheiten. Sie kann aber auch auf einen Leitungsblock zurückgehen. Hierunter versteht man eine Impulsblockierung in einem Teil der Faserpopulation eines Nerven (partieller Leitungsblock) oder in sämtlichen Nervenfasern (kompletter Leitungsblock). Im Frühstadium z. B. einer Nervenschädigung durch exogene Kompression ist diese prognostisch wichtige *Unterscheidung zwischen Leitungsblock und Axongeneration* nicht möglich. In beiden Fällen ist das EMAP bei Nervenstimulation distal der Läsion regelrecht, bei Stimulation proximal davon ausgefallen oder erniedrigt. Im Fall der Axondegeneration führt die einsetzende Wallersche Degeneration der betroffenen Nervenfasern jedoch innerhalb von maximal 10 Tagen zu einem Erregbarkeitsverlust der distalen Nervenanteile, sodass nach dem genannten Zeitraum das EMAP auch nach distaler Stimulation ausgefallen bzw. erniedrigt ist und die eingetretene (komplette oder partielle) Axondegeneration beweist.

Ein besonderes Problem ergibt sich, wenn ein Leitungsblock muskelnah, d. h. distal des distalen Stimulationsortes auftritt. In diesem Fall bleibt jedoch die direkte elektrische Erregbarkeit der Muskulatur normal, während diese bei einer kompletten Axondegeneration bei Verwendung kurzer Reize (0,2 ms) verlorengeht. Außerdem führt die Axondegeneration – nicht aber der distale Leitungsblock – nach 2–3 Wochen zum Auftreten von Fibrillationen und steilen positiven Wellen in den betroffenen Muskeln.

Im Zusammenhang mit demyelinisierenden Neuropathien soll eine paranodale Demyelinisierung vorwiegend zur Leitungsblockierung, eine segmentale Demyelinisierung zu einer Leitungsverzögerung führen (Reiners, 1997). Wesentlicher erscheint allerdings die Akuität der Entmarkung, sodass z. B. in der Frühphase eines Guillain-Barré-Syndroms die Leitungsblockaden dominieren. Dies wird verständlich aus der Tatsache, dass ein entmarktes Internodium keine Na$^+$Kanäle besitzt, diese vielmehr erst ausbilden muss und erst im Anschluss daran eine erneute Impulsweiterleitung möglich wird. Diese erfolgt dann allerdings nicht saltatorisch, sondern kontinuierlich und somit verzögert, sodass der initiale Leitungsblock aufgehoben wird, jedoch eine Leitungsverzögerung persistiert.

Insgesamt geben Messungen der motorischen und sensiblen Leitgeschwindigkeiten sowie der F-Wellen-Latenzen vorwiegend Informationen über die Beschaffenheit der Myelinscheiden, während die Amplituden der motorischen und sensiblen Antwortpotenziale u. a. mit der Zahl der motorischen und sensiblen Axone korrelieren. Um zusätzliche Daten zur Membranerregbarkeit zu erlangen, benötigt man schwellennahe Reize (Stöhr et al., 1981; Bostock et al., 1998). Untersuchungen des Recovery Cycle (Abfolge von Refraktärphase, Hyperexzitabilität und subnormaler Erregbarkeit nach einer vorangehenden Nervenerregung) im Ruhezustand und unter Ischämie können diagnostische Aufschlüsse bei toxischen und metabolischen Neuropathien liefern, sind aber noch kaum in die klinische Praxis eingeführt (Bostock et al., 1998).

Aufgrund eigener Messungen reicht die Refraktärzeit bis 3,34 ms, die anschließende Phase der Supernormalität durch Membrandepolarisation bis 16,8 ms (Gipfel bei 5,81 ms) und die subnormale Erregbarkeitsphase durch Membranhyperpolarisation bis 156 ms (Gipfel 44,4 ms). Unter einer Therapie mit Phenytoin und Tocainid resultiert eine Abnahme oder gar ein Verlust der Phase der Supernormalität (Arnold, 1983).

2.2.1.1 Normalbefunde

Die motorische und sensible Neurographie umfasst einerseits die Bestimmung der motorischen und sensiblen Nervenleitgeschwindigkeiten (NLG), andererseits die Messung der vom Muskel bzw. Nerven abgeleiteten Antwortpotenziale bezüglich Amplitude, Dauer und Form. Bestimmungen der absoluten und relativen Refraktärperiode (Gilliatt und Willison, 1963; Tackmann und Lehmann, 1974; Hopf et al., 1975) sowie des »recovery cycle« mit der gesetzmäßigen Aufeinanderfolge von Refraktärität, Super- und Subnormalität (Gilliatt und Willison, 1963; Stöhr et al., 1981; Stöhr, 1981) haben bisher keinen Platz in der Routinediagnostik gefunden und bleiben daher aus der vorliegenden Darstellung ausgespart.

Bei Interpretation der Messungen sowohl der sensiblen als auch der motorischen Nervenleitgeschwindigkeiten ist zu berücksichtigen, dass es physiologischerweise bei großen Menschen zu einer geringen Herabsetzung der Leitgeschwindigkeiten kommt, bei kleineren Menschen dagegen etwas höhere Nervenleitgeschwindigkeiten zu finden sind. Dies macht sich vor allem an den Nerven der unteren Extremitäten bemerkbar (Rivner et al., 1990). So liegt die NLG des N. suralis pro 10 cm höherer Körperlänge um 0,15 m/s niedriger (Trojaborg et al., 1991); Abweichungen diesen Ausmaßes liegen jedoch innerhalb der Fehlerbreite der Messmethode und können unseres Erachtens vernachlässigt werden.

Von größerer Bedeutung ist die *altersabhängige physiologische Abnahme der Nervenleitgeschwindigkeiten sowie der Amplituden der sensiblen und motorischen Antwortpotenziale*. Für den N. suralis errechneten Trojaborg et al. (1992) eine Abnahme der NLG von 0,9 m/s pro Lebensdekade. Bei Patienten über 60 Jahre kann pro Dekade von einer Herabsetzung der sensiblen NLG um 2 m/s, der motorischen NLG von 1 m/s ausgegangen werden; die unteren Normgrenzen sind dann entsprechend zu korrigieren (Oh, 1984).

Bei der Befundung neurographischer Messungen dürfen die Angaben in den Normwerttabellen nur als Richtlinien betrachtet werden. Nicht jede Abweichung davon bedeutet das Vorliegen einer klinisch relevanten Erkrankung des peripheren Nervensystems. Besonders bei diskreten Normabweichungen müssen Über-Interpretationen vermieden werden. So sind z. B. erniedrigte sensible Nervenaktionspotenziale (SNAP) des N. suralis bei alten Menschen sehr häufig und bedeuten keineswegs immer das Vorliegen einer »sensiblen Polyneuropathie vom axonalen Typ«. Ein solcher Befund kann ebenso gut auf Knöchelödeme zurückgehen oder – wenn solche Fehlermöglichkeiten ausgeschlossen sind – klinisch irrelevant sein. Wilbourn (1994) beurteilt selbst ausgefallene sensible Antwortpotenziale des N. suralis bei über 60-jährigen als nicht sicher pathologischen Befund.

Außerdem schließt ein solcher Befund keineswegs das Vorliegen z. B. einer ALS oder einer Radikulopathie aus. Man muss also eine kritische Synopsis aller elektrophysiologischen Befunde vornehmen und diese zur klinischen Symptomatik in Beziehung setzen um Irrtümer zu vermeiden. In jedem Einzelfall sind die Fragen zu stellen: 1. Sind die erhobenen pathologischen Befunde klinisch relevant? und 2. Sind sie bejahendenfalls ausreichend, um die Symptomatik – z. B. das Ausmaß der vorliegenden Paresen – zu erklären?

2.2.1.2 Motorische Neurographie

Messungen der motorischen *Nervenleitgeschwindigkeit* (NLG) erfolgen je nach Nerv und Fragestellung in einem oder mehreren Segmenten. Die in Tabelle 4 angegebenen Normwerte der am häufigsten untersuchten Nerven beziehen sich auf deren Unterarm- bzw. Unterschenkelabschnitt. Messungen in weiter proximal gelegenen Segmenten ergeben normalerweise etwas höhere Werte, was mit den dickeren Myelinscheiden und den größeren Internodalabständen erklärt wird (Trojaborg, 1964) (▶ Abb. 131). Eine praktisch wichtige Ausnahme von dieser Regel betrifft das Ellenbogensegment des N. ulnaris, in dem um maximal 10 m/s niedrigere Werte als im Unterarmabschnitt noch als normal angesehen und durch Mikro-Traumatisierung des im Sulcus ulnaris verlaufenden Abschnittes erklärt werden können (Neary et al., 1975) (▶ Abb. 132).

Außer der motorischen NLG ist die *distale Latenzzeit* (Überleitung von der distalen Reizstelle zum Muskel) von Bedeutung, um in diesem Abschnitt lokalisierte umschriebene Nervenläsionen bzw. distal akzentuierte generalisierte Neuropathien zu erfassen (Kaeser, 1975). Bei Nerven, die aufgrund ihres Verlaufs nur an einer Stelle stimuliert werden können (z. B. N. facialis – ▶ Abb. 134; N. axillaris – ▶ Abb. 135; N. femoralis), beschränkt sich die motorische Neurographie auf die Messung der Latenzzeit. Die Errechnung der motorischen NLG aus Latenz und Distanz ist nicht möglich, da ein nicht genau bekannter Anteil der Gesamtlatenz auf die neuromuskuläre Impulsübertragung und die Impulsleitung im Muskel entfällt. Um die Streubreite der Latenzzeiten möglichst gering zu halten, empfiehlt sich die Verwendung standardisierter Distanzen zwischen Reiz- und Ableitelektrode (▶ Kap. 1.3.1).

Das *evozierte Muskelaktionspotenzial* (EMAP) wird auch als »compound action motor potential« (CMAP) bezeichnet und weist bei Ableitung mit Oberflächenelektroden von der Endplattenregion einen negativen Abgang von der Grundlinie auf und ist biphasisch (▶ Abb. 131 und 132). Die Amplitude hängt u. a. von der Zahl und Dichte der aktivierten Muskelfasern, aber auch vom Hautwiderstand und den Eigenschaften der Ableitelektroden ab. Die Amplitude ist am höchsten bei distaler Stimulation und nimmt wegen der Streuung in den Nervenleitgeschwindigkeiten der verschiedenen motorischen Axone innerhalb eines Nerven bei proximaler Stimulation ab, da dadurch die Synchronisation in der Erregung der verschiedenen motorischen Einheiten schlechter wird. Aus dem gleichen Grund ist die Dauer des EMAP bei proximaler Stimulation meist um ei-

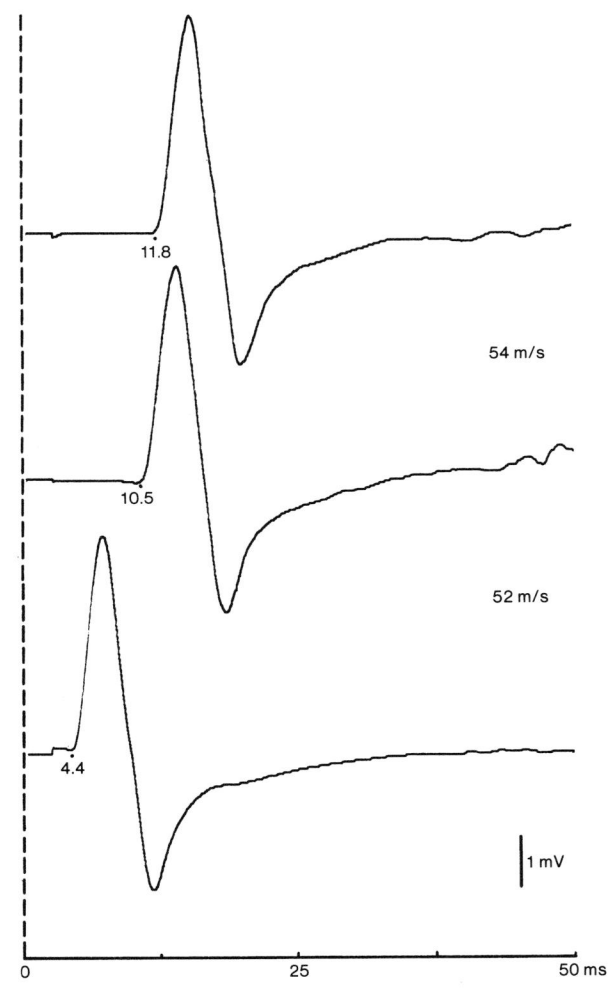

2.2 Neurographie

Abb. 131: Motorische Neurographie – N. peronaeus
Stimulation des N. peronaeus in Höhe des Sprunggelenks, knapp distal des Fibulaköpfchens und in der lateralen Kniekehle bei einer gesunden Versuchsperson.

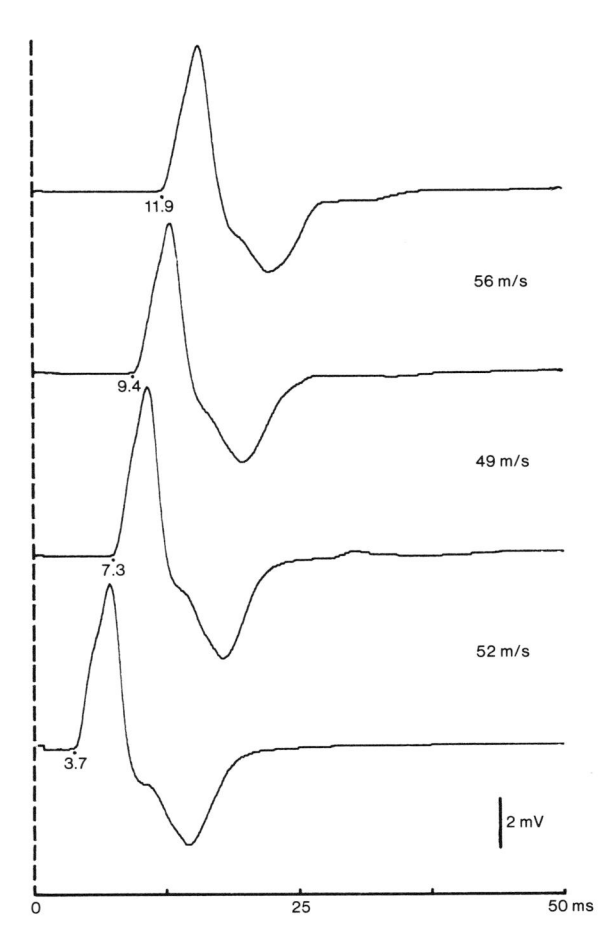

Abb. 132: Motorische Neurographie – N. ulnaris
Stimulation des N. ulnaris in Höhe des Handgelenks, distal und proximal des Sulcus ulnaris sowie am proximalen Oberarm bei einer gesunden Versuchsperson. »Physiologische« leichte Leitungsverzögerung im Ellenbogen-Segment.

PHASE-CANCELLATION

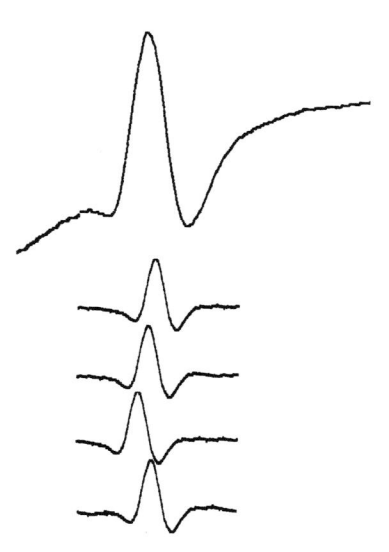

Abb. 133: Abhängigkeit des sensiblen Summenpotenzials von der Synchronisation der Einzelfaserpotenziale

Annähernd synchrone Einzelfaserpotentiale → hohes Summenpotential

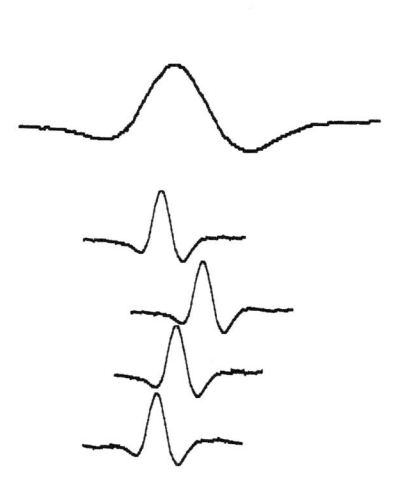

Desynchrone Einzelfaserpotentiale → niedriges SNAP

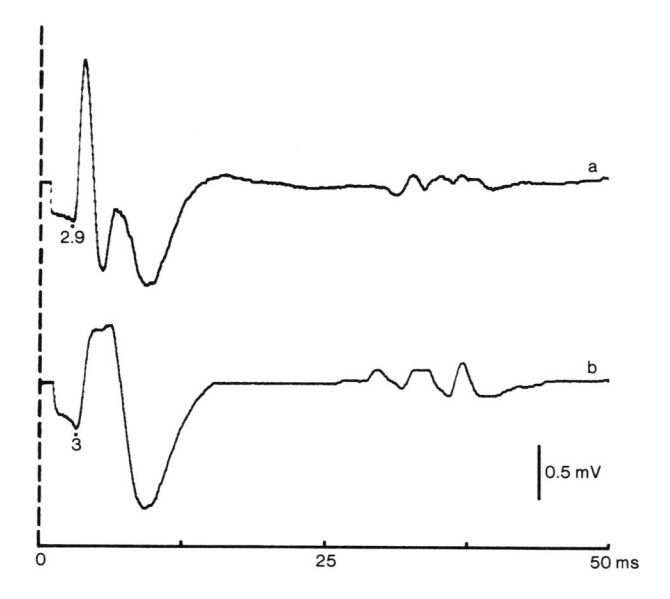

Abb. 134: Facialis-Neurographie
Antwortpotenzial vom M. orbicularis oculi nach Facialisstimulation vor dem Ohrläppchen
a) Differente Elektrode über dem lateralen Unterlid
b) Differente Elektrode in der Mitte des Unterlids
(Die späte Reizantwort stellt den Orbicularis oculi-Spätreflex dar, der mit niedriger Amplitude häufig auch bei Stimulation des Facialisstamms – bzw. der darüberliegenden Gesichtshaut – auslösbar ist.)

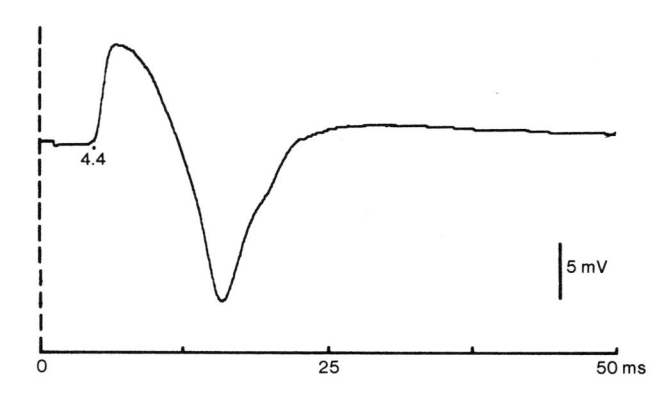

Abb. 135: Neurographie des N. axillaris
Mit Oberflächenelektroden abgeleitetes Antwortpotenzial vom M. deltoideus nach Stimulation am Erbschen Punkt (Normalbefund).

nige Millisekunden länger (Tackmann und Hoffmeyer, 1978).

Die Konfiguration des EMAP hängt nicht nur von dem Muskel ab, von dem die Ableitung erfolgt; vielmehr können benachbarte Muskeln erheblich zu dessen Konfiguration beitragen, ebenso wie Aktivität, die von der Referenzelektrode aufgegriffen wird (Kincaid, 1999). So stammt beispielsweise der zweite Gipfel des vom Hypothenar abgeleiteten EMAP von den Mm. interossei (Mc Gill und Lateva, 1999).

Die im Rahmen der motorischen Neurographie bestimmten Parameter hängen u. a. vom Alter und von der Körpergröße ab. Die Körpergröße zeigt eine negative Korrelation zur motorischen Nervenleitgeschwindigkeit und zwar an den unteren Extremitäten ausgeprägter als an den oberen (Rivner et al., 2001). Im Alter resultiert eine progrediente Abnahme der Amplitude des EMAP infolge von Axonverlusten. Im M. extensor digitorum brevis kann dieser Vorgang gelegentlich sogar zu einem Ausfall des EMAP führen (Rivner, 2001). Die im Alter auftretende progrediente Herabsetzung der motorischen NLG wurde bereits erwähnt (s. 2.2.1.1).

2.2.1.3 Sensible und gemischte Neurographie

Bestimmungen der *sensiblen Nervenleitgeschwindigkeit* (NLG) erfolgen an den oberen Extremitäten meist nur an der Hand (Nn. medianus und ulnaris) bzw. am distalen Unterarm (N. radialis), an der unteren Extremität im distalen Unterschenkeldrittel (Nn. suralis und peronaeus superficialis), da dort die höchsten Nervenaktionspotenziale (NAP) erhalten werden. Da zwischen Stimulations- und Ableitort keine Synapse durchlaufen wird, ist auch bei Ableitung von nur einer Stelle eine Berechnung der NLG möglich. Die Normalwerte der am häufigsten untersuchten Nerven sind in Tabelle 5 zusammengefasst. Die bei Anwendung der ortho- und antidromen Technik erhaltenen sensiblen Nervenleitgeschwindigkeiten sind weitgehend identisch (Ludin et al., 1977) (▶ Abb. 137).

Da im Bereich der Finger oft eine niedrige *Hauttemperatur* vorliegt, muss diese unbedingt vor der Durch-

Tab. 4: Normwerte der motorischen Neurographie
a) Distale Latenzen, motorische Nervenleitgeschwindigkeiten sowie Parameter der motorischen Summenpotenziale der wichtigsten Arm- und Beinnerven bei Erwachsenen

	Latenz (ms)		NLG (m/s)		Amplitude (mV)	
	m	oberer Grenzwert	m	unterer Grenzwert	m	unterer Grenzwert
N. medianus	3,7	4,2	56,7	50,0	13,2	5,0
N. ulnaris	2,5	3,3	59,8	50,6	12,2	4,0
N. radialis	2,0	2,6	69,8	50,0	6,4	4,0
N. tibialis	3,9	5,1	48,8	40,6	19,1	5,0
N. peronaeus	3,7	4,8	49,5	41,7	10,1	4,0

2.2 Neurographie

b) Motorische Überleitungszeiten zu verschiedenen Muskeln an Schultergürtel, Oberarm und Oberschenkel

	Distanz (cm)	Überleitungszeit (ms)	
		m	oberer Grenzwert
M. biceps brachii	20	4,6	5,8
	24	4,7	5,9
	28	5,0	6,0
M. deltoideus	15,5	4,3	5,3
	18,5	4,4	5,1
M. triceps brachii	21,5	4,5	5,3
	26,5	4,9	5,8
	31,5	5,3	6,3
M. supraspinatus	8,5	2,6	3,2
	10,5	2,7	3,2
M. infraspinatus	14	3,4	4,2
	17	3,4	4,4
M. quadriceps femoris	14	3,7	4,6
	30	6,0	7,2
Diaphragma		6,3	9,3

c) Motorische Nervenleitgeschwindigkeiten und H-Reflex-Latenzen bei Kindern
Normwerte bei Erwachsenen nach Gassel, 1963, Gassel, 1964 b, Humphries und Currier, 1976, Ma und Liveson, 1983, Melvin et al., 1973, Oh, 1984, Russel et al., 2001.
Normwerte bei Kindern nach Gamstorp, 1963; Mayer und Mosser, 1973.
(Obere und untere Grenzwerte von den meisten Autoren aus Mittelwert und zweifacher Standardabweichung errechnet.)

Alter	N. ulnaris	N. medianus	N. peronaeus	H-Reflex
0–1 Woche	32 (21–39)	29 (21–38)	29 (19–31)	15,7 (13–17)
1 Woche bis 4 Monate	42 (27–53)	34 (22–42)	36 (23–53)	14,3 (14–15)
4 Monate bis 1 Jahr	49 (40–63)	40 (26–58)	43 (31–61)	14,9 (13,5–16,5)
1–3 Jahre	59 (47–73)	50 (41–62)	54 (44–74)	16,8 (14,0–19,5)
3–8 Jahre	66 (51–76)	58 (47–72)	57 (46–70)	16,8 (14,0–19,5)
8–16 Jahre	68 (58–78)	64 (54–72)	57 (45–74)	

d) Motorische Überleitungszeiten zu ulnarisinnervierten Handmuskeln sowie zu tibialisinnervierten Fußmuskeln
Nach Olney und Hanson (1988) bzw. Oh et al. (1978).

N. ulnaris distal	Latenz (ms); oberer Grenzwert	maximale Seitendifferenz (ms)
M. abductor digiti minimi	3,4	
M. interosseus dorsalis I	4,5*	1,3

*maximal 2,0 ms länger als Latenz des M. abd. dig. min.

N. tibialis distal	Latenz (ms)		Amplitude (mV)	
	m	oberer Grenzwert	m	unterer Grenzwert
M. abductor hallucis	4,1	5,4	7,5	3,5
M. abductor digiti minimi	4,7	6,3	7,3	3,0

2 Allgemeine Untersuchungsbefunde

e) Latenzen nach peripherer Magnetstimulation
Normwerte im M. tibialis anterior nach Kloten et al., 1992; ansonsten eigene Normwerte.
In der Altersgruppe über 60 Jahre verlängern sich die Normwerte im M. abductor hallucis um etwa 3 ms.

Stimulationsort	Ableiteort	Körpergröße (cm)	Latenz (ms)	
			m	m + 2,5 SD
C 6	M. biceps brachii		6,2	8,2
			(Seitendiff. max. 1,5)	
C 8	M. abductor digiti minimi	bis 155 bis 175 bis 190	11,6 13,4 14,7	13,8 15,5 16,8
			(Seitendiff. max. 1,5)	
L 5	M. tibialis anterior		14,7	18,5
			(Seitendiff. max. 2,0)	
S 1	M. abductor hallucis	bis 155 bis 175 bis 185	21,3 24,6 26,3	25,0 28,3 30,0
			(Seitendiff. max. 2,5)	

f) Elektrische und magnetische Fazialisneurographie
Nach Glocker u. Lücking, 1998. Ableitung vom M. nasalis.

Normwert (Mittelwert ± 2,5 SD)	Latenz (ms)	Amplitude (mV)
Elektr. Stimulation Fossa stylomastoidea	≤ 5,1	≥ 0,8
Magnet. Stimulation Canalis facialis	≤ 6,4	≥ 0,8
Kortikale magnet. Stimulation	≤ 14,7	≥ 0,3
Differenz zw. elektr. und magnet. periph. Stim.	≤ 1,9	
Differenz zw. kortikaler und periph. magnet. Stim.	≤ 9,9	

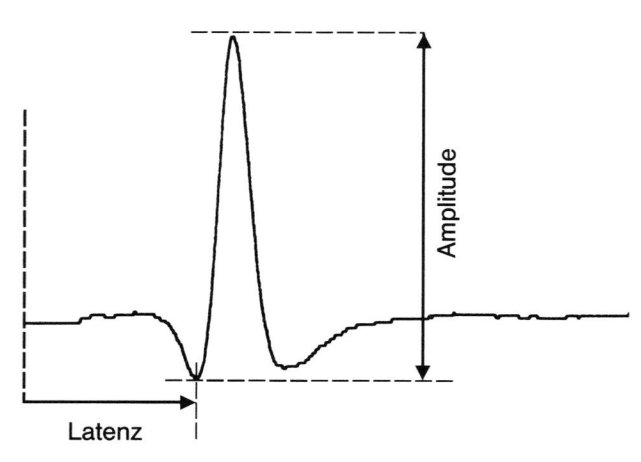

Abb. 136: Sensibles Nervenaktionspotenzial (SNAP)
Die Latenzmessung erfolgt zum ersten positiven Gipfel bzw. – bei fehlender positiver Vorwelle – zum Beginn der steil ansteigenden negativen Phase. Die Messung der Amplitude wird vom negativen zum nachfolgenden positiven Gipfel vorgenommen (peak-to-peak).

führung der Messung auf 34–36°C erhöht werden, da sonst falsch pathologische NLG-Werte gewonnen werden (▶ Abb. 138). An der unteren Extremität, wo die Messung meist am Unterschenkel erfolgt (▶ Abb. 139), ist der Temperaturfaktor weniger kritisch; jedoch muss auch hier entweder eine Erwärmung auf mindestens 34 °C oder zumindest eine Korrelation zwischen errechneter NLG und gemessener Hauttemperatur vorgenommen werden. Von einer Amplitudenerhöhung des SNAP bei erniedrigten Hauttemperaturen konnten wir uns nicht überzeugen (▶ Abb. 138).

Bei der Stimulation sensibler Nerven an Fingern oder Zehen sind die über proximalen Nervenabschnitten registrierten *sensiblen Nervenaktionspotenziale* um ein Vielfaches kleiner als distal. So beträgt im Beispiel der Abbildung 141 die Amplitude des in der Axilla aufgezeichneten Potenzials nur 16 % der am Handgelenk registrierten Reizantwort. Um bei Messungen über proximalen Nervenabschnitten höhere Potenziale zu erhalten, erfolgt daher öfters die Stimulation eines *gemischten* Arm- bzw. Beinnerven (▶ Abb. 142 und 143). Trotz dieser Modifikation der Untersuchungstechnik sind die Amplituden der NAP über proximalen Beinnervenabschnitten in der Regel sehr niedrig, sodass eine hohe Zahl an Mittlungsschritten notwendig werden kann. Mittels dieser »proximalen Neurographie« lassen sich die NLG in allen Nervenabschnitten zwischen Hand bzw. Fuß und Rückenmark ermitteln und aus dem Ver-

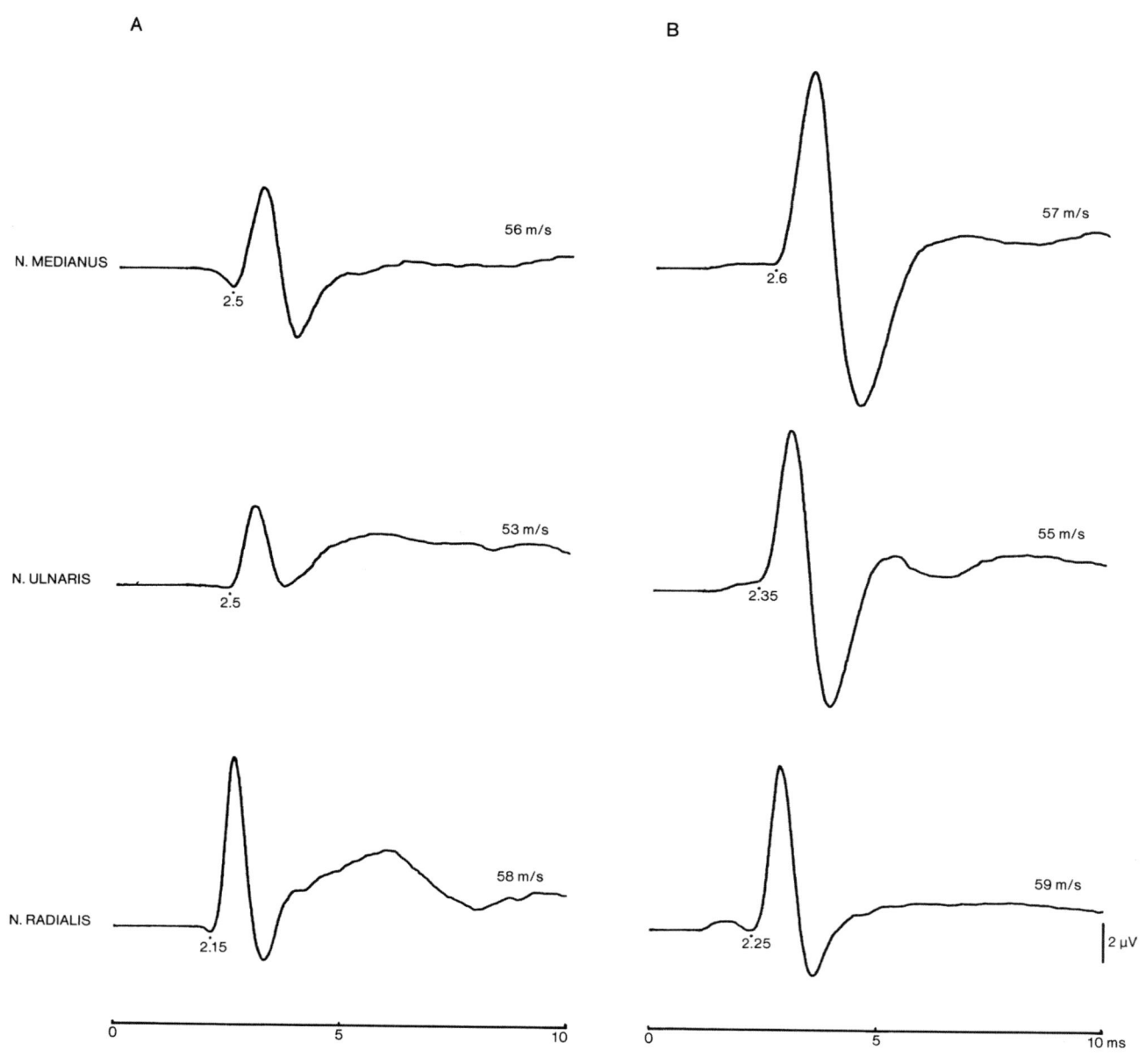

Abb. 137: Orthodrome (A) und antidrome (B) sensible Leitgeschwindigkeit *der Nn. medianus, ulnaris und radialis bei einer 42-jährigen gesunden Versuchsperson.* (Ableitung mittels bipolarer Oberflächen- bzw. Ringelektroden [▶ Abb. 1].)

gleich der Nervenaktionspotenziale von den verschiedenen Ableitstellen Rückschlüsse auf dazwischen lokalisierte Leitungsunterbrechungen gewinnen (Stöhr et al., 2004). Außerdem lässt sich die Nervenleitgeschwindigkeit zwischen den Ableitpunkten und damit auch in proximalen Abschnitten des untersuchten Nerven errechnen, was den Nachweis und die Lokalisation demyelinisierender Prozesse ermöglicht (▶ **Abb. 278**). Allerdings sind die zwischen Axilla und Erbschem Punkt, zwischen diesem und dem Halsmark sowie zwischen Glutaealfalte und Cauda equina ermittelten Werte (▶ **Abb. 141–143**) nur mit Vorbehalt zu verwerten, da die mittels Messzirkel vorzunehmende Bestimmung der Distanzen mit Ungenauigkeiten behaftet ist.

Die *Amplitude des* sensiblen und gemischten *Nervenaktionspotenzials* hängt – außer von der Reizstärke (1.3.2.) – noch von verschiedenen anderen Einflüssen ab, die bei der diagnostischen Verwertung der Amplitude berücksichtigt werden müssen:

1. Technische Faktoren wie Art der Elektroden, uni- oder bipolare Anordnung, Abstand zwischen Kathode und Anode.
2. Hautbeschaffenheit (einschließlich etwaiger Veränderungen während des Untersuchungszeitraumes, z. B. durch vermehrtes Schwitzen).
3. Zahl der aktivierten zum Nervenaktionspotenzial beitragenden Nervenfasern.
4. Topographie der erregten Fasern innerhalb des Nerven in Bezug auf die Ableitelektrode. Z. B. können die distal stimulierten sensiblen Nervenfasern an einer Ableitstelle oberflächennah und gebündelt, an einer zweiten Ableitstelle mehr im Inneren des Nerven und über den Nervenfaserquerschnitt gestreut verlaufen.

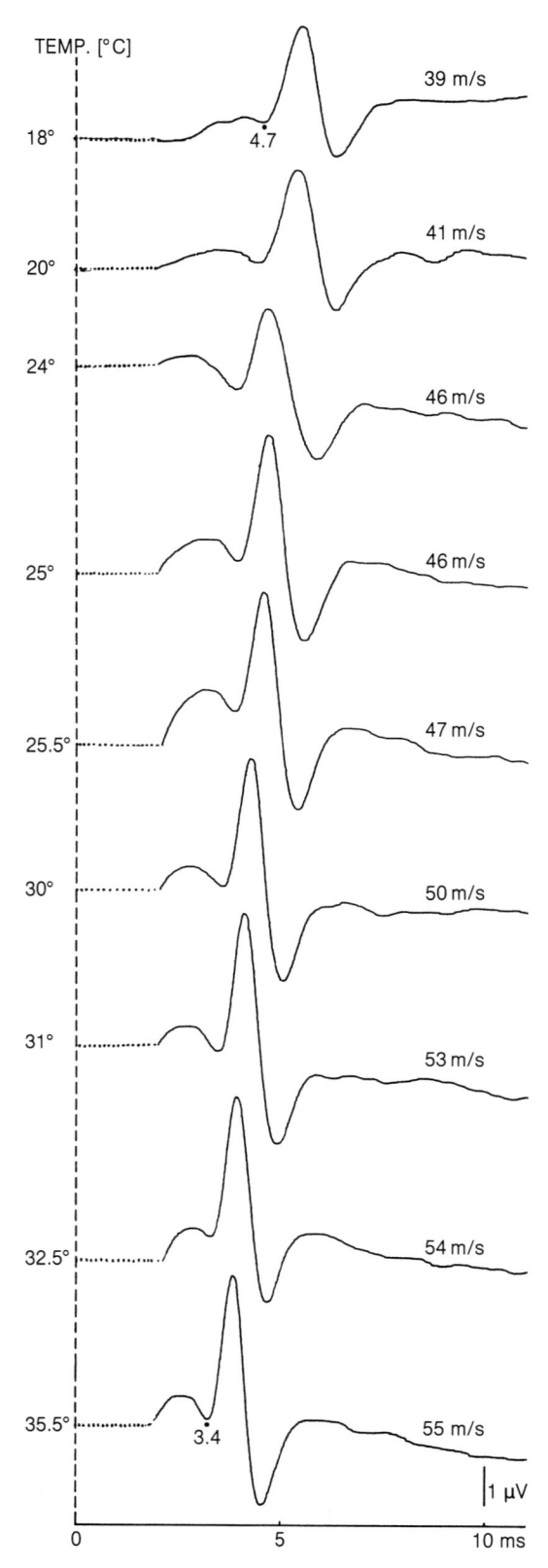

Abb. 138: Temperaturabhängigkeit der sensiblen NLG
Sensible Nervenleitgeschwindigkeit des N. medianus zwischen Mittelfinger und Handgelenk (orthodrome Messung) bei einer 42-jährigen gesunden Versuchsperson, bei Hauttemperaturen zwischen 18 und 35,5°C (Temperaturmessung am Mittelfinger-Grundglied). Mit steigender Hauttemperatur beschleunigt sich die sensible NLG von 39 auf 55 m/s. Gleichzeitig kommt es zu einer zunehmenden Verkürzung und Amplitudenerhöhung des sensiblen Nervenaktionspotenzials.

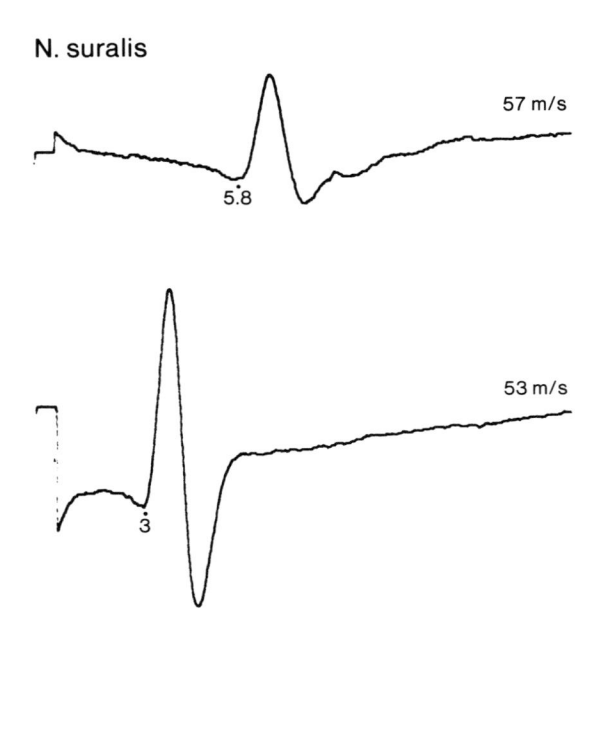

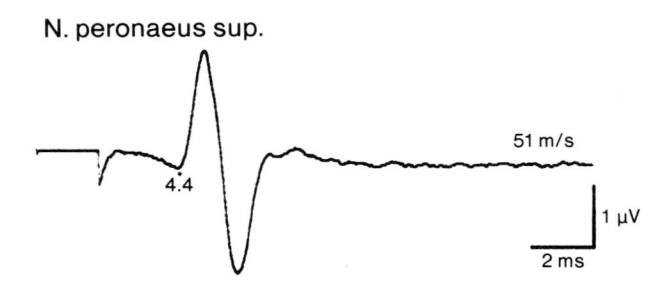

Abb. 139: Sensible Neurographie an der unteren Extremität
Oben: Orthodrome sensible Neurographie des *N. suralis*. Stimulation hinter dem Malleolus lateralis; simultane Aufzeichnung des SNAP vom N. suralis in Höhe des mittleren und proximalen Unterschenkels mittels Oberflächenelektroden.

Unten: Antidrome sensible Neurographie des *N. peronaeus superficialis*. Nervenstimulation am lateralen distalen Unterschenkel; Ableitung des SNAP mit Oberflächenelektroden vom medialen Fußrücken.

Die bei antidromer Technik höheren SNAP der Nn. medianus und ulnaris (▶ Abb. 137) beruhen darauf, dass die Fingernerven oberflächlicher liegen als die entsprechenden sensiblen Faszikel innerhalb des Nervenstamms in Höhe des Handgelenks.

5. In Abhängigkeit vom Ruhe-Membranpotenzial ist die Amplitude der Einzelspikes unterschiedlich (höher bei Hyper-, niedriger bei Depolarisation), was sich entsprechend auf die Amplitude des Summenpotenzials auswirkt.
6. Kollisionseffekte (z.B. können die in einem Teil der stimulierten sensiblen Fasern orthodrom verlaufenden Aktionspotenziale mit spontan entstehenden – antidrom verlaufenden – Impulsen kollidieren und dadurch ausgelöscht werden).
7. Synchronisation der Aktionspotenziale aller aktivierten Einzelfasern. Eine zunehmende temporale Dispersion

Tab. 5: Normwerte der sensiblen Neurographie
a) Mittelwerte und untere Normgrenzen der maximalen sensiblen Nervenleitgeschwindigkeiten sowie der Amplitude der sensiblen Nervenaktionspotentiale
Nach Izzo et al., 1981, Ma und Liveson, 1983, Martinez et al., 1987 a, b, Kimura, 1989.

	NLG (m/s)		Amplitude (µV)	
	m	unterer Grenzwert	m	unterer Grenzwert
N. medianus	54,2	46,9	13,7	6,9
N. ulnaris	53,8	44,6	11,0	5,8
N. radialis	63,5	55,6	39,1	16,0
N. saphenus	49,6	36,8	5,4	1,0
N. peronaeus	51,2	38,8	18,3	5,0
N. suralis (< 40 J.)	52,5	41,3	20,9	4,9
N. suralis (> 40 J.)	51,1	39,3	17,2	3,8

b) Normwerte weniger gebräuchlicher sensibler NLG-Messungen
Nach Ma und Liveson, 1983; Iyer et al., 1984, Sander et al., 1999, Seror, 2002.

N. cutaneus femoris lat.	Latenz (m/s)		Amplitude (µV)	
	m	oberer Grenzwert	m	unterer Grenzwert
Stimulation oberhalb des Leistenbandes	2,8	3,2	6,0	3,0
Stimulation unterhalb des Leistenbandes	2,5	2,8	7,0	4,0

Nn. plantares	Latenz (ms)		Amplitude (µV)	
	m	oberer Grenzwert	m	unterer Grenzwert
N. plantaris med.	3,3	5,5	11,7	3,0
N. plantaris lat.	3,4	6,3	5,4	1,0

findet sich physiologischerweise mit zunehmendem Abstand der Ableitstelle vom Reizort. Bei stärkerer temporaler Dispersion können negative und positive Phasen der Aktionspotenziale verschiedener Fasern in variabler Entfernung vom Reizort zeitlich zusammenfallen und sich gegenseitig löschen, was sich entsprechend negativ auf die Amplitude des Summenpotenzials auswirkt.

Dieses lange bekannte, von Kimura (1993) als »phase-cancellation« bezeichnete Phänomen (▶ Abb. 133) spielt bei der sensiblen Neurographie bereits unter physiologischen Bedingungen eine Rolle und zwar wegen der kurzen Dauer der SNAP. Die Aktionspotenziale der verschieden schnell leitenden sensiblen Axone verschieben sich mit zunehmender Distanz vom Reizort immer stärker gegeneinander, wobei wegen der Kürze der SNAP bereits Verschiebungen von z.B. 1 ms ausreichen, um einen erheblichen Teil der elektrischen Gesamtaktivität zu löschen, sodass nicht nur die Amplituden, sondern auch die Fläche des SNAP abnimmt (▶ Abb. 133), und zwar progredient mit der Länge des untersuchten Nervenabschnitts. Bei den wesentlich längeren motorischen Summenpotenzialen spielt dieses Phänomen nur bei pathologischer Desynchronisierung der Einzelaktionspotenziale der motorischen Faserpopulation eine entscheidende Rolle.

In Bezug auf die Altersabhängigkeit der Parameter der sensiblen Neurographie bei gesunden Probanden finden sich in der Literatur unterschiedliche Angaben. Rivner et al. (2001) beschreiben die bereits erwähnte negative Korrelation der SNAP-Amplitude mit dem Alter, die dazu führen soll, dass das Ulnaris-SNAP bereits ab dem 50. Lebensjahr gelegentlich, ab dem 60. Lebensjahr öfters und ab dem 80. Lebensjahr häufig, das Suralis-SNAP zwischen dem 70. und 79. Lebensjahr in 23 % und danach in 40 % fehlen würde. Demgegenüber betonen Hennessey et al. (2002), dass die SNAP an den oberen Extremitäten auch im hohen Alter immer erhalten sind und an den unteren Extremitäten nur äußerst selten fehlen, was mit den eigenen Erfahrungen besser übereinstimmt.

In Bezug auf die sensiblen Nervenleitgeschwindigkeiten besteht eine negative Korrelation mit der Körpergröße und dem Alter (▶ Kap. 2.2.1.1), sodass die Werte bei 60-Jährigen etwa 5 m/s niedriger liegen als bei Jugendlichen (Arnold, 1983). Auch kann eine Behandlung mit membranwirksamen Pharmaka die sensible NLG

2 Allgemeine Untersuchungsbefunde

herabsetzen, z. B. um 3,1 % unter Carbamazepin und um 4,3 % unter Kortikoiden (Arnold, 1983).

2.2.2 Neurographische Befunde bei umschriebenen Nervenläsionen

2.2.2.1 Impulsleitung bei Engpass- und anderen chronischen Kompressionssyndromen

Bei lokalisierter chronischer Nervenkompression, wie sie besonders bei den verschiedenen Engpasssyndromen (3.1.1.) vorkommt (▶ Abb. 144 Mitte), resultieren charakteristische Änderungen der Impulsleitung, die in den meisten Fällen eine klare Diagnose ermöglichen.

Die wichtigste Änderung besteht in der verlangsamten Impulsleitung, die auf den lädierten Nervenabschnitt beschränkt ist. Nur in schweren Fällen, in denen eine Wallersche Degeneration der dicken, schnelleitenden Axone hinzutritt, ist die NLG auch im infraläsionellen Abschnitt herabgesetzt, jedoch weniger stark, sodass der lokale Schwerpunkt der Impulsleitungsverzögerung erkennbar bleibt. Da die Impulsverzögerung in den verschiedenen motorischen bzw. sensiblen Axonen des betroffenen Nerven oft unterschiedlich stark ausgeprägt ist, tritt außerdem eine Aufsplitterung und Verlängerung des motorischen bzw. sensiblen Antwortpotenzials auf.

Eine ausgeprägte Herabsetzung der NLG im infraläsionellen Abschnitt weist auf eine eingetretene Degeneration der Axone mit nachfolgender Regeneration hin,

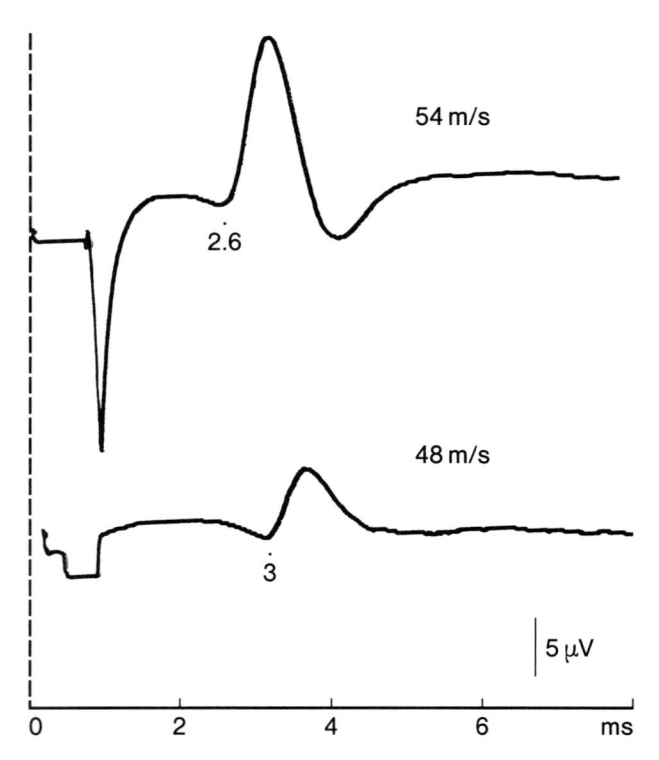

Abb. 140: Sensible Neurographie des N. suralis (antidrome Messung)
Oben: Stimulation des N. suralis in der Wadenmitte mit Ableitung des SNAP hinter dem Malleolus lateralis (distaler Unterschenkelabschnitt des N. suralis).
Unten: Stimulation des N. suralis hinter dem Malleolus lateralis mit Ableitung des SNAP vom lateralen Fußrand (Fußabschnitt des N. suralis).

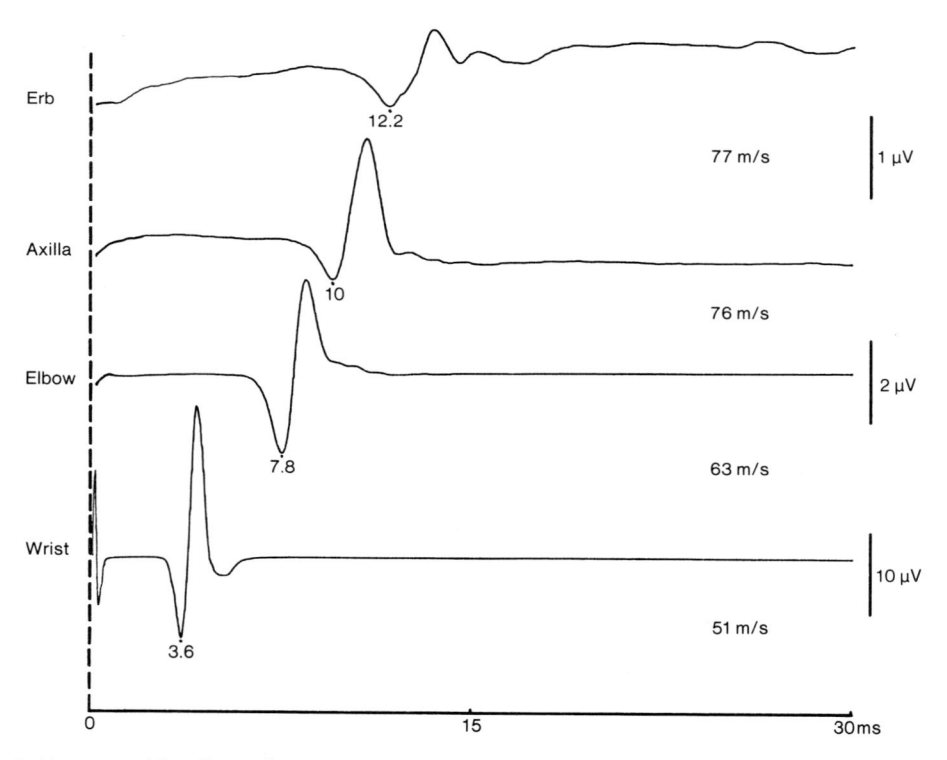

Abb. 141: Proximale Neurographie – N. medianus
Simultane Aufzeichnung der sensiblen Nervenaktionspotenziale des N. medianus in Höhe des Handgelenks, der Ellenbeuge, der Axilla und des Erbschen Punkts nach gleichzeitiger Stimulation des Zeige- und Mittelfingers. Progrediente Zunahme der sensiblen NLG von 51 m/s im Handabschnitt auf 77 m/s im axillären Abschnitt sowie von distal nach proximal abnehmende Amplitude der Reizantworten (unterschiedliche Verstärkung!).

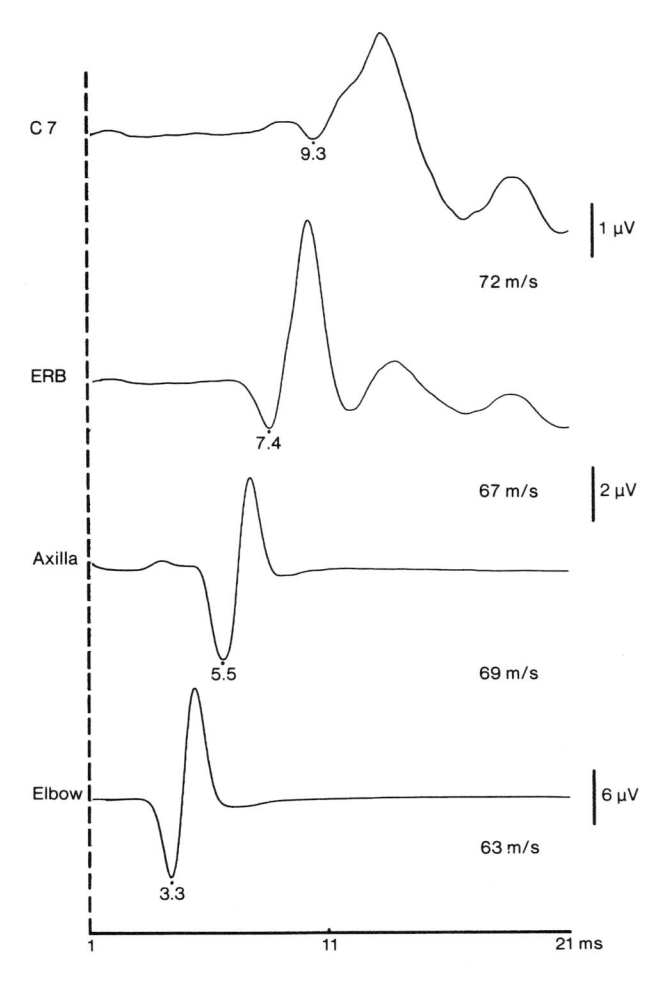

Abb. 142: Proximale Neurographie – N. medianus
Simultane Aufzeichnung der *gemischten* Nervenaktionspotenziale vom N. medianus in Höhe der Ellenbeuge, der Axilla und des Erbschen Punkts nach Medianusstimulation am Handgelenk. Außerdem Registrierung der spinalen Reizantwort oberhalb des Dornfortsatzes C 7.

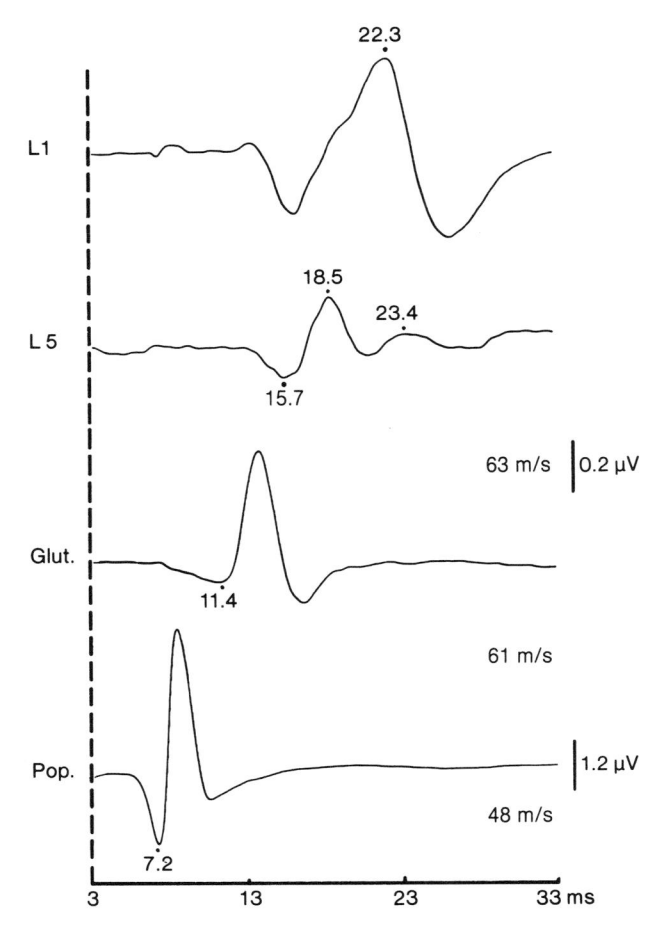

Abb. 143: Proximale Neurographie – N. tibialis
Simultane Aufzeichnung der gemischten Nervenaktionspotenziale des N. tibialis in Höhe der Fossa poplitea und der Glutaealfalte sowie des Kaudapotenzials (oberhalb des Dornfortsatzes L 5) und der S-Antwort vom Lumbosakralmark (oberhalb des Dornfortsatzes L 1) nach Tibialisstimulation hinter dem Malleolus medialis.

wobei die Impulsleitung über die gesamte Strecke hinweg verlangsamt erfolgt (▶ **Abb. 197**).

Gelegentlich findet man bei leichteren Engpasssyndromen normale maximale motorische und sensible Nervenleitgeschwindigkeiten und lediglich eine pathologische Aufsplitterung des Antwortpotenzials. In diesen Fällen scheint nur ein Teil der gesamten Nervenfaserpopulation in die Schädigung einbezogen zu sein. Hier muss die Diagnose aus der Form des sensiblen Nervenaktionspotenzials – d.h. den Nervenleitgeschwindigkeiten der späteren Komponenten – gestellt werden (Tackmann und Minkenberg, 1977). Ein aufgesplittertes motorisches Antwortpotenzial ist dagegen nicht nur auf dieser Basis möglich, sondern auch infolge kollateraler Sprossung und damit diagnostisch vieldeutig.

Häufig ist die Impulsleitung in einem Teil der Axone blockiert; ein solcher Leitungsblock äußert sich in einer Amplitudenerniedrigung des Antwortpotenzials, wenn die Stimulation (bei motorischer Neurographie) proximal der Läsion erfolgt, während bei Stimulation distal davon normale (oder zumindest deutlich höhere) Amplituden bestehen. Ist dies nicht der Fall, d.h. ist die Amplitude auch bei Stimulation distal der Läsion erniedrigt, weist dies auf eine eingetretene Wallersche Degeneration eines Teils der Nervenfasern hin, was bei schweren chronischen Kompressionssyndromen oft der Fall ist. Leichte und auf kurze Nervenabschnitte begrenzte Impulsleitungsverzögerungen lassen sich mit den üblichen neurographischen Techniken nicht sicher erfassen, da sich eine z.B. auf 30 m/s verminderte NLG in einem 1–2 cm langen Abschnitt des Nerven bei einer Messstrecke von z.B. 20 cm nicht ausreichend auf die NLG in der Gesamtstrecke auswirkt. Hier ist ein schrittweises »Abfahren« des betroffenen Nervenabschnitts mit der Reizelektrode in 0,5–1 cm Schritten *(»Inching-Technik«)* erforderlich, um die segmentale Leitungsstörung durch einen Latenzsprung zu erfassen (▶ **Abb. 199 A**). Eine zeitaufwendigere Alternative hierzu ist die Nervenstimulation an einer Stelle und die engmaschige Ableitung der evozierten Nervenaktionspotenziale von mehreren Stellen über dem betroffenen Nervenabschnitt (Kimura, 1984).

(Auto-Exzitation und ephaptische Impulsübertragung, ▶ Kap. 2.1.1.2.; Leitungsblock und Dispersion, ▶ Kap. 2.2.3.1.)

2.2.2.2 Impulsleitung nach akuter exogener Nervenkompression mit Leitungsblock

Akute exogene Nervenkompressionen kommen besonders lagerungsbedingt (3.1.2.) und durch Druck von Operationsinstrumenten vor (Stöhr, 1996). Sofern die Druckeinwirkung nicht zu schwer war, führt dieser Mechanismus zu einem Leitungsblock in manchen oder auch allen Fasern des betroffenen Nerven (▶ Abb. 144 rechts). Die zu einer Wallerschen Degeneration führenden schweren Formen sind im nächsten Abschnitt (2.2.2.3.) mit abgehandelt.

Bei einer Leitungsblockade aller Axone zeigt die motorische Neurographie normale motorische Antwortpotenziale und Nervenleitgeschwindigkeiten in den distal der Läsion gelegenen Nervenabschnitten. Erfolgt die Stimulation dagegen proximal der Läsion, lässt sich kein Antwortpotenzial ableiten (und keine Muskelzuckung beobachten). Sofern ein Teil der Fasern verschont blieb oder sich zum Zeitpunkt der Untersuchung bereits wieder erholt hat, wird ein erniedrigtes EMAP mit normaler (oder allenfalls leicht verlängerter) Latenz registriert (partieller Leitungsblock) (▶ Abb. 144 rechts) (Definition des Leitungsblocks 2.2.3.1.).

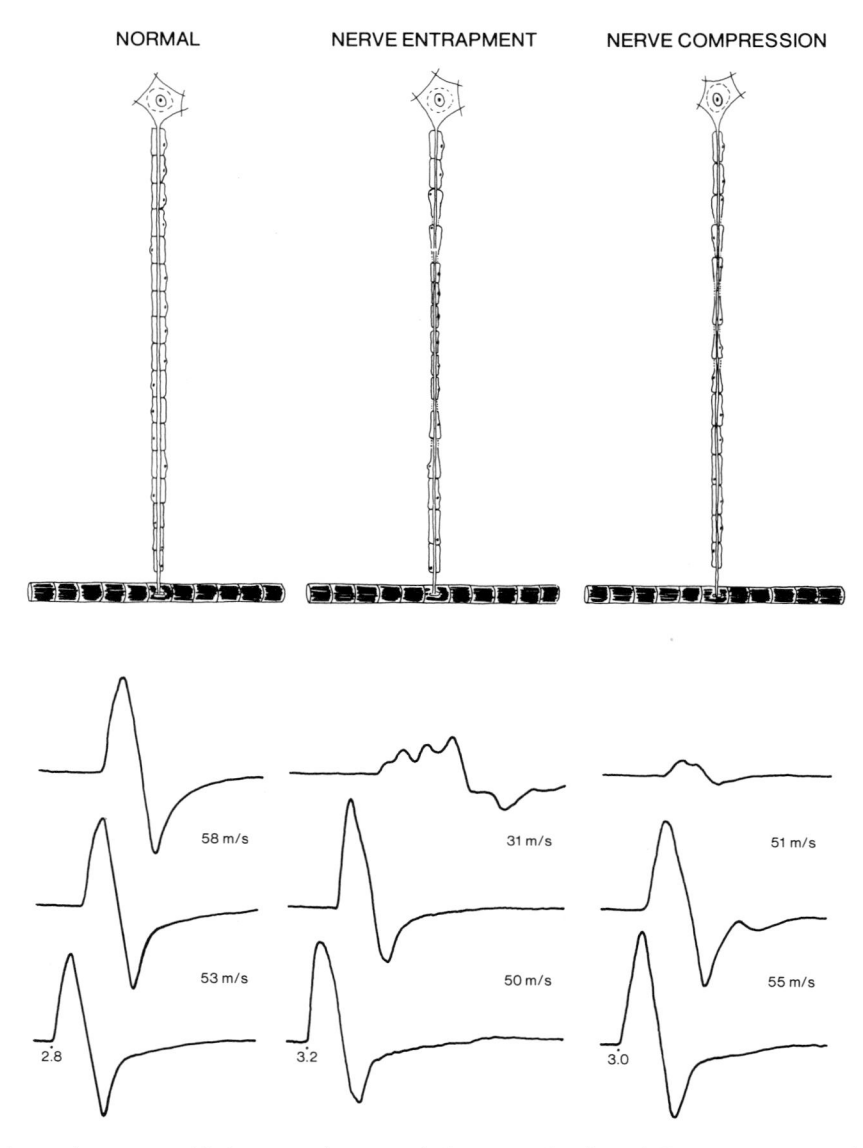

Abb. 144: Histologische und neurographische Veränderungen bei Engpass-Syndrom (»Nerve entrapment«) und akuter exogener Druckeinwirkung mit Leitungsblock (»Nerve compression«)
Bei Engpass- Syndromen findet sich im Schädigungsbereich eine segmentale Demyelinisierung mit nachfolgender Remyelinisierung. Die Impulsleitung ist in dem geschädigten Abschnitt verzögert (in dem dargestellten Beispiel auf 31 m/s). Wegen der in verschiedenen Fasern unterschiedlichen Verzögerungen der Leitgeschwindigkeit ist das Antwortpotenzial – bei Stimulation proximal der Läsion – zusätzlich verlängert, aufgesplittert und erniedrigt.
Bei akuter exogener Druckeinwirkung (sofern diese nicht zur Wallerschen Degeneration führt) bestehen paranodale Veränderungen der Myelinscheide mit Leitungsblock. Das motorische Antwortpotenzial ist bei Stimulation proximal der Schädigungsstelle erniedrigt oder ausgefallen, jedoch nicht oder nur leicht verzögert.
(Die gewählten neurographischen Beispiele stellen Läsionen des N. ulnaris in Höhe des Sulcus ulnaris mit Stimulation am Handgelenk sowie distal und proximal des Sulcus ulnaris dar.)

AXONOTMESIS

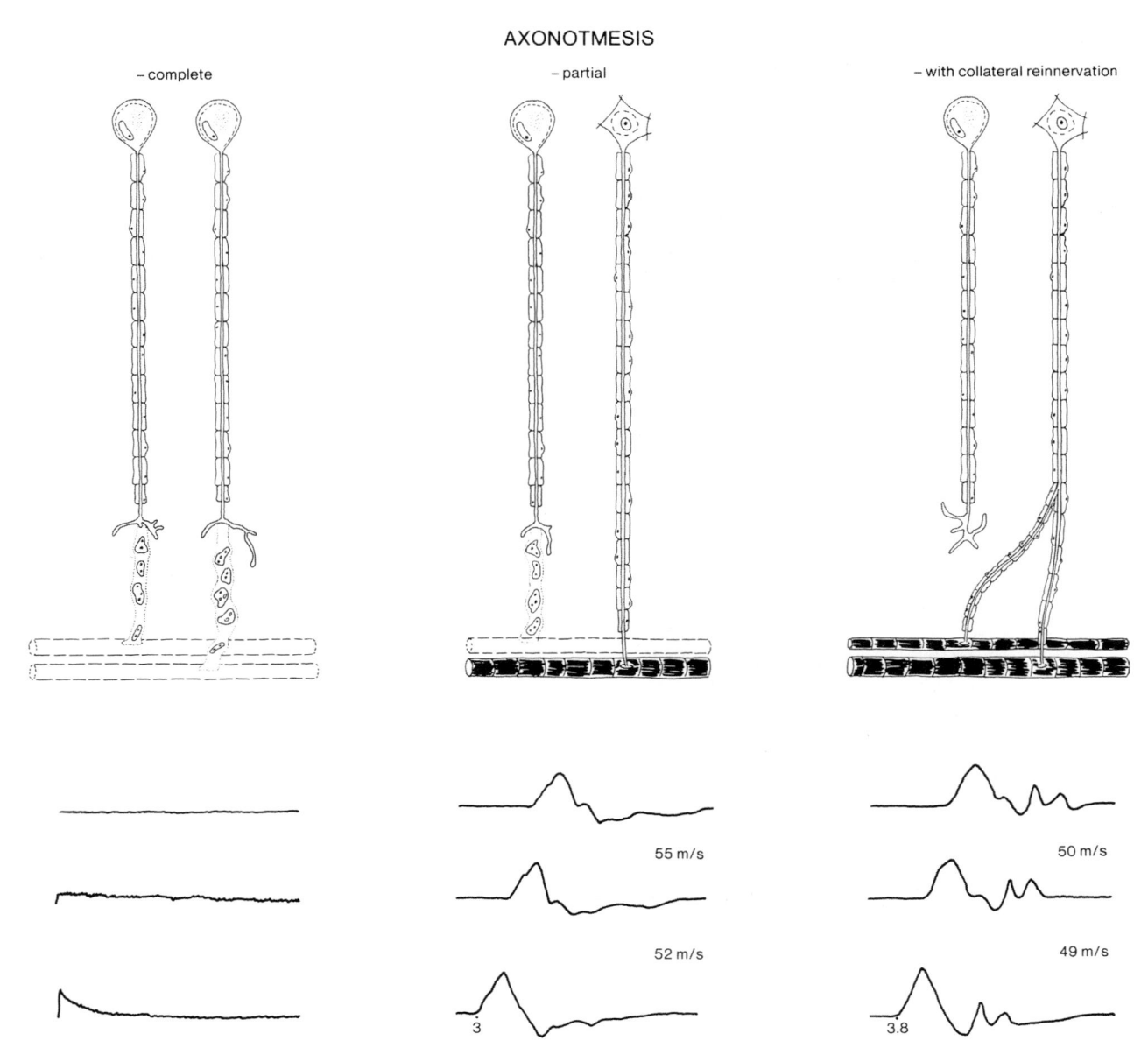

– complete   – partial   – with collateral reinnervation

Abb. 145: Histologische und neurographische Befunde bei kompletter und partieller Axonotmesis
Links: Bei *kompletter Axonotmesis* (oder Neurotmesis) resultiert eine Wallersche Degeneration aller Axone des betroffenen Nerven. Innerhalb einiger Tage tritt eine elektrische Unerregbarkeit mit Verlust des motorischen Antwortpotenzials ein.
Mitte: Bei *partieller Axonotmesis* unterliegt nur ein Teil der Faserpopulation einer Wallerschen Degeneration. Die Impulsleitung in den erhalten gebliebenen Axonen erfolgt regelrecht. Das Antwortpotenzial ist in Abhängigkeit von der Zahl der degenerierten Fasern erniedrigt. Rechts: Im Anschluss an die Degeneration eines Teils der motorischen Axone folgt eine *kollaterale Reinnervation* denervierter Muskelfasern über erhalten gebliebene Axone. Da die Impulsleitung in den kollateralen Axonsprossen verzögert erfolgt, erscheint deren Anteil am motorischen Antwortpotenzial als »Anhängsel« an dessen Hauptteil. Das Summenpotenzial ist verlängert und aufgesplittert. (Echte Reinnervation ▶ Abb. 147)

2.2.2.3 Neurographische Befunde bei Wallerscher Degeneration

Schwere Gewalteinwirkung auf einen Nerven (z. B. Axonotmesis oder Neurotmesis infolge Dehnung, Druck, Stich, Schnitt usw.) führt zur Wallerschen Degeneration von Axonen. Wenn sämtliche motorische Nervenfasern degenerieren, bedeutet dies einen Verlust der elektrischen Erregbarkeit des Nerven innerhalb einiger Tage. Bis zu diesem Zeitpunkt sind die distal der Läsion gemessenen Nervenleitgeschwindigkeiten normal. Erst kurz vor dem Erlöschen der elektrischen Erregbarkeit tritt häufig eine geringgradige Leitungsverzögerung ein. Ob diese auf einer Abnahme der Leitgeschwindigkeit der noch funktionsfähigen Fasern oder auf einem längeren Überleben physiologischerweise langsamer leitender Axone beruht, ist unbekannt (Gutmann und Holubar, 1950). Unmittelbar nach dem Eintritt des Verlustes des motorischen Antwortpotenzials (▶ **Abb. 145** links) können noch gemischte Nervenaktionspotenziale distal der Läsion bei muskelnaher elektrischer Nervenstimulation abgeleitet werden (Gilliatt und Hjorth, 1972). Dies spricht dafür, dass die

2 Allgemeine Untersuchungsbefunde

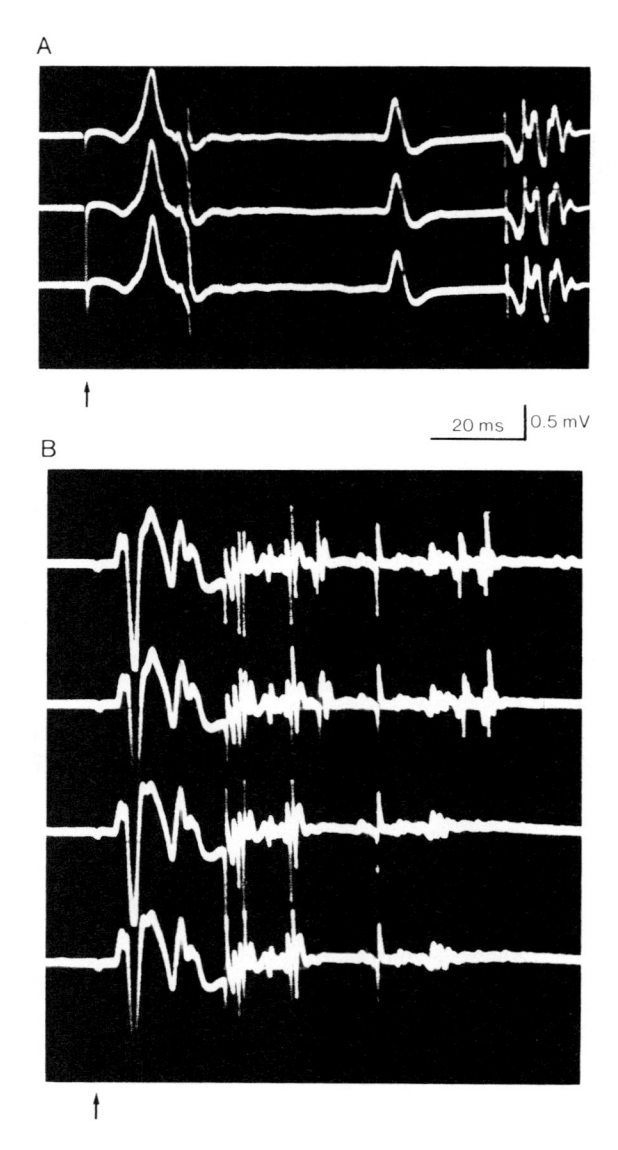

Abb. 146: Partielle Axonotmesis mit nachfolgender kollateraler Reinnervation
A Stark aufgesplittertes Antwortpotenzial von normaler Latenz im M. tibialis anterior bei 3 Monate alter partieller Beinplexuslähmung. (Stimulation des N. peronaeus communis in der lateralen Kniekehle, Ableitung des Antwortpotenzials im M. tibialis anterior mittels Nadelelektrode.)
B Stark aufgesplittertes Antwortpotenzial normaler Latenz im M. interosseus dorsalis I bei 6 Wochen alter inkompletter distaler Ulnarisläsion. Die beiden letzten Komponenten des Antwortpotenzials sind instabil und treten nur bei einem Teil der Stimulationen auf. (Ulnarisstimulation am Handgelenk, Ableitung des Antwortpotenzials mittels konzentrischer Nadelelektrode aus dem M. interosseus dorsalis I.)
Ein gleichartiger Befund kann auch nach partieller Axonotmesis mit nachfolgender echter Reinnervation vorkommen, jedoch erst nach einem längeren Zeitraum, da die vorwachsenden Axone den Zielmuskel – je nach Distanz – erst nach etwa vier bis 30 Monaten erreichen.

Erregungsleitung primär im Bereich der Nervenendaufzweigungen und der motorischen Endplatten ausfällt.

Der zeitliche Ablauf der neurographischen Veränderungen nach Nervendurchtrennung wurde von Chaudhry und Cornblath (1992) anhand von fünf Patienten untersucht. Danach sind die EMAP nach drei bis fünf Tagen auf 50 % des Ausgangswertes erniedrigt und nach spätestens neun Tagen aus-

gefallen. Die Erniedrigung des SNAP auf 50 % tritt erst innerhalb von sieben Tagen, der Potenzialausfall nach spätestens elf Tagen ein. Dabei erfolgt die Amplitudenreduktion offenbar um so rascher, je kürzer der distale Stumpf ist.

Bei fehlender Beachtung des Zeitverlaufs der Waller'schen Degeneration können gravierende Fehleinschätzungen die Folge sein. Bis zum Verlust des EMAP nach distaler Nervenstimulation, d. h. innerhalb der ersten 6–9 Tage nach Eintritt der Schädigung, ist der neurographische Befund nämlich identisch mit dem beim Vorliegen eines Leitungsblocks, d. h. bei Stimulation proximal der Läsion fehlt die motorische Reizantwort, bei Stimulation distal davon ist sie regelrecht. Erst nach dem genannten Zeitraum unterscheiden sich die Befunde, da beim Vorliegen einer Axondegeneration auch die Reizantwort nach distaler Nervenreizung erlischt. Eine zuverlässige Differenzierung zwischen Leitungsblock und Axondegeneration ist daher erst etwa 10 Tage nach Eintritt einer Nervenläsion möglich.

Ist nur ein Teil der motorischen Faseranteile degeneriert (partielle Axonotmesis, ▶ Abb. 145 Mitte), bleiben die motorischen NLG in allen Nervenabschnitten normal, jedoch ist das Summenpotenzial in Abhängigkeit von der Zahl der ausgefallenen Axone erniedrigt.

Die bereits einige Tage nach partieller Axonotmesis einsetzenden kollateralen Sprossungsvorgänge führen zu einer zusätzlichen Veränderung in der Form des Antwortpotenzials. Da die Impulsleitung in den kollateralen Axonsprossen langsamer erfolgt als in den regulären Axonendaufzweigungen, werden die kollateral reinnervierten Muskelfasern später erregt als die Fasern der ursprünglichen motorischen Einheit, sodass deren Potenziale als »Anhängsel« nach dem Hauptteil des EMAP erscheinen (▶ Abb. 145 rechts und Abb. 146).

Umschriebene Nervenläsionen können nicht nur zu infraläsionellen Veränderungen, sondern auch zu degenerativen Erscheinungen *proximal der Läsion* führen. Cragg und Thomas (1961) ermittelten tierexperimentell proximal einer Nervenquetschung eine Verkleinerung des Axondurchmessers, die mit einer Herabsetzung der maximalen Leitgeschwindigkeit um 10–20 % einherging. Proximal einer Nervendurchschneidung resultierte eine Nervenleitgeschwindigkeitsminderung um 40 %, sofern eine nachfolgende Nervenregeneration verhindert wurde. Ähnlich ausgeprägte Leitgeschwindigkeitsänderungen finden sich beim Menschen proximal von traumatischen Nervenläsionen und Engpasssyndromen (Ebeling et al., 1960; Thomas, 1960; Anderson et al., 1970; Stöhr et al., 1977; 1978) (▶ Abb. 193). Vermutlich liegt dieser Leitungsverzögerung eine Kombination von vermindertem Axondurchmesser und bevorzugtem Ausfall (bzw. retrograder Degeneration) der dicken markhaltigen Nervenfasern zugrunde.

2.2.2.4 Impulsleitung in frühen und späten Reinnervationsstadien

Unter bestimmten Voraussetzungen folgen der Wallerschen Degeneration regeneratorische Vorgänge mit einem langsamen Vorwachsen neuer Axone aus dem proximalen Stumpf. Die regenerierenden Fasern leiten zunächst mit extrem verlangsamter NLG bis herab zu 1 m/s. Motorische NLG-Messungen in dem neu gebildeten Nervenabschnitt sind natürlich erst dann möglich, wenn die ersten motorischen Axone Anschluss an ihren Zielmuskel gefunden haben.

Sensible bzw. gemischte NLG-Messungen gelingen dagegen bereits zu einem früheren Zeitpunkt bei Stimulation des Nervenstamms an 2 verschiedenen Stellen distal der Schädigung und Ableitung der Reizantworten entweder vom proximalen Nervenstamm oder – falls dort keine Antwortpotenziale zu erhalten sind – von der über dem sensiblen Cortex gelegenen Kopfhaut (Stöhr et al., 2004).

In einer frühen Reinnervationsphase sind die motorischen und ebenso die sensiblen Nervenleitgeschwindigkeiten stark verlangsamt, und zwar in distalen Abschnitten stärker als in den bereits besser remyelinisierten proximalen Abschnitten (▶ Abb. 147 links). Die starke Dissoziation in den Nervenleitgeschwindigkeiten der verschiedenen Fasern bedingt außerdem eine starke Aufsplitterung des EMAP. Beide Veränderungen weisen im weiteren Verlauf eine allmähliche Normalisierungstendenz auf (▶ Abb. 147 rechts). Jedoch finden sich nach Abschluss der Regeneration bleibende Impulsleitungsverzögerungen auf etwa 75 % der Norm (Cragg und Thomas, 1964) wegen der ungenügenden Remyelinisierung und der verkleinerten Internodalabstände.

Eine Schwierigkeit bei motorischen NLG-Messungen in frühen Reinnervationsphasen ergibt sich aus der *erhöhten Reizschwelle* regenerierender Nervenfasern. Man darf sich daher nicht mit einem fehlenden Antwortpotenzial bei distaler Nervenstimulation begnügen, selbst wenn dabei sehr hohe Reizstärken verwendet wurden, sondern muss außerdem proximal – möglichst oberhalb der Läsionsstelle – stimulieren (▶ Abb. 148).

2.2.2.5 Die sensible Neurographie bei der Unterscheidung supra- und infraganglionär lokalisierter Nervenläsionen

Störungen der epikritischen Sensibilität an Hand oder Fuß lassen sich durch die technisch einfache Registrierung der sensiblen Nervenaktionspotenziale (SNAP) im Seitenvergleich einem supra- oder infraganglionären Schädigungsort zuordnen (Benecke und Conrad, 1980). Ist die Schädigung proximal des Spinalganglions – z. B. im Wurzelbereich – lokalisiert, bleiben die SNAP unverändert, liegt sie im Spinalganglion oder distal davon (Plexus oder Nerv), resultiert dagegen eine Amplitudenminderung, deren Grad mit dem Ausmaß der Schädigung korreliert (▶ Abb. 149 und 150). Dabei gilt eine Amplitudenreduktion als pathologisch, wenn diese mindestens 50 % des kontralateralen Vergleichswertes erreicht (Ma et al., 1984). Lediglich Schädigungen vom Typ des Leitungsblocks bedingen auch bei infraganglionärem Sitz keine Amplitudenreduktion des SNAP.

Eine noch exaktere lokalisatorische Zuordnung der Läsion gelingt bei simultaner Aufzeichnung der SNAP über mehreren Abschnitten des peripheren sensiblen Neurons sowie über der Hinterwurzel-Eintrittszone in das Rückenmark (▶ Abb. 47 und 226).

Bei langdauernder (> sechs Monate) Kontinuitätsunterbrechung der sensiblen Axone rostral des Spinalganglions im Bereich der Hinterwurzeln oder des Rückenmarks kann es offenbar zur retrograden Degeneration von Spinalganglienzellen einschließlich ihres peripheren Fortsatzes und damit zur Amplitudenerniedrigung des SNAP kommen (Gooch und Griffin, 1990).

Auch bei Nervenwurzel-(genauer: Spinalnerven-)läsionen kommen gelegentlich erniedrigte SNAP vor, wenn z. B. infolge eines extraforaminalen Bandscheibenvorfalls das zugehörige Spinalganglion in Mitleidenschaft gezogen wird.

2.2.3 Neurographische Befunde bei generalisierten Neuropathien

2.2.3.1 Nachweis von Leitungsblock und temporaler Dispersion

Floride demyelinisierende Prozesse mit initial paranodal akzentuierten Veränderungen führen zu einem Leitungsblock in einem Teil der betroffenen Fasern, sodass eine Amplitudenerniedrigung des SNAP bei Stimulation proximal der Läsion resultiert (▶ Abb. 151 Mitte). In späteren Phasen werden die betroffenen Axone wieder leitfähig, allerdings mit herabgesetzter Geschwindigkeit. Da die NLG-Minderung in den einzelnen Fasern unterschiedlich ausgeprägt ist, resultiert außerdem eine Verlängerung und Aufsplitterung des Summenpotenzials (»temporale Dispersion«, ▶ Abb. 151 unten).

Bei der Frühdiagnose – besonders akuter – demyelinisierender Polyneuropathien spielt der Nachweis eines Leitungsblocks eine wichtige Rolle, kann aber schwer zu erbringen sein. Während Leitungsblockierungen bei exogenen Druckschäden von Nerven meist so ausgeprägt sind, dass durch Amplitudenvergleich des EMAP nach Stimulation distal und proximal der Läsion eine eindeutige Aussage möglich ist (▶ Abb. 144), können die Veränderungen z. B. beim akuten Guillain-Barré-Syndrom (GBS) recht diskret sein (▶ Abb. 275). Da der Leitungsblock zu den frühesten und wichtigsten Veränderungen beim GBS (aber z. B. auch bei der multifokalen motorischen Neuropathie) zählt, ist es andererseits wichtig, diesen zu erfassen. Hier sind deshalb Kriterien entwickelt worden, die einerseits eine Abgrenzung zwischen Leitungsblock und physiologischer Amplitudenminderung des EMAP nach proximaler Stimulation erlauben und andererseits eine durch abnorme temporale Dispersion hervorgerufene Amplitudenminderung differenzieren lassen.

Unter *temporaler Dispersion* versteht man eine durch unterschiedliche Leitgeschwindigkeiten der in einem Nerven verlaufenden motorischen Fasern bedingte desynchrone Erregung der im Zielmuskel gelegenen moto-

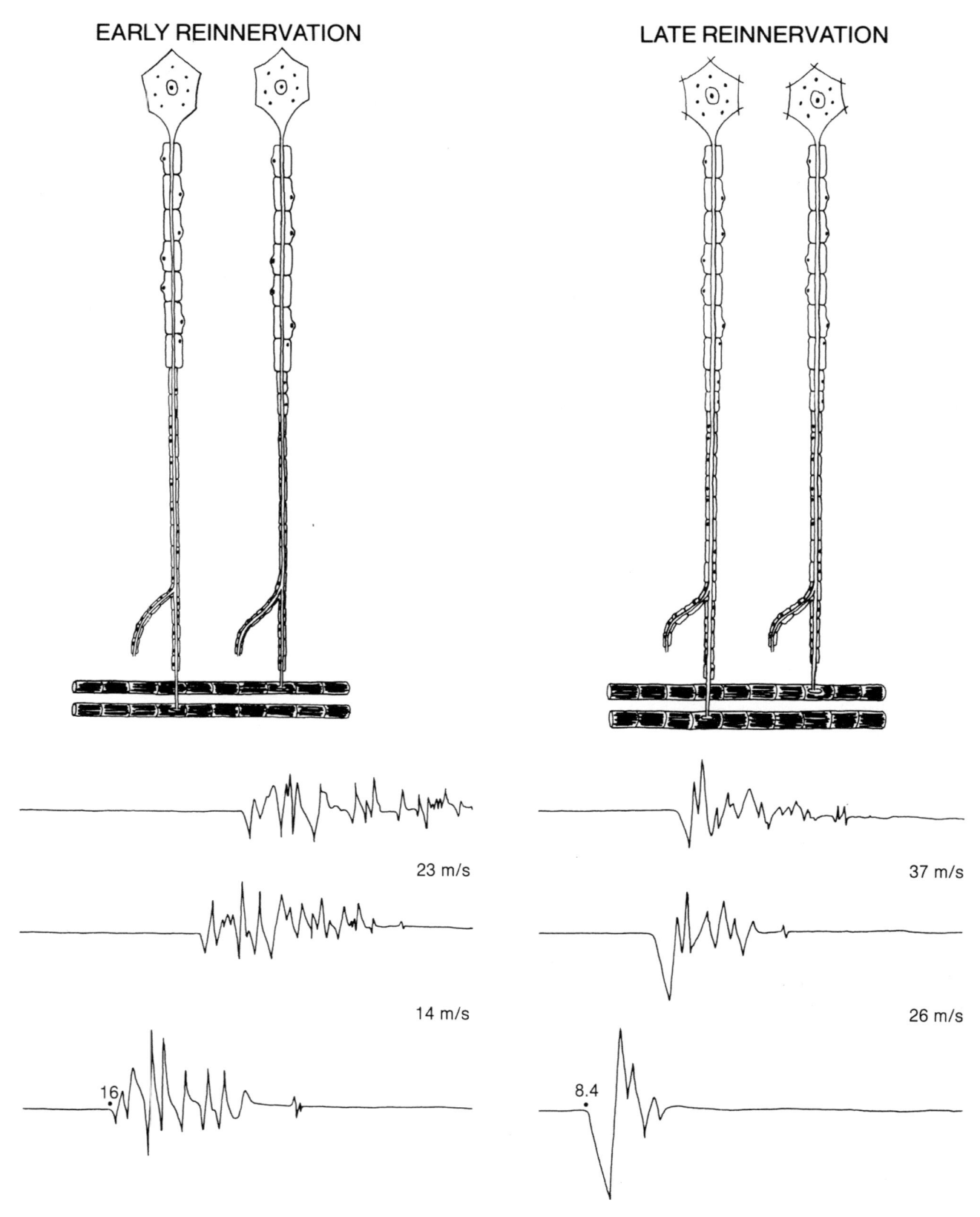

Abb. 147: Histologische und neurographische Befunde bei früher und späterer Reinnervation
Links: In frühen Reinnervationsstadien ist die motorische Nervenleitgeschwindigkeit distal betont stark herabgesetzt, das motorische Antwortpotenzial aufgesplittert und instabil.
Rechts: In späteren Reinnervationsstadien kommt es infolge Zunahme der Markscheidendicke zu einer Beschleunigung, jedoch nicht zu einer Normalisierung der Impulsleitungsgeschwindigkeit. Die Antwortpotenziale sind weniger stark verlängert und aufgesplittert.

2.2 Neurographie

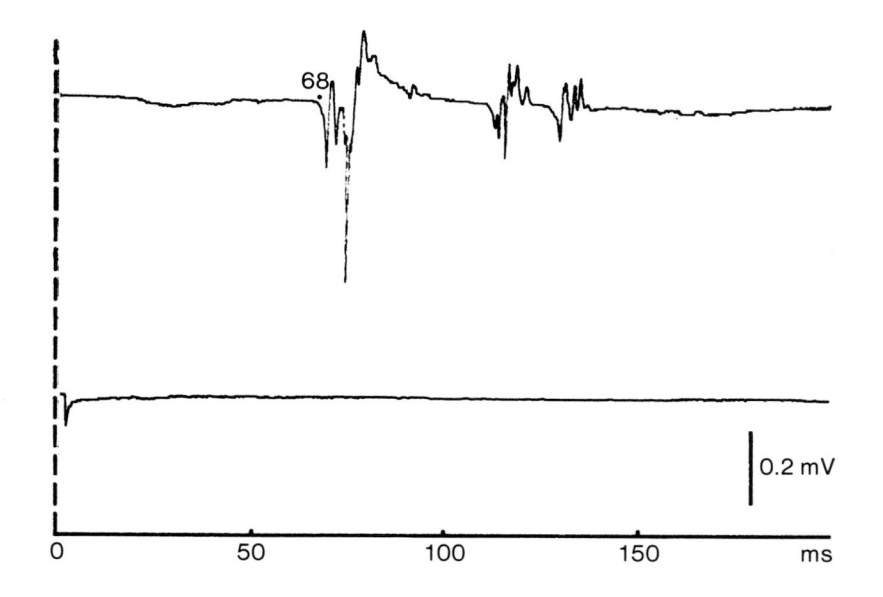

Abb. 148: Reizschwellen-Erhöhung bei frischer Reinnervation
(Nadelableitung aus dem M. extensor digitorum brevis bei Zustand nach kompletter traumatischer Peronaeus communis-Läsion in Höhe des Fibulaköpfchens.)
Bei Stimulation in Höhe des Sprunggelenkes (untere Spur) fehlende Reizantwort bei einer Reizstärke von 80 mA. Nach Stimulation in der lateralen Kniekehle (obere Spur) stark verzögertes und aufgesplittertes Antwortpotenzial bei einer Stimulusintensität von 28 mA als Hinweis auf die in Gang kommende Reinnervation des Muskels.
(Das Vorliegen einer Innervationsanomalie wurde ausgeschlossen.)

Supraganglionäre Läsion

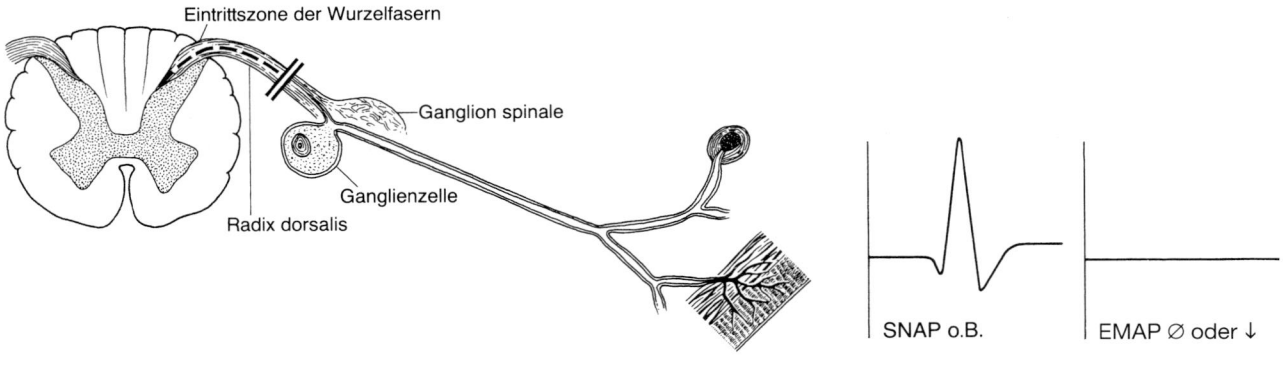

SNAP o.B. | EMAP ∅ oder ↓

Infraganglionäre Läsion

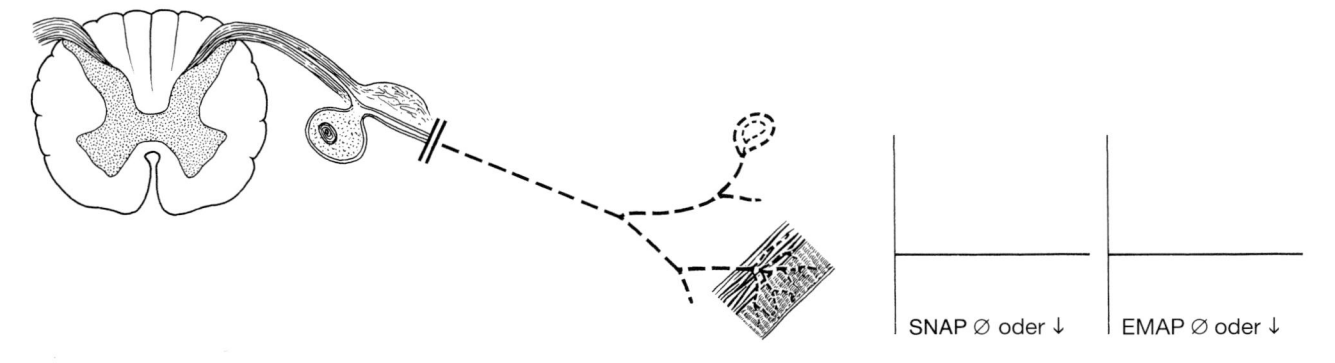

SNAP ∅ oder ↓ | EMAP ∅ oder ↓

Abb. 149: Unterscheidung von supra- und infraganglionären Läsionen mittels sensibler Neurographie
Oben: Bei einer supraganglionären Schädigung – z.B. im Bereich der Hinterwurzeln – bleiben die Spinalganglienzellen und damit deren distaler Fortsatz intakt, so dass hier ein normales SNAP abgeleitet werden kann.
Unten: Bei einer Schädigung der Ganglienzellen selbst (z.B. Zoster) oder distal davon degenerieren die distalen Fortsätze, so dass acht bis elf Tage nach Eintritt der Schädigung kein SNAP mehr ableitbar ist.
Bei nur partieller Degeneration der sensiblen Axone resultiert selbstverständlich kein Potenzialausfall, sondern lediglich eine Amplitudenminderung des SNAP. Bei leichten Schädigungen vom Typ der Neurapraxie bleiben die SNAP auch bei infraganglionärer Lokalisation unverändert. Bei supraganglionären Schädigungen kann es nach einem Zeitraum von über sechs Monaten zu einer retrograden sekundären Degeneration auch der distalen Fortsätze mit entsprechender Amplitudenminderung des SNAP kommen (Einzelheiten siehe Text).

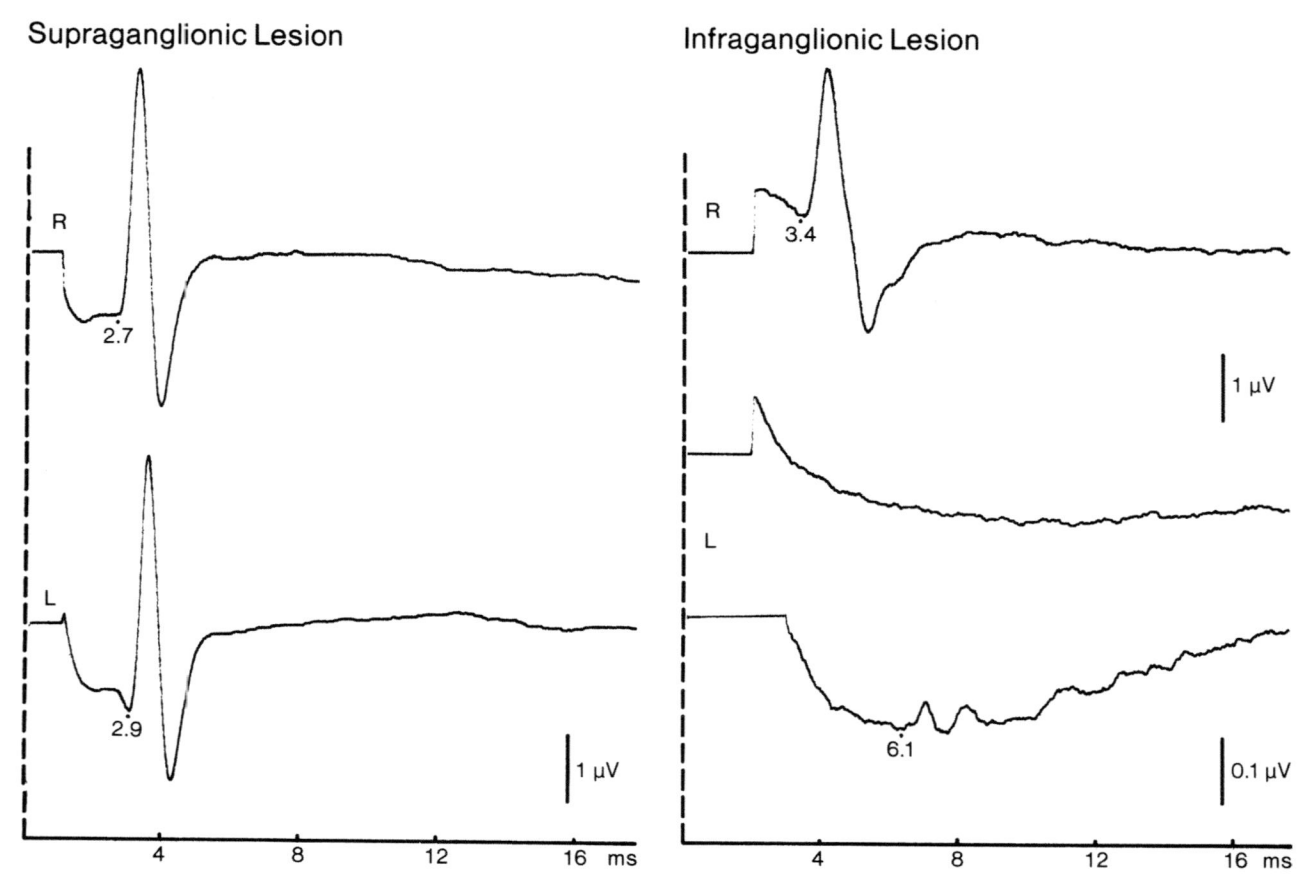

Abb. 150: Unterscheidung zwischen einer supra- und infraganglionären Schädigung mittels der sensiblen Neurographie
Links: Seitengleich normale sensible Nervenaktionspotenziale des N. medianus nach Zeigefinger-Stimulation bei Wurzelkompressions-Syndrom C 6 links mit ausgeprägten Sensibilitätsstörungen an den Fingern 1 und 2.
Rechts: 39-jähriger Patient mit schwerer unterer Armplexusparese. Nach Kleinfinger-Stimulation rechts (obere Spur) normales Antwortpotenzial, nach Stimulation links fehlendes Antwortpotenzial (mittlere Spur). Nach Mittelung von 1024 Reizantworten und 10fach höherer Verstärkung lässt sich ein sehr niedriggespanntes sensibles Nervenaktionspotenzial mit verlängerter Latenz registrieren (untere Spur), wobei die Impulsleitungsverzögerung auf die partielle sensible Reinnervation zurückzuführen ist.

rischen Einheiten. Da bereits physiologischerweise langsamer und rascher leitende motorische Axone vorliegen, ist das EMAP umso länger und niedriger, je weiter proximal die Nervenstimulation erfolgt. Von einer abnormen temporalen Dispersion infolge pathologisch herabgesetzter Nervenleitgeschwindigkeit in einem Teil der Axone geht man dann aus, wenn das EMAP bzw. dessen initiale Negativität nach proximaler Stimulation um mehr als 15 % länger ist als nach distaler Stimulation (Cornblath, 1990). Parallel zu der Verlängerung des EMAP bei abnormer temporaler Dispersion resultiert natürlich eine Amplitudenminderung. Eine darüber hinausgehende Amplitudenminderung ergibt sich dann, wenn die zeitliche Verschiebung in der Aktivierung verschiedener motorischer Einheiten dazu führt, dass die negative Phase des Antwortpotenzials in einer motorischen Einheit mit der positiven Phase in einer anderen motorischen Einheit zusammenfällt, sodass eine Löschung der entsprechenden elektrischen Aktivitäten (»phase cancellation«) erfolgt (Cornblath et al., 1991).

Ein *Leitungsblock* resultiert, wenn der Sicherheitsfaktor der Impulsübertragung – z. B. durch exzessive Stromverluste innerhalb des demyelinisierten Internodiums – unter einen Wert von 1 fällt. Ein solcher Block in einem repräsentativen Teil der Faserpopulation eines Nerven kann dann unterstellt werden, wenn das EMAP nach proximaler Stimulation um mehr als 20 % amplitudengemindert ist (gegenüber dem nach distaler Stimulation), sofern keine Hinweise auf temporale Dispersion vorliegen, d. h. keine Potenzialverlängerung von mehr als 15 % zu sehen ist (Dabei kann statt der Peak-to-peak-Amplitude auch die Fläche des negativen Gipfels zur Messung herangezogen werden.) (▶ Abb. 153).

Zusammengefasst wird aufgrund der bisher gültigen Kriterien ein Leitungsblock angenommen, wenn entweder die peak-to-peak-Amplitude oder die Fläche des initialen negativen Potenzials um mehr als 20 % abnehmen, wobei die Dauer des negativen Gipfels um maximal 15 % zunehmen darf (Ad Hoc Subcommittee, 1991). Aufgrund neuerer Untersuchungen von Oh et al. (1994) sollten diese Werte auf 25 % (Amplitude) bzw. 20 % (Dauer) erhöht werden, nachdem Messungen bei Gesunden Amplituden- bzw. Flächen-Reduktionen von maximal 25 bzw. 24 % sowie Verlängerungen des initialen negativen Gipfels bis 20 % ergaben.

Die zitierten Werte von Oh et al. (1994) gelten für die Nn. medianus, ulnaris und peroneus, während für den N. tibialis deutlich höhere Prozentsätze gemessen wurden. Da es kei-

2.2 Neurographie

Stim REC 1 REC 2

Normalbefund

paranodale Demyelinisierung (im unteren Axon) mit partiellem Leitungsblock

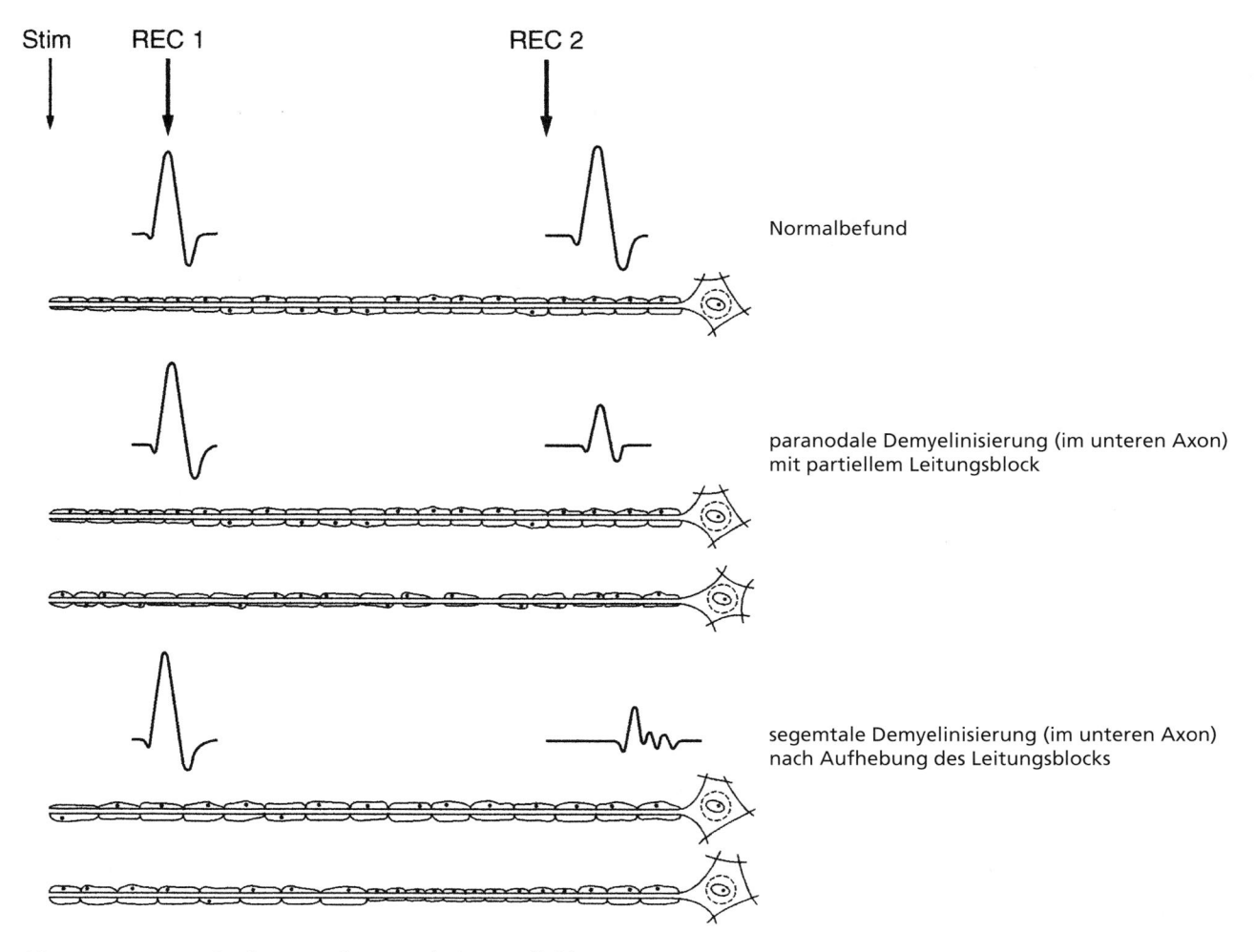

segemtale Demyelinisierung (im unteren Axon) nach Aufhebung des Leitungsblocks

Abb. 151: Neurographische Veränderungen bei Demyelinisierung
Eine akute paranodale Demyelinisierung in einem Teil der Faserpopulation führt zu einem partiellen Leitungsblock mit normalem Nervenpotenzial distal, erniedrigtem Potenzial proximal der Läsion (Bildmitte).
Eine ausgebreitete segmentale Demyelinisierung mit nachfolgender Remyelinisierung führt zu einer verzögerten Impulsleitung, da die neugebildeten Markscheiden kürzer und dünner sind. Da die Leitungsverzögerung in verschiedenen Nervenfasern unterschiedlich stark ausgeprägt ist, resultiert außerdem eine Aufsplitterung des Nervenaktionspotenzials (temporale Dispersion) (unteres Bild).

nerlei vernünftigen Grund dafür gibt, dass sich dieser Nerv von den anderen unterscheiden sollte, dürften hierfür untersuchungstechnische Schwierigkeiten bei der proximalen Stimulation des tiefliegenden N. tibialis verantwortlich sein.

Von der American Association of Electrodiagnostic Medicine wurden 1999 neue und zwar rigidere Kriterien zum Nachweis eines partiellen Leitungsblocks aufgestellt.

Nerv	Amplituden-reduktion	Flächenreduktion
N. medianus	> 50 %	> 40 %
N. ulnaris	> 50 %	> 40 %
N. peronaeus	> 60 %	> 50 %
N. tibialis	> 60 %	> 50 %

Die aufgeführten Werte gelten als Hinweis auf einen sicheren Leitungsblock, sofern keine oder höchstens eine geringe temporale Dispersion vorliegt (Dauer des EMAP nach proximaler Stimulation höchstens 30 % länger als nach distaler Stimulation). Amplituden- bzw. Flächenreduktionen, die bis zu 10 % unter den genannten Werten liegen, werden nur noch als Hinweis auf einen möglichen Leitungsblock gewertet. Das Problem bei der Anwendung derart rigider Kriterien besteht darin, dass eine mehr oder minder große Zahl von Patienten durch das diagnostische Raster fallen, da die Untersuchungsbefunde noch als normal bewertet werden, obwohl in Wirklichkeit ein (als nicht signifikant bewerteter) partieller Leitungsblock vorliegt.

In Bezug auf die Diagnose eines partiellen Leitungsblocks sind folgende ergänzende Erläuterungen nötig:

1. Leitungsblockierungen kommen zwar in motorischen und in sensiblen Axonen vor, sind jedoch verläßlich nur in motorischen Fasern messbar.
2. Zur Messung der Amplitude, Dauer und Fläche des EMAP wird der initiale negative Gipfel verwendet.
3. Die genannten Kriterien sind nur anwendbar, wenn das EMAP nach distaler Stimulation eine ausreichend hohe Amplitude besitzt (mindestens 20 % des unteren Grenzwertes).

2 Allgemeine Untersuchungsbefunde

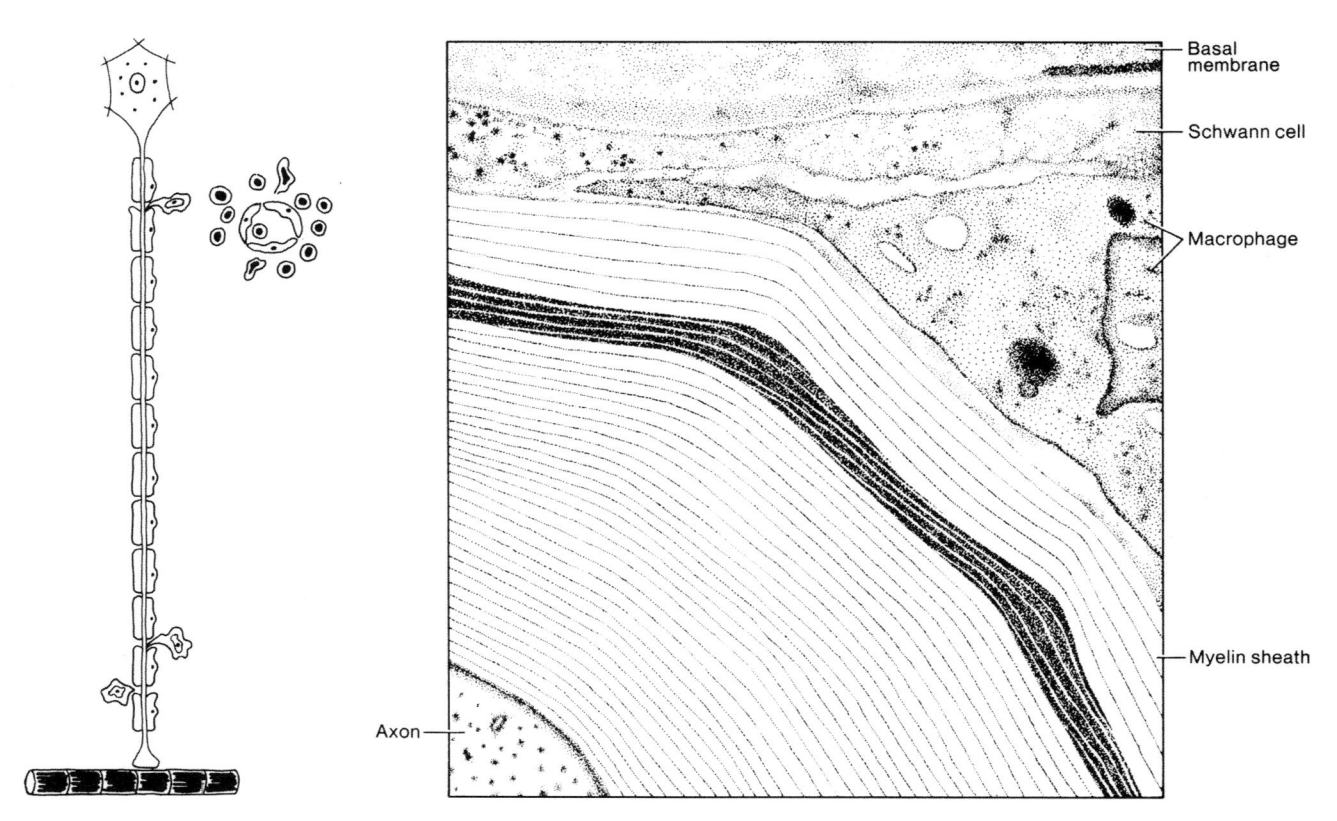

Abb. 152: Segmentale Demyelinisation bei akuter Polyneuritis Guillain-Barré
Multifokale Zerstörung der Myelinscheide nach Invasion von Makrophagen.
(Nach Skizzen von H. Wiethölter, Neurologische Klinik des Bürgerhospitals Stuttgart)

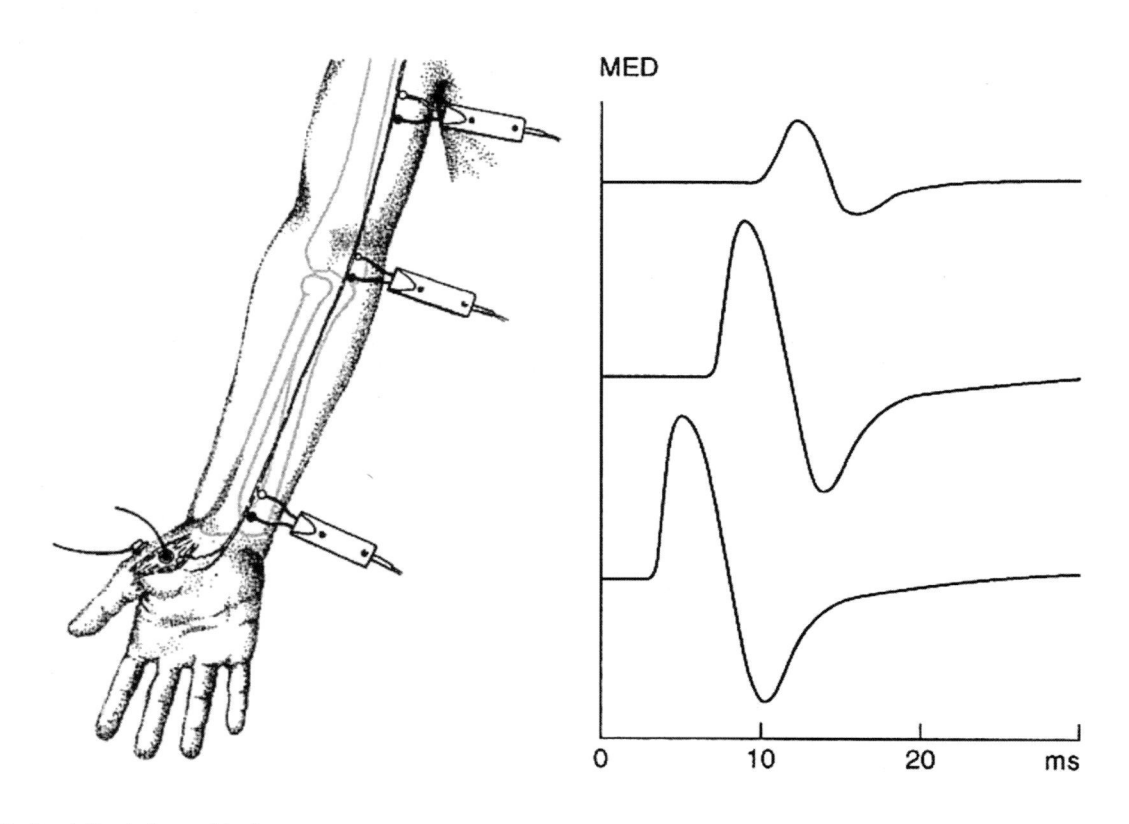

Abb. 153: Partieller Leitungsblock
Bei Nervenstimulation am Handgelenk und in der Ellenbeuge normale Antwortpotenziale; bei Stimulation in Höhe des mittleren Oberarms signifikant erniedrigtes EMAP infolge Leitungsblockierung in einem Teil der motorischen Axone.

4. Bei leichter temporaler Dispersion (EMAP nach proximaler Stimulation mehr als 30 % länger) muss die Amplitudenreduktion ausgeprägter sein, um einen zusätzlichen Leitungsblock zu belegen, der zudem dann nur als wahrscheinlich anzusehen ist. Bei starker temporaler Dispersion (EMAP nach proximaler Stimulation mehr als 60 % länger) ist keine verläßliche Leitungsblockdiagnose mehr möglich.
5. Die Befunde sind zuverlässiger, wenn die Amplitudenreduktion bei einer Nervenstimulation an zwei Reizorten erfolgt, die eng benachbart liegen, als wenn zwischen den Reizorten eine große Distanz besteht.

Immer wenn nach proximaler Nervenstimulation eine signifikante Amplitudenabnahme des EMAP resultiert, müssen technische Probleme erwogen werden, insbesondere eine submaximale Stimulation bei tiefliegenden Nervenabschnitten, beim Vorliegen von Ödemen oder einer Adipositas. Auf Innervationsanomalien wird später noch eingegangen. Bei demyelinisierenden Prozessen kann die Reizschwelle im Bereich des stimulierten Nervensegments erhöht sein, sodass die Reizstärke konventioneller Stimulatoren nicht für eine supramaximale Stimulation ausreicht. In diesen Fällen kann nur durch Anwendung der Hochvoltstimulation ein zuverlässiges Ergebnis erhalten werden.

Schwierigkeiten beim Nachweis eines Leitungsblocks ergeben sich dann, wenn dieser distal des distalen Stimulationsortes lokalisiert ist, sodass bereits bei distaler Stimulation ein erniedrigtes oder ausgefallenes EMAP vorliegt. Um einen solchen Befund von einem EMAP-Ausfall durch Axondegeneration abgrenzen zu können, empfiehlt sich die direkte faradische Muskelstimulation, die im Fall des Leitungsblocks von einer normalen Muskelkontraktion gefolgt wird. Außerdem fehlen bei der Nadel-Elektromyographie in solch einem Fall Hinweise auf eine Denervierung des Muskels.

Die fehlerhafte Annahme eines Leitungsblocks kommt vor allem durch submaximale Stimulation am proximalen Reizort zustande. Schon bei Gesunden benötigt man z. B. für die N. tibialis Stimulation in der Kniekehle oft hohe Stromstärken um eine supramaximale Reizung zu erreichen. Unter krankhaften Bedingungen – sehr ausgeprägt z. B. bei der neuralen Muskelatrophie (HMSN) oder CIDP – muss öfters nicht nur eine maximale Reizstärke, sondern zusätzlich eine verlängerte Reizbreite gewählt werden, um dies zu garantieren.

Eine zweite Fehlermöglichkeit sind Innervationsanomalien wie z. B. die häufige Martin-Gruber- Anastomose mit einem Transfer motorischer Medianusfasern zum N. ulnaris in Höhe des Unterarms. Die Folge sind deutlich höhere Antwortpotenziale nach distaler als nach proximaler Ulnarisstimulation, da dieser Nerv dann in Höhe des Handgelenks eine größere Faserpopulation aufweist. Die Verwechslung eines solchen Befundes mit einem Leitungsblock kann durch ergänzende Messung des N. medianus vermieden werden; hier ist wegen des Fasertransfers das Antwortpotenzial nach proximaler Stimulation höher (▶ Abb. 165).

Selbstverständlich können die Phänomene Leitungsblock und abnorme temporale Dispersion auch gemeinsam vorkommen, zumal beide im Zusammenhang mit demyelinisierenden Prozessen auftreten. Jedoch kann aus den o. g. Gründen ein zusätzlicher Leitungsblock bei abnormer temporaler Dispersion nur dann vermutet werden, wenn die Amplitudenreduktion überproportional ausgeprägt ist oder wenn die Nervenstimulation nicht nur an zwei, sondern an mehreren Stellen – z. B. in Abständen von 3–4 cm – erfolgt und zwischen zwei eng benachbarten Reizorten ein abrupter Amplitudenabfall eintritt (Reiners, 1997). In solch einem Fall kann bereits ein Amplitudensprung von 10–15 % auf den dazwischenliegenden partiellen Leitungsblock hinweisen. Leider ist ein solches schrittweises Abfahren nur an bestimmten Strecken einzelner Nerven möglich, es sei denn man benützt die Hochvoltstimulation (Claus et al., 1996). Eine durch temporale Dispersion bewirkte Amplitudenreduktion tritt demgegenüber gleichmäßig über den gesamten Nervenverlauf hinweg ein (Cornblath et al., 1991).

Die Gründe für den nicht möglichen sicheren Nachweis eines Leitungsblocks beim Vorliegen einer temporalen Dispersion wurden bereits weiter oben ausgeführt. Zusammengefasst bedingt die temporale Dispersion einerseits eine Amplitudenreduktion infolge Potenzialverlängerung; andererseits tritt eine gegenseitige Phasenlöschung desynchroner Einzelaktionspotenziale ein. Allerdings kann in solch einem Fall die zusätzliche Beachtung der klinischen Symptomatik weiterhelfen. Liegen trotz annähernd normaler EMAP nach distaler Stimulation deutliche Paresen vor, so kann diese klinisch-neurographische Konstellation als eindeutiges Indiz für das Bestehen eines Leitungsblocks gelten (Kimura, 1997).

Differenzial-diagnostisch ist zu berücksichtigen, dass bei einer akuten umschriebenen Nervenschädigung mit Axondegeneration – z. B. im Rahmen einer Mononeuritis multiplex – die Nervenerregbarkeit im distalen Abschnitt über etwa acht bis zehn Tage erhalten bleibt, sodass bei distaler Stimulation ein EMAP erhalten wird, nicht aber bei proximaler Stimulation. Sofern Abgrenzungsprobleme bestehen, ist eine Kontrollmessung nach dem genannten Zeitpunkt nötig. Außerdem ist daran zu erinnern, dass ein unter Umständen klinisch latenter Leitungsblock an physiologischen Engpässen vorliegen kann. Die motorische Neurographie bei Verdacht auf ein Guillain-Barré-Syndrom sollte daher solche Strecken aussparen (z. B. durch Stimulation der Nn. ulnaris und peronaeus *distal* des Sulcus ulnaris bzw. des Fibulaköpfchens). Darüber hinaus sollte man sich nicht mit dem Nachweis eines Leitungsblocks an einer Stelle eines bestimmten Nerven begnügen, sondern Belege für den multifokalen Charakter der Erkrankung sammeln.

Schließlich kann ein Leitungsblock bei unzureichender Technik vorgetäuscht werden, sofern nämlich die proximale Nervenstimulation nicht supramaximal erfolgt, was besonders bei der neuralen Muskelatrophie zu beachten ist (▶ Abb. 154).

Zum Nachweis einer akuten (GBS) oder chronischen Polyneuroradikulitis (CIDP) sind außer den Phänomenen des Leitungsblocks und der temporalen Dispersion auch *Herabsetzungen der* (vor allem motorischen) *NLG* bedeutsam, die allerdings in der Frühphase öfters fehlen, besonders in den routinemäßig überprüften Unter-

direkten faradischen Erregbarkeit einiger funktionell bedeutsamer Arm- und Beinmuskeln gewinnen.

2.2.3.2 Ausgebreitete Neuropathien mit segmentaler Demyelinisierung

Bei zahlreichen Polyneuropathien (z. B. Polyneuritis Guillain-Barré, diabetische Polyneuropathie) und genetisch determinierten Neuropathien (z. B. neurale Muskelatrophie [HMSN I]) kommt es zu einer segmentalen Demyelinisierung in bestimmten Abschnitten des peripheren Nervensystems mit einer hierdurch bedingten Störung der Impulsleitung (Lambert und Mulder, 1964; Lamontagne und Buchthal, 1970).

Der Begriff Demyelinisation umfasst ein weites Spektrum morphologischer Veränderungen an markhaltigen Axonen und reicht von diskreten paranodalen Läsionen bis hin zum völligen Verschwinden der Markscheide über ganze Internodien hinweg. Unabhängig von der Ätiologie manifestiert sich der demyelinisierende Prozeß häufig primär in der Paranodalregion (Spencer und Weinberg, 1978), wobei bereits diskrete paranodale Veränderungen zu Änderungen der Impulsleitung führen können (Koles und Rasminsky, 1972).

Die funktionellen Auswirkungen der Demyelinisation von Axonen auf die Impulsleitung hängen von deren Akuität und Schweregrad ab; eine hochgradige segmentale Demyelinisierung führt zum Leitungsblock, eine weniger schwere Veränderung zur Impulsleitungsverzögerung. Da die einzelnen Axone eines peripheren Nerven meist unterschiedlich schwer betroffen sind, resultiert bei Ableitung der über einen Nerven verlaufenden Gesamtimpulswelle öfters eine Kombination von Latenzverzögerung, Aufsplitterung (Dispersion) und Amplitudenabnahme des Summenpotenzials. In analoger Weise ist das EMAP infolge des veränderten Impulseinstroms in den Muskel verändert (▶Abb. 151).

Bei schweren Krankheitsfällen ist die segmentale Demyelinisierung oft mit einer Axondegeneration eines unterschiedlich großen Anteils der Nervenfaserpopulation verbunden, was sich in Form einer zusätzlichen Amplitudenminderung auswirkt. Außerdem werden die neurographischen Befunde durch regeneratorische Vorgänge in Form der Remyelinisation beeinflusst.

Die Verteilung des demyelinisierenden Prozesses ist bei den einzelnen Krankheitsbildern unterschiedlich. So findet sich z. B. beim Guillain-Barré-Syndrom häufig eine fleckförmige Entmarkung in verschiedenen Abschnitten des Axons (▶Abb. 152), während bei der -HMSN I eine klare distale Akzentuierung vorliegt. Demgemäß ist die Verteilung der Impulsleitungsstörung bei diesen Krankheitsbildern unterschiedlich. Bei der HMSN I besteht immer, bei den metabolischen Polyneuropathien vom demyelinisierenden Typ meist eine distale Betonung der Leitungsverzögerung (▶Abb. 293). Ein Beispiel für die gelegentlich vorkommende proximal betonte Leitungsverzögerung bei diabetischer Polyneuropathie zeigt Abbildung 155. Beim Guillain-Barré-Syndrom sind die Befunde wechselhaft, mit teils diffu-

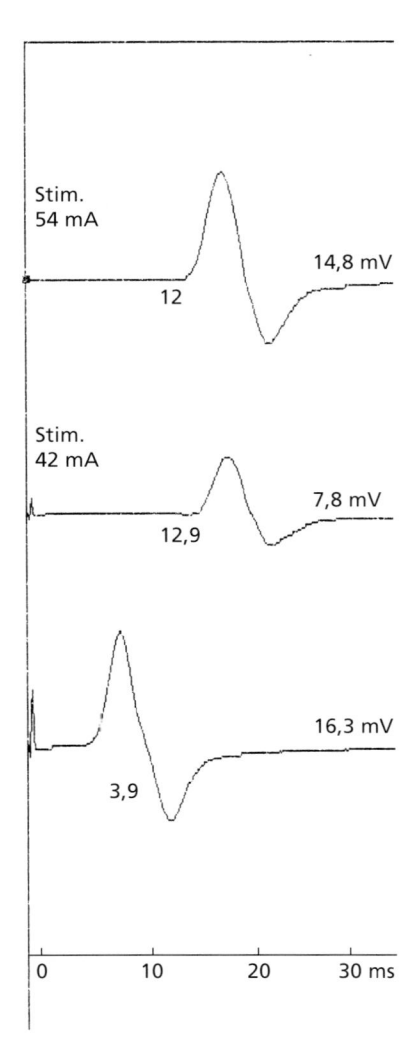

Abb. 154: Pseudo-Leitungsblock
Bei N. tibialis Stimulation hinter dem Malleolus medialis regelrechtes motorisches Antwortpotenzial (unten). Bei Nervenstimulation in der Fossa poplitea erniedrigtes Potenzial infolge submaximaler Stimulation (Mitte). Bei Erhöhung der Reizstärke von 42 auf 54 mA normales Antwortpotenzial auch bei proximaler Stimulation.

arm- und Unterschenkelsegmenten. Häufiger bestehen dagegen Verlängerungen der distalen Überleitungszeiten sowie Hinweise auf proximale Impulsleitungsverzögerungen. Zu deren Nachweis ist der Einsatz von F-Wellen- und Reflex-Messungen erforderlich, unter Umständen auch SEP-Techniken (»proximale Neurographie«) und MEP-Untersuchungen mit kortikaler und spinaler Magnetstimulation (▶Abb. 277, 278), oder Hochvoltstimulation (▶Kap. 2.2.4).

Neurographische Techniken können bei Polyneuropathien auch zur frühzeitigen Einschätzung der Prognose dienen. So ist z. B. beim Guillain-Barré-Syndrom der beste prognostische Indikator die Amplitude des EMAP nach distaler Stimulation, wobei ein Abfall auf 0–20 % auf eine schlechte Prognose hinweist (Cornblath et al., 1988). Nach eigenen Erfahrungen sind EMAP-Messungen von Unterarm- und Unterschenkelmuskeln nach muskelnaher Nervenstimulation noch aussagekräftiger. Ein orientierender Eindruck lässt sich bereits durch die Prüfung der

ser, teils distal, teils proximal akzentuierter Impulsleitungsverzögerung (▶ Abb. 156; Abb. 274 und Abb. 275).

Unterschiede zwischen akuter und chronischer Polyneuroradikulitis einerseits und HMSN andererseits ergeben sich nicht nur im Hinblick auf segmental akzentuierte multifokale Leitungsverzögerungen bei ersteren und gleichmäßig über den Nervenverlauf – mit distaler Akzentuierung – verteilter Leitungsverzögerung bei letzteren. Vielmehr treten bei den hereditären Neuropathien die Phänomene temporale Dispersion und Leitungsblock ganz zurück. Der Nachweis eines multifokalen Leitungsblocks ist somit ein gewichtiges Argument gegen die Annahme einer solchen hereditären Neuropathie.

> Bezüglich der klinischen Relevanz neurographischer Veränderungen ist festzustellen, dass selbst ausgeprägte Herabsetzungen der motorischen und sensiblen Nervenleitgeschwindigkeiten funktionell weitgehend bedeutungslos sind. Ein Leitungsblock führt dagegen zu sensomotorischen Ausfallerscheinungen, deren Schweregrad mit dem der Impulsleitungsblockierung korreliert.

Von besonderer Bedeutung ist die diagnostische Erfassung derjenigen Polyneuropathien vom demyelinisierenden Typ, bei denen sich aus der Diagnose therapeutische Konsequenzen ergeben. Deshalb werden die entscheidenden elektrodiagnostischen Kriterien dieser Erkrankungen im Teil »spezielle Krankheitsbilder« zusammenfassend erläutert (▶ Kap. 3.4.1; Tab. 20).

2.2.3.3 Ausgebreitete Neuropathien mit Axondegeneration

Toxisch und metabolisch bedingte *Axondegenerationen* (z. B. durch Alkohol, Fehlernährung, Urämie, Neoplasmen, Medikamente und Umweltgifte) entsprechen dem »Dying-back«-Typ (Sumner, 1978). Im Fall des primären sensiblen Neurons bedeutet dies das Auftreten einer terminalen Axondegeneration sowohl am peripheren als auch am zentralen Fortsatz der Spinalganglienzelle. Bei fortbestehender Schädigung schreitet die Axondegeneration allmählich in Richtung des Zellkörpers fort, ohne dass eine neuronale Degeneration eintritt. Leitgeschwindigkeitsmessungen bei diesem Typ von Axondegeneration haben normale oder allenfalls mäßig herabgesetzte Werte ergeben (▶ Abb. 157). Letztere beruhen auf dem bevorzugten Betroffensein der dicken markhaltigen Fasern am Degenerationsprozess (Fullerton und Barnes, 1966; Sumner, 1978). Die bei chronischen Formen gelegentlich anzutreffenden ausgeprägteren Leitungsverzögerungen, die besonders die terminalen Axonabschnitte betreffen, beruhen vermutlich darauf, dass die entsprechenden Nervenanteile aus hypoplastischen regenerierten Fasern bestehen (Mawdsley und Mayer, 1965; Janz und Neundörfer, 1968; Fullerton, 1969).

Krankheitsbilder mit *neuronaler Degeneration* wie z. B. der neuronale Typ der neuralen Muskelatrophie (HMSN II), die progressive spinale Muskelatrophie und die Friedreichsche Erkrankung führen zu keiner oder allenfalls zu einer leichten Verlangsamung der Impulsleitung, wobei letzteres durch einen bevorzugten Ausfall

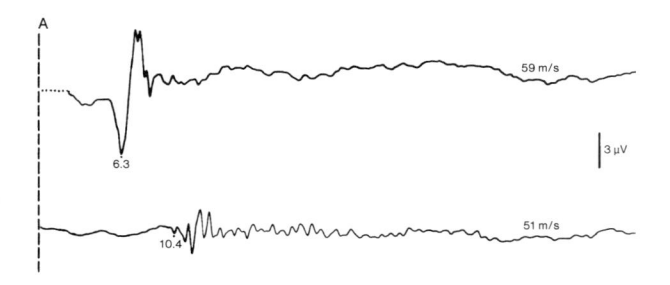

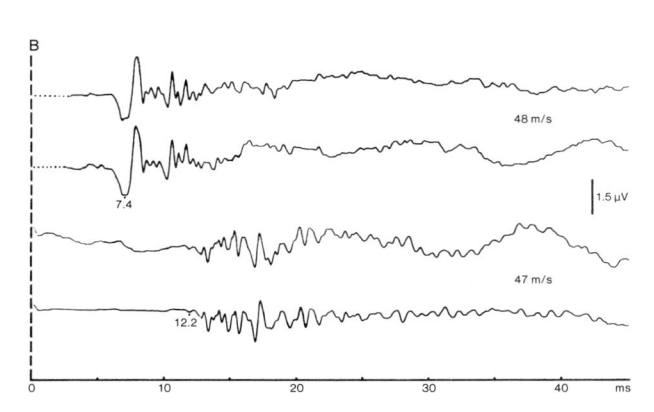

Abb. 155: Sensible Neurographie des N. saphenus bei diabetischer Polyneuropathie
A *Normalbefund.* Ableitung des SNAP mittels teflonisolierter Nadelelektroden nach Saphenus-Stimulation am Knie (obere Spur) und am medialen Unterschenkel (untere Spur).
B *Leichte diabetische Polyneuropathie.* Sensible NLG im Unterschenkelabschnitt mit 47 m/s im Normbereich, im Oberschenkelabschnitt mit 48 m/s leicht herabgesetzt. Außerdem pathologische Aufsplitterung des SNAP nach Saphenus-Stimulation am Knie (2 obere Spuren), während die Aufsplitterung nach distaler Stimulation nicht als sicher pathologischer Befund zu werten ist.

der rasch leitenden dicken Axone bedingt ist (Buchthal und Behse, 1977).

Aus dem Gesagten geht hervor, dass neurographische Messungen bei Polyneuropathien vom axonalen Typ und den genannten genetisch bedingten Neuropathien wenig ergiebig sind. Die hierbei eintretende Amplitudenminderung der sensiblen und/oder motorischen Summenpotenziale ist wegen der großen Streubreite der normalen Amplitudenwerte nur in ausgeprägten Fällen oder bei progredienter Erniedrigung bei Verlaufsuntersuchungen verwertbar. Einschränkend muss außerdem darauf hingewiesen werden, dass fehlende SNAP an den unteren Extremitäten auch bei klinisch gesunden Personen jenseits des 60. Lebensjahres vorkommen und daher mit Vorsicht interpretiert werden müssen (Ma et al., 1984).

Bezüglich autonomer Funktionsstörungen bei Polyneuropathien wird auf Kapitel 2.5 und Abbildungen 189 und 190 verwiesen.

2.2.4 Magnet- und Hochvoltstimulation

Die nach Magnet- und Hochvoltstimulation evozierten Muskelaktionspotenziale lassen sich in derselben Weise

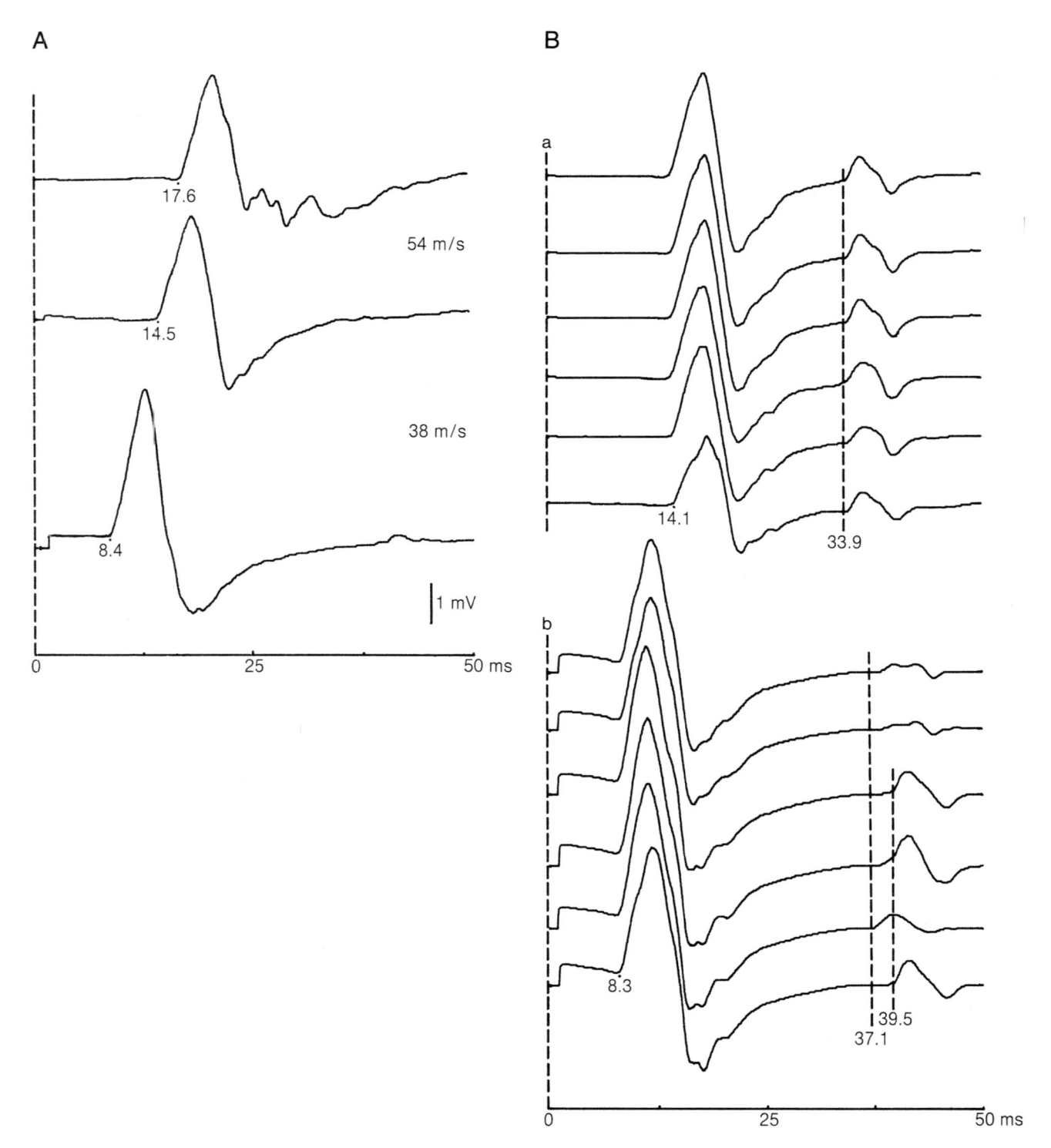

Abb. 156: Motorische Neurographie und F-Wellen-Messung bei Guillain-Barré-Syndrom (Spätphase)
A Motorische Neurographie des N. medianus. Starke Verlängerung der distalen Latenz (8,4 m/s) und mäßiggradige Herabsetzung der motorischen NLG im Unterarmabschnitt (38 m/s) bei normaler motorischer NLG im Oberarmabschnitt (54 m/s).
B F-Wellen-Latenz bei Medianus-Stimulation in der Ellenbeuge (oben) und am Handgelenk (unten) mäßig verzögert. Unter Berücksichtigung der deutlich verzögerten Impulsleitung im Bereich des Unterarms und der Hand ergibt sich kein Hinweis auf eine zusätzliche proximale Impulsleitungsverzögerung.
Die Errechnung der motorischen NLG aus der Differenz der F-Wellen-Latenz nach proximaler (a) und distaler (b) Stimulation ergibt nur dann einen korrekten Wert, wenn die Latenzmessung zu offensichtlich identischen F-Antworten (rechte Linie in b) erfolgt.

2.2 Neurographie

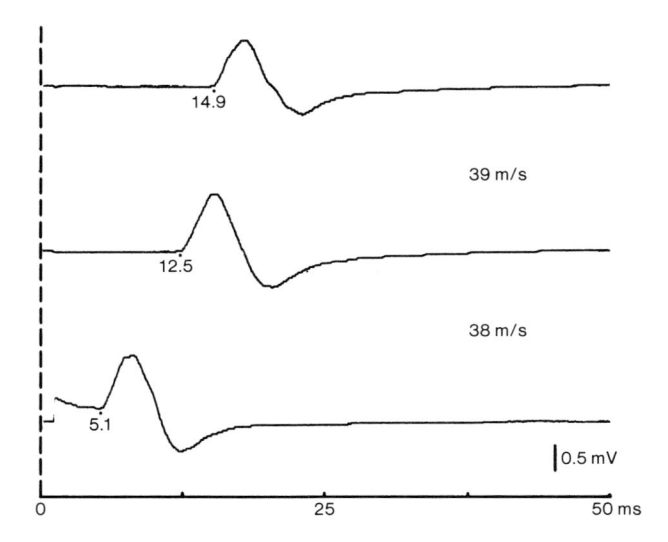

Abb. 157: Alkoholische Polyneuropathie
Erniedrigte Antwortpotenziale vom Extensor digitorum brevis nach distaler und proximaler Peronaeus-Stimulation bei grenzwertigen motorischen Nervenleitgeschwindigkeiten.

interpretieren wie die EMAP bei der motorischen Neurographie, zumal die Magnet- und Hochvoltstimulation lediglich eine nach proximal ausgeweitete motorische Neurographie darstellen. Demgemäß besteht die wichtigste Indikation für derartige Messungen in der Überprüfung proximaler Nerven- und Nervenwurzel-Abschnitte z. B. bei Verdacht auf Plexusläsionen oder Immunneuropathien, wobei deren Aussagekraft exemplarisch in den Beispielen der Abbildungen 158–160 präzisiert wird. Weitere Beispiele finden sich in Kapitel 3.4., die Normwerte sind in Tabelle 4e und f zusammengefasst.

Abbildung 158 veranschaulicht die sukzessive Hochvoltstimulation des N. medianus – bzw. dessen Faseranteile im Armplexus und in den Nervenwurzeln C8 und Th1 – zwischen zerviko-thorakalem Übergang und Handgelenk. Die motorische NLG nimmt von distal nach proximal etwas zu, wobei deren Bestimmung in dem Abschnitt Armplexus – C8 aus zweierlei Gründen nicht möglich ist: 1. Aufgrund der anatomischen Gegebenheiten lässt sich die Distanz zwischen den zwei Stimulationsorten nicht exakt bestimmen. 2. Mit zunehmender Reizstärke verlagert sich der Ort der Nervenerregung von der Reizelektrode nach distal mit entsprechender Verkürzung der effektiven Distanz zwischen den Reizorten. Die Beurteilung beschränkt sich daher in diesem Segment auf die Amplitude und Form des Antwortpotenzials.

Abbildung 159 zeigt den Befund der Hochvoltstimulation bei einem älteren Patienten mit der klinischen Verdachtsdiagnose einer amyotrophen Lateralsklerose. Die beiden partiellen Leitungsblöcke zwischen Ellenbogen und Handgelenk sowie zwischen Oberarm und Ellenbogen, in der Größenordnung von 49 bzw. 52 %, sprachen – neben weiteren Befunden – für die Diagnose einer multifokalen motorischen Neuropathie (MMN), die durch das Ansprechen auf eine entsprechende The-

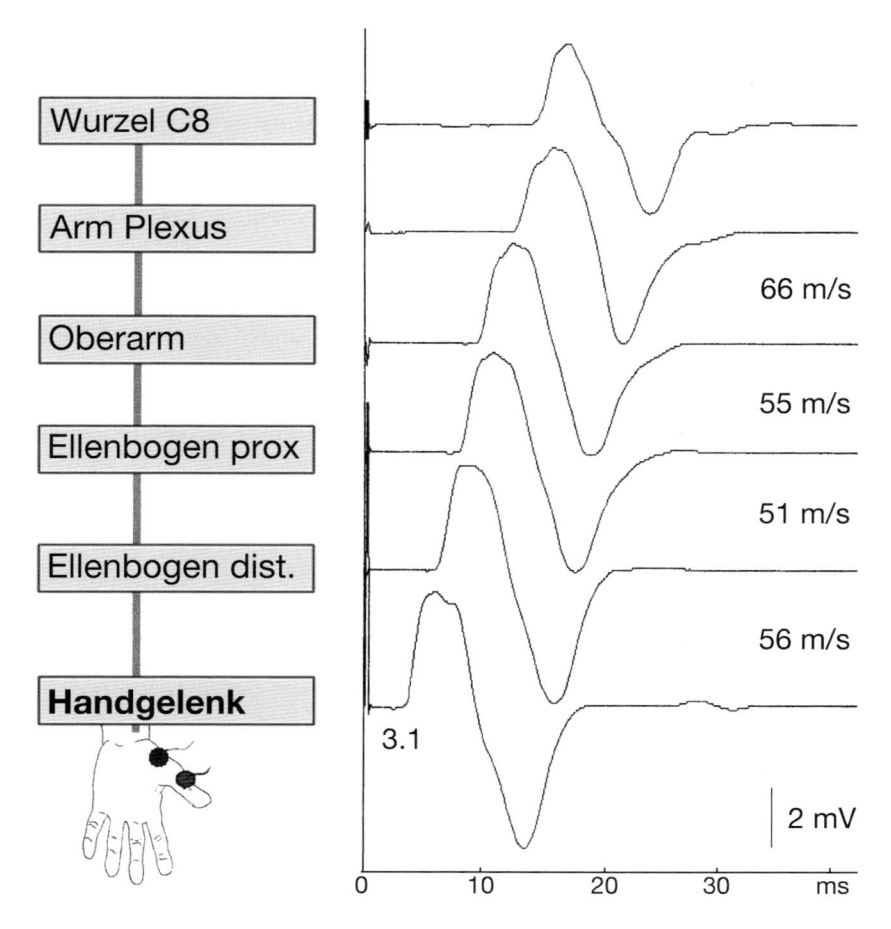

Abb. 158: Hochvoltstimulation an der oberen Extremität mit Ableitung vom Abductor pollicis brevis bei einem gesunden Probanden.

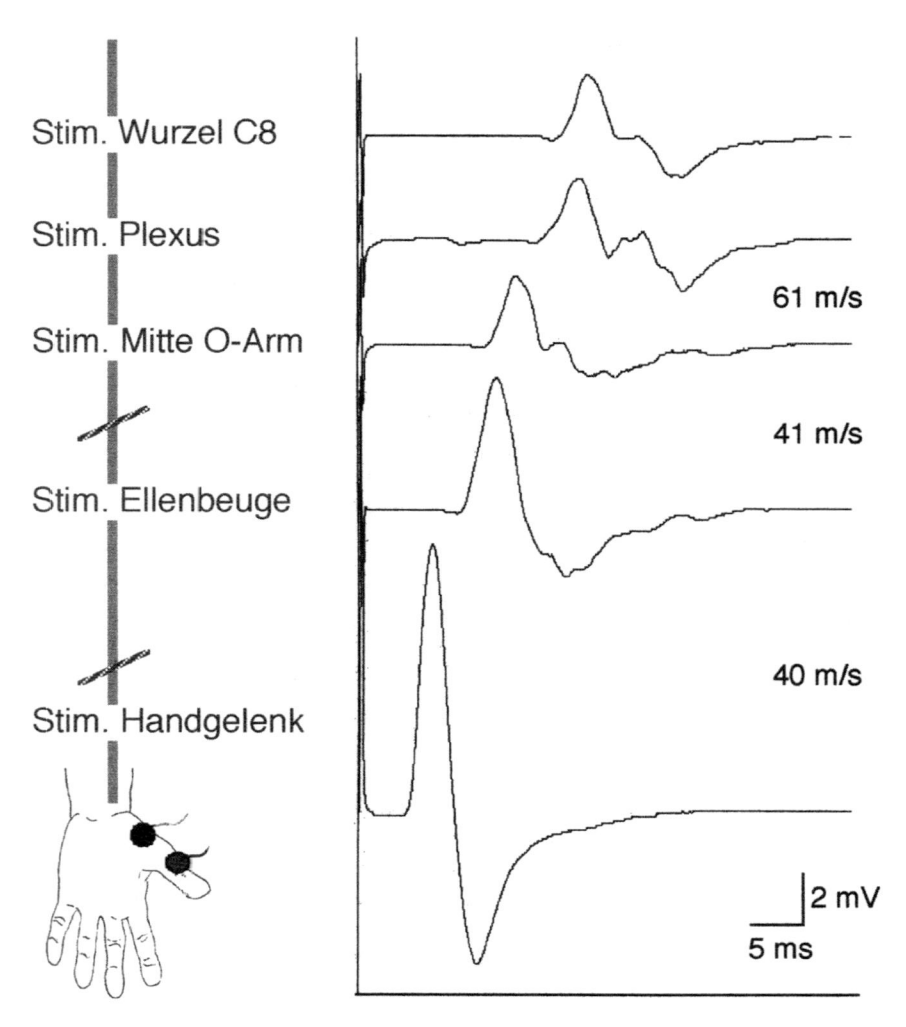

Abb. 159: Hochvoltstimulation bei multifokaler motorischer Neuropathie
Partieller Leitungsblock am Unterarm und am distalen Oberarm; im gleichen Bereich herabgesetzte motorische Nervenleitgeschwindigkeit.

rapie bestätigt wurde. Im vorliegenden Beispiel wären die beiden Leitungsblockierungen prinzipiell auch einer konventionellen motorischen Neurographie zugänglich gewesen; allerdings bestehen bei demyelinisierenden Neuropathien nicht selten Reizschwellenerhöhungen, die eine supramaximale Stimulation mit konventionellen Reizgeräten unmöglich machen.

Noch wichtiger sind die Befunde der Hochvoltstimulation, wenn sich Leitungsverzögerungen und/oder Leitungsblockierungen in den der konventionellen Neurographie nicht zugänglichen proximalsten Abschnitten des peripheren Motoneurons abspielen, wie dies in der Frühphase eines Guillain-Barré-Syndroms oft der Fall ist. Im Beispiel der Abbildung 160 verläuft die Impulsleitung zwischen Glutealfalte und Innenknöchel ohne eindeutige Normabweichung und lediglich zwischen LWK1 und Glutealfalte zeigt sich ein ausgeprägter partieller Leitungsblock als Hinweis auf eine akute Demyelinisierung.

2.2.5 Fehlermöglichkeiten bei neurographischen Messungen

Generell sollte bei motorischen NLG-Messungen darauf geachtet werden, dass die Antwortpotenziale nach distaler und proximaler Stimulation wenigstens im Anfangsteil eine gewisse formale Übereinstimmung zeigen. Andernfalls kann es nämlich sein, dass unterschiedliche Faserpopulationen für die Entstehung dieser Reizantworten verantwortlich sind, sodass keine verläßliche NLG-Messung möglich ist.

Reizschwelle. Normalerweise besitzen die raschest leitenden Nervenfasern die niedrigste Reizschwelle, sodass bei submaximaler Nervenstimulation zu niedrige Amplituden der Summenpotenziale, aber keine verlangsamten Nervenleitgeschwindigkeiten gemessen werden. Unter pathologischen Bedingungen treten jedoch gelegentlich Ausnahmen von dieser Regel auf – wie in Abbildung 161 demonstriert –, sodass auch aus diesem Grund auf eine supramaximale Nervenstimulation geachtet werden muss (Gassel, 1964 a, ▶ Tab. 6) (▶ Abb. 148).

Erniedrigte EMAP infolge submaximaler Stimulation kommen besonders bei Untersuchungen tieferliegender Nervenabschnitte vor, wie z. B. nach Stimulation des N. tibialis in der Kniekehle (▶ Abb. 154). Hieraus kann sich die Fehldiagnose eines Leitungsblocks ergeben, vor dessen Annahme man eine Kontrollmessung mit sicher supramaximaler Reizstärke durchführen muss.

Miterregung benachbarter Nerven bei der Stimulation. Erkrankte Nerven besitzen oft eine erhöhte Reizschwelle, sodass zu deren Erregung entsprechend hohe Reiz-

2.2 Neurographie

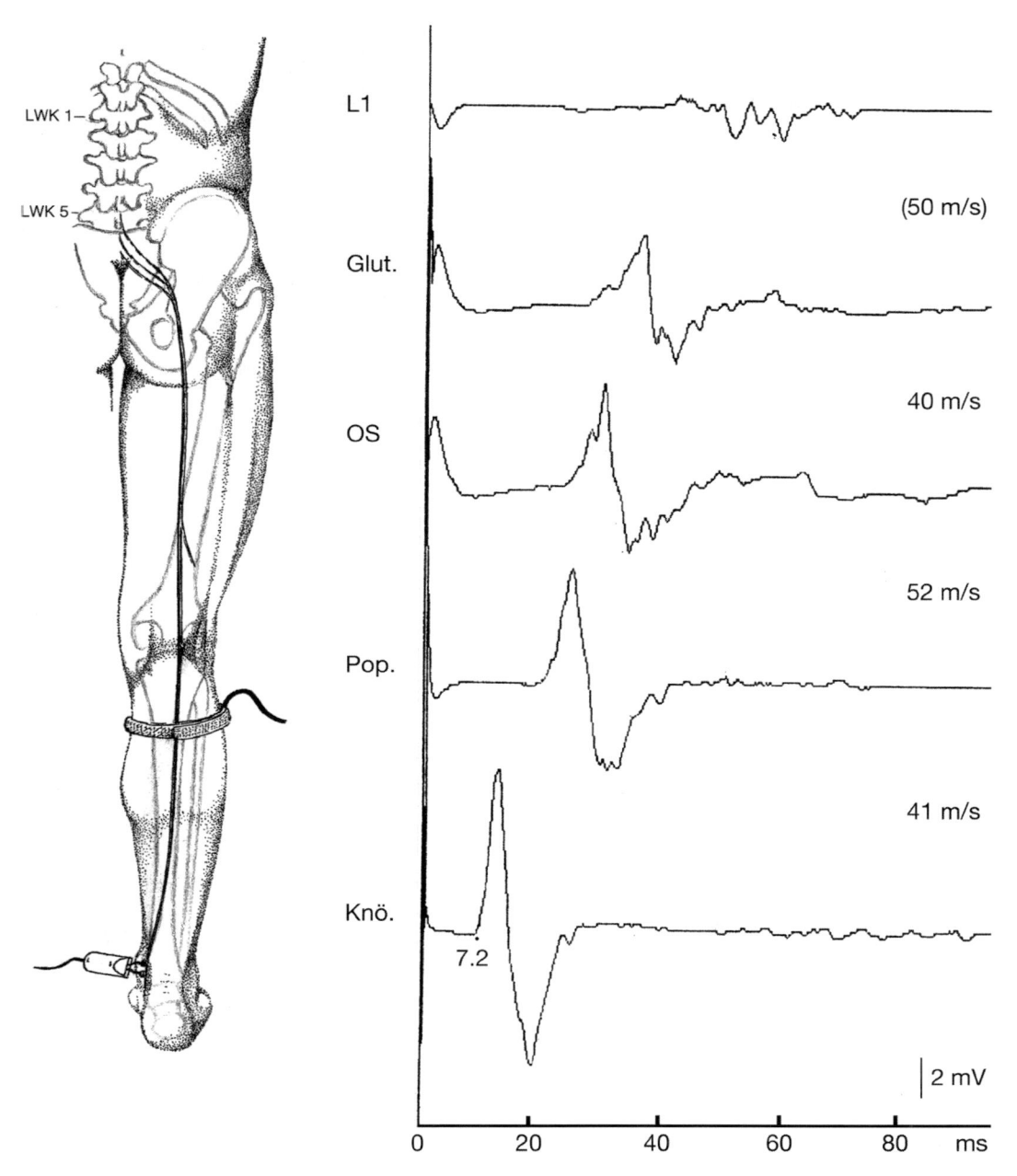

Abb. 160: Hochvoltstimulation bei akutem Guillain-Barré-Syndrom
Ausgeprägter partieller Leitungsblock zwischen LWK1 und Glutealfalte (NLG zwischen L1 und Glutealfalte messtechnisch nicht verwertbar).

stärken nötig sind. Dies kann zu einer Miterregung benachbarter gesunder Nerven – im Extremfall sogar zu deren alleiniger Erregung – führen. Wenn die über den miterregten gesunden Nerven evozierten Muskelaktionspotenziale zu den Ableitelektroden fortgeleitet werden, resultieren daraus erhebliche Messfehler, wie z. B. fälschlicherweise normale motorische Latenzzeiten bei Karpaltunnelsyndrom (▶ Abb. 162). Ein wichtiger Hinweis auf eine solche Fehlermöglichkeit ist die initiale Positivität des motorischen Antwortpotenzials; nach den Gesetzen der Volumleitung führt nämlich eine entfernt von der Ableitelektrode entstehende Erregung, die sich durch Volumleitung auf diese zubewegt, zu einer positiven Auslenkung (Dimitru und DeLisa, 1991) (▶ Abb. 163 und 164).

Intramuskuläres Nervenaktionspotenzial. Bei hoher Verstärkung geht dem motorischen Antwortpotenzial manchmal eine initial negative niedrige Vorwelle voraus, die schon bei Stimulation unterhalb der motorischen Schwelle erscheint und daher dem antidromen sensiblen NAP (in proprioceptiven Fasern?) entsprechen dürfte (Gutmann, 1969). Die Latenzmessung darf nicht zu dieser Vorwelle, sondern muss zum Abgang des EMAP erfolgen.

Park und Del Toro (1995) unterscheiden nach distaler Medianusstimulation ein frühes und ein spätes »prämotorisches Potenzial« (PMP). Das frühe PMP wird als Nahfeldpotenzial interpretiert, das vom N. medianus bei der Passage durch den distalen Karpaltunnel generiert wird. Das späte PMP stellt demgegenüber ein Fernfeldpotenzial dar, welches

2 Allgemeine Untersuchungsbefunde

Tab. 6: Fehlermöglichkeiten bei neurographischen Messungen

Messstrecke	Besonders bei kurzen Distanzen ist ein millimetergenaues Messen der Distanzen nötig. An manchen Abschnitten (z. B. zwischen Axilla und Erbschem Punkt) sind nur Schätzungen der Distanz mit entsprechender Ungenauigkeit der errechneten Nervenleitgeschwindigkeiten möglich.
Temperatur	Hauttemperaturen unter 34°C bedingen eine Herabsetzung der Nervenleitgeschwindigkeit von 1–2 m/s pro Grad Celsius (siehe *Abb. 138*). Besonders wichtig ist die Kontrolle der Hauttemperatur an distalen Gliedmaßenabschnitten.
Miterregung benachbarter Nerven und Muskeln	Besonders bei hoher Reizstärke – wie sie bei Nervenläsionen mit erhöhter Reizschwelle notwendig sein kann – sind Miterregungen benachbarter Nerven und Muskeln häufig, was zu falsch-normalen Befunden führen kann (*Abb. 162*). Die Abhängigkeit der H-Reflex-Latenz von der Reizstärke ist in *Abb. 175* veranschaulicht.
Submaximale Stimulation	Eine submaximale Reizstärke bewirkt meist nur eine Amplitudenreduktion des motorischen bzw. sensiblen Antwortpotentials. Liegt jedoch die Reizschwelle der am schnellsten leitenden Nervenfasern niedriger als die von langsamer leitenden Axonen, wird eine zu langsame NLG gemessen (*Abb. 161*).
Innervationsanomalien	Martin-Gruber-Anastomose (*Abb. 165*) N. peronaeus tertius (*Abb. 167 + 168*)
Fehlinterpretationen	Verwechslungen zwischen H-Reflex und F-Antwort im M. soleus (*Abb. 181*) zwischen F-Antworten und Axonreflexen bzw. späten Komponenten des EMAP (*Abb. 182*).

beim Übertritt der Digitalnerven von der Hohlhand in die Finger entsteht. Eine diagnostische Bedeutung kommt diesen Vorwellen nicht zu.

2.2.6 Innervationsanomalien

An das Vorliegen einer Innervationsanomalie ist immer dann zu denken, wenn das EMAP bei proximaler und distaler Nervenstimulation deutliche Amplitudendifferenzen aufweist. Ist die Amplitude nur bei proximaler Stimulation erniedrigt, muss natürlich auch ein Leitungsblock erwogen werden (s. 2.2.3.1.), während ein ausschließlich bei distaler Stimulation erniedrigtes Summenpotenzial (richtige Technik vorausgesetzt) pathognomonisch ist für eine Innervationsanomalie.

Fasertransfer vom N. medianus zum N. ulnaris (Martin-Gruber-Anastomose)
Diese häufige, in 15–20 % vorkommende Innervationsanomalie betrifft nahezu ausschließlich motorische Axone, die häufig vom N. interosseus anterior in Höhe des Unterarms zum N. ulnaris verlaufen und die Mm. interosseus dorsalis I, adductor pollicis, seltener auch die Hypothenarmuskulatur innervieren (Sunderland, 1978; Kaplan und Spinner, 1980). Demgemäß zeigt die motorische Neurographie bei distaler Ulnarisstimulation regelrechte EMAP; bei proximaler Stimulation resultiert demgegenüber ein erniedrigtes Antwortpotenzial, da ein Teil der motorischen Fasern in Höhe des Ellenbogens im N. medianus verläuft. Vor der Verwechslung eines solchen Befunds mit einem Leitungsblock bewahrt einen die vergleichende Untersuchung des N. medianus. Bei dessen Stimulation und Ableitung vom Thenar ist das EMAP nach proximaler Stimulation höher, da sich die akzessorischen Faseranteile an der Innervation der Thenarmuskulatur (z. B. Adductor pollicis und Flexor pollicis brevis) beteiligen. Wichtiger für die Erkennung dieser Innervationsanomalie ist die Ableitbarkeit eines EMAP (mit negativer Auslenkung) vom M. interosseus dorsalis I (z. T. auch vom Hypothenar) nach proximaler-, nicht aber nach distaler Medianusstimulation. Insgesamt

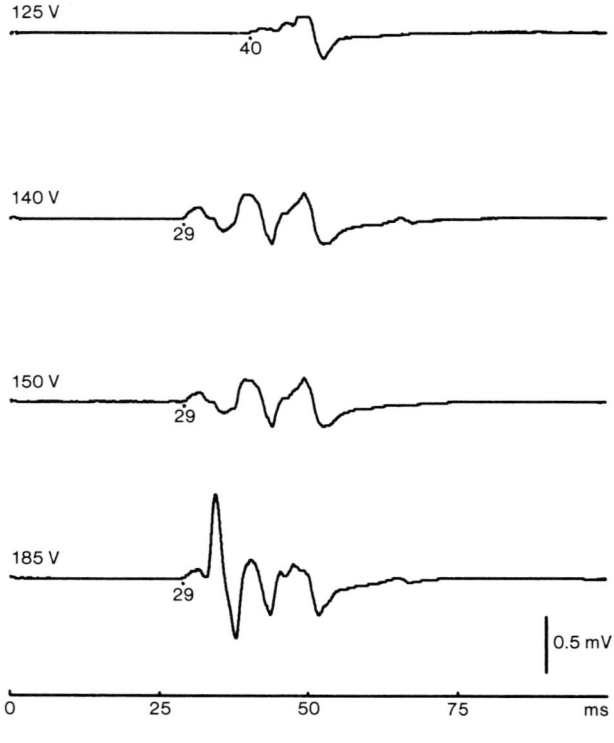

Abb. 161: Erhöhte Reizschwelle der schnellleitenden Fasern
Proximale Medianus-Stimulation und Ableitung des EMAP vom Abductor pollicis brevis mittels Oberflächenelektroden bei einer 69-jährigen Patientin mit chronischer Polyneuritis.
Bei submaximaler Stimulation (125 V) erscheint das Antwortpotenzial mit einer Latenz von 40 ms. Eine leichte Erhöhung der Reizstärke auf 140 V führt zu einer Latenzverkürzung auf 29 ms. Die maximale Amplitude des 1. Anteils des EMAP wird erst bei einer Reizstärke von 185 V erreicht. Die Reizschwelle der schnellleitenden Axone liegt in diesem Fall höher als die der langsamer leitenden Fasern, vermutlich infolge Besonderheiten der intraneuralen Topographie.

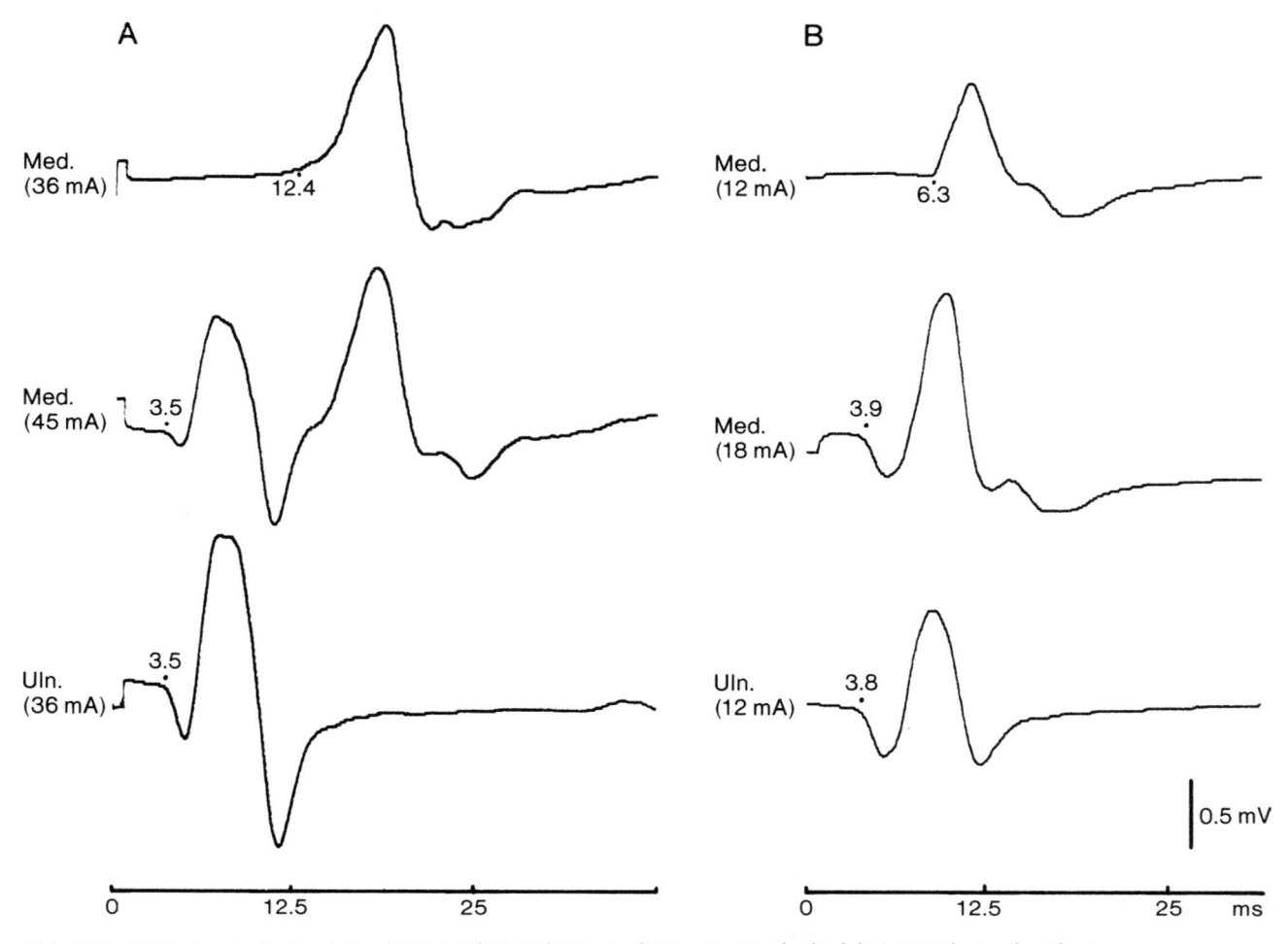

Abb. 162: Miterregung des N. ulnaris bei Stimulation des N. medianus am Handgelenk bei Karpaltunnelsyndrom

A 48-jährige Patientin mit Karpaltunnelsyndrom. Bei Medianus-Stimulation am Handgelenk mit 36 mA stark verzögertes motorisches Summenpotenzial (12,4 ms). Bei Erhöhung der Reizstärke auf 45 mA tritt eine scheinbare Verkürzung der motorischen Latenz auf 3,5 ms infolge hierbei eintretender Miterregung des N. ulnaris ein.

B 57-jährige Patientin mit Karpaltunnelsyndrom. Leichte bis mäßige Verzögerung des EMAP vom Abductor pollicis brevis nach distaler Medianus-Stimulation mit 12 mA. Bei Erhöhung der Reizstärke auf 18 mA scheinbare Verkürzung der Latenz auf 3,9 ms infolge hierbei auftretender Miterregung des N. ulnaris.

Hinweisend auf eine unbeabsichtigte Miterregung eines benachbarten Nerven ist häufig die veränderte Form des Antwortpotenzials mit initial positiver Welle.

---

verläuft die Innervation der Handmuskulatur bei dieser Innervationsanomalie regelrecht in den distalen Anteilen der Nn. medianus und ulnaris, während ein Teil der motorischen Ulnarisfasern sich in Höhe des Ellenbogens im N. medianus statt im N. ulnaris befinden. Die Abnormität besteht somit im Fehlen von »Ulnaris-Axonen« im proximalen Abschnitt des N. ulnaris. Im Übrigen können diese Fasern in Höhe des Oberarms wieder vom N. medianus zum N. ulnaris zurückverlaufen (▶ Abb. 165 und 166).

Konsequenzen aus dieser Anomalie ergeben sich in erster Linie bei proximalen Ulnarisläsionen, z.B. den häufigen Verletzungen oder Kompressionen in Höhe des Ellenbogens. Selbst bei einem kompletten Funktionsausfall bleibt ein Teil der ulnaris-innervierten Handmuskeln funktionstüchtig, da die entsprechenden Axone in Höhe des Ellenbogens im N. medianus verlaufen und somit der Schädigung entgehen. Damit kann z.B. eine proximale N. ulnaris Durchtrennung als partielle Schädigung fehlinterpretiert werden, sodass die an sich indizierte operative Behandlung unterbleibt (Amoiridis, 1992).

> In den genannten Fällen ist die Funktion der Handmuskulatur – trotz komplettem Ausfall des proximalen N. ulnaris-Anteils – mehr oder minder gut erhalten; die Existenz einer »all median hand« ist allerdings fraglich (Gutmann, 1993).

Die praktische Bedeutung der Martin-Gruber-Anastomose ist weniger groß als es die oben genannten Häufigkeitsangaben vermuten lassen, da von dem Fasertransfer vor allem motorische Fasern für die Versorgung der Mm. adductor pollicis und interosseus dorsalis I betroffen sind, seltener und in geringerem Ausmaß die Axone zur Innervation des Hypothenar, von dem im Rahmen der motorischen Neurographie des N. ulnaris routinemäßig abgeleitet wird.

Beim Vorliegen einer Martin-Gruber-Anastomose und gleichzeitigem Vorliegen eines Karpaltunnelsyndroms resultiert bei proximaler Medianusstimulation eine frühzeitigere Erregung der ulnarisinnervierten

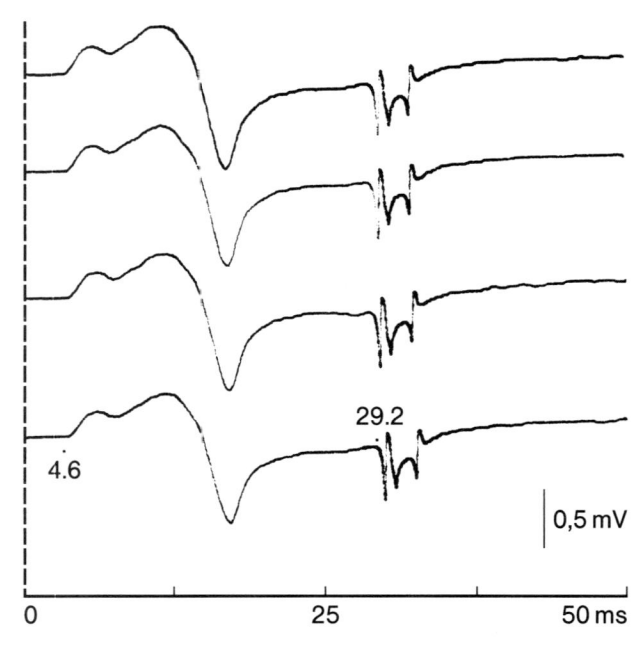

Abb. 163: Hochgradiges Supinatorsyndrom mit vorgetäuschter normaler motorischer Überleitungszeit (4,6 ms) durch volumgeleitete Aktivität vom M. extensor carpi radialis

Das vom M. abductor pollicis longus stammende – über den komprimierten Ramus profundus laufende – EMAP erscheint hochgradig verzögert als zweiter Anteil des Antwortpotenzials. Der volumgeleitete frühe Anteil weist stumpfe, abgerundete Komponenten auf, der von der Ableitstelle stammende »echte« Anteil enthält demgegenüber Spike-Komponenten als Hinweis auf den Ursprung des Potenzials in unmittelbarer Nachbarschaft der Ableitelektrode.
Nadelableitung vom M. abductor pollicis longus nach Stimulation des N. radialis am distalen Oberarm.

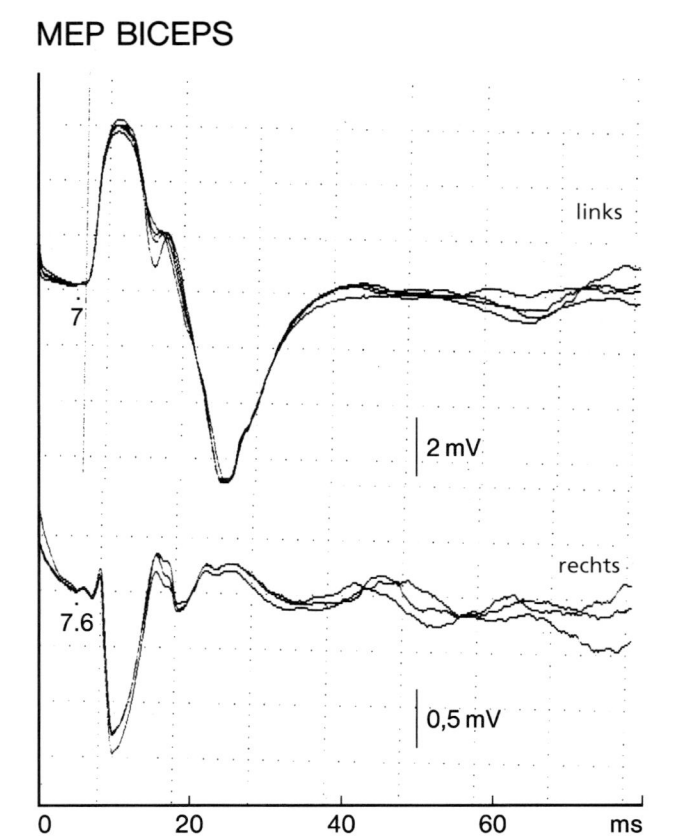

Abb. 164: Trotz kompletter N. musculo-cutaneus-Parese erhaltenes Antwortpotenzial im rechten M. biceps brachii nach Magnetstimulation am Erbschen Punkt

Die sehr niedrige Amplitude (1,8 mV im Vergleich zu 13,1 mV auf der Gegenseite) und vor allem die monophasisch-positive Deformierung des Potenzials weisen auf volumgeleitete Aktivität von miterregten Nachbarmuskeln hin.

Handmuskeln, deren Nervenfasern am Unterarm vom N. medianus zum N. ulnaris wechseln und nicht, wie die zum Thenar verlaufenden Fasern, im Karpaltunnel verzögert werden. Die Summenpotenziale der ulnarisinnervierten Muskulatur gelangen durch Volumleitung zu der Ableitelektrode über dem M. abductor pollicis brevis und bedingen eine positive Vorwelle (Gutmann et al., 1986). Eine solche positive Vorwelle bei proximaler Medianusstimulation kann der einzige Hinweis auf ein leichtes Karpaltunnelsyndrom sein (Gutmann, 1993). Bei ausgeprägtem Karpaltunnelsyndrom ist die distale motorische Latenz entsprechend verlängert, während die Latenzzeit nach proximaler Stimulation normal sein kann – bedingt durch die Impulsleitung in den zum N. ulnaris kreuzenden, den Thenar mitinnervierenden Fasern. Hieraus errechnet sich eine abnorm rasche motorische NLG des N. medianus und weist auf die Fehlermöglichkeit hin (Iyer und Fenichel, 1976).

Fasertransfer vom N. ulnaris zum N. medianus
Sehr selten verlaufen Axone zur Innervation der lateralen Thenarmuskulatur in Höhe des Ellenbogens im N. ulnaris statt im N. medianus, und kreuzen erst im Verlauf des Unterarms zum »richtigen« Nerven. Demgemäß zeigt die distale Medianusstimulation ein reguläres EMAP im M. abductor pollicis brevis, während es bei proximaler Medianusstimulation fehlt oder erniedrigt ist. Die Differenzialdiagnose zum Leitungsblock gelingt dadurch, dass bei proximaler – nicht aber bei distaler – Ulnarisstimulation ebenfalls ein EMAP im Abductor pollicis brevis erhalten wird (wobei zum Ausschluss eines volumgeleiteten Potenzials auf einen negativen Abgang geachtet werden muss) (Streib, 1979; Gutmann, 1993). Als Folge dieser Innervationsanomalie bleibt die Funktion der medianus-innervierten Thenarmuskulatur ganz oder partiell erhalten, auch wenn ein kompletter Funktionsausfall des proximalen N. medianus vorliegt.

Fasertransfer zwischen N. medianus und N. ulnaris in der Hohlhand (Riche-Cannieu-Anastomosen)
Zwischen dem motorischen Medianusendast (R. thenaris) und dem tiefen Ulnarisast (R. profundus) ist seit langem ein Faseraustausch bekannt, der offenbar in beiden Richtungen verlaufen kann.

Eine Möglichkeit besteht darin, dass der N. medianus – der normalerweise die Mm. abductor pollicis brevis, opponens pollicis und den oberflächlichen Kopf des flexor pollicis brevis innerviert – zusätzlich den tiefen Kopf des Flexor pollicis brevis versorgt, selten außerdem den M. adductor pollicis und interosseus dorsalis I. In letzterem Fall handelt es sich wohl nur um eine Mitinnervation und nicht um eine ausschließliche Versorgung durch den N. medianus (Gutmann, 1993).

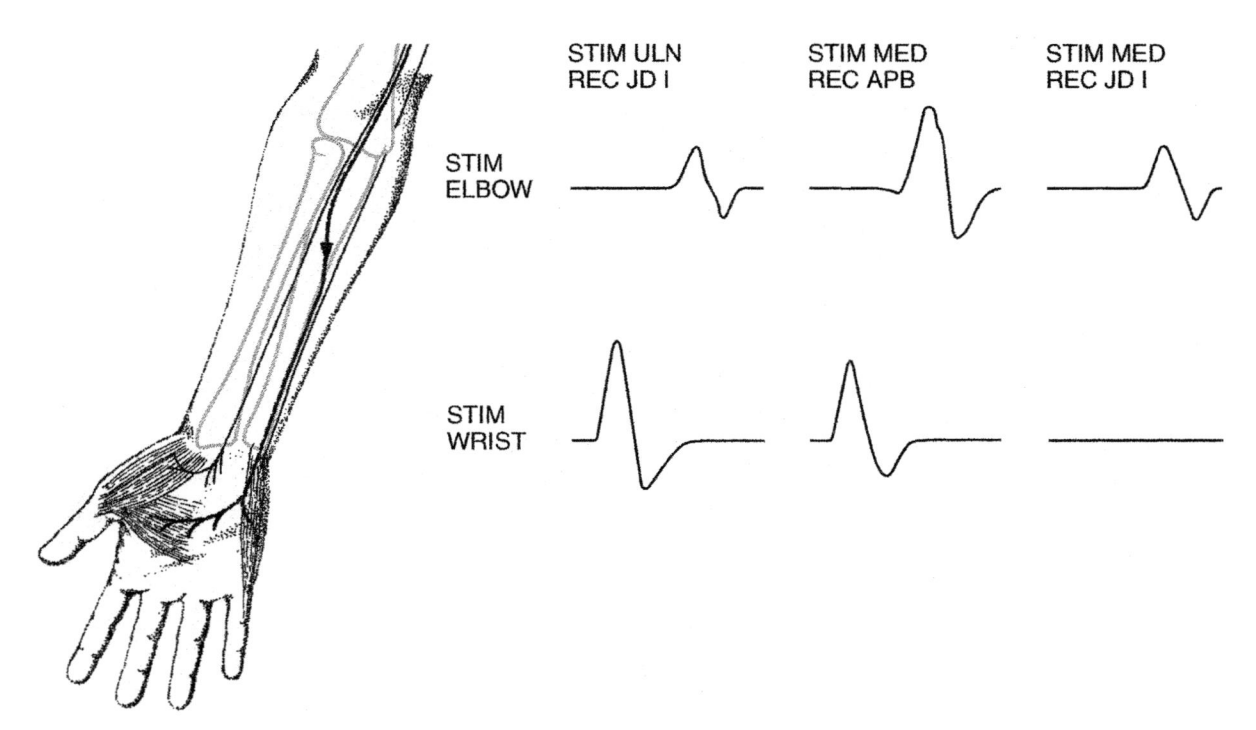

Abb. 165: Martin-Gruber-Anastomose
Transfer motorischer Axone vom N. medianus in Höhe des Unterarms auf den N. ulnaris. Bei der motorischen Neurographie des N. ulnaris resultiert hieraus ein erniedrigtes Antwortpotenzial bei Stimulation in der Ulnarisrinne. Die fehlerhafte Annahme eines Leitungsblocks wird vermieden durch den Nachweis eines motorischen Antwortpotenzials in der Ulnaris-innervierten Handmuskulatur (besonders M. interosseus dorsalis 1) nach proximaler Medianusstimulation.
Einzelheiten siehe Text.

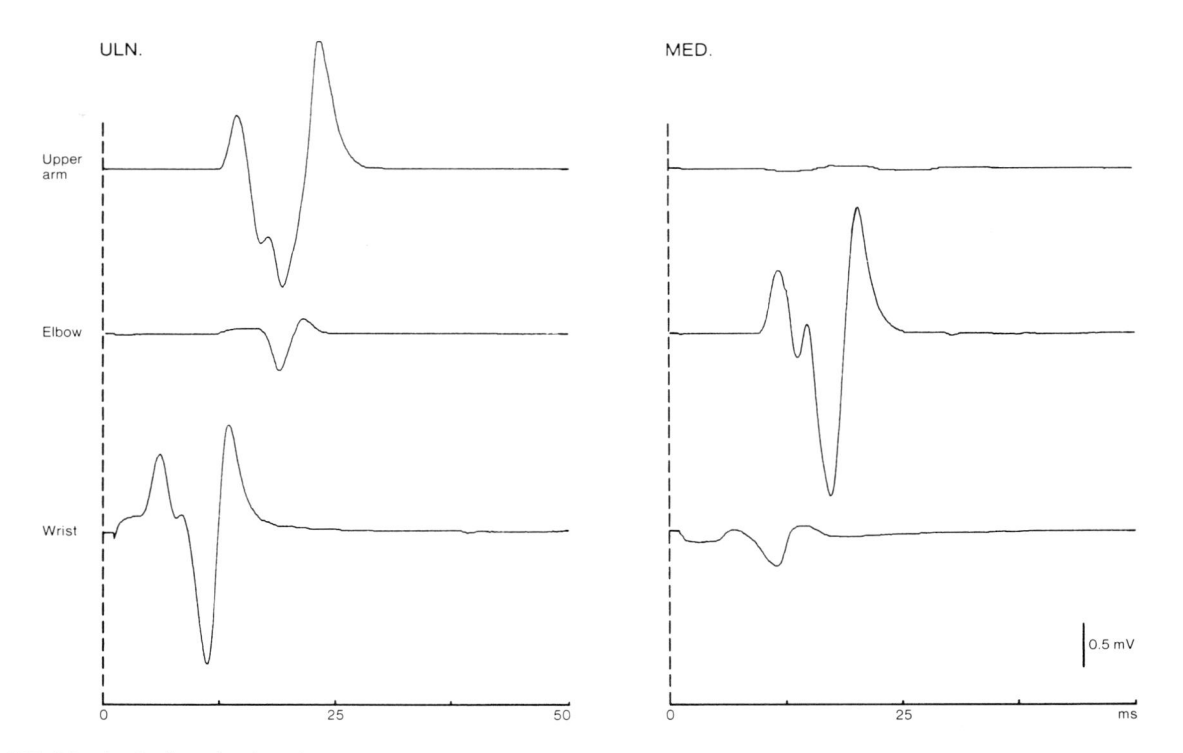

Abb. 166: Martin-Grubersche Anastomose
Ableitung des EMAP vom Abductor digiti minimi nach Stimulation des N. ulnaris (links) und des N. medianus (rechts).
Nach Ulnarisstimulation am Handgelenk und im Sulcus bicipitalis regelrechtes Antwortpotenzial, während bei Ulnarisstimulation im Sulcus ulnaris nur ein niedriggespanntes Antwortpotenzial registriert wird. Ein wesentlich höhergespanntes Antwortpotenzial im Abductor digiti minimi findet sich dagegen nach Stimulation des N. medianus in der Ellenbeuge.
Dieser Befund spricht dafür, dass die zum Hypothenar ziehenden Ulnarisfasern im Bereich des Ellenbogens nicht im N. ulnaris, sondern im N. medianus verlaufen, während sie sowohl im Unterarm- als auch im Oberarmabschnitt einen regulären Verlauf im Ellennerven aufweisen.

Umgekehrt kann der R. profundus nervi ulnaris die Innervation des oberflächlichen Kopfes des M. flexor pollicis brevis übernehmen, selten auch die der Mm. abductor pollicis brevis und opponens pollicis (Sachs et al., 1995). Auch bei dieser Konstellation handelt es sich wohl nur um eine Mitinnervation und nicht um eine ausschließliche Versorgung durch den N. ulnaris; zumindest konnten wir ebenso wie Gutmann (1993) nie eine ausschließliche Innervation der gesamten Thenarmuskulatur über den N. ulnaris (»all ulnar hand«) feststellen.

Die Kenntnis der genannten Innervationsanomalien ist deswegen von Bedeutung, weil dadurch bei einer N. medianus Läsion klinische und elektromyographische Veränderungen z. B. im Adductor pollicis und Interosseus dorsalis I auftreten und eine Mitschädigung des N. ulnaris nahelegen können. Umgekehrt führt eine N. ulnaris Läsion gelegentlich zu Denervierungszeichen im Abductor pollicis brevis und kann Anlass zum Fehlschluss einer zusätzlichen N. medianus Schädigung werden (Dumitru et al., 1988).

N. peroneus accessorius

An der *unteren Extremität* ist vor allem die Mit-Innervation des M. extensor digitorum brevis durch den N. peronaeus accessorius (einem fakultativen Ast des N. peronaeus superficialis) wichtig (Prutkin, 1980) (▶ Abb. 167). Beim Vorliegen dieser Innervationsanomalie resultiert bei elektrischer Reizung des N. peronaeus profundus an der Dorsalseite des Sprunggelenks ein erniedrigtes EMAP (▶ Abb. 168). Bei ergänzender Stimulation hinter dem Außenknöchel – die normalerweise zu keinem Antwortpotenzial im M. extensor digitorum brevis führt – lässt sich ein EMAP registrieren, dessen Amplitude vom Grad der Mit-Innervation durch den N. peronaeus accessorius abhängt (▶ Abb. 168).

Die Mitinnervation des (lateralen) Anteils des Extensor digitorum brevis durch einen N. peronaeus accessorius findet sich bei 21–28 % aller Individuen und kommt familiär gehäuft vor (Gutmann, 1993).

Durch das Vorliegen dieser Innervationsanomalie kann der Nachweis eines partiellen Leitungsblocks in Höhe des Fibulaköpfchens erschwert werden. In diesem Fall empfiehlt sich eine Ableitung des EMAP vom M. ti-

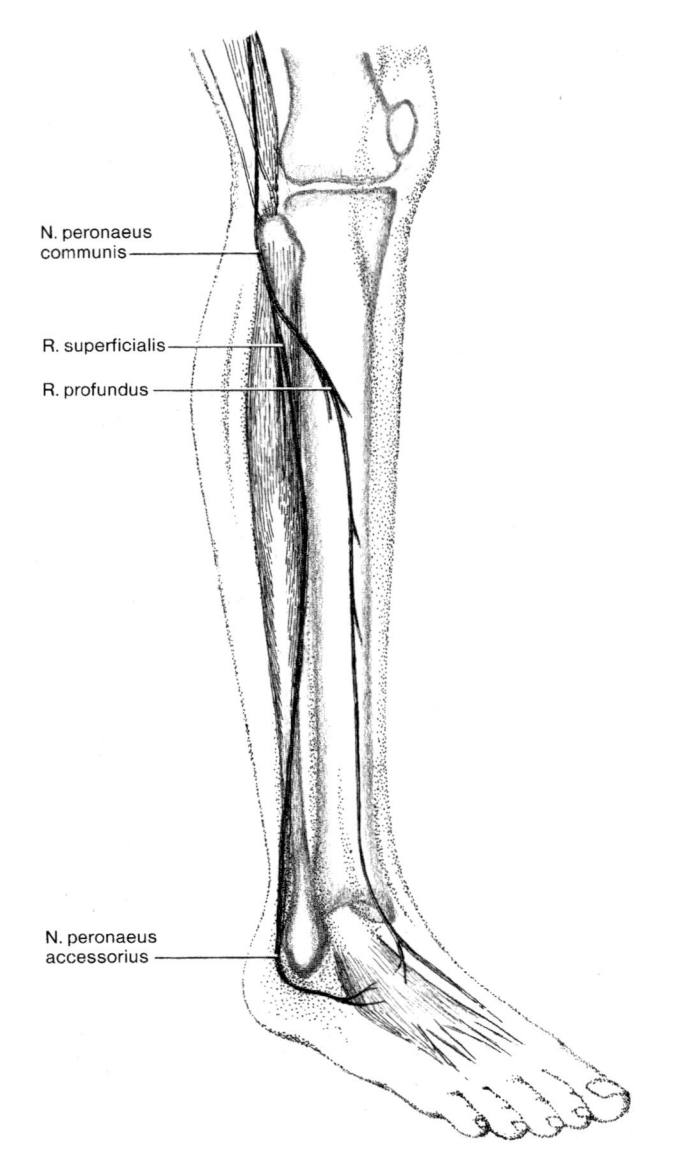

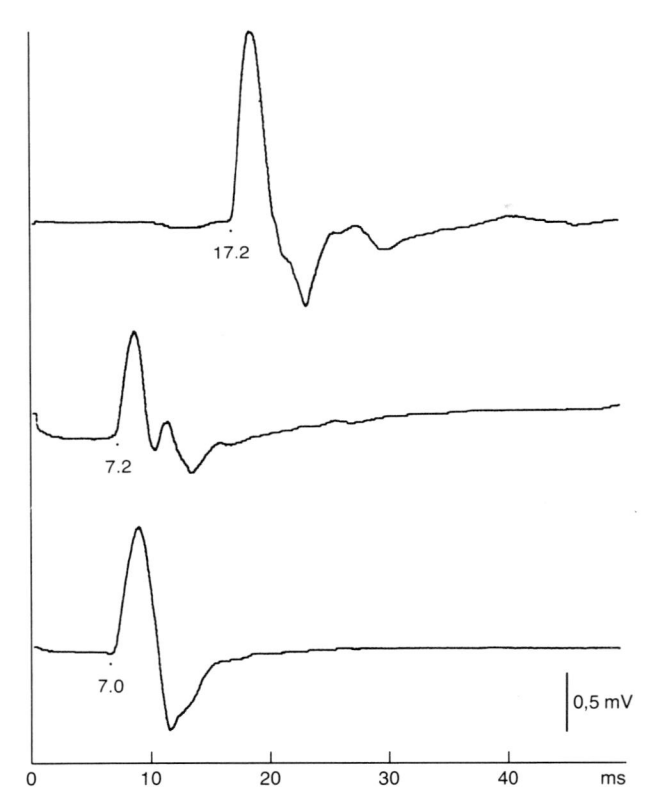

Abb. 167: Mit-Innervation des M. extensor digitorum brevis durch einen N. peronaeus accessorius

Abb. 168: N. peronaeus accessorius
Bei distaler Stimulation des N. peronaeus (Zeile 2) findet sich im M. extensor digitorum brevis ein im Vergleich zur proximalen Stimulation (Zeile 1) erniedrigtes Antwortpotenzial. Bei ergänzender Stimulation hinter dem Außenknöchel lässt sich ein etwas höheres Antwortpotenzial im gleichen Latenzbereich registrieren (Zeile 3), was als Hinweis auf das Vorliegen einer Mit-Innervation des M. extensor digitorum brevis durch einen N. peronaeus tertius anzusehen ist.

bialis anterior mit Stimulation proximal und distal des Fibulaköpfchens.

Außerdem kann diese Intervationsvariante Verwirrung stiften bei einer Läsion des N. peroneus profundus, wenn die Funktion des M. extensor digitorum brevis – infolge der Mitinnervation durch einen Ast des N. peroneus superficialis – besser ist als die der Fuß- und langen Zehenstrecker.

Sofern bei einer Innervationsanomalie ein motorisches Antwortpotenzial durch die Erregung von 2 Nerven zustande kommt, kann durch eine simultane distale Stimulation des »unerwünschten« Nerven dessen Anteil am EMAP durch Kollision ausgeschaltet werden (Kimura, 1983).

In einer eigenen Beobachtung verlief auch ein Teil der sensiblen Innervation über einen N. peronaeus tertius, sodass bei der sensiblen Neurographie des N. peronaeus in Standardtechnik ein erniedrigtes SNAP resultierte und dadurch die Diagnose des vorliegenden L 5–Syndroms erschwerte (da ein amplitudengemindertes SNAP bekanntlich als Hinweis auf eine infraganglionäre Schädigung gilt).

Seltenere Innervationsanomalien an der unteren Extremität
In seltenen Fällen findet ein Fasertransfer vom N. tibialis auf den N. peroneus communis statt, wobei in einem derartigen Fall außerdem der N. suralis vollständig aus dem N. peroneus communis entsprang (Phillips und Morgan, 1993). Ebenso selten ist eine ausschließliche Innervation des Extensor digitorum brevis durch den N. tibialis (Linden und Berlit, 1994; Glocker et al., 1994), was die neurographische Erfassung einer Peroneusläsion erschweren kann.

2.3 Reflex- und F-Wellen-Befunde

2.3.1 Orbicularis oculi-Reflex

Normalbefunde. Der Orbicularis oculi-Reflex (OoR) ist bei Gesunden regelmäßig auslösbar. Die nur ipsilateral vorhandene frühe Reflexantwort (R 1) erscheint mit einer Latenz von 8–12 ms und ist bei wiederholter Auslösung bezüglich Latenz und Amplitude weitgehend konstant. Die bilateral auftretende späte Reflexantwort (R 2) zeigt dagegen auch bei korrekter Auslösung (▶ Kap. 1.4.1) eine deutliche Varianz bezüglich Latenz und Amplitude. Für die Messung verwertet werden die minimale Latenz und maximale Amplitude von mindestens 5 Reflexantworten (▶ Abb. 169).

Die Reflexamplituden hängen stark von der Vigilanz ab, sodass Amplitudendifferenzen meist keinerlei diagnostische Bedeutung zuerkannt wird. Wir haben in einem Normalkollektiv von 30 gesunden Versuchspersonen in keinem Fall eine Amplitudendifferenz von mehr als 40 % gefunden, sodass wir eine Amplitudenreduktion um mehr als die Hälfte zumindest als Verdachtsbefund ansehen (Stöhr und Petruch, 1978).

Die Normwerte für die frühen und späten Reflexantworten sowie deren Seitendifferenz sind in Tabelle 7 zusammengefasst.

Pathologische Reflexantworten finden sich bei Läsionen des afferenten und efferenten Schenkels des Reflexbogens und bei bulbo-pontinen Prozessen, wobei 5 Hauptschädigungstypen unterschieden werden können (Kimura, 1973; Schenck und Manz, 1973; Dengler und Struppler, 1981 b) (▶ Abb. 170):

1. Läsion des *N. trigeminus*, genauer des N. ophtalmicus (V 1). Bei diesem Läsionstyp sind der Frühreflex ipsilateral, der Spätreflex beiderseits verzögert oder ausgefallen, sofern die Stimulation auf der Seite der Schädigung erfolgt. Bei Stimulation auf der Gegenseite sind die Reflexantworten auf beiden Seiten normal. Wichtig ist dabei, dass klinisch latente Schädigungen erfasst werden können, z. B. bei Kleinhirn-Brückenwinkel-Tumoren.
2. Eine Läsion der oligosynaptischen Reflexverbindung in der *Brückenhaube* z. B. durch Infarkte, Tumoren oder Entzündungen bedingt eine isolierte Verzögerung bzw. einen Ausfall des ipsilateralen Frühreflexes bei sonst regelrechten Befunden.
3. Die Schädigung der deszendierenden Reflexbahn in der lateralen Medulla oblongata z. B. beim Wallen-

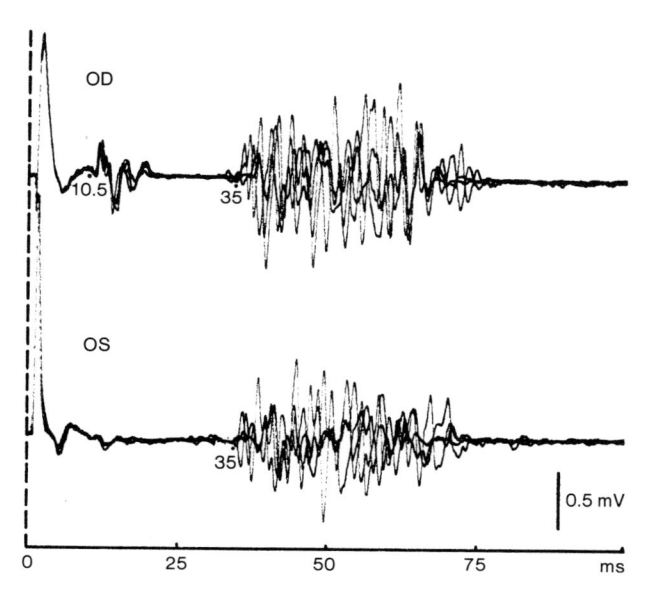

Abb. 169: Orbicularis oculi-Reflex
Simultane Aufzeichnung der Reflexantworten vom M. orbicularis oculi rechts (obere Zeile) und links (untere Zeile) nach Stimulation des N. supraorbitalis rechts. Der Frühreflex erscheint nur ipsilateral zur Seite der Stimulation, der Spätreflex bilateral.

berg-Syndrom oder beim Zustand nach Traktotomie, führt zur bilateralen Verzögerung bzw. zum bilateralen Ausfall des Spätreflexes, sofern die Stimulation auf der betroffenen Seite erfolgt. Bei Stimulation auf der Gegenseite zeigen sich beiderseits regelrechte Antworten. Bei Verlaufsuntersuchungen findet sich bei fast allen Patienten eine Normalisierung von zuvor pathologischen Reflexantworten (Vila et al., 1997).

Ausgedehntere Prozesse in der Medulla oblongata, welche die medial vom Tractus spinalis befindlichen Anteile der Formatio reticularis einbeziehen, führen zu noch stärkeren Verzögerungen (oder zum Ausfall) des ipsilateral abgeleiteten Spätreflexes im Vergleich zum kontralateral registrierten Spätreflex. Bei kontralateraler Stimulation und Ableitung auf der Seite der paramedianen bulbo-pontinen Läsion zeigt sich eine isolierte Verzögerung des Spätreflexes bei normalen ipsilateralen Reflexantworten.

4. Eine isolierte bulbo-pontine Läsion medial der deszendierenden Reflexbahnen, d. h. im lateralen Tegmentum führt zu einer isolierten Verzögerung (bzw. einem Ausfall) der späten Reflexantwort auf der betroffenen Seite bei normalem Spätreflex auf der Gegenseite, und zwar unabhängig von der Seite der Stimulation. Dieser »tegmental type of R2 abnormality« (Aramideh et al., 1997) beruht auf einer Läsion der zum Facialiskern aszendierenden polysynaptischen Reflexbahn.

5. Bei Schädigungen, die den *N. facialis* oder dessen Kerngebiet betreffen, sind alle Reflexantworten auf der betroffenen Seite verzögert oder ausgefallen, unabhängig davon, ob die Stimulation ipsi- oder kontralateral durchgeführt wird.

Tab. 7: Normwerte der Reflex-und F-Antworten
*: = R_2ipsi im Vergleich zur simultan abgeleiteten Reizantwort R_2contra der anderen Gesichtshälfte; beim Vergleich R_2ipsi zu R_2contra derselben Gesichtshälfte gilt 8 ms als maximale physiologische Seitendifferenz.
Nach Kimura et al. (1969), Eisen et al. (1977 a), Lachmann et al. (1980), Tanzola et al. (1980), Bilkey et al. (1983), Vodušek et al. (1983), Tackmann et al. (1988), Ongerboer de Visser et al. 1989; Vodušek (1990), Hopf et al. (1991), Schott et al. (1995).
(Obere Normgrenzen von den meisten Autoren errechnet aus Mittelwert und 2- bis 2,5-facher Standardabweichung)

Orbicularis oculi-Reflex	Latenz (m/s)		
	m	oberer Grenzwert	maximale Seitendifferenz
R_1	10,6	12,2	1,2
R_2ipsi	31,3	38,0	5,0*
R_2contra	31,6	39,2	5,0*

Masseterreflex	Latenz (m/s)		
	m	oberer Grenzwert	maximale Seitendifferenz
< 40 Jahre	6,9	7,9	0,5
> 40 Jahre	7,6	8,9	0,5

Kieferöffnungsreflex	Dauer (ms)		Latenz (m/s)
	unterer Grenzwert	oberer Grenzwert	maximale Seitendifferenz
silent period 1	9,0	15,0	2,0
silent period 2	20,0	60,0	5,0

H-Reflex (M. soleus)	Latenz (ms) bei Körpergröße						Max. Seitendifferenz	
	147–160 cm		163–175 cm		178–193 cm		Latenz	Amplitude
	m	m + 2 SD	m	m + 2 SD	m	m + 2 SD	(ms)	(%)
	28,45	32	29,9	34,2	31,5	34	2,2	50
F-Welle								
M. soleus	29,5	34,1	32,6	36,8				
M. ext. dig. brev.	46,3	52,7	49,3	56,9	52,8	61,2		
M. flex. hall. brev.	47,3	54,5	50,6	58	55,4	63,6		
	vom Handgelenk		vom Ellenbogen					
M. abd. poll. brev.	26,6	31	22,4	25,6			2,0	
M. abd. dig. min.	27,0	31	23,0	26,2			2,0	

2.3 Reflex- und F-Wellen-Befunde

Bulbocavernosus-Reflex	Latenz (ms)	
	m	m + 2,5 SD
früheste von 10 Reizantworten	31,4	39,9
späteste von 10 Reizantworten	34,6	46,1
maximale Seitendifferenz zweier simultaner Reizantworten	5 ms	

Analreflex	Latenz	
	m	obere Normgrenze
bei klitoridaler bzw. peniler Stimulation	35	45
bei perianaler Stimulation		
R 1	4,9	7,1
R 2	13,2	14,1
R 4	56,0	83,0

Muskeleigenreflexe Reflex	Mittelwert		Oberer Normgrenzwert	
	Rechts	Links	Rechts	Links
M. biceps brachii	11,36 ± 1,34	11,35 ± 1,4	14,8	14,9
M. triceps brachii	10,82 ± 0,93	10,73 ± 1,24	13,1	13,8
M. vastus medialis	18,31 ± 2,2	18,67 ± 2,33	23,8	24,6

Schließlich gibt es z.B. bei Multipler Sklerose *multifokale Schädigungen* in verschiedenen Anteilen der Reflexbahn mit wechselnden Kombinationen der eben genannten typischen Reflexbefunde. Im Beispiel der Abbildung 171 zeigt sich bei Stimulation und Ableitung rechts ein Ausfall von R1 als Hinweis auf eine Unterbrechung der oligosynaptischen Reflexverbindung in der Brückenhaube. Zusätzlich findet sich eine Verzögerung der kontralateral abgeleiteten R2–Komponente als Ausdruck einer Schädigung der links paramedian aszendierenden polysynaptischen Reflexbahn.

Bilaterale Latenzverlängerungen von R1 stellen einen diagnostisch wichtigen Befund bei Guillain-Barré-Syndrom, Miller-Fisher-Syndrom und HMSN dar (Marx, 2003).

R2 ist als polysynaptischer Reflex abhängig von der Bewußtseinslage und von suprasegmentalen Einflüssen (Cruccu und Deuschl, 2000). Akute Läsionen im Bereich der Großhirnhemisphären, wie z.B. Hirninfarkte, können daher über Wochen bis Monate zu verminderten oder gar ausgefallenen R2–Komponenten beidseits nach Stimulation auf der betroffenen Seite führen, in der Akutphase auch zu einer Verzögerung der R1–Komponente (Aramideh und Ongerboer de Visser, 2002).

Der Orbicularis oculi-Reflex ist normalerweise nur im M. orbicularis oculi registrierbar. Unter pathologischen Bedingungen kommt es zu einer *Ausbreitung* dieses Reflexes *auf die übrigen mimischen Muskeln*, z.B. bei Facialisspasmus, Reinnervation nach peripherer Facialisparese, aber auch bei Krankheiten mit erhöhter zentralnervöser Erregbarkeit, wie z.B. beim Tetanus (▶ Kap. 3.3.3 und 3.7.5.).

Ein *bilaterales Auftreten des Frühreflexes* beobachteten wir in einem Fall bei Ramsay-Hunt-Syndrom sowie beim Tetanus (Stöhr et al., 1991). In letzterem Fall können gelegentlich auch abnorm frühe R 2–Antworten mit Latenzen um 20 ms registriert werden, was dafür spricht, dass unter diesen Bedingungen weniger Synapsen durchlaufen werden.

Eine gekreuzte R 1–Antwort kann auch beim Gesunden ausgelöst werden, sofern eine Facilitation der Reflexerregbarkeit (willkürlicher Lidschluss oder konditionierende elektrische Stimuli) vorgenommen wird (Willer et al., 1984; Soliven et al., 1988). Auch bei Applikation des Stimulus durch den Probanden selbst, d.h. Selbstauslösung des Lidschlussreflexes, resultiert öfters eine kontralaterale R 1–Komponente neben einer Amplitudensteigerung der frühen Reflexantwort (Meinck et al., 1992).

Als Maß der Reflexerregbarkeit des OoR kann dessen Habituation überprüft werden, die z.B. bei Blepharospasmus, Meige- Syndrom und Gilles de la Tourette-Syndrom vermindert ist (Berardelli et al., 1985; Smith und Lees, 1989; Deuschl und Glocker, 1997).

Eine Modifikation des Lidschlussreflexes, mittels derer eine Funktionsprüfung der Nn. mentalis und -alveolaris inferior möglich ist, besteht in der elektrischen Stimulation des N. mentalis (Jääskeläinin und Peltola, 1994). Auch nach N. lingualis-Reizung wurden späte Reflexantworten im M. orbicularis oculi registriert (Pavesi und Medici, 1996).

Eine Fehlermöglichkeit bei einseitigem Reflexausfall ergibt sich daraus, dass über die Referenzelektrode eine von der Gegenseite stammende niedrige Reflexantwort

2 Allgemeine Untersuchungsbefunde

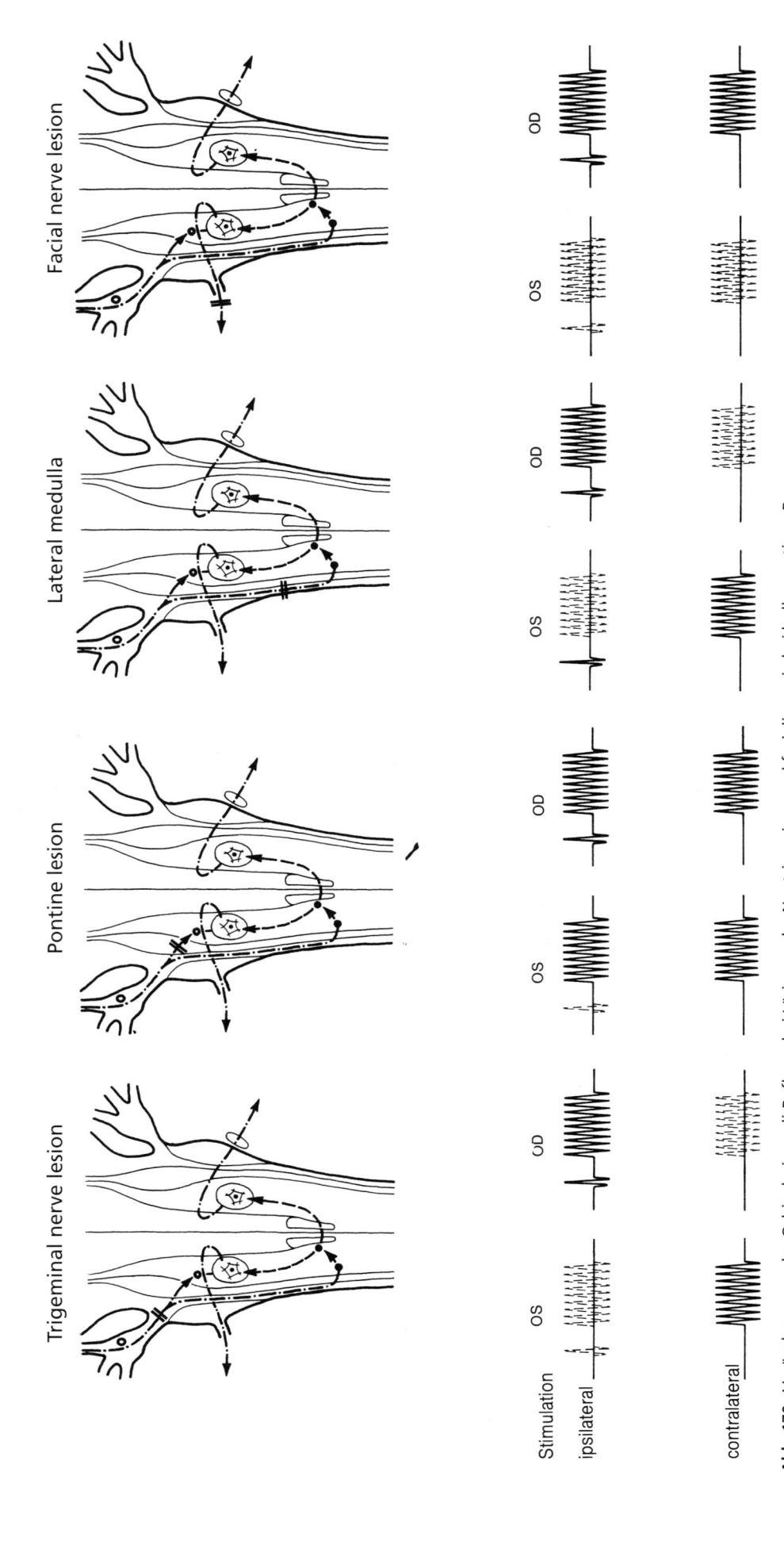

Abb. 170: Veränderungen des Orbicularis oculi-Reflexes bei Läsionen der Nn. trigeminus und facialis sowie bei bulbopontinen Prozessen
In allen 4 Beispielen wurde eine linksseitige Schädigungslokalisation gewählt. Die gestrichelt gezeichneten Potenziale bedeuten einen Ausfall oder eine signifikante Latenzverzögerung der jeweiligen Reflexantwort. Die isolierten oder zusätzlichen Läsionen der bilateral – von der Medulla oblongata zum Facialiskern – aszendierenden Reflexbahn wurden aus der Darstellung ausgespart aber im Text berücksichtigt und lassen sich zwanglos aus der Kenntnis der Reflexbahnen ableiten.

174

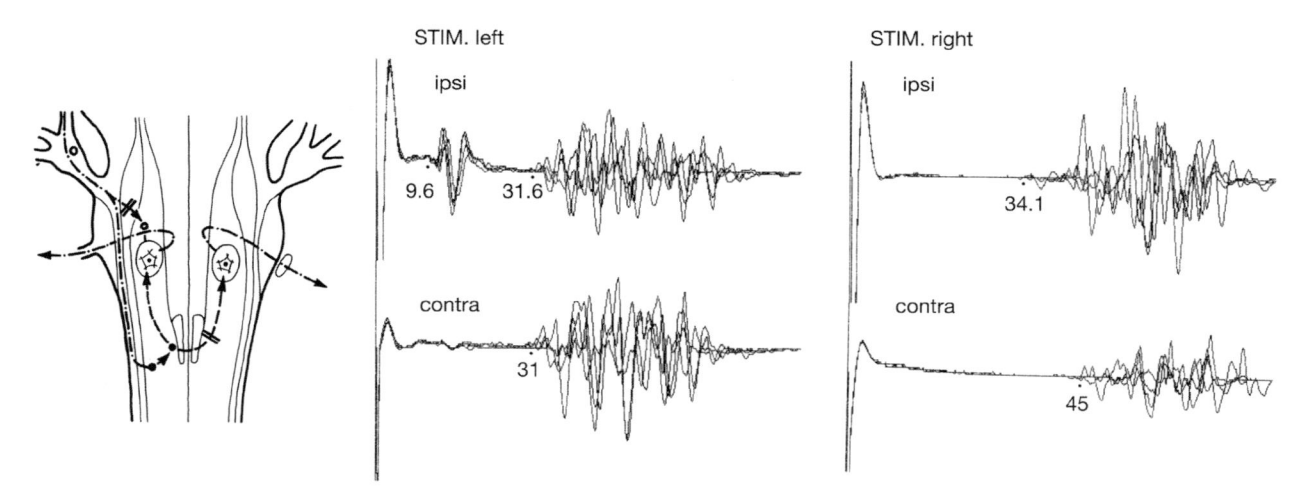

Abb. 171: Nachweis von zwei Läsionsorten mittels OoR
Nach Stimulation des N. supraorbitalis links resultiert ein Normalbefund. Nach Stimulation auf der rechten Seite resultiert ein Ausfall des ipsilateralen Frühreflexes als Hinweis auf eine rechtsseitige pontine Läsion. Daneben findet sich eine deutliche Verzögerung der kontralateral abgeleiteten späten Reflexantwort als Hinweis auf eine links paramedian lokalisierte medulläre Läsion.

von normaler Latenz auftreten kann. In solch einem Fall empfiehlt sich eine Befundkontrolle nach Verlagerung der Referenzelektrode auf die seitliche Schädelkalotte.

2.3.2 Massenterreflex

Der simultan vom rechten und linken M. masseter abgeleitete Reflex (▶ Kap. 1.4.2.) stellt eine Funktionsprüfung des 3. Trigeminusastes, des Tractus und Nucleus mesencephalicus sowie des motorischen Trigeminuskerns dar (Hopf et al., 1991) (▶ Abb. 172). Bewertet werden Latenz, Amplitude und deren Seitendifferenz, wobei absolute Latenzen von mehr als 9 ms sowie Latenzdifferenzen von mehr als 1,0 ms als pathologisch gelten (Dengler und Struppler, 1981 a). Neuere Arbeiten beschreiben bei unter 40-jährigen niedrigere Grenzwerte sowie eine maximale physiologische Seitendifferenz der Latenz von 0,5 ms (Thömke, 2003) (▶ Tab. 7). Als abnorme Befunde werden außerdem das einseitige Fehlen der Reflexantwort oder eine Amplitudendifferenz von mehr als 50 % (Thömke, 2003) gewertet. Ein bilaterales Fehlen kommt dagegen auch bei Normalpersonen vor, besonders bei Personen im Alter von über 70 Jahren.

Ein pathologischer Ausfall des Masseter-Reflexes gilt als Hinweis auf eine ipsilaterale Hirnstammläsion zwischen kaudalem Pons und rostralem Mesencephalon, sofern eine Schädigung peripherer Anteile des Reflexbogens ausgeschlossen ist. Dementsprechend finden sich pathologische Reflexbefunde besonders bei Infarkten, Blutungen und Tumoren entsprechender Lokalisation, aber auch bei Multipler Sklerose und bei einer Arnold-Chiari-Malformation (Thömke, 2003).

2.3.3 Kieferöffnungsreflex

Dieser auch als Masseterhemmreflex bezeichnete Hirnstammreflex stellt einen inhibitorischen Schutzreflex zur Vermeidung von Bißverletzungen dar, der bei Gesunden zuverlässig auslösbar ist (▶ Abb. 172) (Haßfeld und Meinck, 1992, Cruccu und Deuschl, 2000).

Der Kieferöffnungsreflex spielt eine wichtige diagnostische Rolle in der Frühdiagnose des Tetanus bzw. in der Differenzial-Diagnose des Trismus. Als pathologisch gilt dabei ein Fehlen der normalerweise auftretenden Innervationsstille (▶ Kap. 3.7.).

Da dieser Reflex aus zwei Hemmungsphasen (silent periods) besteht (SP 1 und SP 2), die im Hirnstamm unterschiedlich verschaltet sind, resultieren bei umschriebenen bulbo-pontinen Läsionen variable Ausfallsmuster, die lokalisatorische Rückschlüsse erlauben (Ongerboer de Visser, 1989). So findet sich bei Läsionen im dorsalen Tegmentum im Niveau der mittleren Brücke eine pathologische SP 1 + SP 2–Phase, während Schädigungen am bulbo-pontinen Übergang nur SP 2 beeinträchtigen. Als pathologisch gelten ein Ausfall bzw. eine Verkürzung von SP 1 und/oder SP 2 sowie eine Latenzzunahme auf mehr als 15 ms (SP 1) bzw. mehr als 60 ms (SP 2) (▶ Tab. 7).

Selbstverständlich kann die reflektorische Hemmung nur wirksam werden, wenn die afferente Zuleitung intakt ist, sodass der Kieferöffnungsreflex bei einer Läsion des N. mentalis (bzw. des R. mandibularis) bei Stimulation auf der betroffenen Seite bilateral fehlt.

2.3.4 H-Reflex

Normalbefunde. Der bei Gesunden regelmäßig im M. triceps surae und im M. quadriceps femoris auslösbare H-Reflex (1.4.4.) erscheint typischerweise bei einer Nervenstimulation im Bereich der motorischen Schwelle, um bei supramaximaler Stimulation zu verschwinden (▶ Abb. 173 und 174). Bei repetitiver Stimulation mit 0,5/s ist jeder Reiz von einer Reflexantwort annähernd konstanter Latenz und Amplitude gefolgt (▶ 175b, obere 3 Spuren). Die Reizstärke wird dabei so gewählt, dass

2 Allgemeine Untersuchungsbefunde

Masseterreflex

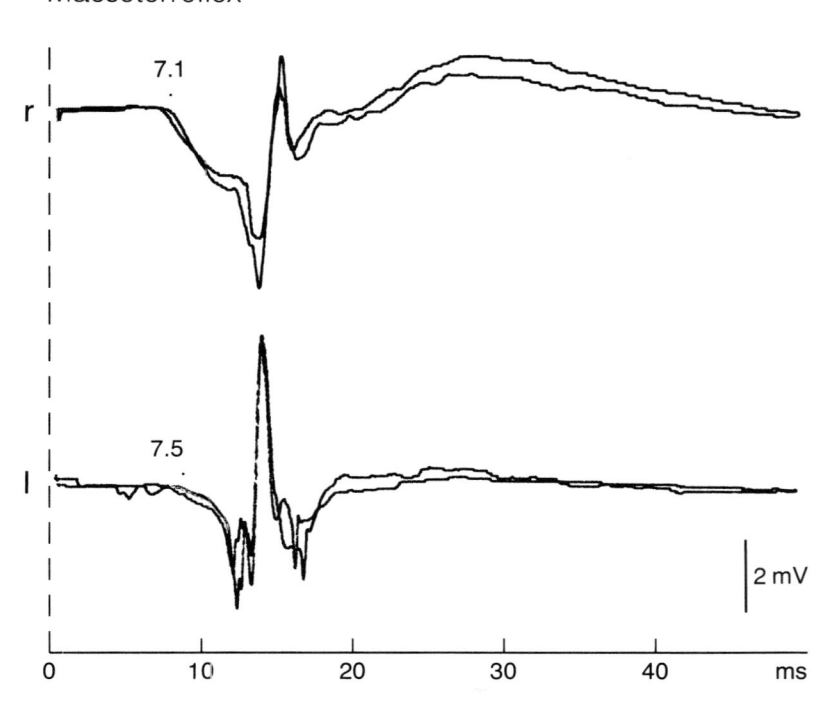

Kieferöffnungsreflex

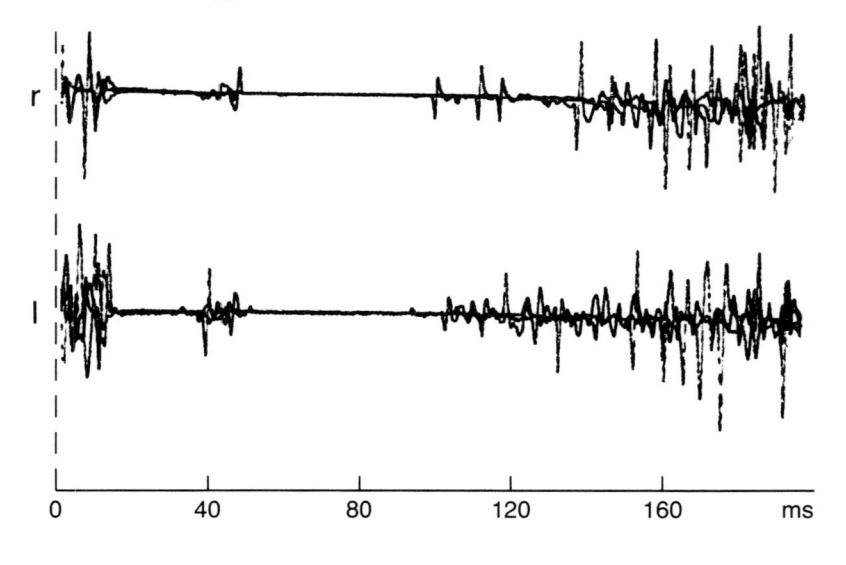

Abb. 172: Masseter- und Kieferöffnungsreflex
Masseterreflex: Bei simultaner Ableitung mit konzentrischen Nadelelektroden aus dem rechten und linken M. masseter wird ein gut ausgeprägter Masseterreflex mit noch physiologischer Seitendifferenz registriert.
Kieferöffnungsreflex: Bei repetitiver Unterlippen-Stimulation während willkürlicher Anspannung der Kaumuskulatur resultiert eine Innervationsstille zwischen 14 und 38 ms nach Reizbeginn. 50 bis 100 ms nach Reizbeginn tritt eine erneute Innervationsstille auf.

eine Reflexantwort maximaler Amplitude erhalten wird (▶ Abb. 175A und B, jeweils oberster Abschnitt). Eine weitere Erhöhung der Reizstärke führt häufig nicht nur zu einer Amplitudenreduktion – bis hin zum schließlichen Verschwinden der Reflexantwort –, sondern außerdem zu einer Formänderung und Latenzverzögerung um bis zu 3–4 ms (▶ Abb. 175A und B, mittlerer Teil), was Fehlbeurteilungen zur Folge haben kann.
Bei niedrigem oder fehlendem H-Reflex kann dieser durch den Jendrassikschen Handgriff aktiviert werden (▶ Abb. 176).
Die Normwerte der Reflexlatenz und deren Seitendifferenz für den M. soleus sind in Tabelle 7 zusammengestellt. Normwerte der Amplituden fehlen. Eigene Untersuchungen an 35 Normalpersonen ergaben eine hohe interindividuelle Streuung der Reflexamplitude, sodass die absolute Amplitude nur bei einem Wert unter 1 mV als Hinweis auf eine partielle Unterbrechung des Reflexbogens gewertet werden kann. Zuverlässiger ist die Seitendifferenz der Amplitude, die bei Gesunden einen Wert von 42 % nicht überschreitet, sodass wir eine einseitige Erniedrigung um mehr als die Hälfte des kontralateralen Vergleichswertes als pathologisch ansehen. Auch Nishida et al. (1996) ermittelten bei Gesunden einen oberen Grenzwert des Amplitudenquotienten von 1,8 (m + SD) und betrachten höhere Werte als pathologisch.

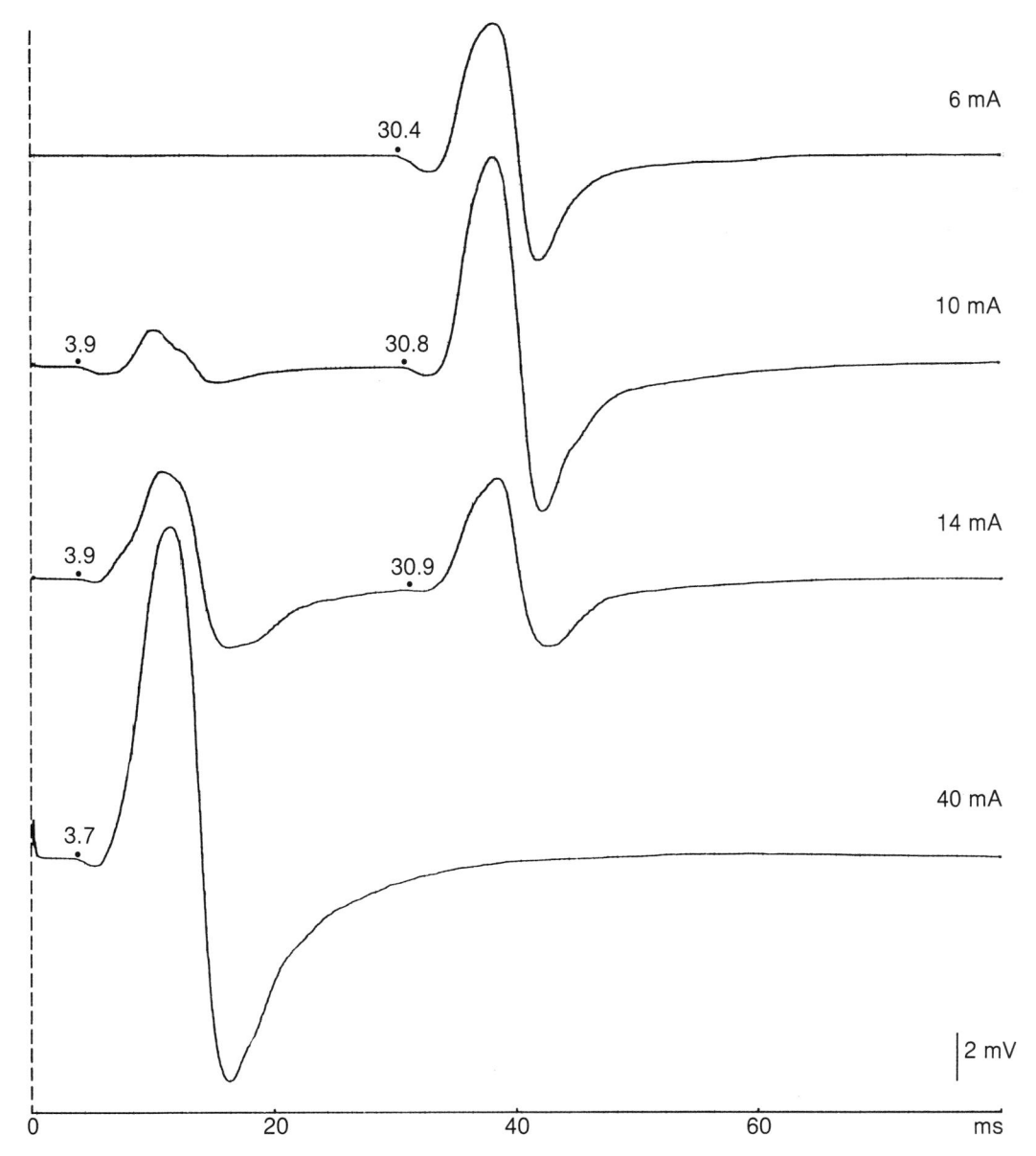

Abb. 173: H-Reflex
Registrierung des H-Reflexes vom M. soleus einer 25-jährigen gesunden Versuchsperson.
Bei einer Reizstärke von 6 mA ist nur eine Reflexantwort zu erhalten; diese erreicht bei einer Steigerung der Reizstärke auf 10 mA eine maximale Amplitude. Bei weiterer Erhöhung der Reizstärke nimmt die Reflexamplitude progredient ab, um bei supramaximaler Stimulation (40 mA) zu verschwinden. Die direkte Muskel-(M-)Antwort nimmt dagegen mit steigender Reizstärke zu.

Pathologische Befunde. Pathologisch sind absolute Latenzen, welche die in Tabelle 7 angeführten oberen Normgrenzwerte überschreiten, außerdem Latenzdifferenzen zwischen rechts und links von mehr als 2,2 ms und Amplitudendifferenzen von mehr als 50 %. Fisher (1992) sieht bei Ableitung aus dem M. soleus bereits eine Seitendifferenz der Latenz von > 1,5 ms als pathologisch an, während Falco et al. (1994) bei älteren Normalpersonen (> 60 Jahre) einen oberen Grenzwert von 1,8 ms beschreiben. Wegen der deutlichen Korrelation der H-Reflex Latenzen mit der Beinlänge sind Beinlängen – bzw. Körpergrößen – korrelierte Normwerte vorzuziehen (Falco et al., 1994).

Zu abnormen Reflexbefunden führen sowohl Störungen des Reflexbogens im afferenten als auch im efferenten Schenkel, z. B. Polyneuropathien, Wurzelkompressionssyndrome S 1, Ischiadicus- oder Plexus-sacralis-Läsionen (Lachmann et al., 1980; Tonzola et al., 1981; Fisher, 1992) (▶ Abb. 256).

Durch die wenig gebräuchliche H-Reflex-Messung im M. quadriceps femoris lassen sich intrapelvine Schädigungen des N. femoralis sowie Plexus lumbalis- und L 3/4-Läsionen erfassen.

H-Reflex-Messungen im M. flexor carpi radialis können bei Armplexusläsionen sowie C 6/7 Radikulopathien diagnostisch hilfreich sein, wobei eine Seitendifferenz von > 1 ms als pathologisch gilt (Fisher, 1992).

Im Rahmen einer Reflexenthemmung kann ein H-Reflex – unter normalen Stimulationsbedingungen – auch in Hand- und Fußmuskeln erscheinen (▶ Abb. 177).

Außerdem erhöht sich hierunter der sogenannte H/M-Quotient, also das Verhältnis zwischen H-Reflex- und EMAP-Amplitude im M. soleus.

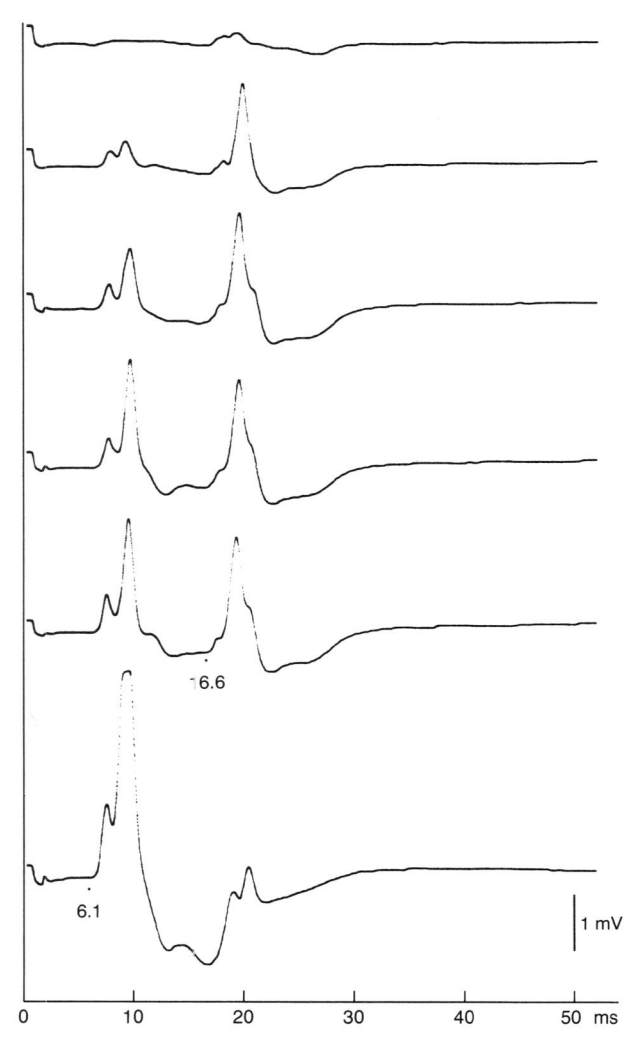

Abb. 174: H-Reflex im M. quadriceps femoris
Bei Stimulation des N. femoralis in Höhe des Leistenbandes und Ableitung aus dem M. vastus medialis tritt bei motorisch unterschwelligen Reizstärken ein niedriges Reflexpotenzial auf (Zeile 1), welches bei zunehmender Reizstärke zunächst höher wird, um bei weiterer Zunahme wieder abzufallen (Zeile 6).

2.3.5 Sakralreflexe

2.3.5.1 Bulbocavernosus-Reflex

Nach bilateraler Stimulation des N. dorsalis penis und simultaner Ableitung mittels konzentrischer Nadelelektroden aus dem M. bulbocavernosus beidseits werden zehn aufeinanderfolgende Reizantworten ausgewertet (Tackmann et al., 1988). Beim Gesunden erscheint regelmäßig eine R 1–Antwort mit einer mittleren Latenz von 32 ms, weniger konstant eine variable R 2–Antwort mit einer Latenz von 70–120 ms (▶ **Abb. 178**). Bei unilateraler Stimulation – zur seitengetrennten Prüfung der sensiblen Afferenz – ist die Reizantwort im M. bulbocavernosus dennoch bilateral ableitbar. Die Auswertung berücksichtigt nur die R 1–Antwort. Für jede Seite wird die längste und die kürzeste der zehn Latenzen bestimmt, sowie für jedes der zehn Reflexpaare die Seitendifferenz berechnet. Die kürzeste Latenz soll 39,9 ms, die längste Latenz 46,1 ms nicht überschreiten (m + 2,5 SD) (Tackmann et al., 1988). Die maximale Seitendifferenz zweier simultan abgeleiteter Reizantworten darf maximaL 5 ms betragen. Ein intermittierendes ein- oder beidseitiges Fehlen des Reflexes ist pathologisch.

2.3.5.2 Analreflex

Die Abgrenzung der Reflexantworten ist im M. sphincter ani externus aufgrund der kontinuierlichen Ruheaktivität schwieriger als im M. bulbocavernosus. Daher ist es sinnvoll, zur Auswertung mehrere Reizantworten zu superponieren oder – nach Gleichrichtung – zu averagen.

Bei Stimulation des N. dorsalis clitoridis bzw. des N. dorsalis penis entsprechen die Reflexlatenzen im M. sphincter ani externus jenen im M. bulbocavernosus. Die mittlere Latenz der Reizantwort im M. sphincter ani externus liegt bei etwa 35 ms, die obere Normgrenze bei 45 ms (Bilkey et al., 1983; Vodušek et al., 1983; Vodušek, 1990).

Unübersichtlicher sind die Reizantworten bei perianaler bzw. perinealer Stimulation, welche alternativ möglich ist: Beim Gesunden zeigen sich fakultativ zwei Reizantworten kurzer Latenz, von Vodušek et al. (1982) mit R 1 (Latenz etwa 5 ms) und R 2 (Latenz etwa 13 ms) bezeichnet, sowie immer eine Reizantwort langer Latenz, von Vodušek et al. mit R 4 (Latenz 38–83 ms) bezeichnet. Diagnostisch relevant ist nur die späte und in der Latenz sehr variable R 4–Antwort, welche einen echten Sakralreflex darstellt. Bei perinealer Stimulation zeigt sich schließlich noch eine R 3-Antwort, die der bei klitoridaler oder peniler Stimulation entspricht.

2.3.6 Muskeleigenreflexe

Die elektrophysiologische Diagnostik der Muskeleigenreflexe entspricht bezüglich Indikationen und Bewertung im Wesentlichen der klinischen Reflexprüfung, wobei allerdings außer der Reflexamplitude (als Korrelat zur Stärke der reflektorischen Muskelzuckung) auch die Reflexlatenz in die Messung eingeht. Die Normwerte der wichtigsten Eigenreflexe sind in Tabelle 7 zusammengefasst (nach Schott et al., 1995). Pathologisch sind Latenzwerte, welche die in Tabelle 7 angeführten oberen Normgrenzwerte überschreiten. Die absoluten Amplitudenwerte sind als diagnostisches Kriterium wegen der starken interindividuellen Schwankungen unbrauchbar, jedoch kann eine Amplitudenminderung auf < 30 % des (als 100 % gesetzten) kontralateralen Vergleichswertes als pathologischer Befund gelten (Schott et al., 1995) (▶ **Abb. 179**).

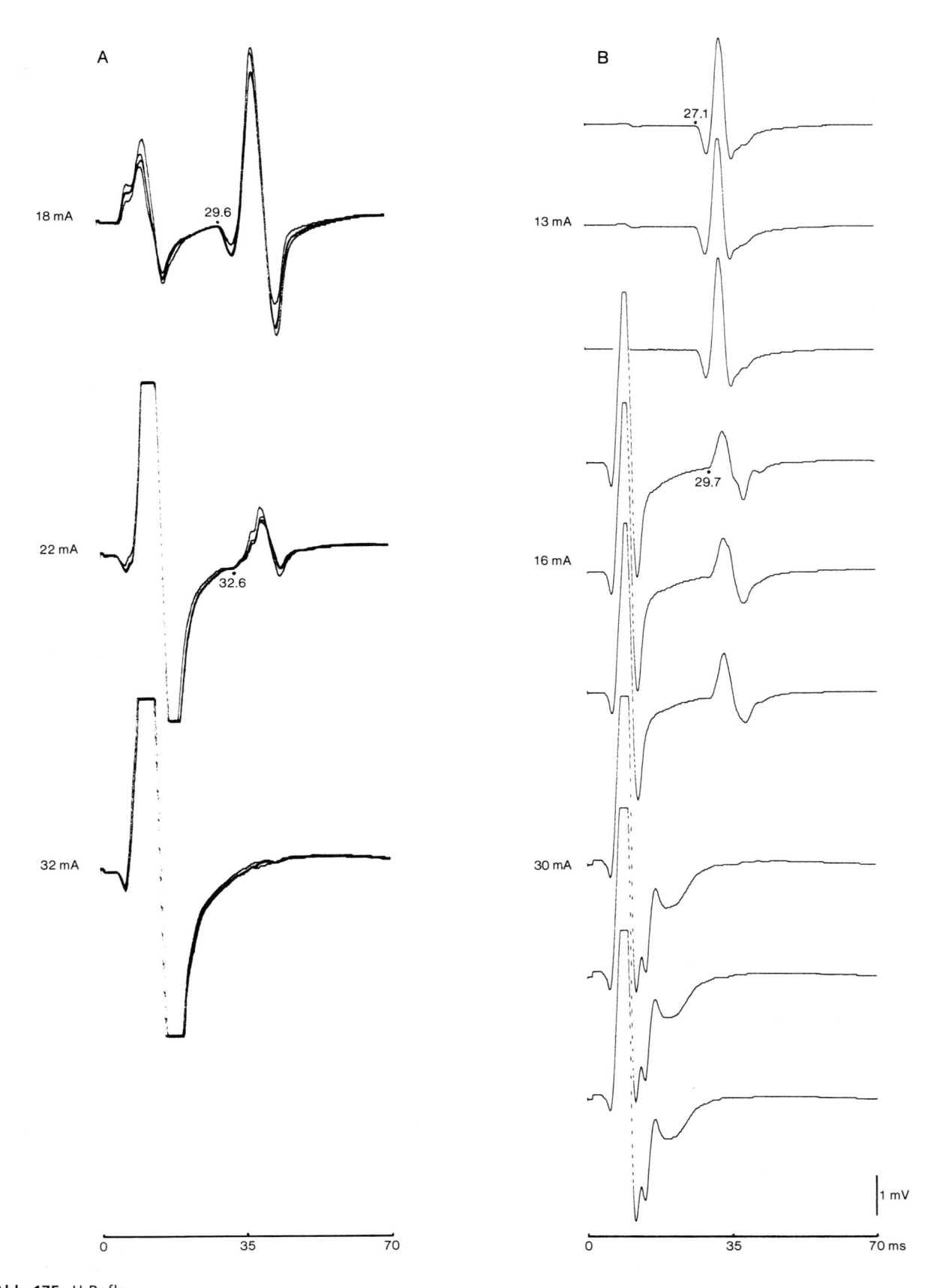

Abb. 175: H-Reflex
Aufzeichnungen der Reflexantworten von 2 gesunden Versuchspersonen (A und B). Bei Erhöhung der Reizstärke auf 22 mA (A) bzw. auf 16 mA (B) resultiert nicht nur eine Amplitudenabnahme des H-Reflexes, sondern außerdem ein Verschwinden der positiven Vorwelle mit einer Latenzzunahme um 3 (A) bzw. 2,6 (B) ms.
Bei diesem später auftretenden Potenzial handelt es sich um einen H-Reflex und nicht um eine F-Welle, wie die Konstanz der Potenziale bei repetitiver Stimulation und deren Verschwinden bei supramaximaler Reizung (unterster Abschnitt) belegen.

2 Allgemeine Untersuchungsbefunde

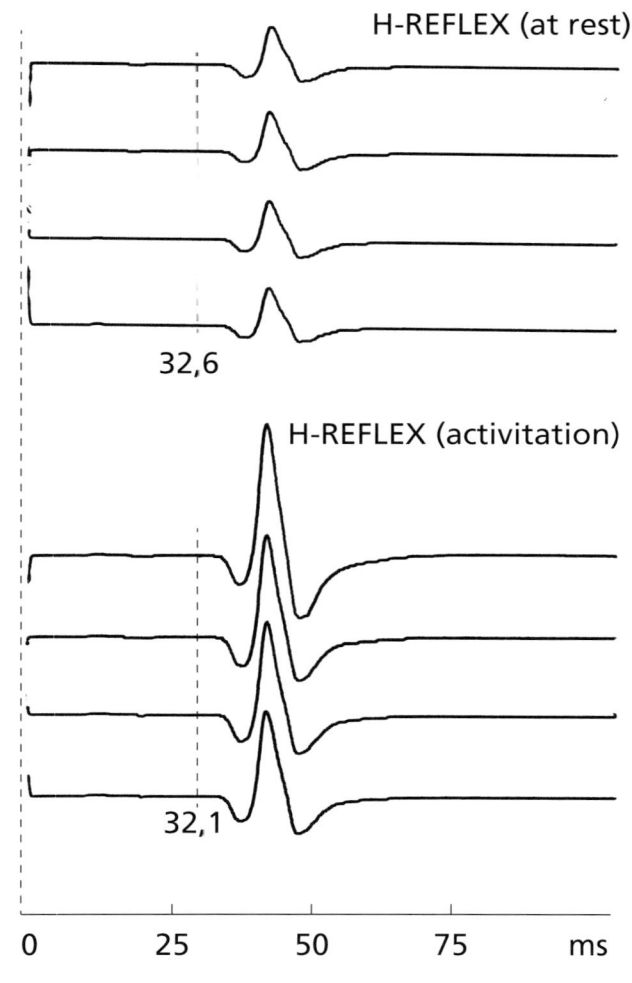

Abb. 176: H-Reflex ohne und mit Aktivierung
Durch Anwendung des Jendrassik'schen Handgriffs wird eine deutliche Amplitudensteigerungv des H-Reflexes erzielt, die während einer viermaligen Stimulation nachlässt.

2.3.7 F-Wellen

F-Wellen lassen sich besonders in den Hand- und Fußmuskeln ableiten, weniger gut im M. flexor carpi radialis.

Entsprechend der unterschiedlichen Laufstrecke ist die *minimale F-Wellen-Latenz* bei proximaler Nervenstimulation kürzer als nach distaler (▶ Abb. 180). Aus der Latenzdifferenz und der Distanz zwischen den Reizpunkten lässt sich die motorische NLG ermitteln, jedoch ist diese Messmethode weniger exakt als die übliche mit Verwendung der Latenzdifferenzen der direkten Muskelantworten. Dies beruht wohl im Wesentlichen darauf, dass die bei distalen und proximalen Stimulationen registrierten späten Antworten von verschiedenen Motoneuronen herrühren können (Shahani, 1984). Die Latenzdifferenz der F-Welle nach distaler und proximaler Stimulation ist jedoch ein wichtiges Unterscheidungsmerkmal der F-Welle gegenüber späten Komponenten des Muskelantwortpotenzials (▶ Abb. 182).

Die Normwerte der minimalen F-Wellen-Latenzen in den wichtigsten Muskeln sind in Tabelle 7 zusammen-

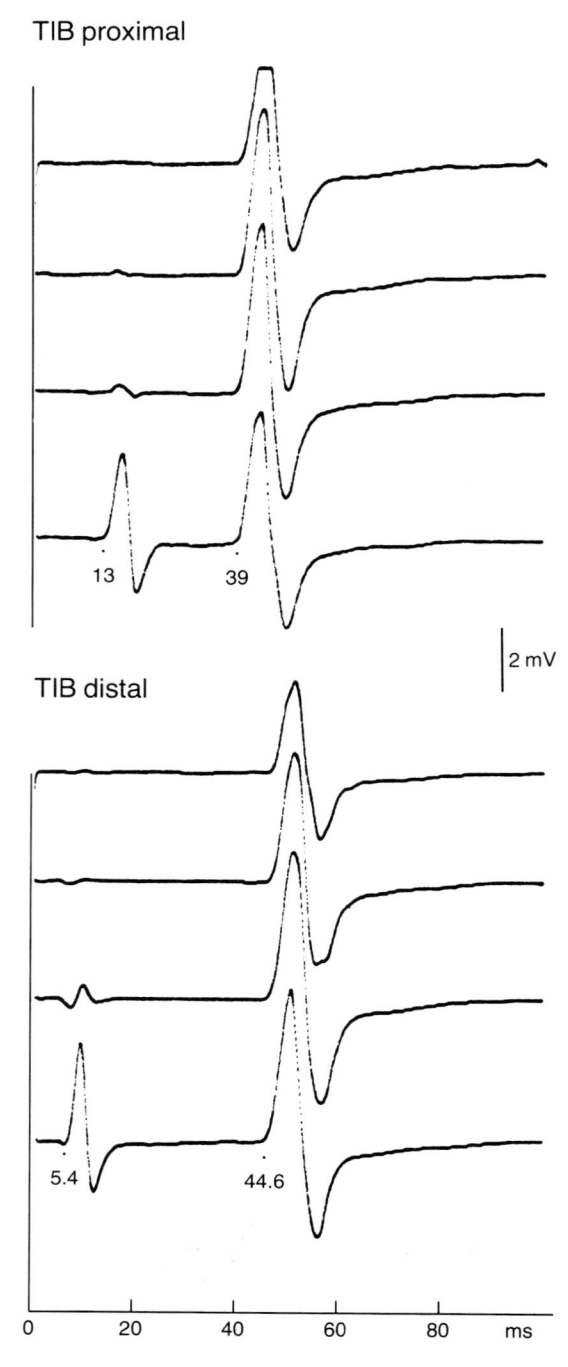

Abb. 177: H-Reflex im M. abductor hallucis
bei einem 12-jährigen Mädchen mit einer leichten spastischen Paraparese der Beine. Bei motorisch unterschwelliger distaler und proximaler Stimulation des N. tibialis tritt ein H-Reflex im Abductor hallucis auf, der bei proximaler Stimulation mit kürzerer Latenz erscheint. Die motorische NLG des N. tibialis betrug in diesem Fall 42 m/s, während sich die aus den H-Reflex-Differenzen errechnete sensible (»propriozeptive«) NLG auf 57 m/s errechnet.

gestellt. Neben der absoluten Latenz ist deren Seitendifferenz wichtig, wobei an den Armen Unterschiede von 2 ms und darüber als pathologisch gelten. Bei Ableitung vom M. soleus ist eine Seitendifferenz ab 3 ms, bei Ableitung von Fußmuskeln ab 4 ms als verlängert zu werten (Shahani, 1984; Fisher, 1992). Hierbei muss auf die

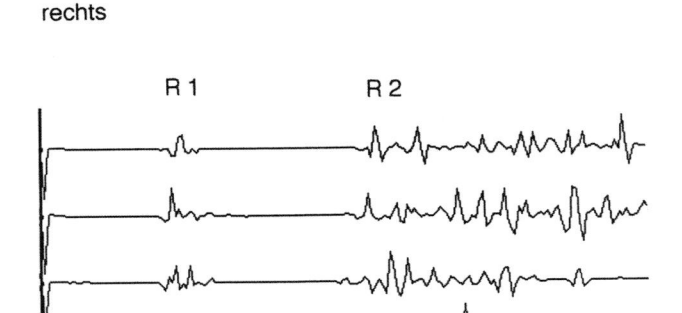

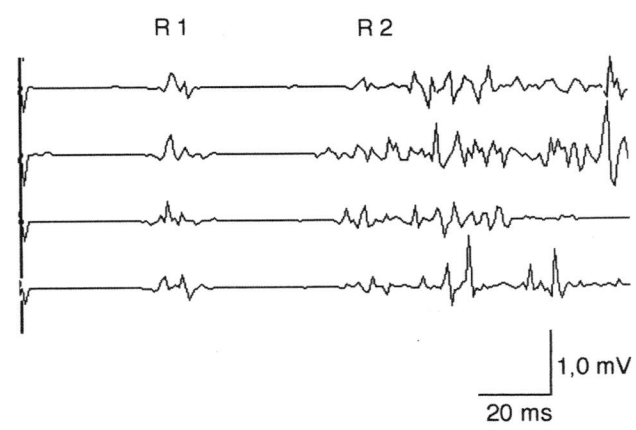

2.3 Reflex- und F-Wellen-Befunde

rechts   links

R 1   R 2   R 1   R 2

|1,0 mV
20 ms

Abb. 178: Bulbokavernosus-Reflex
Bilaterale R1- und R2-Antwort bei einer Normalperson.

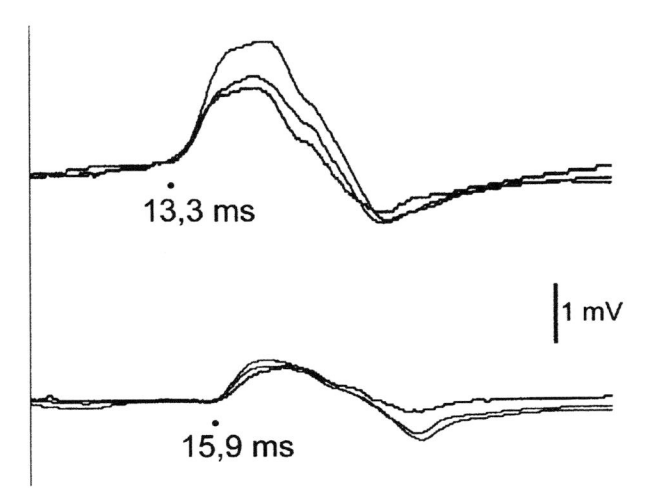

13,3 ms

|1 mV

15,9 ms

Abb. 179: Mechanisch ausgelöster Biceps brachii-Reflex
In der oberen Spur regelrechte Reflexantwort. In der unteren Spur Latenzverzögerung und grenzwertige Amplitudenreduktion bei C6-Syndrom.

Verwechslungsmöglichkeit zwischen H-Reflex und F-Wellen (▶ Abb. 181) geachtet werden.

Vermutlich besitzt auch die *Streubreite der Latenzen* aufeinanderfolgender F-Wellen in einem individuellen Muskel (F-Chronodispersion) eine diagnostische Bedeutung; ein erhöhter Wert wird als Hinweis auf eine Leitungsverzögerung in einem Teil der motorischen Fasern angesehen (Panayiotopoulos, 1979). Der Grad der Dispersion variiert in Abhängigkeit von der Ableitestelle und zeigt bei Normalpersonen folgende Werte: Abductor pollicis brevis 3,6 ± 1,2 ms, Abductor digiti minimi 3,3 ± 1,1 ms, Extensor digitorum brevis 6,4 ± 0,8 ms (Panayiotopoulos, 1979; Peioglou-Harmoussi et al., 1985). Der absoluten Amplitude und deren Seitendifferenz kommt unseres Erachtens keine diagnostische Bedeutung zu. Eine Amplitudenerhöhung wurde sowohl bei Läsionen innerhalb des peripheren als auch des zentralen Motoneurons beschrieben (Potts et al.,

1981), jedoch fehlen bislang eindeutige Beurteilungskriterien.

Eine verzögerte F-Wellen-Latenz weist nach Ausschluss einer Leitungsverzögerung in distalen Extremitätenabschnitten auf eine weiter proximal lokalisierte Nervenläsion hin (Eisen et al., 1977 b; Shahani und Young, 1980). Die genaue Lokalisation der Schädigung muss dann durch die »proximale Neurographie« (▶ Abb. 233), durch Hochvoltstimulation oder durch radiologische Untersuchungen vorgenommen werden.

Außer einer Verlängerung der minimalen F-Wellen-Latenz bzw. der F-Chronodispersion sind eine herabgesetzte Häufigkeit, d.h. eine reduzierte »*F-Wellen-Persistenz*« bis hin zum Ausfall der F-Wellen von diagnostischer Bedeutung (Fisher et al., 1994). Die Ursachen hierfür reichen von proximal lokalisierten demyelinisierenden Neuropathien über diverse Plexus- und Nervenwurzelläsionen bis hin zu Erkrankungen mit Beteiligung der motorischen Vorderhornzellen wie ALS oder Myelopathien (Syme und Kelly, 1994). Der untere Grenzwert der F-Wellen-Persistenz liegt bei 50 %, d.h. mindestens 5 von 10 supramaximalen Reizen sollten bei Normalpersonen von einer F-Welle gefolgt werden (Fraser und Olney, 1992), während andere Autoren bereits eine F-Wellen-Persistenz unter 80 % (im M. extensor digitorum brevis unter 60 %) als pathologisch ansehen.

Normalerweise unterscheiden sich aufeinanderfolgende F-Wellen bezüglich Latenz, Amplitude und Form; gelegentlich beobachtet man aber auch eine Folge identischer Potenziale, die als Repeater-F-Wellen bezeichnet werden. Eine solche Aufeinanderfolge von formal identischen F-Antworten soll besonders bei Vorderhornerkrankungen vorkommen, wird nach eigenen Erfahrungen aber auch bei Neuropathien mit erheblicher Reduktion des motorischen Faserbestands gesehen.

F-Antworten stellen eine Funktionsprüfung proximaler Anteile des peripheren Nervensystems dar und sind in dieser Hinsicht als Suchtest gut geeignet. So findet sich ein Ausfall von F-Antworten oft als frühester Hin-

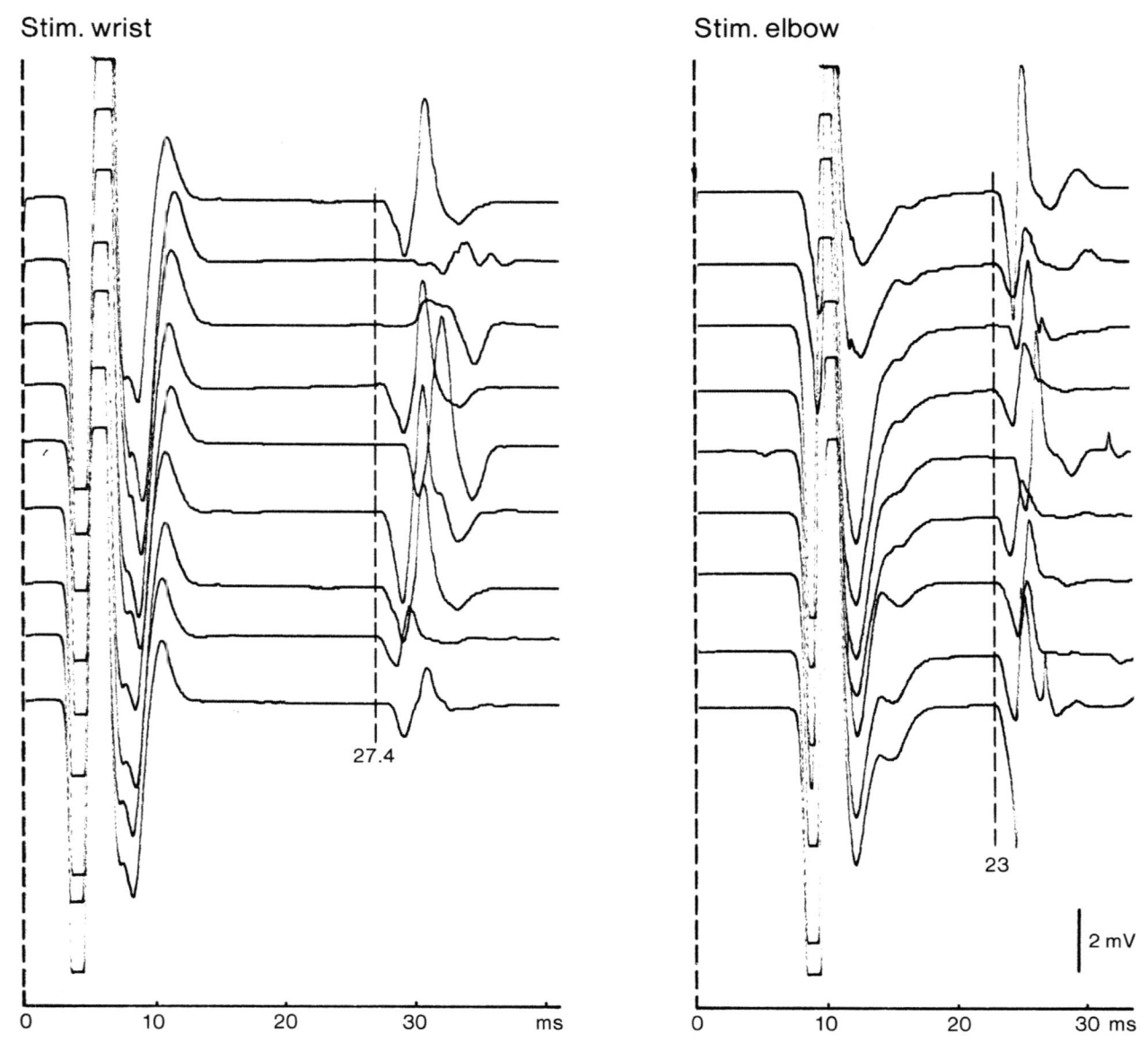

Abb. 180: F-Welle
F-Wellen-Registrierung aus dem M. abductor digiti quinti einer gesunden Versuchsperson. Dargestellt sind jeweils 9 aufeinanderfolgende F-Wellen.
Die aus der Differenz der F-Wellen-Latenzen bei distaler und proximaler Ulnaris-Stimulation errechnete motorische NLG beträgt 63 m/s, während bei direkter Messung ein Wert von 58 m/s erhalten wurde.

weis auf proximale Leitungsblöcke beim Guillain-Barré-Syndrom. Bei chronischen Immunneuropathien ebenso wie bei hereditären demyelinisierenden Neuropathien sind die F-Antworten demgegenüber in der Regel erhalten, zeichnen sich aber durch teilweise hochgradige Latenzverlängerungen aus.

2.3.8 A-Wellen

Außer den F-Wellen findet sich eine zweite Form von nicht reflektorischen späten Antworten, die als A-Wellen bezeichnet werden. A-Wellen können in zwei Typen untergliedert werden, die durch submaximale oder supramaximale Stimulation ausgelöst werden. Die durch submaximale Stimulation ausgelöste Form wird als *Axonreflex* bezeichnet (Fullerton und Gilliatt, 1965; Kaeser, 1975; Roth, 1971) (▶ Kap. 1.4.8).

Der Axonreflex erscheint bei einer bestimmten kritischen Reizstärke, bleibt dann bei steigender Reizstärke konstant, um bei supramaximaler Reizung meistens zu verschwinden. Die konstante Wellenform lässt darauf schließen, dass der Axonreflex einer einzelnen motorischen Einheit zuzuordnen ist. Dabei wird angenommen, dass dieser als Ausdruck einer kollateralen Axonsprossung in proximaleren Anteilen des Nerven erscheint. Wird ein Ast eines proximal sich aufzweigenden Axons in der Peripherie gereizt, läuft die Erregungswelle nicht nur orthodrom zum Muskel, sondern auch antidrom bis zur Teilungsstelle und von dort in dem anderen Ast wieder in die Peripherie, wobei dessen Anteil am evozierten Muskelaktionspotenzial mit entsprechender zeitli-

2.3 Reflex- und F-Wellen-Befunde

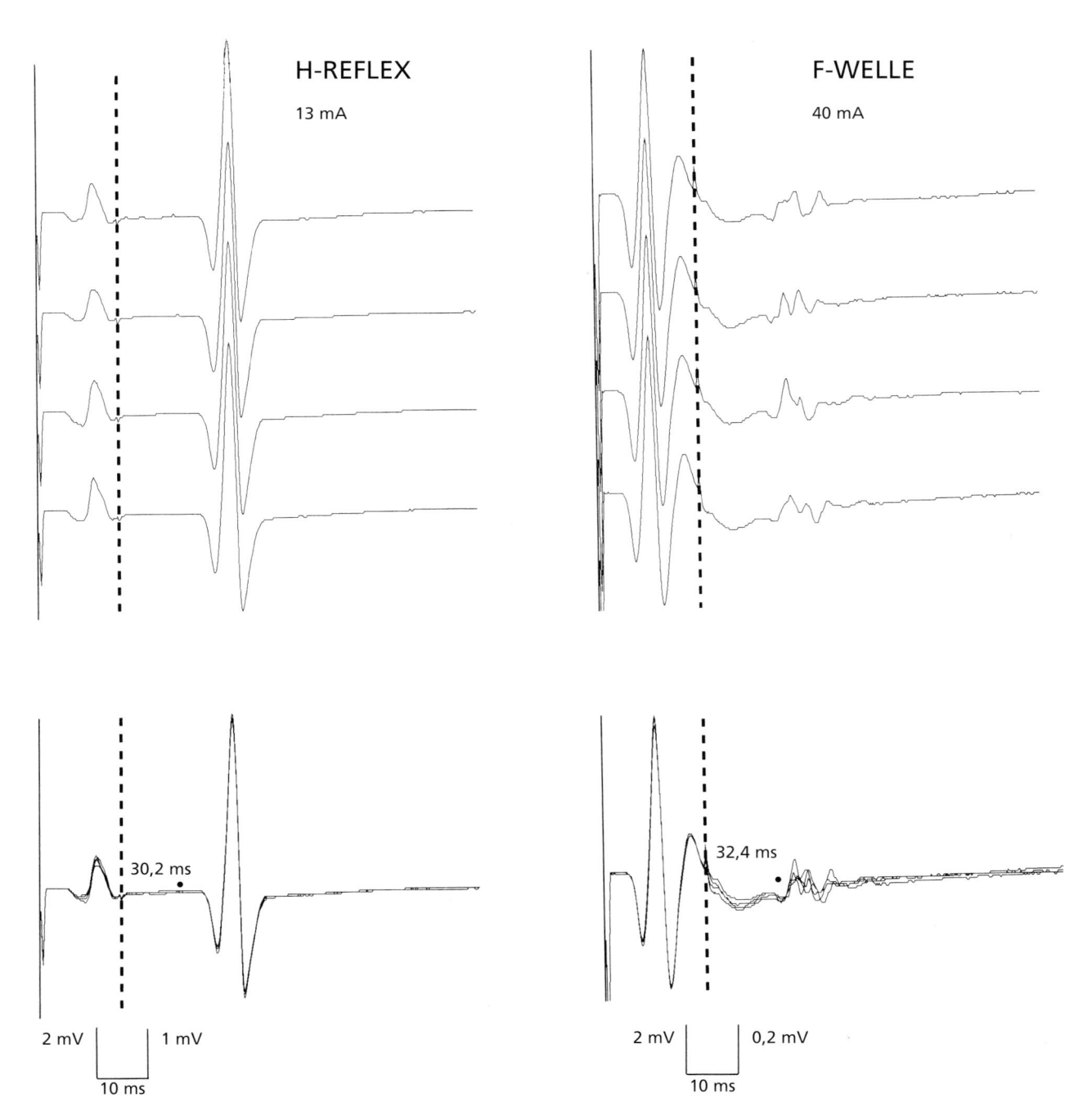

H-REFLEX 13 mA

F-WELLE 40 mA

30,2 ms

32,4 ms

2 mV | 1 mV | 10 ms

2 mV | 0,2 mV | 10 ms

Abb. 181: H-Reflex und F-Antworten im M. soleus
Die H-Reflex-Amplitude ist maximal bei motorisch leicht überschwelliger Nervenstimulation. Bei hohen Reizstärken verschwindet der H-Reflex und wird von F-Antworten abgelöst. Diese unterscheiden sich vom H-Reflex durch eine etwas längere Latenz und besonders durch die deutliche Variabilität aufeinander folgender Antworten.

cher Verzögerung auftritt. Bei einer höheren Reizstärke wird die Axonkollaterale miterregt, sodass die dort antidrom aufsteigende Impulswelle mit dem deszendierenden Axonreflex kollidiert und diesen auslöscht.

Axonreflexe werden besonders bei proximalen Ulnaris- und Medianusläsionen gefunden und erscheinen bei Nervenstimulation am Handgelenk mit Latenzen um 12–14 ms (►**Abb. 183**).

Selten wird nach Medianus- oder Ulnaris-Stimulation mit niedriger Reizstärke ausschließlich bei Stimulation innerhalb eines umschriebenen Nervensegments eine späte Reizantwort registriert, die gleichfalls bei Erhöhung der Reizstärke verschwindet bzw. durch Latenzverkürzung in das EMAP integriert wird. Roth und Egloff-Baer (1984) führen dieses Verhalten auf vermutlich kongenitale Schlingenbildungen in einzelnen motorischen Axonen (»*motor axon-loop*«) zurück, wobei unterstellt wird, dass der proximale Anteil der Schlinge eine höhere Erregbarkeit besitzt, bei niedriger Reizstärke isoliert erregt wird und Anlass gibt für ein verspätet im Muskel eintreffendes Aktionspotenzial. Bei höherer Reizstärke wird der distale Teil der Schlinge miterregt, sodass deren Aktionspotenzial zeitgerecht – d. h. simultan mit den Aktionspotenzialen der übrigen motorischen Axone des stimulierten Nerven – im Muskel eintrifft und somit in die gesamte motorische Reizantwort integriert wird.

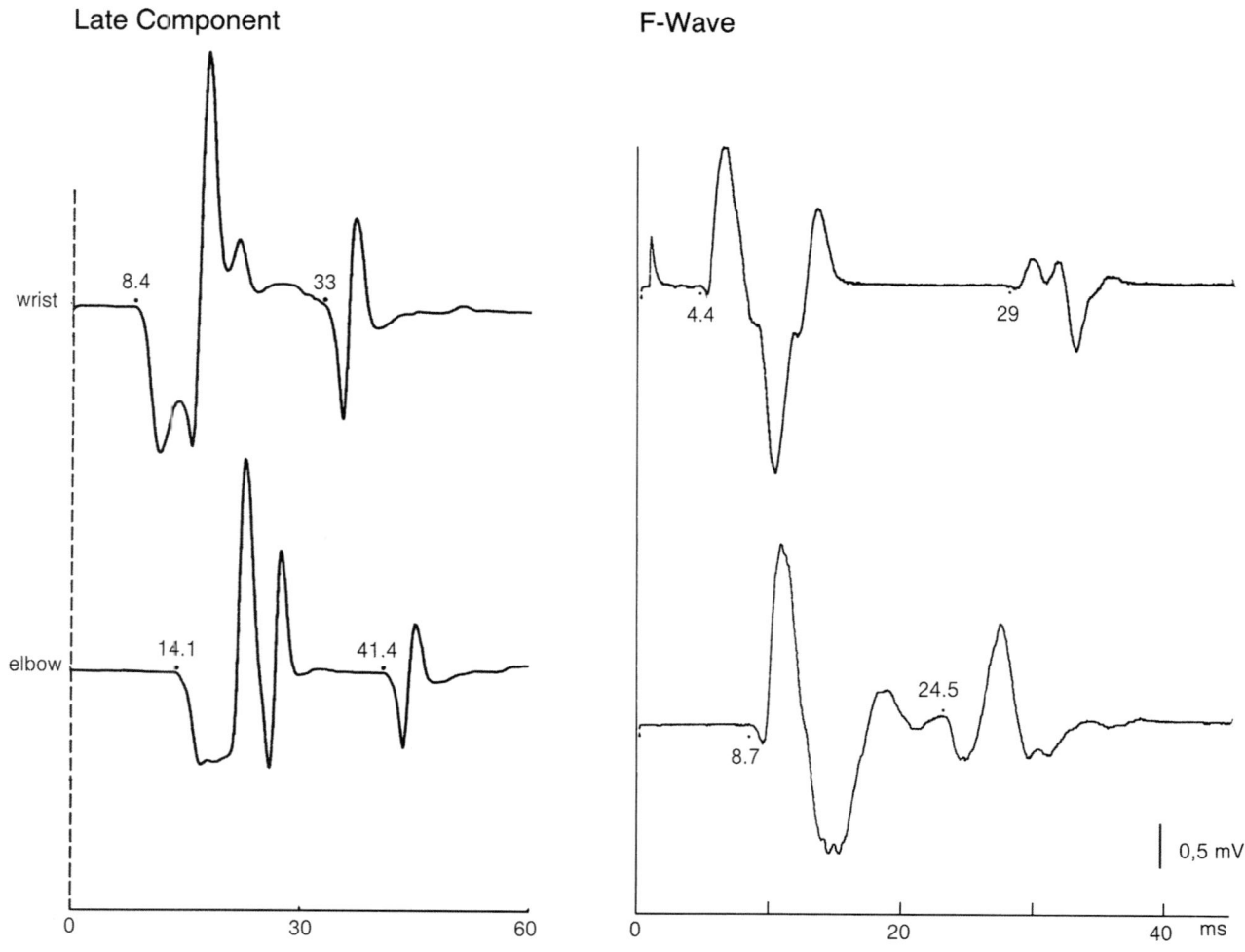

Abb. 182: Unterscheidung zwischen F-Welle und später Potenzialkomponente
Links: Späte Komponenten des EMAP weisen bei distaler und proximaler Nervenstimulation einen gleichen Abstand zum Hauptteil des Potenzials auf, oder es kommt sogar zu einer Vergrößerung des Abstands bei proximaler Stimulation.
Rechts: F-Wellen sind bei distaler Nervenstimulation weiter vom Hauptteil des Potenzials entfernt als bei proximaler Stimulation.

Als alternative Erklärung käme auch eine bei niedriger Reizstärke isolierte Erregung afferenter Fasern in Betracht, die rostral der Reizstelle an einem »Fokus« eine ephaptische Erregung motorischer Nervenfasern und damit eine späte Reizantwort im zugehörigen Muskel herbeiführt. Bei höherer Reizstärke käme es – analog zu den Verhältnissen beim H-Reflex – zu einer Auslöschung der deszendierenden Impulswelle durch Kollision (▶ Abb. 205).

Der zweite, wesentlich häufigere Typ von A-Wellen wird durch supramaximale Stimulation ausgelöst und von Rowin und Meriggioli (2000) als »supramaximally stimulated A-waves« bezeichnet. Diese Form von A-Wellen zeichnen sich durch konstante Konfiguration, meist niedrige Amplitude, gleichbleibende Latenz und eine Persistenz von mindestens 30–40 % aus, wobei die Angaben verschiedener Untersucher etwas differieren: so beschreiben Bischoff und Hofmann (2001) eine Latenzvarianz < 1,5 ms und eine Persistenz von mindestens 30 %, Puksa et al. (2003) eine Varianz < 0,5 ms und eine Persistenz von mindestens 40 %. Besonders bei kurzer Latenz kann die Unterscheidung gegenüber einer späten Komponente des EMAP unmöglich sein, aber auch bei längeren Latenzen ist diese Möglichkeit immer zu erwägen, zumal kollaterale Sprossungsvorgänge in partiell denervierten Muskeln frühzeitig nach Eintritt einer Schädigung einsetzen.

Die pathologische Wertigkeit der durch supramaximale Stimulation ausgelösten A-Wellen ist umstritten. Bischoff et al. (1996) sowie Rowin und Meriggioli (2000) fanden bei gesunden Probanden nur selten A-Wellen, und dies ausschließlich in der tibialis-innervierten Fußmuskulatur, sodass diese Autoren deren Nachweis als weitgehend pathognomonisch für das Vorliegen einer neuromuskulären Erkrankung ansehen. Demgegenüber zeigten neuere Untersuchungen bei gesunden Personen eine Häufigkeit von 2 % nach N. medianus- und -ulnaris-Stimulation, von 14 % nach N. peronaeus-Reizung und von 25 % nach N. tibialis-Stimulation (Puksa et al., 2003). Die meisten A-Wellen erscheinen mit kürzerer Latenz als die F-Antworten, gelegentlich kollidieren sie zeitlich mit diesen, treten nach den F-Antworten oder multipel auf. Auf das Alter bezogen zeigen sich in der Gruppe der Personen unter dreißig Jahren A-Wellen nach N. tibialis-Stimulation in 7 %, in der Gruppe der über 75-Jährigen in 41 %.

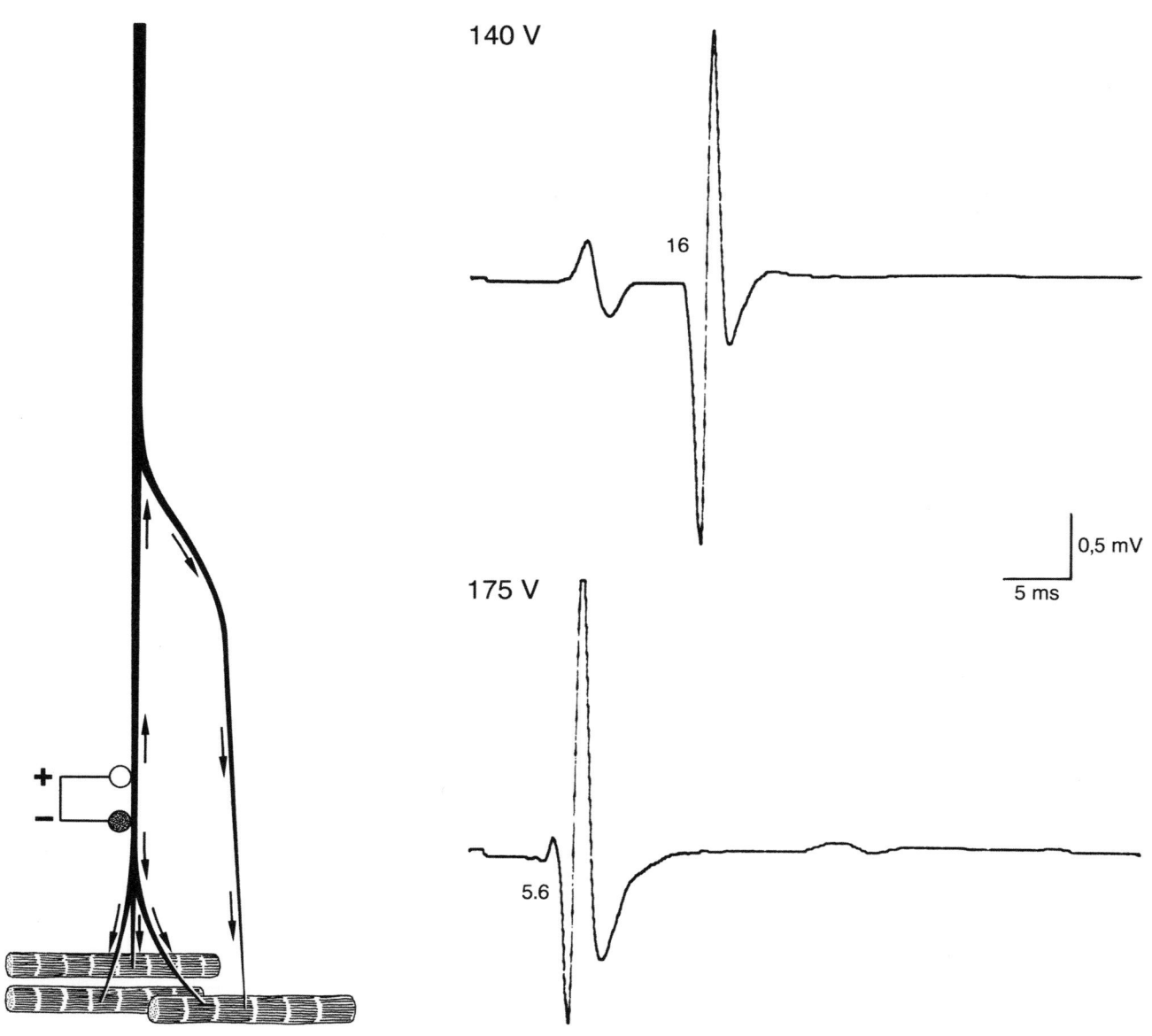

Abb. 183: Axonreflex
Rechts: Bei motorisch eben überschwelliger Stimulation des N. ulnaris am Handgelenk (oben) tritt eine konstante späte Reizantwort auf, die bei höherer Reizstärke ausfällt, während die M-Antwort sprunghaft ansteigt.
Nadelableitung aus dem M. abductor digiti minimi bei 38-jährigem Patienten mit sieben Jahre alter proximaler Ulnarisparese.
Links: Entstehungsmechanismus eines Axonreflexes.

Ein Teil dieser recht diskrepanten Befunde verschiedener Untersucher lässt sich durch Altersunterschiede in den untersuchten Populationen erklären, ein weiterer Teil durch die Tatsache, dass Puksa et al. (2003) auch A-Wellen mit einer Amplitude < 50 µV in die Auswertung einbezogen. Die gravierenden Häufigkeitsunterschiede bei gesunden Probanden werden hiermit aber nicht einsichtig.

In Bezug auf die diagnostische Wertigkeit ist vorläufig festzuhalten, dass A-Wellen vor allem nach Beinnervenstimulation keinen eindeutig pathologischen Befund darstellen, auch wenn sie bei Patienten mit Neuropathien häufiger auftreten als bei Gesunden, und zwar bei Mono- und Polyneuropathien, Radikulopathien und Motoneuronerkrankungen. Als relativ charakteristisch angesehen wird allerdings das Vorkommen multipler A-Wellen innerhalb der ersten Woche nach Manifestation eines Guillain-Barré-Syndroms und zwar unabhängig davon, ob die F-Antworten erhalten sind oder nicht (Bischoff und Hofmann, 2001).

Ein Beispiel, wie problematisch die Zuordnung später Antworten sein kann, zeigt Abbildung 184 eines Patienten mit einer Gammopathie-assoziierten Immunneuropathie. Hier finden sich nach der M-Antwort insgesamt fünf, formal identische Antworten mit jeweils gleicher Latenz in unterschiedlichen Abständen von der M-Antwort, wobei die Persistenz dieser Potenziale von 13–100 % schwankt. Nach den derzeit gültigen Kriterien wären das 1., 2. und 4. Potenzial (mit einer Persistenz von 100 %, 50 % bzw. 38 %) als A-Wellen zu interpretieren, das 3. Potenzial als F-Antwort (Persistenz 13 %).

2 Allgemeine Untersuchungsbefunde

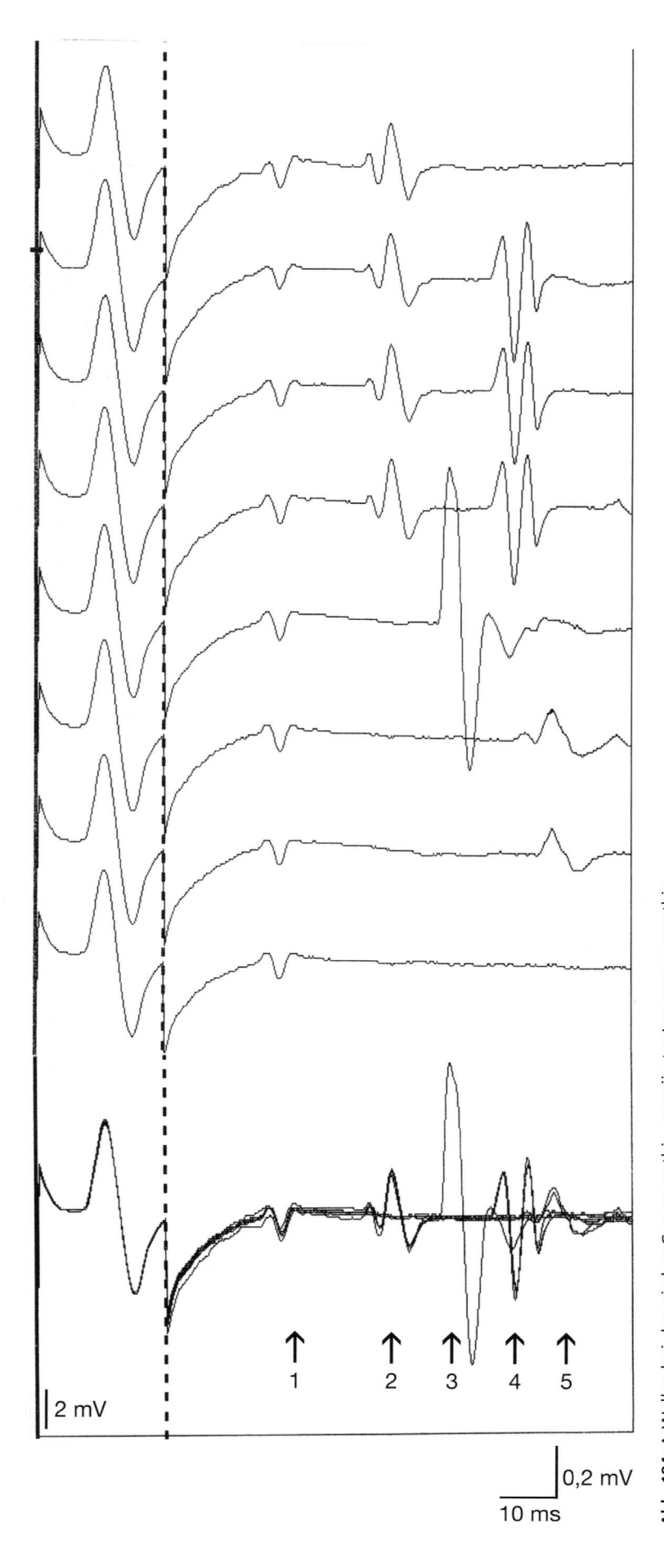

Abb. 184: A-Wellen bei chronischer Gammopathie-assoziierter Immunneuropathie
Nach distaler N. tibialis-Stimulation und Ableitung vom Abductor hallucis resultieren insgesamt fünf unterschiedliche späte Reizantworten von unterschiedlicher Persistenz. Die Komponenten 1, 2 und 4 erfüllen die Kriterien von A-Wellen, während es sich bei der Komponente 3 am ehesten um eine einzelne F-Antwort handelt (s. Text).

2.4 Befunde bei Prüfung der neuromuskulären Überleitung

2.4.1 Physiologie und Pathophysiologie der neuromuskulären Impulsübertragung

Das in einem motorischen Axon deszendierende Aktionspotenzial führt im Bereich der terminalen Endaufzweigungen über eine Öffnung von Kalziumkanälen zur Ausschüttung von Acetylcholin aus dort befindlichen Vesikeln. Acetylcholin depolarisiert nach Diffusion durch den Synapsenspalt die postsynaptische Membran und erzeugt dort eine lokale Antwort, deren Amplitude vor allem von der Zahl der ausgeschütteten Acetylcholinquanten abhängt. Erreicht das Endplattenpotenzial eine Amplitude von 7–20 mV wird in der angrenzenden Muskelfasermembran ein fortgeleitetes Aktionspotenzial ausgelöst.

Bei repetitiver Nervenstimulation mit Frequenzen von 2–5/s entleeren sich die Acetylcholinspeicher von Reiz zu Reiz mehr, wobei nach 3–5 Reizen ein Minimum erreicht ist (da eine gegenläufige Bereitstellung weiterer, nicht unmittelbar verfügbarer Acetylcholinquanten danach ein neues Gleichgewicht bewirkt). Unter normalen Bedingungen ist der Sicherheitsfaktor der neuromuskulären Erregungsübertragung so hoch, dass der genannte Mechanismus keine Rolle spielt. Ist jedoch entweder die Zahl ausgeschütteter Quanten – bei präsynaptischen Störungen – oder die Zahl aktivierbarer postsynaptischer Acetylcholinrezeptoren – bei Myasthenia gravis – auf einen kritischen Wert reduziert, so wird von Reiz zu Reiz in einer zunehmenden Zahl von Muskelfasern kein überschwelliges Endplattenpotenzial mehr generiert, sodass das Summenpotenzial fortlaufend abnimmt, bis nach vier bis fünf Reizen ein Amplitudenminimum, d.h. ein Maximum des Amplitudendekrements erreicht ist. In einem zwei bis vier Minuten zuvor über etwa eine Minute maximal kontrahierten Muskel – d.h. in der Phase der posttetanischen Erschöpfung – ist dieser Vorgang noch ausgeprägter und damit das Ausmaß des Dekrements verstärkt. Bei leichter neuromuskulärer Überleitungsstörung kann ausschließlich in dieser Erschöpfungsphase ein pathologisches Dekrement bei repetitiver 3/s Nervenstimulation nachweisbar sein.

Für das Verständnis neuromuskulärer Überleitungsstörungen und der hierbei vorkommenden elektrophysiologischen Befunde ist daneben ein zweiter Vorgang von Bedeutung. Jedes in den Nervenendaufzweigungen einlaufende Aktionspotenzial führt über die bereits erwähnte Öffnung von Ca^{2+}-Kanälen zu einer Ca^{2+}-Akkumulation über etwa 100ms (Pickett, 1988). Dies bedeutet, dass eine repetitive hochfrequente (30–50/s) Nervenstimulation ebenso wie eine kräftige Muskelkontraktion über etwa 10 s hinweg die Ca^{2+}-Konzentration fortlaufend erhöht. Dies wirkt sich aktivierend auf die Freisetzung von Acetylcholinquanten aus. Sofern die neuromuskuläre Impulsübertragung zuvor in einem Teil der Muskelfasern wegen unterschwelliger Depolarisation ausblieb, kann diese während oder wenige Sekunden nach hochfrequenter repetitiver Nervenstimulation (bzw. willkürlicher Muskelanspannung) wieder möglich werden, da die passager erhöhte Freisetzung von Acetylcholinquanten die Amplitude des Endplattenpotenzials erhöht. Die unter dieser Bedingung wieder stattfindende Aktivierung einer größeren Zahl von Muskelfasern zeigt sich in einem Amplitudenanstieg des Summenpotenzials (posttetanische Fazilitation). Dieser Mechanismus ist besonders bei den präsynaptischen Überleitungsstörungen von großer diagnostischer Bedeutung, kann allerdings z.B. bei schweren Formen von Lambert-Eaton-Syndrom und Botulismus nur in einzelnen Muskeln oder bei verlängerter hochfrequenter Stimulation nachweisbar sein (siehe 3.5.7.). Bei Myasthenia gravis erlaubt der Grad der posttetanischen Fazilitation Rückschlüsse bezüglich der Prognose (s. 3.5.6.).

Moderne EMG-Geräte erlauben eine automatische Berechnung der Fläche des EMAP und damit des Flächen-Dekrements bzw. -Inkrements. Sofern diese Möglichkeit besteht, sollte man sie nutzen, da sie in manchen Fällen eine exaktere Bestimmung erlaubt.

2.4.2 Befunde bei prä- und postsynaptischen Überleitungsstörungen

In einem *gesunden Muskel* führt die niederfrequente (3/s) sowie die hochfrequente (30/s) Nervenstimulation bei richtiger Technik (1.5.2.) zu keiner signifikanten Amplitudenabnahme der evozierten Summenpotenziale (Dekrement < 10%) (▶ Abb. 185 links). Zur Messung des Dekrements wird die Amplitude des 4. (oder 5.) EMAP mit der des 1. EMAP verglichen (z.B.: Bei einer absoluten Amplitude des 1. EMAP von 8,5 mV [= 100%] und einer absoluten Amplitude des 4. EMAP von 8,2 mV [= 96%] errechnet sich ein Dekrement von 4%). Oft nimmt die Amplitude sogar – unter gleichzeitiger Potenzialverkürzung – etwas zu. Eine Wiederholung der repetitiven Stimulation sofort und 3–4 min nach 30–60 sekündiger maximaler Muskelanspannung bzw. tetanischer Stimulation führt zu keiner Befundänderung.

Als pathologisch wird ein Dekrement beurteilt, wenn es mehr als 10% beträgt (AAEM Quality Assurance Committee, 2001). Die zu den großen Unterschenkelmuskeln ziehenden Nerven werden selten für die repetitive Stimulation herangezogen; sofern dies im Einzelfall durchgeführt wird, darf dort ein Dekrement nur bei einem Wert > 21% als pathologisch angesehen werden (Oh et al., 1995). Bei Ableitung vom Zwerchfell wird ein Grenzwert von 11% angegeben (Zifko et al., 1999).

Die Temperaturabhängigkeit der neuromuskulären Impulsüberleitung wurde von Rutkove et al. (1997) geprüft, der bis zu Körpertemperaturen von 42°C keine Beeinträchtigung dieser Funktion feststellen konnte.

Bei hochfrequenter Stimulation kann es auch in einem gesunden Muskel zu einer progredienten Amplitudenzunahme im Sinne eines Inkrements kommen. Ein solches als »Pseudofacilitation« bezeichnetes Phänomen lässt sich von einem pathologischen Inkrement dadurch differenzieren, dass die Fläche des negativen Gipfels weitgehend konstant bleibt, da die Amplitudenzunahme auf einer gleichzeitigen Potenzialverkürzung beruht.

Postsynaptische Störungen der neuromuskulären Impulsübertragung vom Typ der *Myasthenia gravis* führen – je nach Ausprägung – bereits in Ruhe oder erst in der Phase der posttetanischen Erschöpfung zu einem signifikanten Dekrement bei 3/s Stimulation (▶Abb. 185 Mitte). Diese Amplitudenabnahme beruht darauf, dass in einer von Reiz zu Reiz zunehmenden Zahl von Muskelfasern nur mehr eine unterschwellige Depolarisation der Endplatten-Membran eintritt (in Abbildung 186 mit dem Symbol [–] gekennzeichnet). Dieser partielle neuromuskuläre Block ist nach 4–5 Stimuli maximal und nach 5–10 mg Tensilon® intravenös zumindest teilweise reversibel (▶Abb. 187). In unmittelbarem Anschluss an eine kurze maximale Muskelanspannung oder eine tetanische Nervenstimulation nimmt das Dekrement ab. Dieses als posttetanische Facilitation bezeichnete Phänomen erklärt, weshalb die Anwendung höherer Reizfrequenzen als maximal 5/s zum Nachweis des partiellen neuromuskulären Blocks bei Myasthenia gravis ungeeignet ist (Desmedt, 1973).

Nach eigenen Erfahrungen sollte man sich bei der Prüfung der neuromuskulären Impulsübertragung nicht nur auf das Ausmaß des Dekrements konzentrieren, sondern auch die Amplitude der ersten Reizantwort jeder Serie ausmessen. So kann es vorkommen, dass sich das Dekrement in Phasen der posttetanischen Fazilitation bzw. Erschöpfung im Vergleich zum Ausgangsbefund nicht signifikant verändert, wohl aber die Amplitude des jeweils ersten Antwortpotenzials deutlich zu- bzw. abnimmt.

Die Ursache der posttetanischen Erschöpfung ist letztlich ungeklärt; möglich sind eine passager verminderte Rezeptorempfindlichkeit oder eine Hyperpolarisation der Endplattenmembran.

Präsynaptische Störungen der neuromuskulären Impulsübertragung (*Botulismus, Lambert-Eaton-Syndrom*) führen bei niederfrequenter Stimulation zu ähnlichen, aber weniger ausgeprägten Befunden wie postsynaptische Störungen, d. h., es besteht in Ruhe und akzentuiert in der Phase der posttetanischen Erschöpfung ein signifikantes Dekrement von > 8 % (▶Abb. 185 rechts). Daneben ist bereits das auf einen Einzelreiz folgende Antwortpotenzial erniedrigt. Nach Injektion von Tensilon® kommt es zu keiner oder nur zu einer geringen Besserung des Dekrements.

Pathognomonisch für die präsynaptische Form der gestörten neuromuskulären Impulsübertragung ist das hohe Inkrement bei 30/s Stimulation, die beim Lambert-

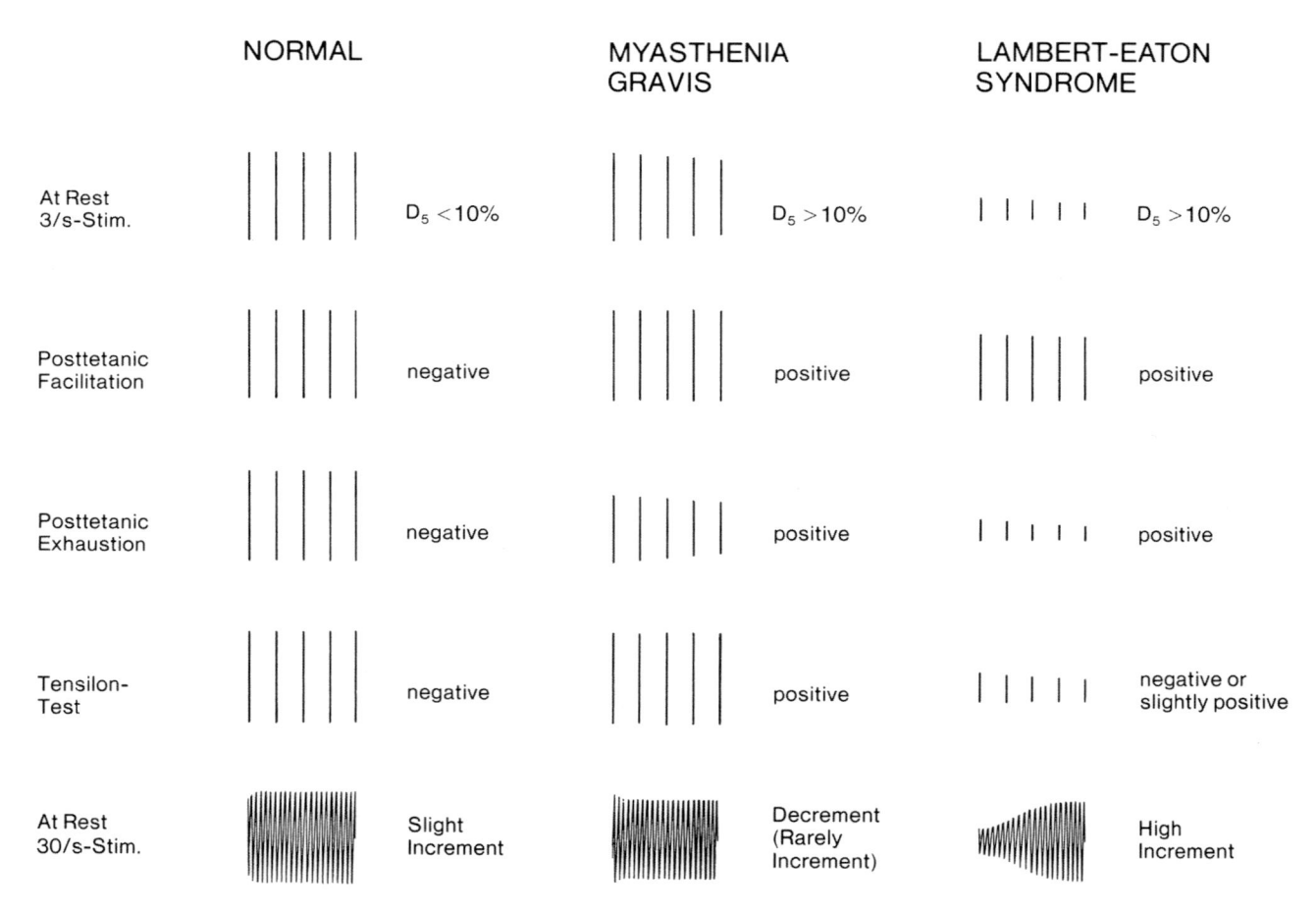

	NORMAL	MYASTHENIA GRAVIS	LAMBERT-EATON SYNDROME
At Rest 3/s-Stim.	$D_5 < 10\%$	$D_5 > 10\%$	$D_5 > 10\%$
Posttetanic Facilitation	negative	positive	positive
Posttetanic Exhaustion	negative	positive	positive
Tensilon-Test	negative	positive	negative or slightly positive
At Rest 30/s-Stim.	Slight Increment	Decrement (Rarely Increment)	High Increment

Abb. 185: Neuromuskuläre Impulsübertragung
Schematische Darstellung der Antwortpotenziale bei nieder- und hochfrequenter Serienstimulation bei Normalpersonen, Myasthenia gravis und Lambert-Eaton-Syndrom.

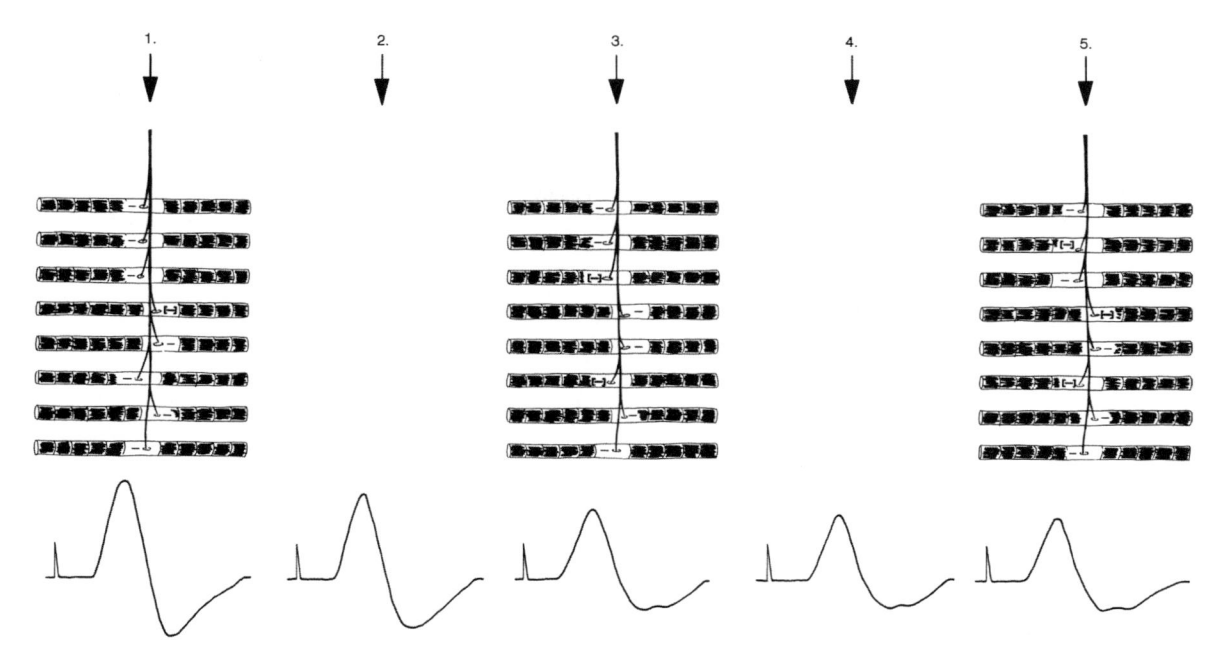

Abb. 186: Störung der neuromuskulären Impulsübertragung bei Myasthenia gravis
Bei niederfrequenter (3/s) Nervenstimulation mit einer Serie von 5 Reizen werden – bei nur geringer intermittierender Muskelschwäche – durch den 1. Reiz alle oder fast alle an den Nerven angeschlossenen Muskelfasern erregt, wobei deren Depolarisation durch das Symbol – gekennzeichnet wurde. Im vorliegenden Beispiel wurde eine unterschwellige Erregung einer Muskelfaser (symbolisiert durch [–]) angenommen. Das dem 1. Reiz folgende Summenpotenzial ist damit nur leicht erniedrigt. Bei jedem nachfolgenden Reiz wird eine größere Zahl von Muskelfasern unterschwellig erregt; in der vorliegenden Darstellung fallen beim 3. Reiz 2/8, beim 5. Reiz 3/8 der Muskelfasern aus. Infolge dieses zunehmenden partiellen neuromuskulären Blocks kommt es zu einer progredienten Erniedrigung des motorischen Antwortpotenzials. Die maximale Erniedrigung ist in der Regel nach 4 applizierten Reizen erreicht.

Vor Tensilon
$D_4 = 57\%$

Nach 5 mg Tensilon
$D_4 = 28\%$
1. EMAP 36 % höher

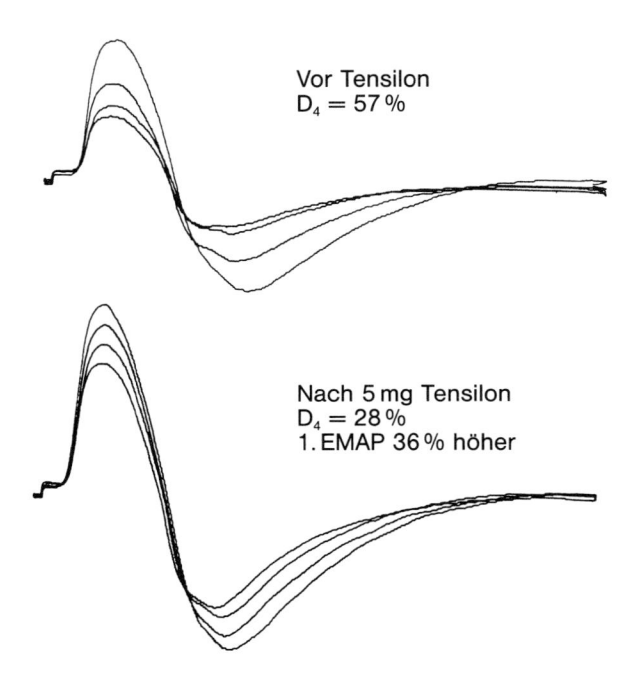

Abb. 187: EMAP im M. trapezius nach viermaliger 3/s Stimulation des N. accessorius bei Myasthenia gravis (oben in Ruhe, unten nach 5 mg Tensilon® i.v.).
Der Amplitudenabfall ist zwischen dem ersten und zweiten Reiz maximal und nimmt dann fortlaufend ab; nach vier bis fünf Reizen bleibt die Amplitude des Antwortpotenzials in der Regel stabil. Ein Amplitudenabfall in der hier gezeigten Form beweist die korrekte Stimulationstechnik. Resultieren bei repetitiver Stimulation wechselnde Amplituden-Abnahmen und -Zunahmen, weist dies auf eine nicht supramaximale Reizstärke oder eine instabile Position der Reizelektrode hin.

Eaton-Syndrom meist in allen, beim Botulismus nur in paretischen Muskeln gefunden wird (Eaton und Lambert, 1956; Elmquist und Lambert, 1968; Cherington, 1974; Mayer, 1968) (► Abb. 188).

Bei Gesunden fehlt ein Inkrement oder ist nur vergleichsweise gering ausgeprägt; der von Mayer und Williams (1974) ermittelte Maximalwert lag bei 50 %, sodass ein darüber hinausgehender Wert als pathologisch angesehen werden kann. Differenzialdiagnostisch ist zu beachten, dass ein pathologisches Inkrement auch bei Hypermagnesiämie, Hypokalzämie und unter Behandlung mit Aminoglycosiden beschrieben wurde (Jablecki, 1984). Bezüglich des Phänomens der Pseudofazilitation bei Gesunden darf auf die obigen Ausführungen verwiesen werden.

Sofern die Prüfung auf das Vorliegen eines Inkrements mit der schonenderen Methode durch zwei supramaximale Einzelreize vor und drei Sekunden nach zehnsekündiger maximaler Muskelanspannung erfolgt, gelten Amplitudenquotienten über 2,2 als pathognomonisch für eine präsynaptische Störung. Die von Lambert und Rooke (1965) ermittelten Quotienten betrugen bei Gesunden (in Prozent) 95–115, bei Patienten mit Myasthenia gravis 96–194 und beim Lambert-Eaton-Syndrom 220– 1900. Diese schonendere Prüfung auf das Vorliegen eines Inkrements scheint sogar effektiver zu sein als die Verwendung der hochfrequenten repetitiven Nervenstimulation; so fanden Tim und Sanders (1994) bei 10 von 14 Patienten mit Lambert-Eaton-Syndrom ein ausgeprägteres Amplitudeninkrement und bei allen Fäl-

2 Allgemeine Untersuchungsbefunde

EINZELREIZE

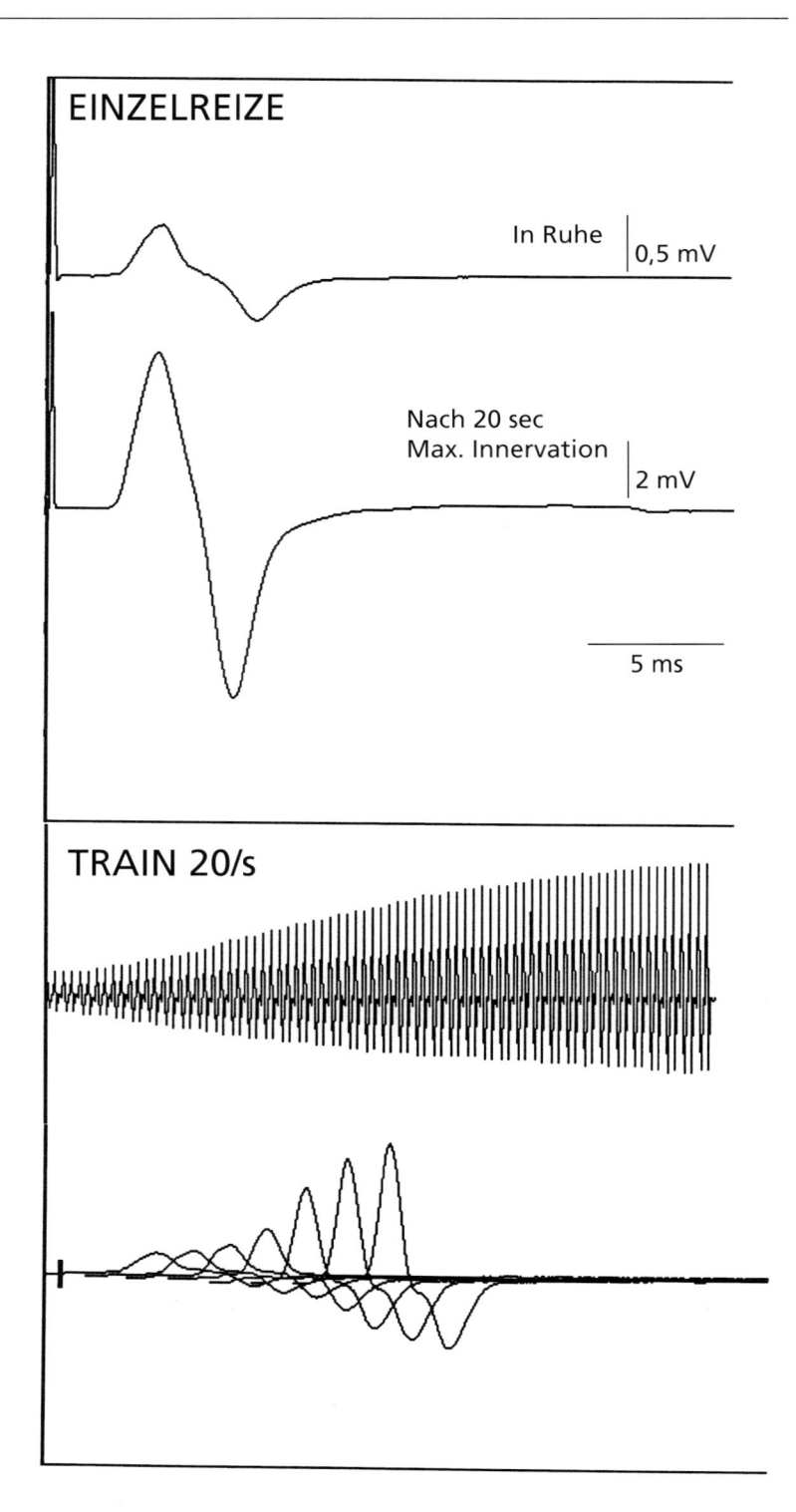

In Ruhe | 0,5 mV

Nach 20 sec
Max. Innervation | 2 mV

5 ms

TRAIN 20/s

Abb. 188: Lambert-Eaton-Syndrom
Nach distaler Ulnarisstimulation erniedrigtes EMAP von 1,2 mV. Sofort nach 20 sekündiger maximaler Muskelanspannung Amplitudenanstieg auf 17,7 mV (Inkrement = 1375 %). Unter hochfrequenter Ulnarisstimulation mit 20/s Amplitudeninkrement von 524 %. (In der untersten Spur sind die Antwortpotenziale nach den Reizen 1, 5, 10, 20, 40, 60 und 80 mit kürzerer Zeitachse herausgegriffen).

len ein deutlicheres Flächeninkrement bei Prüfung mittels maximaler Muskelanspannung (▶ Abb. 188).

Beim Syndrom der *Myotonie* resultiert bei höherfrequenter (20–30/s) Stimulation eine progrediente Amplitudenabnahme, die bei weitergehender Stimulation von einer erneuten Amplitudenzunahme gefolgt wird (▶ Abb. 87 d). Unter Behandlung mit Carbamazepin (Petruch, unveröffentlicht) und Tocainid nimmt das Ausmaß des initialen Amplitudenabfalls signifikant ab (Ricker et al., 1973; Aminoff et al., 1977).

2.5 Befunde der vegetativen Funktionsdiagnostik

2.5.1 Sympathische Hautantwort (sympathischer Hautreflex)

Abbildung 189 zeigt oben eine normale sympathische Hautantwort vom Fuß, unten das völlige Fehlen einer sympathischen Hautantwort bei einer primären autonomen Dysfunktion. Die Ableitung der Normalperson zeigt die intraindividuelle Variabilität der Reizantworten sowohl bezüglich der Amplitude, als auch bezüglich der Latenz; deutlich erkennbar ist die Habituation trotz eines unregelmäßigen Interstimulusintervalls von 30–60 Sekunden. Bei Folgeuntersuchungen nach Tagen oder Wochen scheint eine gewisse langfristige Gewöhnung einzutreten, da Amplituden tendenziell abnehmen (Hoeldke et al., 1992). Auch bei Normalpersonen ist durchschnittlich nur mit 80 % der Stimuli eine sympathische Hautantwort auslösbar (Toyokura und Murakami, 1996). Diese Variabilität erfordert immer mindestens vier bis fünf Einzelstimuli, um eine brauchbare Auswertung zu ermöglichen.

Keine Einigkeit besteht bisher darüber, welche Parameter zur Auswertung herangezogen werden sollen. Die intraindividuelle und interindividuelle Variabilität der Latenzen ist geringer als die der Amplituden (Braune und Horter, 1996; Toyokura und Murakami, 1996), weshalb messtechnisch die Latenzen den besseren Beurteilungsparameter darstellen. Dagegen wird eingewandt, dass die Reizleitung in den sympathischen nicht myelinisierten C-Fasern nach dem Alles-oder-Nichts-Prinzip erfolge, sodass die Bewertung der Latenz aus physiologischen Überlegungen heraus wenig sinnvoll erscheine (Arunoda, 1995; Ravits, 1997). Manche Autoren werten nur das Fehlen der sympathischen Hautantwort als sicher pathologisch (Soliven et al., 1987; Arunodaya, 1995).

Normwerte: (nach: Braune und Horter, 1996; Drory und Korczyn, 1993; Hoeldke et al., 1992; Goizueta-San Martin G, 2013). Gewertet wird für jede Extremität die kürzeste Latenz und die höchste Amplitude bei mindestens vier aufeinanderfolgenden Stimuli.
Sympathische Hautantwort der Hand:
Latenz (weitgehende Übereinstimmung aller Autoren): 1,5s +/- 0,1s
Amplitude: Angaben der Autoren differieren zwischen 0,5 mV +/- 0,1 mV und 2,9 +/- 1,1 mV.
Sympathische Hautantwort des Fußes:
Latenz (weitgehende Übereinstimmung der Autoren): 2,1s +/- 0,15s
Amplitude: Angaben der Autoren differieren zwischen 0,5 mV +/- 0,1 mV und 1,37 +/- 0,54 mV.

Pathologische Befunde als Nachweis einer Funktionsstörung des Sympathikus werden in einem sehr hohen Prozentsatz (88 %) gefunden bei Multisystematrophie und bei der primären autonomen Insuffizienz, außerdem in einem hohen Prozentsatz (60–80 %) bei diabetischen Polyneuropathien, etwas seltener bei urämischen und alkoholischen Polyneuropathien und nur in 10 % der Fälle bei distaler Small fiber-Neuropathie (Braune und Horter, 1996; Ravits, 1997).

Eine pathologische sympathische Hautantwort kann die Beteiligung des autonomen Nervensystems beim idiopathischen Parkinson-Syndrom nachweisen, ebenso beim komplexen regionalen Schmerzsyndrom (Chan et al., 2000; Haapaniemi et al., 2000).

2.5.2 Herzfrequenzvarianzanalysen

Die drei am häufigsten in der vegetativen Funktionsdiagnostik verwendeten Paradigmen der Herzfrequenzvarianzanalyse sind die Herzfrequenzvariation beim Aufstehen bzw. bei der Kipptischuntersuchung, die atemzyklusabhängige Herzfrequenzvarianz und die Herzfrequenzvarianz beim Valsalva-Test. Die Untersuchungstechnik wurde in 1.6 beschrieben.

Herzfrequenzvarianz beim Aufstehen. Beim Aufrichten nach einer fünfzehn- bis zwanzigminütigen Ruhephase im Liegen steigt die Herzfrequenz zunächst etwa 10 Sekunden lang an und fällt dann ab. Bestimmt wird der 30/15–Quotient aus dem längsten Zeitintervall der R-Zacken etwa beim dreißigsten Herzschlag nach dem Aufstehen, und dem kürzesten RR-Intervall etwa beim fünfzehnten Herzschlag nach dem Aufstehen. Die Normwerte für den 30/15–Quotienten sind altersabhängig: 10–29 Jahre: > 1,17; 30–49 Jahre: > 1,09; 50–65 Jahre: >1,03 (nach Ravits, 1997; Vita et al., 1986).

Atemabhängige Herzfrequenzvarianz. Der Patient atmet während der einminütigen Registrierdauer mit einer Atemfrequenz von 5–6/Minute tief ein und aus ohne zu hyperventilieren. Das EKG wird kontinuierlich registriert. Die Auswertung wird durch ein Programm erleichtert, das für jedes RR-Intervall die Schlag-zu-Schlag-Frequenz berechnet und in einem Frequenz-Zeit-Diagramm aufzeichnet. Abbildung 190 zeigt im Frequenz-Zeit-Diagramm oben links einen Normalbefund, rechts einen pathologischen Befund bei einem Patienten mit einer Pandysautonomie.

Gebräuchlich ist die Errechnung eines Mittelwerts für die Maximalfrequenz aus den drei maximal erreichten Frequenzwerten und analog eines Mittelwerts für die Minimalfrequenz; der Quotient aus dem Mittelwert der Maximalfrequenz und dem Mittelwert der Minimalfrequenz bildet den Bewertungsparameter: Dieser Wert ist deutlich abhängig vom Lebensalter, weshalb alterskorrigierte Normwerte bzw. Normwertdiagramme verwendet werden müssen. Anhaltswerte für die minimale Herzfrequenzvarianz in bpm (beats per minute) sind: 10–30 Jahre: >18 bpm; 30–50 Jahre: 15 bpm; 50–60

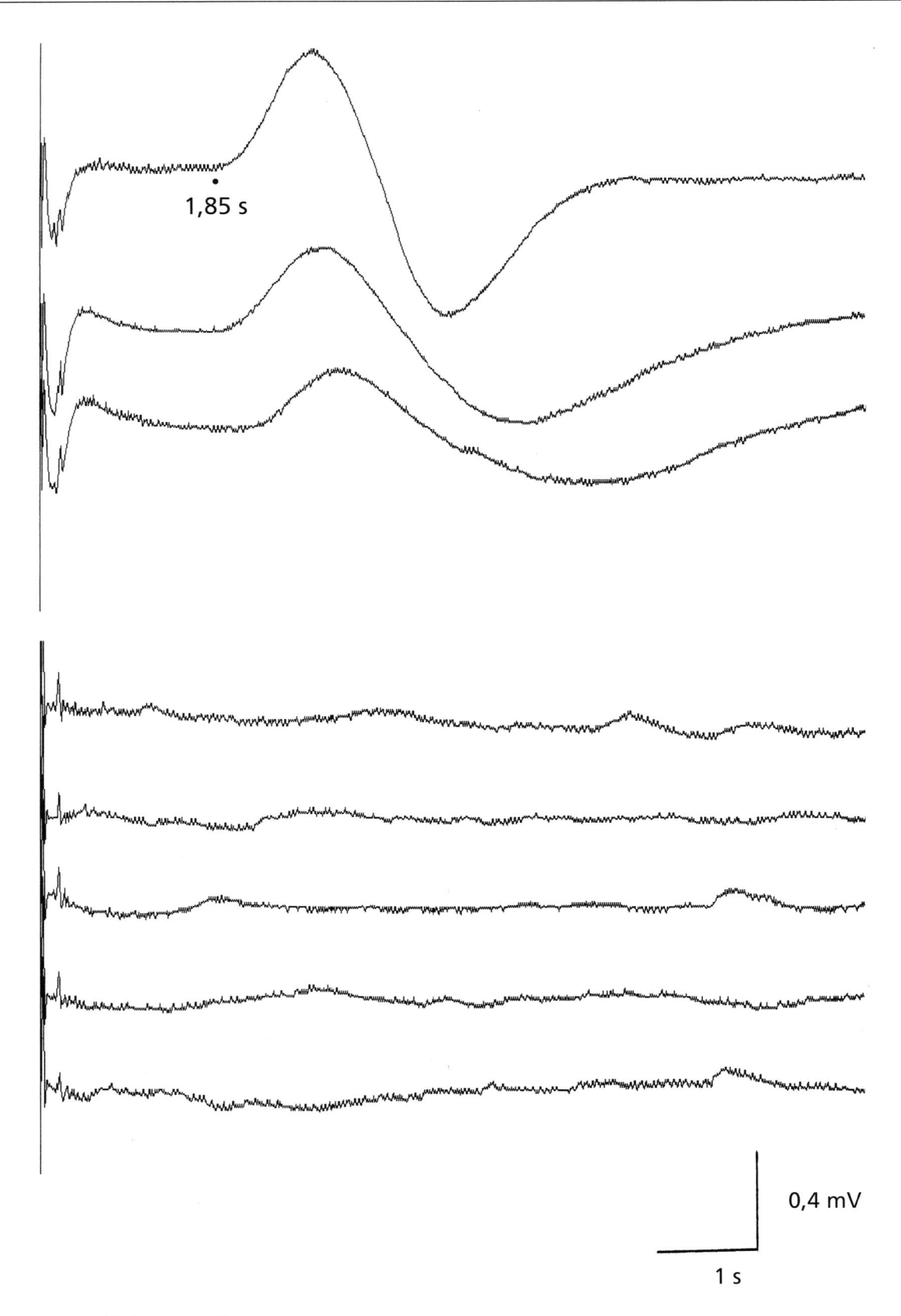

Abb. 189: Sympathischer Hautreflex
Oben: Sympathische Hautantwort bei einer 36-jährigen gesunden Normalperson. Ableitung von der rechten Fußsohle nach Stimulation des ipsilateralen N. tibialis am Innenknöchel (50 mA 0,2 ms). Trotz eines unregelmäßigen Interstimulus-Intervalls von 30 bis 60 s, wird bei aufeinanderfolgenden Reizen eine Habituation erkennbar mit zunehmender Amplitudenminderung und Latenzverlängerung.
Unten: Fehlende sympathische Hautantwort bei einem Patienten mit primärer autonomer Insuffizienz. (Ableitung von der rechten Fußsohle; Reizstärke 100 mA, Reizbreite 0,2 ms. Filtereinstellung 0,2 Hz bis 0,5 kHz)
(Ausführliche Beschreibung siehe Abschnitt 1.6)

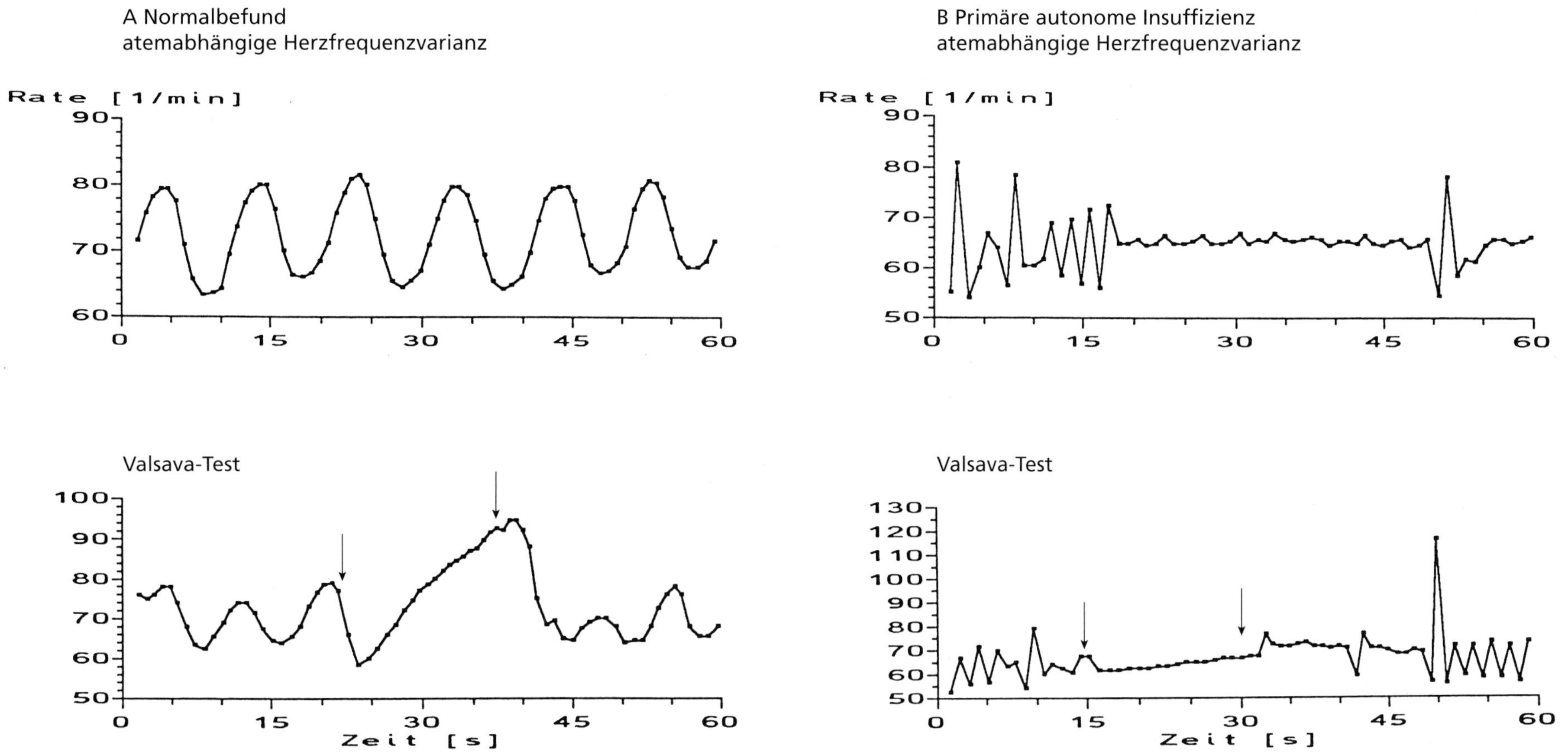

2.5 Befunde der vegetativen Funktionsdiagnostik

A Normalbefund
atemabhängige Herzfrequenzvarianz

B Primäre autonome Insuffizienz
atemabhängige Herzfrequenzvarianz

Valsava-Test

Valsava-Test

Abb. 190: Frequenz-Zeit-Diagramme der Herzfrequenzvarianzanalysen

a) Normalperson. Oben: Normale Atemzyklus-abhängige Herzfrequenzvarianz bei regelmäßiger Atmung mit einer Frequenz von 6/min. Jeder einzelne Messpunkt entspricht einer R-Zacke des EKG. Aus jedem einzelnen R-R-Intervall wird die Schlag-Zu-Schlag-Herzfrequenz errechnet und im Frequenz-Zeit-Diagramm aufgetragen. Die Frequenz nimmt beim Ausatmen ab und beim Einatmen zu. Mittlere Differenz zwischen minimaler und maximaler Frequenz 16 Schläge/min. Unten: Normale Herzfrequenzvarianz beim Valsalva-Test. Die beiden Pfeile markieren Beginn und Ende des Valsalva-Manövers; der Valsalva-Quotient beträgt 1,5 (96/64).

b) 70-jähriger Patient mit primärer autonomer Insuffizienz. Oben: Fehlende Atemzyklus-abhängige Herzfrequenzvarianz. Es wechselt eine nicht atemabhängige Sinusarrhythmie mit einem nahezu frequenzstarren Sinusrhythmus. Aus der Original-EKG-Registrierung war ersichtlich, dass jedem QRS-Komplex eine normale P-Welle mit normalem P-Q-Intervall voraus ging. Eine Abhängigkeit der Sinusarrhythmie von der während des gesamten Messintervalls regelmäßigen Atmung ist nicht erkennbar. Die Minima und Maxima während der Arrhythmie dürfen daher nicht für die Berechnung der atemzyklusabhängigen Herzfrequenzvarianz herangezogen werden.
Unten: Pathologischer Valsalva-Test. Beginn und Ende des Valsalva-Manövers sind mit Pfeilen markiert. Während des Tests kommt es zwar zu einem leichten Frequenzanstieg von 62 auf 68/min, jedoch fehlt der Frequenzabfall am Ende des Tests und die Frequenz steigt sogar weiter an, so dass rechnerisch ein Valsalva-Quotient < 1,0 resultiert. Zu Beginn und am Ende des Messintervalls tritt wieder eine nicht atemabhängige Sinusarrhythmie auf.

Jahre: > 12 bpm; 60–70 Jahre: > 10 bpm (Vita et al., 1986; Low et al., 1990).

Weitere mögliche Auswerteparameter sind der Quotient aus den längsten und kürzesten RR-Zeitintervallen während der Ableitung (E/I-Quotient) oder die Standardabweichung der spontanen Herzfrequenz im Messintervall (Harry und Freeman, 1993; Ravits, 1997).

Bei organischen Herzrhythmusstörungen kann die Untersuchung unmöglich sein. Einzelne Extrasystolen sind als »Ausreißer« mit abnorm kurzen und abnorm langen (kompensatorische Pausen) RR-Intervallen im Frequenz-Zeit-Diagramm erkennbar und müssen aus der Bewertung ausgeschlossen werden, um Fehlinterpretationen zu vermeiden (▶ Abb. 190).

Herzfrequenzvarianz beim Valsalva-Test. Der Patient preßt zehn bis fünfzehn Sekunden lang. Das Ausatmen gegen einen definierten Widerstand von 40 bis 50 mmHg (über ein Sphygmomanometer) ermöglicht die konstantesten Ergebnisse (Low et al., 1990). Die Herzfrequenz steigt während des Pressens nach einem initialen kurzen Absinken kontinuierlich an. Nach Beendigung des Pressens steigt die Frequenz über wenige Schläge noch leicht an und sinkt dann innerhalb von ca. 20 Sekunden unter das Ausgangsniveau vor Beginn des Versuchs ab (▶ Abb. 190 links unten). Der Valsalva-Quotient wird gebildet aus der maximalen Herzfrequenz unmittelbar nach Beendigung des Pressens und der minimalen Herzfrequenz innerhalb dreißig Sekunden nach Erreichen des Maximums; aus drei Versuchen wird der Mittelwert des Quotienten errechnet und gewertet. Der Wert ist altersabhängig, als Richtwerte gelten: 10–40 Jahre: > 1,5; 40–60 Jahre: > 1,45; 60–70 Jahre: > 1,35, über 70 Jahre: > 1,0 (Low et al., 1990). Wenn ergänzend eine kontinuierliche noninvasive Fotoplethysmographische Blutdruckmessung erfolgt, gilt ein Absinken von mehr als 20 mmHg während des Pressens verbunden mit einem fehlenden Wiederanstieg nach dem Pressen als pathologisch (Ravits, 1997).

Pathologische Befunde der atemsynchronen Herzfrequenzvarianz und der Herzfrequenzvarianz beim Aufstehen weisen auf eine parasympathische Innervationsstörung des Herzens hin. Der Frequenzanstieg im Valsalva-Test dagegen wird durch die Kombination einer parasympathischen Tonusminderung mit einer sympathischen Tonussteigerung verursacht, weshalb ein pathologischer Befund dieses Tests beiden Systemen zugeschrieben werden kann. Einen pathologischen Valsalva-Test bei einem Patienten mit primärer autonomer Insuffizienz zeigt Abbildung 190 unten.

2.6 Besonderheiten der EMG-Diagnostik bei Kindern

Die Gründe für eine EMG-Diagnostik bei Kindern sind völlig verschieden von den Indikationen bei Erwachsenen und umfassen u. a. hereditäre Motoneuron-Erkrankungen (z. B. spinale Muskelatrophien), Polyneuropathien (z. B. Charcot-Marie-Tooth) und Myopathien (z. B. Muskeldystrophien).

Ein zweiter Unterschied betrifft die Nervenleitgeschwindigkeiten, die erst im Alter von etwa 4–6 Jahren die Werte von Erwachsenen erreichen, da erst zu diesem Zeitpunkt die Myelinisierung abgeschlossen ist. So betragen die motorischen und sensiblen NLGen im 1. Lebensmonat nur 20–25 m/s, um im 2. Lebensjahr bereits Werte um 45–50 m/s zu erreichen (▶ Tab. 4g, Anhang S. 376).

Trotz der langsameren NLGen sind die F-Wellen und H-Reflex-Latenzen deutlich kürzer als bei Erwachsenen (▶ Tab. 4c) und zwar wegen der Kürze der Gliedmaßen (Parano et al., 1993; Jones et al., 1996).

Bei Nadelableitungen muss berücksichtigt werden, dass das Territorium der motorischen Einheiten kleiner und damit die Dauer der MAP kürzer ist als in späteren Jahren. Nach Messungen von Buchthal und Rosenfalck (1955) liegt die mittlere Dauer der MAP in der Altersgruppe von 0–4 Jahren im M. biceps brachii bei 6,4–8,2 ms, im M. abductor digiti minimi bei 8,3–10,6 ms und im M. tibialis anterior bei 8–10,2 ms. Um die fälschliche Annahme einer Myopathie zu vermeiden, müssen daher alterskorrelierte Normwerte herangezogen werden (Buchthal und Rosenfalck, 1955; Parano et al., 1993).

Bezüglich der Ableitetechnik sind kleinere Reiz- und Ableitelektroden erforderlich, da die Muskeln und Nerven enger benachbart sind, was eine Ko-Stimulation von nah beieinanderliegenden Nerven wahrscheinlicher werden lässt. Größte Sorgfalt muss schließlich auf absolut exakte Distanzmessungen zwischen den distalen und proximalen Reizorten gelegt werden. Die neurographischen Normwerte der Nn. medianus, peroneus und suralis sind nur als grobe Richtwerte zu verstehen, da in den ersten Lebensjahren große interindividuelle Unterschiede mit erheblichen Standardabweichungen vorliegen (Parano et al., 1993).

Die Anwesenheit eines (vernünftigen) Elternteils oder einer vertrauten Kinderschwester kann die Diagnostik erleichtern. Im Bedarfsfall ist eine kurzzeitige Ruhigstellung mittels Propofol – bei strenger Indikationsstellung – akzeptabel.

3 Spezielle Krankheitsbilder

3.1 Umschriebene Nervenläsionen an Arm und Schultergürtel

3.1.1 Engpasssyndrome

Klassische Beispiele chronisch-*endogener Kompressionsschädigungen* sind die Engpasssyndrome mit »Einklemmung« einzelner Nerven in fibroossären Tunnels oder durch sonstige konstringierende Strukturen. Hierzu gehören aber auch die posttraumatischen und postoperativen Spätlähmungen, bei denen eine progrediente Druckeinwirkung auf benachbarte Nerven durch Knochenvorsprünge (z. B. Kallus) oder durch Einbeziehung in Narben zustande kommt. Sehr ähnlich verläuft die Schädigung durch benachbarte degenerative Gelenkveränderungen, Ganglienzysten, Weichteil- und Knochentumoren, Metastasen, entzündliche und ödematöse Gewebsveränderungen, Ablagerungen, abnorme Gefäße sowie andere raumfordernde Prozesse in unmittelbarer Nachbarschaft von Nerven. Da sich diese Vorgänge umso rascher schädigend auswirken, je weniger der Nerv ausweichen kann, ist es leicht verständlich, dass fixierte oder durch physiologische Engstellen verlaufende Nervenabschnitte besonders gefährdet sind (z. B. der N. peroneus communis am Fibulaköpfchen, der N. radialis im Supinatortunnel, der N. medianus im Karpaltunnel oder der N. ulnaris in der Guyon-Loge am ulnaren Handgelenk). Eine entzündliche Weichteilverdickung, z. B. im Rahmen einer chronischen Polyarthritis, oder eine Ablagerung von Amyloid oder Mukopolysacchariden (beim kindlichen Karpaltunnelsyndrom) kann damit zum Auslöser eines »symptomatischen« Engpasssyndroms werden.

Die typischen neurographischen Veränderungen bei Engpasssyndromen sind in Abbildung 144 dargestellt. Eine Auflistung der wichtigsten Engpass- und sonstigen chronischen Kompressionssyndrome zeigt Tabelle 8.

Tab. 8: Endogene Kompressionen von Armnerven

Ursachen	Schädigungsorte und Pathomechanismen
N. medianus	
Karpaltunnelsyndrom	Nervenkompression innerhalb des Karpaltunnels
N. ulnaris	
Ulnarisneuropathie am Ellbogen (UNE)	Nervenkonstriktion unter der Aponeurose am Eingang zum Kubitaltunnel (Kubitaltunnelsyndrom)
	Repetitive Mikrotraumatisierung in der Ulnarisrinne
	Posttraumatische (»Ulnarisspätlähmung«) oder degenerative knöcherne Veränderungen im Bereich des Sulcus ulnaris
Distale Ulnariskompressionssyndrome	a) Einengung der Guyon-Loge
	b) Repetitive exogene Druckeinwirkung im Bereich der Guyon-Loge
	c) Protrahierte Druckeinwirkung auf den tiefen Ulnarisast in der Hohlhand (»Radfahrerlähmung«)
N. radialis	
Engpasssyndrome und chronische Kompressionen	Nervenkonstriktion im Abschnitt zwischen Epicondylus humeri radialis und Supinatortunnel durch fibröse Bänder, Muskeln oder Gefäße.
	Kompression des Ramus profundus durch Lipome, Fibrome, Ganglien, Bursitiden, rheumatische Prozesse des Humeroradialgelenks oder Kallus (posttraumatische Spätlähmung), Nerventumoren.
	Supinatorsyndrom durch Kompression des R. profundus im Supinatortunnel (sehr selten!)

3.1.1.1 Karpaltunnelsyndrom

Das Karpaltunnelsyndrom (CTS) ist das mit Abstand häufigste Engpasssyndrom, sodass dessen objektivem Nachweis mit elektrophysiologischen Methoden eine große praktische Bedeutung zukommt. Diese wird noch dadurch erhöht, dass viele Patienten mit CTS uncharakteristische Brachialgien klagen, sodass eine verläßliche klinische Diagnose unmöglich ist und nur durch neurographische Messungen eine sichere Abgrenzung gegenüber anderen Ursachen von Armschmerzen gelingt (Tackmann et al., 1989). Das Karpaltunnelsyndrom beruht auf einer chronischen Kompression des N. medianus in seinem Verlaufsabschnitt unter dem Retinaculum

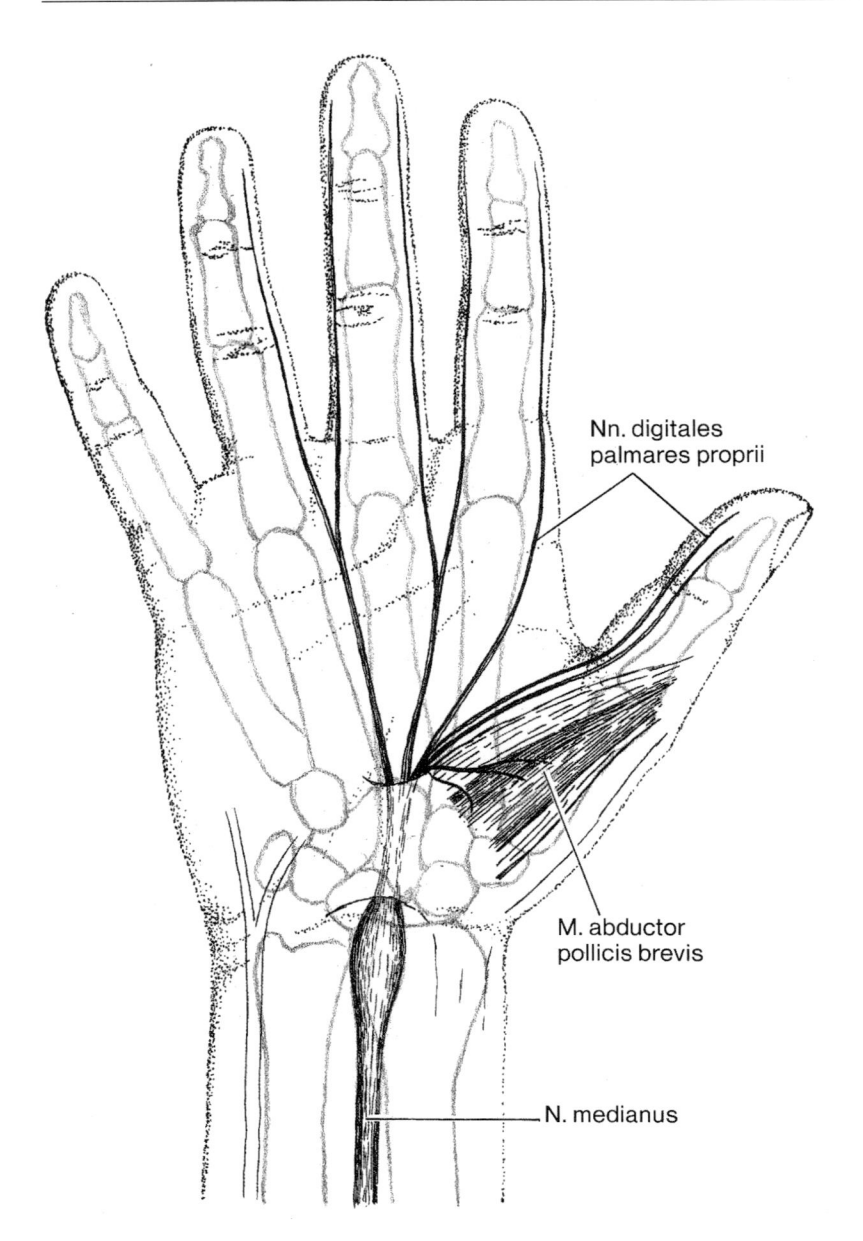

Abb. 191: Karpaltunnelsyndrom
Chronische Kompression des N. medianus unter dem Retinaculum flexorum

flexorum (▶ **Abb. 191** und **192**). Die durch die chronische Nervenkompression hervorgerufenen morphologischen Veränderungen und deren Konsequenzen in Bezug auf die Impulsleitung wurden bereits dargestellt (▶ **Kap. 2.2.2.2**, S. 150), sodass sich die folgenden Ausführungen auf das praktische Vorgehen beim Nachweis eines CTS beschränken.

Distale motorische Latenz. Die Messung der motorischen Latenz vom N. medianus am Handgelenk zum M. abductor pollicis brevis (▶ **Kap. 1.3.3.1**, S. 50) erbringt in 63–91 % der Patienten mit CTS einen pathologisch verlängerten Wert (Thomas, 1960; Kaeser, 1963; Duensing et al., 1974; Stevens, 1987). Als oberer Grenzwert gelten Latenzen von 4,2–4,7 ms; Werte über 4,7 ms sind sicher pathologisch. Massive Zunahmen der Latenzzeit (z. B. auf 27 ms wie in Abbildung 197) sind durch eine alleinige Medianusschädigung innerhalb des Karpaltunnels nicht zu erklären; hier ist eine Impulslei-

tung zum Muskel in regenerierten Fasern (nach vorangegangener Wallerscher Degeneration) anzunehmen.

In leichten Fällen ist die distale Latenz öfters noch im Normalbereich; hier gelingt der Nachweis der Leitungsverzögerung teilweise durch den Vergleich mit der Gegenseite, wobei Latenzdifferenzen von > 1 ms pathologisch sind (Thomas et al., 1967). Sofern eine verlängerte motorische Latenz zum Abductor pollicis brevis bestimmt wird, sollte zur differenzial-diagnostischen Abgrenzung gegenüber einer Polyneuropathie oder einer neuralen Muskelatrophie (HMSN I) immer auch die Latenz vom N. ulnaris zum Hypothenar gemessen werden, die beim Vorliegen eines CTS normal ist (▶ **Abb. 193** links unten).

Sensitiver als die Bestimmung der distalen Latenz zum M. abductor pollicis brevis ist die kombinierte Ableitung der Antwortpotenziale des M. lumbricalis II (nach Medianusstimulation) und des darunterliegenden M. interosseus dorsalis II (nach Ulnarisstimulation) über diesel-

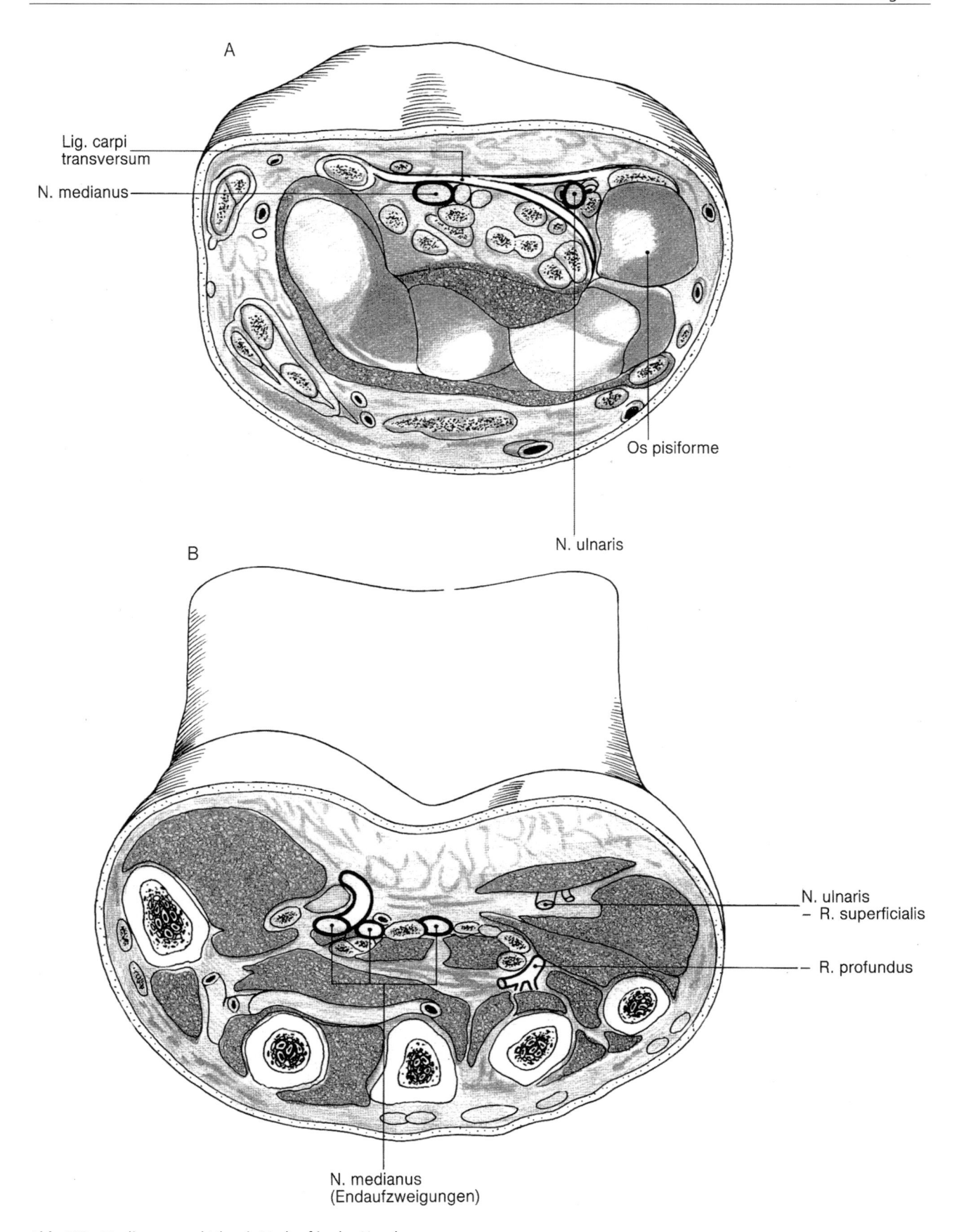

3.1 Umschriebene Nervenläsionen an Arm und Schultergürtel

Abb. 192: Medianus- und Ulnaris-Verlauf in der Hand
A) Verlauf der Nn. medianus et ulnaris in der Handwurzelgegend unter dem Ligamentum carpi transversum
B) Verzweigung der Nervenendäste in der Mittelhand

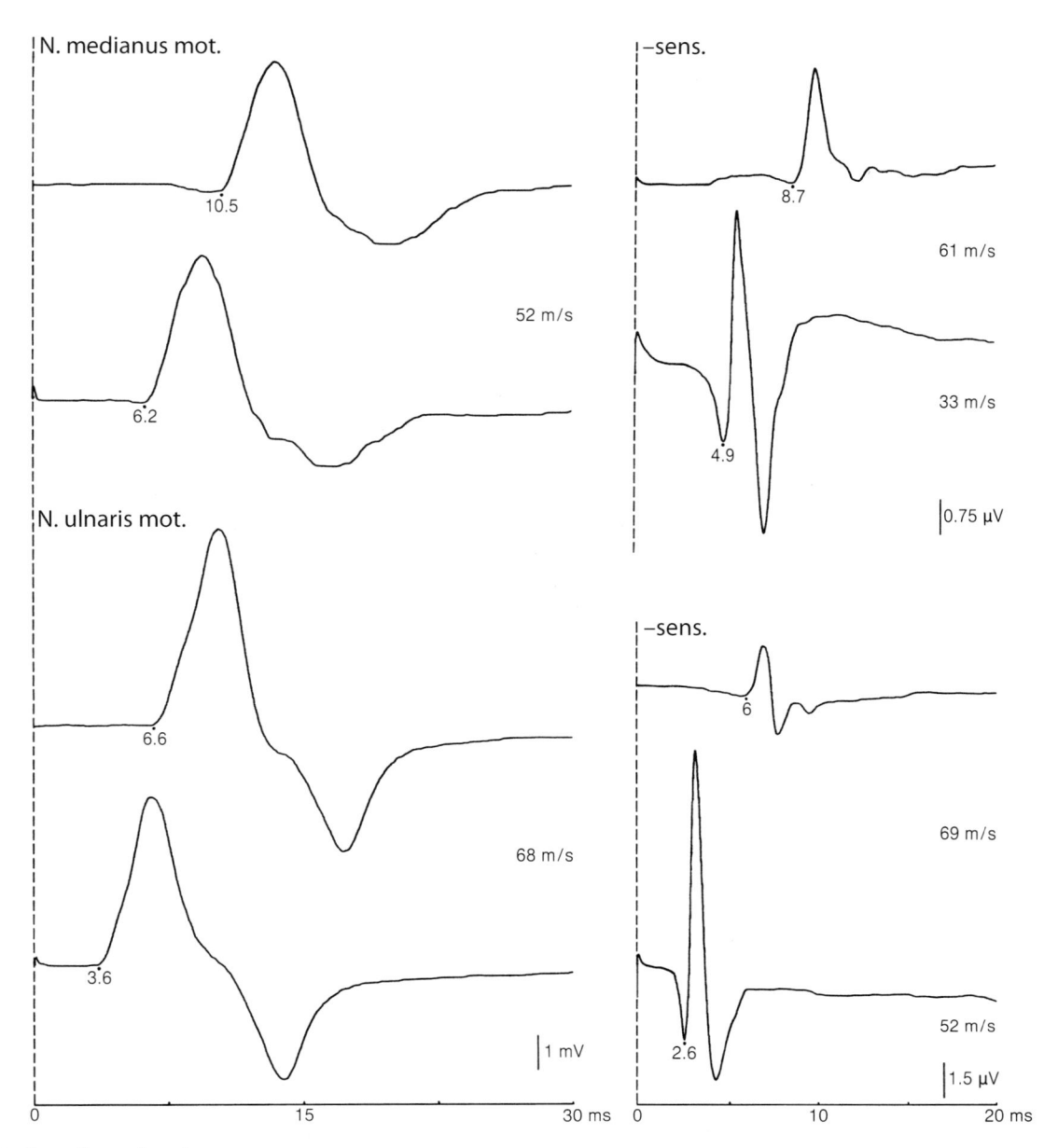

Abb. 193: Karpaltunnelsyndrom
Mäßige Verlängerung der distalen motorischen Latenz zum Abductor pollicis brevis (6,2 ms – links oben); im Vergleich zum N. ulnaris (links unten) relativ herabgesetzte NLG von 52 m/s im Unterarmsegment (s. Text).
Ausgeprägte Herabsetzung der sensiblen NLG zwischen Zeigefinger und Handgelenk auf 33 m/s (rechts oben), bei normaler sensibler NLG im Unterarm (61 m/s).
Die motorische und sensible Neurographie des ipsilateralen N. ulnaris zeigen regelrechte Befunde.

be zwischen zweitem und drittem Mittelhandknochen volar plazierte Elektrode (▶ Abb. 34). Latenzdifferenzen von > 0,4 ms zwischen Medianus- und Ulnarisstimulation erlauben den Rückschluss auf ein CTS (Preston und Logigian, 1992) (▶ Abb. 195). Außerdem erleichtert diese Technik die CTS-Diagnostik bei gleichzeitig bestehender Polyneuropathie (Vogt et al., 1995). Neuere Arbeiten werten erst Latenzdifferenzen > 0,5 ms (Löscher et al., 2000) bzw. > 0,58 ms (Chang et al., 2002) bzw. > 0,6 ms (Behse und Masuhr, 2002) als pathologisch. Chang et al. konnten bei Anwendung dieser Methode in 87 % aller Fälle krankhafte Befunde erheben.

Die *motorische Nervenleitgeschwindigkeit des N. medianus im Unterarmabschnitt* ist in ausgeprägteren Fällen herabgesetzt, wobei das Ausmaß der Leitungsverzögerung mit dem Grad der Erniedrigung des EMAP korreliert (Thomas, 1960). Als Ursache der herabgesetzten NLG wird ein selektiver Ausfall der schnellleitenden motorischen Axone an der Läsionsstelle angenommen. Im Beispiel der Abbildung 193 liegt die motorische NLG des N. medianus mit 52 m/s noch im Normbereich; im Vergleich zum N. ulnaris (68 m/s) besteht jedoch eine Verlangsamung um 16 m/s.

Eigene Messungen der *gemischten Nervenleitgeschwindigkeit* mit Stimulation proximal der Läsionsstelle und Ableitung des Nervenaktionspotenzials in Höhe der Ellenbeuge zeigten außerdem eine signifikante Amplitudenreduktion des gemischten NAP als Hinweis auf

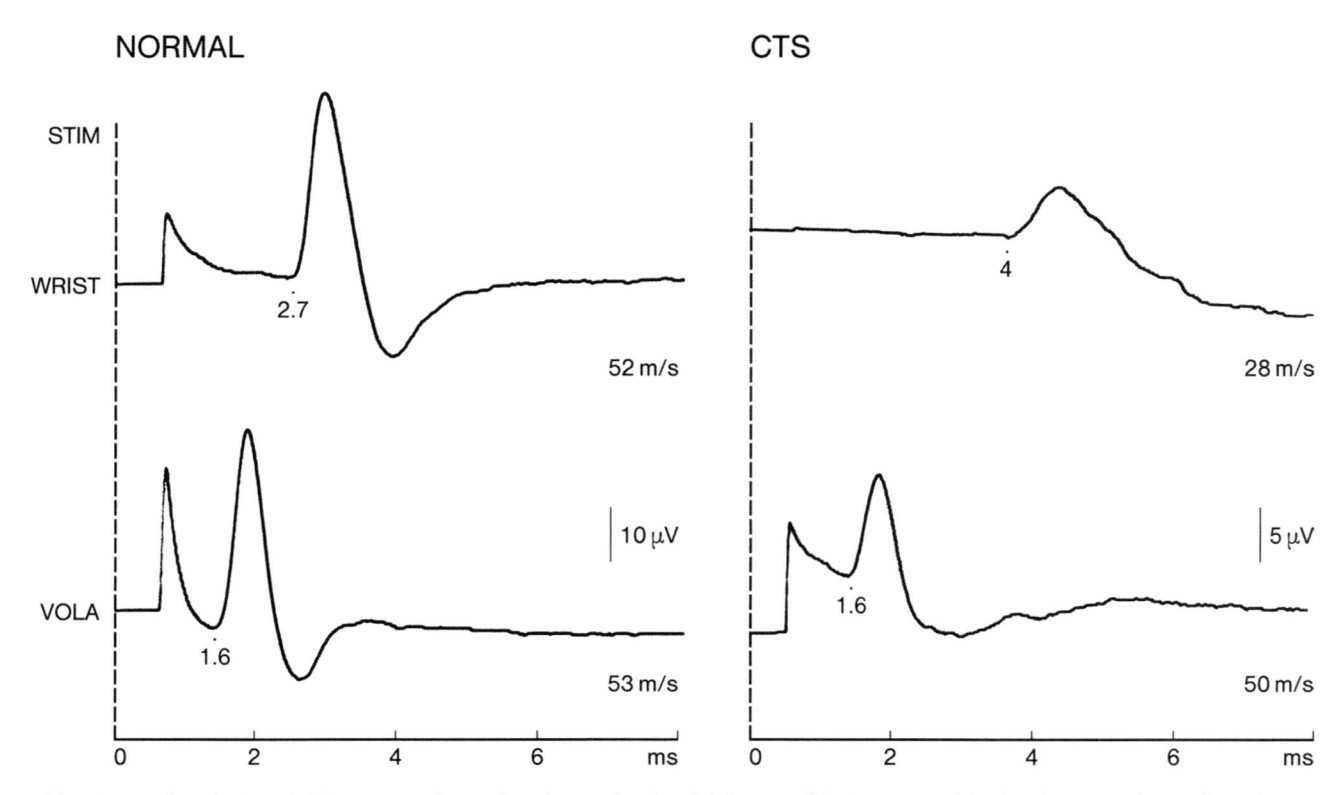

Abb. 194: Nachweis eines leichten Karpaltunnelsyndroms durch selektive sensible Neurographie des den Karpaltunnel passierenden N. medianus-Segments
Antidrome Messung mit Stimulation am Handgelenk (obere Spur) und in der Vola manus (untere Spur) mit Ableitung vom Mittelfinger. Die Differenz der beiden Latenzen und die Distanz zwischen beiden Stimulationsorten erlauben die Berechnung der sensiblen NLG des zwischen Handgelenk und Handinnenfläche gelegenen N. medianus-Abschnitts (also des »Karpaltunnel-Segments«).

eine retrograde Degeneration distal geschädigter Axone (Stöhr et al., 1978; Bluthardt et al., 1982), was in den Untersuchungen von Chang et al. (1992; 2000; 2002) bestätigt wurde.

Gelegentlich ergibt die motorische Neurographie des N. medianus auch einen erhöhten Wert von z. B. 100 m/s oder mehr. Ein solches Ergebnis ist – bei korrekter Technik – ein Hinweis auf eine Martin-Gruber'sche Anastomose (▶ Abb. 165 und 166), wobei motorische Medianusfasern, die sich an der Innervation der lateralen Thenarmuskulatur beteiligen, am Unterarm zum N. ulnaris wechseln und daher der Läsion im Karpaltunnel entgehen (Wilbourn und Lambert, 1976; Gutmann, 1977). Leiten dagegen die zum M. abductor pollicis brevis ziehenden Fasern im Karpaltunnel verzögert, während die am Unterarm zum N. ulnaris kreuzenden Fasern zur Versorgung der ulnarisinnervierten Handmuskeln normal schnell leiten, resultiert bei proximaler Medianusstimulation eine frühzeitigere Erregung der ulnarisinnervierten Muskeln gegenüber dem Abductor pollicis brevis. Bei Ableitung des Antwortpotenzials über dem Daumen erscheint daher durch Volumenleitung eine positive Vorwelle, die nicht zur Latenzmessung verwendet werden darf (▶ Abb. 162).

Verwirrende Befunde können sich auch daraus ergeben, dass der (motorische) R. thenaris isoliert betroffen oder – umgekehrt – ausgespart ist. Schließlich ergeben sich falsch-normale Latenzen bei Miterregung des N. ulnaris (▶ Abb. 162).

Nadel-Elektromyographie. Der Nadelableitung aus dem M. abductor pollicis brevis kommt für die Diagnose eines Karpaltunnelsyndroms keine große Bedeutung zu, da der bei etwa 50 % der Fälle beobachtete Befund einer partiellen Denervierung dieses Muskels keinerlei Rückschlüsse auf deren Ursache zulässt. Wir verwenden die Nadelableitung meist nur zur Bestimmung der motorischen Latenz in *den* Fällen, in denen mit Oberflächenelektroden kein klar beurteilbares Antwortpotenzial erhalten wird (▶ Abb. 197A). Wichtiger ist die Nadelableitung aus dem M. flexor pollicis longus zum Ausschluss einer oberhalb des Handgelenks lokalisierten Medianusläsion, die gelegentlich erwogen werden muss.

Sensible Neurographie. Die sensible Neurographie ist die empfindlichste Methode zum Nachweis eines CTS. Pathologische Befunde wurden in 85–97 % der Fälle berichtet (Thomas et al., 1967; Duensing et al., 1974). In typischen Fällen ist die sensible NLG des N. medianus zwischen Zeige- oder Mittelfinger und Handgelenk herabgesetzt, im Unterarmabschnitt dagegen normal (oder aufgrund der bereits diskutierten Mechanismen grenzwertig) (▶ Abb. 193 rechts). Der sehr seltene Befund einer normalen sensiblen NLG bei pathologischer motorischer Latenz ist besonders dann zu erwarten, wenn der R. thenaris getrennt von den sensiblen Faszikeln durch den Karpaltunnel verläuft bzw. diesen vorzeitig verlässt und selektiv geschädigt wird.

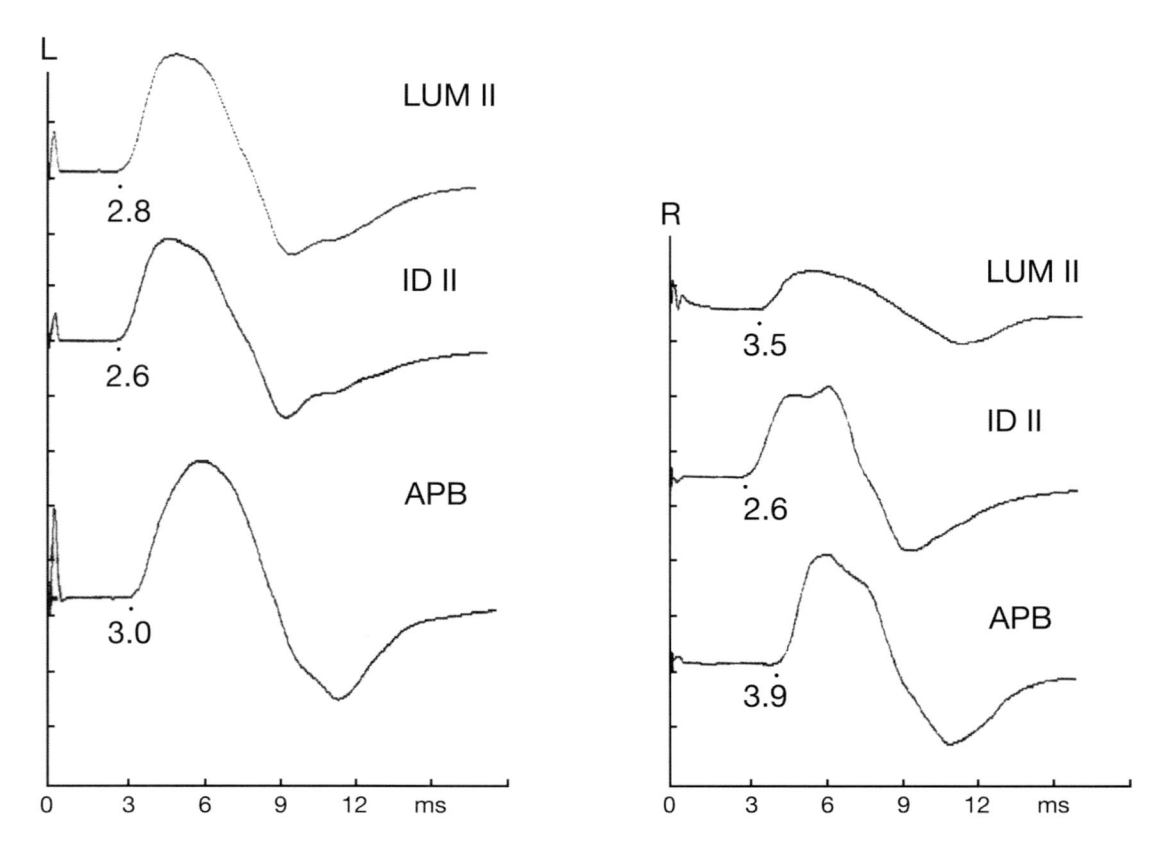

Abb. 195: Bestimmung der vergleichenden distalen motorischen Latenzen bei Karpaltunnelsyndrom
Links: Normalbefund
Rechts: Die DML zum Abductor pollicis brevis ist mit 3,9 ms noch im Normbereich. Pathologisch ist dagegen die Latenzdifferenz von 0,9 ms zwischen dem (medianus-innervierten) M. lumbricalis II und dem (ulnarisinnervierten) M. interosseus dorsalis II. Als Hinweis auf ein CTS gelten Latenzdifferenzen > 0,4 ms (Preston u. Logigian, 1992), bzw. > 0,6 ms (Behse u. Masuhr, 2002).

Wie bei der motorischen Latenzmessung sollte bei einer herabgesetzten sensiblen NLG im Handabschnitt des N. medianus vor der diagnostischen Annahme eines CTS immer noch eine Messung der sensiblen NLG des N. ulnaris erfolgen, um eine generalisierte Neuropathie auszuschließen.

Bei leichtem CTS oder bevorzugter Schädigung einzelner sensibler Medianus-Faszikel sollte die Stimulation an dem am stärksten von Parästhesien bzw. Sensibilitätsstörungen betroffenen Finger vorgenommen werden. Bei diffuser Symptomatik erbringt die Stimulation des Mittelfingers die höchste Rate an pathologischen Befunden (Macdonell et al., 1990). Darüber hinaus ist nicht nur die sensible NLG, sondern außerdem die Form und die Dauer des sensiblen Antwortpotenzials (SNAP) zu beachten. Manchmal ist die pathologische Aufsplitterung des SNAP der einzige Hinweis auf eine Kompression einzelner sensibler Faszikel des N. medianus innerhalb des Karpaltunnels. Bei akutem Karpaltunnelsyndrom, wie es sich bei abnormer Beanspruchung des Handgelenkes innerhalb von Tagen entwickeln kann, besteht unter Umständen die einzige Veränderung in einer Amplitudenminderung des SNAP, oft auch des EMAP. Eine solche Amplitudenreduktion lässt sich am einfachsten beim Vergleich mit den Antwortpotenzialen der Gegenseite bzw. denen des N. ulnaris nachweisen.

Bei ausgeprägtem CTS kann mit Oberflächenelektroden oft kein SNAP mehr abgeleitet werden. Bei typischem klinischen Bild und deutlich verlängerter motorischer Latenz kann man sich mit diesem Befund begnügen. Ansonsten muss die Messung unter Verwendung von Nadelelektroden wiederholt werden, die dann meist eine starke Herabsetzung der sensiblen NLG erbringt (▶ **Abb. 197B**).

Eine von Buchthal und Rosenfalck (1971) eingeführte Verfeinerung der Methode der sensiblen Neurographie beim Nachweis eines CTS bedeutet die fraktionierte Leitgeschwindigkeitsmessung zwischen Finger und Hohlhand einerseits, Hohlhand und Handgelenk andererseits, wobei die NLG im letztgenannten Abschnitt isoliert oder ausgeprägter herabgesetzt ist (▶ **Abb. 197B**).

Fraktionierte Messungen mit *antidromer* Technik, d. h. Nervenstimulation in der Hohlhand (distal der Läsion) und am Handgelenk (proximal der Läsion) mit Ableitung des SNAP vom Zeige- oder Mittelfinger *(Abb. 194)*, erlauben außer der höheren Sensitivität auch prognostische Aussagen: Ist das SNAP bei distaler Stimulation deutlich höher als nach proximaler Stimulation, liegt im Läsionsbereich eine fokale Demyelinisierung mit partiellem Leitungsblock und entsprechend günstiger Prognose zugrunde (Lesser et al., 1995; Ross und Kimura, 1995; Padua et al., 1996).

Noch einfacher ist der Vergleich der vom Handgelenk nach Hohlhandstimulation abgeleiteten SNAP der Nn. medianus und ulnaris, wobei Latenzdiffe-

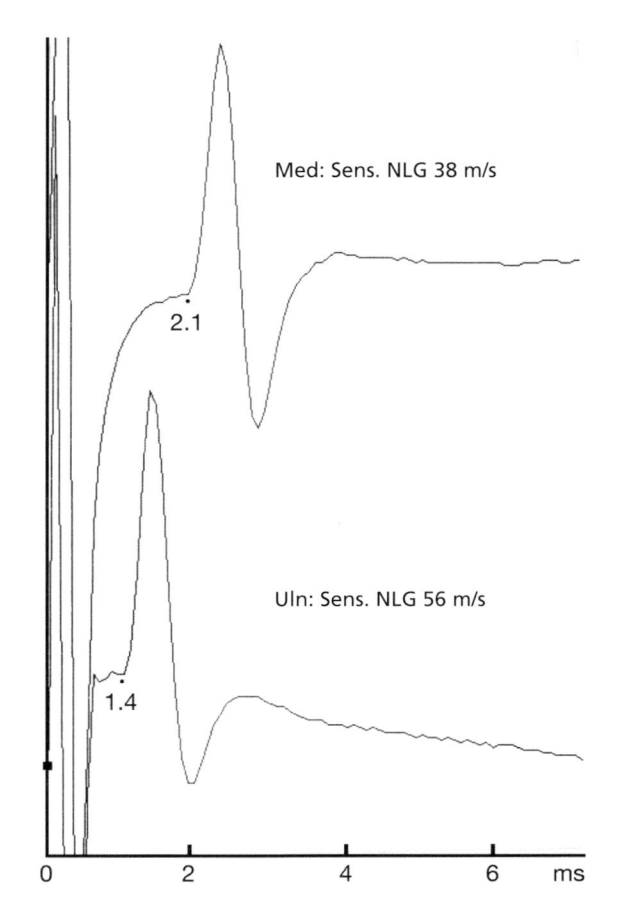

3.1 Umschriebene Nervenläsionen an Arm und Schultergürtel

Abb. 196: Transpalmare Latenz der Nn. medianus und ulnaris bei Karpaltunnelsyndrom
Die sensible NLG des N. ulnaris zwischen Hohlhand und Handgelenk liegt mit 56 m/s im Normbereich, während die des N. medianus mit 38 m/s eine pathologische Herabsetzung aufweist (Die zwischen Zeigefinger und Handgelenk gemessene sensible NLG des N. medianus betrug 46 m/s und lag damit im Grenzbereich).

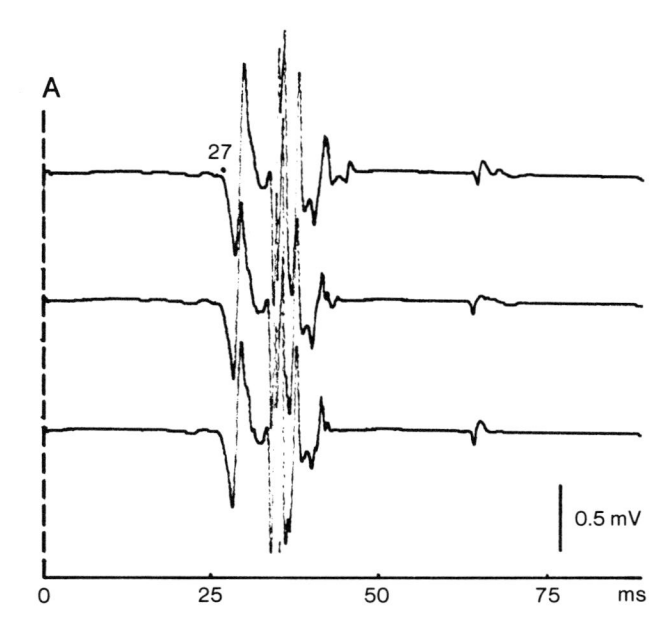

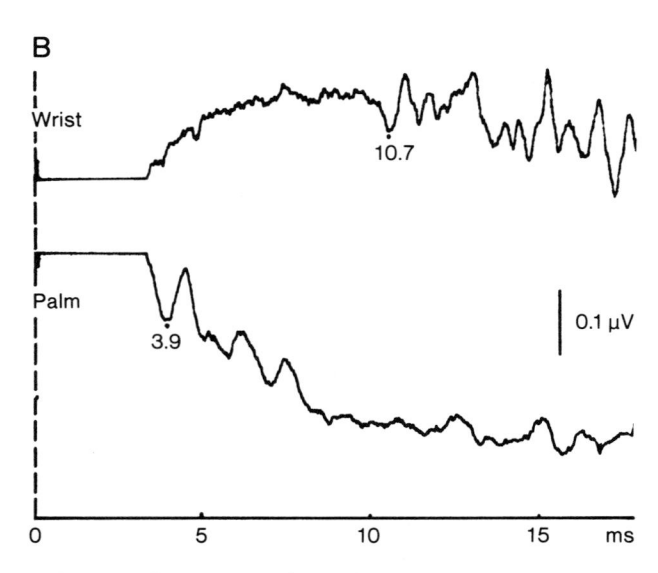

Abb. 197: Schweres Karpaltunnelsyndrom
A) Hochgradige Verlängerung der distalen motorischen Latenz auf 27 ms.
(Nadelableitung aus dem M. abductor pollicis brevis)
B) Das nach Zeigefinger-Stimulation in der Hohlhand abgeleitete sensible Antwortpotenzial ist mäßig, das vom Handgelenk abgeleitete Potenzial hochgradig verzögert, was auf eine bevorzugte Schädigung des zwischen Hohlhand und Handgelenk befindlichen Medianus-Abschnitts schließen lässt. (Sensible NLG zwischen Zeigefinger und Hohlhand 21 m/s, zwischen Hohlhand und Handgelenk 8 m/s.)

renzen von > 0,5 ms ein CTS nahelegen (Uncini et al., 1993). Bei der Messung dieser trans-palmaren Latenz (▶ Abb. 46) empfehlen Sander et al. (1999), die differente Ableiteelektrode 1 cm proximal der Handgelenksbeugefalte zu platzieren und die Nervenstimulation 8 cm distal davon in der Hohlhand vorzunehmen. Als pathologisch gelten Latenzwerte > 1,7 ms (entsprechend einer sensiblen NLG < 47 m/s) oder eine Latenzdifferenz zwischen N. medianus und N. ulnaris > 0,5 ms (Sander et al., 1999) bzw. Latenzen > 1,78 ms (< 45 m/s) und Latenzdifferenzen > 0,32 ms (Jackson und Clifford, 1989) (▶ Abb. 196).

In der Praxis ist schließlich eine zeitsparende Variante der sensiblen Neurographie gebräuchlich, bei der sukzessive der N. medianus und der N. ulnaris am Handgelenk stimuliert werden, während die Ableitung mit identisch platzierten Ringelektroden vom Ringfinger vorgenommen wird, dessen ulnare Hälfte vom N. ulnaris, dessen radiale Hälfte vom N. medianus innerviert wird. Hier gelten Latenzdifferenzen > 0,6 ms als pathologisch (Behse und Masuhr, 2002). Einwände gegen diese Methode ergeben sich durch die vergleichsweise niedrigen Amplituden der SNAP, besonders aber durch das Vorkommen von Innervationsanomalien.

Praktisches Vorgehen. In Anlehnung an die AAEM-Richtlinien (Jablecki et al., 1993) kann bei Verdacht auf ein CTS folgendes Vorgehen empfohlen werden:

1. Sensible Neurographie zwischen Handgelenk und Finger II oder III. Zeigt bei pathologisch erniedrigter sensibler NLG die Vergleichsmessung des N. ulnaris keinen Hinweis auf eine generalisierte Neuropathie, so kann die Verdachtsdiagnose als bestätigt gelten.

2. Bei normaler sensibler NLG zwischen Handgelenk und Finger II bzw. III kann die Sensitivität der Messung erhöht werden, wenn diese selektiv das Nervensegment zwischen Hohlhand und Handgelenk erfasst (siehe oben »fraktionierte Leitgeschwindigkeitsmessung«). Empfehlenswert ist auch ein Vergleich der sensiblen Latenzen des N. medianus mit der des N. ulnaris zwischen Hohlhand und Handgelenk, wobei Differenzen von > 0,5 ms als pathologisch gelten.

3. Weniger aussagekräftig ist die motorische Neurographie des N. medianus, wobei der Vergleich mit dem N. ulnaris – besonders bei Anwendung der speziellen Ableitemethode von den Mm. lumbricalis und interosseus dorsalis II (▶ Abb. 34 und 195) – die Sensitivität erhöht.

3.1.1.2 Ulnarisneuropathie am Ellenbogen (UNE)

Die wegen ihrer Häufigkeit, aber auch wegen der therapeutischen Möglichkeiten besonders wichtigen chronisch progredienten Schädigungen des N. ulnaris im Bereich des Ellenbogens sind durch unterschiedliche Pathomechanismen, aber ein einheitliches klinisches Bild charakterisiert und werden unter dem Sammelbegriff UNE (Ulnarisneuropathie am Ellenbogen) zusammengefasst. Hierunter fallen das Kubitaltunnelsyndrom im engeren Sinne, das Sulcus-ulnaris- Syndrom sowie durch strukturelle Veränderungen im Bereich der Ulnarisrinne hervorgerufene Nervenkompressionen, insbesondere die posttraumatische Ulnarisspätlähmung. Als pathogenetische Faktoren spielen bestimmte berufliche Tätigkeiten, habituelle Armpositionen sowie die angeborenen Luxationen des N. ulnaris eine Rolle.

Von neurochirurgischer Seite wird das diagnostische Etikett »Ulnarisneuropathie am Ellenbogen« als zu »verschwommen« kritisiert und durch den Begriff »Kubitaltunnelsyndrom« ersetzt. Dabei wird der Begriff Kubitaltunnelsyndrom so weit gefasst, dass nicht nur Läsionen im Bereich unter dem Lig. epitrochleoanconaeum oder arcuatum, in dessen Höhe die Kompression am ausgeprägtesten ist, miteinbezogen werden, sondern auch Läsionen im Sulcus und an den seltenen weiter distal gelegenen Konpressionenstellen im Bereich der tiefen Faszie.

Gegen diese Nomenklatur ist allerdings einzuwenden, dass nur die Nervenkonstriktion innerhalb des Kubitaltunnels ein Engpasssyndrom darstellt, während die in der Ulnarisrinne stattfindende Läsion auf repetitiven Mikrotraumatisierungen durch Druck und Dehnung beruht, somit sowohl vom Läsionsort als auch von der Pathogenese her unterschieden werden muss. Die durch degenerative oder posttraumatische Veränderungen im Sulcus-ulnaris-Bereich hervorgerufenen chronischen Nervenkompressionen differieren bezüglich der Pathogenese noch stärker vom Kubitaltunnelsyndrom, was auch terminologisch berücksichtigt werden muss.

Trotz einheitlicher Klinik unterscheiden sich somit diese progredienten chronischen Kompressionssyndrome des N. ulnaris im Hinblick auf Pathogenese, Läsionsort und Therapie, was sich besser unter dem diagnostischen Etikett der UNE subsumieren lässt, sodass sich dieser Begriff auch international durchgesetzt hat.

Eine chronische Kompression des N. ulnaris im Bereich des Sulcus ulnaris stellt das nach dem CTS zweithäufigste Engpasssyndrom dar. Ein Engpasssyndrom im engeren Sinn (Kubitaltunnel-Syndrom, ▶ Abb. 198) liegt *den* Fällen zugrunde, wo der Nerv bei seinem Durchtritt unter dem Ansatz des M. flexor carpi ulnaris einer chronischen Druckeinwirkung unterliegt, die sich durch Spaltung des zwischen Epicondylus humeri medialis und Olecranon ausgespannten Sehnenbogens beheben lässt. Andere Fälle beruhen auf einer repetitiven Mikrotraumatisierung des Nerven durch Druckeinwirkung von außen oder wiederholte Dehnung (zum

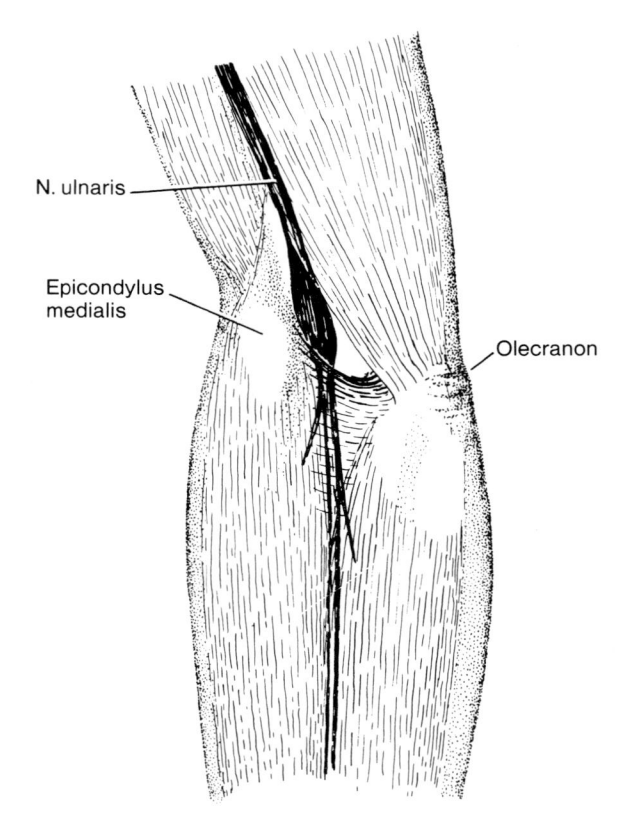

Abb. 198: Kubitaltunnel-Syndrom
Chronische Kompression des N. ulnaris unter dem zwischen Olecranon und Epicondylus medialis ausgespannten Sehnenbogen.

Teil begünstigt durch eine Luxation des Nerven aus dem Sulcus), die zu einer zunehmenden peri- und endoneuralen Narbenbildung mit Kompression der Nervenfaszikel führen. Weiterhin kommen chronische Druckeinwirkungen auf den Nerven von benachbarten knöchernen Strukturen bei degenerativen oder posttraumatischen Veränderungen (»tardive ulnar palsy«) vor. In allen diesen Fällen finden sich gleichartige elektrophysiologische Veränderungen, sodass deren Besprechung gemeinsam erfolgen kann (Gilliatt und Thomas, 1960; Eisen und Danon, 1974; Assmus et al., 1974; Miller, 1979; Stöhr, 2003).

> Exakte anatomische Studien haben ergeben, dass der den Eingang zum 18–70 mm langen Kubitaltunnel bildende humeroulnare Sehnenbogen 3–20 mm distal vom Epicondylus medialis gelegen ist. Nicht selten ziehen aber auch fibröse Bänder proximal des eigentlichen Kubitaltunnels vom Epicondylus medialis zum Olecranon, und in mehr als 10 % der Fälle liegt dort ein akzessorischer M. epitrochleoanconaeus (Campbell et al., 1991). Alle diese Strukturen sowie die Aponeurose am Austrittspunkt des N. ulnaris aus dem Kubitaltunnel können den N. ulnaris komprimieren.

Motorische Neurographie. Der Nachweis der Leitungsverzögerung im Bereich des Sulcus ulnaris mittels der motorischen Neurographie ist auf zweierlei Weise möglich:

1. Beim »Abfahren« des Sulcus ulnaris von distal nach proximal während repetitiver Nervenstimulation resultiert ein Latenz- (oft auch ein Amplituden-) Sprung beim Passieren der Läsionsstelle (▶ Abb. 199A). Bei dieser auch als »Inching«-Technik bezeichneten Methode der exakten Lokalisierung der Schädigungsstelle sollte man nur knapp supramaximale Reizstärken verwenden, da der Nerv sonst nicht direkt unter der Kathode, sondern distal davon erregt werden kann (Campbell et al., 1992). Als pathologisch gilt dabei eine Amplitudenreduktion des EMAP bei Stimulation proximal des Sulcus, im Vergleich zur Stimulation distal davon von > 20 % und/oder eine deutliche temporale Dispersion. Nach Untersuchungen von Herrmann et al. (2001) liegt der Läsionsort in 62 % der Fälle proximal des Epicondylus humeri ulnaris, in 23 % an diesem selbst und in 15 % distal davon.

2. Bei Stimulation des N. ulnaris an 3–4 Punkten zwischen Axilla und Handgelenk (▶ Abb. 35) resultiert eine isolierte oder zumindest bevorzugte Leitungsverzögerung (> 10 m/s) im Ellenbogensegment des Nerven mit Befundbesserung nach operativer Dekompression (▶ Abb. 199B; Stöhr et al., 2003).

> Aufgrund der besonderen Vulnerabilität der zu den Mm. interossei ziehenden Nervenfasern kann bei leichten proximalen Ulnarisläsionen eine Heranziehung des M. interosseus dorsalis I als Zielmuskel ergiebiger sein als die routinemäßige Ableitung vom M. abductor digiti minimi.
> Bei der motorischen Neurographie wird von Kothari und Preston (1995) eine Untersuchung bei gebeugtem Unterarm vorgeschlagen, die häufiger den Nachweis einer pathologischen Leitungsverzögerung erbringen soll.
> Führt die proximale – nicht jedoch die distale – Ulnarisstimulation zu einem signifikant erniedrigten EMAP, muss vor der Annahme eines Leitungsblocks eine Martin-Gruber-Anastomose ausgeschlossen werden.

Als ergänzendes diagnostisches Kriterium kann die Bestimmung der *motorischen Latenz zum M. flexor carpi ulnaris* herangezogen werden. Dabei erfolgt die Stimulation des N. ulnaris ca. 2 cm proximal des Epicondylus medialis; die Ableitung wird ca. 10 cm distal des Sulcus ulnaris mit Oberflächenelektroden vom gut tastbaren Muskelbauch des M. flexor carpi ulnaris vorgenommen. Unter diesen Bedingungen sind motorische Latenzwerte von mehr als 4,2 ms als pathologisch anzusehen (Conrad und Benecke, 1987). Beim proximalen Kompressionssyndrom des N. ulnaris sind Verlängerungen der motorischen Latenz in 44–82 % der Fälle beschrieben worden (Kincaid, 1988). Von besonderer Bedeutung ist diese Untersuchung, falls bereits eine ausgeprägte Atrophie der Handmuskulatur vorliegt. In leichteren Fällen ist diese Messmethode dagegen weniger günstig, da hier der M. flexor carpi ulnaris oft von der Schädigung ausgespart bleibt. Dies beruht in seltenen Fällen darauf, dass der entsprechende Nervenast proximal des Epicondylus medialis vom Hauptstamm des N. ulnaris entspringt und somit der Schädigung entgeht. Häufiger geht diese relative Aussparung auf Besonderheiten der intraneuralen Topographie des N. ulnaris im Ellenbogensegment zurück, die eine frühzeitigere Schädigung der zu den Mm. interossei verlaufenden Nervenfasern begünstigt (Campbell et al., 1989).

Sensible Neurographie. Die sensible Neurographie bei der Diagnose eines chronischen Ulnaris-Kompressionssyndroms am Ellenbogen besteht aus der Stimulation des Kleinfingers mit Ableitung der sensiblen Nervenaktionspotenziale in Höhe des Handgelenks sowie distal und proximal des Sulcus ulnaris. In typischen Fällen ist die sensible NLG im Hand- und Unterarm-Abschnitt des Nerven normal (oder nur leicht herabgesetzt), im Ellenbogensegment dagegen pathologisch verzögert. Außerdem ist das proximal der Läsionsstelle registrierte SNAP aufgesplittert und verlängert (▶ Abb. 200).

Als Hinweis auf einen bereits bei mittelschweren Fällen meist deutlichen Axonverlust – der besonders die vulnerableren sensiblen Axone betrifft – ist das vom Handgelenk abgeleitete SNAP meist signifikant erniedrigt, und zwar zu einem Zeitpunkt, wo das motorische Antwortpotenzial noch im Normbereich liegt (Ma et al., 1984).

Da eine Registrierung der SNAP mit Oberflächenelektroden meist nicht gelingt und die Ableitung mit teflon-isolierten Nadelelektroden schmerzhaft und zeitaufwendig ist, besteht eine Alternative hierzu in der Stimulation des Ulnarisstamms am Handgelenk mit Ableitung der gemischten Nervenaktionspotenziale distal und proximal des Sulcus ulnaris mittels Oberflächenelektroden. Besonders bei leichten Ulariskompressionssyndromen sind solche Messungen der gemischten NLG im Ellenbogensegment deutlich ergiebiger als die standardmäßig durchgeführte motorische Neurographie (Raynor et al., 1994).

Eine weitere Alternative stellt die indirekte Messung der sensiblen NLG durch Ableitung der somatosensibel evozierten Potenziale von der Kopfhaut nach Ulnaris-Stimulation distal und proximal des Sulcus ulnaris dar (Stöhr et al., 2004).

3 Spezielle Krankheitsbilder

A Inching-Technik

post-op. (6. day)

49 m/s

18 m/s

54 m/s

B Motorische Neurographie

post-op. (14. day)

52 m/s

16 m/s

48 m/s

54 m/s

27 m/s

53 m/s

|2 mV

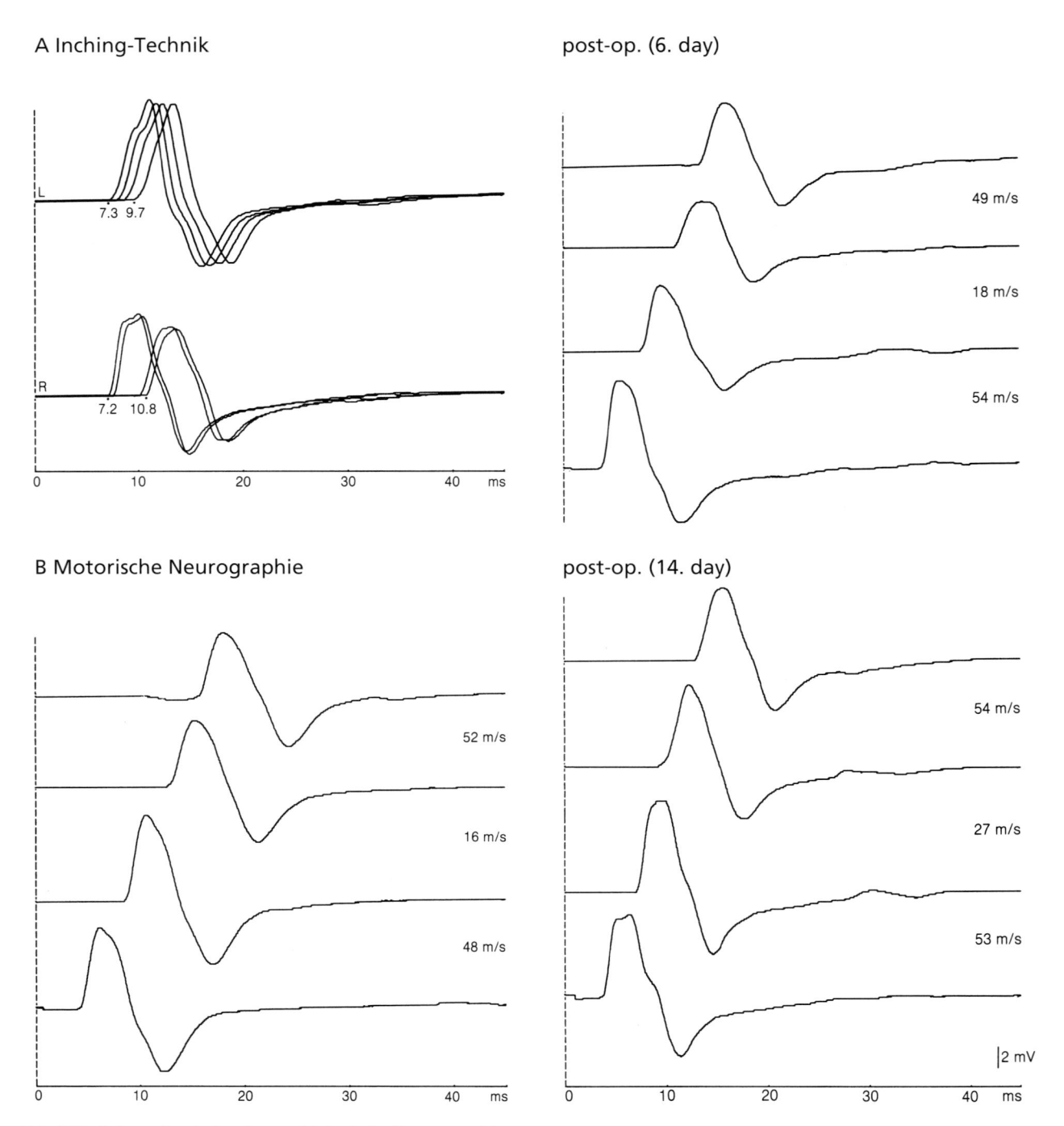

Abb. 199: Sulcus ulnaris-Syndrom – Motorische Neurographie
A) Beim »Abfahren« des Sulcus ulnaris von distal nach proximal während repetitiver Nervenstimulation in Schritten von etwa 1 cm finden sich auf der gesunden linken Seite normale Latenzintervalle zwischen den einzelnen Antwortpotenzialen.
Auf der betroffenen rechten Seite tritt zwischen dem Stimulationsort 2 und 3 ein deutlicher Latenz- und leichter Amplitudensprung als Hinweis auf eine dazwischen lokalisierte Leitungsverzögerung (und leichte Leitungsblockierung) auf.
B) Verlaufsuntersuchungen bei einem 23-jährigen Patienten mit chronischem Ulnaris-Kompressionssyndrom im Bereich des Sulcus ulnaris.
Bei der präoperativen Untersuchung ist die motorische NLG im Ellenbogen-Abschnitt des N. ulnaris auf 16 m/s erniedrigt. Am 6. postoperativen Tag findet sich ein weitgehend unveränderter Befund, während 2 Wochen postoperativ bereits eine deutliche Beschleunigung der Impulsleitung in dem geschädigten Nervensegment erkennbar ist.

Sofern aufgrund der klinischen Symptomatik unklar ist, ob die vorliegende N. ulnaris Läsion proximal oder distal lokalisiert ist, kann die sensible Neurographie des R. dorsalis nervi ulnaris weiterhelfen (▶ **Abb. 49**). Sofern diese einen pathologischen Befund aufweist, muss die Schädigung rostral des Abgangs des R. dorsalis vom Ulnarisstamm gelegen sein, d. h. oberhalb des distalen Unterarmdrittels (Abgang im Durchschnitt 6,4 cm oberhalb des Handgelenks (Botte et al., 1990). Ein normaler Befund schließt dagegen eine rostrale

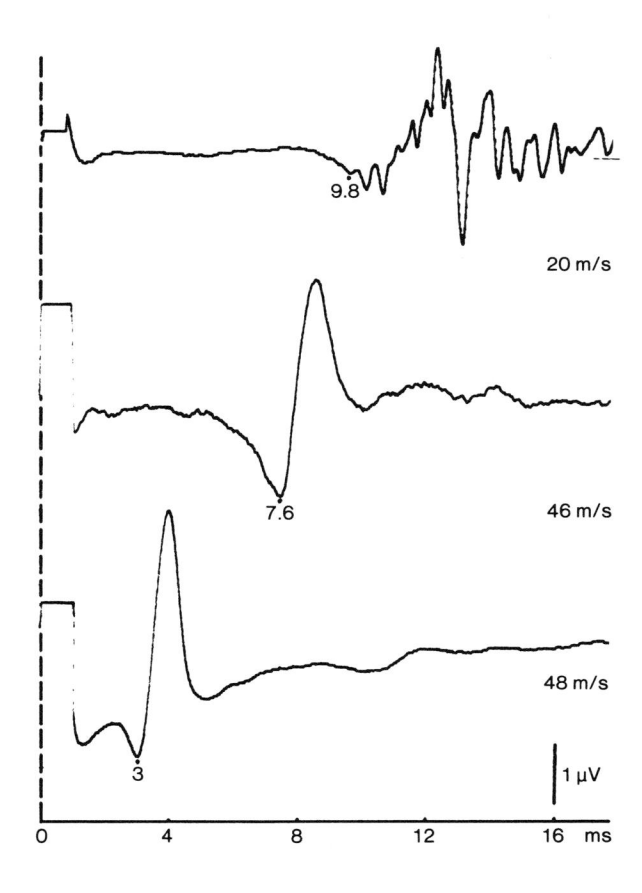

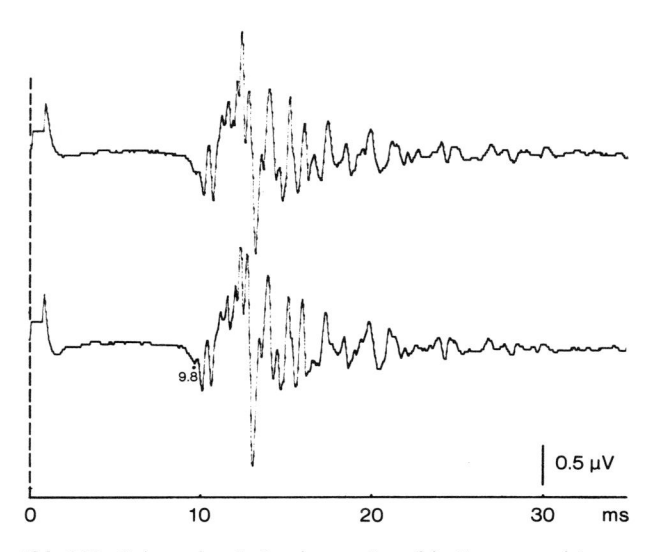

Abb. 200: Sulcus ulnaris-Syndrom – Sensible Neurographie
Die sensible NLG des N. ulnaris weist im Ellenbogensegment eine ausgeprägte Verzögerung auf 20 m/s auf. Darüber hinaus ist das proximal des Sulcus ulnaris registrierte SNAP verlängert und aufgesplittert (oberste Zeile und unterer Abbildungsteil). Stimulation am Kleinfinger; Nadelableitung vom Handgelenk, sowie distal und proximal der Ularisrinne.

Schädigung nicht aus, da der entsprechende Nervenfaszikel im Ellenbogenbereich des N. ulnaris geschützt liegt und so der Schädigung entgehen kann (Venkatesh et al., 1995).

Verwirrende Befunde können sich beim Vorliegen von Innervationsanomalien ergeben (Dutra de Oliveira et al., 2000).

3.1.1.3 Distales Ulnaris- Kompressionssyndrom (»Syndrome de la loge de Guyon«)

Eine chronische Kompression des N. ulnaris in seinem Verlauf durch die Guyonsche Loge (▶ Abb. 201) ist u. a. durch anatomische Varianten, posttraumatische Veränderungen und Ganglien möglich. Die Symptomatik variiert in Abhängigkeit davon, ob die Schädigung am Ein- oder Ausgang der Loge lokalisiert ist (Shea und McClain, 1969) und in welchem Teil der Loge der motorische Ast zum Abductor digiti minimi abzweigt (Sunderland, 1978). Am häufigsten besteht eine isolierte Schädigung des R. profundus mit der Folge einer Lähmung der gesamten ulnarisinnervierten Handmuskeln, außer dem Hypothenar (Payan, 1969). Der elektromyographische Befund einer solchen R. profundus-Schädigung ist in Abbildung 214 dargestellt.

Außer der elektromyographischen Untersuchung sind zum Nachweis eines distalen Ulnaris-Kompressionssyndroms neurographische Messungen aufschlussreich. So ergibt die motorische Neurographie des N. ulnaris mit simultaner Aufzeichnung des EMAP aus den Mm. abductor digiti minimi und interosseus dorsalis I (▶ Abb. 36) meist eine isolierte Latenzverlängerung zum Interosseus dorsalis I, oft in Kombination mit einer Amplitudenminderung und Aufsplittung des dort registrierten Antwortpotenzials (▶ Abb. 202A). Bei der seltenen Mitbeteiligung des R. hypothenaris wird auch im Abductor digiti minimi ein pathologischer Befund erhoben, allerdings in der Regel weniger ausgeprägt als im Interosseus dorsalis I, sodass eine gewisse Dissoziation im Schweregrad der Schädigung der beiden Muskeln erkennbar bleibt. Gelegentlich besteht auch eine – zum Teil klinisch latente – Mitbeteiligung des R. superficialis, kenntlich an einer Amplitudenreduktion des sensiblen Nervenaktionspotenzials (▶ Abb. 202B) (Hacke, 1981). Die Neurographie des R. dorsalis n. ulnaris ergibt dagegen immer regelrechte Befunde (Ma et al., 1984).

Ähnlich wie beim Verdacht auf ein Karpaltunnelsyndrom kann auch die Ableitung von den Mm. lumbricalis und interosseus dorsalis II zwischen zweitem und dritten Mittelhandknochen nach distaler Medianus- bzw. Ulnaris-Stimulation hilfreich sein. Im Fall einer distalen Ulnarisläsion ist die Latenz zum (ulnaris-innervierten) M. interosseus dorsalis II um >0,2 ms länger als die zum (medianus-innervierten) M. lumbricalis II (Sheean et al., 1996).

3.1.1.4 Chronische Kompressionssyndrome des N. radialis

Das seltene *Supinatorsyndrom* wird durch eine chronische Kompression des R. profundus nervi radialis (= N. interosseus dorsalis) an der Durchtrittsstelle durch den M. supinator hervorgerufen (▶ Abb. 203). Elektromyographisch zeigt sich der Befund einer R. profundus-Läsion mit partieller Denervierung der Fingerstrecker und des ulnaren Handstreckers bei regelrechten Ver-

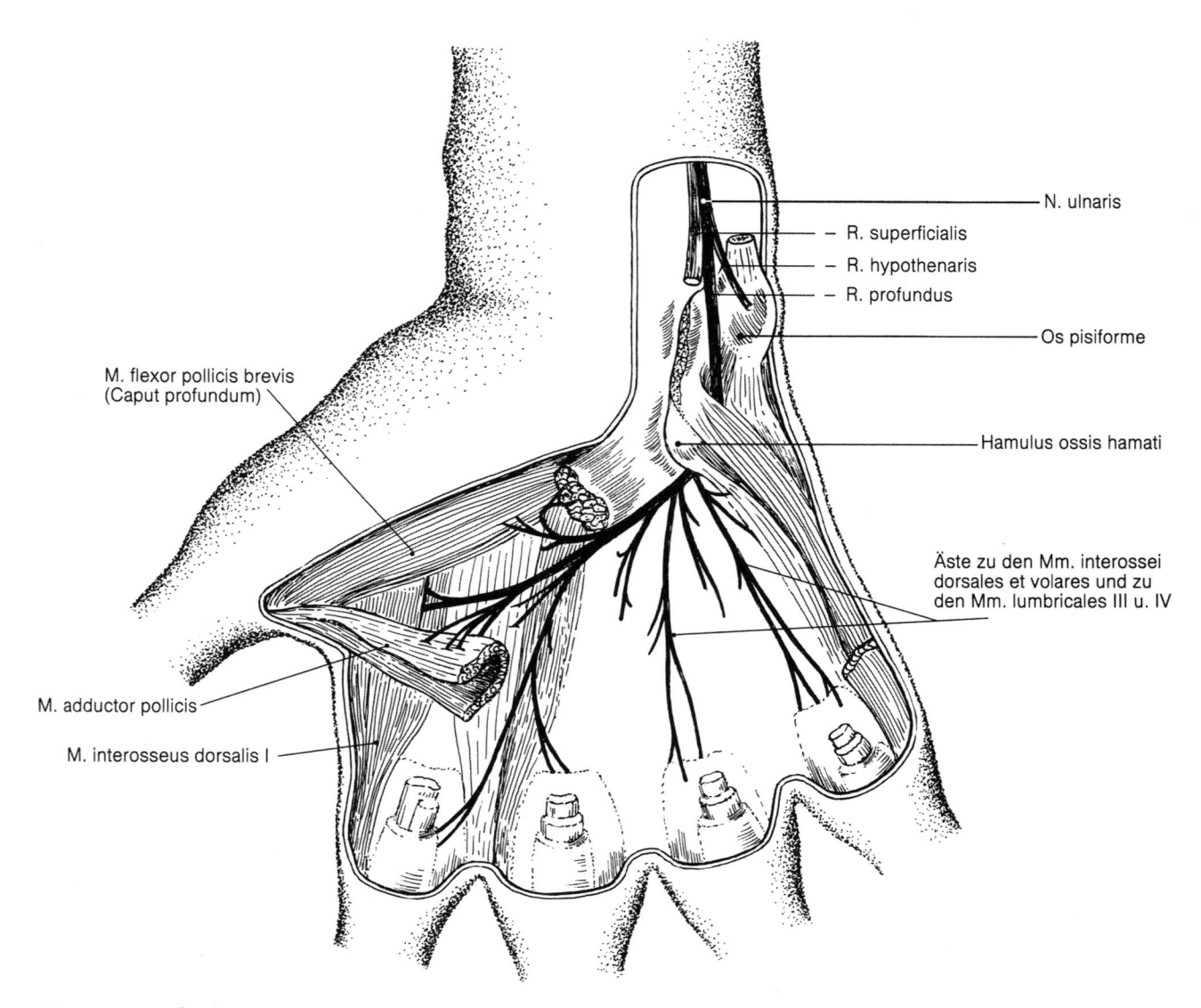

Abb. 201: R. profundus nervi ulnaris
Verlauf des tiefen Ulnaris-Astes durch die Guyonsche Loge sowie Aufzweigung in der Tiefe der Hohlhand zur Innervation eines Großteils der Handmuskeln.

hältnissen im radialen Handstrecker und im M. brachioradialis (▶ Abb. 206). Neurographisch ist die Überleitungszeit vom N. radialis zum Abductor pollicis longus nur in einem Teil der Fälle verlängert (Stille, 1974), jedoch zeigt sich zumindest eine Aufsplitterung des EMAP (▶ Abb. 204), die allerdings nicht spezifisch ist für ein Engpasssyndrom, sondern auch bei den viel häufigeren traumatischen und operativen R. profundus-Läsionen vorkommt und dort auf kollaterale Sprossungsvorgänge zurückzuführen ist. Die sensible Neurographie des N. radialis (Trojaborg und Sindrup, 1969) erbringt einen regelrechten Befund, was bei der differenzial-diagnostischen Abgrenzung gegenüber proximaler gelegenen Läsionen des N. radialis hilfreich ist.

> Bei Kenntnis der elektrophysiologischen Kriterien eines chronischen Kompressionssyndroms lassen sich auch atypische Läsionen sicher nachweisen, wie z.B. der in Abbildung 205 dargestellte Fall einer chronischen Kompression des N. radialis oberhalb der Ellenbeuge (Stöhr und Reill, 1980).

Chronische Kompressionen des R. profundus in der Supinatorloge haben trotz ihrer Seltenheit eine erstaunliche Popularität erlangt (▶ Abb. 163 und 203). Dabei sind chronische Kompressionen des tiefen Radialisastes durch Nachbarschaftsprozesse wesentlich häufiger (▶ Tab. 8), können allerdings gleichartige klinische und neurographische Veränderungen hervorrufen.

Völlig unverständlich sind die von manchen Orthopäden und Handchirurgen in großer Zahl durchgeführten operativen Dekompressionen des R. profundus mittels Durchtrennung der Frohse-Arkade beim Vorliegen einer Epicondylitis humeri lateralis (»Tennisellenbogen«). Dieses häufige Krankheitsbild auf eine Kompression des rein motorischen R. profundus n. radialis zu beziehen ist völlig abwegig. Jede Kompression eines motorischen Nervs führt – bei entsprechender Stärke und Dauer – zu progredienten Lähmungen. Dabei hängt es vor allem von der intraneuralen Topographie ab, in welchen Muskeln die Schwäche beginnt und in der

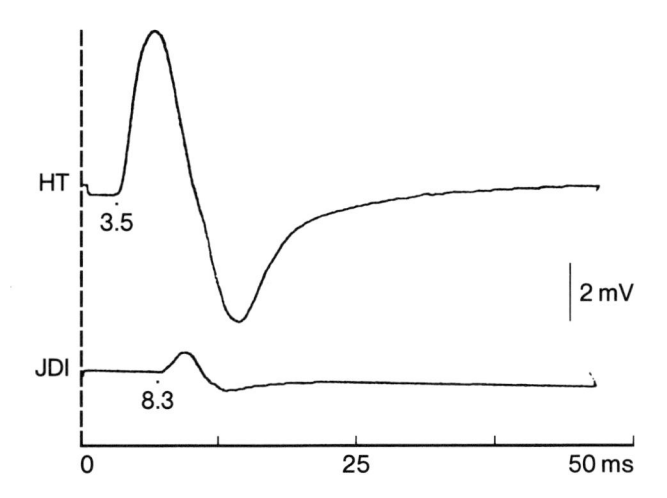

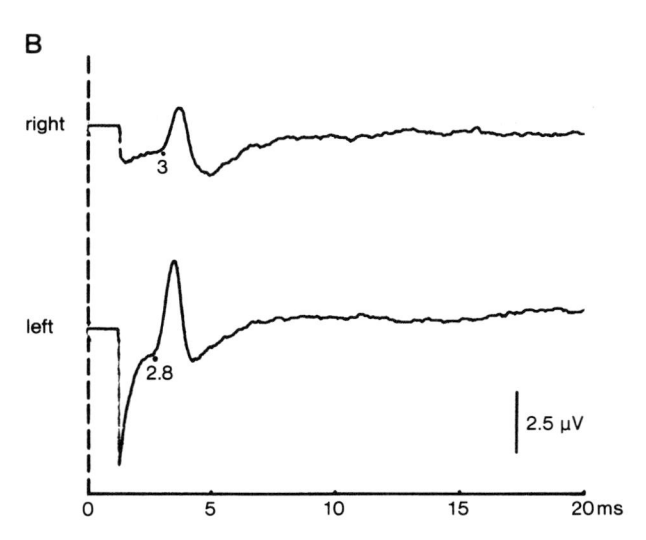

3.1 Umschriebene Nervenläsionen an Arm und Schultergürtel

Abb. 202: Distales Ulnaris-Kompressionssyndrom (innerhalb der Guyonschen Loge)
A) Bei distaler Ulnaris-Stimulation findet sich ein normales Antwortpotenzial im Hypothenar (HT), ein verzögertes und deutlich erniedrigtes Antwortpotenzial im Interosseus dorsalis I (IDI).
B) Als Hinweis auf eine klinisch latente leichte Mitbeteiligung des R. superficialis ist das SNAP nach Kleinfinger-Stimulation rechts im Vergleich zum kontralateralen SNAP leicht erniedrigt.

Folgezeit am ausgeprägtesten ist – beim Supinatorsyndrom häufig im M. extensor digiti minimi. In der Folgezeit kommen dann Paresen der übrigen Fingerextensoren, des M. abductor pollicis longus und des ulnaren – nicht aber des radialen – Handstreckers dazu. Neben Paresen kommen motorische Reizerscheinungen wie Faszikulationen, Myokymien und Krampi vor. Keines dieser Symptome findet sich bei einer Epicondylitis humeri lateralis und auch die elektromyographische Diagnostik zeigt – bei kompetenter Durchführung – keinerlei neurogene Veränderungen in den Fingerstreckern. Der Begriff »algetisches Supinatorsyndrom« und die daraus abgeleitete Indikation zur Dekompression des R. profundus beim Vorliegen eines »Tennisellenbogens« sollten deshalb so rasch wie nur möglich von der Bildfläche verschwinden.

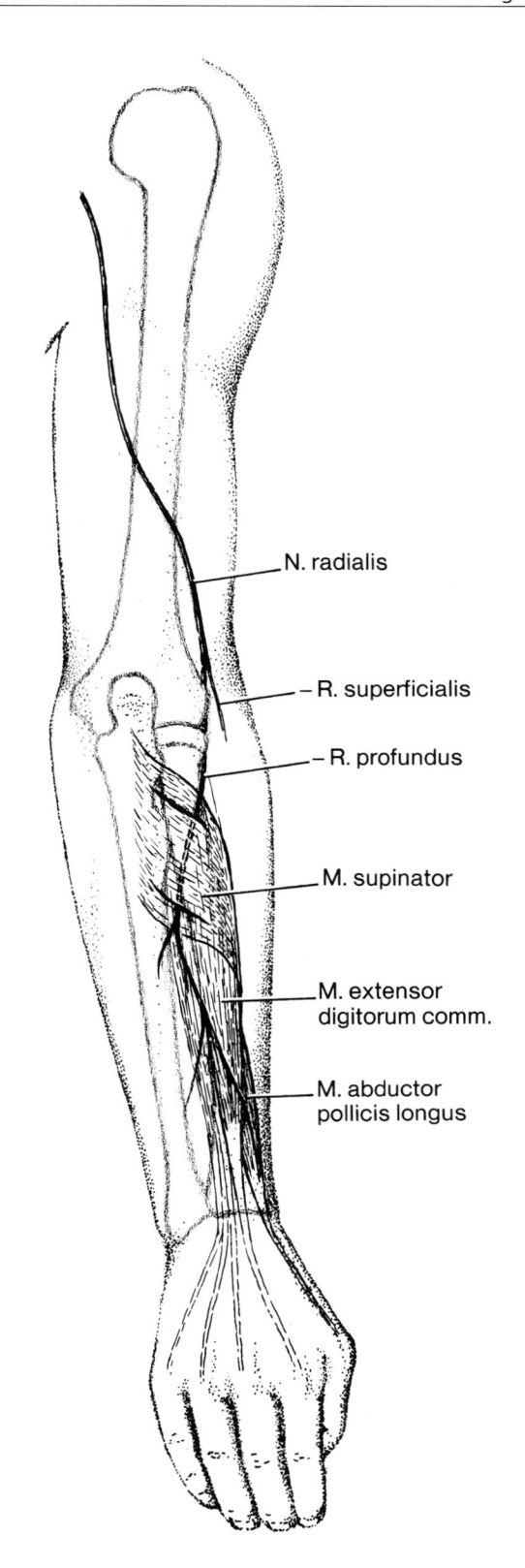

Abb. 203: Supinatorsyndrom
Chronische Kompression des R. profundus nervi radialis beim Durchtritt durch den M. supinator.
Der Nervenast zum M. extensor carpi radialis bleibt hierbei ausgespart, so dass lediglich Paresen bzw. EMG-Veränderungen im ulnaren Handstrecker, in den Fingerstreckern und im M. abductor pollicis longus – mit der dargestellten Fehlstellung der Finger – resultieren. Der gleiche Ausfallstyp ergibt sich bei den ungleich häufigeren traumatischen und operativen Läsionen des R. profundus in Höhe des Radiusköpfchens.

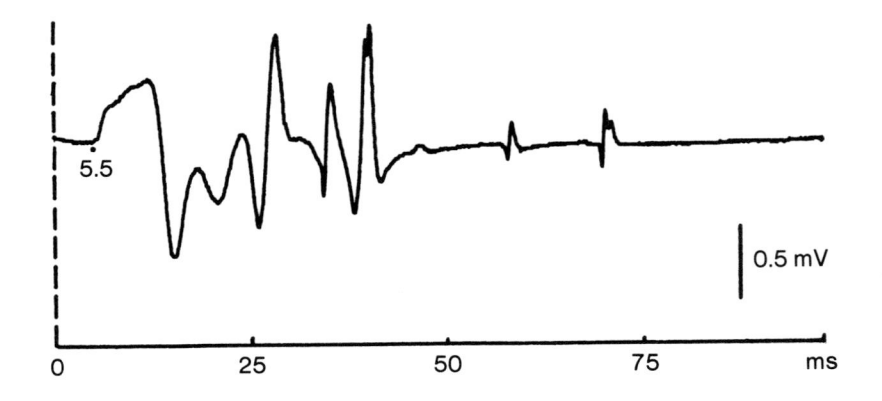

Abb. 204: Supinator-Syndrom
Normale Latenz, aber deutliche Aufsplitterung des im M. abductor pollicis longus registrierten Antwortpotenzials nach Radialis-Stimulation am Oberarm.

3.1.1.5 Chronische Kompression des N. suprascapularis

Der N. suprascapularis passiert auf seinem Weg zu den Mm. supra- und infraspinam 2 Engstellen, an denen er einer chronischen Kompression unterliegen kann. Bei der Läsion im Bereich der Incisura scapulae sind beide Muskeln betroffen (Lawrence, 1975), bei Kompression im Bereich der spinoglenoidalen Einkerbung (Aiello et al., 1982) ist der M. infraspinam isoliert geschädigt.

3.1.2 Armnervenläsionen durch äußere Einwirkungen

Bei den häufigen Verletzungen, Druckeinwirkungen, Operationen, Punktionen und Injektionen im Bereich

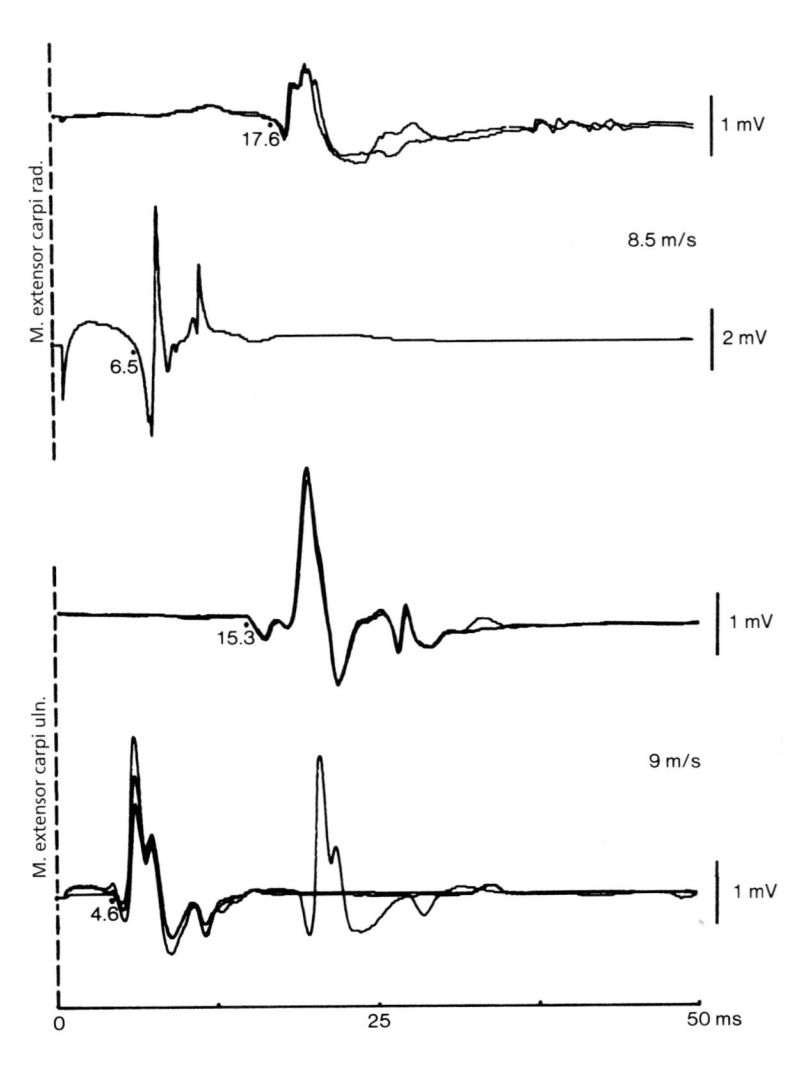

Abb. 205: Chronisches Kompressionssyndrom des N. radialis proximal des Ellenbogens
Bei Radialis-Stimulation am Oberarm (obere Spur) und in der lateralen Ellenbeuge (untere Spur) errechnet sich aus den Latenzen der dabei erhaltenen Antwortpotenziale eine massive Leitungsverzögerung zwischen den beiden Stimulationsorten (bei Ableitung aus dem M. extensor carpi radialis 8,5 m/s, bei Ableitung aus dem M. extensor carpi ulnaris 9 m/s).
In Spur 2 der unteren Bildhälfte findet sich etwa 15 ms nach dem Antwortpotenzial eine gelegentliche Nachentladung, die vermutlich auf eine spontane Impulsentstehung an der Läsionsstelle – ausgelöst durch die antidrom laufende Impulswelle – zurückgeht. Je weiter proximal im Verlauf des Axons die Triggerzone gelegen ist, um so später erscheint die durch Re-exzitation des Axons durch die antidrome Welle ausgelöste »Nachentladung«.

3.1 Umschriebene Nervenläsionen an Arm und Schultergürtel

Tab. 9: Wichtige Ursachen exogener Armnervenläsionen

	Schädigungsorte und -mechanismen
N. medianus	
Traumatische Läsionen	Stichverletzungen in der Hohlhand Stich- und Schnittverletzungen an der Handgelenkbeugeseite Frakturen und Luxationen an Hand, Unterarm und Oberarm (z. T. in Kombination mit einem Kompartment-Syndrom)
Iatrogene Läsionen – Punktion und Injektion	Punktion der A. axillaris in der Axilla, der A. brachialis in der Ellenbeuge, bzw. der A. radialis am Handgelenk mit punktionsbedingter (direkter) oder hämatombedingter Nervenläsion Kortikoidinjektion in den Karpaltunnel
– Operative Eingriffe	Reposition einer Ellenbogengelenkluxation mit Nerveneinklemmung Osteosynthese ellenbogengelenknaher Ober- und Unterarmfrakturen Operative Therapie handgelenknaher Frakturen Handgelenkarthrodese Eingriffe im Bereich des Karpaltunnels
N. ulnaris	
Traumen	Stich- und Schnittverletzungen an der Handgelenkbeugeseite, seltener in der Hohlhand oder an der Innenseite des Arms Weichteilkontusion am medialen Ellenbogen; Oberarm-, Unterarm- und Handgelenkfrakturen
Akute exogene Druckeinwirkung	Aufstützen und Aufliegen des Ellenbogens auf harter Unterlage, vor allem bei flacher Ulnarisrinne bzw. Luxation des N. ulnaris; Druckeinwirkung auf die Medialseite des Ellenbogens in Narkose und im Koma »Paralysie des amants« (Druckschädigung an der Oberarminnenseite zusammen mit einer Läsion des N. medianus) »Radfahrerlähmung« durch Kompression des R. profundus
Operationen	Abknickung oder Ischämie des N. ulnaris nach Volarverlagerung Reposition, Osteosynthese, Kirschner-Draht-Spickung, Metallentfernung ellenbogengelenknaher Frakturen Ramus dorsalis nervi ulnaris bei Ganglien- und Shuntoperationen
Gipsdruckschäden	Druckeinwirkung besonders im Bereich des Sulcus ulnaris
N. radialis	
Exogene Druckeinwirkung	a) Axilla: Krückenlähmung, Gipsverband b) Oberarm: lagerungsbedingte Lähmung in Narkose, Koma oder Tiefschlaf c) Proximaler Unterarm: Druckschädigung des motorischen Ramus profundus d) Distaler Unterarm: Fesselungslähmung des sensiblen Ramus superficialis
Traumen	a) Humerusschaftfrakturen und ellenbogengelenknahe Knochenverletzungen mit Läsion des Radialishauptstamms b) Proximale Radiusfrakturen und Dislokationen des Radiusköpfchens nach vorn mit Ramus-profundus-Läsion
Operationen	a) Reposition und Osteosynthese bzw. Metallentfernung bei Humerusfrakturen und ellenbogengelenknahen Verletzungen b) Versorgung proximaler Radiusfrakturen und -luxationen, Umstellungsosteotomien, Synovektomie c) Spickung distaler Radiusfrakturen, Shuntoperationen zwischen A. radialis und V. cephalica antebrachii

der oberen Extremitäten resultieren entsprechend häufig Nervenverletzungen, deren Schweregrad von der rasch reversiblen Neurapraxie bis zur Neurotmesis reicht. Die wichtigsten Schädigungsursachen im Bereich der Nn. medianus, ulnaris und radialis sind in Tabelle 9 zusammengefasst.

Außer isolierten Nervenverletzungen müssen an dieser Stelle die häufig verkannten *Kompartmentsyndrome* erwähnt werden, die am häufigsten die tiefe Beugerloge des Unterarms betreffen. Mögliche Ursachen sind Traumen, Operationen, Einblutungen in die Weichteile, intraarterielle Injektionen vasotoxischer Substanzen in die A. brachialis und besonders häufig distale Radius- und suprakondyläre Humerusfrakturen. In der Frühphase bestehen schmerzhafte Schwellungen an der Unterarm-Beugeseite, und infolge der häufigen Einbeziehung der Nn. medianus und ulnaris Sensibilitätsstörungen an der Hand. Begleitende oder nachfolgende Paresen der Fingerbeuger sind teils myogen, teils neurogen, die der Handmuskulatur ausschließlich nerval bedingt. Die Früherkennung mit konsekutiver Faszienspaltung verhindert die sonst unausweichlichen Spätfolgen: Fibrosierung und Verkürzung der betroffenen Muskeln mit fixierter Beugestellung der Finger und eventuell der Hand (*Volkmann-Kontraktur*).

Elektromyographisch besteht in der betroffenen Unterarmmuskulatur eine fehlende Einstich-, Spontan- und Willküraktivität (»silent EMG«, z. T. nur in distalen Anteilen), während die nur indirekt – durch die begleitenden Nervenläsionen – paretischen Handmuskeln Denervierungsaktivität und eine verminderte oder aufgehobene Willküraktivität bei Maximalinnervation aufweisen.

3.1.2.1 Traumatische und operative Armnervenläsionen

Die häufigen traumatischen und operativen Armnervenläsionen gehen in der Mehrzahl der Fälle mit einer partiellen oder totalen Axonotmesis oder Neurotmesis einher (▶ **Abb. 145**). Dabei dominieren unter den traumatischen Läsionen die Schnittverletzungen der Nn. medianus und ulnaris am Handgelenk sowie die im Zusammenhang mit Frakturen vorkommenden Verletzungen des N. radialis am Oberarm und des N. ulnaris im Bereich des Ellenbogens. Die beiden letztgenannten Nerven werden außerdem häufig im Zusammenhang mit der osteosynthetischen Versorgung von Humerus- und Ellenbogen-Frakturen verletzt. Weitere häufigere operative Schädigungen betreffen den R. profundus nervi radialis (▶ **Abb. 206**) und den N. accessorius (▶ **Abb. 207**).

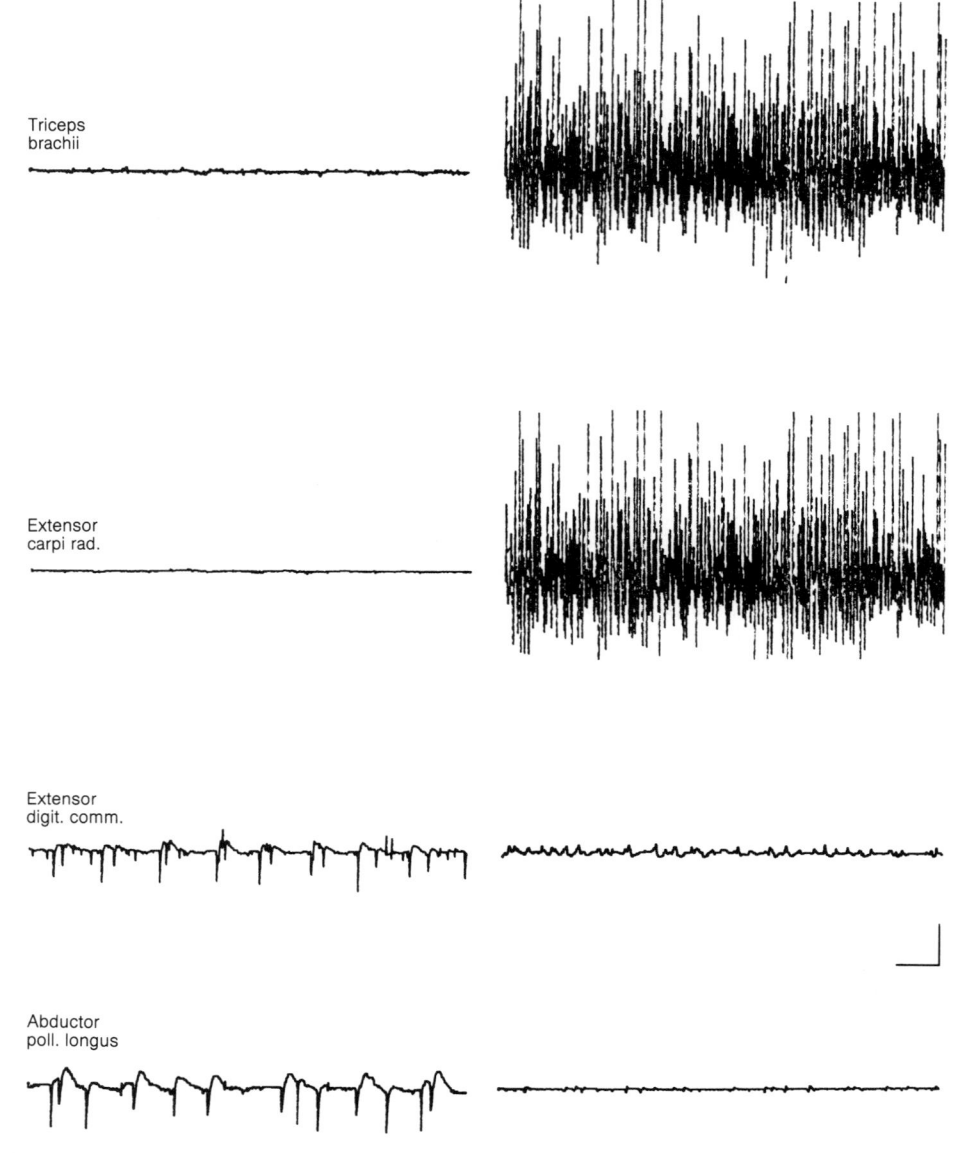

Abb. 206: Läsion des R. profundus nervi radialis (Astfolge ▶ **Abb. 203**)
(Linke Zeile Spontan-Aktivität, rechte Zeile Muster bei Maximalinnervation. Eichung 0,1 mV/10 ms [links], 1 mV/100 ms [rechts]). Intraoperative Verletzung des R. profundus nervi radialis am proximalen Unterarm mit kompletter Axonotmesis.
Die Mm. extensor digitorum communis und abductor pollicis longus sind vollständig denerviert, während in den Mm. triceps brachii und extensor carpi radialis ein Normalbefund erhoben wird.
Die in Spur 3 rechts sichtbare, niedrig gespannte Aktivität entspricht volumgeleiteten Muskelaktionspotenzialen vom benachbarten intakten M. extensor carpi radialis. In manchen Fällen ist diese Aktivität höher und kann zur fälschlichen Annahme einer partiell erhaltenen Willkür-Aktivität führen, sofern man nicht auf die fehlenden Spike-Komponenten der volumgeleiteten Aktivität achtet (▶ **Abb. 125** und **163**).

3.1 Umschriebene Nervenläsionen an Arm und Schultergürtel

lisierten Nervenverletzungen zu erfassen, z. B. aus dem Abductor pollicis brevis bei Verdacht auf Medianusläsion, aus dem Interosseus dorsalis I bei Verdacht auf eine Ulnarisschädigung und aus dem Abductor pollicis longus bei Verdacht auf eine Radialisparese.

2. Nach Feststellung des (der) verletzten Nerven muss die Schädigungshöhe ermittelt werden. Hierbei orientiert man sich am Abgang der zu den verschiedenen Muskeln verlaufenden motorischen Nervenäste vom Hauptstamm (Sunderland, 1978; Müller-Vahl et al., 2014). Das Prinzip der Ermittlung der Schädigungslokalisation soll am Beispiel des N. radialis veranschaulicht werden (▶ Abb. 206) (Stöhr und Riffel, 1988): Zeigen sich Zeichen einer partiellen oder totalen Denervierung lediglich in den Fingerstreckern, liegt die Schädigung im proximalen Unterarm, sind auch die Mm. extensor carpi radialis und brachioradialis betroffen, ist diese in den mittleren Oberarm zu lokalisieren. Bei der seltenen Verletzung in Höhe der Axilla oder bei Läsionen am Oberarm mit Einbeziehung von Rami musculares zu einzelnen Köpfen des M. triceps brachii weist auch dieser Denervierungszeichen auf.

3. Als letztes muss die prognostisch wichtige Frage des *Schädigungsgrades* geklärt werden. Sofern auch nur

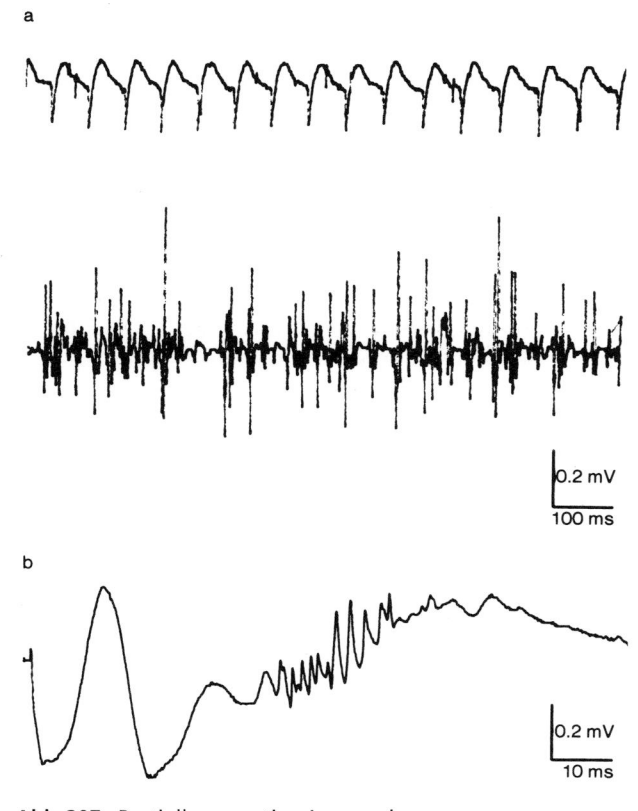

Abb. 207: Partielle operative Accessoriusparese
a) Die elektromyographische Ableitung aus dem Halsteil des M. trapezius zeigt steile positive Wellen (obere Spur) und bei Maximalinnervation ein stark gelichtetes Aktivitätsmuster (mittlere Spur).
b) Das nach Accessorius-Stimulation vom Halsteil des M. trapezius abgeleitete Antwortpotenzial zeigt einen regelrechten Anfangskomplex normaler Latenz. Als Ausdruck einer partiellen Reinnervation findet sich danach eine stark verzögerte und aufgesplitterte späte Reizantwort.
Bei Reinnervation nach *kompletter* Accessoriusparese lassen sich Reinnervationszeichen zuerst im Halsteil und erst einige Wochen später im mittleren sowie schließlich im unteren Anteil des M. trapezius registrieren. Neurographische Messungen mit Stimulation des N. accessorius im seitlichen Halsdreieck und simultaner Ableitung aus den drei Anteilen des M. trapezius zeigen in dieser Phase von rostral nach kaudal stark zunehmende motorische Überleitungszeiten (Petrera und Trojaborg, 1984 a).

Elektrophysiologische Untersuchungen sind in der Diagnostik dieser Nervenverletzungen u. a. deshalb von großer Bedeutung, weil die Muskelfunktionsprüfung infolge Schmerzschonung, Verbänden oder mangelnder Mitarbeit oft nicht adäquat durchführbar ist.

Statt einer detaillierten Beschreibung der elektrophysiologischen Diagnostik aller vorkommenden Armnervenverletzungen werden im Folgenden deren Prinzipien an Hand einiger Beispiele demonstriert. Durch sinngemäße Anwendung dieser Prinzipien lassen sich – bei Kenntnis der anatomischen Gegebenheiten – auch die übrigen Nervenverletzungen sicher erkennen. Das praktische Vorgehen orientiert sich an den folgenden Fragestellungen:

1. *Welcher Nerv ist verletzt?* Zur Beantwortung dieser Frage erfolgt eine Ableitung aus möglichst weit peripher gelegenen Muskeln, um auch die ganz distal loka-

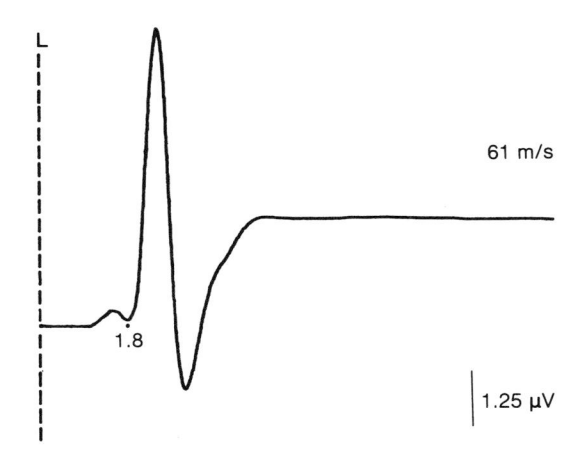

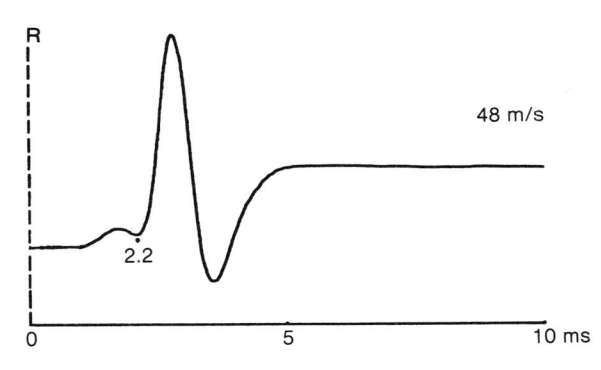

Abb. 208: Partielle Schädigung des R. superficialis nervi radialis
Injektionsbedingte Schädigung des rechten R. superficialis nervi radialis knapp proximal des Handgelenks.
Die sensible NLG des R. superficialis ist auf der betroffenen rechten Seite herabgesetzt, die Amplitude des SNAP leicht erniedrigt.

eine minimale Restaktivität in den gelähmten Muskeln registriert werden kann, ist eine Kontinuitätsdurchtrennung (zumindest des gesamten Nervenstammes) auszuschließen und eine spontane Regeneration wahrscheinlich (▶ Abb. 207). Noch günstiger ist die Prognose, wenn die indirekte und direkte faradische Erregbarkeit der paretischen Muskeln erhalten bleibt und bei distaler Nervenstimulation ein normales Antwortpotenzial registriert wird, da dann eine Nervenschädigung vom Typ der Neurapraxie (Leitungsblock) vorliegt und eine spontane Rückbildung der Lähmung meist innerhalb einiger Wochen zu erwarten ist. (Prüfung 10–12 Tage nach Eintritt der Schädigung, ▶ Abb. 213).

Bei Verletzung sensibler Armnerven gibt das im Seitenvergleich registrierte sensible Nervenaktionspotenzial Aufschlüsse über den Schädigungsgrad. Dieses ist auf der betroffenen Seite umso stärker erniedrigt, je mehr sensible Axone degeneriert sind (▶ Abb. 208).

Bei kompletten oder partiellen Armnervenschädigungen ist nicht nur deren einmalige Feststellung, sondern auch die Überprüfung des weiteren Verlaufs bedeutsam, u.a. für die Indikation zu operativen Maßnahmen. Die frühzeitige Erkennung der Reinnervation gelähmter Muskeln wurde bereits in einem frühen Abschnitt (2.1.2.4.) dargestellt (▶ Abb. 118 und 147).

Bei der Differenzial-Diagnose traumatischer und operativer Armnervenläsionen müssen *ischämische Muskelnekrosen* (z.B. die Volkmannsche Kontraktur) berücksichtigt werden, was durch ein »stummes EMG« in den paretischen Unterarmmuskeln gelingt.

Intraoperativ aufgetretene Läsionen können auch auf die Lagerung (3.1.2.2.), auf Tourniquets oder auf Injektionen zurückgehen, wobei letztere öfters nur zur Schädigung einzelner Nervenfaszikel mit wie ausgestanzt wirkenden motorischen und/oder sensiblen Ausfällen führen (Stöhr, 1996; Stöhr und Riffel, 1988).

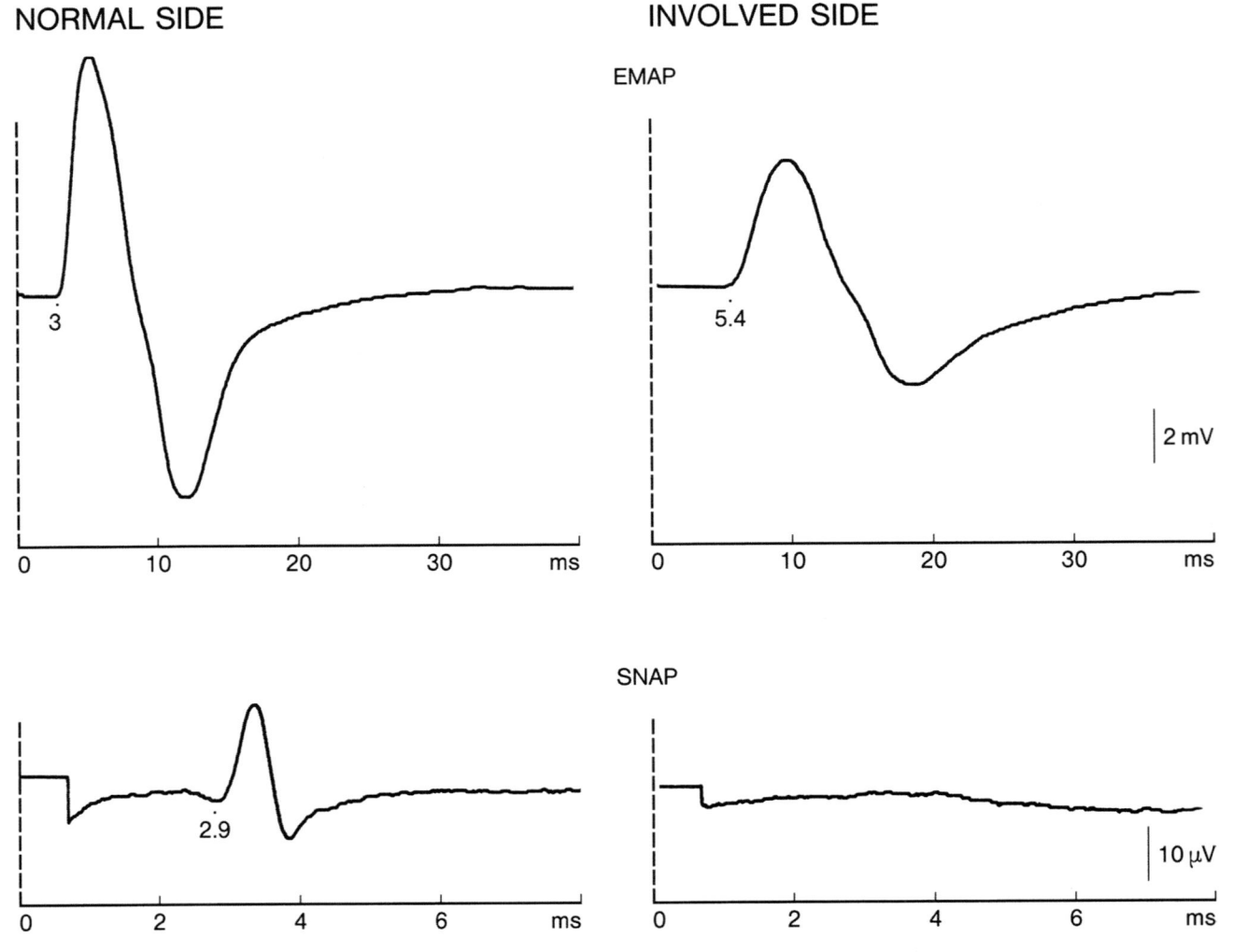

Abb. 209: Objektive gutachterliche Abschätzung sensomotorischer Ausfälle mittels motorischer und sensibler Neurographie
Die im Seitenvergleich und mit identisch plazierten Oberflächenelektroden vorgenommene Aufzeichnung der motorischen und sensiblen Antwortpotenziale erlaubt bei der Begutachtung von Nervenverletzungsfolgen eine quantitative Abschätzung des Schweregrades.
In diesem Beispiel handelt es sich um einen Zustand nach Ulnarisdurchtrennung mit nachfolgender Transplantation vor zehn Monaten mit mäßiger Reinnervation der Hypothenarmuskulatur (siehe EMAP in der rechten oberen Spur mit einer Amplitude von 50 % des kontralateralen Vergleichswertes) und bislang nahezu fehlender sensibler Reinnervation des Kleinfingers (mit fehlendem SNAP des N. ulnaris, untere Spur rechts).
(Bezüglich des Problems der Fehlsprossung siehe Text.)

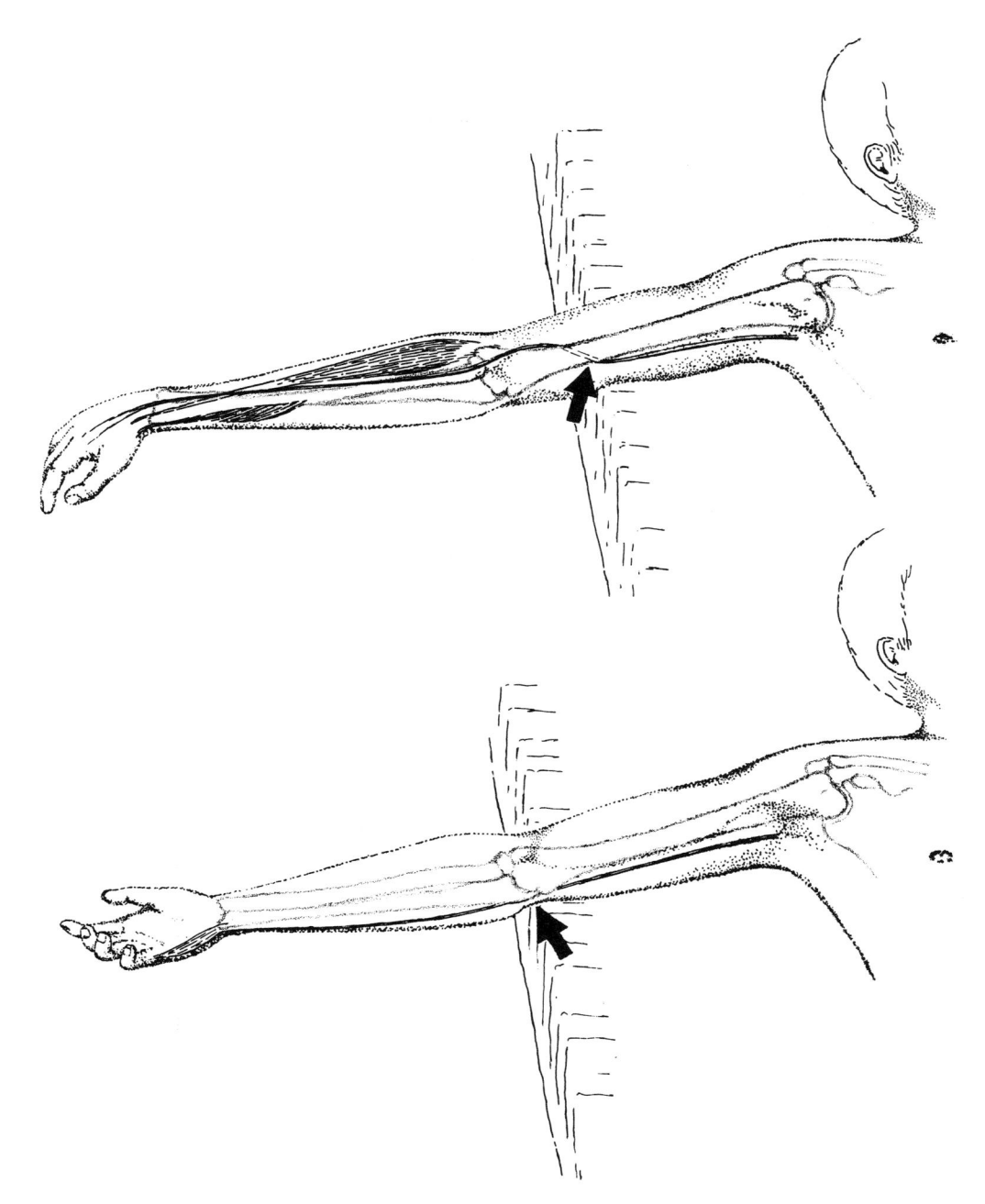

Abb. 210: Lagerungsbedingte Schädigung des N. radialis am Oberarm und des N. ulnaris im Sulcus ulnaris

Eine entscheidende Rolle spielt die Elektrodiagnostik schließlich bei *Begutachtungen*, um objektive Aussagen über das Ausmaß der verbliebenen Restschädigung treffen zu können. Hier ist vor allem die im Seitenvergleich durchgeführte motorische und sensible Neurographie unter Verwendung von identisch plazierten Oberflächenelektroden wichtig, wobei weniger die Nervenleitgeschwindigkeiten als vielmehr der Grad der Amplitudenminderung der sensiblen und motorischen Antwortpotenziale eine quantitative Aussage über die Schwere der Schädigung erlaubt (▶ Abb. 209). Bei Nervendurchtrennung mit nachfolgender Reinnervation muss allerdings auch an die Möglichkeit von Fehlsprossungen gedacht werden, was dazu führt, dass nur ein Teil der reinnervierten Fasern funktionell brauchbar ist, während der restliche Faseranteil falschen Muskeln bzw. Hautarealen zugeordnet ist (▶ Abb. 126). Unter diesen Bedingungen ist der funktionelle Gewinn durch die Reinnervation geringer, als man ihn unter alleiniger Berücksichtigung der Amplituden der Antwortpotenziale einschätzen würde.

3.1.2.2 Lagerungsbedingte Paresen

Lagerungsbedingte Armnervenläsionen betreffen am häufigsten den N. radialis im mittleren Oberarmdrittel und den N. ulnaris im Sulcus nervi ulnaris (▶ Abb. 210). Voraussetzungen für den Eintritt solcher Schädigungen sind ein meist durch Intoxikationen ausgelöster Tief-

3 Spezielle Krankheitsbilder

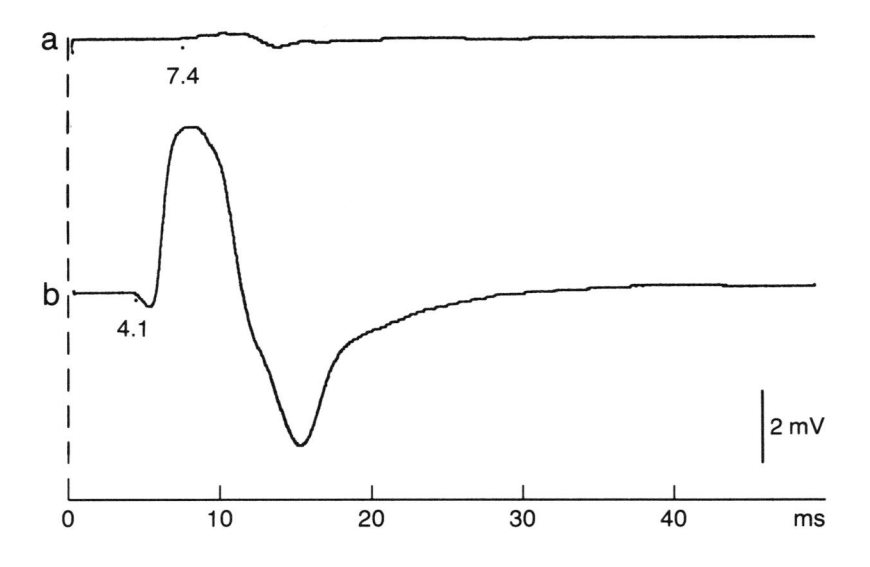

Abb. 211: Schlafdrucklähmung des N. radialis
Bei Radialis-Stimulation am mittleren Oberarm stark erniedrigtes, aber nur leicht verzögertes Antwortpotenzial (a), bei Stimulation in der Ellenbeuge normales EMAP (b) als Hinweis auf eine Schädigung vom Typ der Neurapraxie.
(Ableitung mittels Oberflächenelektroden vom M. abductor pollicis longus 12 Tage nach Eintritt der Läsion).

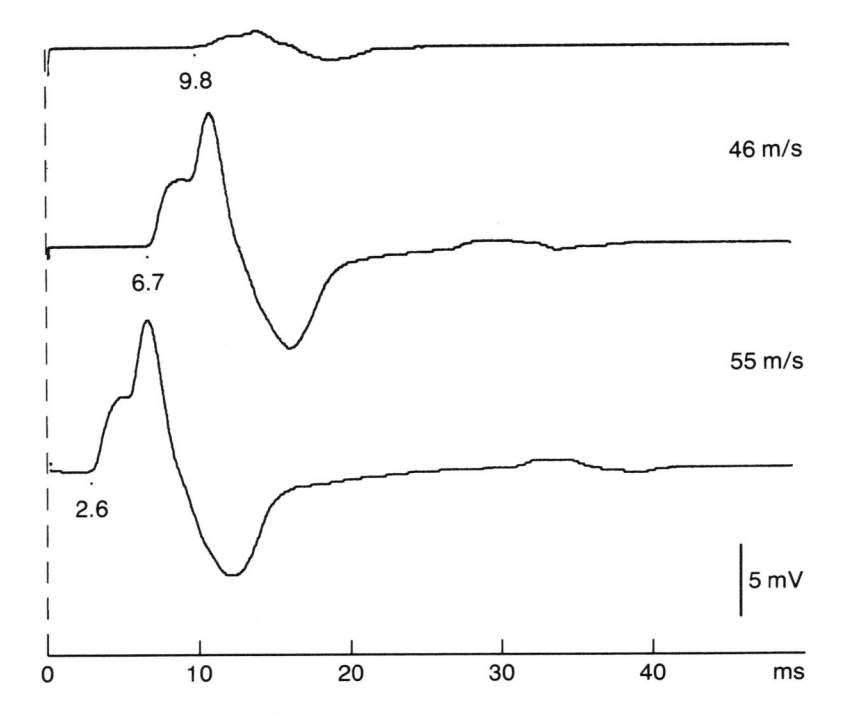

Abb. 212: Druckschädigung des N. ulnaris im Sulcus ulnaris
Lagerungsbedingte Druckschädigung des N. ulnaris im Bereich des Sulcus (Untersuchung nach 19 Tagen).
Bei Ulnaris-Stimulation am Handgelenk und distal des Sulcus ulnaris findet sich im Hypothenar ein normales Antwortpotenzial (untere und mittlere Spur), während bei Stimulation proximal des Sulcus ulnaris ein hochgradig erniedrigtes und leicht verzögertes EMAP registriert wird. Diese Befunde sprechen für das Vorliegen eines subtotalen Leitungsblocks des N. ulnaris in Höhe des Ellenbogens.

schlaf, Narkose oder komatöse Zustände. Häufig entsprechen lagerungsbedingte Nervenschäden dem Typ der Neurapraxie: Bei Stimulation distal der Läsion wird ein normales Antwortpotenzial registriert, bei Stimulation proximal der Läsion ein fehlendes oder erniedrigtes EMAP (▶ **Abb. 211** und **212**).

Länger dauernde Druckeinwirkung (z. B. auf den R. profundus nervi ulnaris in der Hohlhand bei der »Radfahrerlähmung«, ▶ **Abb. 214**) kann auch von einer Wallerschen Degeneration eines Teils, selten aller Axone gefolgt sein. In diesem Fall ist das EMAP auch bei Stimulation distal der Läsion erniedrigt bzw. ausgefallen. Außerdem treten in den paretischen Muskeln Fibrillationen und steile positive Wellen auf. Bei den durch exogene Druckeinwirkung entstandenen Nervenläsionen zeigt die Amplitudendifferenz zwischen proximaler und distaler Stimulation das Ausmaß des Leitungsblocks; die Amplitudendifferenz zwischen distaler Stimulation auf der betroffenen und der gesunden Seite weist auf den Grad der etwaigen zusätzlichen Axondegeneration hin.

Bei der Feststellung, ob eine akute exogene Nervendruckschädigung nur zu einem Leitungsblock oder aber zu einer Axondegeneration geführt hat, spielt der Zeitfaktor eine wichtige Rolle (▶ **Abb. 213**): Initial ergibt sich bei der motorischen Neurographie in beiden Fällen ein identischer Befund. Beim Schädigungstyp der Neurapraxie normalisiert sich die Reizantwort nach proximaler Stimulation im Lauf von Wochen bis Monaten und die nach distaler Stimulation bleibt normal (▶ **Abb. 213** Mitte). Resultiert dagegen eine Axondegeneration, so erniedrigt sich die Amplitude des EMAP nach distaler Stimulation im Lauf von ca. 10 Tagen. So-

3.1 Umschriebene Nervenläsionen an Arm und Schultergürtel

Motorische Neurographie bei exogener Nervendruckschädigung
Initialbefund

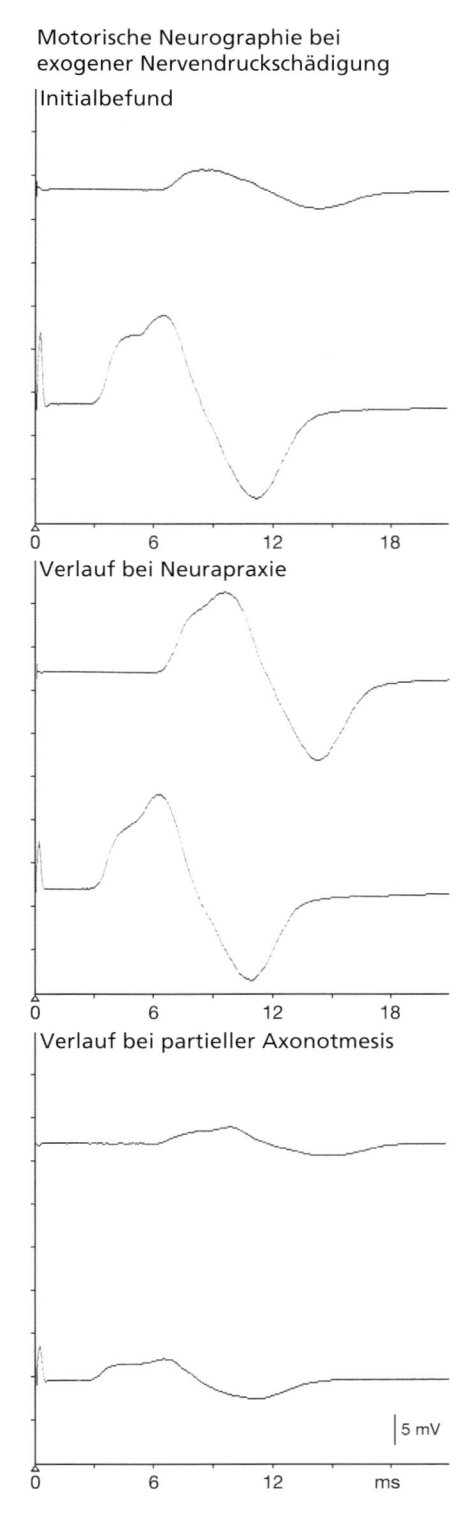

Verlauf bei Neurapraxie

Verlauf bei partieller Axonotmesis

Abb. 213: Eine exogene Nervendruckschädigung führt initial zu einer Amplitudenreduktion des EMAP bis hin zum Ausfall des Potenzials, sofern die Stimulation proximal der Läsionsstelle vorgenommen wird (Oben). Hat die Druckeinwirkung nur zu einer Neurapraxie geführt, resultiert im Lauf von Wochen bis Monaten eine Befundnormalisierung (Mitte). Ist es dagegen durch die Druckeinwirkung zu einer Axondegeneration gekommen, resultiert im Lauf von etwa 10 Tagen eine Amplitudenminderung des EMAP auch nach distaler Stimulation (bis hin zum Verlust des Antwortpotenzials) (Unten). Die etwaige spätere Erholung hängt ab vom Reinnerverationsverlauf sowie der Distanz zwischen Läsionsort und Zielmuskel.

mit gelingt erst nach diesem Zeitpunkt eine zuverlässige Unterscheidung zwischen diesen beiden Möglichkeiten.

Bei längerem Liegen auf einem Arm, wie dies besonders unter Drogeneinfluss sowie bei akuten Schlafmittelintoxikationen vorkommt, können ischämische Muskelnekrosen in den verschiedenen Muskellogen des Unterarms (und eventuell der Hand) auftreten, die mit einem »stummen EMG« einhergehen (▶ Kap. 3.2.2.2.).

3.1.2.3 Sonstige Nervenläsionen an Arm- und Schultergürtel

Der *N. axillaris* wird gelegentlich bei Schultergelenksverletzungen isoliert betroffen, insbesondere bei einer vorderen, unteren Luxation bzw. bei deren Reposition. Häufiger ist dessen Mitbeteiligung bei traumatischen Armplexusläsionen und bei der neuralgischen Schulteramyotrophie. (EMG und motorische Neurographie, ▶ Abb. 14, 15 und 40). Dasselbe gilt für den *N. musculocutaneus*, der im Rahmen traumatischer und entzündlicher Prozesse involviert sein kann und nur selten durch eng benachbarte operative Eingriffe, Verletzungen oder protrahierte Druckeinwirkung (z. B. durch Verbände) eine isolierte Schädigung erfährt. (Elektrophysiologische Diagnostik, ▶ Abb. 14 und 40).

Für die Funktion des Armes spielen auch die den Schultergürtel bewegenden und stabilisierenden Muskelgruppen eine wichtige Rolle. So bedingt eine Lähmung des M. trapezius durch Läsion des *N. accessorius* nicht nur eine Funktionseinschränkung durch den resultierenden Schultertiefstand, sondern des Öfteren auch durch chronische Schulterschmerzen. Ursächlich spielen operative Eingriffe im seitlichen Halsdreieck (Lymphknotenbiopsie, Neck-Dissection usw.) die Hauptrolle. Zur Untersuchungstechnik wird auf die Abbildungen 15 und 23 verwiesen.

Der *N. suprascapularis* wird am häufigsten durch eine mechanische Überbelastung des Schultergürtels lädiert (Volleyball-Profis, Kunstturner usw.), und ist vielfach mitbetroffen im Rahmen der neuralgischen Schulteramyotrophie. Selten entwickelt sich ein chronisches Kompressionssyndrom im Bereich der Incisura scapulae. Zur elektromyographischen Diagnostik eignet sich besonders der M. infraspinam (▶ Abb. 15).

Die Scapula alata als Folge einer Läsion des *N. thoracicus longus* durch mechanische Überlastung des Schultergürtels, Operationen, Verbände oder Armplexus-Neuritis lässt sich durch die EMG-Ableitung aus dem M. serratus anterior verifizieren (▶ Abb. 14).

3.1.3 Armplexusläsionen

3.1.3.1 Typen von Armplexusparesen

Obere Armplexusparese (▶ Abb. 216 und 217)
Der Typ der oberen Armplexusparese ist durch eine Läsion der aus den Wurzeln C 5–C 6 hervorgehenden Axo-

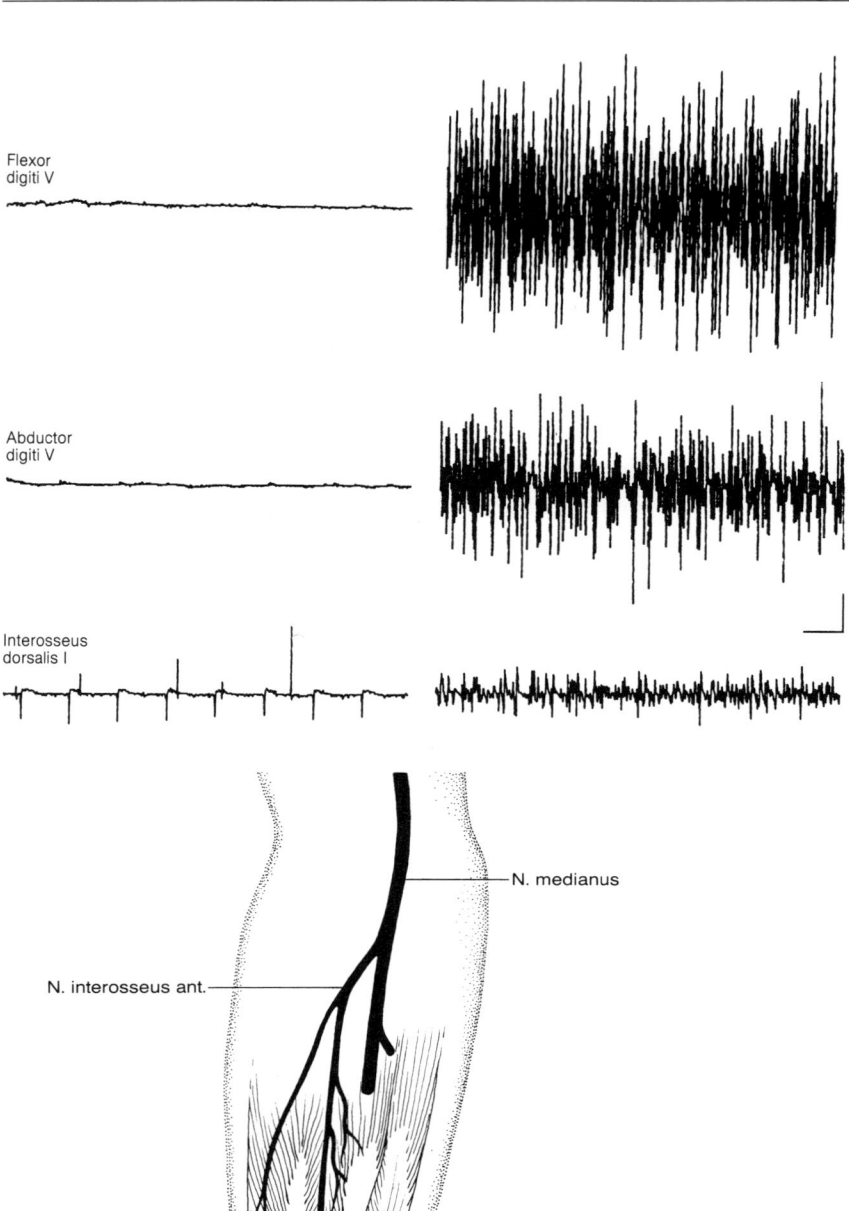

Abb. 214: Läsion des R. profundus nervi ulnaris in der Hohlhand (»Radfahrerlähmung«)
(Links Spontan-Aktivität [0,1 mV/10 ms], rechts Muster bei Maximalinnervation [1 mV/100 ms].)
Die elektromyographische Ableitung zeigt in den vom R. profundus nervi ulnaris innervierten Handmuskeln (Interosseus dorsalis I) den Befund einer partiellen Denervierung, nicht jedoch im Hypothenar und in der ulnarisinnervierten Unterarmmuskulatur (Astfolge, ▶ Abb. 36).
(Das bei Maximalinnervation leicht gelichtete Aktivitätsmuster im M. abductor digiti minimi könnte auf eine leichte Mitschädigung des R. hypothenaris im Sinne eines partiellen Leitungsblocks hinweisen.)

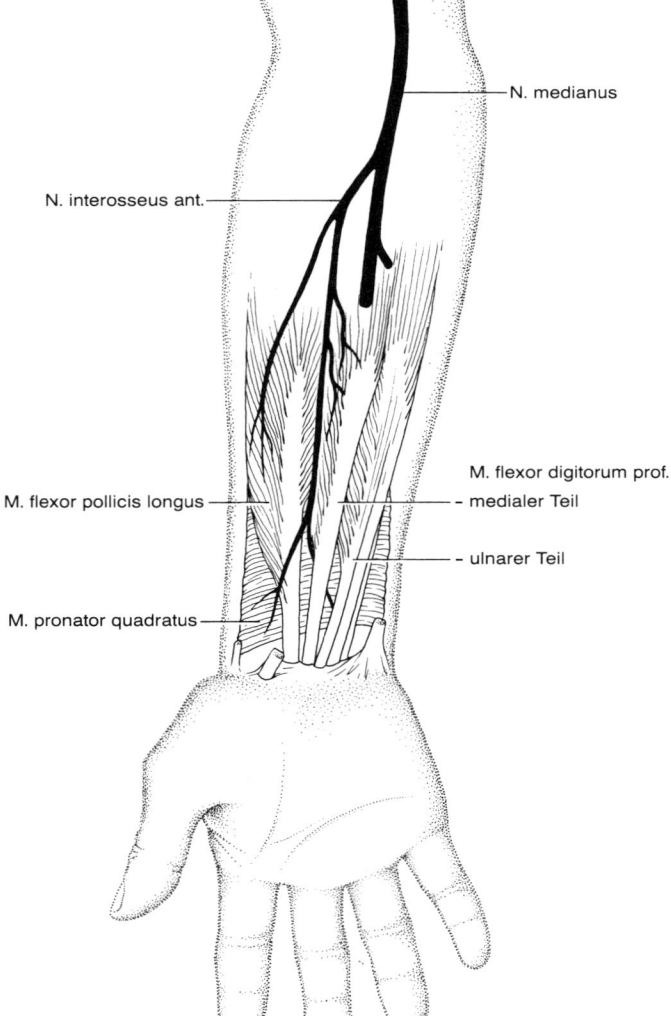

Abb. 215: N. interosseus anterior
Der vom Hauptstamm des N. medianus abzweigende N. interosseus anterior innerviert die Mm. flexor pollicis longus, flexor digitorum profundus (radialer Teil) und pronator quadratus. Bei einer isolierten Läsion des N. interosseus anterior sind daher die motorische und sensible Neurographie des N. medianus regelrecht, und es finden sich ausschließlich elektromyographische Veränderungen in den genannten Muskeln.
(Ableittechnik, ▶ Abb. 10 und 11).

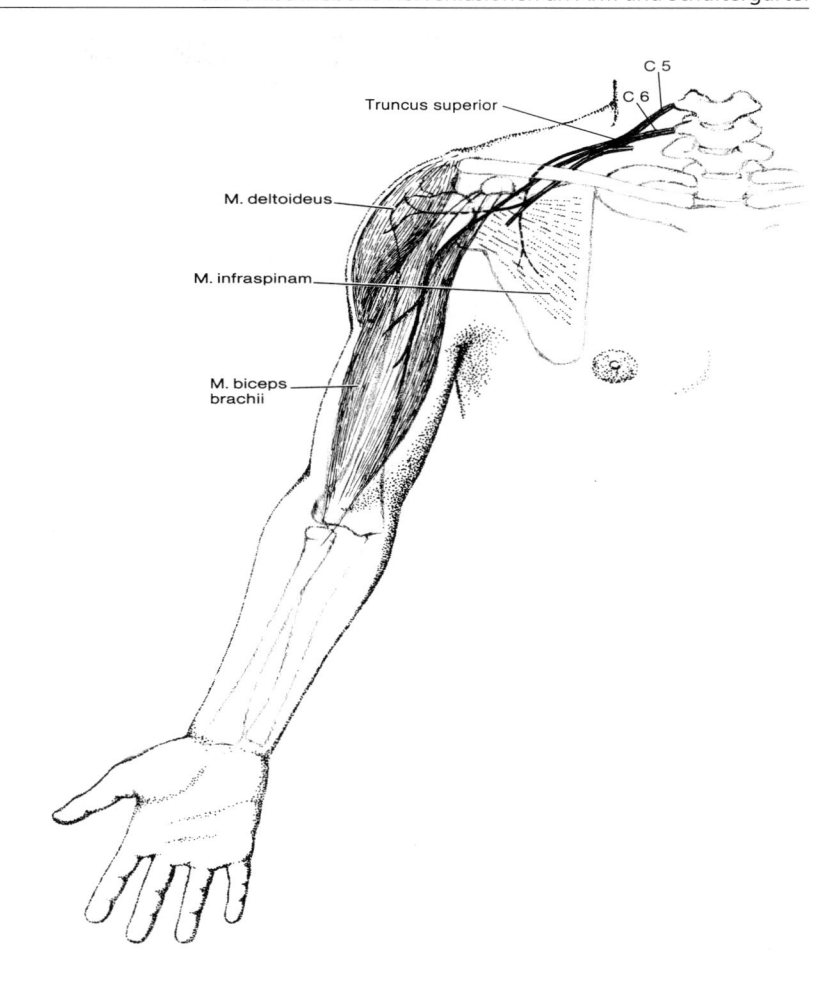

3.1 Umschriebene Nervenläsionen an Arm und Schultergürtel

Abb. 216: Kennmuskeln des oberen Armplexus
Dem aus den Wurzeln C 5/C 6 hervorgehenden »oberen Armplexus« sind besonders die Mm. deltoideus, infraspinam und biceps brachii zugeordnet.

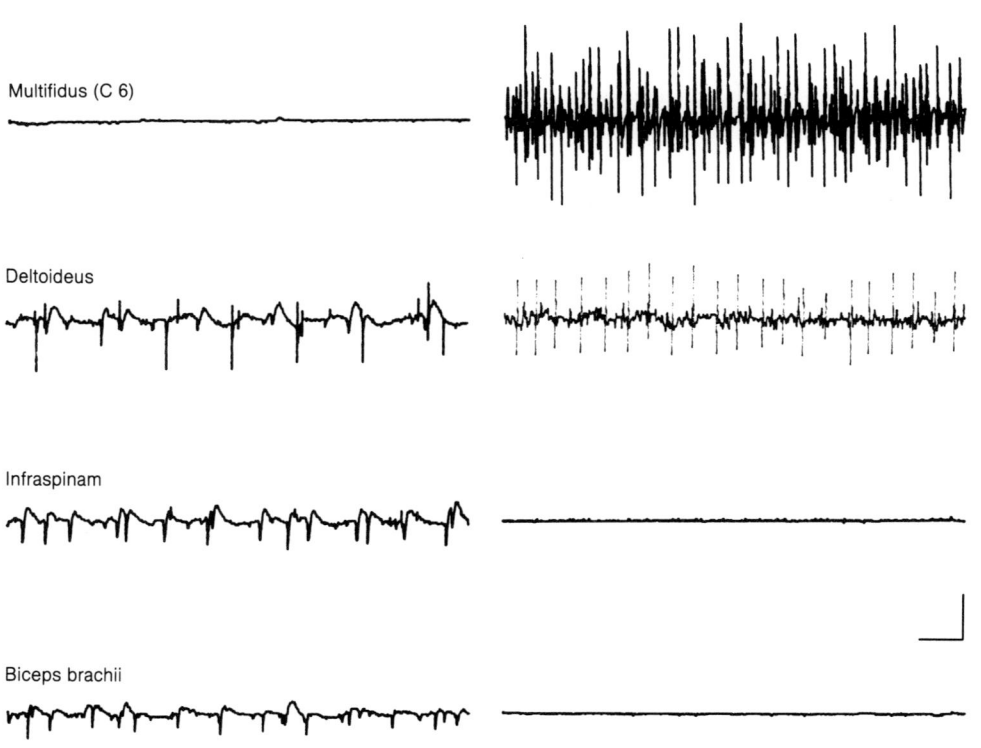

Abb. 217: Obere Armplexuslähmung
(Links Spontan-Aktivität [0,1 mV/10 ms], rechts Muster bei Maximalinnervation [1 mV/100 ms].)
Denervierung der Mm. deltoideus, infraspinam und biceps brachii bei fehlenden Denervierungszeichen in der paravertebralen Muskulatur des Segments C6. Das Einzelentladungsmuster im M. deltoideus bei Aufforderung zu maximaler Willkürinnervation ist Ausdruck einer in Gang kommenden Reinnervation.

3 Spezielle Krankheitsbilder

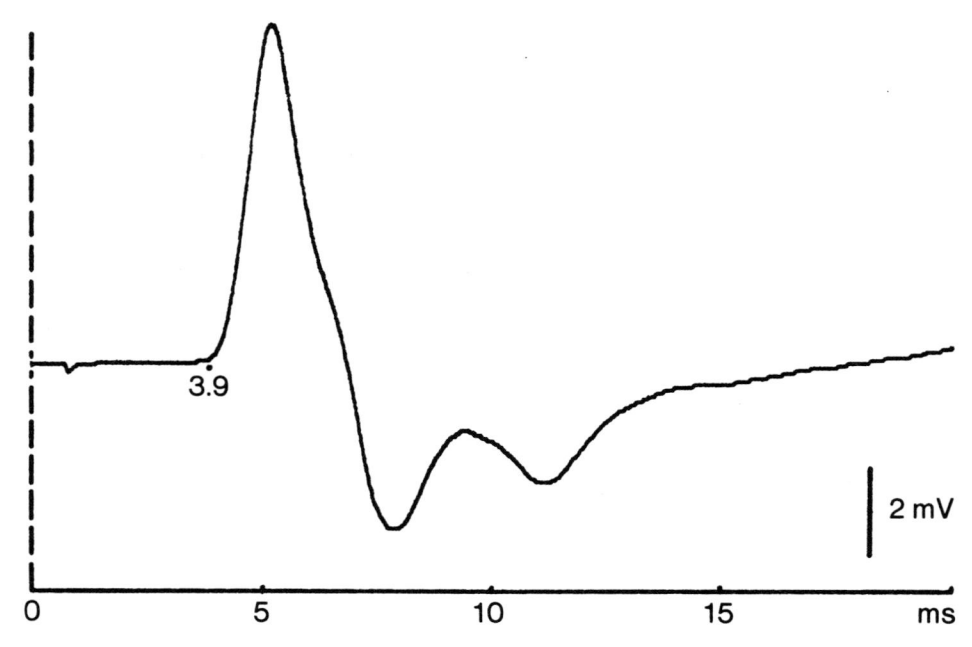

Abb. 218: Abriss der Rotatorenhaube
57-jähriger Mann, der unter der Diagnose einer Suprascapularisläsion mit komplettem Ausfall der Außenrotation im Schultergelenk zur Untersuchung kam. Das bei Stimulation des N. suprascapularis normale Antwortpotenzial im M. infraspinam beweist – gemeinsam mit einem normalen EMG-Befund in diesem Muskel –, dass es sich nicht um eine neurogene Parese handeln kann, sondern dass eine tendinogene Parese vorliegt.

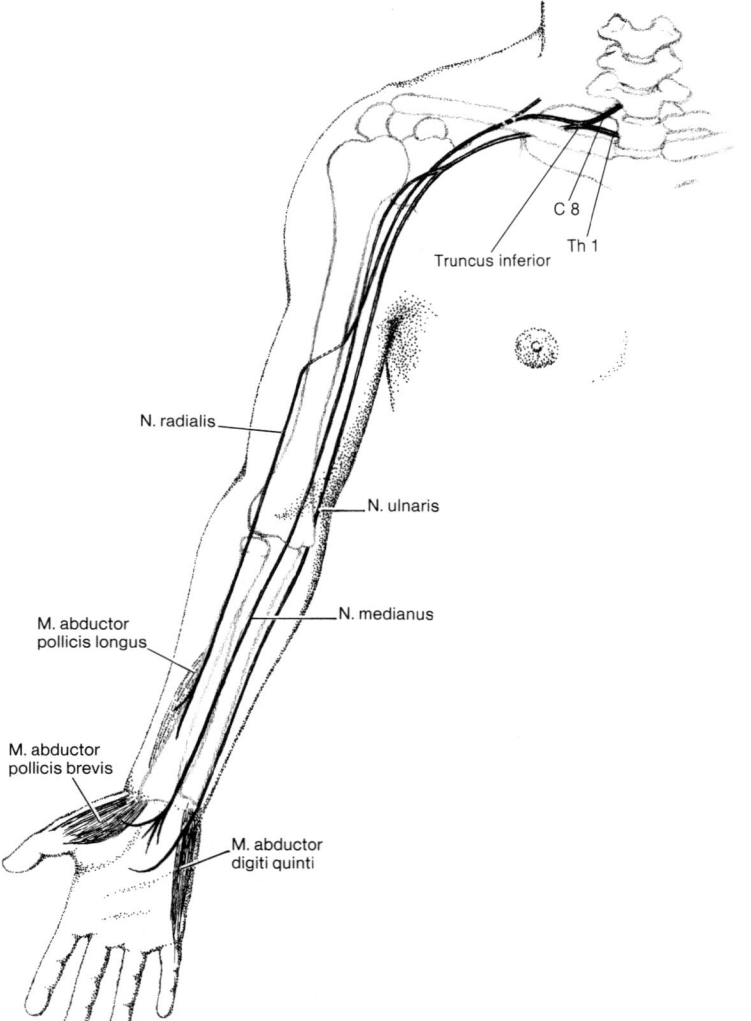

Abb. 219: Kennmuskeln des unteren Armplexus
Der aus den Wurzeln C 8/Th 1 hervorgehende »untere Armplexus« innerviert besonders die medianus- und ulnarisinnervierte Handmuskulatur sowie die langen Fingerbeuger und -strecker am Unterarm.

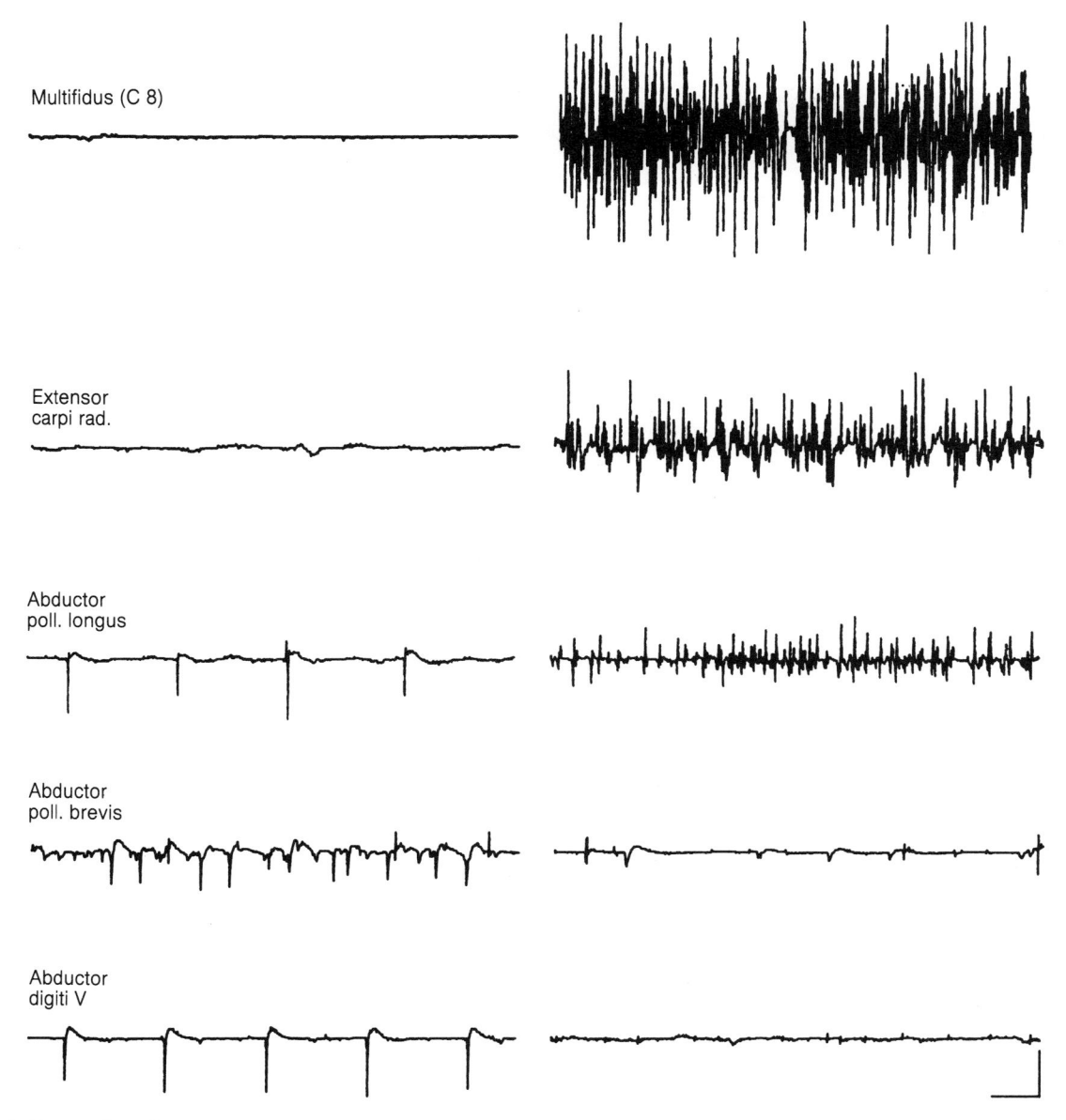

3.1 Umschriebene Nervenläsionen an Arm und Schultergürtel

Abb. 220: Untere Armplexusparese
(Links Spontan-Aktivität [0,1 mV/10 ms], rechts Muster bei Maximalinnervation [1 mV/100 ms].)
Komplette Denervierung der medianus- und ulnarisinnervierten Handmuskulatur (Abductor pollicis brevis und Abductor digiti minimi) sowie partielle Denervierung der radialisinnervierten Hand- und besonders Finger-Extensoren. Der elektromyographische Befund der Nackenmuskulatur ist regelrecht.

ne charakterisiert (Mumenthaler et al., 2003). Klinisch am stärksten betroffen sind in der Regel der M. deltoideus, die Außenrotatoren im Schultergelenk und die Beugergruppe am Oberarm. Zur elektromyographischen Diagnosesicherung – die vor allem bei partiellen Lähmungsbildern und bei schmerz- oder kontrakturbedingter Behinderung der Muskelfunktionsprüfung wertvoll ist – empfiehlt sich demgemäß eine Ableitung aus den Mm. deltoideus, infraspinam und biceps brachii (► Abb. 216). Ein normaler EMG-Befund in der paravertebralen Muskulatur C 5/6 erlaubt die Abgrenzung gegenüber einer radikulären Schädigung (s. auch ► Kap. 3.1.3.3.).

EMG und Stimulations-EMG sind außerdem von Nutzen bei der Abgrenzung gegenüber tendinogenen Paresen, z. B. dem häufiger vorkommenden *Abriß der Rotatorenhaube*, bei dem – trotz Ausfall der Außenrotation im Schultergelenk – normale Befunde im M. infraspinam zu erheben sind (► Abb. 218).

Untere Armplexusparese (► Abb. 219 und 220)

Bei der unteren Armplexusparese sind vorwiegend die aus den Wurzeln C 8/Th 1 hervorgehenden Axone betroffen. Demgemäß sind besonders die Handmuskeln, weniger ausgeprägt auch die langen Fingerbeuger und noch geringer die Fingerextensoren paretisch. Zum elektromyographischen Nachweis empfehlen sich Ableitungen aus der medianus- und ulnarisinnervierten Handmuskulatur (Mm. abductor pollicis brevis und abductor digiti minimi). Die Differenzial-Diagnose gegenüber einer kombinierten Schädigung der Nn. medianus und ulnaris am

3 Spezielle Krankheitsbilder

Tab. 10: Ursachen von Armplexusläsionen

Ursachen	Schädigungsorte und Pathogenese
Traumen (z. B. Traktion, Kompression, scharfe Gewalteinwirkung)	Bei den häufigen Traktionsschäden Bevorzugung der oberen Armplexusanteile sowie mögliche Mitbeteiligung von Zervikalwurzeln.
Geburtstrauma	Überwiegend obere Armplexuslähmung
Lagerung (besonders in Narkose)	Traktionsschädigung vor allem des oberen Armplexus durch Kaudalverlagerung der Schulter, Abduktion des Armes und/oder Neigung des Kopfes zur Gegenseite
Operative Eingriffe	Direkte Schädigung bei Eingriffen an Schultergelenk, Klavikula und Axilla, indirekte Läsionen bei medianer Sternotomie
Punktion und Injektion bei axillärer und supraklavikulärer Leitungsanästhesie, bzw. bei Gefäßpunktionen	Sofortiger Beginn der Symptomatik bei Nadeltraumen. Beginn nach Intervall bei Plexusläsion durch Hämatome oder Pseudoaneurysmen
Tumoren	a) Nerventumoren (Neurinom usw.) b) Regionale Tumorausbreitung mit bevorzugtem Betroffensein unterer Plexusanteile und häufigem begleitendem Horner-Syndrom (Pancoast-Tumor, Morbus Hodgkin, Lymphosarkom, metastasierendes Mammakarzinom usw.).
Strahlentherapie	Radiogene Spätlähmung ½–26 Jahre nach Abschluss der Bestrahlung
Anatomischer Engpass (Thoracic-outlet-Syndrom)	Schmerzen an der Innenseite von Unterarm und evtl. Hand; in späteren Stadien sensomotorische Ausfälle im Versorgungsgebiet des unteren Primärstrangs
Entzündung	Serogenetische, postvakzinale, postinfektiöse oder idiopathische Armplexusneuritis (»neuralgische Schulteramyotrophie« oder »idiopathische neuralgische Amyotrophie«)

Oberarm oder in der Axilla wird ermöglicht durch den elektromyographischen Nachweis einer partiellen Denervierung des radialisinnervierten M. abductor pollicis longus (▶ **Abb. 219** und **220**) sowie durch die auf die ulnare Handpartie begrenzte Sensibilitätsstörung. Entsprechend dieser Lokalisation der Sensibilitätsstörung ist das über dem Erbschen Punkt abgeleitete »Plexuspotenzial« nach Ulnaris-Stimulation erniedrigt oder ausgefallen, nach Medianus-Stimulation dagegen normal, da die sensiblen Axone des N. medianus über die mittleren und oberen Plexusanteile sowie die Wurzeln C 7 und C 6 verlaufen.

> Die diagnostische Bedeutung der F-Wellen-Bestimmung und der im Seitenvergleich durchgeführten sensiblen Neurographie wird bei den Kompressionsschädigungen des unteren Armplexus (3.1.3.2.) besprochen.

Globale Armlexusparese. Diese stellt eine Kombination der beiden oben genannten Typen mit zusätzlichem Ausfall der aus C 7 stammenden Axone dar. Hier sind alle Arm- und Schultermuskeln paretisch, die Mm. rhomboidei und serratus anterior allerdings nur bei proximalem Schädigungsort, da die Nn. dorsalis scapulae und thoracicus longus bereits vor der Vereinigung der Wurzeln C 5 und C 6 zum oberen Primärstrang von diesem abzweigen.

Primärstränge. Sofern die Einteilung der Armplexusläsionen nach den jeweils betroffenen Primärsträngen erfolgt, gelten für die sensible Neurographie folgende Korrelationen (Ferrante und Wilbourn, 1995):

Oberer Primärstrang:	D I oder N. cutaneus antebrachii lateralis
Mittlerer Primärstrang:	D III
Unterer Primärstrang:	D V

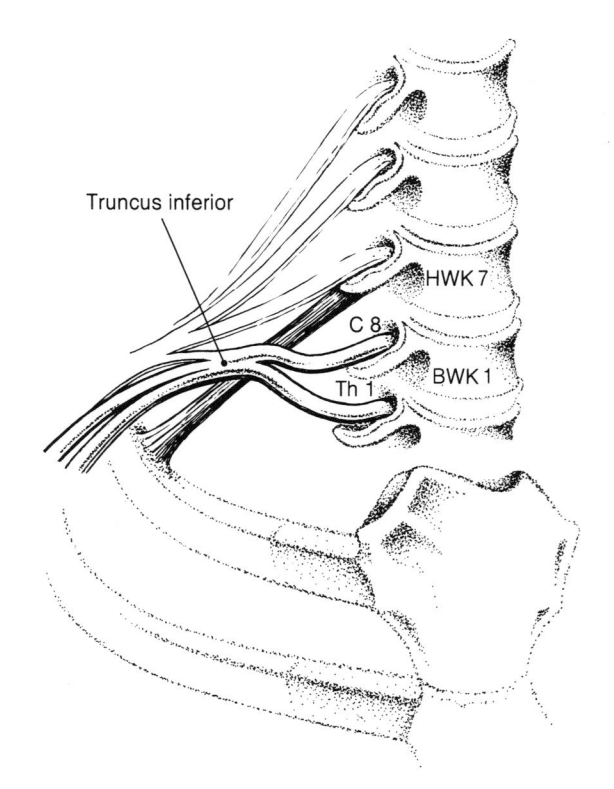

Abb. 221: Thoracic outlet-Syndrom (TOS)
Kompression des unteren Primärstrangs (Truncus inferior) des Armplexus von kaudal her durch ein fibröses Band (seltener durch eine Halsrippe).
Die dargestellte Schädigungslokalisation erhellt die Symptomatik des TOS mit Parästhesien und Sensibilitätsstörungen in den Dermatomen Th 1 und C 8 sowie Paresen der Hand- (und eventuell distalen Unterarm-) Muskulatur, mit entsprechenden elektromyographischen und neurographischen Veränderungen (s. Text).

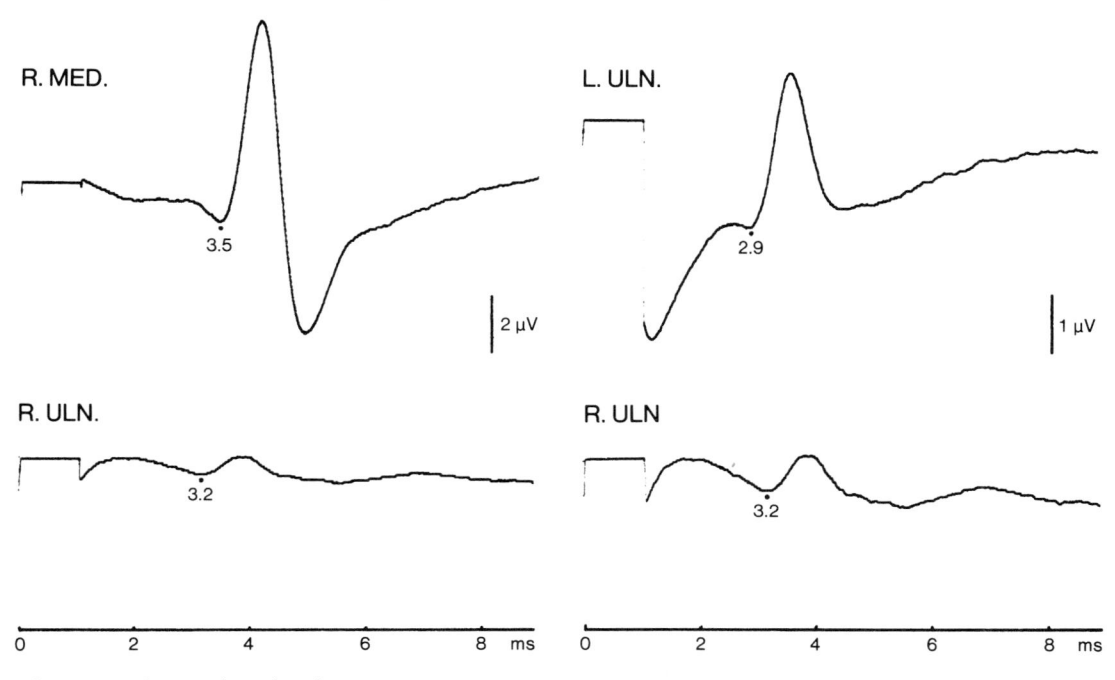

Abb. 222: Thoracic outlet-Syndrom (TOS)
Das sensible Nervenaktionspotenzial des rechten N. ulnaris (R. ULN) nach Kleinfinger-Stimulation ist sowohl im Vergleich mit dem SNAP des ipsilateralen N. medianus (linke Bildhälfte) als auch beim Vergleich mit dem kontralateralen SNAP des N. ulnaris (rechte Bildhälfte) erheblich erniedrigt und leicht verzögert. Dieser Befund weist auf den infraganglionären Sitz der Schädigung hin.

Ein erniedrigtes SNAP des N. medianus nach Stimulation des Daumens oder des N. cutaneus antebrachii lateralis weist somit auf eine Schädigung des oberen Primärstrangs hin, ein erniedrigtes SNAP des N. medianus nach Mittelfingerstimulation auf eine solche des mittleren Primärstrangs und ein erniedrigtes SNAP des N. ulnaris nach Kleinfingerstimulation auf eine Läsion des unteren Primärstrangs.

3.1.3.2 Ursachen von Armplexusparesen

Engpasssyndrome (Thoracic-outlet-Syndrom = TOS)
Kompressionssyndrome in der oberen Thoraxapertur betreffen vaskuläre und neurale Strukturen, wobei unterschiedliche Ursachen zugrunde liegen. Dennoch wird einheitlich der Begriff des Thoracic-outlet-Syndroms verwendet. Das neurogene TOS ist auf eine Kompression des unteren Primärstrangs zurückzuführen, wobei dies am häufigsten durch scharfe, den Truncus inferior einschnürende, Ränder des M. scalenus anterior hervorgerufen wird (Scalenus-Syndrom, ▶ Abb. 221). Auch fibröse Bänder (Ligamentum costotransversale) und Halsrippen können dort den unteren Primärstrang komprimieren. Nicht zum neurogenen TOS im engeren Sinn zählen die meist posttraumatischen kostoclaviculären Kompressionen (Müller-Vahl et al., 2014).

Nachdem zunächst die aus der Wurzel Th1 stammenden Fasern betroffen sind, bestehen die Initialsymptome in Schmerzen, Parästhesien und gegebenenfalls Sensibilitätsstörungen am medialen Ober- und Unterarm. Mit Einbeziehung der von C8 stammenden Fasern wird dann die ulnare Handpartie einbezogen. Motorische Ausfälle betreffen den M. abductor pollicis brevis oft stärker als die Ulnaris-innervierte Handmuskulatur und den Radialis-innervierten M. abductor pollicis longus. Die resultierende untere Armplexusparese lässt sich elektromyographisch anhand der oben (3.1.3.1.) dargestellten Richtlinien diagnostizieren, allerdings nur, wenn bereits eine Degeneration motorischer Axone eingetreten ist. Die Degeneration sensibler Axone wird durch den Vergleich der sensiblen Nervenaktionspotenziale nach rechts- und linksseitiger Kleinfinger-Stimulation nachgewiesen (Gilliatt et al., 1978) (▶ Abb. 222).

In Entsprechung zum typischen Verteilungsmuster der sensomotorischen Ausfälle beim manifesten TOS zeigen die elektrophysiologischen Untersuchungen folgende Konstellation (Wilbourn, 1982):

Amplitudenminderung des motorischen Antwortpotenzials im Abd. pollicis brevis, meist weniger ausgeprägt auch in den ulnaris-innervierten Handmuskeln (vor allem Interosseus dorsalis I).

Amplitudenminderung des SNAP des N. ulnaris bei normaler Amplitude des Medianus-SNAP. Noch frühzeitiger kann eine Amplitudenminderung des SNAP des N. cutaneus antebrachii medialis vorhanden sein, was mit der primären Lokalisation der Parästhesien an der Ulnarseite des Unterarms übereinstimmt (Dermatom Th1). Eine pathologische Amplitudenreduktion des SNAP des N. cutaneus antebrachii medialis erlaubt außerdem die Abgrenzung gegenüber einer proximalen N. ulnaris-Läsion (Kothari et al., 1998). Bei Anwendung der antidromen Technik sind Amplituden des SNAP des N. cutaneus antebrachii medialis unter 6 µV oder Amplitudendifferenzen gegenüber dem kontralateralen Vergleichswert von >50 % als pathologisch anzusehen (Seror, 2002). Im Kollektiv von Le Forestier et al. (1998) erwies sich das SNAP des N. cutaneus antebrachii medialis in fünf Fällen als erloschen und im sechsten Fall amplitudengemindert.

Beim TOS kommt es im Unterschied zu anderen chronischen Kompressionssyndromen zu keiner ausgeprägten fokalen Leitungsverzögerung an der Läsionsstelle. Dies könnte dadurch bedingt sein, dass dem TOS eine Kompression bzw. Einschnürung des Truncus inferior von unten oder von der Seite zugrunde liegt und keine konzentrische – zur Ischämie des Nervensegments führende – Kompression, wie beispielsweise beim Karpaltunnelsyndrom, welche eine fokale Demyelinisierung zur Folge hat. Hieraus erklären sich die meist nur geringen Latenzverzögerungen sowohl der F-Antworten als auch der durch Magnet- oder Hochvoltstimulation evozierten Antwortpotenziale in der Handmuskulatur.

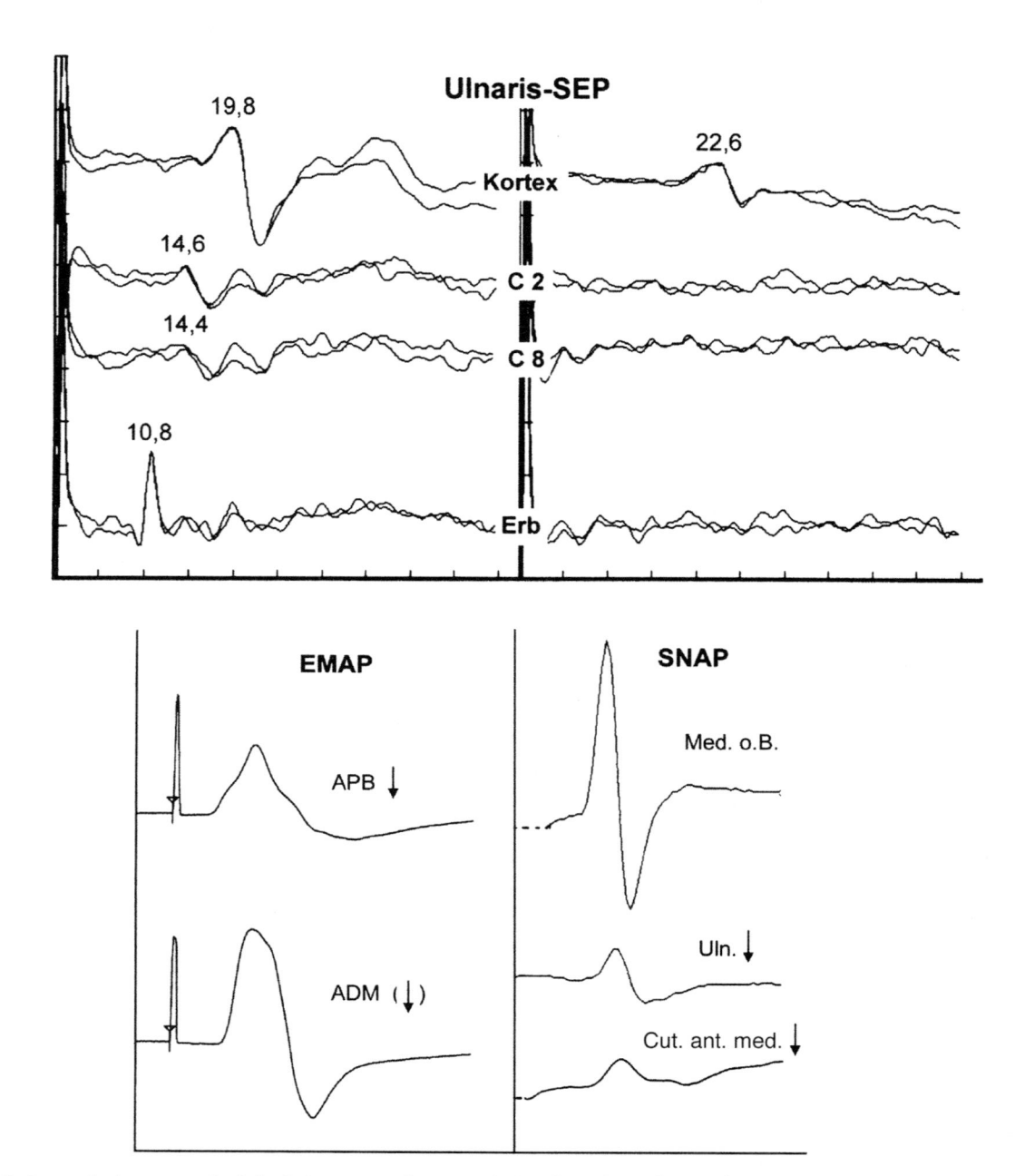

Abb. 223: Synopsis der neurophysiologischen Veränderungen beim Thoracic-outlet-Syndrom
Die motorische Neurographie zeigt eine Diskrepanz zwischen einer ausgeprägten Amplitudenreduktion des EMAP vom Abductor pollicis brevis im Vergleich zu dem vom Abductor digiti minimi. Im Gegensatz dazu ist das sensible Antwortpotenzial des N. ulnaris mehr oder minder stark erniedrigt, während das des N. medianus normal ist. Noch ausgeprägter ist die Amplitudenreduktion des SNAP des N. cutaneus antebrachii medialis.
Das Ulnaris-SEP zeigt in typischen Fällen eine Amplitudenminderung des Potenzials vom Erb'schen Punkt (EP-Potenzial) und eine vergleichsweise noch deutlichere Reduktion der Komponente N13a. Die Interpeaklatenz EP-N13 ist in typischen Fällen verlängert. Die grenzwertige oder nur leicht verlängerte Latenz des EP-Potenzials beruht auf dem vorwiegenden Ausfall schnellleitender Axone. In schweren Fällen – wie im vorliegenden Beispiel – sind das EP-Potenzial und die zervikalen Reizantworten ausgefallen und es lässt sich nur noch eine erniedrigte und etwas latenzverzögerte kortikale Reizantwort registrieren.

Nadel-elektromyographisch zeigen sich meist nur spärliche Fibrillationen vor allem im Abductor pollicis brevis und Interosseus dorsalis I, jedoch ein deutlicher neurogener Umbau und Ausfall motorischer Einheiten.

> Gleichartige Veränderungen bestehen bei den iatrogenen Läsionen des unteren Primärstrangs im Rahmen einer Resektion der ersten Rippe (Wilbourn, 1982).

Schwieriger ist die Diagnostik leichter Fälle – ohne eingetretene Axondegeneration –, da sich der Läsionsort proximal der üblicherweise neurographisch untersuchten Nervenabschnitte befindet. Dessen Einbeziehung gelingt einmal durch die Messung der F-Wellen-Latenzen zum Abductor digiti minimi oder Abductor pollicis brevis (Eisen et al., 1977 b; Wulff und Gilliatt, 1979), wobei außer einer verlängerten minimalen F-Wellen-Latenz vermutlich auch einer erhöhten Streubreite und verminderten Persistenz der F-Antworten eine diagnostische Bedeutung zukommt. Außerdem dürfte die »proximale Neurographie« nach Ulnaris-Stimulation (▶ Abb. 226 A) geeignet sein, die zwischen Erbschem Punkt und HWK 8 gelegene Leitungsverzögerung nachzuweisen, jedoch liegen bisher noch keine größeren Erfahrungen mit dieser Methode in der Diagnostik von Thoracic outlet-Syndromen vor. Yiannikas und Walsh (1983) fanden nach Ulnaris-Stimulation am Handgelenk und Ableitung der Antwortpotenziale vom Erbschen Punkt sowie oberhalb des Dornfortsatzes C 2 teils eine Latenzzunahme und Erniedrigung des »Plexuspotenzials«, teils eine abnorme zervikale Reizantwort bei einem »Plexuspotenzial« normaler Latenz. Charakteristisch für eine chronische Kompression des unteren Primärstrangs ist die Zunahme der Interpeaklatenz EP-N 13 und/oder die Amplitudenreduktion von N 13; eine Erniedrigung und Latenzzunahme des EP-Potenzials ist demgegenüber ein unspezifischer Befund, wie er bei jeder Degeneration sensibler Axone des N. ulnaris (bzw. dessen Fortsetzung im Truncus inferior) vorkommt (Stöhr et al., 2004).

Eine Synopsis der beim TOS anzutreffenden typischen neurophysiologischen Befunde zeigt Abbildung 223.

Lagerungsbedingte Armplexusläsionen

Armplexuslähmungen zählen zu den häufigsten lagerungsbedingten Nervenläsionen und führen häufig zu Haftpflichtansprüchen. Bei Operationen in Trendelenburg- Lage resultiert durch die Aufwärtsverlagerung von Rumpf und Kopf gegen die fixierten Schultern bzw. Arme eine Dehnungsschädigung des zwischen Halswirbelsäule und Axilla bindegewebig fixierten Armplexus. Auch beim Fixieren eines Armes über dem Kopf, z.B. bei Thorakotomien kommt es zu solchen Traktionsschäden, sofern der relaxierte Arm zu weit nach kranial gezogen wird. Am häufigsten sind allerdings die in Rückenlage bei horizontal gestelltem Operationstisch vorkommenden Lähmungen, die am jeweils ausgelagerten Arm auftreten. Dabei gilt ein Wert von 90° als kritischer Abduktionswinkel, jedoch kommen gelegentlich auch bei kleinerem Abduktionswinkel Plexuslähmungen vor, insbesondere bei gleichzeitiger Kopfneigung oder -wendung zur Gegenseite sowie bei gleichzeitiger Abduktion des kontralateralen Arms, wobei Letzteres die kompensatorische Rumpfneigung zur Gegenseite ausschaltet. Die negativen Auswirkungen einer gleichzeitigen Abduktion beider Arme, z.B. bei bilateralen Eingriffen an der Axilla oder plastischen Operationen an den Mammae, zeigen sich an den hierbei nicht selten bilateralen Armplexusparesen. Das bevorzugte Betroffensein der oberen Plexusanteile sowie der davon abzweigenden Nerven dürfte mit deren kürzeren Gesamtlänge und dem steileren Verlauf zusammenhängen, da beides die Dehnungstoleranz herabsetzt. (EMG-Diagnostik, ▶ Abb. 14 und 15).

In der Mehrzahl der Fälle liegt eine obere Armplexuslähmung mit Schwäche des M. deltoideus, der Außenrotatoren im Schultergelenk und der Beugergruppe des Oberarms vor. Sensible Ausfälle beschränken sich oft auf die Außenseite des Oberarms, können aber auch die Radialseite von Unterarm und Hand einbeziehen oder ganz fehlen. Sofern mittlere und untere Plexusanteile mit lädiert wurden, sind die entsprechenden Paresen der Hand- und Unterarmmuskulatur i.d.R. geringer ausgeprägt und gelegentlich nur durch elektromyographische Ableitungen verifizierbar (▶ Abb. 8–13).

Entzündlich-allergische Armplexusläsionen

Als häufigste Form einer entzündlichen Armplexusaffektion gilt die »Neuralgische Schulteramyotrophie«, die meist mit nächtlich verstärkten heftigen Schmerzen im Schulter-Oberarmbereich beginnt, denen nach Stunden bis wenigen Tagen Lähmungen nachfolgen, die ein unterschiedliches Verteilungsmuster zeigen. Neben einer oberen oder (selten) unteren Armplexusparese finden sich isolierte Ausfälle vonseiten des Plexus cervicalis (N. phrenicus), oder einzelner Schultergürtelnerven (Nn. thoracicus longus, suprascapularis usw.). Selbst Nervenäste wie die Nn. interosseus anterior oder posterior sind gelegentlich isoliert betroffen, sodass die Lokalisierung der entzündlichen Herde im Armplexus – zumindest in derartigen Fällen – in Zweifel gezogen und der diagnostische Terminus »Idiopathische neuralgische Amyotrophie« (INA) gewählt wurde.

Elektromyographisch zeigt sich 2–3 Wochen nach dem Auftreten der Paresen in den betroffenen Muskeln meist eine Denervierungsaktivität (Fibrillationen und steile positive Wellen) in Kombination mit einer unterschiedlich schweren Lichtung des Aktivitätsmusters bei Maximalinnervation. Die paravertebrale Muskulatur ist meist ausgespart, was bei der differenzialdiagnostischen Abgrenzung gegenüber radikulären Läsionen hilfreich sein kann. Ebenso bleiben die motorischen Nervenleitgeschwindigkeiten der Armnerven und die Überleitungszeiten vom Erbschen Punkt zu den einzelnen Muskeln des Schultergürtels i.d.R. normal. In Abhängigkeit von der Schwere der Axondegeneration resultiert jedoch eine Erniedrigung des motorischen Anwortpotenzials bis hin zu dessen Ausfall, wobei der Grad der Amplitudenminderung als prognostisches Kriterium angesehen werden kann. Die angeführten elektromyographischen Befunde belegen, dass die

3 Spezielle Krankheitsbilder

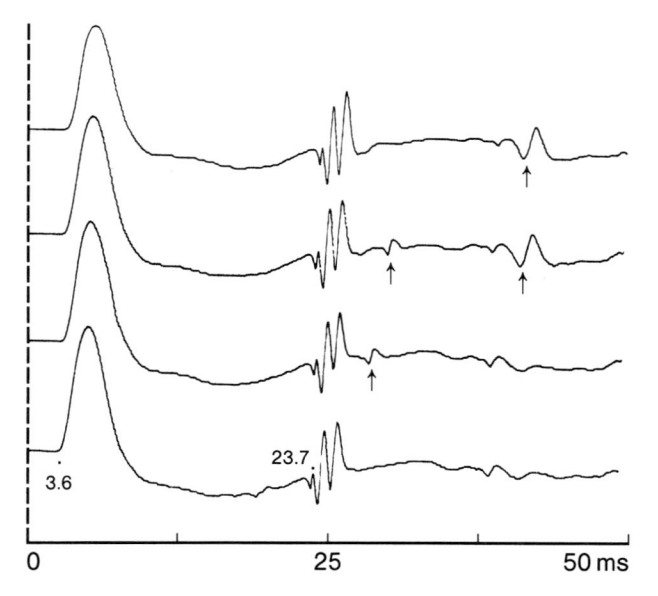

Abb. 224: Partielle Lähmung der Mm. trapezius und serratus anterior bei Zustand nach neuralgischer Schulteramyotrophie vor sechs Monaten
Das EMAP vom Halsteil des M. trapezius nach Accessorius-Stimulation zeigt einen bezüglich Latenz und Form unauffälligen Anfangsteil; dieser ist der von der Schädigung nicht betroffenen Faserpopulation zugehörig. Der stark verzögerte und aufgesplitterte zweite Anteil gehört zu frisch reinnervierten motorischen Einheiten. Hierfür spricht die ausgeprägte Leitungsverzögerung sowie die Instabilität der Erregungsausbreitung mit intermittierendem Ausfall später Komponenten.

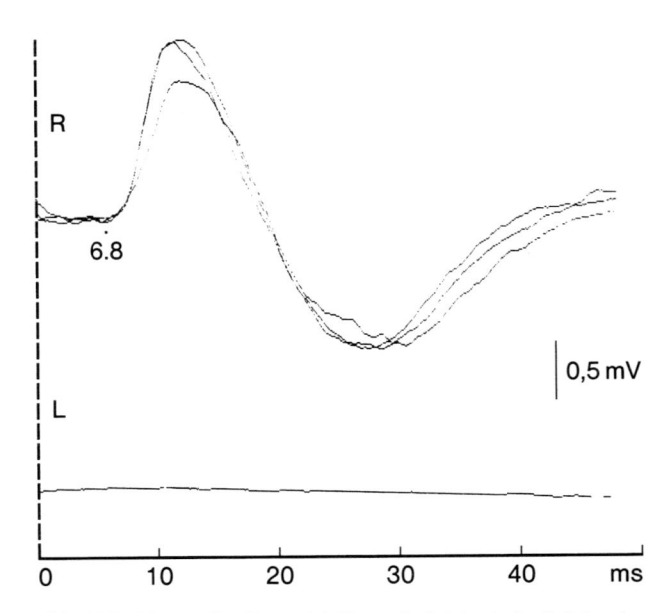

Abb. 225: EMAP des Zwerchfells nach (elektrischer) Stimulation des N. phrenicus
Rechts normales, links fehlendes Antwortpotenzial. Zehnjähriges Mädchen mit linksseitiger Zwerchfellparese nach Herzoperation. Analoge Befunde (einseitig, selten auch bilateral) finden sich auch im Rahmen von neuralgischer Schulteramyotrophie mit Phrenicusbeteiligung.

neuralgische Amyotrophie meist mit einer Axondegeneration in den betroffenen Nerven einhergeht.

Bei Anwendung der Hochvoltstimulation ermittelten Lo und Mills (1999) in drei von acht Fällen eine partielle Leitungsblockierung im Bereich der Zervikalwurzeln und des Armplexus u. Watson et al. (2001) demonstrierten mit derselben Technik in zwei weiteren Fällen einen Leitungsblock im unteren Primärstrang.

Außer typischen Fällen existieren eine ganze Reihe ungewöhnlicher Manifestationen von neuralgischer Schulteramyotrophie, wobei initiale Schmerzen im Versorgungsareal des (der) betroffenen Nerven häufig, aber keineswegs obligat sind. Neben dem bereits erwähnten N. thoracicus longus sind unter anderem die Nn. suprascapularis, accessorius und axillaris isoliert oder in Kombination von dieser entzündlichen Affektion betroffen (▶ Abb. 224). Elektromyographisch ergeben sich dabei z. B. bei klinisch isolierter Serratusparese öfters Hinweise auf eine latente Mitbeteiligung weiterer Nerven, z. B. mit Denervierungszeichen im M. trapezius oder infraspinam. Dies gilt auch für die uni-, selten bilateralen Phrenicusparesen (Lagueny et al., 1991) (▶ Abb. 225). Außer einzelnen Nerven können sogar einzelne motorische oder sensible Nervenäste – z. B. der Medianusast zum Pronator teres oder der N. interosseus anterior – isoliert betroffen sein. England und Sumner (1987) vermuten, dass exponierte Verlaufsabschnitte einzelner Nerven – z. B. entlang von Gelenken – vulnerabler sind und bevorzugt von solchen entzündlichen Affektionen betroffen werden.

Oey et al. (1991) beschreiben eine unter dem klinischen Bild einer Armplexusneuritis verlaufende Neuroborreliose, bei der sich als neurographische Besonderheit ein multifokaler Leitungsblock (motorisch und sensibel) in den Nn. medianus und ulnaris fand.

Differenzialdiagnostisch sind Fälle von hereditärer neuralgischer Amyotrophie mit rezidivierenden Attacken zu erwähnen, außerdem Fälle von hereditärer Neuropathie mit Neigung zu Drucklähmungen (HNPP), die rezidivierend ausschließlich den Armplexus betreffen. Nach intravenöser Gabe von Heroin resultieren gelegentlich akute (allergisch bedingte?) Armplexuslähmungen (Müller-Vahl et al., 2014).

Radiogene Armplexusparese. Radiogene Armplexusparesen zeigen gegenüber anderen Formen oft ein andersartiges Verteilungsmuster der Lähmungen und Sensibilitätsstörungen und demgemäß der elektromyographischen und neurographischen Befunde. So kann bei einer »oberen Armplexusparese« die bei den traumatischen Fällen obligate Mitbeteiligung der Außenrotatoren fehlen. Bei der häufigeren »unteren Armplexusparese« beschränken sich die Sensibilitätsstörungen und die Veränderungen bei der sensiblen Neurographie häufig nicht auf die ulnare Handpartie, sondern breiten sich auf medianusinnervierte Hautareale aus (Stöhr, 1996). Außer diesen Besonderheiten in der Verteilung der neurologischen Ausfälle weisen die radiogenen Armplexusparesen oft relativ typische elektromyographische Veränderungen in Form periodischer Serienentladungen (»myokymic discharges«) auf. Diese bei andersartigen Schädigungen seltene Form von elektromyographischer Spontanaktivität ist zum Teil kombiniert mit Fibrillationen, positiven Wellen, Faszikulationen und feinen Myoklonien (Stöhr, 1982) (2.1.1.2, ▶ Abb. 96).

Operative Eingriffe
Bei bis zu 10,6 % der *Herzoperationen* mit medianer Sternotomie resultiert eine Armplexusläsion, wobei ursächlich eine durch die Retraktion bedingte Verlagerung von Klavikula und erster Rippe mit konsekutiver Zerrung und/oder Quetschung nervaler Strukturen verantwortlich sein dürfte. Von der Schädigung am häufigsten betroffen ist der untere Primärstrang bzw. der Spinalnerv C8. Selbst wenn die resultierenden Sensibilitätsstörungen nur das Innervationsgebiet des N. ulnaris betreffen, beziehen die Paresen den Versorgungsbereich der Nn. medianus und radialis mit ein, was durch elektromyographische Ableitungen aus den Mm. flexor pollicis longus und extensor pollicis brevis objektiviert werden kann (▶ Abb. 10 und 13).

Die zweite häufigere operative Armplexusläsion resultiert aus der Operation eines tatsächlichen oder vermeintlichen TOS, und zwar besonders bei Wahl des transaxillären Zugangs zur Resektion der 1. Rippe. Die hierbei auftretende untere Armplexuslähmung geht häufig mit starken Schmerzen in der betroffenen Hand einher, die den Charakter der Kausalgie aufweisen können. Die Prognose dieser operativen Armplexusläsion ist wesentlich ungünstiger als die nach medianer Sternotomie, was umso bedauerlicher ist, als viele derartige Eingriffe auf einer fehlerhaften Indikationstellung beruhen.

Injektions- und Punktionsschäden des Armplexus
Die häufigste Ursache einer Spritzenschädigung des Plexus brachialis sind *Plexusanästhesien*, wobei pathogenetisch die mechanische Schädigung nervöser Strukturen durch die Nadel meist den entscheidenden Faktor darstellt. Wie häufig dabei Läsionen nervaler Strukturen auftreten, zeigt eine Untersuchung an 200 konsekutiven Patienten mit axillärer Plexusanästhesie, von denen 12,5 % über Dysästhesien nach dem Eingriff klagten. Eine exakte Diagnostik erfolgt in aller Regel nur bei anhaltenden Schmerzen oder sensomotorischen Reiz- oder Ausfallserscheinungen, wobei im eigenen Patientengut vielfach Symptome im Medianusversorgungsgebiet dominieren, bzw. ausschließlich diesen Nerv betreffen. Bei den einer axillären Plexusanästhesie folgenden Läsionen handelt es sich somit streng genommen um Verletzungen einzelner oder mehrerer Armnerven kurz nach ihrem Abgang aus dem Armplexus. Die meisten derartigen Schäden sind klinisch durch eng umschriebene sensomotorische Ausfallserscheinungen charakterisiert. Ausgedehntere Läsionen sind allerdings möglich, sofern wiederholte Punktionen erfolgen.

Nach *transaxillärer Arteriographie* treten einerseits direkte mechanische Nervenverletzungen durch Einstich und Kathetermanipulation mit sofort einsetzenden Ausfallserscheinungen auf. Darüber hinaus kommen nach meist mehrstündigem freiem Intervall einsetzende Lähmungen vor, die entweder auf die Ausbildung eines Hämatoms oder auf ein Aneurysma spurium zurückgehen. Hämatome entwickeln sich innerhalb der von einer Faszie gebildeten Gefäß-Nerven-Scheide, besonders nach wiederholten Arterienpunktionen oder ungenügender nachfolgender Kompression.

Auch nach einer *Punktion oder Katheterisierung der Vv. axillaris, subclavia oder jugularis interna* wurden teils direkte, teils Hämatom-bedingte protrahierte Armplexusparesen beobachtet.

Armplexusläsionen durch Tumoren. Am häufigsten führen infiltrativ wachsende Prozesse (z. B. regionale Metastasen von Mamma-Karzinomen) zu einer Einbeziehung des Armplexus, seltener Pancoast-Tumoren und von einzelnen Plexusfaszikeln ausgehende Schwannome. Alle genannten Prozesse weisen keine elektrophysiologischen Besonderheiten auf.

Traumatische Armplexusparesen
Die Mehrzahl der traumatischen Armplexusparesen geht auf eine Quetschung und/oder Zerrung zurück, wobei die Lokalisation der Schädigung in den verschiedenen Anteilen des Nervengeflechts von mehreren Faktoren abhängt. In dem zwischen Axilla und Halsmark gelegenen Nervenbündel stellen die Nervenwurzeln die schwächste Stelle dar, da sie keine epi- und perineurale Scheide und keine plexiforme Gliederung besitzen und somit vulnerabel gegenüber Zugbelastungen sind (Sunderland, 1978). Ein Längszug am Arm nach unten oder ein Tiefertreten der Schulter (evtl. in Kombination mit einer Neigung oder Wendung des Kopfes zur Gegenseite) überträgt sich dabei besonders stark auf die bereits bei normal herabhängendem Arm gestreckten Wurzeln C5–7 und die daraus hervorgehenden oberen und mittleren Primärstränge. Die besonders bei Motorrad- und Mopedunfällen häufigen Traktionsschäden betreffen daher überwiegend die Nervenwurzeln und die supraklavikulären Plexusanteile, wobei Ausdehnung und Schwere der Schädigung von der Zugkraft und der Zugrichtung abhängen. Führt die Gewalteinwirkung zu einer Abwärtsbewegung von Schulter und Arm, so resultiert eine Zugbelastung des schräg verlaufenden oberen Primärstrangs, der dabei isoliert geschädigt werden kann, sodass eine »obere Armplexuslähmung« resultiert. Das Ausmaß des Traktionsschadens variiert dabei vom rasch reversiblen Leitungsblock über eine Axonotmesis (mit erhaltenen Hüllstrukturen) bis zur Ruptur des oberen Primärstrangs, während isolierte Ausrisse der Wurzeln C5 und C6 seltener sind (Narakas, 1984). Bei schwereren Traktionen ist öfter eine Beteiligung des mittleren Primärstrangs bis hin zu dessen Ruptur nachweisbar, oder es besteht ein Ausriss der zugehörigen Zervikalwurzel C7. Bei sehr starker Zugbelastung tritt häufig ein zusätzlicher Ausriss der Wurzeln C8 und Th1 ein, sodass eine globale Armplexuslähmung resultiert. Eine isolierte »untere Armplexuslähmung« ist als Traumafolge selten und am ehesten bei horizontaler Zugrichtung – d. h. Traktion in der Verlaufsrichtung der Wurzeln C8/Th1 bzw. des unteren Primärstrangs – zu erwar-

ten. Außerdem treten gelegentlich Kompressionsschäden des unteren Primärstrangs zwischen Schlüsselbein und 1. Rippe auf.

Traumatische retro- und infraklavikuläre Armplexusläsionen sind wesentlich seltener als supraklavikuläre Schädigungen und resultieren eher bei direkter Gewalteinwirkung mit Quetschung von Plexusfaszikeln, u. a. durch dislozierte Klavikulafrakturen, sowie durch Hämatome infolge begleitender Gefäßverletzungen.

Scharfe Gewalteinwirkungen wie bei Stich-, Schnitt- und Schussverletzungen führen häufig nicht nur zu einer Schädigung nervaler Strukturen, sondern außerdem zu teilweise im Vordergrund stehenden Verletzungen von Gefäßen; je nach Stich- bzw. Schussrichtung kann außer dem Plexus brachialis auch der Plexus cervicalis in die Schädigung einbezogen sein. Begleitschädigungen des Plexus cervicalis mit hieraus resultierenden Sensibilitätsstörungen am Hals und in der oberen Schulterregion

Tab. 11: Unterscheidung zwischen Armplexus- und Zervikalwurzelläsionen

	Armplexus-Läsion	Zervikalwurzel-Läsion
EMG-Veränderungen (z. B. Denervierungspotentiale)	faszikulärer Verteilungstyp	radikulärer Verteilungstyp
Paravertebrale EMG-Abteilung	normal	pathologisch
Sensibles Nervenaktionspotential (SNAP)	erniedrigt	normal
Proximale Neurographie (SEP)	EP-Potential erniedrigt	EP-Potential normal, N 13 a erniedrigt
Ninhydrin-Test	Hyphidrose	normale Schweißsekretion

Tab. 12: Ergänzende SEP-Diagnostik bei den häufigsten Mono-Radikulopathien
Außer der Ableitung der kortikalen Reizantworten empfiehlt sich nach Armnervenstimulation eine Ableitung vom Erbschen Punkt, nach Beinnervenstimulation eine Ableitung des jeweiligen SNAP in Höhe des Knies, um eine infraganglionäre Schädigung auszuschließen.

Nervenwurzel	Stimulationsort
C6	Daumen
C7	Mittelfinger (evtl. zusätzlich Zeigefinger)
C8	Kleinfinger (evtl. N. ulnaris am Handgelenk)
L4	N. saphenus (vor dem Innenknöchel)
L5	N. peronaeus superficialis
S1	N. suralis (hinter dem Außenknöchel)

sowie einer Zwerchfelllähmung kommen aber auch bei – meist schweren – Traktionsverletzungen vor.

Die *geburtstraumatischen Armplexusläsionen* entsprechen in etwa 80% dem Erb-Duchenne-Typ mit Lähmung der Abduktoren und Außenrotatoren des Schultergelenks sowie der Flexoren des Ellenbogengelenks. Deren Prognose ist in 80–90 % günstig, d. h. in drei bis vier Monaten bilden sich die Paresen vollständig oder weitgehend zurück. Die bei den traumatischen Fällen häufig auftauchende Frage einer alleinigen oder zusätzlichen Lokalisation der Schädigung im Bereich der Nervenwurzeln lässt sich durch die Methode der proximalen Neurographie in Kombination mit der sensiblen Neurographie und der paravertebralen EMG-Ableitung in der Regel befriedigend beantworten. Wegen der gegenseitigen Ergänzung sind zusätzlich bildgebende Verfahren indiziert (Trojaborg, 1994), wobei sich die zervikale Myelographie mit anschließender Computertomographie (»Myelo-CT«) am besten bewährt hat.

Bei einer Ruptur der Spinalnerven C 4/5, die sich an der Innervation des Zwerchfells und proximaler Armnerven beteiligen, führt die nachfolgende Reinnervation gelegentlich zum fehlerhaften Vorwachsen von Phrenicusfasern in die Schultergürtel-Oberarm-Muskulatur. Bei elektromyographischer Ableitung, z. B. aus dem M. biceps brachii, zeigt sich in solchen Fällen eine Aktivierung motorischer Einheiten bei jeder Inspiration (▶ Abb. 127) (»breathing arm«). Umgekehrt können willkürliche Armbewegungen von Synkinesien des Zwerchfells begleitet sein (Swift, 1994).

3.1.3.3 Elektrophysiologische Differenzial-Diagnose zwischen Armplexus- und Zervikalwurzelläsionen

Die Differenzial-Diagnose zwischen Plexus- und Wurzelläsionen basiert auf den unterschiedlichen Auswirkungen einer infraganglionären und einer supraganglionären Läsion auf die sensible Impulsleitung (2.2.2.5.). Die infraganglionäre Schädigung (z. B. Plexusläsion) bedingt eine Wallersche Degeneration der peripheren sensiblen Axone. Dementsprechend sind die sensiblen NAP nach Stimulation und Ableitung von den betroffenen Armnerven sowie das »Plexuspotenzial« vom Erbschen Punkt erniedrigt oder ausgefallen (▶ Abb. 226A). Sofern auch nur ein kleiner Teil der sensiblen Axone eines Nerven erhalten bleibt, sind die spinalen und kortikalen Reizantworten – wegen des synaptischen Verstärkereffektes – normal hoch oder zumindest weniger

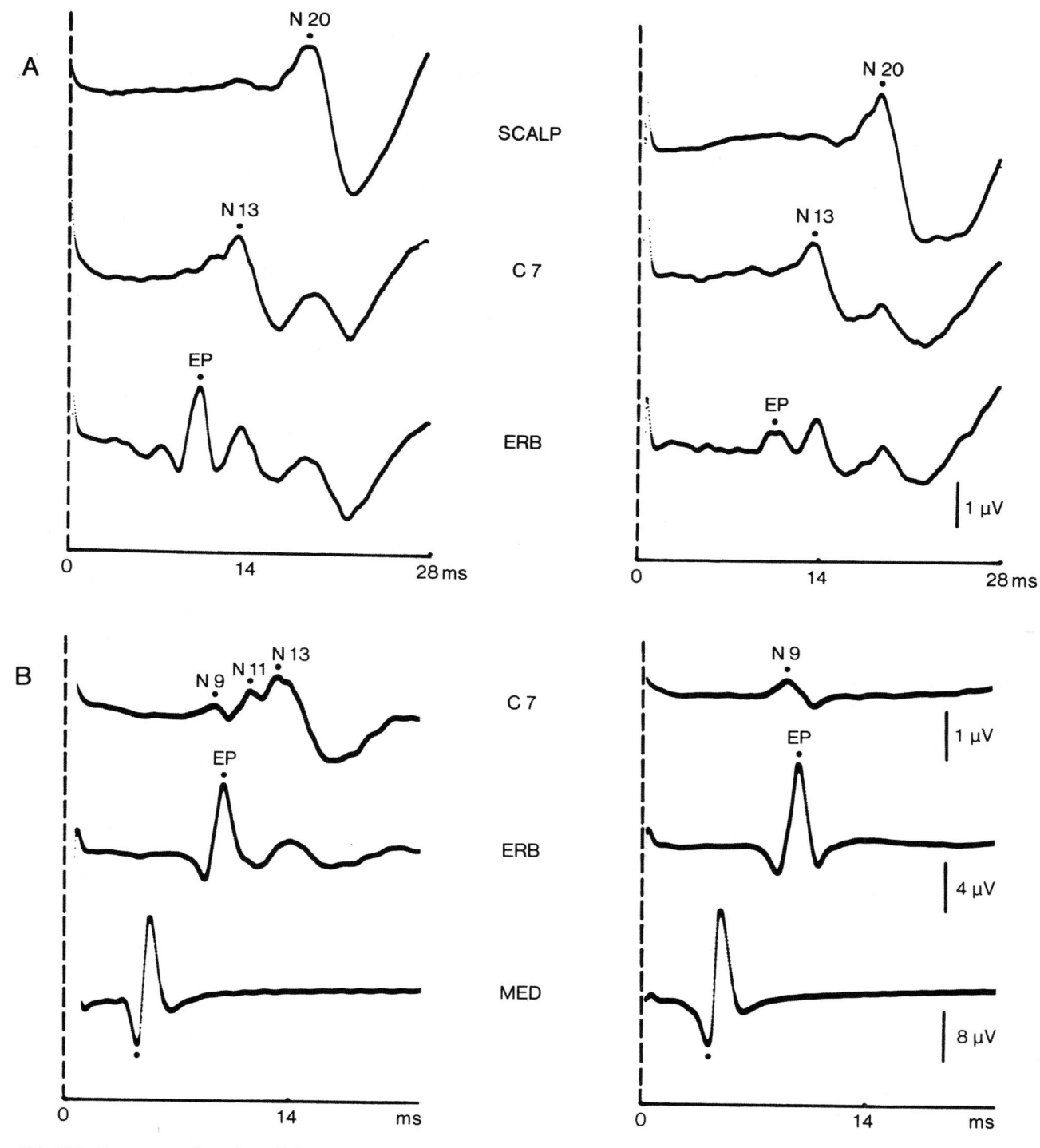

Abb. 226: Typen von »Armplexusläsionen«
A) Inkomplette untere Armplexuslähmung. Die linke Bildhälfte zeigt normale Reizantworten vom Erbschen Punkt, vom Nacken und von der Kopfhaut nach Ulnaris-Stimulation an der gesunden Hand. Nach Ulnaris-Stimulation an der betroffenen Hand (rechte Bildhälfte) ist das Plexuspotenzial auf etwa 1/3 des kontralateralen Wertes erniedrigt, was auf eine ausgeprägte infraganglionäre Schädigung hinweist. Die zervikalen und kortikalen Reizantworten weisen dagegen keine signifikanten Seitendifferenzen auf.
B) Komplette traumatische »Armplexusparese« – supraganglionärer (-radikulärer) Schädigungstyp. Das sensible Nervenaktionspotenzial vom N. medianus in Höhe des distalen Oberarms (MED) und das Potenzial vom Erbschen Punkt (ERB) sind bezüglich Latenz und Ausprägung weitgehend identisch mit den entsprechenden Potenzialen vom gesunden Arm. Die Nackenableitung oberhalb des Dornfortsatzes C 7 zeigt auf der gesunden Seite (links) eine regelrechte Aufeinanderfolge und Ausprägung der Komponenten 1–3, während auf der betroffenen Seite lediglich die im Armplexus generierte 1. Komponente (N 9) zur Darstellung kommt.

3 Spezielle Krankheitsbilder

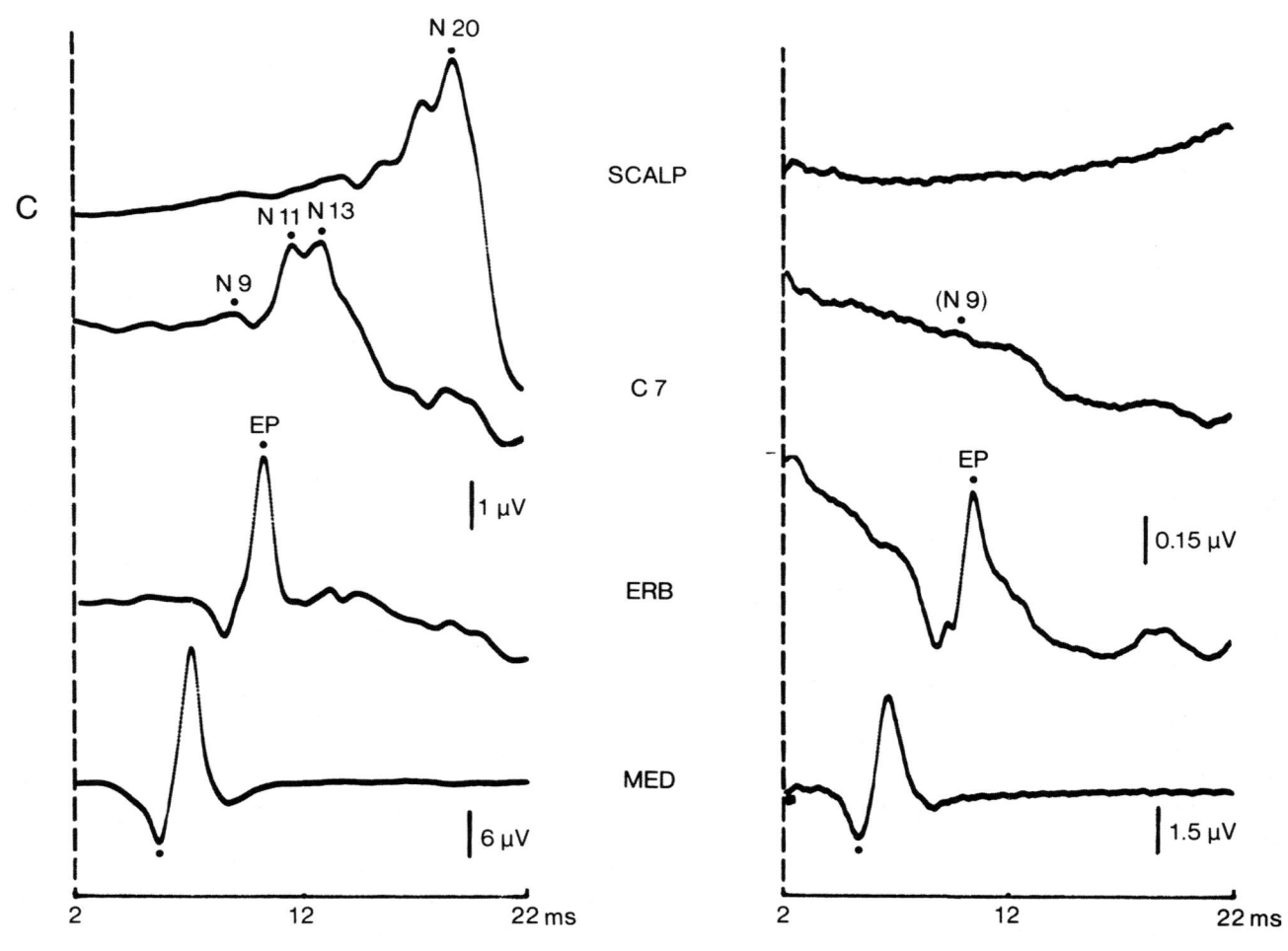

Abb. 226: Typen von »Armplexusläsionen« – Fortsetzung
C) Traumatische »Armplexusparese« – kombinierter Schädigungstyp. Nach Medianus-Stimulation am Handgelenk finden sich am gesunden Arm (links) normale Reizantworten über allen Ableitstellen. Nach Stimulation auf der betroffenen Seite (rechts) starke Erniedrigung der Potenziale vom N. medianus und vom Erbschen Punkt auf etwa 1/10 des kontralateralen Vergleichswertes als Hinweis auf eine ausgeprägte infraganglionäre Schädigung. Darüber hinaus findet sich trotz hoher Verstärkung ein Verlust der zervikalen und kortikalen Reizantworten, woraus auf eine zusätzliche supraganglionäre Schädigung geschlossen werden kann.

Tab. 13: Ursachen von Nervenwurzel-Läsionen

Ursachen	Lokalisationsschwerpunkte und Besonderheiten der Symptomatik
Degenerative Wirbelsäulenerkrankungen (Osteochondrose und Spondylarthrose)	Monoradikuläre Syndrome mit Bevorzugung der Wurzeln C5–C7 sowie L4–S1. Beim medialen Massenprolaps im LWS-Bereich: Kaudasyndrom
Enger lumbaler Spinalkanal	Neurogene Claudicatio intermittens oder variable uni- oder bilaterale Syndrome von Seiten einer oder mehrerer Nervenwurzeln
Sonstige vertebragene Prozesse (Spondylolisthesis, Morbus Bechterew, Traumen, Tumoren, Entzündungen, Osteoporose mit Spontanfraktur)	Uni- und bilaterale Läsionen von Nervenwurzeln oder Kaudasyndrom oder neurogene Claudicatio intermittens
Tumoren von Nervenwurzeln und angrenzenden Strukturen (Neurinome, Meningeome, Karzinom- und Sarkommetastasen, Plasmozytom, Morbus Hodgkin, maligne Lymphome, Leukosen, Differenzialdiagnose: Abszesse und Hämatome).	Initial meist einseitiges monoradikuläres Schmerzsyndrom; bei (z. B. epiduraler) Tumorausbreitung auch mehrwurzelige und bilaterale, bzw. Kaudasyndrome
Lumbosakral lokalisierte Missbildungstumoren und Ependymome	Konus- bzw. Kaudasyndrom
Meningiosis carcinomatosa und sarcomatosa; Abtropfmetastasen (z. B. bei Medulloblastom)	Polyradikuläre Symptomatik (Liquorzytologie!)
Dysraphische Störungen und Tethered-cord-Syndrom	Konus-Kauda-Syndrome, besonders bei Kindern im Zusammenhang mit Wachstumsschüben

Tab. 13: Ursachen von Nervenwurzel-Läsionen – Fortsetzung

Arachnopathien	Mono- und polyradikuläre Reiz- und Ausfallsymptome
Punktion und Injektion	Mechanische oder toxische Nervenwurzelläsionen; selten Kaudasyndrom
Radiogene Nervenwurzelläsionen	Schmerzlos sich ausbildende Muskelatrophien und Paresen an beiden unteren Extremitäten
Radikulitiden (Zoster, Herpes simplex, Neuro-Borreliose); Idiopathische lumbosacrale (oder thorakale) Plexoradikulopathie	Hautveränderungen: Zoster-, bzw. Herpes-simplex-Bläschen, bzw. Erythem; Eiweiß- und Zellerhöhung im Liquor
Metabolische Radikulopathien	Besonders bei älteren Diabetikern mit Betroffensein einzelner oder mehrerer thorakaler und/oder lumbaler Nervenwurzeln (Diabetische Plexo-Radikulopathie)

stark erniedrigt als das Potenzial vom Erbschen Punkt (▶ Abb. 226A).

Die supraganglionäre Schädigung (z. B. Wurzelläsion) führt zu keiner Veränderung im Bereich des peripheren sensiblen Neuriten, sodass die Nervenaktionspotenziale und das Plexuspotenzial normal sind. Da jedoch die Impulsweiterleitung zum Halsmark gestört ist, sind die zervikalen und kortikalen Reizantworten erniedrigt oder ausgefallen (▶ Abb. 226B).

Kombinierte Schädigungen sowohl des Armplexus als auch einzelner Zervikalwurzeln bedingen eine Erniedrigung sowohl des Plexuspotenzials als auch der zervikalen Reizantworten bis hin zu deren Ausfall (▶ Abb. 226C).

Bei der Wahl des geeigneten Stimulationsortes muss man sich am klinischen Bild, d. h. an der Verteilung der vorliegenden Sensibilitätsstörung orientieren; z. B. erfolgt die Stimulation beim Typ der unteren Armplexusparese mit Sensibilitätsstörung in der ulnaren Handpartie am Kleinfinger bzw. am N. ulnaris in Höhe des Handgelenks.

Ist aus apparativen oder aus Zeitgründen eine proximale Neurographie nicht durchführbar, begnügt man sich mit der Ableitung des SNAP nach Stimulation eines sensibel gestörten Fingers. Eine Erniedrigung des SNAP im Vergleich zum kontralateral registrierten Antwortpotenzial spricht für den infraganglionären Sitz der Schädigung, während ein trotz eindeutiger Sensibilitätsstörung normales SNAP auf eine supraganglionäre (z. B. radikuläre) Läsion hinweist.

Ein 2. elektrophysiologisches Hilfsmittel bei der Differenzial-Diagnose zwischen Plexus- und Wurzelläsionen ist die EMG-Ableitung aus der paravertebralen Muskulatur (1.2.6.). Der Nachweis von Denervierungsaktivität beweist die alleinige oder zusätzliche radikuläre Schädigung in dem jeweiligen Segment. Eine Zusammenfassung der Unterscheidungsmöglichkeiten zwischen einer Armplexus- und einer Zervikalwurzelläsion zeigt Tabelle 11 (wobei z. B. bei einer Tumorinfiltration ein kombiniertes Betroffensein vorkommt).

3.1.4 Zervikalwurzelläsionen

Radikuläre Syndrome zählen zu den häufigsten Indikationen für eine elektromyographische und neurographische Abklärung. Da die zugrunde liegenden Ursachen in den verschiedenen Wirbelsäulenabschnitten Übereinstimmungen aufweisen, werden in Tabelle 13 die zervikalen, thorakalen und lumbosakralen Wurzelläsionen im Hinblick auf deren Ätiologie gemeinsam dargestellt. Die Leitsymptome beim Betroffensein der Zervikalwurzeln C5–C8 illustriert Abbildung 227.

Die Bedeutung elektrophysiologischer Untersuchungen in der Diagnostik von Nervenwurzelläsionen beruht auf der Tatsache, dass hiermit Funktionsstörungen nachgewiesen werden können, während Myelographie und spinale Computer- und Kernspintomographie morphologische Veränderungen aufzeigen, die nicht notwendigerweise mit einer Funktionsbeeinträchtigung von Nervenwurzeln verbunden sind. Elektrophysiologische und neuroradiologische Untersuchungen sind somit keine konkurrierenden, sondern sich gegenseitig ergänzende Verfahren (Kaeser, 1965 b; Tonzola et al., 1981; Trojaborg, 1994).

Die elektrophysiologische Diagnostik von *Zervikalwurzelläsionen* beruht auf verschiedenen neurographischen und elektromyographischen Veränderungen:

1. Durch den supraganglionären Ort der Schädigung bleiben die sensiblen Nervenaktionspotenziale und das Plexuspotenzial nach Stimulation eines sensibel gestörten Fingers regelrecht (3.1.3.3.), während die zervikalen und kortikalen Reizantworten erniedrigt und deformiert, zum Teil auch leicht verzögert erscheinen (Stöhr et al., 2004).

2. Bei normalen motorischen Nervenleitgeschwindigkeiten der einzelnen Armnerven sind die F-Antworten (1.4.6.) in Muskeln des betroffenen Myotoms teilweise verzögert oder weisen eine erhöhte Streubreite der Latenzen auf (Eisen et al., 1977 b; Tonzola et al., 1981). Gleichartige Befunde können allerdings auch bei Armplexus- und bei Halsmarkläsionen vorkommen.

3. Durch Mitbetroffensein des R. dorsalis des Spinalnerven treten in der paravertebralen Muskulatur des entsprechenden Segments die Zeichen einer partiellen Denervierung auf. Dabei sind Fibrillationen und positive Wellen frühestens 1 Woche nach Eintritt der Schädigung zu erwarten.

4. Schließlich lässt sich aus der Verteilung der elektromyographischen Veränderungen in den verschiedenen Armmuskeln auf den radikulären Sitz der Schädigung

3 Spezielle Krankheitsbilder

schließen. Allerdings sind die Angaben verschiedener Untersucher über die Zuordnung der verschiedenen Armmuskeln zu bestimmten Nervenwurzeln uneinheitlich (Überblick in: Liveson und Spielholz, 1979; v. Lanz und Wachsmuth, 1982). Jedoch gibt es für die beiden mit Abstand häufigsten Zervikalwurzelläsionen – C 6 und C 7 – verläßliche Kennmuskeln, deren Untersuchung – zusammen mit der paravertebralen Ableitung – meist eine eindeutige Syndrom-Diagnose ermöglicht (▶ Abb. 228 und 229).

Da auch die Kennmuskeln nicht nur von einer Wurzel innerviert werden, gibt es Muskelareale mit ungestörter Innervation und andere, die mehr oder weniger schwer denerviert sind. Bei der elektromyographischen Untersuchung muss deshalb unbedingt in mehreren Muskelarealen abgeleitet und besonders nach Fibrillationen und steilen positiven Wellen gefahndet werden, wobei diese frühestens 2 Wochen nach Eintritt der Schädigung zu finden sind. Die seltener vorkommenden Faszikulationen können dagegen schon zu einem früheren Zeitpunkt registriert werden.

Eine ergänzende Untersuchungstechnik besteht in der seitenvergleichenden Messung der *Leitungszeiten der Armeigenreflexe* sowie der Amplituden der Reflexantworten, wobei zur Reflexauslösung der bereits beschriebene Reflexhammer verwendet wird. Bei C 6– und C 7-Läsionen gelingt nach Schott und Koenig (1991) in einem höheren Prozentsatz der Läsionsnachweis als mittels Nadelelektromyographie (▶ Kap. 1.4.6, Abb. 78). Dies ist verständlich, da nicht jede Wurzelschädigung zur Axondegeneration – und damit zum

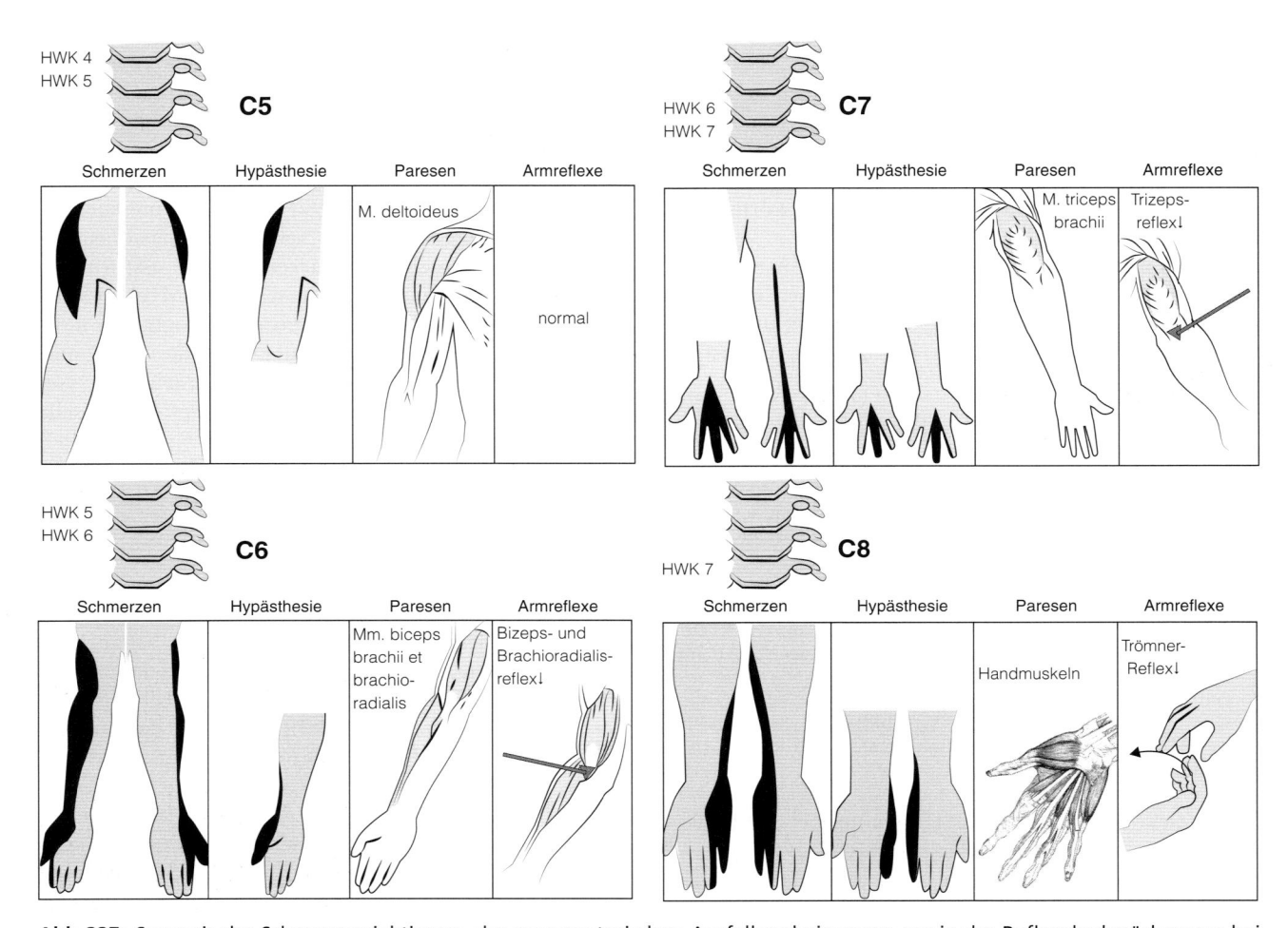

Abb. 227: Synopsis der Schmerzprojektionen, der sensomotorischen Ausfallerscheinungen sowie der Reflexabschwächungen bei den häufigsten zervikalen Wurzelkompressionssyndromen

Auftreten von Denervierungszeichen – führt; außerdem dauert es auch in den Fällen mit eintretender Axondegeneration etwa eine Woche, bis in der paravertebralen Muskulatur und etwa zwei bis drei Wochen bis in der Armmuskulatur Denervierungspotenziale registrierbar sind.

Eine weitere Hilfe beim Nachweis einer Nervenwurzelläsion stellen *SEP-Untersuchungen* dar, wobei die Stimulation entweder im betreffenden Dermatom (Jörg, 1983) oder an zugeordneten sensiblen Nerven vorgenommen wird *(Tabelle 12)*.

Bei Patienten mit schweren radikulären Paresen kann in der Frühphase – d. h. etwa eine Woche nach Beginn der Symptomatik – die Prüfung der *faradischen Erregbarkeit* eine prognostische Aussage gestatten. Weist z. B. ein schwacher M. triceps brachii nach elektrischer Stimulation am motorischen Punkt eine kräftige Kontraktion auf, so spricht dies gegen eine Degeneration zahlreicher motorischer Axone. Etwa drei Wochen nach Eintritt der Schädigung lässt daneben das Ausmaß an Fibrillationen und positiven Wellen prognostische Rückschlüsse zu.

Gelegentlich kann auch die Magnetstimulation bei der Diagnostik radikulärer Läsionen hilfreich sein, wobei laterale Läsionen (z. B. durch einen im Foramen intervertebrale gelegenen Bandscheibenvorfall) eine verlängerte

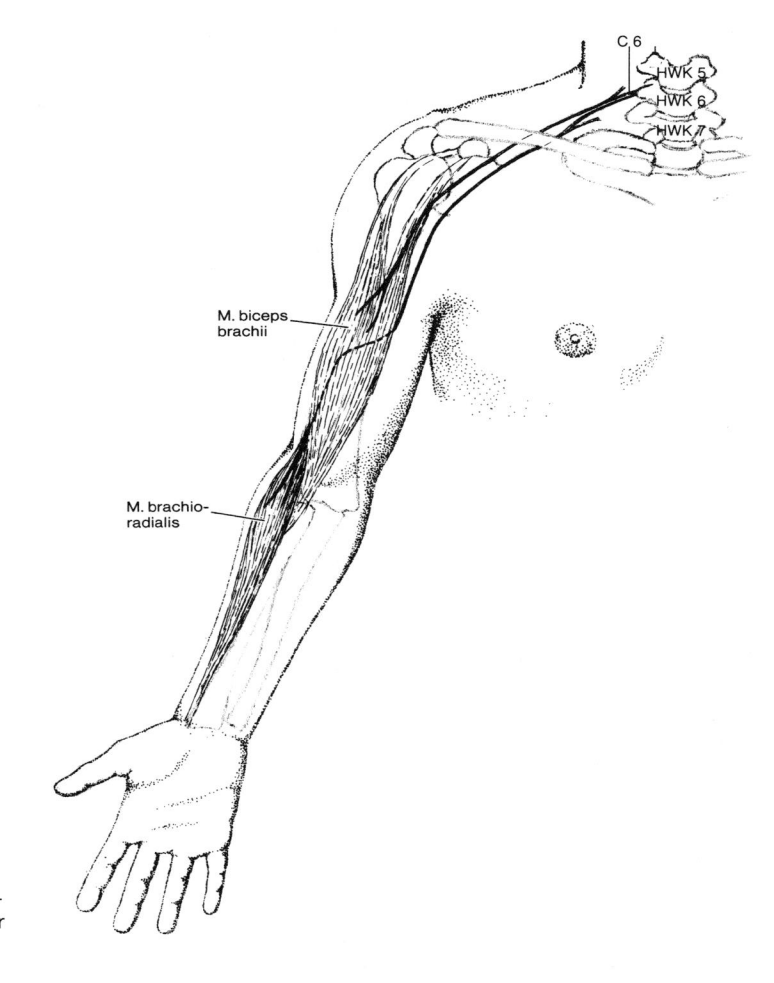

3.1 Umschriebene Nervenläsionen an Arm und Schultergürtel

Abb. 228a: Kennmuskeln der Wurzel C 6
M. biceps brachii (N. musculocutaneus) und M. brachioradialis (N. radialis) sowie paravertebrale Muskulatur zwischen HWK 5/6 (Ramus dorsalis).

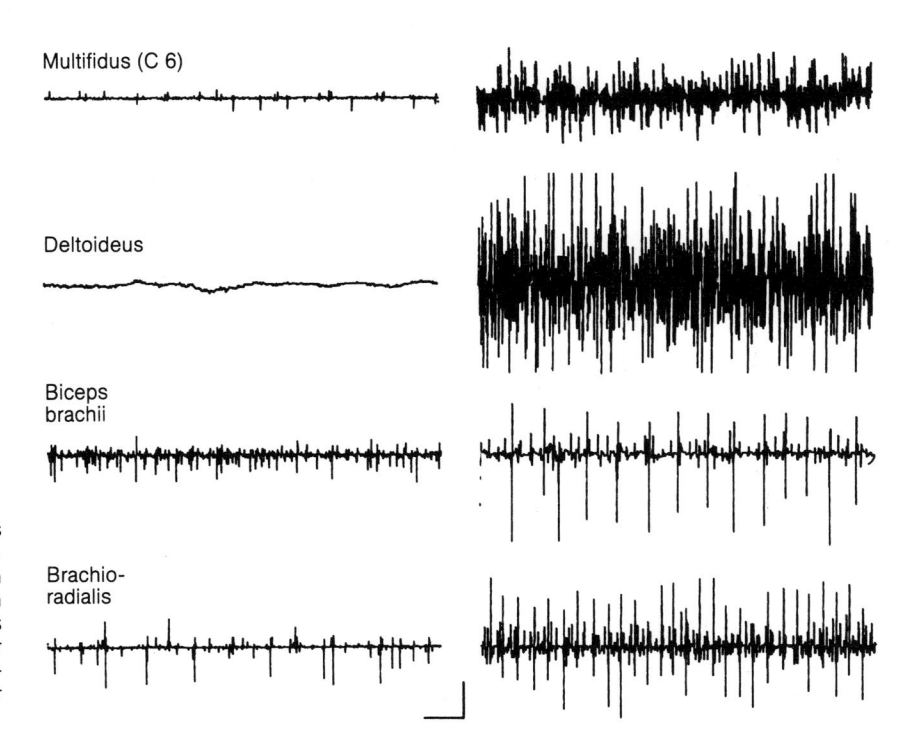

Abb. 228b: C 6-Syndrom
(Links Spontan-Aktivität [0,1 mV/10 ms], rechts Muster bei Maximalinnervation [1 mV/100 ms].) Fibrillationen und steile positive Wellen sowie gelichtetes Aktivitätsmuster in den Mm. biceps brachii und brachio-radialis sowie in der paravertebralen Muskulatur des betroffenen Segmentes bei ausgeprägter spondylogener Schädigung der 6. Zervikalwurzel.

231

3 Spezielle Krankheitsbilder

Latenz nach spinaler Stimulation zur Folge haben während weiter medial gelegene Schädigungen zu einer Zunahme der zentral-motorischen Leitungszeit führen (Bischoff et al., 1993).

In der Diagnostik von Zervikalwurzelläsionen spielt die Nadel-Elektromyographie eine dominierende Rolle, wobei das praktische Vorgehen in verschiedenen Labors unterschiedlich ist. Manche EMG-isten tendieren dazu eine große Zahl von Muskeln abzuleiten und aus den Ergebnissen eine segmentale Verteilung herauszufiltern. So schlagen Lauder und Dillingham (1996) ein Screening mit Untersuchung von sieben Muskeln vor, um zervikale Nervenwurzelläsionen zu identifizieren. Sofern man die Elektromyographie als Ergänzung und nicht als Ersatz der klinischen Diagnostik versteht, stellt eine solche Praktik eine unnötige Quälerei für den Patienten und einen unangemessenen Arbeitsaufwand für den EMG-isten dar. Sinnvoller ist es, durch Exploration und klinische Untersuchung die in Betracht kommende Nervenwurzel zu identifizieren, woraufhin eine Befundbestätigung durch Ableitung aus 2–3 Kennmuskeln genügt.

Da bei der Innervation von Armmuskeln Segmentabweichungen vorkommen, ist es wichtig, auch die Reflexbefunde zu berücksichtigen, wobei folgende Gesetzmäßigkeiten gelten:

Bizepsreflex – C 6, Trizepsreflex – C 7, Trömnerreflex – C 8.

Parästhesien oder Sensibilitätsstörungen am Daumen weisen auf das Dermatom C 6 hin, solche am Mittelfinger auf das Dermatom C 7 und solche am Kleinfinger auf das Dermatom C 8.

Eine Übersicht über die Symptomatik der Nervenwurzelläsionen C5–C8 zeigt Abbildung 227, mit Darstellung der Schmerzprojektion, der sensomotorischen Ausfälle sowie der Reflexbefunde.

C 5-Syndrom

Kennmuskeln des Myotoms C 5 sind die Mm. rhomboidei, supra- und infraspinam sowie der M. deltoideus. Bei manchen Patienten erhalten auch die Mm. biceps brachii und brachioradialis einen erheblichen Teil ihrer Innervation von dieser Wurzel.

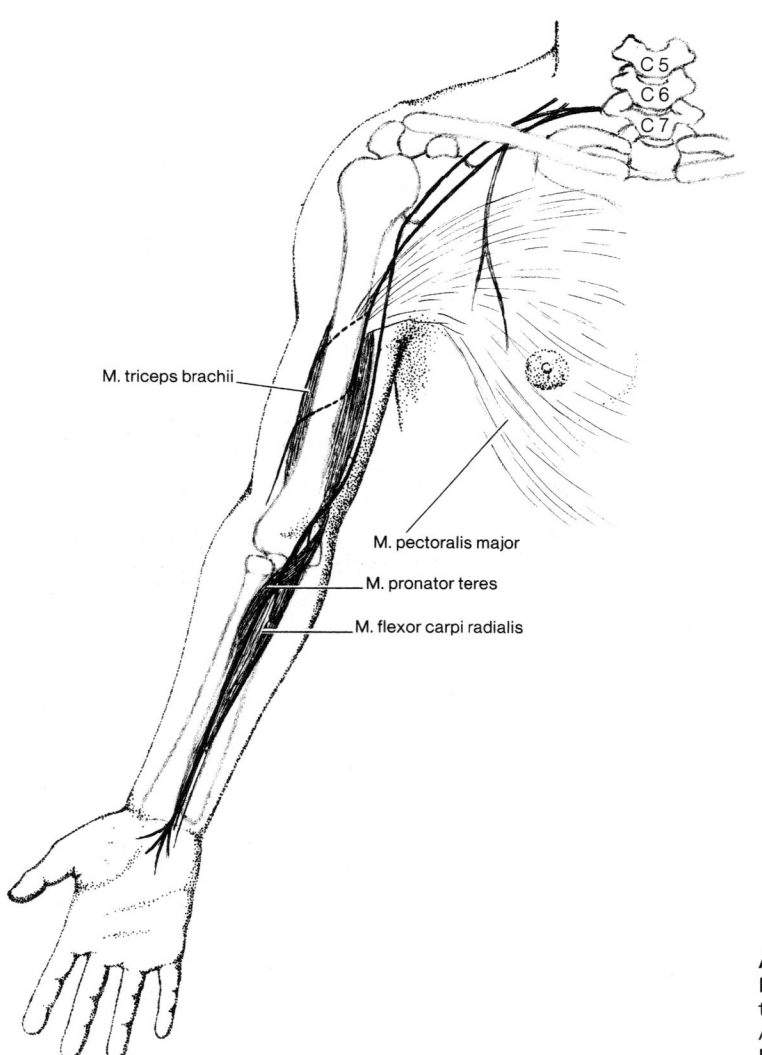

Abb. 229: Kennmuskeln der Wurzel C 7
M. triceps brachii (N. radialis), Mm. pronator teres und flexor carpi radialis (N. medianus), lateraler Anteil des M. pectoralis major sowie paravertebrale Muskulatur zwischen HWK 6/7 (Ramus dorsalis).

Multifidus (C 7)

Pectoralis major

Triceps brachii

Pronator teres

Abductor poll. brevis

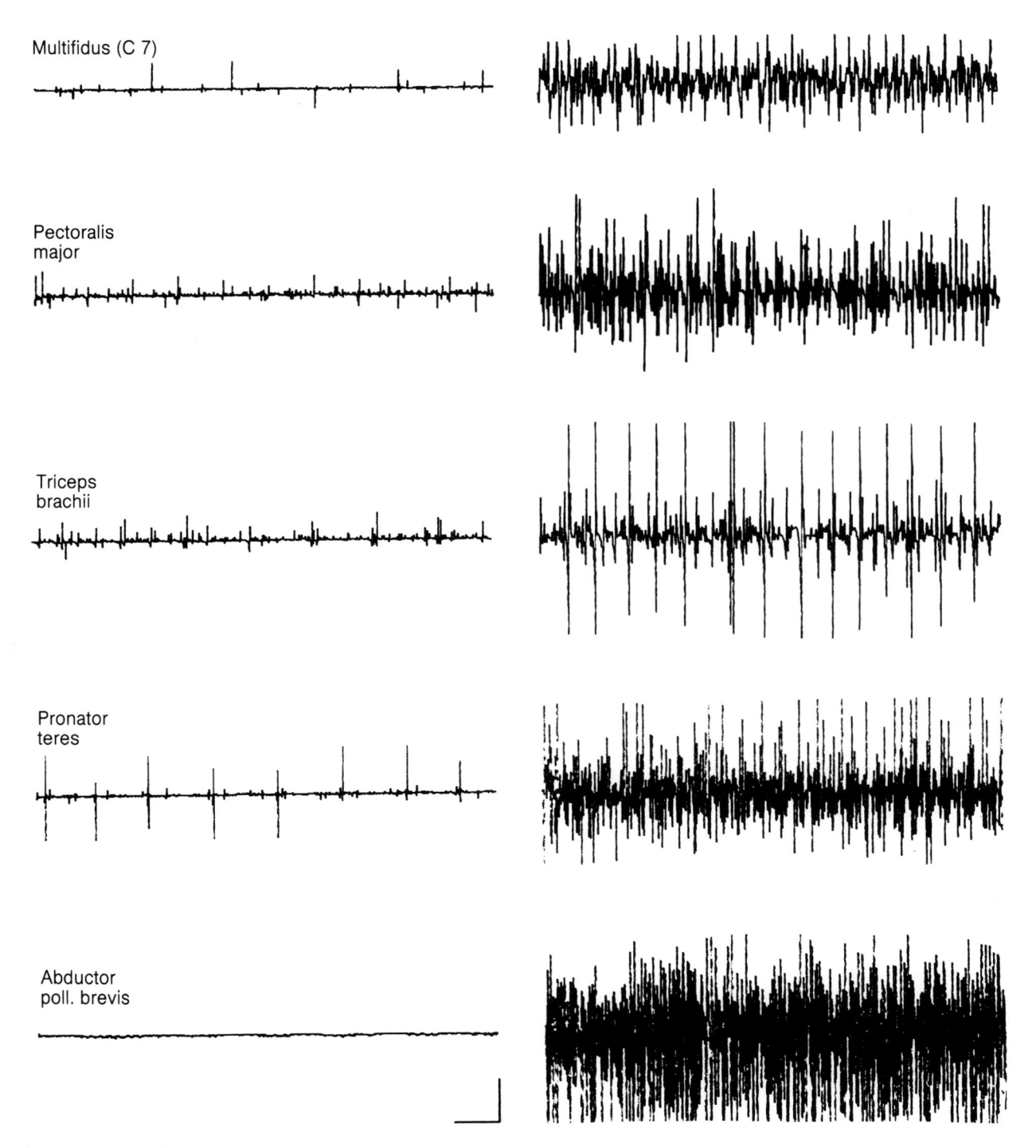

Abb. 230: C 7-Syndrom
(Links Spontan-Aktivität [0,1 mV/10 ms], rechts Muster bei Maximalinnervation [1 mV/100 ms].)
Ausgeprägte partielle Denervierung des M. triceps brachii und leichtere partielle Denervierung der Mm. pectoralis major, pronator teres sowie der segmental zugeordneten Nackenmuskulatur bei ausgeprägter spondylogener C 7-Läsion.

C 6-Syndrom (▶ Abb. 228a und 228b)

Kennmuskeln für die Wurzel C 6 sind die Mm. biceps brachii (N. musculocutaneus) und brachioradialis (N. radialis). Insgesamt sind die EMG-Befunde bei monoradikulärer Schädigung der Nervenwurzel C 6 jedoch uneinheitlicher als die der übrigen zervikalen Nervenwurzelläsionen. So können manche C 6-Läsionen ein ähnliches Ausfallsmuster aufweisen wie eine C 5-Läsion, wobei nach Levin et al. (1996) ein pathologischer Befund im M. pronator teres für ein Betroffensein der Wurzel C 6 spricht, da dieser bei C 5-Läsionen unauffällig ist. Umgekehrt können die EMG-Befunde auch denen einer C 7-Schädigung ähneln, wobei allerdings das schwerpunktmäßige Betroffensein der Unterarmbeuger in aller Regel bestehen bleibt und die Lokalisation der sensiblen Reiz- und Ausfallserscheinungen in

3 Spezielle Krankheitsbilder

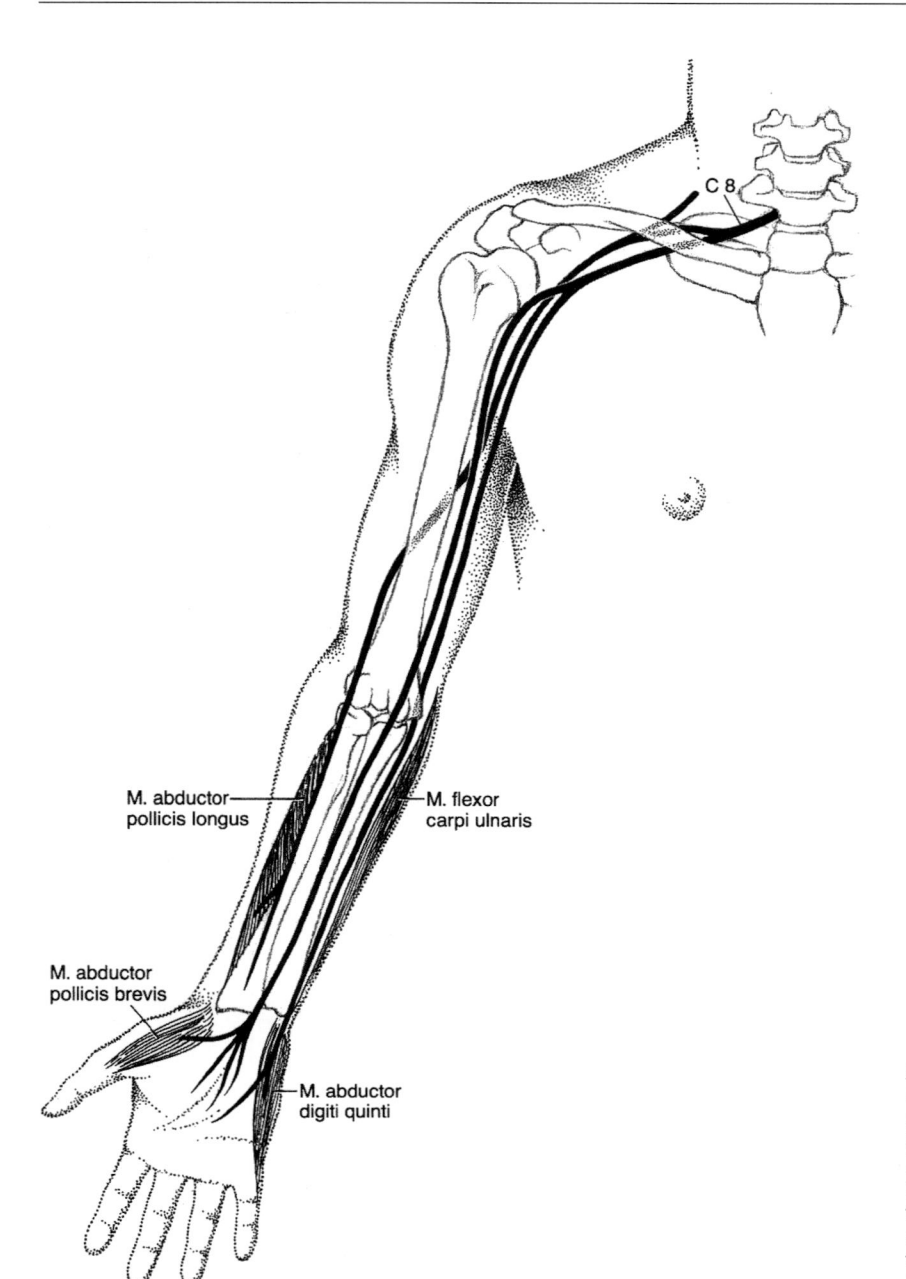

Abb. 231: Kennmuskeln der Wurzel C 8 Mm. flexor carpi ulnaris und abductor digiti minimi (N. ulnaris), M. abductor pollicis brevis (N. medianus), M. abductor pollicis longus (N. radialis) und paravertebrale Muskulatur zwischen HWK 7/BWK 1. Alternativ zum M. abd. digiti minimi kann auch der M. interosseus dorsalis I abgeleitet werden, anstelle des M. abd. pollicis longus der M. ext. indicis proprius.

der radialen Handpartie auf das Segment C 6 verweist (▶ Tab. 12). Der radikuläre Sitz der Läsion wird durch den zusätzlichen Nachweis von Denervierungs-Aktivität in der paravertebralen Muskulatur des Segments C 6 gestützt (▶ Abb. 228b).

C 7-Syndrom (▶ Abb. 229 und 230)

Kennmuskel der Wurzel C 7 ist der M. triceps brachii, der bei Schädigung dieser Wurzel nahezu ausnahmslos am stärksten betroffen ist. Weniger ausgeprägte Zeichen der partiellen Denervierung lassen sich auch in den Mm. extensor carpi radialis, flexor carpi radialis und pronator teres feststellen (▶ Abb. 229). Der M. abd. pollicis brevis stellt entgegen einer weitverbreiteten Meinung keinen Kennmuskel des Myotoms C 7 dar, sondern erhält seine Innervation über die Nervenwurzeln C 8 und Th 1 (was bereits aus dem schwerpunktmäßigen Betroffensein dieses Muskels beim TOS ersichtlich wird).

Bei C 7– (oder Fasciculus posterior-) Läsionen sollen F-Wellen-Ableitungen vom M. extensor indicis proprius hilfreich sein (Papathanasiou et al., 2000).

C 8-Syndrom (▶ Abb. 231)

Die Wurzel C 8 innerviert – zusammen mit Th 1 – die gesamte Handmuskulatur sowie die Mm. flexor carpi ulnaris, flexor digitorum profundus, flexor pollicis longus und die Daumenstrecker sowie den Extensor indicis proprius. Die größte Häufigkeit pathologischer Befunde bei einer C 8-Läsion findet sich in den Mm. abd. digiti minimi und interosseus dorsalis I. Dagegen ist der Abd. pollicis brevis nur in etwa 50 % der Fälle betrof-

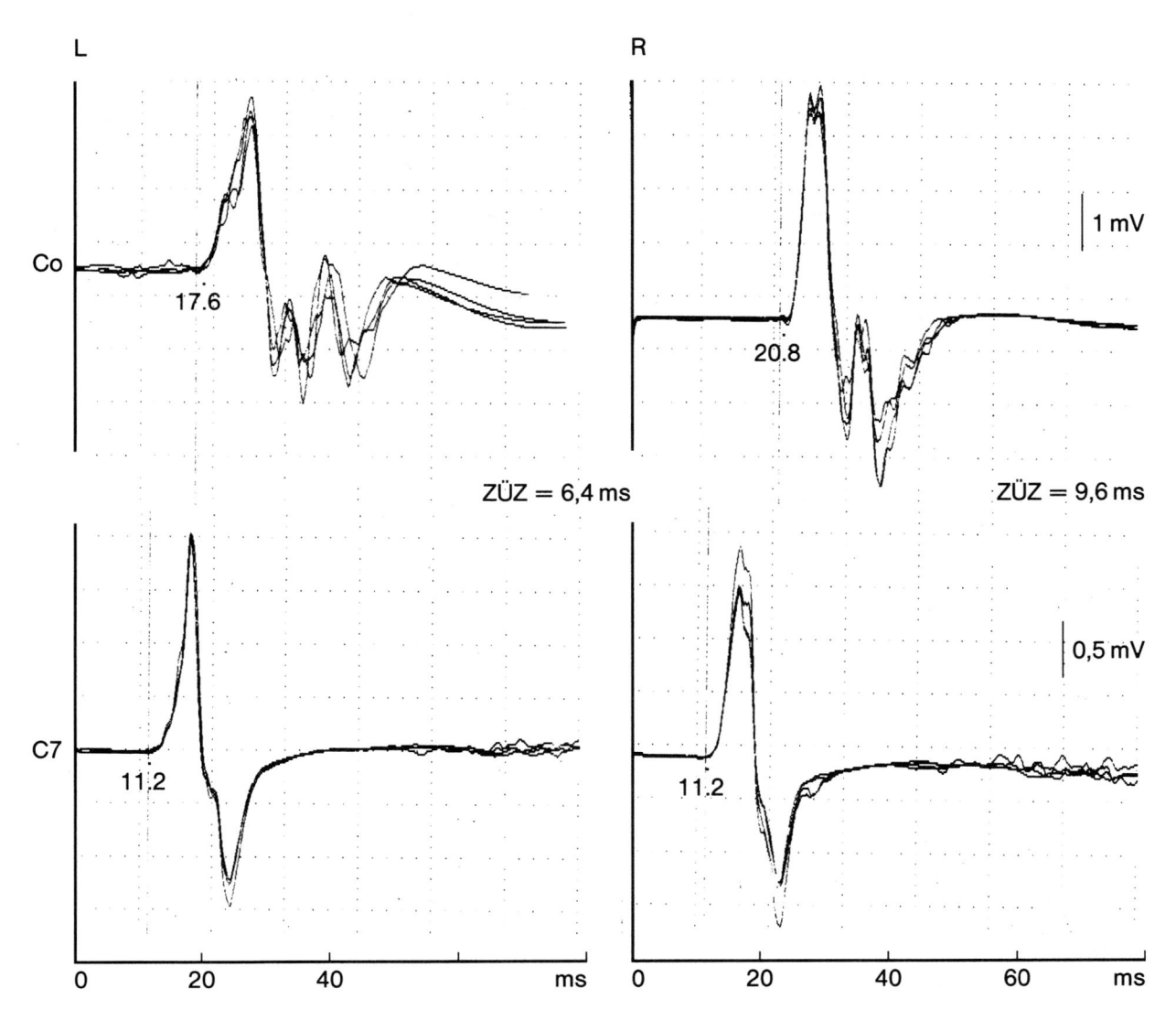

Abb. 232: MEP-Befund im M. biceps brachii links nach kortikaler und zervikaler Magnetstimulation bei klinischem Verdacht auf das Vorliegen eines C 6-Syndroms rechts (mit durch Kopfbewegung ausgelösten Parästhesien in der radialen Handpartie)
Auf der betroffenen rechten Seite ist die zentrale Überleitungszeit mit 9,6 ms und einer Seitendifferenz von 3,2 ms deutlich verlängert als Hinweis auf eine zentral-nervöse Schädigung. Die weitere Diagnostik ergab einen paramedianen Bandscheibenvorfall in Höhe HWK 5/6, der offenbar eine eng umschriebene Strangirritation auslöste.
Eine verlängerte zentrale Überleitungszeit schließt allerdings eine Nervenwurzelläsion nicht aus, da der Nervenwurzelanteil zwischen Rückenmark und Foramen intervertebrale mit in die Berechnung dieses Zeitintervalls eingeht.

fen, was darauf hinweist, dass er häufig seine entscheidende Innervation über die Wurzel Th 1 erhält (Levin et al., 1996).

Intraoperative Stimulationen der Nervenwurzeln C5–Th1 ergaben die folgenden typischen funktionellen Zuordnungen (Gu, 1997):

- C5 – M. deltoideus
- C6 – M. biceps brachii
- C7 – M. triceps brachii
- C8 – lange Fingerbeuger
- Th1 – Handmuskeln (v. a. Abductor pollicis brevis und Interosseus dorsalis I)

Ein radikuläres Syndrom kann durch eine umschriebene Rückenmarksirritation imitiert werden, wobei meist nur segmentale Parästhesien, aber keine Schmerzen auftreten. Bei dieser Konstellation können SEP- und MEP-Ableitungen den spinalen Läsionsort lokalisieren (▶ Abb. 232).

Zoster

Sofern ein Zoster die zervikalen Segmente betrifft, treten häufig radikuläre Paresen mit entsprechenden elektromyographischen Veränderungen auf.

Untersuchungen der SEP zeigen passend zu den entzündlichen Veränderungen in den Spinalganglien eine Erniedrigung des Plexuspotenzials vom Erbschen Punkt sowie der sensiblen Nervenaktionspotenziale der entsprechenden Armnerven. Außerdem bestehen eine Latenzverzögerung, Erniedrigung und Deformierung der zervikalen Reizantworten als Hinweis auf Entmarkungsvorgänge im Bereich der Hinterwurzeln (▶ Abb. 233) (Stöhr et al., 2004).

3 Spezielle Krankheitsbilder

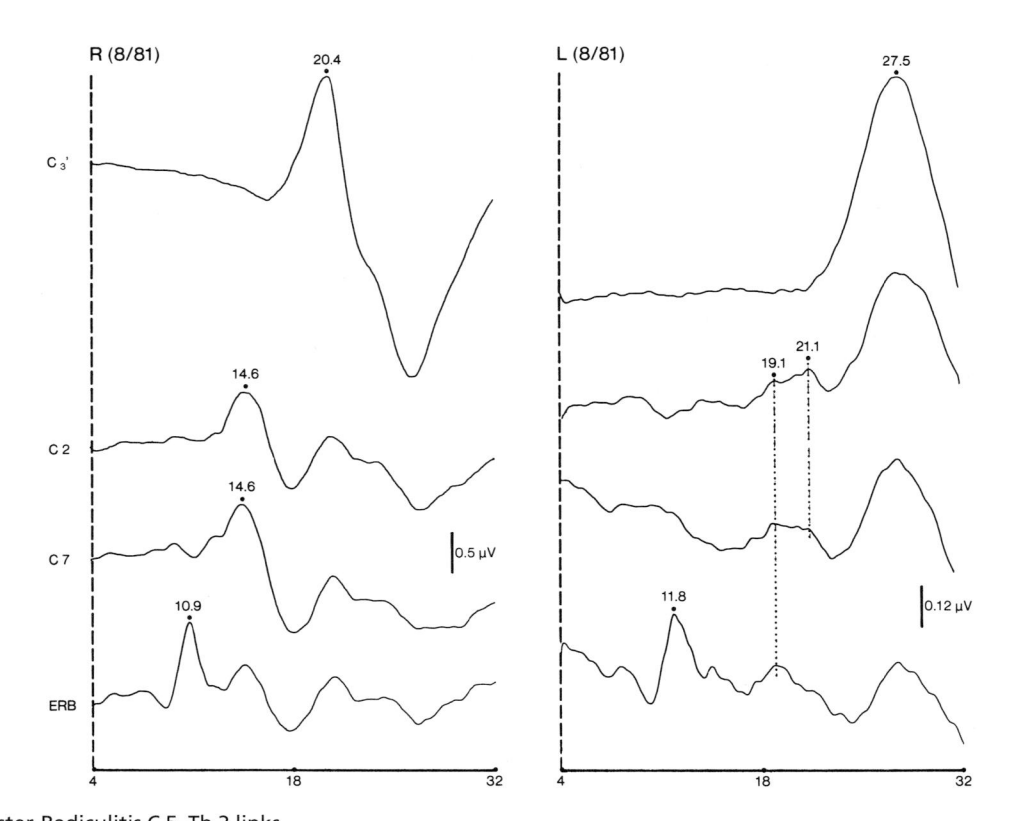

Abb. 233: Zoster-Radiculitis C 5–Th 2 links
Bei rechtsseitiger Medianus-Stimulation (R (8/1981)) normale Reizantworten über dem Erbschen Punkt, über den Dornfortsätzen C 7 und C 2 sowie über der kontralateralen sensiblen Rinde.
Nach Medianus-Stimulation links (L (8/1981)) Erniedrigung des Plexuspotenzials auf etwa 1/4 des kontralateralen Vergleichswertes sowie Erniedrigung und ausgeprägte Latenzverzögerung der deformierten spinalen Reizantworten als Hinweis auf eine Kombination von ganglionärer und präganglionärer Läsion. Die zentrale Überleitungszeit N 13–N 20 ist mit 6,4 ms normal.

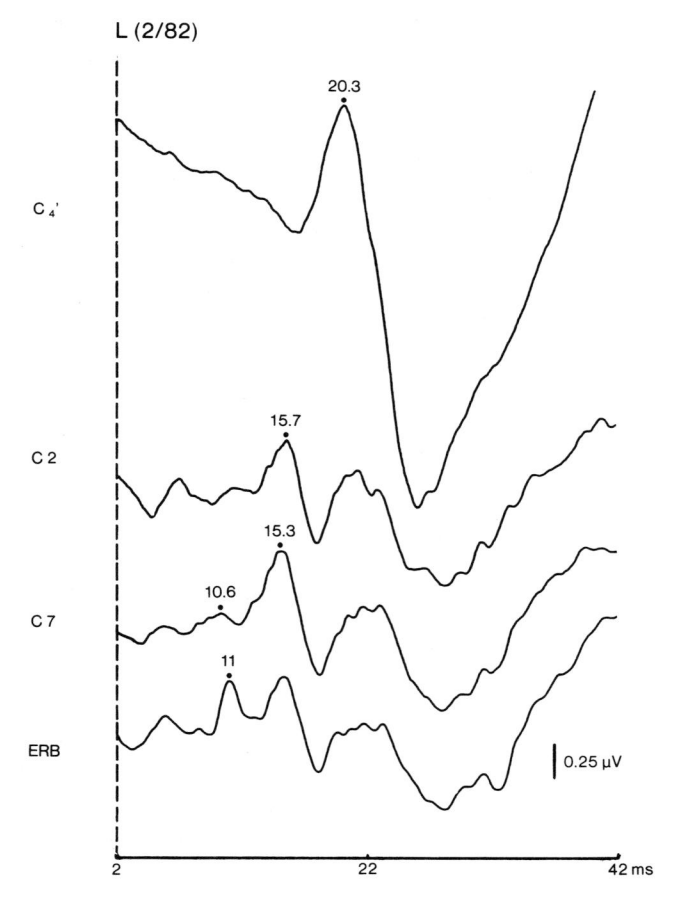

Bei einer Kontrolluntersuchung der linken Seite 6 Monate später (L (2/1982)) sind die Antwortpotenziale noch deutlich erniedrigt, jedoch ist eine Normalisierung der Form und der Latenzen der spinalen Reizantworten eingetreten.
(Aus Stöhr et al., 2004; mit freundl. Genehmigung Springer Verlag.)

3.2 Umschriebene Nervenläsionen an Bein und Beckengürtel

3.2.1 Engpass-Syndrome

Im Gegensatz zu den oberen Extremitäten, an denen Engpass-Syndrome zu den häufigsten Nervenläsionen zählen, spielen diese an den unteren Extremitäten kaum eine Rolle. Das einzige Engpass-Syndrom, dem man öfters begegnet, ist die *Meralgia paraesthetica*, d.h. die chronische Kompression des N. cutaneus femoris lateralis in Höhe des Leistenbands oder des angrenzenden proximalen Oberschenkels. Dieses Syndrom ist meist bereits klinisch zuverlässig zu diagnostizieren, sodass die sensible Neurographie mit Stimulation des Nerven in Höhe des Leistenbands und Ableitung des sensiblen Antwortpotenzials von der Haut des lateralen Oberschenkels (Butler et al., 1974) nur ausnahmsweise zur Sicherung der Diagnose nötig sein dürfte (▶ Abb. 62). Bei der sensiblen Neurographie des N. cutaneus femoris lateralis zeigt sich am häufigsten ein ipsilateraler Ausfall des SNAP (▶ Abb. 234a), seltener eine Amplitudenreduktion in Kombination mit einer Latenzzunahme (Lagueny et al., 1991; Spevac und Prevec, 1995). SEP-Untersuchungen ergeben eine Latenzzunahme der

Abb. 234a: Meralgia paraesthetica
Bei Stimulation des N. cutaneus femoris lateralis oberhalb des Leistenbandes und Ableitung über der Vorderaußenseite des Oberschenkels mit Oberflächenelektroden findet sich links ein normales Antwortpotenzial mit einer regelrechten Latenz (NLG 61 m/s). Auf der betroffenen rechten Seite besteht ein Verlust des sensiblen Antwortpotenzials.

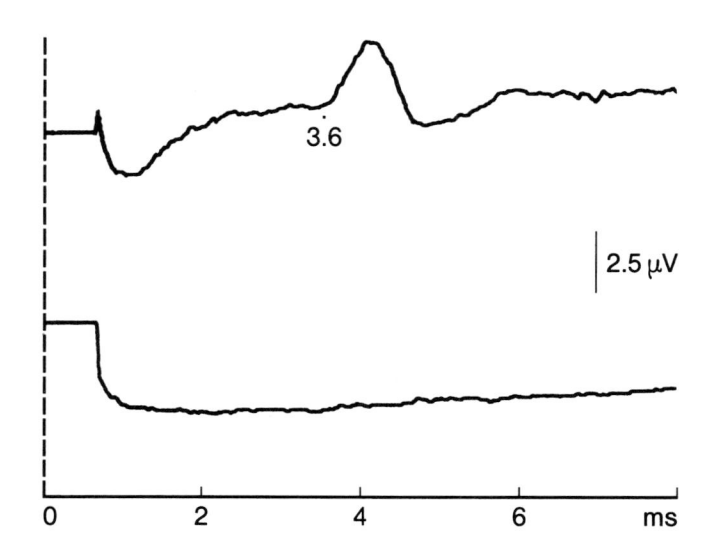

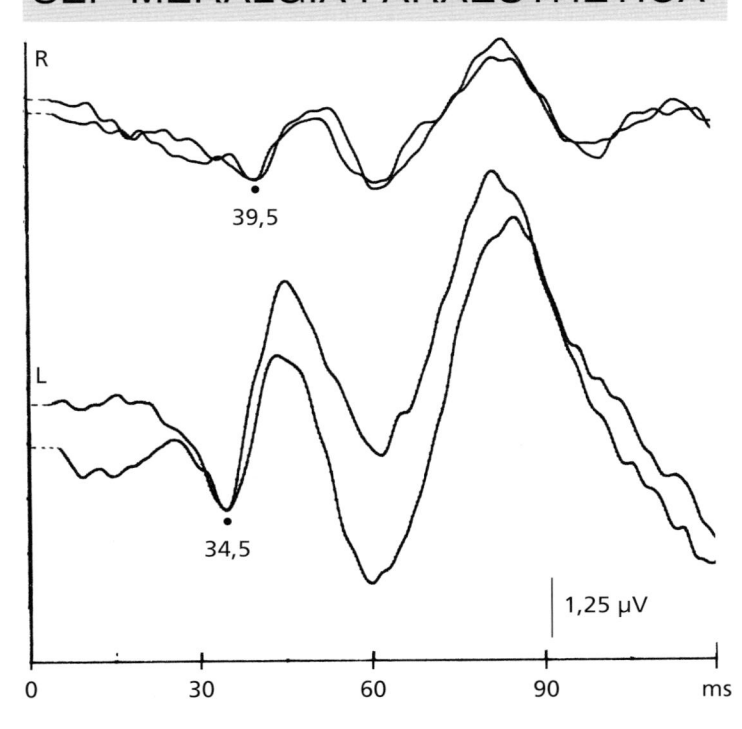

Abb. 234b: Nach Stimulation des N. cutaneus femoris lateralis links normale kortikale Reizantwort; nach Stimulation rechts signifikante Latenzverzögerung und Amplitudenreduktion

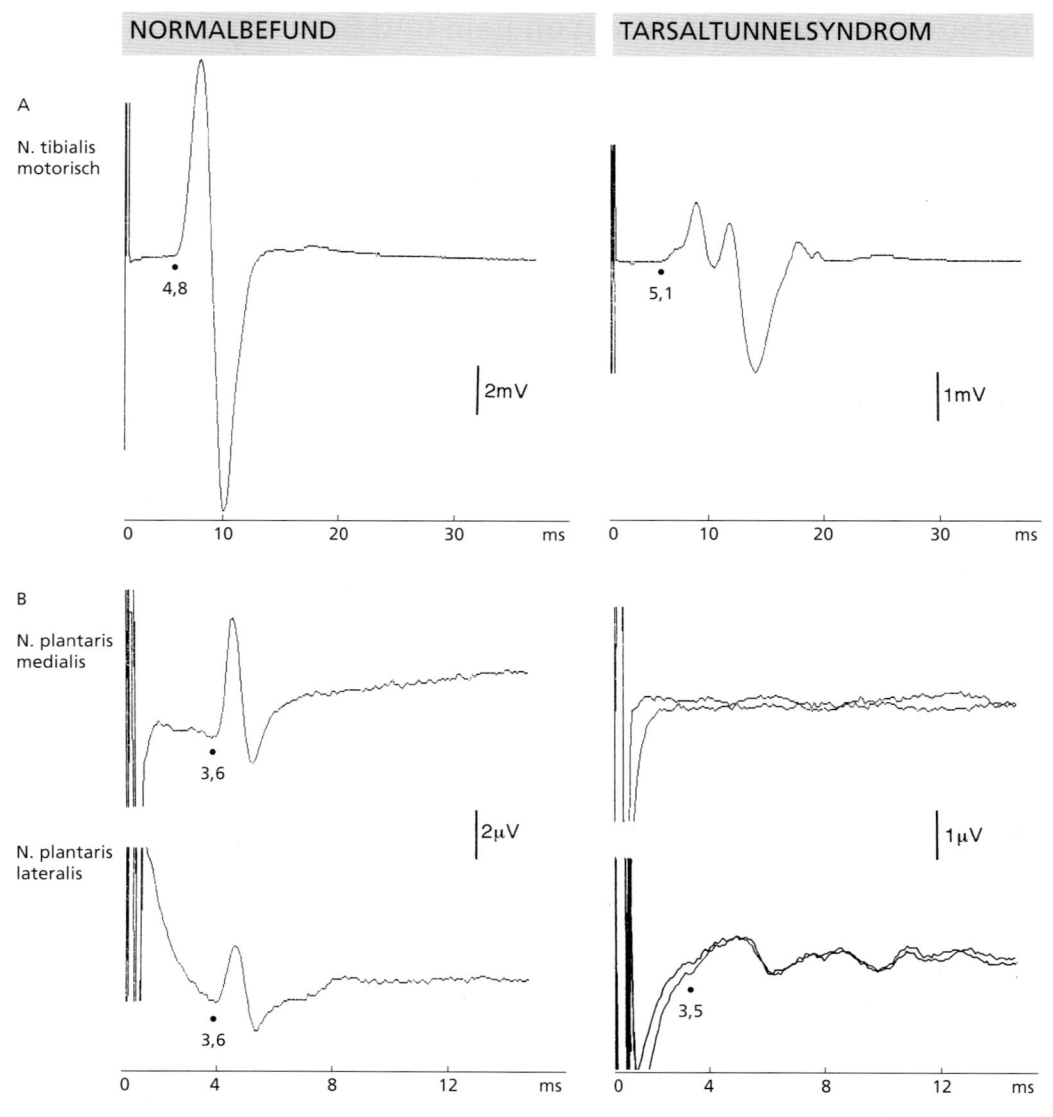

Abb. 235: Tarsaltunnelsyndrom
A) Distale motorische Latenz zum M. abd. hallucis im Normbereich, jedoch auffällig konfiguriertes Antwortpotenzial.
B) Sensibles Nervenaktionspotenzial des N. plantaris medialis ausgefallen, des N. plantaris lateralis bezüglich der Latenzzeit normal, jedoch erheblich aufgesplittert und verlängert (Ableitung mit Oberflächenelektroden). Die Befunde sprechen für eine Leitungsverzögerung nur in einem Teil der N. tibialis-Fasern in Kombination mit einer partiellen Axondegeneration.

kortikalen Primärantwort (P40) mit variabler Amplitudenminderung (Flügel et al., 1984; Po und Mei, 1992) (▶ Abb. 234b).

Ein Engpass-Syndrom des *N. peronaeus communis* in Höhe des Fibulaköpfchens (Kopell und Thompson, 1963) ist eine Seltenheit. Gelegentlich sieht man jedoch chronische Kompressions-Syndrome dieses Nerven, die sich Monate oder Jahre nach einer Knochen- oder Weichteilverletzung in Höhe des Knies oder proximalen Unterschenkels einstellen und der »tardive ulnar palsy« (3.1.1.2.) entsprechen (▶ Abb. 237) oder Nervendruckschäden durch Ganglien und Tumoren.

Ein *Tarsaltunnelsyndrom* als eigentliches Engpasssyndrom ist eine Seltenheit; fast alle von uns beobachteten Läsionen des N. tibialis hinter dem Malleolus medialis waren auf operative Eingriffe, Sprunggelenksverletzungen und Druckeinwirkung von außen (z. B. durch einen schlecht gepolsterten Gipsverband) zurückzuführen (Stöhr, 1996; Stöhr und Riffel, 1988).

Die zum Nachweis der N. tibialis-Läsion dienenden motorischen und sensiblen Nervenleitgeschwindigkeitsmessungen wurden oben beschrieben (▶ Abb. 53 und 58). Felsenthal et al. (1992) verwenden bei der motorischen Neurographie je einen Reizort proximal und distal des Tarsaltunnels, wobei distal manchmal eine Nadelelektrode verwendet werden musste, um eine supramaximale Stimulation zu erzielen. Vogt et al. (1997) variierten diese Technik durch Verwendung einer Standarddistanz von 8 cm mit Reizung des N. tibialis distal und proximal des Malleolus medialis und Ableitung der Reizantwort vom M. flexor hallucis brevis. Die auf diese Weise ermittelte »transtarsale Latenz« lag bei 1,7; Werte über 2,4 ms wurden als pathologisch angesehen. Diese transtarsale Latenz erwies sich als sen-

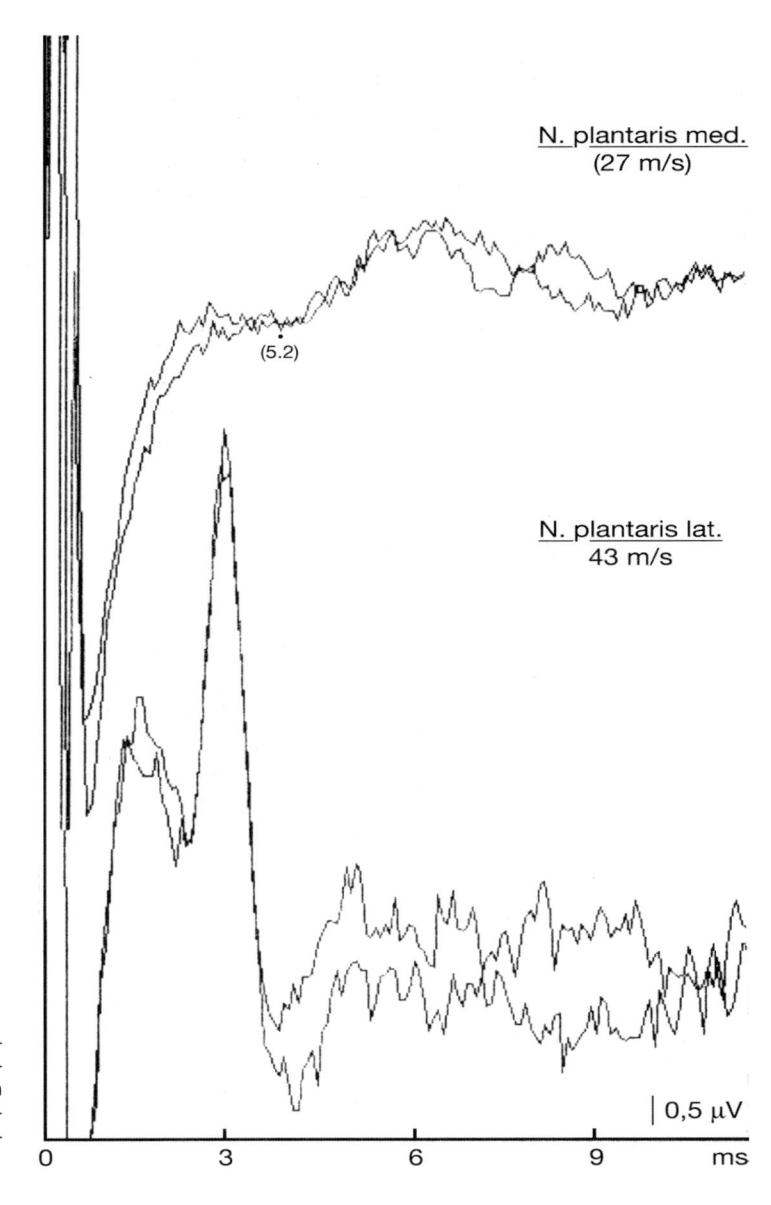

Abb. 236: Tarsaltunnelsyndrom mit ausschließlichem Betroffensein des N. plantaris medialis
Nach Stimulation des N. plantaris lateralis und Nadelableitung vom N. tibialis hinter dem Malleolus medialis regelrechtes Antwortpotenzial. Nach Stimulation des N. plantaris medialis zeigt sich nur eine träge reproduzierbare Schwankung, die am ehesten volumgeleiteter Aktivität entspricht.

sitiver wie die Bestimmung der distalen Latenz zum M. abductor hallucis, die bei Werten >5,7 ms als pathologisch galt. Messungen der sensiblen oder gemischten NLG – mit Stimulation plantarer Digitalnerven bzw. des N. plantaris medialis rostral des Großzehenballens und Ableitung vom N. tibialis hinter dem Malleolus medialis – sind zwar sensitiver, aber selbst bei Gesunden mit Oberflächenelektroden nicht immer messbar, sodass ein Potenzialausfall oder eine Latenzverzögerung immer im Vergleich mit der gesunden Seite bewertet werden sollte (▶ **Abb. 235**). Sofern sich kein SNAP registrieren lässt, kann alternativ die SEP-Technik mit kortikaler Ableitung versucht werden. Von eminenter Wichtigkeit ist die Tatsache, dass ein Tarsaltunnelsyndrom – ähnlich wie ein Thoracic-outlet-Syndrom – eine Rarität darstellt und man die Diagnose nur mit größter Zurückhaltung stellen sollte (Spindler et al., 1994; Bilbao und Wilcox, 1995).

Gelegentlich betrifft das Tarsaltunnelsyndrom nicht die gesamte Faserpopulation des N. tibialis, sondern nur einzelne Faszikel. So war im Beispiel der Abbildung 236 nur der N. plantaris medialis betroffen, während der N. plantaris lateralis weder klinisch noch neurophysiologisch Hinweise auf eine Schädigung bot.

Park und Del Toro (1995) beschreiben eine neurographische Technik zum Nachweis einer isolierten oder zusätzlichen Kompression des *N. calcaneus medialis* (= Rr. calcanei mediales) mit Ableitung des SNAP über der Medialseite der Ferse und Stimulation des N. tibialis 10 cm proximal davon.

3.2.2 Beinnervenläsionen durch äußere Einwirkungen

3.2.2.1 Beinnervenverletzungen durch Traumen und Operationen

Beinnervenläsionen durch Traumen und Operationen führen in der Regel zu einer partiellen oder totalen Axonotmesis, sodass die von dem geschädigten Nerven

3 Spezielle Krankheitsbilder

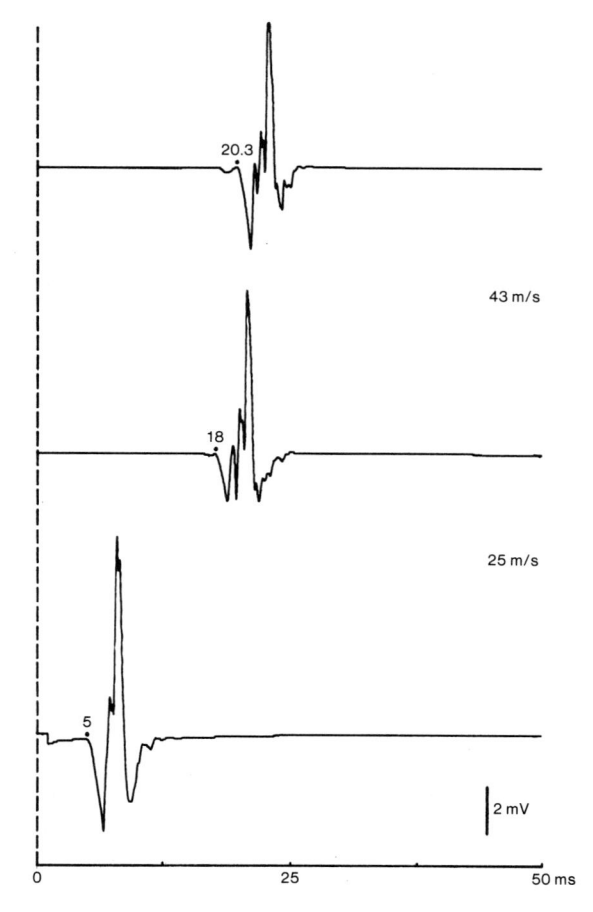

Abb. 237: Peroneus-Spätlähmung
55-jähriger Mann mit 35 Jahre zuvor erlittener Schussverletzung am proximalen Unterschenkel (5 cm distal des Fibulaköpfchens) und seit einigen Jahren progredienter Fuß- und Zehenheberschwäche.
Bei Stimulation proximal, aber auch distal des Fibulaköpfchens (Spur 1 und 2) resultiert ein leicht erniedrigtes Antwortpotenzial im Extensor digitorum brevis von erheblich verzögerter Latenz. Die Nervenleitgeschwindigkeit zwischen Fossa poplitea und dem Stimulationspunkt 2 cm distal des Fibulaköpfchens ist normal, diejenige distal davon deutlich herabgesetzt.

innervierten Muskeln bei der elektromyographischen Untersuchung eine partielle oder komplette Denervierung erkennen lassen. Der Nachweis der eingetretenen Denervierung in bestimmten Muskeln lässt somit bei Kenntnis des Innervationsmusters Rückschlüsse auf den Sitz der Schädigung zu. Dieser ist allerdings meist schon aufgrund der Lokalisation der Gewalteinwirkung bekannt, wobei Traumen bzw. Operationen im Bereich von Becken und Hüftgelenk zu einer Läsion der Nn. femoralis und/oder ischiadicus am Ort der Gewalteinwirkung führen. Traumen oder operative Eingriffe im Bereich des Knies oder proximalen Unterschenkels lädieren die Nn. peronaeus, tibialis bzw. saphenus in der betreffenden Höhe, solche im Bereich des Sprunggelenks entsprechend tiefer. Eine wichtige Ausnahme von dieser topischen Zuordnung zwischen dem Ort der Gewalteinwirkung und dem Ort der Nervenschädigung sind Traktionsschäden; so kann z. B. ein Längszug am Oberschenkel zu einer Beinplexuslähmung, ein solcher am Unterschenkel zu einer Läsion des N. ischiadicus führen (Stöhr, 1996).

Im Folgenden werden die wichtigsten traumatischen und operativen Beinnervenläsionen kurz skizziert, wobei bezüglich deren Abgrenzung gegenüber Beinplexus- und Wurzelläsionen auf Kapitel 3.2.3. und 3.2.4. verwiesen wird.

N. femoralis und N. saphenus

Der N. femoralis wird bevorzugt bei intrapelvinen Prozessen bzw. Eingriffen sowie bei Beckenfrakturen in Mitleidenschaft gezogen, während der N. saphenus am häufigsten durch Operationen an der Medialseite von Knie und Unterschenkel eine Schädigung erfährt. Die wichtigsten Ursachen sind in Tabelle 14 dargestellt. Für den elektromyographischen Nachweis einer N. femoralis-Läsion eignet sich der M. vastus medialis, bei intrapelvinem Schädigungsort in Kombination mit einer

Tab. 14: Ursachen einer N.-femoralis- (und N.-saphenus-) Läsion

Ursachen	Schädigungsort und Pathogenese
Retroperitoneales *Hämatom* (Hämophilie, Heparin- und Antikoagulanzientherapie, Extensionstrauma des Hüftgelenks, Aneurysmaruptur usw.)	Kompression des N. femoralis durch ein Iliakushämatom; beim Psoashämatom zusätzliche Läsion der Nn. obturatorius und cutaneus femoris lateralis möglich
Aneurysma der Aorta abdominalis, A. iliaca externa und A. femoralis *Retroperitoneale Abszesse und Tumoren*	Kompression des N. femoralis (und u. U. weiterer Beinnerven) innerhalb des Beckens
Anatomische Engpässe und *Nervenkonstriktion durch Narbengewebe*	Kompression des N. saphenus im Canalis adductorius, des R. infrapatellaris durch den Sartoriusansatz oder Einbeziehung von Nervenabschnitten in Narbengewebe (postoperative Spätlähmungen)
Exogene Kompressionen	Femoralisdruckschädigung in der Leiste bei Steinschnittlage Saphenusläsion bei Druckeinwirkung gegen die Medialseite des Knies oder Unterschenkels
Operationen	Operative Eingriffe im Becken (z. B. Hysterektomie), an der Leiste (z. B. Herniotomie) und am Hüftgelenk (z. B. Hüftgelenkersatz) Saphenusläsion bei Eingriffen an der Medialseite des Ober- und Unterschenkels R.-infrapatellaris-Läsion bei Operationen an der Medialseite des Knies
Traumen	Beckenfrakturen, Extensionstraumen der Hüfte, Schuss- und Stichverletzungen an der Leiste und im Unterbauch

Tab. 14: Ursachen einer N.-femoralis- (und N.-saphenus-) Läsion – Fortsetzung

Punktion und Injektion	Femoralishauptstammläsionen an der Leiste, Schädigungen einzelner Femoralisäste an der Ventralseite des Oberschenkels
Bestrahlung	Intrapelvine oder inguinale Schädigungslokalisation
Idiopathische Form	Vermutlich ischämische Femoralisläsion innerhalb des Beckens

Differenzialdiagnosen: Plexus-lumbalis-Parese, L3- und L4-Läsion sowie tendinogene Quadrizepsparese

Tab. 15: Ursachen von N.-ischiadicus-Läsionen

Ursachen	Schädigungsort und Pathogenese
Injektionen	a) Toxische Nervenschädigung b) Druckschädigung durch Hämatom c) Indirekte Nervenläsion nach intraarterieller Injektion
Traumen	Beckentraumen (vor allem Hüftgelenkluxationsfrakturen) Femurfrakturen Weichteilverletzungen an Gesäß und Oberschenkelrückseite
Operationen	Hüftgelenkersatz und sonstige Eingriffe am Hüftgelenk Versorgung von Schenkelhalsfrakturen Umstellungs- und Verlängerungsosteotomien des Femurs Femurmarknagelung Postoperative Lähmungen infolge Hämatom, Aneurysma falsa oder perineuraler Narbenbildung Kniegelenkersatz (Fernschädigung durch Traktion)
Lagerung	Dehnungsschaden in Steinschnittlage Kompressionsschaden in Rückenlage, semilateraler oder sitzender Position
Blutgerinnungsstörung	Intra- oder perineurales Hämatom
Tumoren	Endometriose, Lipome usw.
Aneurysmen	Druckläsion im Becken- oder Gesäßabschnitt
Entbindung	Traktionsschaden beim Neugeborenen, Druckschaden bei der Mutter
Endogene Kompressionen	Nervenkompression beim Durchtritt über oder durch den M. piriformis, durch fibröse Bänder und Narben an Gesäß oder Oberschenkel

Differenzialdiagnose: Mononeuritis bei Kollagenosen, Piriformissyndrom, Bursitis (»weavers bottom«)

Ableitung vom M. iliopsoas (▶ Abb. 21). Die Neurographie des N. femoralis zeigt Abbildung 54, die des N. saphenus Abbildungen 60 und 61.

N. obturatorius
Beckenfrakturen, Hysterektomien, aortofemorale Bypass-Operationen, Malignome im kleinen Becken und deren operative Therapie, sowie Eingriffe an der Harnblase führen gelegentlich zu einer Läsion des N. obturatorius mit konsekutiver Adduktorenparese. Da deren klinische Prüfung insbesondere bei unvollständigen Lähmungen problematisch ist, empfiehlt sich eine elektromyographische Ableitung aus dem M. adductor longus (▶ Abb. 21).

Nn. glutaei
Isolierte Läsionen der Nn. glutaeus superior und inferior bei zu weit medial erfolgenden intraglutaealen Injektionen sind selten. Bei Beckentraumen und operativen Eingriffen sind sie des Öfteren in Kombination mit anderen Beinnerven betroffen.

Die elektromyographische Untersuchung der Mm. glutaeus medius und maximus ist in Abbildung 20 dargestellt.

Gelegentlich kann auch eine Latenzverlängerung und Amplitudenabnahme des mechanisch ausgelösten Quadricepsreflexes diagnostisch aufschlussreich sein (▶ Abb. 224). Die Befunde bei der sogenannten *diabetischen Amyotrophie* sind im Abschnitt »Beinplexusparesen« (3.2.3.) dargestellt.

N. ischiadicus
Der kann durch eine Vielzahl pathogener Faktoren eine Schädigung erfahren (▶ Tab. 15). Diese äußert sich in einer Denervierung der gesamten Fuß- und Unterschenkelmuskulatur, sowie in Sensibilitätsstörungen in den Hautarealen der Nn. tibialis und peronaeus communis (s. unten). Proximale N. ischiadicus-Läsionen, wie z.B. Spritzenlähmungen, Traumen oder operative Eingriffe am Hüftgelenk beziehen die ischio-crurale Muskulatur mit ein, wobei sich klinisch latente Paresen durch eine

3 Spezielle Krankheitsbilder

Tab. 16: Ursachen einer N.-tibialis und -suralis-Läsion

Ursachen	Schädigungsort und Pathogenese
Traumen	Distale Tibialisläsion bei distaler Tibiafraktur, Luxationsfraktur des Talus, Fraktur des Malleolus medialis
	Proximale Tibialisläsion bei Kniegelenkluxation sowie Knochen- und Weichteilverletzungen am proximalen Unterschenkel bzw. distalen Oberschenkel (Tibiakopffraktur, per- und supratrochantäre Femurfrakturen, Schussverletzungen)
Operative Eingriffe	Reposition und Osteosynthese der o. g. Verletzungen
	Kniegelenkersatz, Arthrodesen, Verlängerungs- und Umstellungsosteotomien
	Suralisläsion bei Eingriffen am dorsalen Unterschenkel oder lateralen Sprunggelenk
	Biopsie oder Entnahme des N. suralis
Exogene Druckeinwirkung	Gipsdruckschädigung hinter dem Malleolus medialis
	Lagerungsbedingte (selten Gips-)Druckschädigung in der Kniekehle
	Lagerungsbedingte Kompression des N. suralis am Fußaußenrand oder am distalen lateralen Unterschenkel
Endogene Kompressionen	
a) Kniekehle	Ganglion, Baker-Zyste, Tumor
b) Tarsaltunnel	Kompression unter dem Retinaculum flexorum (Tarsaltunnelsyndrom)
c) Fußsohle	Kompression eines N. digitalis plantaris communis zwischen den Köpfchen zweier Mittelfußknochen (Morton-Metatarsalgie)
Punktionen und Injektionen	Distale Tibialisläsion nach Phlebographie und Varizenverödung

EMG-Ableitung aus dem M. biceps femoris verifizieren lassen (▶ Abb. 20).

Bezüglich der neurographischen Diagnostik von Ischiadicusläsionen darf auf Kapitel 3.2.2.3 verwiesen werden.

Entsprechend einer alten Erfahrung zeigen die klinischen und elektrophysiologischen Untersuchungen häufig ein stärkeres Betroffensein des Peroneusanteils (Yuen et al., 1995). Bevorzugte Ausfallserscheinungen von seiten des Tibialisanteils sind vergleichsweise selten und werden am ehesten bei Spritzenschäden und Schußverletzungen gesehen (Yuen et al., 1995; Stöhr, 1996).

N. tibialis. Dieser Nerv wird relativ selten in Höhe des Knies oder Unterschenkels lädiert, wobei je nach Läsionshöhe entweder die Fuß- und Zehenbeuger oder nur letztere denerviert werden (▶ Abb. 241). Bei der häufigeren Schädigung hinter dem Malleolus medialis beschränken sich die Paresen auf die Fußsohlen-Muskulatur, zu deren Nachweis sich eine elektromyographische Ableitung aus dem M. abductor hallucis empfiehlt. Außerdem können Messungen der motorischen und sensiblen Leitgeschwindigkeiten im Fußabschnitt des N. tibialis zum Nachweis und zur Lokalisation der Schädigung dienen. Die häufigsten Ursachen zeigt Tabelle 16.

Bei der *Morton-Neuralgie* lässt sich die Läsion des betroffenen N. interdigitalis durch eine sensible Neurographie mit Stimulation der einander zugewandten Hälften der entsprechenden Zehen nachweisen (Oh et al., 1984). Als pathologisch gilt hierbei eine Erniedrigung des sensiblen Nervenaktionspotenzials um mehr als 50 % beim Vergleich mit den Reizantworten von den benachbarten Interdigitalnerven.

N. peronaeus. Dieser am häufigsten betroffene Beinnerv wird meist in Höhe des Fibulaköpfchens verletzt, was zu einer Denervierung der Fuß- und Zehenextensoren sowie der Mm. peronaei führt. Letztere sind ausgespart, wenn nur der R. profundus – z. B. bei der operativen Versorgung von Tibia-Frakturen – geschädigt ist (▶ Abb. 237).

Der M. extensor digitorum brevis ist in den seltenen Fällen einer Innervation dieses Muskels durch den N. tibialis verschont (Linden und Berlit, 1994). In diesen Fällen sollte der M. extensor hallucis longus als Zielmuskel für neurographische Studien verwendet werden.

Wegen der großen praktischen Bedeutung der Peroneuslähmung und der häufigen Fehldiagnosen werden im Folgenden einige allgemeine diagnostische Prinzipien am Beispiel dieses Nerven rekapituliert.

Die Diagnose »Peroneuslähmung« wird oft fälschlicherweise synonym mit dem Symptom »Fallfuß« gebraucht. Im Fall einer z. B. L 5-Läsion mit Fallfuß zeigt nun die EMG-Untersuchung nicht nur in der peroneusinnervierten Fuß- und Unterschenkelmuskulatur Denervierungsaktivität, sondern auch paravertebral und im M. glutaeus medius. Außerdem ist das SNAP des N. peronaeus in einem solchen Fall normal (▶ Abb. 149 und 150). Liegt eine Schädigung des N. ischiadicus oder des Plexus sacralis mit bevorzugtem Betroffensein des Peroneusanteils vor, so finden sich zumindest im kurzen Kopf des M. biceps femoris, oft auch in anderen ischiokruralen bzw. Gesäß-Muskeln Hinweise auf eine klinisch latente Mitbeteiligung (▶ Tab. 17b).

Ein Infarkt des N. peronaeus communis im Rahmen einer Vaskulitis kann als isoliertes Symptom auftreten;

Tab. 17a: Ursachen von N.-peronaeus-Paresen

Ursachen	Schädigungsort und Pathogenese
Äußere Druckeinwirkung	Druck einer harten Unterlage auf den N. peronaeus communis am Fibulaköpfchen Druck von Verbänden, Schienen, Beinhaltern usw. Übereinanderschlagen der Knie
Gewichtsverlust	Metabolische Neuropathie mit erhöhter Vulnerabilität des N. peronaeus communis gegenüber Druck
Endogene Kompressionen	Ganglien, Zysten, Nerven- und Fibulatumoren Kompression im Fibulartunnel Vorderes Tarsaltunnelsyndrom
Traumen	Knochen-, Gelenk- und Weichteilverletzungen im Bereich des Knies Supinationstraumen des Fußes
Operationen	Reposition und Osteosynthese kniegelenknaher Frakturen und Luxationen Kniegelenkersatz und -arthrodese Verlängerungs- und Umstellungsosteotomien Laterale Meniskektomie
Vaskulitis	Nerveninfarkt

Tab. 17b: Differenzial-Diagnose der Fußheberparese

Differential-Diagnose der Fußheberparese				
N. peronaeus communis	N. ischiadicus	Plexus sacralis	L5-Syndrom	Kompartment-Syndrom
(partielle oder komplette) Denervierung des M. tibialis anterior. EMAP und SNAP des N. peronaeus erniedrigt oder erloschen. (Bei Neurapraxie lediglich Leitungsblock, meist im Bereich des Fibulaköpfchens.)	Zusätzlich Denervierung des M. triceps surae sowie Amplitudenminderung des EMAP und SNAP der Nn. tibialis und suralis.	Zusätzlich Denervierung der Gesäßmuskulatur.	Zusätzlich paravertebrale Denervierungszeichen. SNAP des N. peronaeus superficialis normal.	Im M. tibialis anterior fehlende Einstichaktivität (zumindest inselförmig). In Spätstadien erhöhte Muskelkonsistenz.

jedoch ergeben sich auch hier durch eine eingehendere elektrodiagnostische Abklärung oft Hinweise auf eine Einbeziehung weiterer Nerven (ipsi- und/oder kontralateral).

Bei klinisch einseitiger Peroneus communis-Parese im Rahmen eines Gewichtsverlustes lässt sich mitunter durch die motorische Neurographie auf der Gegenseite eine latente gleichartige Schädigung aufdecken.

Sofern eine Schädigung tatsächlich isoliert den N. peronaeus communis betrifft, erlaubt die elektrodiagnostische Abklärung nicht nur die Sicherung der Diagnose, sondern außerdem Aussagen zur Art und zum Schweregrad der Schädigung. Ist das EMAP im M. extensor digitorum brevis bei proximaler Peroneusstimulation erniedrigt oder ausgefallen, bei distaler Stimulation dagegen normal (also in der gleichen Größenordnung wie auf der Gegenseite), so liegt ein Leitungsblock mit guter Prognose zugrunde. Ist das EMAP bei distaler Stimulation in gleicher Weise erniedrigt (bzw. ausgefallen) wie bei proximaler Stimulation, so liegt eine Axondegeneration zugrunde, sofern seit dem Eintritt der Schädigung mindestens zehn bis elf Tage vergangen sind, da die Wallersche Degeneration erst nach dieser Zeit vollständig ist.

Liegen die Amplitudenrelationen zwischen diesen beiden Extremen, so ist eine Kombination von Leitungsblock und Axondegeneration zu unterstellen. Wegen der Häufigkeit von Peroneusläsionen am Fibulaköpfchen empfiehlt sich eine proximale Nervenstimulation nicht nur in der lateralen Kniekehle, sondern außerdem unmittelbar distal des Fibulaköpfchens, da dies – im Fall des partiellen oder kompletten Leitungsblocks – genaue lokalisatorische Rückschlüsse gestattet (▶ Abb. 240). Mit Hilfe der »Inching«-Technik, d. h. der sukzessiven Stimulation des in Betracht kommenden Nervenabschnitts in 5–10 mm Schritten, kann eine noch präzisere Schädigungslokalisation möglich werden.

Bei partiellen Peroneusläsionen ist meist der Faseranteil des M. extensor digitorum brevis am stärksten von einer etwaigen Axondegeneration betroffen, während ein Leitungsblock mehr die Fasern zum M. tibialis anterior einbezieht (Brown und Watson, 1991). Die Mm. peronaei bleiben demgegenüber relativ oder sogar völlig ausgespart (Wilbourn, 1986) ebenso wie die sensiblen Axone (Sourkes und Stewart, 1991), was mit der intraneuralen Topographie der einzelnen Nervenfaszikel zusammenhängen dürfte.

Die Differenzial-Diagnose zwischen Axondegeneration und Leitungsblock ist zuverlässig nach etwa 10–12 Tagen möglich. So ist z. B. nach einem Nerveninfarkt das motorische Antwortpotenzial nach proximaler Stimulation erniedrigt oder ausgefallen, nach distaler Stimulation dagegen normal und erst im Lauf von 1 1/2 Wochen entsprechend dem Grad der eingetretenen Axondegeneration amplitudengemindert.

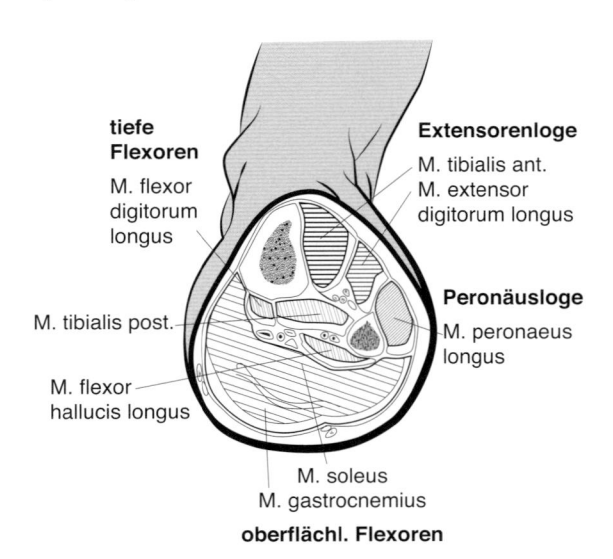

Abb. 238a: Muskellogen des Unterschenkels. Die Muskeln des Unterschenkels sind in 4 Kompartimenten zusammengefasst: Extensorenloge, Peronäusloge, tiefe und oberflächliche Beugerloge.

3.2.2.2 Kompartment-Syndrome

Druckerhöhungen innerhalb einer oder mehrerer Faszienkammern beruhen meist auf einer Volumenzunahme infolge Ödem und/oder Blutung, am häufigsten im Zusammenhang mit Frakturen und Operationen (z. B. Osteosynthesen und Umstellungsosteotomien), seltener im Rahmen von Gerinnungsstörungen. Bei konstitutionell enger Loge kann bereits die durch intensive Muskelarbeit entstehende Flüssigkeitseinlagerung ausreichen, um einen kritischen subfaszialen Druckanstieg zu erzeugen – ein Mechanismus, der besonders von der Extensorenloge am Unterschenkel bekannt ist.

Die initiale Symptomatik besteht in Schmerzen im Bereich der betroffenen Faszienkammern, gefolgt von einer Schwellung und Verhärtung. Die ischämische Schädigung eines in der Loge verlaufenden sensiblen Nerven (bzw. Nervenanteils) verursacht Parästhesien und progrediente Sensibilitätsstörungen; die Läsion motorischer Nerven (bzw. Nervenanteile) bedingt gemeinsam mit der ischämischen Muskelschädigung zunehmende Paresen. Die arteriellen Pulse bleiben – abgesehen von seltenen Fällen mit exzessiver Erhöhung des Logendrucks – erhalten.

Am häufigsten sind von einer solchen Schädigung die tiefe Beugerloge und die Extensorenloge des Unterschenkels (Tibialis anterior-Syndrom, »anterior-compartment-syndrome«, ▶ Abb. 238b) betroffen, jedoch kommen ischämische Muskel- und Nervennekrosen auch in den übrigen Kompartimenten von Unter- und Oberschenkel, Becken und Gesäß vor. Bei vollständiger Nekrose eines Muskels zeigt dieser bei der elektromyographischen Untersuchung einen Verlust der Einstichaktivität sowie eine fehlende Spontan- und Willküraktivität. Außerdem ist das Eindringen der Nadel infolge der Konsistenzzunahme des Muskelgewebes in späteren Stadien erschwert. Häufig findet sich dieser typische Befund eines »stummen EMG« (»silent EMG«) allerdings nicht in der gesamten betroffenen Muskulatur, sondern nur in bestimmten (vor allem distalen) Anteilen oder nur inselförmig, während in anderen Muskelabschnitten Einstich- und Denvervierungsaktivitäten vorkommen. Nahezu regelmäßig ist letzteres im proximalen Viertel des M.

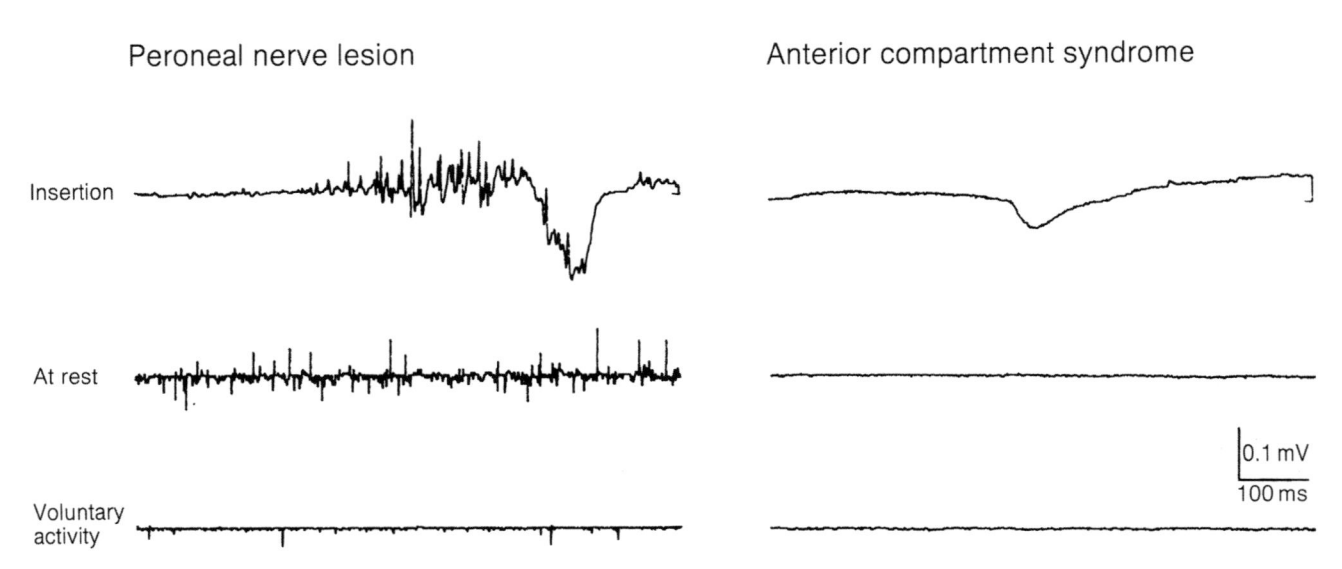

Abb. 238b: Differenzial-Diagnose zwischen Peroneuslähmung und Tibialis anterior-Syndrom
Bei Ableitung aus dem M. tibialis anterior finden sich bei einer neurogenen Schädigung Einstichaktivität (Zeile 1) und (2–3 Wochen nach Eintritt der Schädigung) Fibrillationen und steile positive Wellen (Zeile 2). Im Unterschied dazu weist der M. tibialis anterior beim vorderen Kompartment-Syndrom weder Einstich- noch Denervierungs-Aktivität auf.

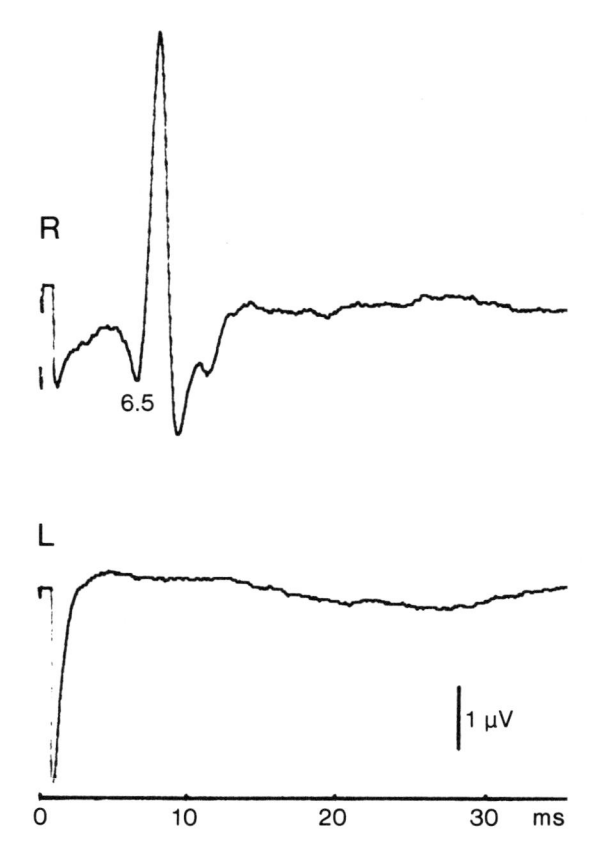

3.2 Umschriebene Nervenläsionen an Bein und Beckengürtel

Abb. 239: Neurographische Methoden zum Nachweis einer Ischiadicusläsion

Abb. 239a: Sensible Neurographie. Auf der betroffenen linken Seite ist das sensible Nervenaktionspotenzial des N. peronaeus superficialis ausgefallen, während es sich auf der gesunden Seite normal darstellt.

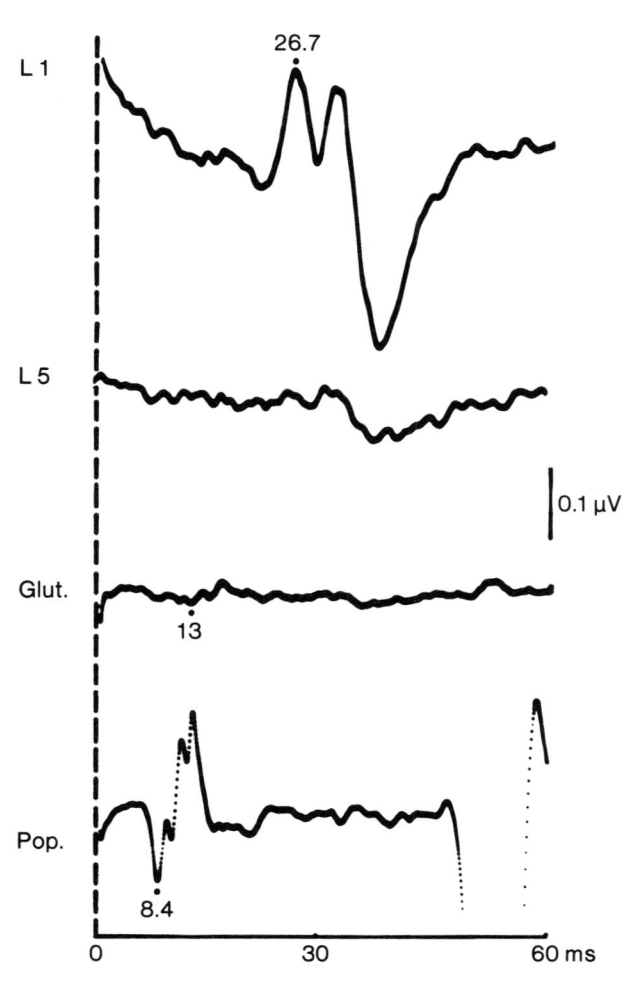

Abb. 239b: »Proximale Neurographie« nach Tibialis-Stimulation hinter dem Malleolus medialis. Die in der Fossa poplitea und in der Glutaealfalte abgeleiteten Nervenaktionspotenziale sind (im Vergleich zur Gegenseite) stark erniedrigt, während die S-Antwort (N 22) über dem Lumbosakralmark (oberste Spur) infolge des synaptischen Verstärkungseffektes eine weitgehend normale Ausprägung zeigt; die Latenz der Welle N 22 ist jedoch verlängert und das normalerweise eingipflige Potenzial doppelgipflig.

tibialis anterior beim vorderen Kompartment-Syndrom zu beobachten.

Die sensiblen und motorischen Ausfälle am Fuß hängen nur indirekt mit dem Kompartment-Syndrom zusammen, insofern dort verlaufende Nerven (im Fall des Tibialis-anterior-Syndroms der N. peronaeus profundus) in die Schädigung einbezogen sind. Die Paresen der Mm. extensor digitorum brevis und extensor hallucis brevis am Fußrücken sind demnach neurogener Natur, die Paresen der in der Extensorenloge verlaufenden Streckmuskeln vorwiegend eine Folge der ischämischen Muskelnekrose (▶ Abb. 238a).

Tab. 18: Differenzial-Diagnose zwischen lumbosakralen Nervenwurzelläsionen, Beinplexus-Schädigungen und diabetischer Schwerpunkt-Neuropathie

	Lumbosakrale Nervenwurzelläsion	Beinplexusläsion	Diabetische Plexo-Radikulopathie
SNAP (bei Ableitung von einem Nerv, dessen sensibles Hautareal hypästhetisch ist)	normal	erniedrigt oder fehlend	erniedrigt oder fehlend
Paravertebrale EMG-Ableitung (in betroffenen Segmenten)	Denervierungspotentiale und Umbauvorgänge	normal	Denervierungszeichen und Umbauvorgänge
Motorische und sensible Nervenleitgeschwindigkeit im Bereich des Unterschenkels	normal	normal (falls messbar)	häufig herabgesetzt (bei begleitender distal-symmetrischer Polyneuropathie)

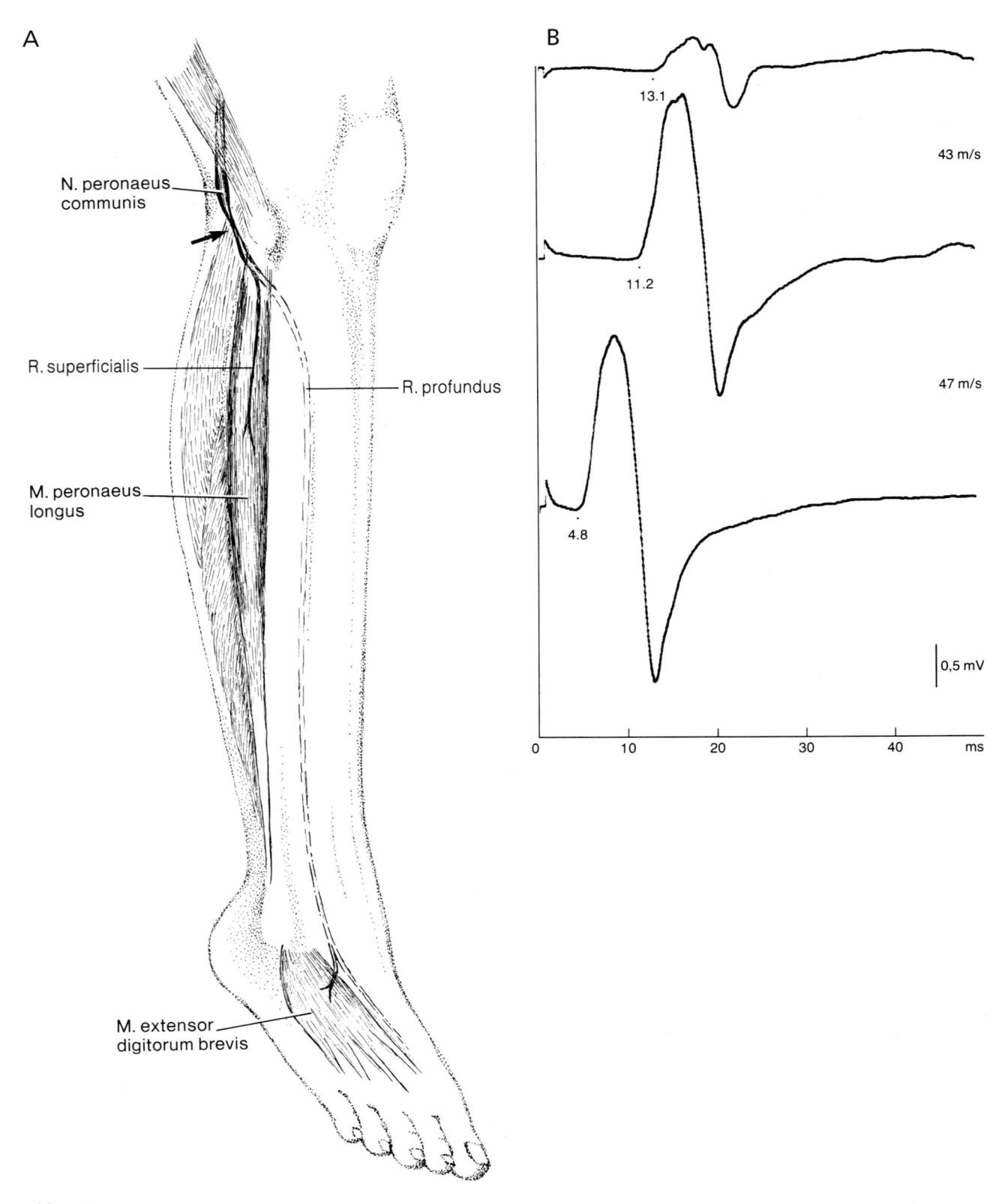

Abb. 240:
A) Lagerungsbedingte Druckschädigung des N. peronaeus communis hinter dem Fibulaköpfchen
B) Akute Druckschädigung des N. peronaeus communis am Fibulaköpfchen mit inkomplettem Leitungsblock
Starke Amplitudenerniedrigung des Antwortpotenzials im M.extensor digitorum brevis bei Stimulation des N. peronaeus communis in der Kniekehle (Spur 1). Bei Peronaeus-Stimulation distal des Fibulaköpfchens (Spur 2) und am Sprunggelenk (Spur 3) normale Antwortpotenziale. Die motorischen Nervenleitgeschwindigkeiten zwischen den einzelnen Reizstellen sind regelrecht.
Untersuchung 13 Tage nach Eintritt der Läsion.

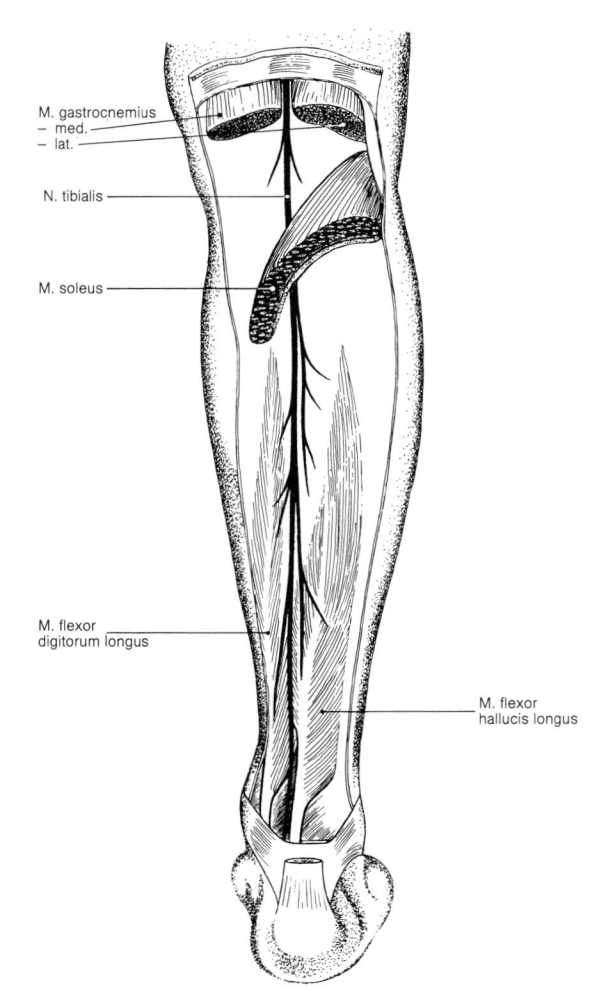

3.2 Umschriebene Nervenläsionen an Bein und Beckengürtel

Abb. 241: Läsion des N. tibialis in Höhe des Unterschenkels
Eine Schädigung des N. tibialis in Höhe des Unterschenkels (direkt oder im Zusammenhang mit einem hinteren Kompartment-Syndrom) spart häufig die weit proximal abgehenden Äste zum M. triceps surae aus, so dass Paresen der langen Zehenbeuger das Bild bestimmen.
(Ableitetechnik, ▶ Abb. 17–19).

Labels: M. gastrocnemius – med. – lat.; N. tibialis; M. soleus; M. flexor digitorum longus; M. flexor hallucis longus

3.2.2.3 Injektionsschäden von Beinnerven

Wegen der Häufigkeit intraglutaealer Injektionen sind der N. ischiadicus und weniger häufig auch die Nn. glutaeus superior oder inferior bevorzugt von Injektionsschäden betroffen. Die Läsion der Nn. glutaeus superior bzw. inferior lässt sich durch den elektromyographischen Nachweis der Denervierung des M. glutaeus medius bzw. maximus feststellen.

Der elektromyographische Nachweis der Ischiadicusläsion wurde bereits im letzten Absatz besprochen. Die Differenzial-Diagnose gegenüber Läsionen der Wurzel L 5/S 1 lässt sich darüber hinaus durch neurographische Messungen erbringen: Entsprechend dem infragangliönären Sitz der Läsion ist das sensible Nervenaktionspotenzial des N. peronaeus superficialis und/oder des N. tibialis sowie des N. suralis erniedrigt oder ausgefallen, während die Reizantwort vom Lumbosakralmark (wohl infolge der postsynaptischen Verstärkung) vergleichsweise gut erhalten ist (▶ Abb. 239a und b).

3.2.2.4 Lagerungsbedingte Beinnervenläsionen

Je nach Dauer der Druckeinwirkung auf einen Beinnerven führt diese entweder nur zu einem Leitungsblock (Neurapraxie) oder zu einer zusätzlichen Wallerschen Degeneration von Axonen. Im ersteren Fall sind die motorischen Antwortpotenziale nur bei Nervenstimulation proximal der Läsion erniedrigt oder ausgefallen, bei Stimulation distal davon jedoch normal (▶ Abb. 144).

Mit Abstand am häufigsten betroffen ist der *N. peronaeus communis* in Höhe des Fibulaköpfchens (▶ Abb. 240). Der Nachweis dieser Schädigung gelingt durch das erniedrigte oder ausgefallene evozierte Muskelaktionspotenzial im Extensor digitorum brevis bei Stimulation proximal des Fibulaköpfchens, mit normalem oder – bei zusätzlicher Axondegeneration – weniger stark erniedrigtem EMAP bei Stimulation distal des Fibulaköpfchens und am Sprunggelenk. Bei einem Ausfall des EMAP im M. extensor digitorum brevis erfolgt die Ableitung vom M. tibialis anterior (oder vom M. peronaeus longus) mit Stimulation proximal und distal des Fibulaköpfchens.

Wesentlich seltener sind lagerungsbedingte Läsionen des *N. ischiadicus* durch Druckeinwirkung distal des Foramen infrapiriforme bzw. Überdehnung in Steinschnittlage, des *N. femoralis*, der in Steinschnittlage gegen das Leistenband gedrückt wird, oder des *N. pudendus* durch Kompression am Damm (Stöhr, 1996). (N. pudendus s. 3.2.4.4.) In solchen Fällen ist eine Stimulation proximal und distal der Läsionsstelle mittels Magnet- bzw. Hochvoltstimulator erforderlich, um die Schädigung lokalisieren zu können (Inhaba et al., 1995).

Die aus der Nervenwurzel L1 entspringenden *Nn. iliohypogastricus* und *ilioinguinalis* werden gelegentlich bei Nierenoperationen, Beckenkammbiopsien und zu hoch angesetzten »intraglutaealen« Injektionen verletzt. Außer Sensibilitätsstörungen über dem Leistenband resultiert eine elektromyographisch nachweisbare Parese der kaudalen Bauchdeckenmuskulatur oberhalb des Leistenbandes (▶ Abb. 29).

3.2.3 Beinplexusparesen

Entgegen einer weitverbreiteten Ansicht sind Beinplexusläsionen keineswegs selten; sie werden nur häufig verkannt. Dies beruht vorwiegend auf der untersuchungstechnischen Vernachlässigung der Becken- und Gesäßmuskulatur, sodass Plexus lumbalis-Paresen als Femoralis-Lähmungen und Plexus sacralis-Paresen als Ischiadicuslähmungen missdeutet werden. Hinzu kommen des Öfteren Schwierigkeiten bei der klinischen Funktionsprüfung der am Hüftgelenk angreifenden Muskelgruppen, da z.B. eine Schmerzschonung nach Beckentrauma oder Hüftgelenkersatz den zuverlässigen Nachweis einer etwaigen Parese verhindert. Umso bedeutsamer ist in derartigen Fällen eine elektromyographische Abklärung, die am besten drei Wochen nach Eintritt der Schädigung durchgeführt wird, und

3 Spezielle Krankheitsbilder

Tab. 19: Ursachen von Beinplexusparesen

Ursachen	Schädigungsort und -mechanismus
Traumen	Traktions- oder Kompressionsschäden des gesamten Beinplexus (vor allem im Zusammenhang mit Beckenringfrakturen) oder ausschließlich des Plexus sacralis (vor allem im Zusammenhang mit Hüftgelenkluxationsfrakturen)
	Schussverletzungen
Operationen	Totaler Hüftgelenkersatz (Traktionsschäden, bevorzugt des Plexus lumbalis)
	Sonstige Eingriffe an Hüftgelenk und Schenkelhals (teilweise isolierte Plexus-sacralis-Läsion)
	Postoperatives Hämatom
	Ischämische Beinplexusschäden bei Eingriffen an der Aorta descendens und der Aortengabel
Tumoren	Kompression und/oder Infiltration des Beinplexus durch maligne Lymphome, Rektum-, Uterus-, Zervix-, Prostata-, Hoden-, Nieren-, Nebennierenrindentumoren, Neurofibrome sowie osteogene Tumoren des Beckens
	Endometriose, Tumormetastasen
Aneurysmen und Gefäßstenosen	Kompressions- oder Ischämieschäden des Beinplexus bei Stenosen bzw. Aneurysmen der Aorta abdominalis, der Aa. hypogastrica, iliaca communis und iliaca externa
Hämatome	Plexus-lumbalis-Läsion bei Einblutung in die Psoasscheide, besonders im Zusammenhang mit Blutgerinnungsstörungen
Schwangerschaft und Entbindung	Kompressionsschädigung des Plexus lumbosacralis (vor allem des Truncus lumbosacralis) bei einem Missverhältnis zwischen der Größe des mütterlichen Beckens und des kindlichen Kopfes, seltener bei Zangenentbindung
Entzündliche Prozesse	Beinplexusneuritis (idiopathisch und bei Heroinabhängigen)
	»Idiopathische lumbosakrale Plexoradikulopathie«
	Vaskulitis bei Kollagenosen
	Psoasabszess
Bestrahlung	Uni- oder bilaterale progrediente Beinplexuslähmung
	u. U. isolierte atrophische Paresen an beiden Beinen (»amyotrophische Form«)
Injektion	Intraarterielle Injektionen vasotoxischer Substanzen in eine der Iliakal- oder Glutäalarterien bzw. in die A. umbilicalis des Neugeborenen
Diabetes mellitus	Ischämische Schädigung, bevorzugt des Plexus lumbalis, bei diabetischer Mikroangiopathie der Vasa nervorum (häufig Mitbeteiligung – gelegentlich isoliertes Betroffensein – kaudaler thorakaler sowie lumbaler Nervenwurzeln)
	»Diabetische Plexoradikulopathie«

die Mm. iliopsoas, adductor longus (▶ Abb. 21) sowie die Glutaealmuskulatur (▶ Abb. 20) einbeziehen muss. Differenzialdiagnostisch ist zu beachten, dass eine Plexus sacralis-Läsion durch eine kombinierte lagerungsbedingte Schädigung des N. ischiadicus und der Glutaealnerven vorgetäuscht werden kann (Stöhr 1976).

Die wichtigsten Schädigungsursachen sind in Tabelle 19 zusammengefasst.

3.2.3.1 Plexus lumbalis (▶ Abb. 242 und 243)

Bei der klinischen Untersuchung werden Läsionen des Plexus lumbalis (z. B. nach totalem Hüftgelenkersatz) oft als Femoralislähmung verkannt, da die Funktion der Adduktoren schwierig zu prüfen ist und deshalb oft unterlassen oder falsch bewertet wird. Elektromyographisch lässt sich die Diagnose sichern, wenn nicht nur in den Mm. iliopsoas und quadriceps femoris, sondern darüber hinaus im M. adductor longus der Nachweis der meist nur partiellen Denervierung gelingt (▶ Abb. 242 und 243). Sofern die Unterscheidung gegenüber einer radikulären Läsion trotz fehlender Denervierungszeichen im M. multifidus Schwierigkeiten bereitet, weist ein ipsilateral erniedrigtes sensibles Nervenaktionspotenzial des N. saphenus auf den infraganglionären Sitz der Schädigung hin.

Eine Amplitudenabnahme des mechanisch ausgelösten Quadricepsreflexes (▶ Abb. 244) ist diagnostisch vieldeutig; geht diese allerdings mit einer deutlichen Reflexzeitverlängerung einher, so spricht ein solcher Befund eher gegen eine monoradikuläre Läsion von L 4 (oder L 3) und für die Annahme einer Femoralis- bzw. Plexus lumbalis-Schädigung.

Bei einer L 4-Läsion bleibt ein Teil der den M. quadriceps innervierenden Nervenfasern intakt, und diese leiten den Reflex mit normaler Geschwindigkeit. Es könnte allerdings durch den quantitativ verminderten und evtl. desynchronisierten Impulseinstrom in das Rückenmark eine Verzögerung der synaptischen Impulsübertragung

3.2 Umschriebene Nervenläsionen an Bein und Beckengürtel

Läsionen sind die Amplitudenerniedrigung des ipsilateralen sensiblen Nervenaktionspotenzials des N. peronaeus superficialis und N. suralis sowie die fehlenden Denervierungszeichen in der paravertebralen Muskulatur.

3.2.3.3 Globale Beinplexusparese

Diese ist durch ein Betroffensein sowohl lumbaler als auch sakraler Plexusanteile charakterisiert und lässt sich dementsprechend durch eine Kombination der oben genannten EMG-Ableitungen und neurographischen Messungen nachweisen.

3.2.3.4 Ursachen von Beinplexusparesen

Beinplexusparesen sind zwar weniger häufig als Armplexusparesen, aber keineswegs so selten, wie vielfach angenommen wird. Die Schädigungsursachen sind dabei weitgehend identisch, jedoch kommen interessante Häufigkeitsunterschiede vor. So betreffen z. B. die entzündlich-allergischen Formen wesentlich häufiger den Armplexus, während umgekehrt eine diabetische Stoffwechselstörung fast ausschließlich zur Schädigung des Beinplexus, v. a. des Plexus lumbalis mit dem Syndrom der sog. asymmetrischen proximalen diabetischen Neuropathie oder diabetischen Amyotrophie, führt und ersteren verschont.

Traumen
Traumatische Beinplexusläsionen sind trotz der geschützten Lage des Beinplexus im Becken keineswegs selten. Vielmehr beruht die angebliche Seltenheit traumatischer Beinplexuslähmungen darauf, dass Läsionen des Plexus lumbosacralis wegen der Schwere der begleitenden Knochen- oder Weichteilverletzungen und der dadurch bedingten eingeschränkten Untersuchungsmöglichkeiten nicht diagnostiziert oder aber als Beinnervenläsionen verkannt werden. Allerdings ist für eine Verletzung des Beinnervengeflechts eine heftige Gewalteinwirkung erforderlich, sodass begleitende Weichteilverletzungen wie Rupturen von Harnblase und Urethra, Darmrisse, Milzrupturen und Verletzungen von Iliakalgefäßen häufig sind. Besonders bei stumpfen Traumen des unteren Abdominalbereiches kommen auch retroperitoneale Hämatome vor.

Das Ausfallmuster entspricht bei etwa einem Drittel der Fälle einer isolierten Plexus sacralis-Parese, während in den übrigen Fällen auch lumbale Plexusanteile affiziert sind, wobei allerdings auch bei diesen Patienten die Ausfallserscheinungen vonseiten des sakralen Plexus überwiegen. Am stärksten betroffen sind vielfach die fibularis-innervierten Unterschenkel- und die seitliche Glutaealmuskulatur, was mit der besonderen Vulnerabilität des Truncus lumbosacralis im Zusammenhang stehen dürfte. Bei einzelnen Patienten weist der zusätzliche Nachweis von Denervierungsaktivität in der paravertebralen Muskulatur auf eine ausgedehntere Schädigung mit Einbeziehung von Nervenwurzeln hin. Eine Blasen-

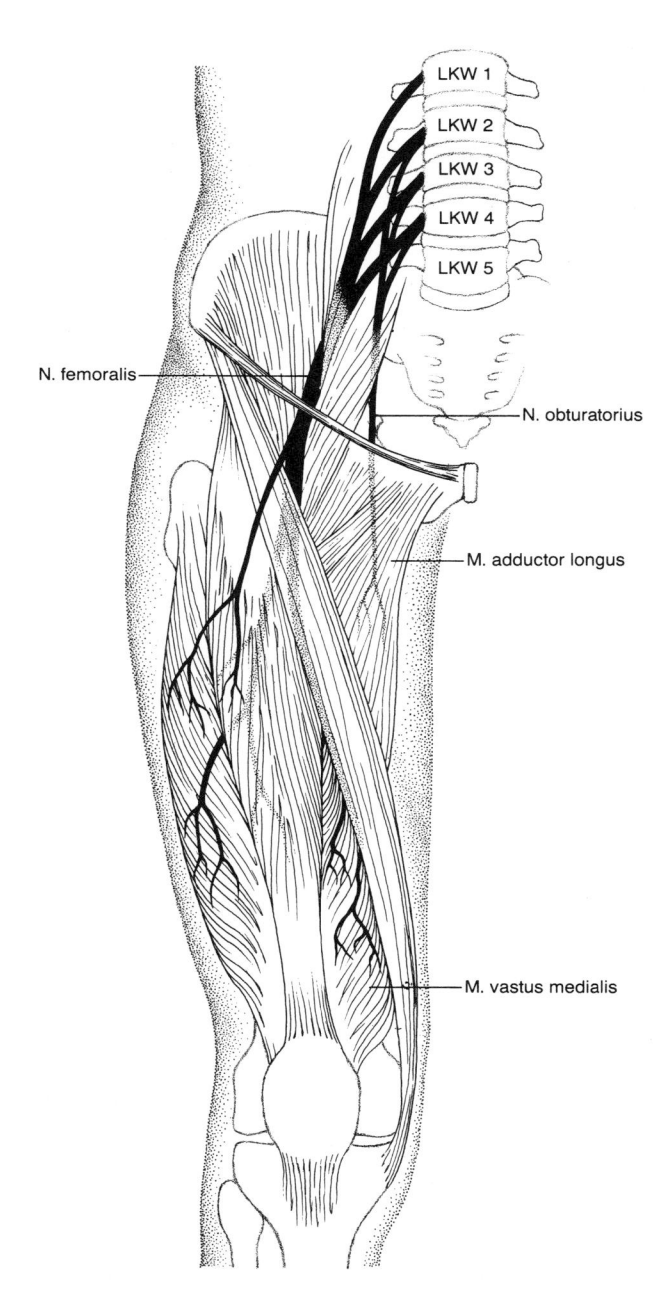

Abb. 242: Kennmuskeln des Plexus lumbalis M. quadriceps femoris (N. femoralis) und M. adductor longus (N. obturatorius).

eintreten und eine – allerdings leichtere – Verlängerung der Reflexzeit bedingen.

3.2.3.2 Plexus sacralis (▶ Abb. 245 und 246)

Läsionen des Plexus sacralis (z. B. nach Beckentraumen) imponieren klinisch oft als Ischiadicusparesen und werden vielfach als solche fehldiagnostiziert. Die elektromyographische Untersuchung zeigt in diesen Fällen nicht nur Denervierungszeichen in der ischiokruralen und der Unterschenkel-Muskulatur, sondern auch in den Mm. glutaeus medius und maximus (▶ Abb. 246). Diagnostisch hilfreich gegenüber radikulären oder spinalen

Multifidus (L 4)

Iliopsoas

Vastus med.

Adductor longus

Tibialis anterior

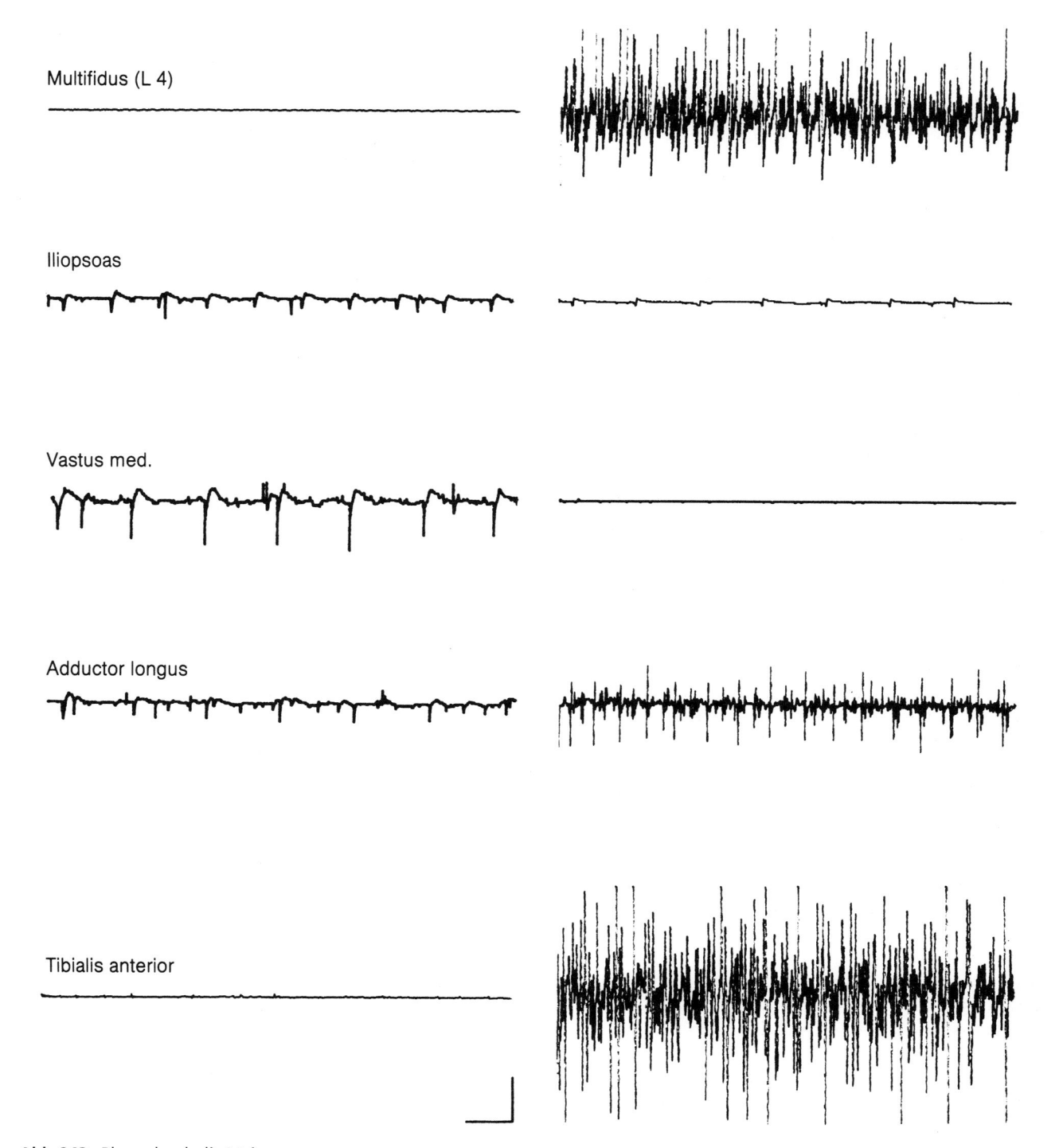

Abb. 243: Plexus lumbalis-Läsion
(Links Spontan-Aktivität [0,1 mV/10 ms], rechts Muster bei Maximalinnervation [1 mV/100 ms].)
Hochgradige Plexus lumbalis-Läsion nach totalem Hüftgelenkersatz.
Totale Denervierung der Mm. iliopsoas und quadriceps femoris (vastus medialis), partielle Denervierung der Adduktoren-Gruppe, Normalbefund im M. tibialis anterior.

Mastdarm-Inkontinenz ist nur bei bilateralen Läsionen von S2 und S3 bzw. des Plexus pudendus zu erwarten.

Im Hinblick auf die Pathogenese muss man davon ausgehen, dass die Mehrzahl der traumatischen Beinplexusläsionen durch Traktion hervorgerufen werden. Wegen der verletzungsbedingten Schwierigkeiten der klinischen Untersuchung kommt der elektromyographischen Untersuchung eine herausragende Rolle zu (Stöhr 1978).

Operative Eingriffe
Eingriffe im Bereich des Hüftgelenks sind die häufigste Ursache operativer Beinplexuslähmungen, und hierunter vorzugsweise der totale Hüftgelenkersatz. Bei diesem Eingriff wird das Bein beim Einbringen des Prothesenkopfs in die Pfanne nach kaudal gezogen und unter Innenrotation über den Pfannenrand in die Pfanne gehebelt. Besonders bei Prothesen mit langem Hals, die zu

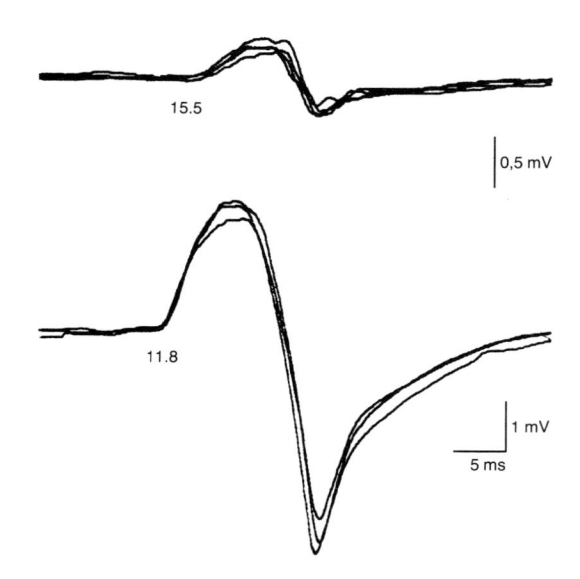

Abb. 244: Quadriceps-Reflex bei Plexus lumbalis-Parese links
Mechanisch – durch Reflexhammerschlag auf die Patellarsehne – ausgelöster Quadrizeps-Reflex bei 62-jähriger Patientin mit einer Plexus lumbalis-Parese links. Das vom M. vastus medialis der betroffenen Seite mit Oberflächenelektroden abgeleitete Reflexpotenzial ist verzögert und auf 12 % des kontralateralen Vergleichswertes erniedrigt. (Unterschiedliche Verstärkung!)

Beckens ausgehende Tumoren, wie z. B. Sarkome, retroperitoneale maligne Lymphome, Dermoidzysten, sowie Leiomyome des Uterus. Ein Mitbefall des *sympathischen Grenzstrangs* zeigt sich an einer Trockenheit und Überwärmung des betroffenen Beins. Mit großer Regelmäßigkeit wird selbst bei positiver Tumoranamnese zunächst die Fehldiagnose »Ischias« gestellt, manchmal auch die einer Meralgia paraesthetica.

einer realen Beinverlängerung führen, ist die hierbei angewandte Kraft beträchtlich und durchaus geeignet, eine Überdehnung einzelner oder aller Plexusanteile hervorzurufen. Erleichtert wird eine solche Traktionsschädigung durch die Ausschaltung des reflektorischen Dehnungswiderstands der Muskulatur durch Narkose und Muskelrelaxation. Das klinische Bild ist vielfach durch ein Überwiegen der motorischen Ausfallserscheinungen charakterisiert, was auf der größeren Vulnerabilität der motorischen Nervenfasern gegenüber Dehnung beruhen dürfte. Fehlende oder nur gering ausgeprägte Sensibilitätsstörungen erschweren besonders die Erkennung leichterer Lähmungen und deren Abgrenzung gegenüber Schmerzschonung oder Inaktivitätsatrophie. Bei den traktionsbedingten Beinplexusparesen nach Hüftgelenkoperationen dominieren vielfach die Paresen der proximalen Muskelgruppen, besonders der Hüftbeuger und der Glutäalmuskulatur. Dies beruht wahrscheinlich darauf, dass die kürzeren Nerven bzw. Plexusanteile eine geringere Dehnungstoleranz aufweisen; möglicherweise spielt auch deren steilerer Verlauf eine Rolle. Dieser Prädilektionstyp, sowie Schwierigkeiten der klinischen Untersuchung infolge von Schmerzschonung, erklären die häufige Verkennung operativer Beinplexusparesen und verweisen auf die Notwendigkeit einer elektromyographischen Abklärung in allen Verdachtsfällen.

Tumoren

Eine durch Kompression oder Infiltration hervorgerufene tumoröse Beinplexusläsion kommt besonders bei kolorektalen primären Tumoren, weiterhin bei Uterus-, Prostata-, Ovarial-Karzinomen sowie bei vom unteren Nierenpol ausgehenden Malignomen vor. Eine geringere Rolle spielen osteogene oder von den Weichteilen des

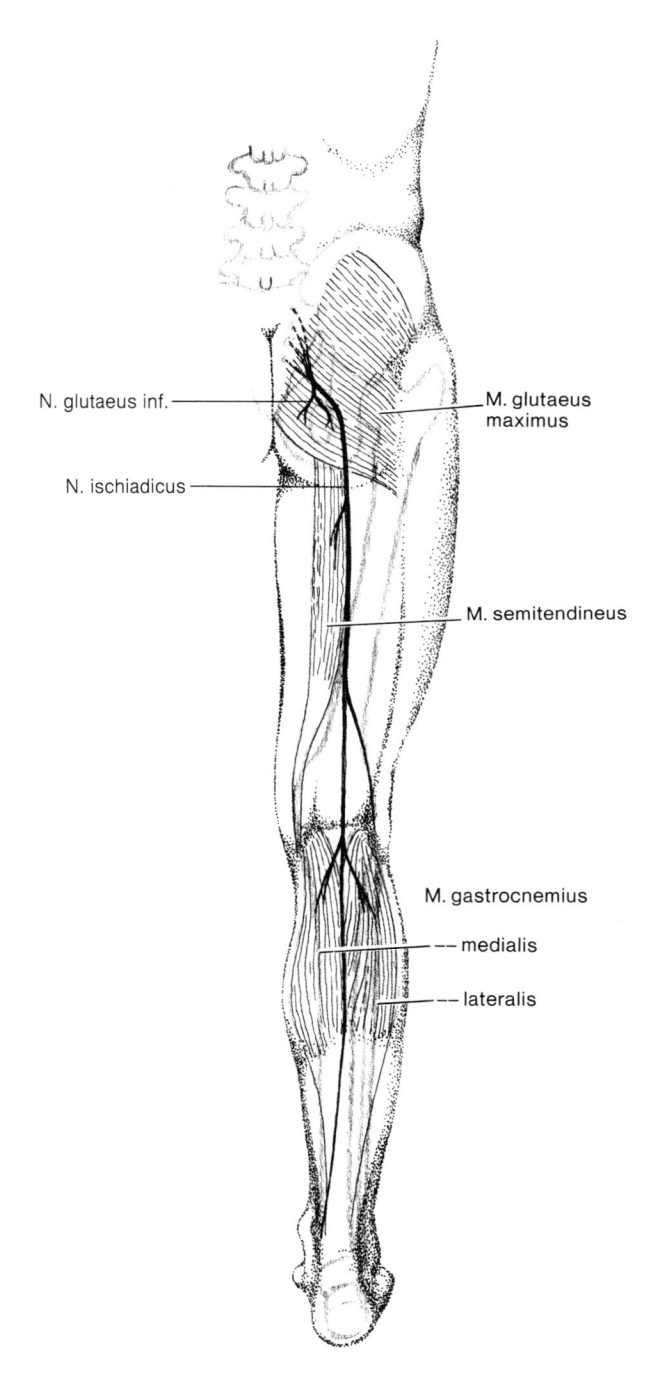

Abb. 245: Kennmuskeln des Plexus sacralis
Außer den in der Abbildung dargestellten Muskeln zählen auch die peronaeusinnervierten Fuß- und Unterschenkelmuskeln sowie der M. glutaeus medius zum Innervationsgebiet des Plexus sacralis.

Multifidus (L 5)

Vastus medialis

Glutaeus maximus

Biceps femoris

Gastrocnemius medialis

Tibialis anterior

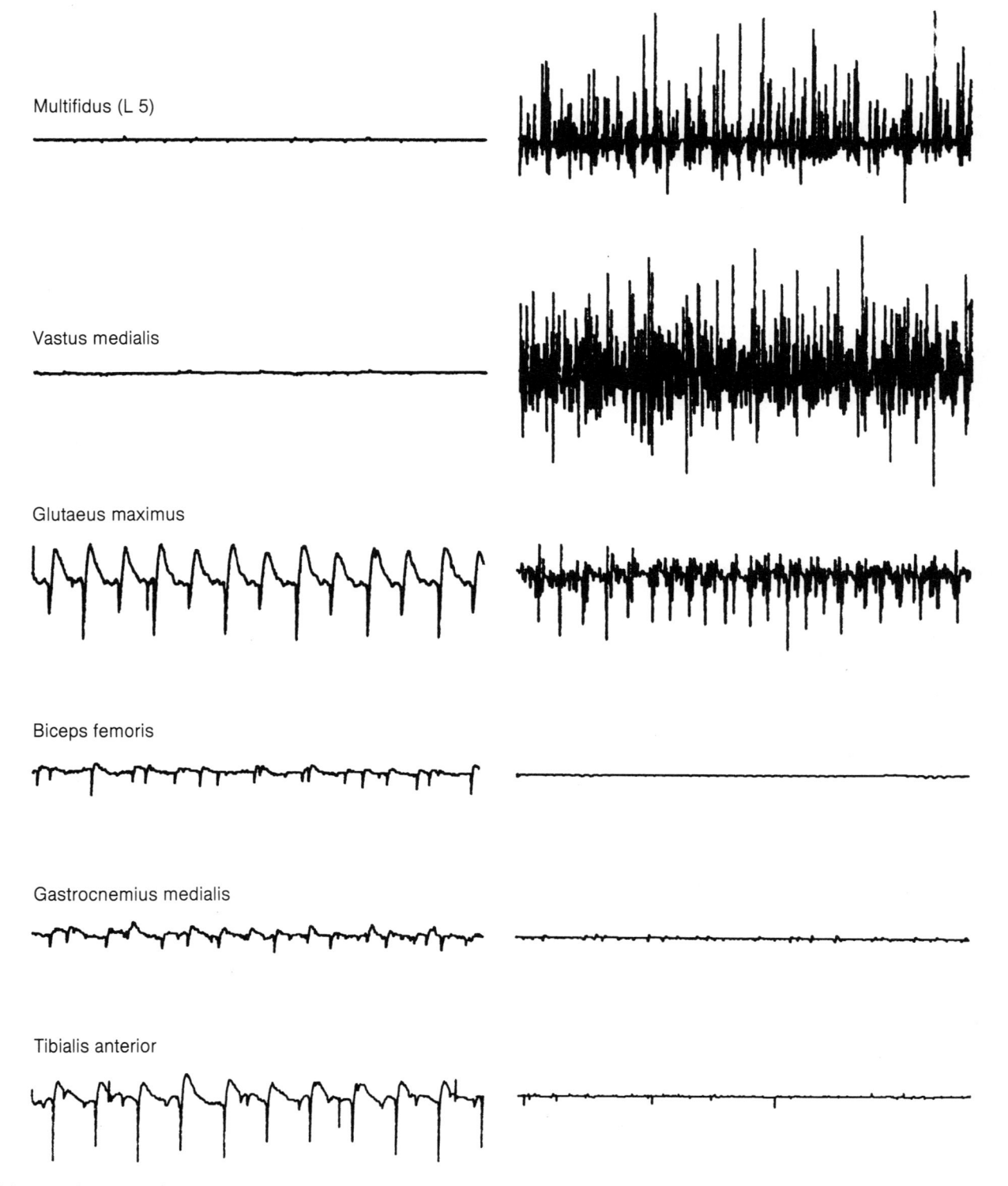

Abb. 246: Plexus sacralis-Läsion
(Links Spontan-Aktivität [0,1 mV/10 ms], rechts Muster bei Maximalinnervation [1 mV/100 ms].)
Subkomplette Plexus sacralis-Parese nach Beckentrauma.
Totale Denervierung der ischiadicusinnervierten Muskulatur (Mm. biceps femoris, gastrocnemius medialis und tibialis anterior) bei partieller Denervierung der Glutaealmuskulatur.

Idiopathische lumbosakrale Plexo-Radikulopathie (Beinplexus-Neuritis)

Die erste umfassende Untersuchung dieses keineswegs seltenen, aber oft verkannten Krankheitsbildes erfolgte durch Dyck et al. an 57 Patienten. Dabei ergab sich eine große Ähnlichkeit dieses von den Autoren als »non-diabetic lumbosacral radiculoplexus neuropathy« bezeichneten Krankheitsbildes mit der lange bekannten diabetischen Plexo-Radikulopathie. Der Beginn ist subakut mit meist starken Schmerzen, die von Paresen gefolgt werden und am häufigsten den Oberschenkel betreffen, aber auch weiter distal lokalisiert sein können. Diese Symptomatik weitet sich im Krankheitsverlauf auf zunächst verschonte Regionen des ipsilateralen Beins sowie auf das kontralaterale Bein aus. Betroffen sind in der Regel mittlere und höhere Altersgruppen, wobei neben den Schmerzen und Lähmungen häufig ein Gewichtsverlust hinzutritt. Im weiteren Verlauf kommt die anfangs progrediente Symptomatik zum Stillstand, um sich nach meist mehreren Monaten allmählich zurückzubilden, wobei nur selten eine Vollremission eintritt und meist erhebliche Paresen, aber auch sensible Ausfälle und Schmerzen verbleiben.

Klinische, elektrophysiologische, morphologische und Labor-Befunde weisen darauf hin, dass der lumbosakralen Plexo-Radikulopathie eine Mikrovaskulitis mit konsekutiver disseminierter Nervenischämie zugrunde liegt. Hierfür spricht die Ausdehnung des Prozesses, die außer dem Beinplexus selbst oft auch die lumbosakralen Nervenwurzeln sowie die Beinnerven betrifft, gelegentlich selbst thorakale Nervenwurzeln mit einbezieht, mit konsekutiver gürtelförmiger Bauchwandparese.

Diabetische Plexo-Radikulopathien

Besonders bei älteren Diabetikern in der 6. und 7. Lebensdekade tritt eine unilaterale oder asymmetrisch-bilaterale proximale Neuropathie auf, die als diabetische Amyotrophie, proximale diabetische Neuropathie oder diabetische Plexo- Radikulopathie bezeichnet wird. Dyck et al. haben auf die verblüffende Ähnlichkeit der klinischen, elektrophysiologischen und morphologischen Veränderungen mit der oben beschriebenen Idiopathischen lumbosakralen Plexo-Radikulopathie hingewiesen und unterstellen in beiden Fällen eine zugrunde liegende Mikrovaskulitis mit disseminierten ischämischen Läsionen, bevorzugt im Plexus lumbosacralis, aber auch in den lumbosakralen Nervenwurzeln sowie den motorischen und sensiblen Beinnerven.

Initial dominieren nachts exazerbierende Schmerzen bevorzugt am ventralen Oberschenkel. Bereits nach einigen Tagen tritt eine oft erhebliche Muskelschwäche hinzu, die bevorzugt den M. quadriceps femoris betrifft, der in der Folgezeit eine oft ausgeprägte Atrophie entwickelt. Häufig sind auch die Hüftbeuger und die Adduktoren in stärkerem Maße betroffen. Insgesamt manifestiert sich die diabetische Plexo-Radikulopathie in mehr als der Hälfte der Fälle bilateral, wobei z. T. erhebliche Asymmetrien im Schweregrad die Regel sind. Die Schmerzen können monatelang, selten sogar jahrelang persistieren.

Elektromyographisch lassen sich in den betroffenen Muskeln Denervierungszeichen in Form von Fibrillationen und steilen positiven Wellen registrieren. Das Aktivitätsmuster bei Maximalinnervation ist entsprechend dem Ausmaß der Paresen gelichtet. Als Ausdruck einer Mitbeteiligung der Nervenwurzeln zeigt die paravertebrale Ableitung gleichfalls Denervierungsaktivität in mehreren Etagen. Aufgrund der meist vorliegenden diabetischen Hintergrundpolyneuropathie sind die motorischen und sensiblen Nervenleitgeschwindigkeiten

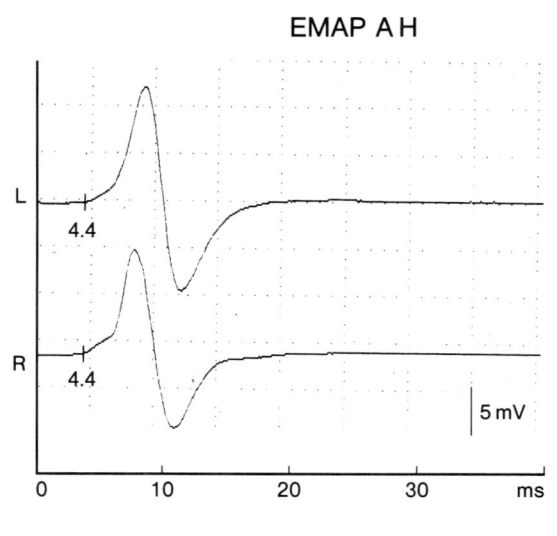

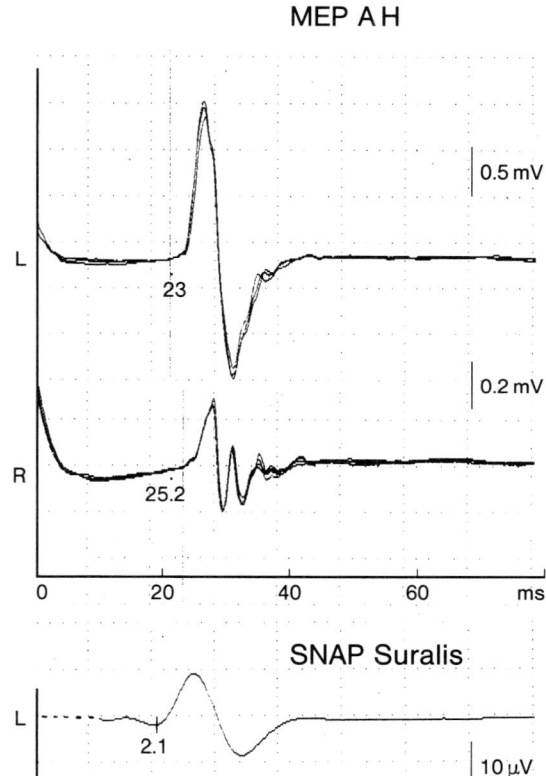

Abb. 247: Radiogene Beinplexusläsion rechts mit leichten sensomotorischen Ausfallerscheinungen
Oben: Bei der motorischen Neurographie des N. tibialis finden sich seitengleich normale EMAP im M. abductor hallucis.
Mitte: Nach Magnetstimulation der Nervenwurzeln L5/S 1 zeigt sich bei Ableitung vom Abductor hallucis rechts ein leicht verzögertes und stark erniedrigtes EMAP (Amplitude 16 % des kontralateralen Vergleichswertes), was auf eine proximale Nervenläsion mit Leitungsverzögerung und partiellem Leitungsblock hinweist.
Unten: Das SNAP des N. suralis rechts ist auf etwa ein Drittel des kontralateralen Vergleichswertes erniedrigt als Hinweis auf eine partielle Axondegeneration (infraganglionär).

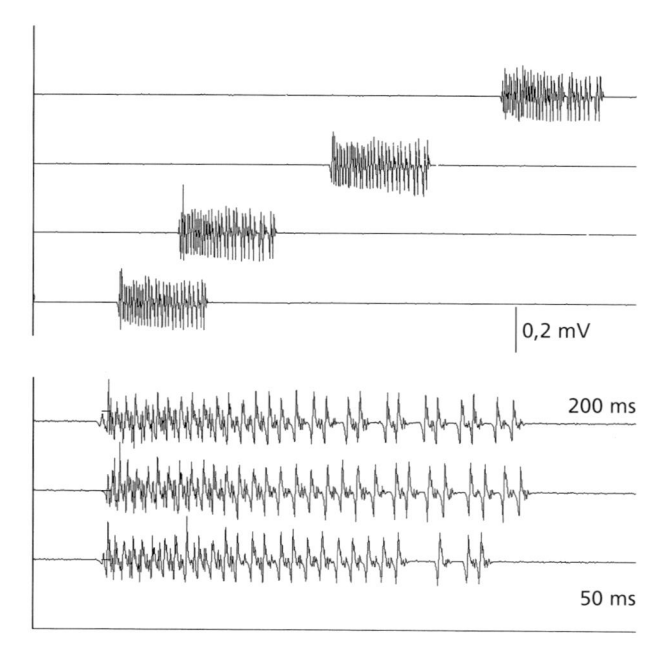

Abb. 248: Radiogene Beinplexusparese
Bei Ableitung aus dem M. quadriceps femoris periodische Serienentladungen (myokymic discharges).
Oben: Kontinuierliche Registrierung mit langsamer Kippgeschwindigkeit.
Unten: Darstellung mit rascherer Kippgeschwindigkeit und Triggerung des Kipps durch die Spontanentladungen.

distal betont verlangsamt. Bei gründlicher klinischer und elektromyographischer Diagnostik finden sich gelegentlich nicht nur Veränderungen im Versorgungsgebiet des Plexus lumbalis sowie der zugehörigen Spinalnerven, sondern auch kranial davon. Nicht selten sind thorako-abdominale Spinalnerven in die Schädigung einbezogen, die manchmal auch schwerpunktmäßig oder isoliert befallen sind (*thorako-abdominale diabetische Schwerpunktneuropathie*). In diesen Fällen wird oft über vom Rücken in die untere Brust, bzw. in das Abdomen ausstrahlende Schmerzen geklagt, und es kann eine uni- oder bilaterale Bauchdeckenparese beobachtet werden.

Hämatome

Während Iliakushämatome lediglich eine Femoralislähmung zur Folge haben, führen Einblutungen unter die Psoasfaszie zu einer Plexus-lumbalis-Läsion. Diese nur selten bilateral auftretenden Blutungen kommen besonders bei diversen Blutgerinnungsstörungen vor, so z. B. bei Hämophilie, Heparin- bzw. Marcumar-Therapie, Verbrauchskoagulopathien oder Thrombozytopenie, wobei leichtere Traumen oder Injektionen in die Bauchdecke als auslösende Faktoren eine Rolle spielen können. Außerdem kommen retroperitoneale Blutungen nach Hyperextensionstraumen der Hüfte und bei Aneurysmarupturen vor. Auch die nach Hüftgelenksoperationen mit nachfolgender Antikoagulation beobachteten Hämatome, die zu isolierten oder schwerpunktmäßigen Plexus-sacralis-Lähmungen führen, sind retroperitoneal lokalisiert.

Die Symptomatik ist durch Schmerzen in der Leiste mit Ausbreitung in die Innenseite des Beins, gefolgt von progredienten sensomotorischen Ausfallserscheinungen charakterisiert, wobei klinisch meist die Quadrizepsschwäche im Vordergrund steht. Bei gezielter Untersuchung finden sich jedoch eine darüber hinaus vorliegende Hüftbeuger- und Adduktorenschwäche sowie Hautempfindungsstörungen nicht nur im Hautareal des N. femoralis, sondern auch des N. cutaneus femoris lateralis.

Aneurysmen und Gefäßstenosen

Während Aneurysmen der intrapelvinen Arterien Kompressionsschäden unterschiedlicher Anteile des Beinplexus hervorrufen können, führen drei unterschiedliche Formen von Durchblutungsstörungen zu einer ischämischen Beinplexusläsion: 1. Vaskulitiden verursachen zwar häufiger eine Mononeuritis multiplex, können aber auch mit einer fibrinoiden Nekrose der Vasa nervorum des Beinplexus einhergehen und neben Schmerzen wechselnde sensomotorische Ausfälle hervorrufen. 2. Versehentliche Injektionen vasotoxischer Substanzen in eine der Glutaealarterien mit retrograden Spasmen und Thrombosen führen nicht nur zu einer ischämischen Beinplexusparese, sondern oft auch zu diagnostisch wegweisenden Weichteilnekrosen am Gesäß (Stöhr et al., 1980). 3. Stenosen im Bereich der Aortenbifurkation bzw. der A. iliaca communis oder interna können außer permanenten ischämischen Beinplexusläsionen mit einer nur belastungsabhängig auftretenden Plexusischämie einhergehen, die sich klinisch als Claudicatio intermittens manifestiert (Stöhr 1995).

Strahlenspätsyndrome

Radiogene Läsionen am Plexus lumbosacralis kommen nach einer Bestrahlung von Uterus-, Rektum-, Blasen- und Ovarial-Karzinomen, malignen Hodentumoren, Morbus Hodgkin und anderen infiltrierend wachsenden Tumoren im kleinen Becken vor. Bei großflächiger Bestrahlung der paraaortalen und iliakalen Lymphknoten über dorsale und ventrale Gegenfelder wurde die Toleranzgrenze der nervalen Strukturen mit 1400 RET errechnet, was einer Einstrahlung von 40 Gy in vier Wochen mit 20-facher Fraktionierung entspricht. Eine Gesamtdosis über 60 Gy hat einen sprunghaften Anstieg der Komplikationsrate zur Folge, möglicherweise auch eine Kombination von externer und intrakavitärer Bestrahlung.

Das Intervall zwischen Abschluss der Bestrahlung und Auftreten der ersten Symptome ist sehr variabel und lag im eigenen Patientengut zwischen 10 Monaten und 14 Jahren (m = 5,2 Jahre). Faktoren, die die Manifestationszeit verkürzen, sind hohe Gesamtdosis, kurzer Bestrahlungszeitraum, geringe Fraktionierung sowie Zweitbestrahlungen.

Erste Symptome der so verursachten Plexusläsion können Schmerzen, Parästhesien, Hautempfindungsstörungen oder Schwächeerscheinungen sein. Das Verteilungsmuster der neurologischen Ausfälle ist variabel, wobei meist der gesamte Plexus lumbosacralis in die

Schädigung einbezogen ist. Häufiger dominieren dabei die Ausfälle vonseiten der lumbalen Plexusanteile, mit Hüftbeuger- und Kniestrecker-Lähmung. Elektromyographisch sind die für Strahlenschäden relativ typischen periodischen Serienentladungen (»myokymic discharges«) von hoher diagnostischer Bedeutung, allerdings nicht immer nachweisbar (▶ Abb. 248). Die motorische und sensible Neurographie sowie die Magnetstimulation sollten stets im Seitenvergleich erfolgen (▶ Abb. 247).

Von der radiogenen Plexopathie muss eine Sonderform von Strahlenspätsyndromen unterschieden werden, die man als *radiogene Amyotrophie* klassifizieren könnte. Diese entwickelt sich besonders nach Bestrahlung der paraaortalen Lymphknotenkette bei Patienten mit malignen Hodentumoren, Lymphom, Hypernephrom und Wirbelkörpermetastasen. Die klinische Symptomatik ist durch eine langsam und schmerzlos einsetzende progrediente schlaffe Paraparese der Beine mit Muskelatrophie, Reflexverlust und Faszikulationen gekennzeichnet. Pathogenetisch muss eine bilaterale Schädigung der lumbosakralen Wurzeln unterstellt werden (Stöhr, 2003).

3.2.4 Läsionen lumbosakraler Nervenwurzeln und Conus-Cauda-Syndrom

Läsionen lumbosakraler Nervenwurzeln zählen zu den häufigsten Indikationen für eine elektromyographische Untersuchung. Die zugrunde liegenden Ursachen sind in Tabelle 13 aufgelistet, wobei es interessante Unterschiede gegenüber zervikalen Wurzelkompressionssyndromen gibt, insofern die diabetische Plexo-Radikulopathie, die Neuroborreliose, aber auch die durch Wirbelsäulenerkrankungen (Osteochondrose, Spondylolisthesis) hervorgerufenen Nervenwurzelsyndrome im Lumbosakralbereich deutlich überwiegen. Außerdem finden sich dort wegen des parallelen Verlaufs der Wurzeln wesentlich häufiger mehrwurzlige Ausfälle, bis hin zum Cauda-equina-Syndrom.

Das größte Problem bei der ätiologischen Zuordnung lumbosakraler Wurzelsyndrome besteht darin, dass nahezu jeder in das Bein ausstrahlende Schmerz als »Ischias« beurteilt wird, sodass tumoröse, metabolische oder entzündliche Ursachen oft lange Zeit unerkannt bleiben oder gar durch Operation eines pathogenetisch belanglosen Bandscheibenvorfalls behandelt werden. Nicht allzu selten werden Patienten mit Tumormetastasen oder Neuroborreliose nach erfolgloser Erstoperation sogar weiteren Eingriffen unterzogen.

Bezüglich der allgemeinen Richtlinien der elektromyographischen Diagnostik von Wurzelläsionen wird auf die Ausführungen bei den Zervikalwurzelläsionen (3.1.4.) verwiesen.

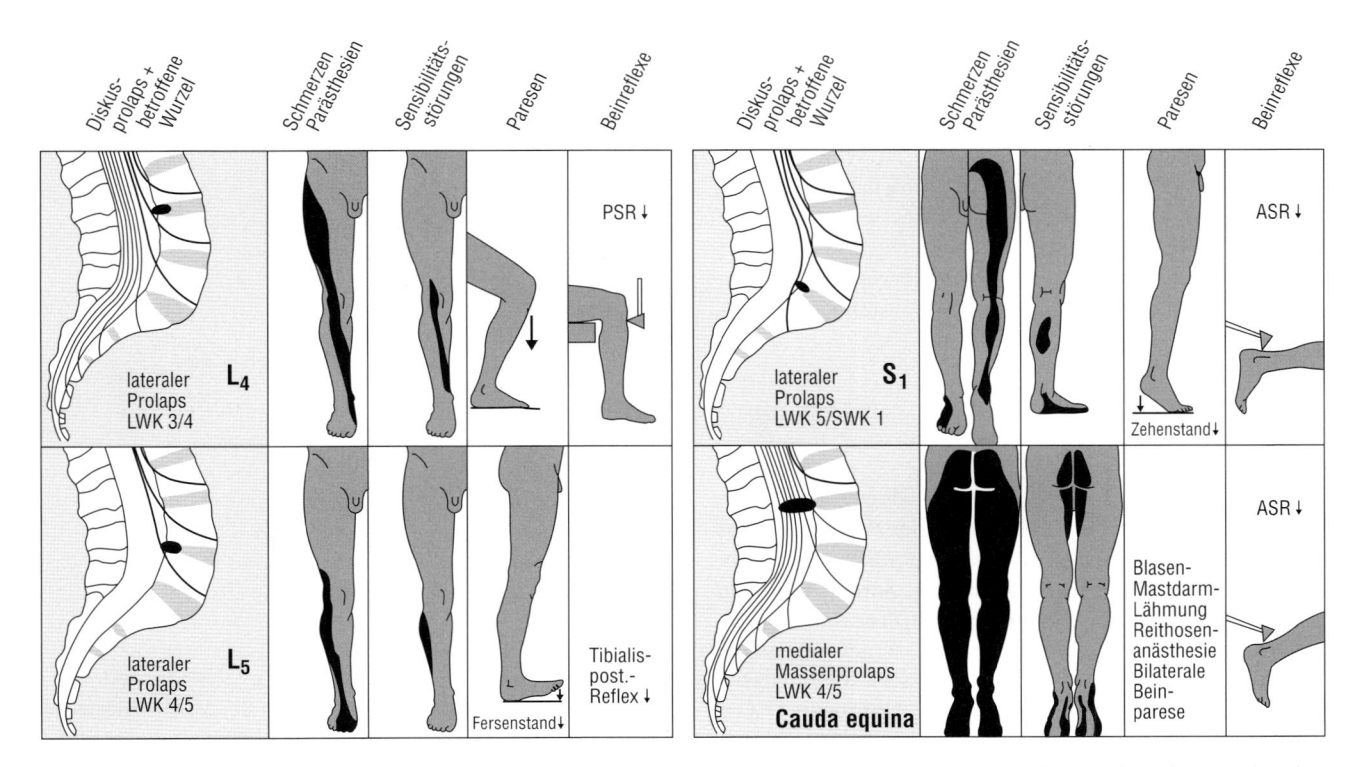

Abb. 249: Synopsis der Schmerzprojektionen, der sensomotorischen Ausfallerscheinungen und der Reflexabschwächungen bei den häufigsten lumbosakralen Wurzelkompressionssyndromen infolge lateraler und medialer Bandscheibenvorfälle

3 Spezielle Krankheitsbilder

Von genereller Bedeutung bei der elektromyographischen Diagnostik lumbosakraler Radikulopathien ist einerseits die Tatsache, dass die meisten Bein- und Beckengürtelmuskeln ihre Innervation über mehrere Nervenwurzeln erhalten und dass andererseits Segmentverschiebungen und Seitendifferenzen in den Innervationsverhältnissen vorkommen (Sharrard, 1964; Phillips und Park, 1991). Dennoch ist beim Gros der Patienten eine zuverlässige Identifikation der betroffenen Wurzel anhand des Ausfallsmusters möglich (Wilbourn und Aminoff, 1988) (▶ Abb. 249).

Der elektrophysiologische Nachweis einer Nervenwurzelläsion ist wegen der Häufigkeit falsch positiver bzw. klinisch irrelevanter CT- und MRT-Veränderungen von besonderer Wichtigkeit (Haig et al., 1993). Von größter diagnostischer Bedeutung ist dabei die *Nadel-Elektromyographie aus den jeweiligen Kennmuskeln* (▶ Abb. 249–254). Dabei wurden die Mm. peronaeus longus und biceps femoris aus der Aufzählung ausgespart, da beide ihre Innervation etwa zu gleichen Teilen aus den Nervenwurzeln L 5 und S 1 beziehen, während die in der Tabelle genannten Muskeln in der Regel ihre Hauptversorgung über die dort genannten Segmente erhalten (Liguori et al., 1992). Zu den Kennmuskeln zählt auch der M. multifidus, der nach der Technik von Haig et al. (1991, 1993) in den Segmenten L 1 bis S 1 untersucht werden kann, wobei die paraspinale Ableitung bereits 7 bis 10 Tage nach Eintritt der Schädigung Fibrillationen und positive Wellen aufdeckt. Außerdem finden sich paravertebral in einem höheren Prozentsatz pathologische Befunde als in der Beinmuskulatur (Kuruoglu et al., 1994)(▶ Abb. 26 und 27).

Dabei muss man allerdings beachten, dass Denervierungspotenziale in spärlicher Ausprägung auch bei asymptomatischen Individuen – besonders im höheren Alter – vorkommen sollen (Date et al., 1996).

Die diagnostische Bedeutung von *SEP-Untersuchungen* zum Nachweis radikulärer Läsionen ist vergleichsweise gering. Sofern solche Messungen erforderlich werden, kann die Stimulation im Zentrum des jeweiligen Dermatoms erfolgen; günstiger sind nach eigenen Erfahrungen allerdings Reizungen sensibler Nerven, die vorwiegend einer Nervenwurzel zugeordnet sind (Liguori et al., 1992; Phillips und Park, 1993):

L 4 – N. saphenus (Malleolus medialis)
L 5 – N. peronaeus superficialis (medialer Fußrücken)
S 1 – N. suralis

Die diagnostische Ergiebigkeit der *Magnetstimulation* hängt im Wesentlichen vom Ausmaß der Paresen ab, und ist bei gering ausgeprägten sensomotorischen Ausfallserscheinungen vergleichsweise niedrig. Sofern allerdings pathologische Befunde erhalten werden, lässt sich eine Differenzierung in laterale Nervenwurzelläsionen (verlängerte periphere Leitungszeit) und mediale Nervenwurzelläsionen (verlängerte »zentral-motorische« Leitungszeit) vornehmen (Bischoff et al., 1993; Linden und Berlit, 1995).

H-Reflexmessungen aus dem M. soleus sind besonders zum Nachweis von S 1-Radikulopathien hilfreich, während die F-Wellen Diagnostik in ihrer diagnostischen Bedeutung umstritten ist. Scelsa et al. (1995) fanden bei 69 % ihrer Patienten mit L 5 und/oder S 1-Läsionen pathologische F-Wellen Befunde, wobei in gleicher Häufigkeit Denervierungszeichen in L 5- bzw. S 1-innervierten Muskeln registriert wurden, sodass kein wesentlicher diagnostischer Gewinn resultierte. Die zusätzliche Berücksichtigung der F-Wellen-Chronodispersion erhöht die diagnostische Ergiebigkeit nicht nennenswert (Mebrahtu und Rubin, 1993). Zudem ist die häufig unterstellte segmentale Zuordnung der Zielmuskeln (Extensor digitorum brevis = L 5, Abd. hallucis = S 1) fragwürdig; so fanden z. B. Liguori et al. (1992) eine Zu-

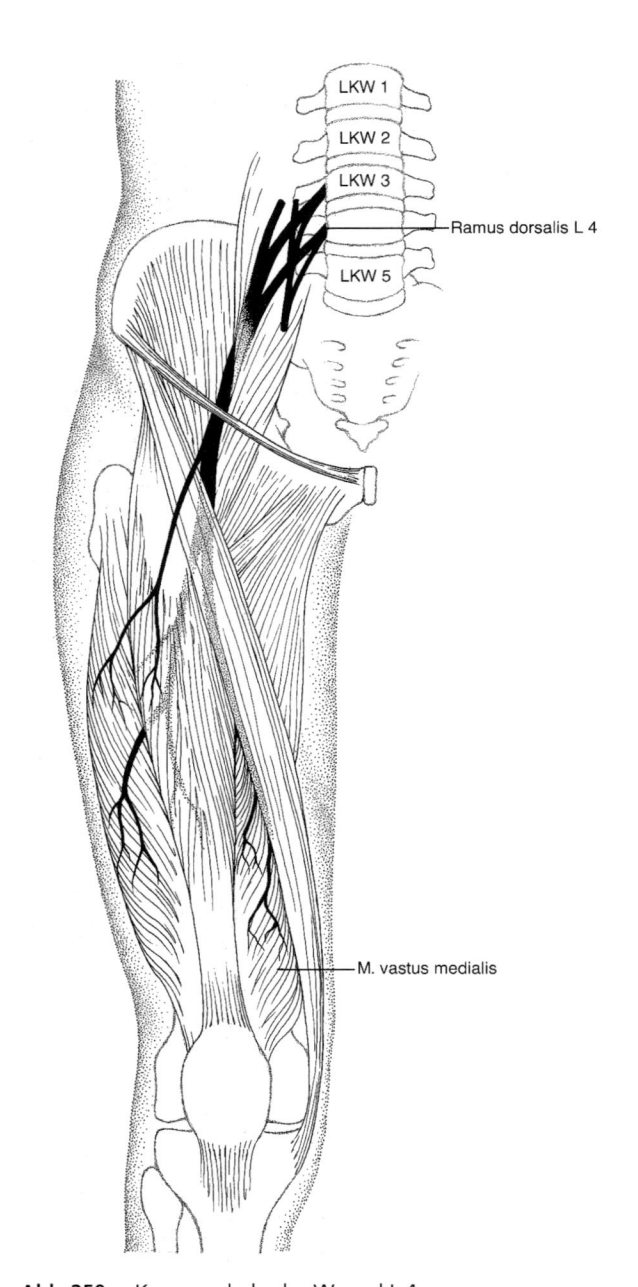

Abb. 250a: Kennmuskeln der Wurzel L 4
Kennmuskel der Wurzel L 4 ist lediglich der M. quadriceps femoris, insbesondere dessen M. vastus medialis. Zur sicheren differenzial-diagnostischen Abgrenzung gegenüber einer Femoralisläsion ist deshalb eine ergänzende Ableitung aus dem M. multifidus des entsprechenden Segmentes erforderlich.

gehörigkeit des Extensor digitorum brevis zur Nervenwurzel S 1 und des Abd. hallucis zur Nervenwurzel S 2.

Die seltenen *L 2*- und *L 3-Läsionen* sind in der Regel durch den Nachweis von Denervierungszeichen einerseits im M. iliopsoas, andererseits in der Adduktorengruppe sowie paravertebral zu diagnostizieren.

Bei der neurophysiologischen Diagnostik von Nervenwurzel-Läsionen ist zu bedenken, dass die meisten der zitierten Aussagen von Patientenkollektiven mit diskogenen Radikulopathien stammen. Nur so ist es zu erklären, dass Methoden wie F-Wellen- und H-Reflex-Untersuchungen sowie SEP- und MEP-Ableitungen als wenig hilfreich (Wilbourn und Aminoff, 1998) oder als möglicherweise nützlich, aber nicht angemessen untersucht (Fisher, 2002), beurteilt werden. Bei andersartigen Radikulopathien, z. B. bei Immunneuropathien mit vorwiegend radikulärer Manifestation, M. Bechterew oder Neuroborreliose, sind die genannten diagnostischen Verfahren von größtem Wert.

3.2.4.1 L 4 – Syndrom (▶ Abb. 250a und 250b)

Eine Schädigung der 4. lumbalen Nervenwurzel ist schwierig von einer partiellen Femoralisparese abgrenzbar, sodass elektrophysiologischen Verfahren eine wichtige diagnostische Bedeutung zukommt. EMG-Ableitungen aus verschiedenen Beinmuskeln sind dabei wenig ergiebig, da der M. quadriceps femoris (vor allem der M. vastus medialis als Kennmuskel des Myotoms L 4) auch bei Femoralisläsionen betroffen ist und der oft zum Myotom L 4 gerechnete M. tibialis anterior vorwiegend zum Myotom L 5 gerechnet werden muss (▶ Abb. 250a und 250b) (Braune und Huffmann, 1991). Eine diagnostische Hilfe ist hier der Nachweis von Fibrillationen und positiven Wellen in den Adduktoren (obwohl diese stärker bei L 3-Läsionen einbezogen sind) und besonders die paravertebrale Ableitung in der entsprechenden Höhe, da der dortige Nachweis von Denervierungsaktivität die Einbeziehung des im Foramen intervertebrale abzwei-

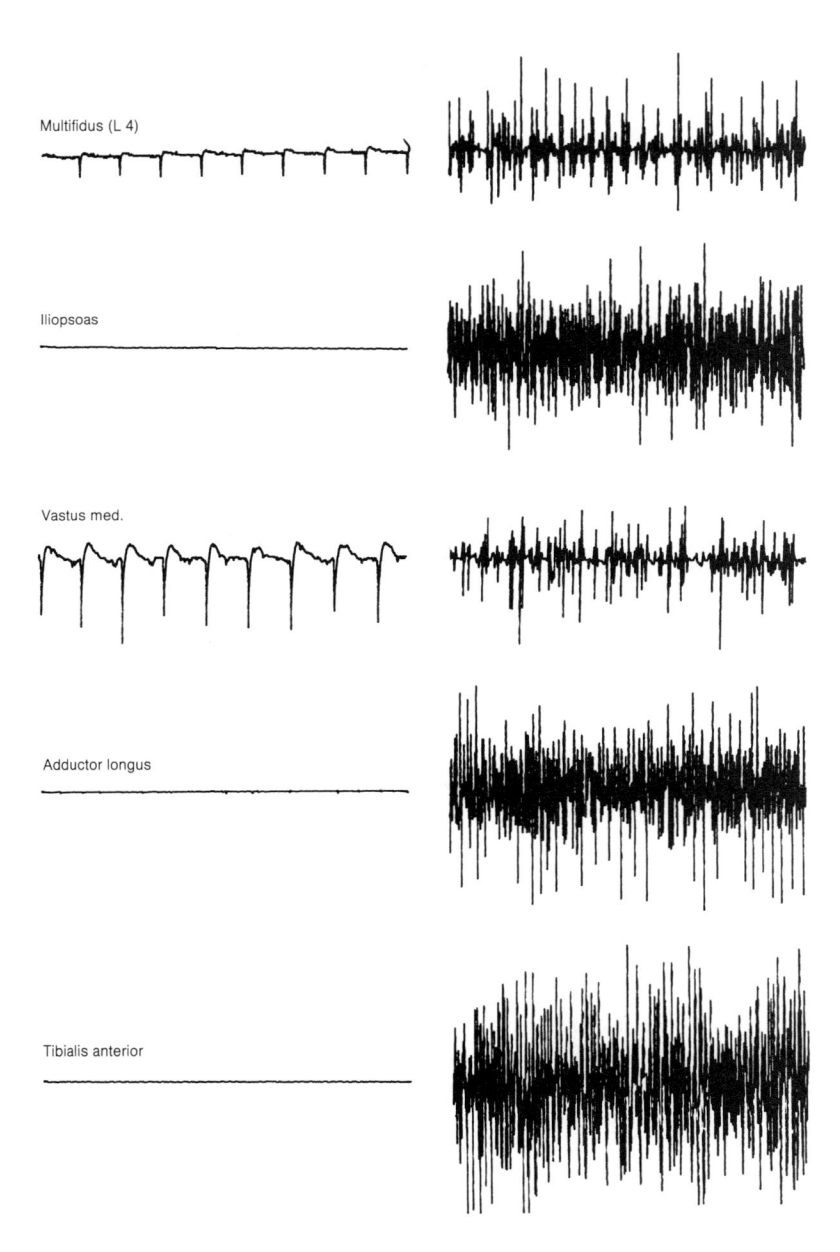

Abb. 250b: L 4-Wurzelkompressions-Syndrom
(Links Spontan-Aktivität [0,1 mV/10 ms], rechts Muster bei Maximalinnervation [1 mV/100 ms].)
Denervierungsaktivität in den Mm. vastus medialis und multifidus (L 4).

genden R. dorsalis des Spinalnerven belegt und eine Läsion des N. femoralis ausschließt.

Allerdings gibt es gelegentlich intrapelvine Femoralis- oder Plexus lumbalis-Läsionen mit Ausbreitung der Läsion bis zum Foramen intervertebrale (z. B. bei einem infiltrativen Prozess im kleinen Becken) oder kombinierte Plexus-Wurzelläsionen, bei denen die paravertebrale Ableitung pathologische Spontanaktivität ergibt und die Mitbeteiligung des N. femoralis bzw. Plexus lumbalis durch eine Erniedrigung des sensiblen Nervenaktionspotenzials des N. saphenus nachgewiesen werden muss.

3.2.4.2 L 5 – Syndrom (▶ Abb. 251 bis 253)

Kennmuskeln des Myotoms L 5 sind die Mm. extensor hallucis longus und tibialis ant., in geringerem Ausmaß auch die übrigen Extensoren am Unterschenkel sowie der M. peronaeus longus. Die Differenzierung einer Schädigung der 5. lumbalen Wurzel von einer Peroneusparese gelingt durch den Nachweis der partiellen Denervierung im tibialisinnervierten M. tibialis posterior, gegenüber einer partiellen Ischiadicusläsion durch Denervierungsaktivität im M. glutaeus medius und im M. multifidus (▶ Abb. 251 und 252). In Zweifelsfällen wird die Diagnose des L 5–Syndroms durch eine normale Amplitude des sensiblen Nervenaktionspotenzials des N. peronaeus superficialis gestützt (natürlich nur, wenn in dessen Hautversorgungsgebiet Sensibilitätsstörungen vorliegen und das zugehörige Spinalganglion nicht in die Schädigung einbezogen ist, was gelegentlich vorkommt (Levin, 1998). Auch eine pathologische Latenzverzögerung der im Extensor digitorum brevis registrierten F-Antwort (Eisen et al., 1977 a; Tonzola et al., 1981) (▶ Abb. 253) oder verzögerte spinale und/oder kortikale somatosensible Reizantworten nach Peroneus-Stimulation (Eisen und Elleker, 1980; Stöhr et al., 2004) können zur Sicherung der Diagnose beitragen (Zur umstrittenen segmentalen Zuordnung des Extensor digitorum brevis siehe oben). Von hoher diagnostischer Bedeutung ist der Nachweis von Denervierungsaktivität in der segmental zugeordneten paravertebralen Muskulatur (Dillingham und Dasher, 2000).

3.2.4.3 S 1 – Syndrom (▶ Abb. 254 bis 256)

Das häufige S 1– Syndrom mit Denervierungszeichen im M. triceps surae wird elektromyographisch durch den Nachweis von Denervierungsaktivität auch im M. glutaeus maximus von partiellen Läsionen der Nn. ischiadicus oder tibialis abgegrenzt. Die Beteiligung der 1. Sakralwurzel an der Innervation des M. multifidus ist zwar umstritten (v. Lanz und Wachsmuth, 1982), jedoch fanden wir bei zahlreichen Patienten mit einem S 1–Syndrom Fibrillationen und steile positive Wellen im kaudalsten Anteil der paravertebralen Muskulatur über dem rostralen Os sacrum (▶ Abb. 255).

Eine wesentliche Hilfe in der Diagnostik eines S 1–Syndroms ist der im Seitenvergleich mit Oberflächen-

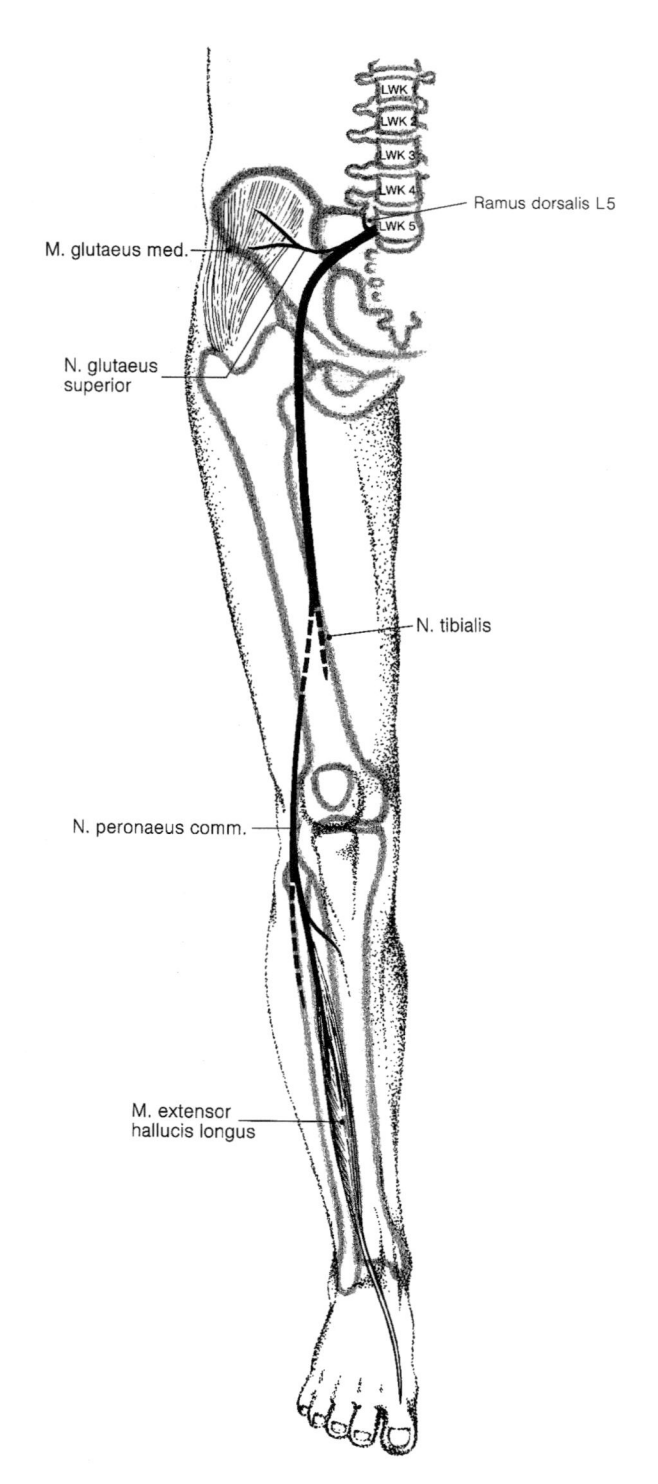

Abb. 251: Kennmuskeln der Wurzel L 5
M. glutaeus medius (N. glutaeus superior), Mm. tibialis anterior und extensor hallucis longus (N. peronaeus), M. tibialis posterior (N. tibialis).

elektroden registrierte H-Reflex im M. soleus, der bei einer Läsion dieser Wurzel meist eine signifikante Latenzverzögerung und eine Amplitudenreduktion aufweist (▶ Abb. 256). Wichtig ist dabei, dass diese Veränderung im Gegensatz zu den elektromyographischen Befunden nicht erst nach 2–3 Wochen, sondern schon in den ersten Tagen nach Auftreten der Schädigung zu erhalten ist und dass auch isolierte Hinterwurzelläsionen damit erfasst werden können. Diagnostisch im Sinne

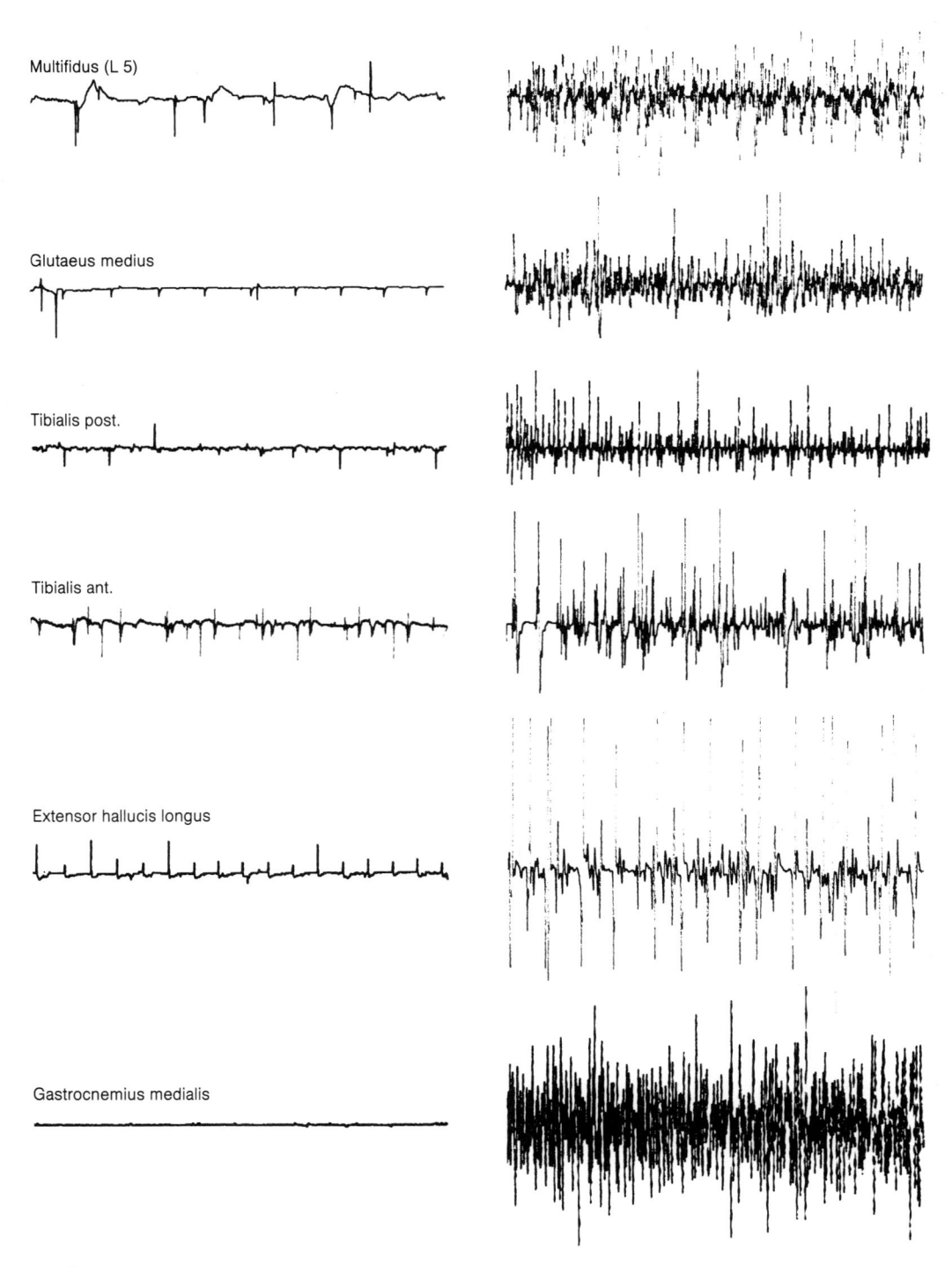

3.2 Umschriebene Nervenläsionen an Bein und Beckengürtel

Abb. 252: L 5-Syndrom
(Links Spontan-Aktivität [0,1 mV/10 ms], rechts Muster bei Maximalinnervation [1 mV/100 ms].)
Ausgeprägte Schädigung der Wurzel L 5 bei lateralem Bandscheibenprolaps.
Denervierungsaktivität in den Mm. multifidus, glutaeus medius, tibialis posterior, tibialis anterior und extensor hallucis longus, mit ausgeprägtester partieller Denervierung im letztgenannten Muskel.

einer S 1–Radikulopathie verwertbar sind dabei folgende H-Reflex-Befunde:

1. Einseitiger Ausfall des H-Reflexes
2. Latenzverzögerung von > 2,2 ms im Vergleich zur Gegenseite. (Nishida et al. [1996] betrachten bereits eine Seitendifferenz von > 1 ms als pathologisch).
3. Erhöhung des Amplitudenquotienten (gesunde zur kranken Seite) auf über 2. (▶ **Abb. 256**)

Zusammengefasst können den einzelnen lumbosakralen Nervenwurzeln – außer dem segmental gegliederten M. multifidus – folgende Kennmuskeln zugeordnet werden

L 2 und 3	M. iliopsoas, Adduktoren
L 4	Quadrizeps femoris, (Adduktoren)
L 5	Tibialis anterior, Extensor hallucis longus, Tibialis posterior, Gluteus medius

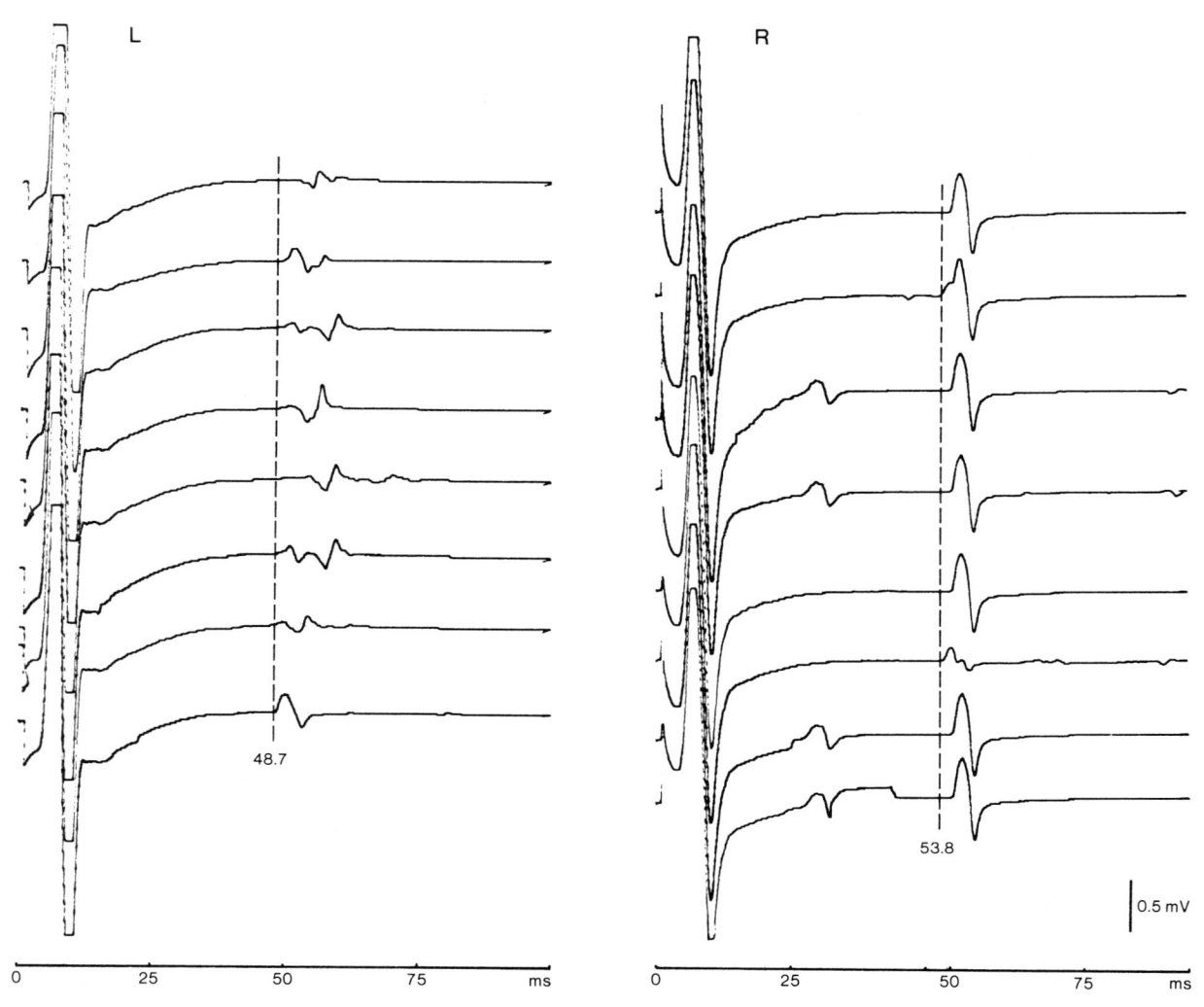

Abb. 253: F-Antworten im M. extensor digitorum brevis bei L 5-Syndrom
Die F-Antworten im linken Extensor digitorum brevis nach distaler Peroneus-Stimulation weisen eine normale Latenz auf, während bei Stimulation auf der betroffenen rechten Seite eine um 5,1 ms längere minimale F-Wellen-Latenz gefunden wird.
(Die bei rechtsseitiger Stimulation mit einer Latenz von 27 ms inkonstant auftretende Reizantwort stellt am ehesten eine späte Komponente des evozierten Muskelaktionspotenzials mit intermittierender Blockierung oder eine A-Welle dar.)

S 1   Triceps surae, Gluteus maximus
S 2   Abd. hallucis (?)

Chronische S 1–Radikulopathien gehen manchmal mit einer langsam progredienten Wadenhypertrophie einher, die auf eine persistierende Spontanaktivität in Form komplexer repetitiver Entladungen zurückgeführt werden muss (Ricker et al., 1988; Krendel et al., 1992).

Besondere diagnostische Schwierigkeiten bereiten Patienten mit Verdacht auf ein lumbosakrales Wurzelkompressions-Syndrom, bei denen bereits eine *Bandscheiben-Operation* vorausgegangen ist. Johnson et al. (1972) fanden, dass präoperative EMG-Veränderungen noch 3–4 Jahre postoperativ nachweisbar waren. Bezüglich der Ableitung aus der paravertebralen Muskulatur ist zu beachten, dass bei manchen Patienten operativ bedingte EMG-Veränderungen noch in einer Entfernung von 3 cm lateral der OP-Narbe gefunden werden, sodass daraus keine diagnostischen Rückschlüsse im Hinblick auf die aktuelle Symptomatik gezogen werden dürfen (See und Kraft, 1975).

Bei *chronischen Arachnopathien*, bei denen klinisch oft radikuläre Reizerscheinungen dominieren, werden öfters Faszikulationen in einem oder mehreren Myotomen – uni- oder bilateral – registriert.

3.2.4.4 Conus-Cauda-Syndrom

Das Conus-Cauda-Syndrom ist durch eine bilaterale Schädigung der lumbosakralen Wurzeln bzw. der entsprechenden Kerngebiete im Lumbosakralmark gekennzeichnet. Zusätzlich zu den bei den Wurzelläsionen L 4, L 5 und S 1 beschriebenen Befunden bestehen – infolge Mitbeteiligung der kaudalen Sakralwurzeln – eine Denervierung des Sphincter ani externus und ein pathologischer Analreflex.

Bei der Abgrenzung gegenüber weiter proximal lokalisierten Läsionen können Messungen des H-Reflexes hilfreich sein. Schließlich können Ableitungen der Reizantworten über der Cauda equina und dem Lumbosakralmark nach distaler Tibialis-Stimulation zur Lokalisierung einer Schädigung beitragen. So zeigt Abbildung 257 von einer Patientin mit Myelitis einen Verlust der S-Antwort (N 22), während das Cauda-Potenzial normal auslösbar ist. Dadurch konnte ein Cauda-Syndrom ausgeschlossen und – im Zusammenhang mit entzündlichen

3.2 Umschriebene Nervenläsionen an Bein und Beckengürtel

(1982) auf eine repetitive Mikrotraumatisierung intramuskulärer Nervenäste bei der Defäkation zurückgeführt wird. Die mittlere Potenzialdauer im M. sphincter ani externus beträgt 6,9 ± 0,3 ms (Bartolo et al., 1983) und ist z.B. bei Patienten mit idiopathischer Stuhlinkontinenz verlängert (9,3 ± 0,2 ms). Hierbei wird eine Dehnungsschädigung des N. pudendus durch eine Beckenbodensenkung vermutet (Parks et al., 1977). Hierzu passt die von Kiff und Swash (1984) gefundene Leitungsverzögerung in distalen Anteilen des N. pudendus nach transrektaler Stimulation dieses Nerven, ebenso wie nach transkutaner Stimulation des Conus medullaris bzw. der Cauda equina in Höhe der Dornfortsätze L 1 bzw. L 4 (▸ Kap. 3.6).

Einer besonderen Erwähnung bedürfen die Patienten mit *neurogener Claudicatio intermittens infolge Spinalkanalstenose*, das oft nur beim längeren Gehen zu Schmerzen und passageren sensomotorischen Symptomen führt, sodass als Grund der hieraus resultierenden Claudicatio intermittens häufig Durchblutungsstörungen der Beine unterstellt werden. Der Schlüssel zu einer korrekten Diagnose liegt in derartigen Fällen in einer guten Anamnese. Die Symptomatik folgt bei der neurogenen Claudicatio intermittens nämlich nicht einer verstärkten Muskelarbeit, sondern beruht auf der bei Extension oder gar Hyperextension der LWS weiter zunehmenden *Enge des Lumbalkanals*. Die Patienten verspüren daher keine Beschwerden beim Radfahren oder beim Bergaufgehen (mit vorgebeugtem Oberkörper), sondern beim Bergabgehen (mit gestrecktem Oberkörper). Außerdem lassen die Symptome beim Vornüberbeugen nach und lassen sich im Stehen durch Hyperextension des Oberkörpers provozieren. In schmerzfreien Intervallen sind sowohl der neurologische Befund, als auch die elektromyographischen Messergebnisse häufig normal oder grenzwertig. Bei manchen dieser Patienten können Untersuchungen vor und unmittelbar nach Provokation der Symptome durch Gehen oder aufrechtes Stehen in Hyperlordose diagnostisch hilfreich sein. So kann bei Einbeziehung der Wurzel S 1 eine uni- oder bilaterale Amplitudenerniedrigung des H-Reflexes im M. soleus nachweisbar werden. Tang et al. (1988) untersuchten die F-Antworten im Extensor digitorum brevis und Abductor hallucis vor und nach dreiminütigem aufrechten Stehen und fanden einerseits eine Akzentuierung vorbestehender Veränderungen der minimalen F-Wellen-Latenz, besonders aber eine teilweise ausgeprägte Verlängerung der F-Wellen-Chronodispersion. Bei normalen Befunden unter Standardbedingungen kann so manchmal eine Kontrolle nach Symptomprovokation weiterhelfen. Außerdem sollen Dermatom-SEP-Untersuchungen diagnostisch hilfreich sein (Snowden et al., 1992).

In Spätstadien eines *Morbus Bechterew* entwickeln sich gelegentlich langsam progrediente Cauda-Syndrome, die mit einer Ektasie des kaudalen Duralsacks sowie Erosionen der umgebenden knöchernen Strukturen einhergehen. Der typische neurophysiologische Befund besteht in einer Impulsleitungsverzögerung im Bereich der Cauda equina, die indirekt mittels F-Wellen, direkt mittels eines Tibialis-SEP nachweisbar ist (Stöhr et al., 2004) (▸ Abb. 258).

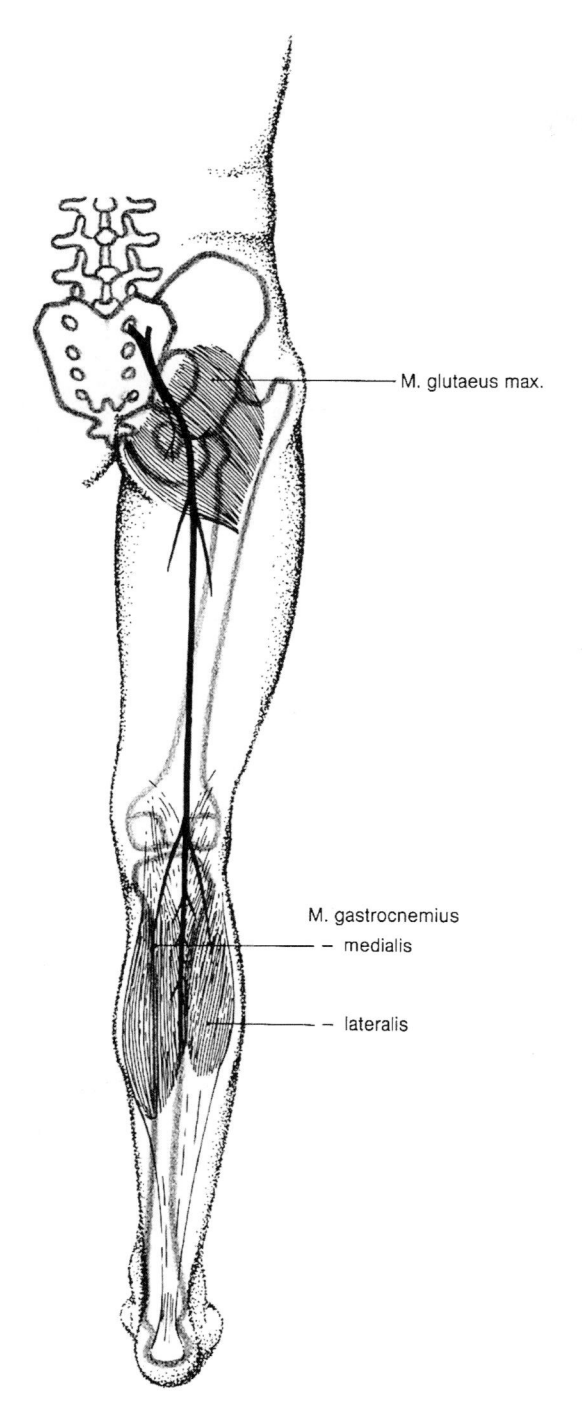

Abb. 254: Kennmuskeln der Wurzel S 1
M. glutaeus maximus (N. glutaeus inferior) und Mm. gastrocnemius medialis und lateralis (N. tibialis).

Liquor-Veränderungen – eine auf das Lumbosakralmark begrenzte Myelitis diagnostiziert werden (▸ Abb. 257).

Pathologische EMG-Befunde im M. sphincter ani externus bestehen nicht nur bei Conus-Cauda-Läsionen, sondern auch bei operativen, traumatischen und spontanen *Läsionen des N. pudendus*. Bei der Interpretation des EMG-Befundes ist zu beachten, dass in diesem Muskel vor allem bei älteren Patienten bereits normalerweise eine etwas höhere Polyphasierate vorliegt als in der Gliedermuskulatur, ein Befund der von Vodušek et al.

3 Spezielle Krankheitsbilder

Multifidus (S 1)

Glutaeus max.

Gastrocnemius medialis

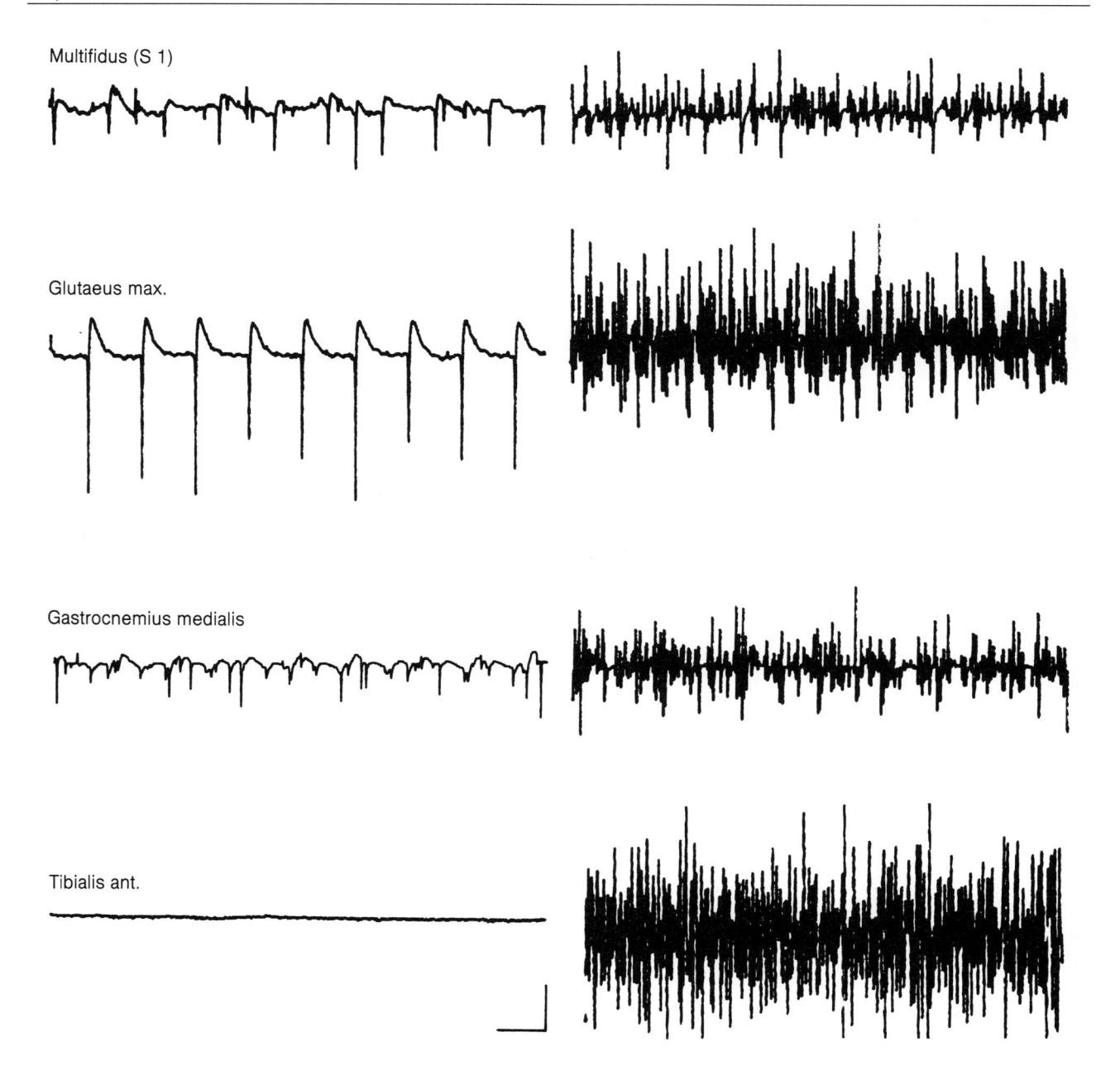

Tibialis ant.

Abb. 255: S 1-Syndrom
(Links Spontan-Aktivität [0,1 mV/10 ms], rechts Muster bei Maximalinnervation [1 mV/100 ms].)
Ausgeprägtes Wurzelkompressions-Syndrom S 1 bei lateralem Bandscheibenprolaps.
Denervierungsaktivität und gelichtetes Aktivitätsmuster bei Maximalinnervation in den Mm. multifidus, glutaeus maximus und gastrocnemius medialis.

3.3 Hirnnervenläsionen

3.3.1 Augenmuskelparesen und Duane-Syndrome

Zur Untersuchung der Augenmuskelnerven (III, IV und VI) existieren weder direkte noch indirekte neurographische Messmethoden, sodass als einziges Verfahren die Elektromyographie der äußeren Augenmuskeln verbleibt. Diese ist zum Nachweis von peripheren oder nukleären Augenmuskelparesen nur in seltenen Fällen erforderlich. Dagegen liefert diese Methode gelegentlich diagnostisch wichtige Befunde bei rein okulären Formen von Myasthenia gravis (▶ Abb. 307) und bei okulären Myopathien (Esslen und Papst, 1961). Da eine Analyse einzelner Muskelaktionspotenziale oft nicht möglich ist, stützt sich die Beurteilung in diesen Fällen ausschließlich auf den Nachweis pathologischer Spontanaktivität sowie die Dichte und Amplitude des Aktivitätsmusters bei Maximalinnervation, was zumindest bei ausgepräg-

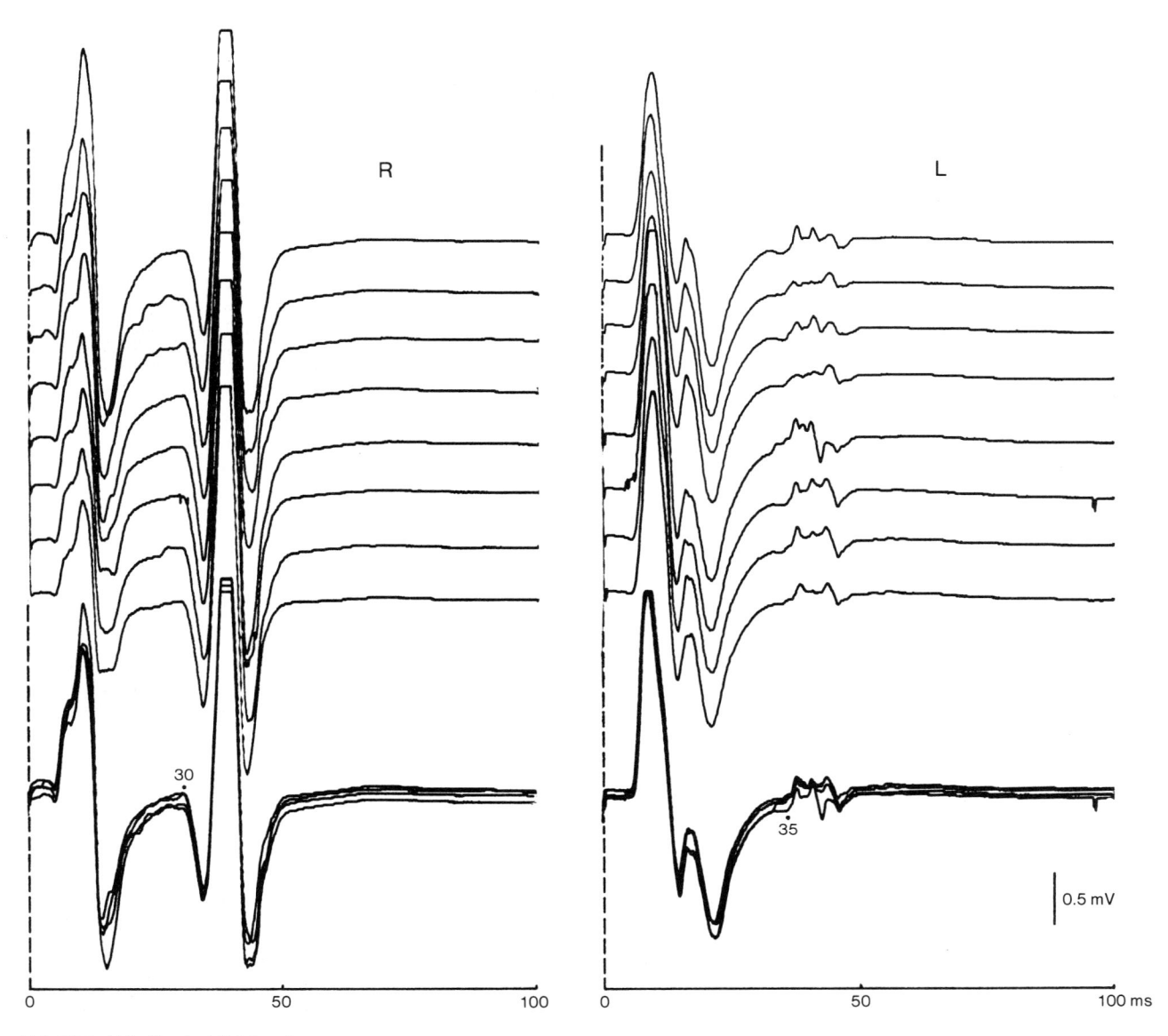

Abb. 256: H-Reflex bei S 1-Syndrom
Signifikante Latenzverzögerung und hochgradige Amplitudenminderung des H-Reflexes bei ausgeprägtem Wurzelkompressions-Syndrom S 1 links mit starker Abschwächung des Triceps surae-Reflexes und deutlicher Hypalgesie im Dermatom S 1.
(Bei der auf der linken Seite erhaltenen späten Antwort handelt es sich – trotz der leichten Formschwankungen – um einen H-Reflex und nicht um eine F-Antwort, da jeder Reiz von dieser Antwort gefolgt war und da bei supramaximaler Reizstärke eine inkonstant auftretende F-Antwort mit einer minimalen Latenz von 38,8 ms registriert werden konnte, während der H-Reflex verschwand.)

ten Paresen zur Differenzial-Diagnose zwischen neurogenen und myogenen Paresen ausreicht.

Eine Domäne der Augenmuskel-Myographie sind der Nachweis und die exakte Analyse von Innervationsanomalien. Diese kommen einerseits erworben bei traumatischen Oculomotoriusparesen mit nachfolgender Fehlsprossung, andererseits angeboren in Form der Duane-Syndrome vor, auf die im Folgenden kurz eingegangen werden soll.

Duane-Syndrome. Die Duane-Syndrome beruhen darauf, dass ein oder mehrere Augenmuskeln bei Blickwendung in deren physiologischer Aktionsrichtung ungenügend aktiviert werden, d. h. ein Innervationsdefizit aufweisen, während sie bei anderen Blickrichtungen eine pathologische Mitinnervation zeigen. Klinisch imponieren diese Bilder meist als einseitige Abducens- oder Internusparese bzw. als Kombination von Externus- und Internusparese, wobei die Koaktivierung antagonistischer Muskeln zu der charakteristischen Retraktion des Bulbus führt.

Im Beispiel der Abbildung 259 zeigt das linke Auge eine Abduktions- und Adduktionsschwäche. Die simultane EMG-Ableitung aus dem Rectus internus und externus dieses Auges demonstriert eine reguläre Aktivierung des Rectus internus bei Rechtsblick, eine Innervationsstille bei Linksblick. Dagegen weist der Rectus externus bei intendierter Abduktion ein starkes Innervationsdefizit auf (was die Abduktionsschwäche erklärt), während er bei intendierter Adduktion kräftig mitinnerviert wird (und dadurch die Adduktion des linken Auges behindert) (▶ **Abb. 259–1**). Als ungewöhnliche zusätzliche

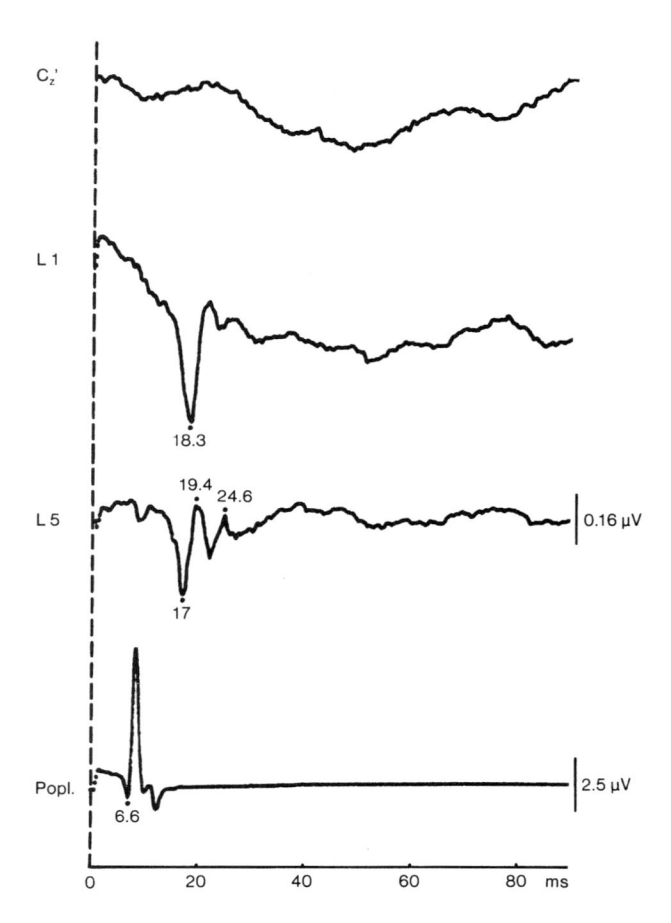

Abb. 257: »Proximale Neurographie« bei Myelitis im Lumbosakralmark
15-jähriges Mädchen mit subakut aufgetretener Paraplegie und Blasen-Mastdarm-Lähmung.
Nach distaler Tibialis-Stimulation finden sich ein normales Nervenaktionspotenzial in der Fossa poplitea und ein normales Cauda-Potenzial oberhalb des Dornfortsatzes L 5. Im Bereich des Dornfortsatzes L 1 ist lediglich eine positive Vorwelle zu erkennen, die dem Eintreffen der Impulswelle über die Hinterwurzeln zugeordnet werden kann; die im Lumbosakralmark generierte S-Antwort (N22) ist ausgefallen, ebenso wie die kortikale Reizantwort. Der Befund spricht für eine Schädigung im Lumbosakralmark mit erhaltener Impulsleitung im Bereich der Cauda equina und der peripheren Nervenabschnitte.

Innervationsanomalie besteht bei extremem Rechtsblick eine Aufwärtsbewegung des linken Auges infolge pathologischer Mitinnervation des linken Rectus superior und Obliquus inferior (▶ Abb. 259–2).

Abbildung 260 demonstriert eine noch komplexere Innervationsstörung mit bevorzugtem Betroffensein der vertikalen Augenbewegungen: Beim Blick von unten nach oben erreicht das linke Auge nicht einmal die Mittelstellung – infolge maximaler Mitinnervation des linken Rectus inferior; darüber hinaus weicht das linke Auge nach innen ab, und es besteht eine Ptose links (A). Die Ptose verschwindet bei Mundöffnung (Marcus Gunn-Phänomen), wobei die Mundöffnung darüber hinaus zu einer pathologischen Mitinnervation einzelner Augenmuskeln führt (B).

Als Nebenbefund zeigt sich ein horizontaler Spontan-Nystagmus nach links mit entsprechenden »bursts« im linken Rectus externus und einer gleichzeitigen Innervationsstille im Rectus internus als Ausdruck der intakten antagonistischen Hemmung (C).

3.3.2 Facialisparese und Facialisspasmus

Periphere Facialisparese. Bei einer Facialisläsion zwischen Kerngebiet und Foramen stylomastoideum sind die *elektromyographischen und neurographischen Untersuchungen* nicht in der Lage, den Ort der Schädigung zu lokalisieren. Lediglich beim Betroffensein einzelner der sich in der ipsilateralen Gesichtshälfte verzweigenden Facialisäste lässt sich durch eine Ableitung aus verschiedenen mimischen Muskeln eine Zuordnung der Schädigung zu einem bestimmten Ast treffen (▶ Abb. 22).

Genauere lokalisatorische und ätiologische Aussagen sind dagegen bei zusätzlicher Magnetstimulation möglich, wobei die zisternale (= kanalikuläre) Stimulation den N. facialis im proximalsten Abschnitt des Canalis facialis erregt (Schmid et al., 1991), während die kortikale Stimulation die Neuronen im motorischen Kortex stimuliert. Bei einer Kombination der genannten Verfahren ergeben sich die folgenden Gesetzmäßigkeiten (Schriefer et al., 1988; Rösler et al., 1989; Glocker et al., 1994):

Bei idiopathischer Facialisparese sowie Zoster oticus besteht selbst bei inkompletten Lähmungen bereits in den ersten Tagen ein Ausfall der Reizantwort bei kanalikulärer Magnetstimulation (▶ Abb. 263), wobei eine Un- oder Untererregbarkeit selbst bei guter Rückbildung monatelang persistieren kann. Ein normales Antwortpotenzial nach kanalikulärer Magnetstimulation schließt eine idiopathische Facialisparese praktisch aus. Die elektrische Facialisreizung zeigt vor Eintritt der Wallerschen Degeneration immer reguläre Befunde; Amplitudenreduktionen finden sich nicht vor dem 4. Tag (siehe unten).

Die Facialislähmung im Rahmen einer Neuroborreliose oder eines Guillain-Barré-Syndroms ist in der Frühphase durch eine erhaltene kanalikuläre Erregbarkeit gekennzeichnet, während die kortikale Magnetstimulation deutlich verzögerte oder ausgefallene Reizantworten zur Folge hat. Darüber hinaus ergibt sich damit der häufige Nachweis einer subklinischen Mitbeteiligung der Gegenseite (Normwerte ▶ Tab. 4e).

Auch die nukleäre Facialisparese ist initial durch pathologische Reizantworten nach kortikaler – und reguläre Reizantworten nach kanalikulärer Reizung charakterisiert.

Von größter diagnostischer Bedeutung ist damit besonders die kanalikuläre Magnetstimulation in den ersten ein bis drei Tagen nach Beginn einer peripheren Facialislähmung. Ist die Reizantwort erloschen oder hochgradig pathologisch, kann von einer idiopathischen Facialislähmung oder einem Zoster oticus ausgegangen werden. Ist die kanalikuläre Erregbarkeit des N. facialis dagegen erhalten und die Reizantwort nach kortikaler Magnetstimulation verändert, muss an eine nukleäre oder hirnstamm-nahe Läsion gedacht werden. Eine

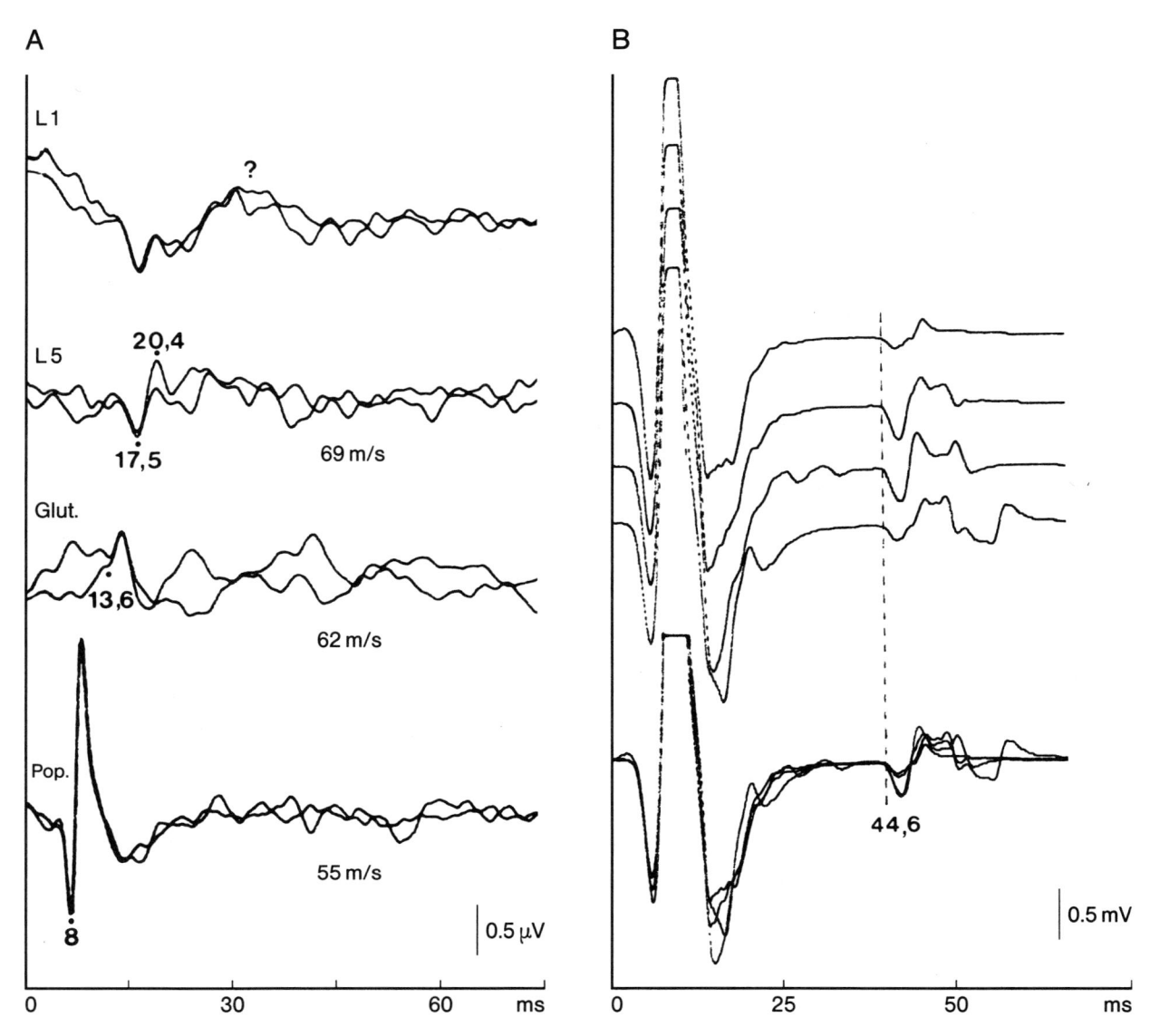

Abb. 258: Cauda equina-Läsion bei Morbus Bechterew
A) Proximale Neurographie des N. tibialis mit normalen Reizantworten in Höhe der Kniekehle, der Gesäßfalte und der kaudalen Cauda equina, jedoch Ausfall der N 22-Komponente vom Lumbosakralmark als Hinweis auf eine zwischen diesem und der kaudalen Cauda equina gelegenen Läsion.
B) F-Wellen im M. soleus links stark verzögert als Hinweis auf eine demyelinisierende Läsion.
Die Kombination beider Befunde (sowie der fehlende H-Reflex im M. soleus beiderseits) ergibt den Nachweis einer demyelinisierenden Läsion im Bereich der Cauda equina. Eine Läsion des Lumbosakralmarks ist aufgrund der erhaltenen, aber stark verzögerten F-Wellen, eine infraganglionäre Läsion aufgrund der normalen SNAP des N. tibialis (Kniekehle) und des N. ischiadicus (Gesäß) auszuschließen.

Neuroborreliose oder ein Guillain-Barré-Syndrom sind besonders beim zusätzlichen Nachweis klinisch latenter kontralateraler Veränderungen wahrscheinlich und sollten zu einer raschen Liquordiagnostik Anlass geben. Für die Feststellung der Prognose einer peripheren Facialislähmung besitzt die elektrische Facialisstimulation die größte Bedeutung; je ausgeprägter die Amplitudenminderung des EMAP, umso größer ist das Ausmaß der Wallerschen Degeneration, sodass man schon frühzeitig (6. bis 8. Tag) Facialisparesen mit guter und schlechter Prognose differenzieren kann.

Facialisparese mit guter Prognose. Der typische Befund einer Facialisparese mit günstiger Prognose ist in Abbildung 261 dargestellt. Es handelt sich bei diesem Beispiel um eine 26-jährige Patientin mit über Nacht aufgetretener kompletter rechtsseitiger Facialislähmung. Am 4. Tag ist das evozierte Summenpotenzial vom M. orbicularis oculi rechts (EMAP right) identisch mit dem der Gegenseite (EMAP left), und auch bei den Kontrollen am 8., 13. und 20. Tag ist nur eine leichtere Amplitudenminderung um maximal 32 % als Hinweis auf die eingetretene Degeneration eines Teils der motorischen Axone zu sehen.

Der Orbicularis oculi-Reflex ist auf der rechten Seite bei den beiden ersten Untersuchungen ausgefallen (entsprechend der Paralyse der mimischen Muskulatur) und kehrt gemeinsam mit der klinischen Besserung knapp 2 Wochen nach Krankheitsbeginn zurück. Die deutlich verzögerte Latenz der frühen und späten Reflexantwort

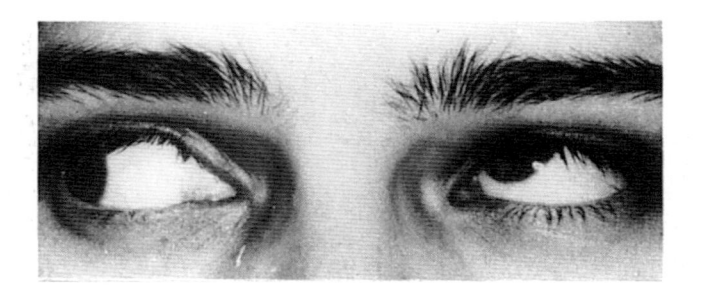

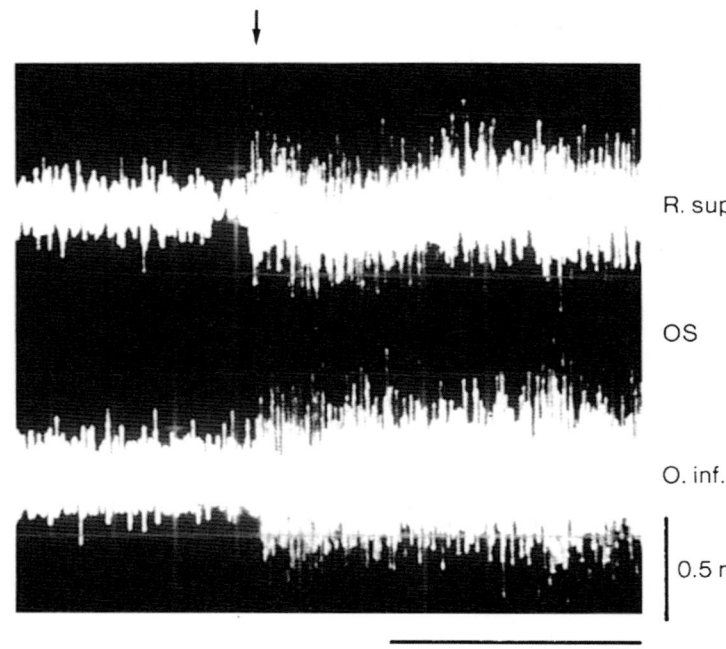

Abb. 259: Duane-Syndrom
Abduktions- und Adduktionsschwäche des linken Auges infolge eines Innervationsdefizits des linken Rectus externus bei Linksblick, einer pathologischen Mitinnervation dieses Muskels bei Rechtsblick.
Oben: Als zusätzliche Besonderheit zeigt sich bei extremem Rechtsblick eine Abweichung des linken Auges nach oben infolge hierbei eintretender pathologischer Mitinnervation des Rectus superior und Obliquus inferior links.
(Die in Abbildung 259 und 260 gezeigten Beispiele stammen von Patienten der Universitäts-Augenklinik Tübingen. Die elektromyographischen Untersuchungen wurden gemeinsam mit Prof. Dr. V. Herzau durchgeführt, der uns freundlicherweise auch die Patientenfotos zur Verfügung stellte.)

weist darauf hin, dass an der Schädigungsstelle nicht nur ein passagerer Leitungsblock, sondern eine segmentale Demyelinisierung mit entsprechender lokaler Impulsleitungsverzögerung auftrat.

Facialisparese mit schlechter Prognose. Schwerwiegendere Schädigungen des N. facialis führen zur Wallerschen Degeneration aller motorischen Axone. In diesem Fall nimmt die Amplitude des EMAP ab dem 3.–4. Tag progredient ab; ab dem 6.–8. Tag ist kein Antwortpotenzial mehr registrierbar (▶ Abb. 262, Zeile 2). Stimulationselektromyographische Untersuchungen zwischen dem 3. und 8. Tag nach dem Auftreten einer kompletten Facialisparese erlauben somit eine frühzeitige Unterscheidung zwischen einer rasch reversiblen Schädigung vom Typ der Neurapraxie (gleichbleibende Amplitude des EMAP) und einer schweren Schädigung vom Typ der Axonotmesis mit einem Verlust des EMAP. Zwischen diesen beiden Extremen gibt es alle möglichen Kombinationen, z.B. ein Leitungsblock von etwa 2/3 und eine Degeneration der restlichen Axone, wie im Beispiel der Abbildung 261. Sofern die Amplitude des EMAP nicht unter 10 % des kontralateralen Vergleichswertes absinkt, ist eine befriedigende spontane Besserung der Parese innerhalb einiger Wochen zu erwarten.

Der Verlust des EMAP nach Facialis-Stimulation und Ableitung vom M. orbicularis oculi (2. Zeile links) bedeutet eine Wallersche Degeneration aller motorischen Axone. Bei der Kontrolluntersuchung in der 13. Woche zeigt sich mit Oberflächenelektroden (3. Zeile) kein eindeutiger Befund. Die ergänzend durchgeführte Nadelableitung (4. Spur) zeigt bei Facialis-Stimulation (links) ein niedriges und aufgesplittertes motorisches Antwortpotenzial von verlängerter Latenz. Bei Stimulation des N. supraorbitalis erscheint eine niedrige und verzögerte frühe und späte Orbicularis oculi-Reflexantwort (rechts).

Beim Seitenvergleich der Amplitude des EMAP ist zu beachten, dass bereits bei Gesunden deutliche Seitendifferenzen gefunden werden sollen (Vogel und Bahlmann, 1990). Diagnostisch verwertbar sind demnach nur ausgeprägte bzw. im Verlauf progrediente Amplitudenminderungen.

Akute periphere Facialisparese – ätiologische Zuordnung und prognostische Beurteilung.
Tag 1–3 Zisternale Magnet-Stimulation: Eine fehlende motorische Reizantwort spricht für eine idiopathische Facialisparese oder einen Zoster oticus, d.h. eine Läsion im Bereich des Felsenbeins. Bei normalem MEP: Läsion rostral des Felsenbeins, d.h. Neuroborre-

3.3 Hirnnervenläsionen

100 ms

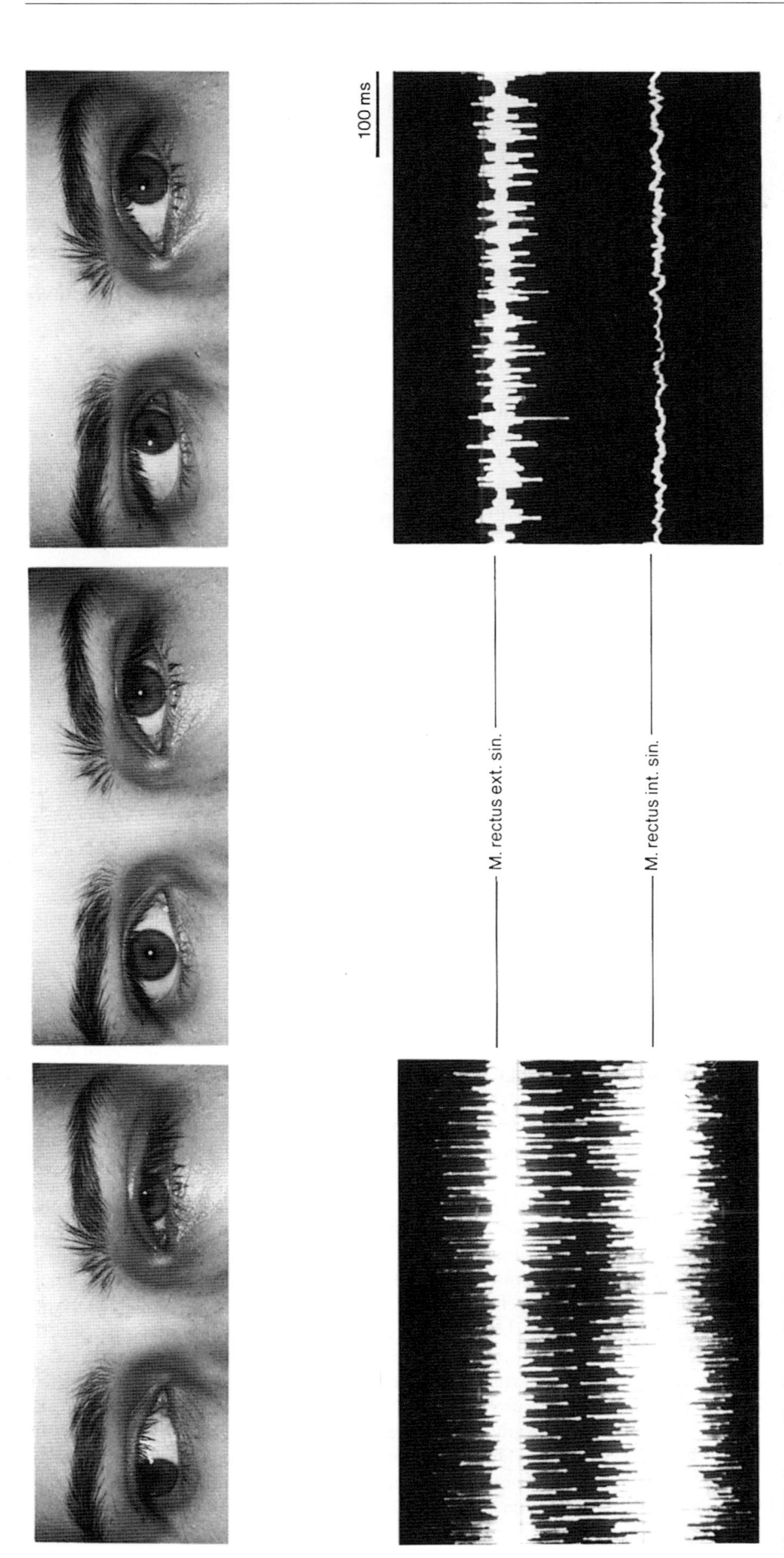

M. rectus ext. sin.

M. rectus int. sin.

Abb. 259: Duane-Syndrom – Fortsetzung

267

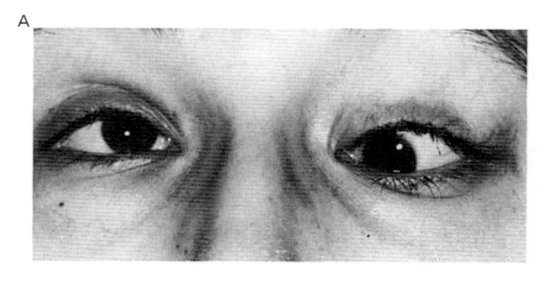

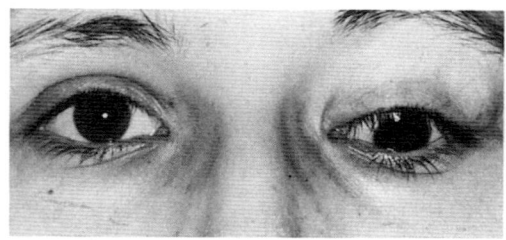

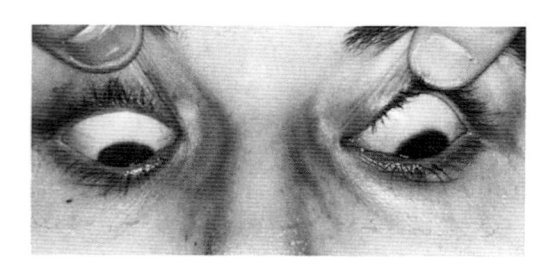

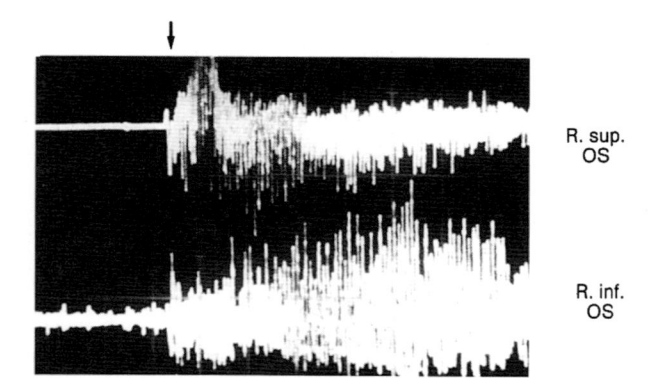

Abb. 260: Duane-Syndrom
A) Beim Blick von unten nach oben erreicht das linke Auge wegen einer pathologischen Mitinnervation des gleichseitigen Rectus inferior nicht einmal die Mittelstellung und weicht gleichzeitig wegen einer pathologischen Mitinnervation des Rectus internus nach innen ab.

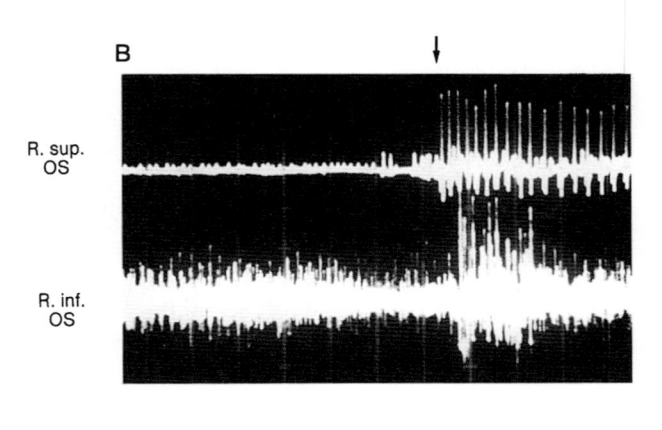

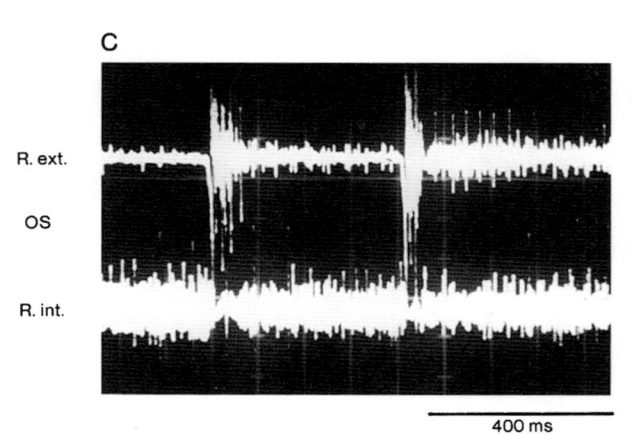

Abb. 260: Duane-Syndrom
B) Bei Mundöffnung (Pfeil) resultiert eine Aktivierung des Rectus superior und inferior links sowie (nicht dargestellt) des M. levator palpebrae, sodass die bei geschlossenem Mund auffällige Ptose links bei Mundöffnung verschwindet (Marcus Gunn-Phänomen).
C) Spontan-Nystagmus nach links mit rhythmischen »bursts« im Rectus externus links bei gleichzeitiger Innervationsstille im Rectus internus.

liose, Guillain-Barré-Syndrom, Meningeosis carcinomatosa oder pontiner Prozess. (Auch bei einer Borreliose und beim GBS kann eine kanalikuläre Untererregbarkeit eintreten, aber erst nach dem dritten Tag.) Der OoR ist unabhängig von der Schädigungslokalisation pathologisch, zeigt aber frühzeitig die Schwere der Funktionsbeeinträchtigung an.

Tag 6–8 Facialisneurographie: Ein Ausfall des EMAP belegt die Degeneration aller Facialisaxone und weist auf eine schlechte Prognose hin (Besserung der Lähmung frühestens nach 3–4 Monaten; in den meisten Fällen resultiert eine Fehlsprossung). Eine EMAP-Amplitude >10 % des kontralateralen Vergleichswerts zeigt, dass ein Teil der Axone nicht degeneriert ist und weist meist auf eine günstige Prognose hin.

Reinnervation nach Facialisparese. Im Fall einer Wallerschen Degeneration der gesamten Faserpopulation des N. facialis tritt in der Regel nach 3–4 Monaten eine Reinnervation der mimischen Muskulatur ein (sofern der Nerv nicht durch ein Trauma oder einen operativen Eingriff eine Kontinuitätsdurchtrennung erlitt). In diesem Fall treten bei elektromyographischer Ableitung zunächst niedrige, oft polyphasische Potenziale auf; bei elektrischer Stimulation des N. facialis wird ein niedriges, meist aufgesplittertes Antwortpotenzial mit verlängerter Latenz registriert. Ebenso sind die Latenzen der frühen und späten Komponente des Orbicularis oculi-Reflexes verlängert (▶ Abb. 262, 3.–5. Zeile).

Die häufig eintretende Fehlsprossung lässt sich elektromyographisch durch eine pathologische Mitinnervation, z.B. der Mm. frontalis und orbicularis oris bei Augenschluss, feststellen. Das Einwachsen der ursprünglich dem M. orbicularis oculi zugehörigen Axone in an-

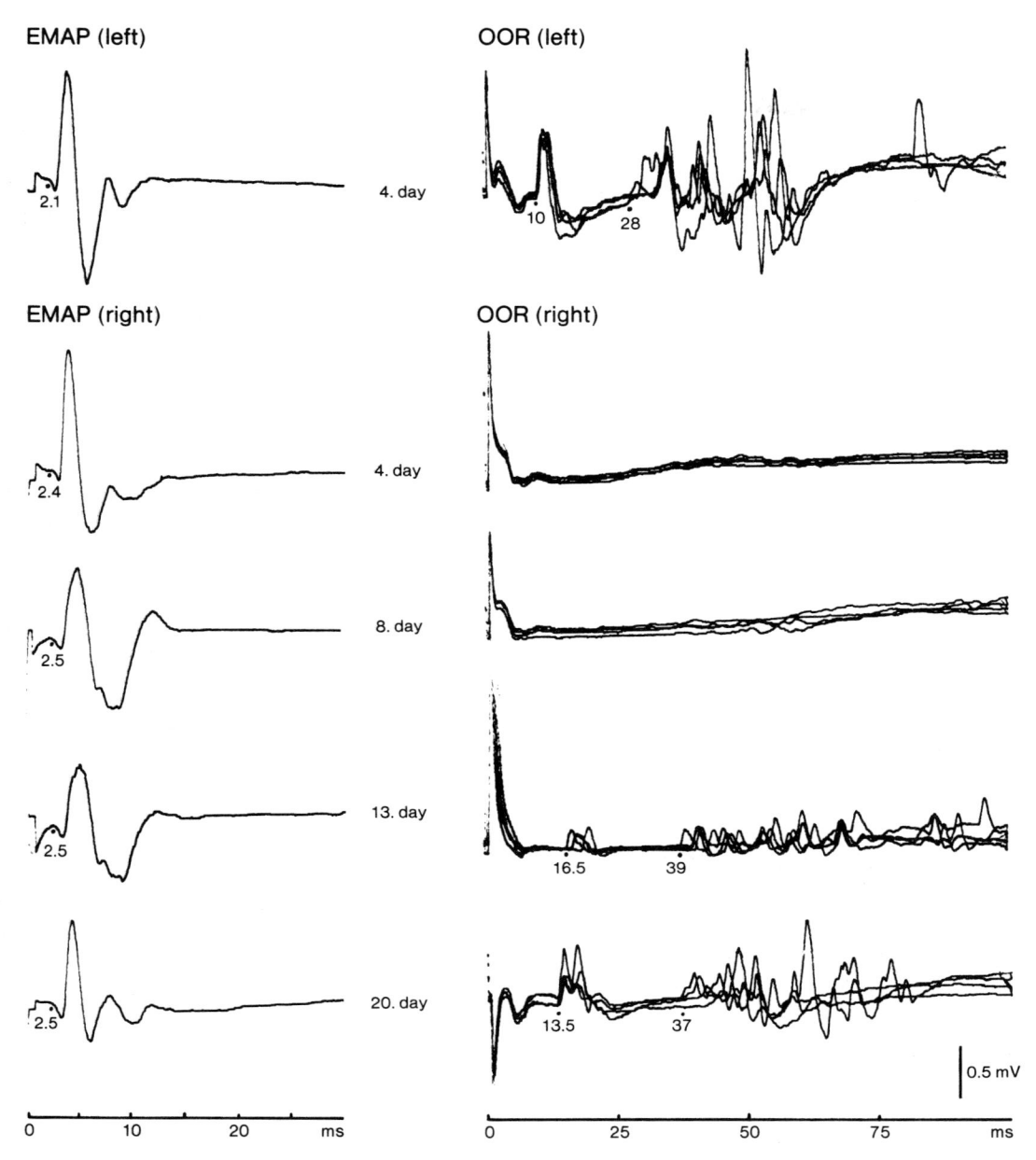

Abb. 261: Idiopathische Facialisparese mit guter Prognose
Komplette periphere Facialisparese rechts mit Ausfall des Orbicularis oculi-Reflexes bei den beiden ersten Untersuchungen am 4. und 8. Tag. Das EMAP vom M. orbicularis oculi rechts nach Facialis-Stimulation zeigt nur eine leichte Erniedrigung (maximal 32 %). Dies bedeutet, dass der größte Teil der motorischen Facialis-Fasern lediglich im Sinne eines Leitungsblocks geschädigt ist (Einzelheiten siehe Text).

dere mimische Muskeln kann sehr exakt mit Hilfe des Orbicularis oculi-Reflexes nachgewiesen werden, da in diesem Fall eine Reflexantwort nicht nur im Orbicularis oculi, sondern darüber hinaus in den übrigen mimischen Muskeln auftritt (▶ **Abb. 264**).

Gelegentlich finden sich bei der klinischen Untersuchung von Patienten mit kompletter Facialisparese Hinweise auf eine Reinnervation der Stirn- und Mundmuskeln, die in Wirklichkeit eine *Pseudo-Reinnervation* darstellt. Diesen Fällen liegt ein Vorwachsen von Facialis-Endästen der Gegenseite zugrunde, wie man leicht durch ipsilaterale und kontralaterale Facialis-Stimulation feststellen kann (▶ **Abb. 265**). (Bezüglich der lokalisationsdiagnostischen Bedeutung des OoR wird auf *Abbildung 170* verwiesen).

Spasmus hemifacialis. Der Spasmus hemifacialis ist klinisch durch spontane klonische, später auch tonische Kontraktionen der mimischen Muskulatur einer Gesichtshälfte charakterisiert. Der korrekten Diagnose kommt heutzutage eine große praktische Bedeutung zu, nachdem wirksame Behandlungsmethoden für dieses oft quälende Leiden bekannt sind. Dem Spasmus hemifacialis liegt eine ektopische Impulsentstehung in Axonen des N. facialis zugrunde, und zwar an der Stelle einer chronischen Nervenkompression mit fokaler Demyelinisierung im Bereich des Kleinhirnbrückenwinkels, z. B. durch eine Gefäßschlinge, selten auch durch einen benachbarten Tumor, ein Facialis-Neurinom oder eine traumatische N. facialis-Läsion. Zusätzlich findet sich – zumindest in fortgeschritteneren Stadien –

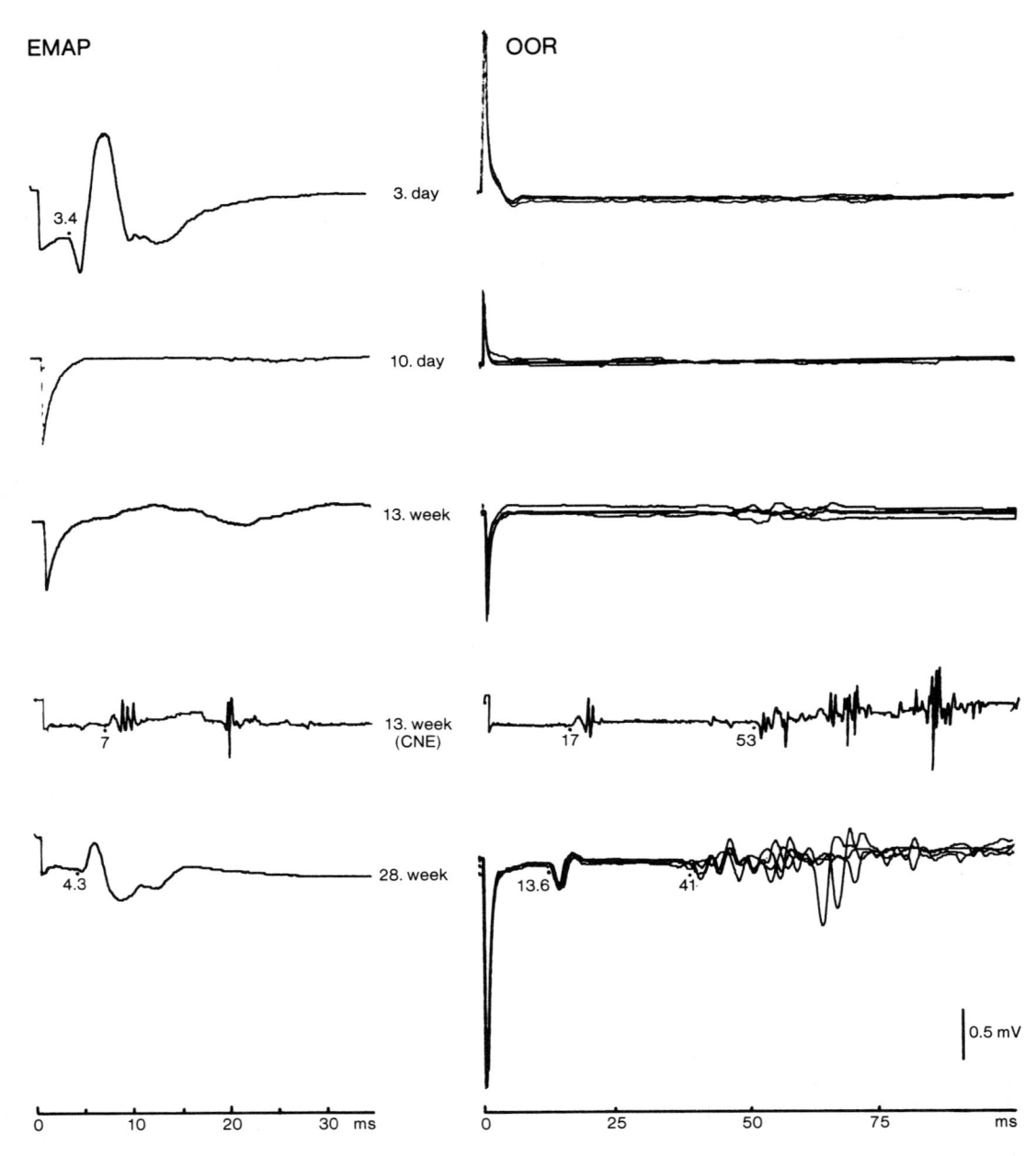

Abb. 262: Idiopathische Facialisparese mit schlechter Prognose
Der Verlust des EMAP nach Facialis-Stimulation und Ableitung vom M. orbicularis oculi (2. Zeile links) bedeutet eine Wallersche Degeneration aller motorischen Axone. Bei der Kontrolluntersuchung in der 13. Woche zeigt sich mit Oberflächenelektroden (3. Zeile) kein eindeutiger Befund. Die ergänzend durchgeführte Nadelableitung (4. Spur) zeigt bei Facialis-Stimulation (links) ein niedriges und aufgesplittertes motorisches Antwortpotenzial von verlängerter Latenz. Bei Stimulation des N. supraorbitalis erscheint eine niedrige und verzögerte frühe und späte Orbicularis oculi-Reflexantwort (rechts).

eine ephaptische Erregungsübertragung auf eine unterschiedlich große Zahl benachbarter Axone, woraus sich die bei elektromyographischer Ableitung aus mindestens zwei mimischen Muskeln typischen synchronen Spontanentladungen in der Muskulatur einer Gesichtshälfte erklären (▶ **Abb. 266A**, links). Unter Hyperventilation – mit entsprechender Zunahme der Hyperexzitabilität – werden die gruppierten Entladungen länger und häufiger, um schließlich in eine tonische Dauerentladung überzugehen, die sich unter einer nachfolgenden Apnoe wieder löst (Nielsen, 1985). Außer solchen spontanen finden sich auch induzierte Entladungen, z.B. in Form einer Nachaktivität bei repetitiver elektrischer Facialis-Stimulation (▶ **Abb. 266C**) oder im Anschluss an eine kräftige Willkürkontraktion (z.B. nach maximalem Augenschluss und »Zähne zeigen« über 15 Sekunden).

Die ephaptische Erregungsübertragung von erregten auf benachbarte Axone manifestiert sich auch in der Ausbreitung einer begrenzten willkürlichen oder reflektorischen Kontraktion (z.B. Lidschluss) auf weitere mimische Muskeln im Sinne einer Mitinnervation (▶ **Abb. 266A** rechts und **Abb. 268**) (Bohnert und Stöhr, 1977; Nielsen, 1985). Diese erfolgt allerdings – in Abhängigkeit von der Aktivität des Fokus – in variabler Weise (▶ **Abb. 266B**) und nicht so konstant wie

3.3 Hirnnervenläsionen

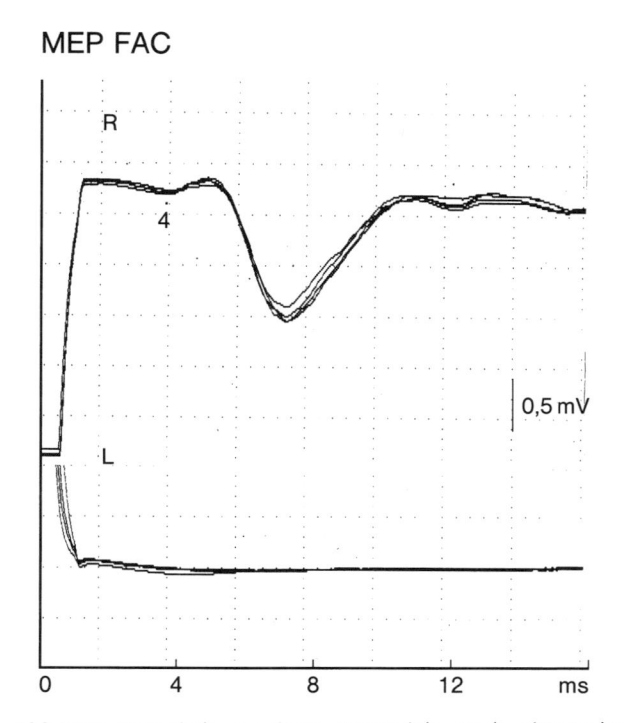

Abb. 263: Motorisch evozierte Potenziale nach zisternaler Magnetstimulation des N. facialis
Seit einem Tag bestehende subkomplette idiopathische Facialisparese links mit Ausfall der motorischen Reizantwort nach zisternaler Magnetstimulation. Auf der Gegenseite normales Antwortpotenzial (Nach elektrischer Stimulation des N. facialis fand sich ein seitengleich normales motorisches Antwortpotenzial).

beim »postparetischen Facialisspasmus«. Dies ist verständlich, da es sich beim Spasmus hemifacialis nur um eine funktionelle (ephaptische) Verbindung zwischen den verschiedenen Facialis-Axonen handelt, während dem »postparetischen Facialisspasmus« eine Fehlsprossung mit konstanter Fehlverknüpfung bestimmter Axone mit bestimmten mimischen Muskeln zugrunde liegt (▶ Abb. 267). Sehr elegant lässt sich dieser Übersprung von Erregungen auch demonstrieren, indem man einen Facialisast (z. B. den Ramus marginalis mandibulae oder den Ramus zygomaticus) stimuliert und nach 8–10 ms eine durch antidrome ephaptische Aktivierung bedingte Reizantwort im M. orbicularis oculi (nach Ramus mandibularis-Stimulation) bzw. im M. mentalis (nach Ramus zygomaticus-Stimulation) ableiten kann (Hopf und Lowitzsch, 1982; Nielsen, 1985). Dieses als »lateral spread response« bezeichnete Phänomen ist allerdings nicht konstant nachweisbar und kann z. B. im unmittelbaren Anschluss an eine starke Spasmusaktivität fehlen (offenbar wegen einer passageren Erregbarkeitsminderung des Fokus). Auch nach operativer Dekompression zeigen die genannten Phänomene eine Besserungstendenz.

Zusammengefasst ergeben sich somit die folgenden elektrodiagnostischen Kriterien eines Spasmus hemifacialis:

1. Intermittierende synchrone Kontraktionen der mimischen Muskulatur einer Seite, denen hochfrequente Entladungen einer variablen Zahl motorischer Einheiten zugrunde liegen (Harper, 1991).
2. Inkonstante synkinetische Reflexausbreitung des OoR auf weitere mimische Muskeln (Bohnert und Stöhr, 1977; Auger, 1979) (▶ Abb. 268).
3. »Lateral spread response« mit ephaptischer Aktivierung z. B. des M. orbicularis oris nach Stimulation des Ramus temporalis (▶ Abb. 269) oder des M. fronta-

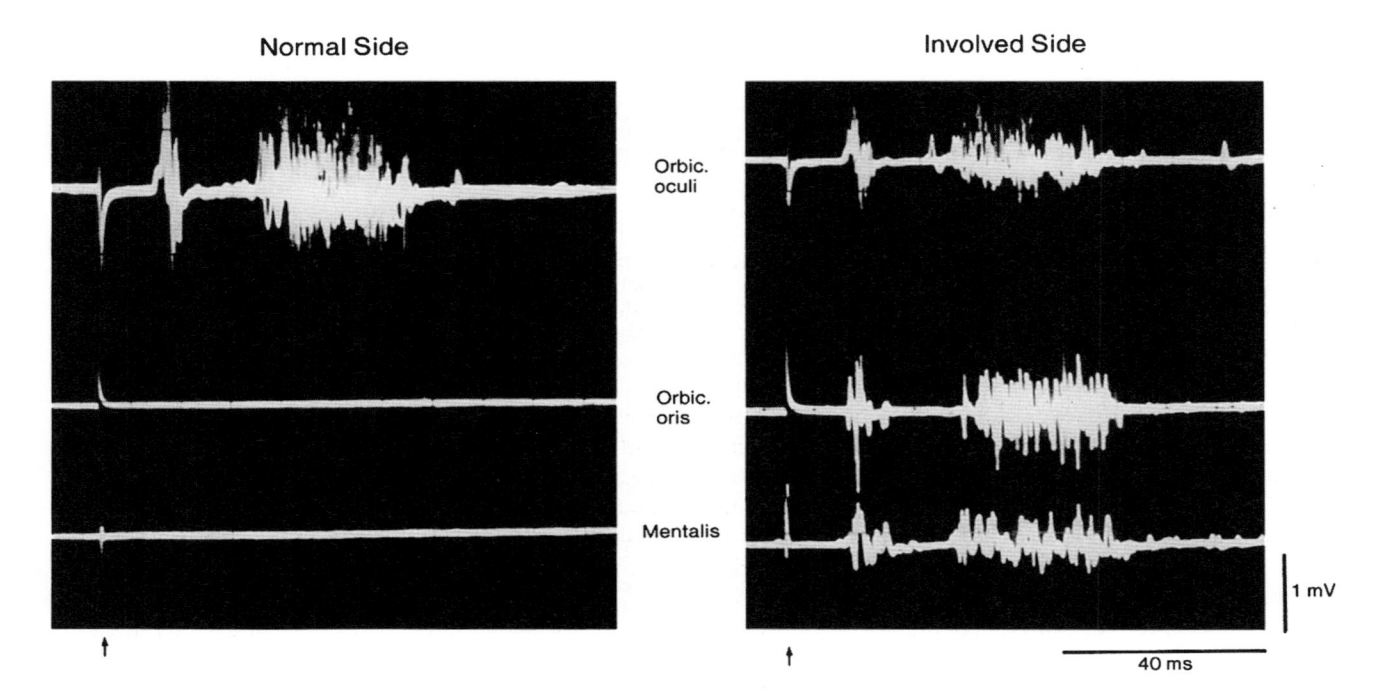

Abb. 264: Orbicularis-oculi-Reflex bei peripherer Facialisparese mit nachfolgender Fehlregeneration
Der Orbicularis oculi-Reflex zeigt auf der betroffenen Seite einerseits eine Amplitudenerniedrigung (als Ausdruck des noch bestehenden Innervationsdefizits), andererseits eine pathologische Ausbreitung der Reflexantwort auf andere mimische Muskeln (als Ausdruck der eingetretenen Fehlsprossung).

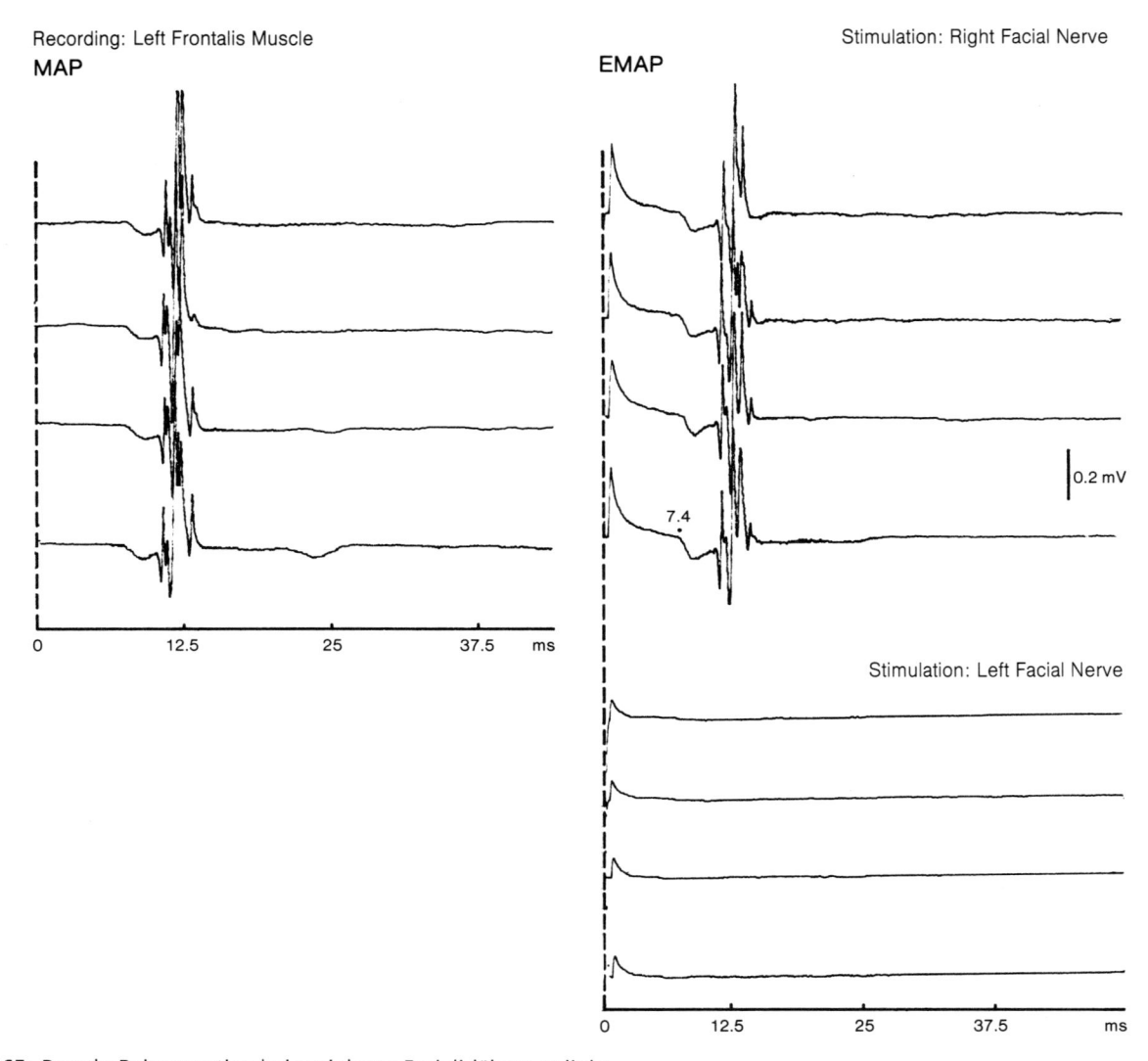

Abb. 265: Pseudo-Reinnervation bei peripherer Facialislähmung links
48-jährige Frau mit seit 2 Jahren bestehender postoperativer peripherer Facialislähmung links. Klinisch finden sich Hinweise auf eine partielle Funktionsrückkehr des M. frontalis sowie des M. orbicularis oris.
Bei Nadelableitung aus dem linken M. frontalis (links) werden mehrere polyphasische Muskelaktionspotenziale (MAP) registriert. Diese sind Ausdruck einer partiellen Reinnervation des Muskels über kontralaterale Facialis-Endäste, da sich nur bei rechtsseitiger, nicht jedoch bei linksseitiger Facialis-Stimulation ein Antwortpotenzial (EMAP) erhalten lässt (rechts).

lis nach Stimulation des Ramus marginalis mandibulae, wobei meist niedrige Reizstärken ausreichen (und Artefakte vermeiden helfen) (▶ **Abb. 269**).

Die Unterscheidung der ephaptischen Antwort (»lateral spread response«) von der frühen Komponente des OoR ergibt sich daraus, dass dieser normalerweise vom Unterkiefer aus nicht auslösbar ist, schon gar nicht mit niedriger Reizstärke, und dass die durch ephaptische Impulsübertragung entstehende Reizantwort mit einer Latenz von 7–11 ms einen nur geringen Jitter aufweist (Sanders, 1989). Allerdings ist nicht immer eine zuverlässige Abgrenzung der lateral spread response von einer wahrscheinlich ephaptisch auf die untere mimische Muskulatur fortgeleiteten R 1–Antwort des Blinkreflexes möglich.

> Abnorme *Erholungskurven der R 2-Komponente* des Blinkreflexes bei Paarreizen werden in 50 % auf der betroffenen und in 20 % auf der nicht betroffenen Gesichtshälfte bei Patienten mit Spasmus hemifacialis gefunden (Eekhof et al., 1996). Beim Rattenmodell des Spasmus hemifacialis geht der lateral spread response nach Stimulation eines Facialisasts eine unmittelbar im Facialiskerngebiet ableitbare pathologische elektrische Aktivität voraus (Kuroki et al., 1994). Beide Beobachtungen sprechen für eine mögliche Hyperexzitabilität auch des Facialiskerngebiets als Mitursache des Spasmus hemifacialis.

Selten bleibt ein Facialisspasmus jahrelang auf einen mimischen Muskel – vor allem den M. orbicularis oculi – beschränkt. Eine eigene Beobachtung von einem persistierenden Facialisspasmus mit klonischen und tonischen Krämpfen ausschließlich im M. frontalis wurde hypothetisch auf eine chronische Kompressionsschädigung des Facialis-Stirnastes zurückgeführt, jedoch ist auch eine isolierte Läsion des betreffenden Faszikels innerhalb des Facialishauptstamms denkbar.

In seltenen Fällen findet sich ein bilateraler Spasmus facialis, für den sich die Bezeichnung »Spasmus bifacialis« anbietet.

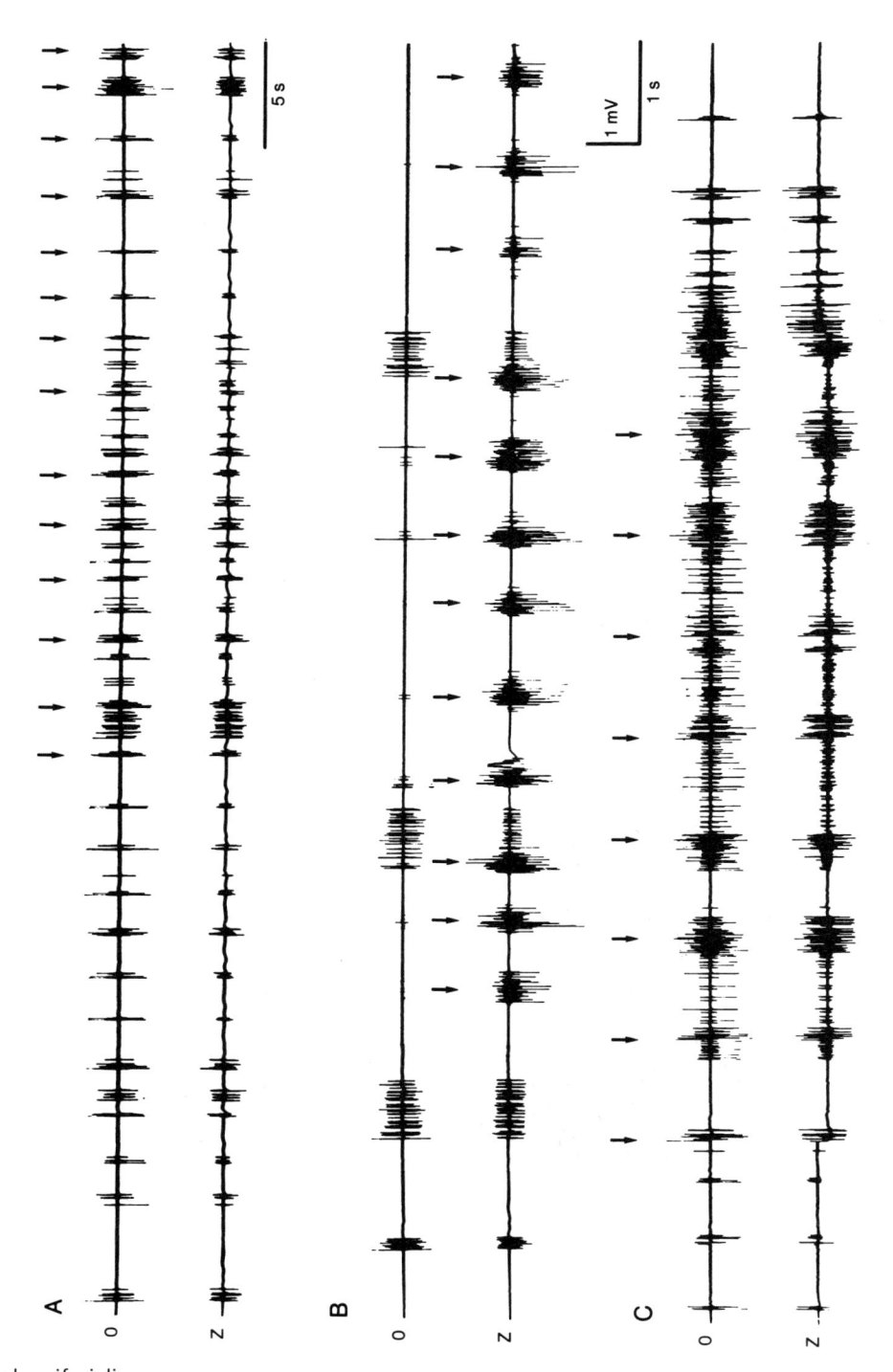

Abb. 266: Spasmus hemifacialis
Seit 2 1/2 Jahren bestehender Spasmus hemifacialis bei einer 53-jährigen Frau ohne sonstige neurologische Auffälligkeiten.
Simultane Nadelableitung aus dem M. orbicularis oculi (O) und dem M. zygomaticus (Z).
A) In Ruhe treten in wechselnden Intervallen simultane Entladungen einzelner oder gruppierter Muskelaktionspotenziale auf (links). Bei repetitivem Augenschluss (Pfeile) resultiert eine pathologische Mitinnervation des M. zygomaticus. (Zwischen der Willküraktivität finden sich spontane Entladungsgruppen.)
B) Bei repetitiver Innervation des M. zygomaticus (Pfeile über der unteren Spur) resultiert keine eindeutige Mitinnervation des M. orbicularis oculi. Die in diesem Muskel registrierten Entladungen stellen spontane Entladungen dar, wie sie bereits vor Beginn der willkürlichen Bewegungen (linkes Bild-Viertel) auftreten.
C) Bei repetitiver 1/s-Stimulation des N. facialis (Pfeile) erfolgt eine allmähliche Zunahme der spontanen Entladungen (zwischen den Pfeilen).

Facialis-Myokymie. Eine Facialis-Myokymie betrifft meist nicht sämtliche mimischen Muskeln einer Seite, sondern nur mehrere benachbarte Muskeln, wobei – z. B. beim Guillain-Barré-Syndrom – ein bilaterales Auftreten möglich ist. Vom äußeren Aspekt her handelt es sich dabei um kontinuierliche undulierende Bewegungen

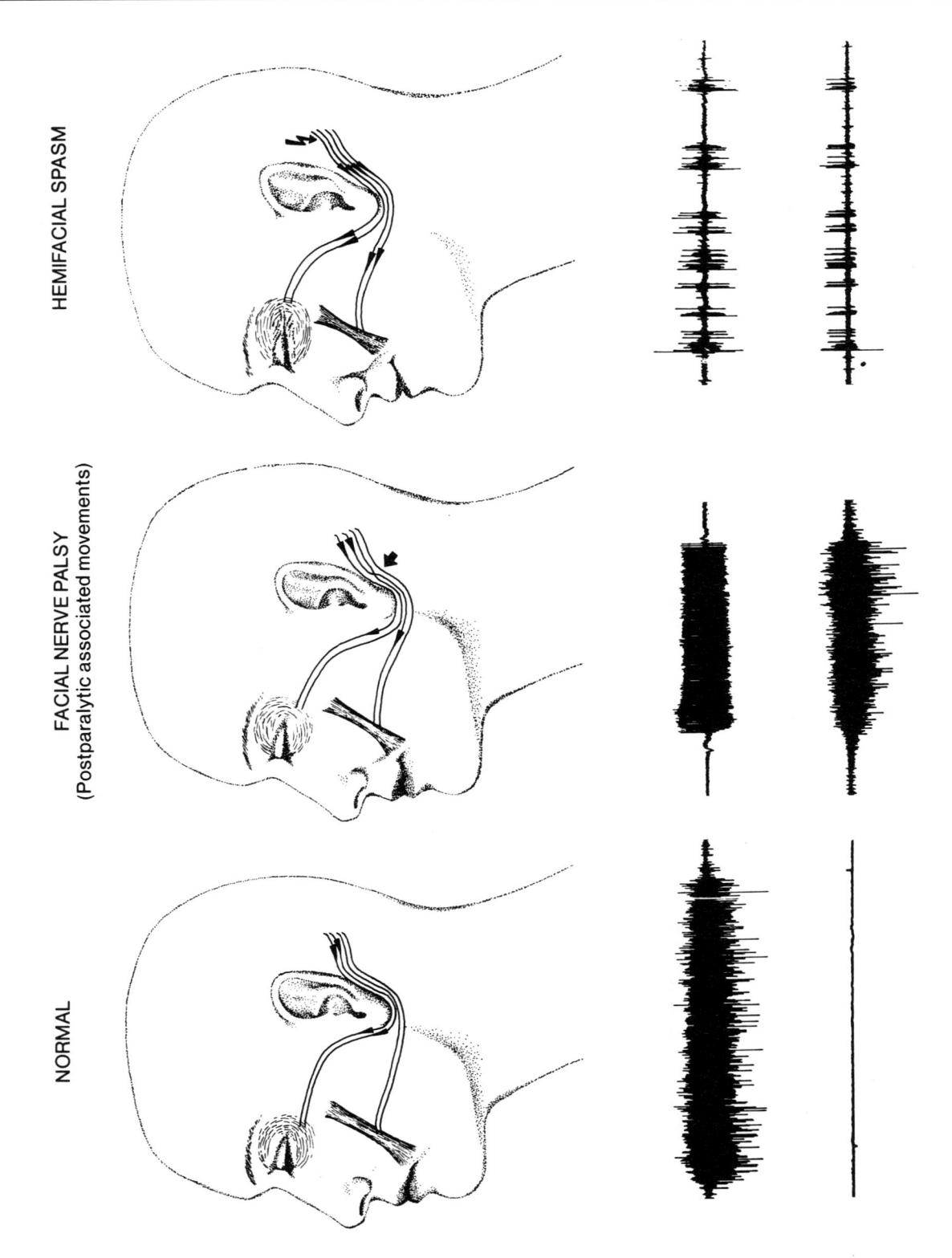

Abb. 267: Pathophysiologie des »postparetischen Facialis-Spasmus« und des Spasmus hemifacialis
Die beiden Spuren unter den Zeichnungen stellen simultane EMG-Ableitungen aus dem M. orbicularis oculi (oben) und dem M. zygomaticus (unten) dar.
Links: Normalerweise resultiert bei willkürlichem Augenschluss eine isolierte Kontraktion des M. orbicularis oculi.
Mitte: Im Anschluss an eine komplette Facialisparese mit nachfolgender Fehlsprossung resultieren bei intendiertem Augenschluss ein unterschiedlich ausgeprägtes Innervationsdefizit im M. orbicularis oculi und eine konstante Mitinnervation anderer mimischer Muskeln, z. B. des M. zygomaticus (postparetischer Facialis-Spasmus).
Rechts: Beim Spasmus hemifacialis tritt eine spontane (d. h. nicht willkürlich oder reflektorisch induzierte) Impulsentstehung in Facialis-Axonen auf; infolge ephaptischer Impulsübertragung auf benachbarte motorische Fasern resultieren simultane Einzel- und Gruppen-Entladungen in den verschiedenen mimischen Muskeln einer Gesichtshälfte.

3.3 Hirnnervenläsionen

Vor Spasmusaktivität   Nach Spasmusaktivität

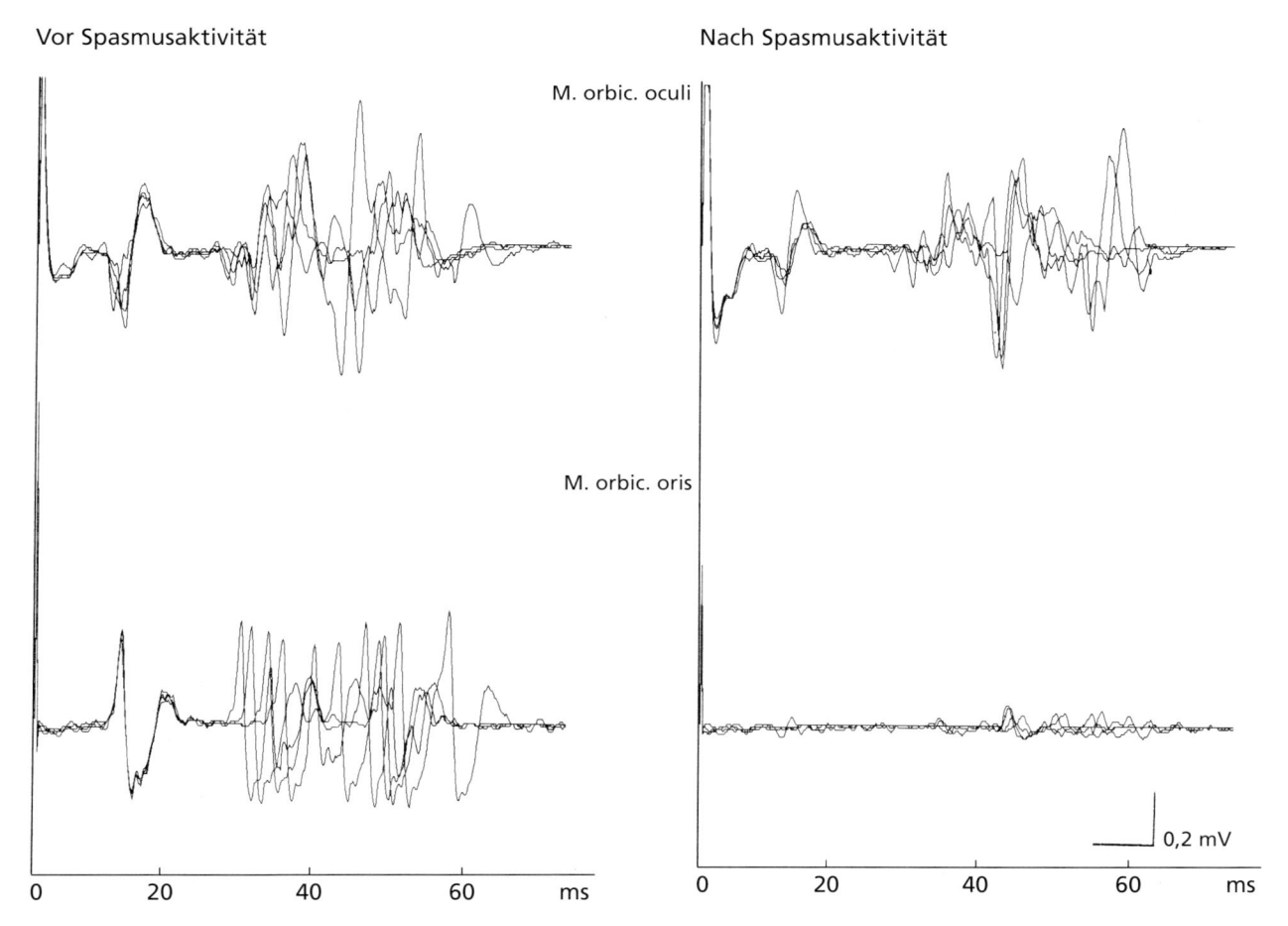

M. orbic. oculi

M. orbic. oris

0,2 mV

Abb. 268: Spasmus hemifacialis
Inkonstantes Überspringen des Orbicularis oculi Reflexes auf den M. orbicularis oris. Zu Beginn der Untersuchung Blinkreflex im M. orbicularis oculi und -oris (linke Bildhälfte). Bei verminderter Exzitabilität des Fokus – z. B. unmittelbar nach ausgeprägter Spasmusaktivität – nahezu fehlende pathologische Reflexausbreitung (rechte Bildhälfte).
Ipsilaterale Stimulation des N. supraorbitalis bei simultaner Ableitung aus den Mm. orbicularis oculi und orbicularis oris.

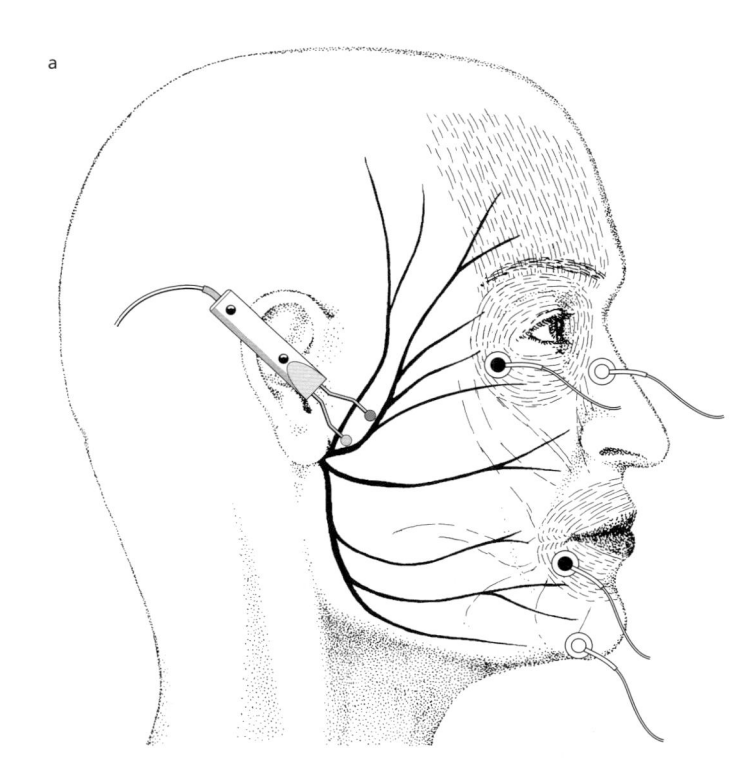

Abb. 269: Lateral spread response
a) Stimulation des R. temporalis mit simultaner Ableitung vom M. orbicularis oculi und M. orbicularis oris.
(Ebenso möglich ist eine Stimulation eines anderen Fazialisastes, z. B. des R. marginalis mandibulae)

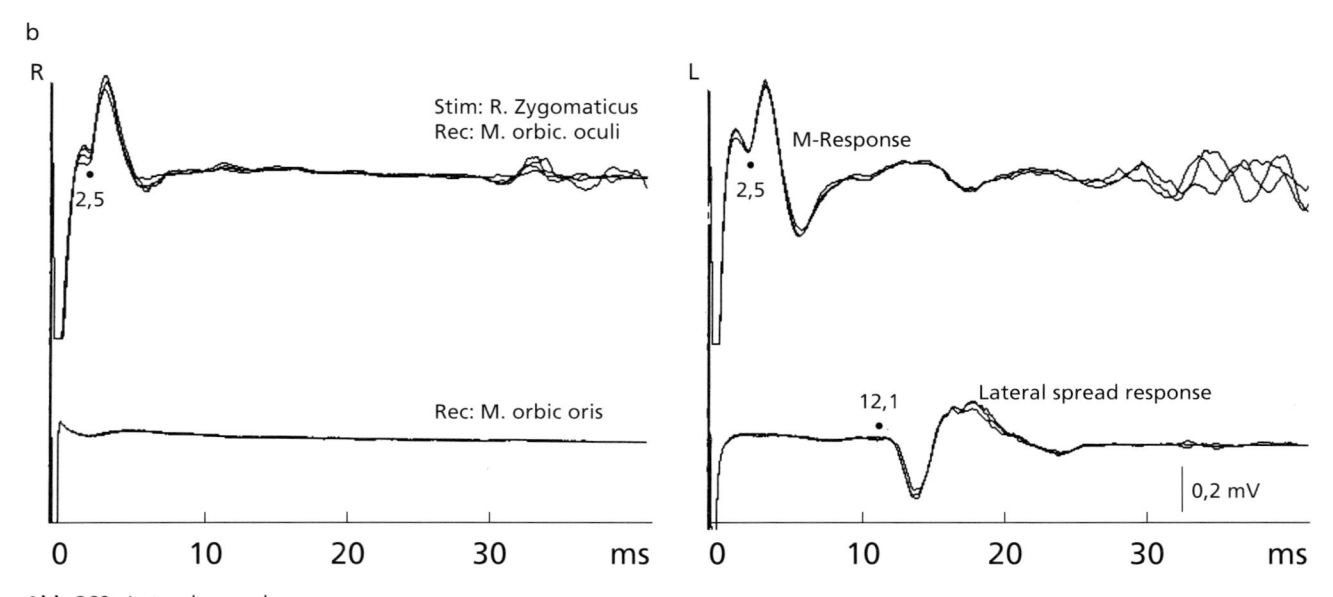

Abb. 269: Lateral spread response
b) Auf der gesunden Seite findet sich lediglich ein evoziertes Muskelaktionspotenzial im M. orbicularis oculi (M-response), während bei Stimulation auf der kranken Seite (L) darüber hinaus eine lateral spread response im M. orbicularis oris registriert wird.

(Muskelwogen). Elektromyographisch finden sich unregelmäßige Spontanentladungen mehrerer motorischer Einheiten in einem oder mehreren mimischen Muskeln. Rhythmische »bursts« einzelner motorischer Einheiten mit Entladungsfrequenzen von 20–200/s werden als typisch angesehen (Horowitz, 1987), werden aber besonders bei Facialis-Myokymien im Rahmen von Hirnstammprozessen oft vermißt (▶ **Abb. 270** und **271**), während sie bei demyelinisierenden Veränderungen im extrapontinen Abschnitt des N. facialis typisch sind (Öge et al., 1996).

Eine Facialis-Myokymie kann somit einerseits bei intrapontinen Läsionen (wie MS-Herden oder Tumoren [Gutmann, 1991]), andererseits bei demyelinisierenden Läsionen des N. facialis auftreten, wobei die elektromyographisch registrierten Spontanentladungen uneinheitlich sind und nur bei den extrapontinen Facialisläsionen dem Typ der repetitiven Serienentladungen (»myokymic discharges«) entsprechen.

Hereditäre kongenitale Ptose

Die Unfähigkeit die Augen zu öffnen, kann auf einer unwillkürlichen Aktivierung des M. orbicularis oculi, wie beim Blepharospasmus, oder auf einer Inhibition des M. levator palpebrae beruhen, aber auch auf einer paradoxen Innervation des M. orbicularis oculi beim Augenöffnen (▶ **Abb. 272**).

3.3.3 Sonstige Hirnnervenläsionen

N. trigeminus. Die seltene Schädigung der Portio minor (V 3) lässt sich durch eine EMG-Ableitung aus dem M. masseter sowie durch Registrierung des Masseterreflexes im Seitenvergleich erfassen (▶ **Kap. 2.3.2**, S. 175). Der Nachweis einer Läsion des N. ophthalmicus (V 1) gelingt durch die Messung des Orbicularis oculi-Reflexes in der bereits beschriebenen Weise (▶ **Kap. 2.3.1**, S. 171 und **Abb. 170**). Gelegentlich findet sich dabei (z. B. im Rahmen eines Zoster ophthalmicus) ein isolierter Verlust der frühen Reflexantwort.

Innervationsanomalien können zur Fehldiagnose einer *Masseterparese* führen, wie bei dem in Abbildung 273 dargestellten Fall eines 67-jährigen Mannes mit einer Tumormetastase im Pons mit nukleaerer Facialisparese und Masseterparese rechts. Die EMG-Ableitung aus dem M. masseter zeigte allerdings keine Denervierungszeichen und der Masseterreflex war seitengleich normal. Des Rätsels Lösung ergab sich aus dem Aktivitätsmuster bei repetitivem Öffnen und Schließen des Mundes: im rechten M. masseter wurde nur bei Mundöffnung Willküraktivität registriert und nur dabei war ein Kieferöffnungsreflex abzuleiten. Der M. temporalis rechts zeigte sich von der Innervationsanomalie nur partiell betroffen.

Mastikatorischer Spasmus

Ein dem Spasmus hemifacialis vergleichbares Syndrom stellt der Spasmus masticatorius dar, bei dem es spontan oder ausgelöst durch Willkürinnervation – z. B. beim Sprechen oder Kauen – zu einer abrupt einsetzenden einseitigen Verkrampfung der Kaumuskulatur kommt (Pfister und Stöhr, 1997). Pathogenetisch ist eine fokale Demyelinisierung des motorischen Trigeminusastes mit Ephapsenbildung dafür verantwortlich (▶ **Abb. 321**).

N. accessorius (▶ **Kap. 3.1.2.1.**, ▶ **Abb. 207**)

N. hypoglossus. Die seltenen Läsionen des N. hypoglossus sind durch eine elektromyographische Ableitung aus der ipsilateralen Zungenhälfte anhand der üblichen Kriterien erfassbar, wobei sich die Diagnose wegen der Schwierigkeit einer Potenzialanalyse vorwiegend auf die Erfassung pathologischer Spontanaktivität und des Aktivitätsmusters bei maximalem Herausstrecken der Zunge stützt.

BLEPHAROSPASMUS

Orbic. oculi

Orbic. oris

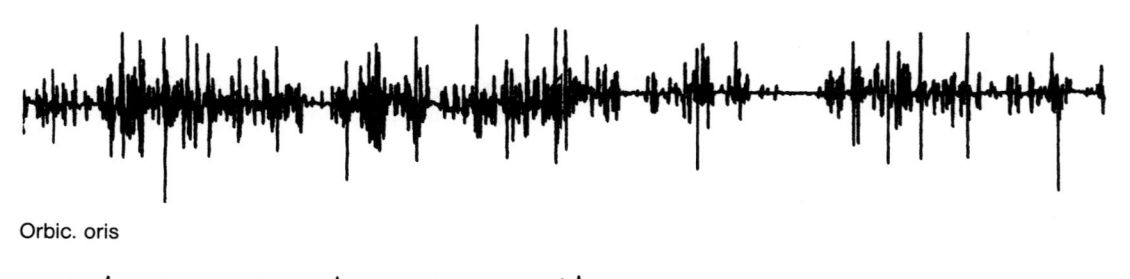

FACIALIS MYOKYMIE

Orbic. oculi

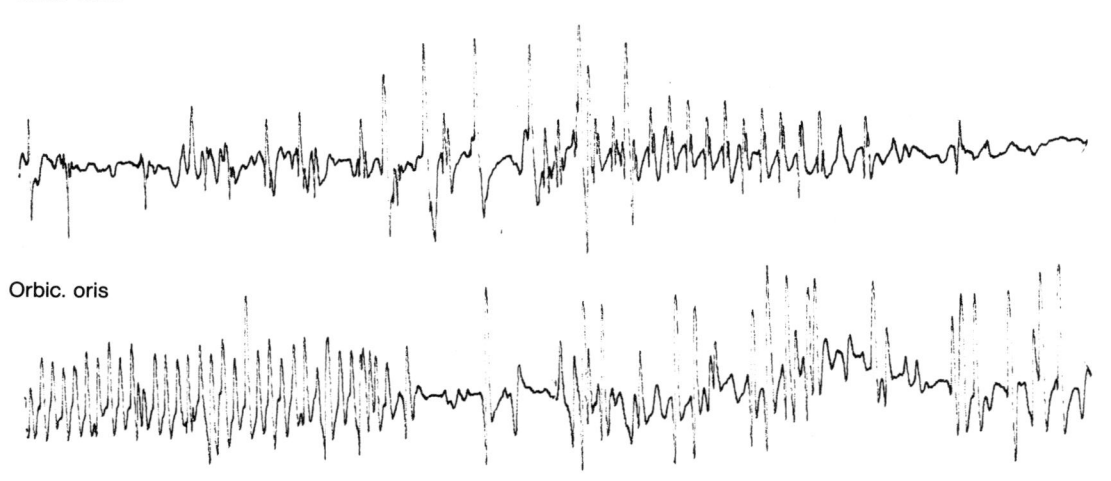

Orbic. oris

Abb. 270: Blepharospasmus und Facialis-Myokymie
Der *Blepharospasmus* ist elektromyographisch durch eine meist auf den M. orbicularis oculi beschränkte und bilateral-synchrone tonische Muskelaktivität gekennzeichnet. Stärke und Dauer dieser Aktivität sowie Länge der dazwischenliegenden Ruhephasen variieren stark in Abhängigkeit von der Ausprägung des Krankheitsbildes. Im M. orbicularis oris – untere Spur – werden keine unwillkürlichen Potenziale registriert.
Die *Facialis-Myokymie* betrifft häufig mehrere benachbarte mimische Muskeln (ein- oder beidseitig), aber nicht alle Muskeln einer Gesichtshälfte wie der Facialis-Spasmus. Es besteht eine kontinuierliche irreguläre Entladung mehrerer motorischer Einheiten mit gelegentlicher salvenartiger Zunahme der Entladungsfrequenz einzelner MAP, einschließlich gelegentlicher Doppelentladungen oder kurzer Bursts. Bei simultaner Registrierung aus zwei oder drei mimischen Muskeln derselben Gesichtshälfte zeigt sich eine fehlende Synchronizität der Entladungen (siehe linker und rechter Bildrand).
Die Aufzeichnung des Blepharospasmus stammt von einer 78-jährigen Patientin mit einem diffusen zerebralen Gefäßprozess.
Die Facialis-Myokymie entwickelte sich bei einer 24-jährigen Patientin halbseitig nach einer leichten hypoxischen Hirnschädigung. Nachdem in zwei neurologischen Kliniken die Diagnose eines Facialis-Spasmus gestellt worden war, erfolgte die Einweisung in eine neurochirurgische Klinik zur »Janetta-Operation«. Die präoperative Kontrolle führte zur Revision der Diagnose.

3.4 Ausgebreitete Neuropathien

Die allgemeinen elektromyographischen und neurographischen Kriterien generalisierter Neuropathien wurden bereits in Kapitel 2.2.3 (S. 153) dargestellt, sodass in den folgenden Abschnitten nur noch auf spezielle Veränderungen bei bestimmten Krankheitsbildern eingegangen wird.

3.4.1 Polyneuropathien

Polyneuropathien sind ausgebreitete, oft symmetrisch angeordnete Läsionen des peripheren Nervensystems, die vorwiegend motorische, sensible oder autonome Anteile betreffen können, allerdings häufig die unterschiedlichen Anteile in wechselnden Kombinationen einbeziehen. Ursächlich spielen entzündliche und metabolische Prozesse die Hauptrolle, während Paraproteinämien und hereditäre Formen ganz zurücktreten. Alkoholische Polyneuropathien zählen in einigen Statistiken zur zweithäufigsten Ursache; ob es sich dabei um alkoholtoxische Einflüsse handelt, oder ob nicht eher begleitende Fehl- und Mangelernährungen eine wesentliche Rolle spielen, ist umstritten.

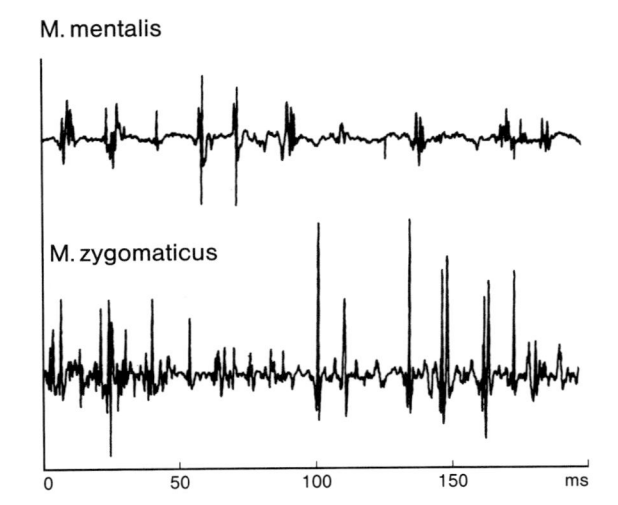

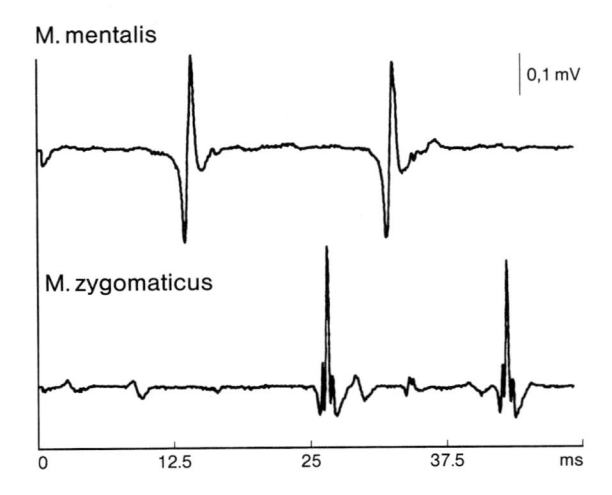

Abb. 271: Facialis-Myokymie der rechten unteren Gesichtshälfte bei Multipler Sklerose

32-jähriger Patient mit drittem Schub einer Multiplen Sklerose und kontinuierlichem Muskelwogen der rechten Wangen-, Mund- und Kinnpartie. Die simultane EMG-Ableitung aus den Mm. mentalis und zygomaticus major zeigt irreguläre Spontanentladungen mehrerer motorischer Einheiten, mit seltener burstartiger Zunahme der Entladungsfrequenz einzelner motorischer Einheiten und fehlender Synchronizität der Entladungen in verschiedenen Muskeln (Oben bei langsamer, unten bei rascher Kippgeschwindigkeit).
Diese Abbildung von einem Patienten mit der ausgeprägten klinischen Symptomatik einer Myokymie und einem EMG-Muster mit irregulären Entladungen mehrerer motorischer Einheiten belegt die terminologische Inkonsequenz, wenn die vor allem bei radiogenen Nervenläsionen auftretenden Serienentladungen einzelner motorischer Einheiten als »myokymic discharges« deklariert werden, zumal sich bei diesem EMG-Muster klinisch – mit seltenen Ausnahmen – gerade kein Muskelwogen findet. Umgekehrt handelt es sich bei den hier dargestellten Spontanentladungen bei klinisch eindeutiger Myokymie nicht um rhythmische Entladungssalven einer einzelnen motorischen Einheit (▶ Abb. 96 und 97).

Bei der Abgrenzung erworbener von hereditären Neuropathien spielen außer elektro-diagnostischen Methoden in zunehmendem Maß molekulargenetische Untersuchungen eine wichtige Rolle (Kuhlenbäumer et al., 2002).

Die Unterteilung der Polyneuropathien in »axonale Polyneuropathien« und »demyelinisierende Polyneuropathien« ist umstritten (Behse und Buchthal, 1978). Jedoch empfiehlt sich diese Unterteilung aus didaktischen Gründen, um einerseits die elektrophysiologischen Konsequenzen der reinen Axondegeneration, andererseits die der segmentalen Demyelinisierung darstellen zu können. Die Kriterien der Axondegeneration und der Demyelinisierung wurden bereits unter 2.2.3 (S. 153) besprochen und sind in Tabelle 20 zusammenfassend dargestellt. Dabei muss man sich bewußt sein, dass außer reinen auch gemischte Formen vorkommen (Swash und Schwartz, 1988). Die zur Klassifizierung der verschiedenen Polyneuropathie-Syndrome nötigen Untersuchungsmethoden sind in Tabelle 21 zusammengestellt, wobei sich die Auswahl der jeweils notwendigen Messungen an klinischen Kriterien – Schweregrad, Symmetrie, Lokalisationsschwerpunkte usw. – orientiert. So resultiert die Bevorzugung der Beinnerven in der Routinediagnostik aus dem meist stärkeren Betroffensein der unteren Extremitäten. Bei symmetrischer Symptomausprägung genügt die Testung einer Seite, während bei Asymmetrien oder fokaler Schwerpunktbildung ein Vergleich der Messergebnisse beider Seiten wichtig ist.

Ergänzend zu den Angaben in Tabelle 21 ist zu erwähnen, dass bei fehlendem EMAP in der Fußmuskulatur auch eine Ableitung der motorischen Reizantworten nach proximaler Tibialis- bzw. Peroneus-Stimulation aus den Mm. gastrocnemius medialis bzw. tibialis anterior möglich ist. Die erwähnte EMG-Ableitung aus der Fußmuskulatur ist umstritten, da dort auch bei gesunden Individuen öfters Fibrillationen und steile positive Wellen registriert werden (Falck und Alaranta, 1983; Morgenlander und Sanders, 1994). Andererseits sind Fußmuskeln prinzipiell besonders geeignet, um frühzeitig distal betonte Neuropathien zu erfassen, wobei die Häufigkeit von Fibrillationen bei gesunden Individuen unter 60 Jahren bei etwa 10 % liegt. Ein weiterer Nachteil ergibt sich daraus, dass diese Muskeln nicht von allen Untersuchten willkürlich aktiviert werden können. Aus diesem Grund wurde von Boon und Harper (2003) die *Heranziehung des M. peronaeus tertius* empfohlen, der etwa 8 cm oberhalb des Malleolus lateralis, unmittelbar vor dem medialen Fibularand, leicht erreichbar ist und nur bei über 60-jährigen Gesunden gelegentlich (in 9 % der Fälle) Fibrillationen aufweist.

Für Verlaufsuntersuchungen empfehlen Solders et al. (1993) die Ermittlung eines »Neurographie Index« aus 12 Messparametern, der eine zuverlässigere Feststellung der Progredienz erlauben soll.

Anhand der erhaltenen Messergebnisse lässt sich unter Berücksichtigung von Schädigungstyp, Lokalisation und betroffener Faserpopulation eine Unterteilung der Polyneuropathien in acht Gruppen vornehmen, wobei in Tabelle 22 jeder dieser Gruppen wichtige klinische Krankheitsbilder zugeordnet sind. Bei jeder Polyneuropathie-Abklärung empfiehlt sich also zunächst eine standardisierte Elektrodiagnostik, um eine Zuordnung des jeweils vorliegenden Syndroms in eine der acht genannten Gruppen vornehmen zu können und damit die Fülle möglicher Polyneuropathie-Ursachen auf ein überschaubares Maß zu reduzieren.

In den folgenden Abschnitten werden einige wichtige Einzelformen exemplarisch abgehandelt; bezüglich weiterer Polyneuropathie-Erkrankungen wird auf Tabelle 22 verwiesen.

3.4 Ausgebreitete Neuropathien

M. orbic. oculi

Ruhe   Lidschlag   Max. Innervation

Ruhe   Repetitives Stirnrunzeln

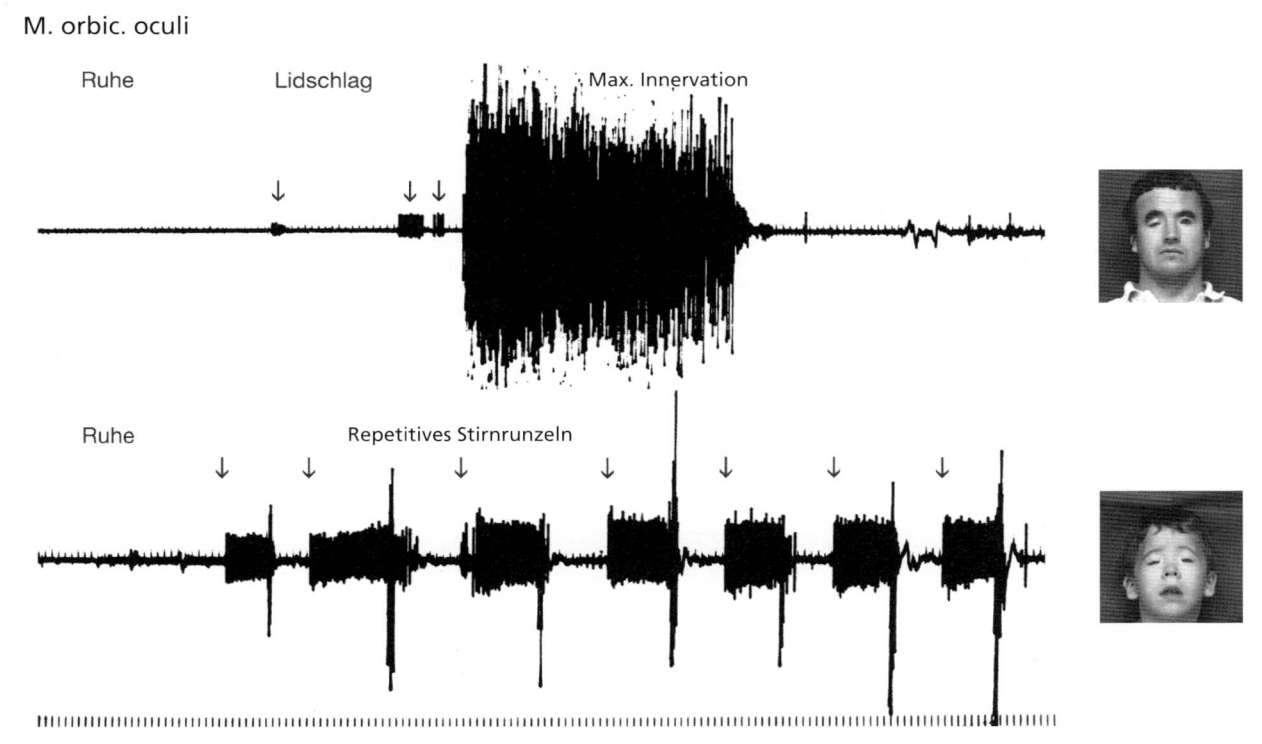

Abb. 272: Hereditäre kongenitale Ptose
Paradoxe Innervation des M. orbicularis oculi bei intendierter Augenöffnung (»Stirnrunzeln«) mit daraus resultierender Verengung der Lidspalten bei Vater und Sohn (s. Fotos).
(Die EMG-Ableitung stammt vom Vater, der bereits dreimal eine Korrekturoperation ohne großen Erfolg durchgemacht hat.)

M. masseter rechts

M. temporalis rechts

M. masseter links

M. temporalis links

0,5 mV
1 s

Kieferschluss   Kieferöffnung

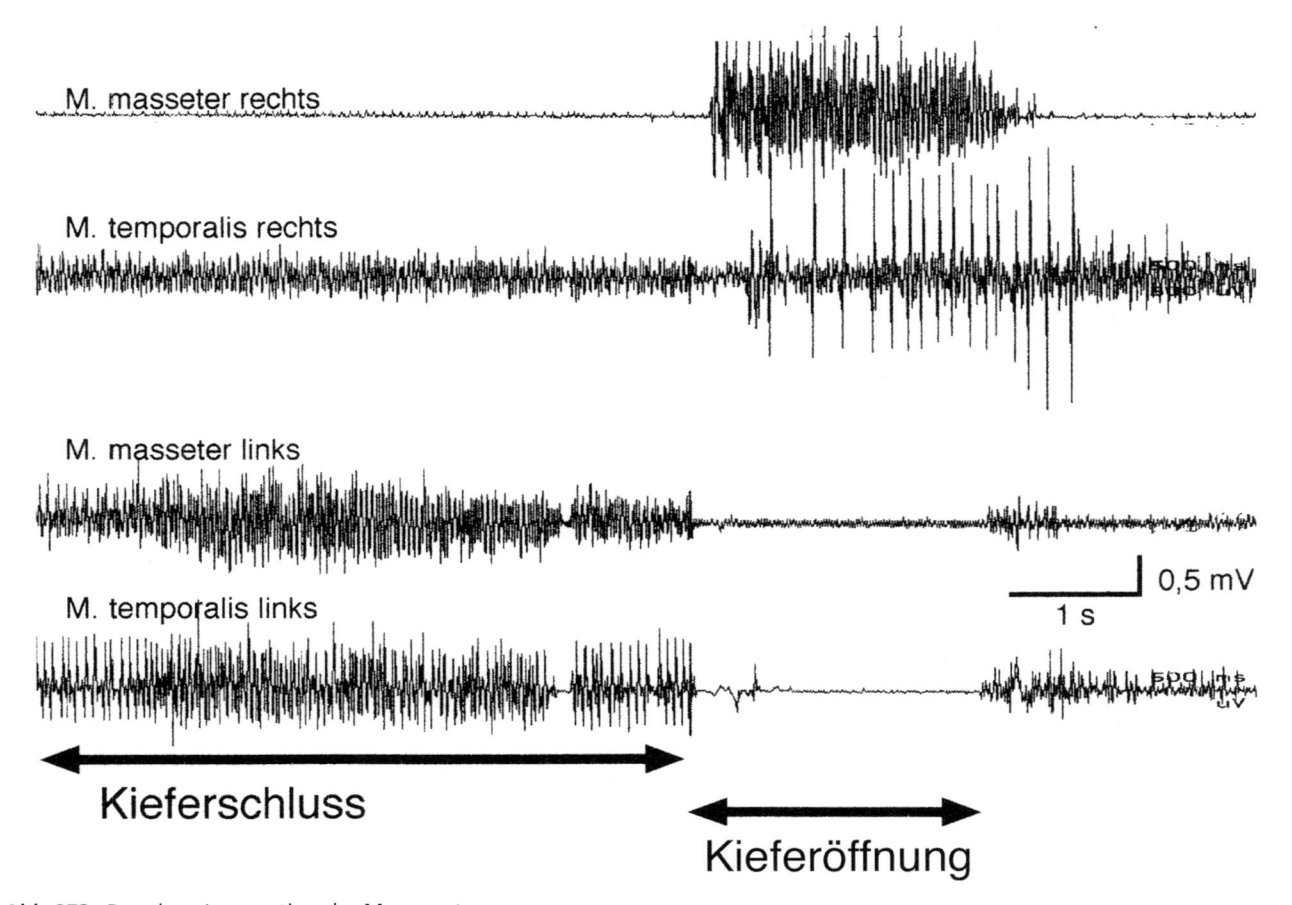

Abb. 273: Paradoxe Innervation des M. masseter
Bei Kieferschluss fehlende Aktivierung des M. masseter und verminderte Willküraktivität im M. temporalis rechts. Bei Mundöffnung Interferenzmuster im M. masseter und Einzelentladungsmuster im M. temporalis rechts (Einzelheiten siehe Text).

3 Spezielle Krankheitsbilder

Tab. 20: Elektromyographische und neurographische Kriterien der Demyelinisierung und Axondegeneration

Demyelinisierung		Axondegeneration	
Sensible Fasern	**Motorische Fasern**	**Sensible Fasern**	**Motorische Fasern**
Sensible NLG herabgesetzt SNAP aufgesplittert und erniedrigt (temporale Dispersion, Leitungsblock)	Distale Latenz verlängert, motorische NLG herabgesetzt EMAP bei proximaler Stimulation infolge Leitungsblock erniedrigt, infolge temporaler Dispersion erniedrigt und aufgesplittert	SNAP erniedrigt (Bei Degeneration der schnelleitenden Fasern leichtere Herabsetzung der sensiblen NLG (max. 30 %) möglich; in diesen Fällen besteht immer auch eine ausgeprägte Amplitudenminderung des SNAP.)	EMAP bereits bei distaler Stimulation erniedrigt (Bei Degeneration der schnelleitenden Fasern leichtere Herabsetzung der motorischen NLG möglich [max. 30 %]). EMG: Bei florider Degeneration Fibrillationen und positive Wellen in der Ruheableitung; neurogener Umbau; gelichtetes Muster bei Maximalinnetvation

Tab. 21: Elektromyographisches und neurographisches Untersuchungsprogramm bei Polyneuropathie-Verdacht

Standardprogramm	Motorische Neurographie Nn. peronaeus und tibialis F-Antworten Nn. peronaeus und tibialis Sensible Neurographie Nn. peronaeus und suralis H-Reflex zum M. soleus EMG-Ableitung (M. tibialis anterior)
Bei Normalbefunden und weiterbestehender Verdachtsdiagnose	Sensible Neurographie N. suralis (Fußabschnitt) EMG-Ableilung Fußmuskulatur (s. Text)
Bei fehlenden motorischen bzw. sensiblen Antwortpotentialen	Motorische und sensible Neurographie Nn. medianus und ulnaris F-Antworten Nn. medianus und ulnaris Evtl. Facialis-Neurographie und OoR EMG Handmuskulatur; evtl. auch paraspinale Ableitung
Bei proximaler Schwerpunktbildung (z. B. Polyradikulitis)	SEP MEP (nach Hochvolt- oder magnetischer Stimulation)

Tab. 22: Unterteilung der Polyneuropathien in Abhängigkeit von Schädigungstyp, Prozesslokalisation und betroffener Faserpopulation

Morphologie: Demyelinisierung			Kombination aus Demyelinisierung und Axondegeneration	Axondegeneration			
Lokalisation des Prozesses:	systemisch (distal betont)	segmental	systemisch (distal)	neuronal (Nervenzellen)	Axon (distal)		fokal (multifokal)
Betroffene Faserpopulation:	gemischt (senso-motorisch)	sensibel	motorisch mehr als sensibel	gemischt (senso-motorisch)	motorisch	sensibel	gemischt	gemischt
Wichtige Formen:	HMSN I + III (neurale Muskelatrophie)	Anfangsstadien von diabetischer Polyneuropathie	Guillain-Barré-Syndrom, chronische Polyneuroradikulitis, Gammopathien, multifokale motorische Neuropathie, AIDS (Frühstadium)	Diabetes, Urämie	Spinale Muskelatrophie (ALS)	Friedreich, HSN, akute sensible Neuronopathie, Cisplatin, Neoplasmen	Intoxikationen, (Alkohol), HMSN II AIDS (Spätstadium), Porphyrie, Amyloidose	Diabetische Schwerpunktneuropathie, Kollagenosen, Lepra, AIDS, Borreliose

3.4.1.1 Akute Polyneuroradikulitis (Guillain-Barré-Syndrom)

Bei dem auch als AIDP (akute inflammatorische demyelinisierende Polyneuropathie) deklarierten Guillain-Barré-Syndrom (GBS) handelt es sich um eine Autoimmunerkrankung, die in jedem Alter auftreten kann und der häufig ein respiratorischer oder gastro-intestinaler Infekt vorausgeht. Die Lähmungen beginnen meist an den Beinen, um danach rasch auf Rumpf und obere Extremitäten überzugreifen, was teilweise mit einer Atemlähmung einhergeht. Von einem etwaigen Mitbefall der motorischen Hirnnerven sind bevorzugt die Nn. facialis, glossopharyngeus und vagus betroffen, in 10 % auch die äußeren Augenmuskeln. Bei der Sonderform des Miller-Fisher-Syndroms besteht eine Kombination aus Ophtalmoplegie, Ataxie und Areflexie.

Die Ausprägung der Paresen erreicht nach 2 bis 4 Wochen ihren Höhepunkt; nach einer Plateauphase beginnt eine allmähliche Rückbildung, wobei in 15 % der Fälle Restlähmungen zurückbleiben.

Dem GBS liegt eine Demyelinisierung vorwiegend der motorischen Nervenfasern zugrunde, die in den Abbildungen 151 und 152 veranschaulicht ist.

Entsprechend den morphologischen Gegebenheiten mit akuter multifokaler Demyelinisierung bestehen die häufigsten Veränderungen in der Frühphase in einem partiellen Leitungsblock mit Amplitudenminderung des nach proximaler Stimulation evozierten motorischen Antwortpotenzials um mehr als 20 % (▶ Kap. 2.2.3, S. 153, und ▶ Abb. 274 und 275). Bei einem Leitungsblock in proximalen Nervenabschnitten resultiert oft ein Ausfall der Reflex- und F-Antworten (Shahani, 1984). Das häufig bevorzugte Betroffensein vulnerabler Verlaufsabschnitte einzelner Nerven wird hypothetisch auf eine vorbestehende Schädigung der Blut-Nerven-Schranke bezogen (Brown und Snow, 1991). In Fällen mit begleitender Axondegeneration resultiert pa-

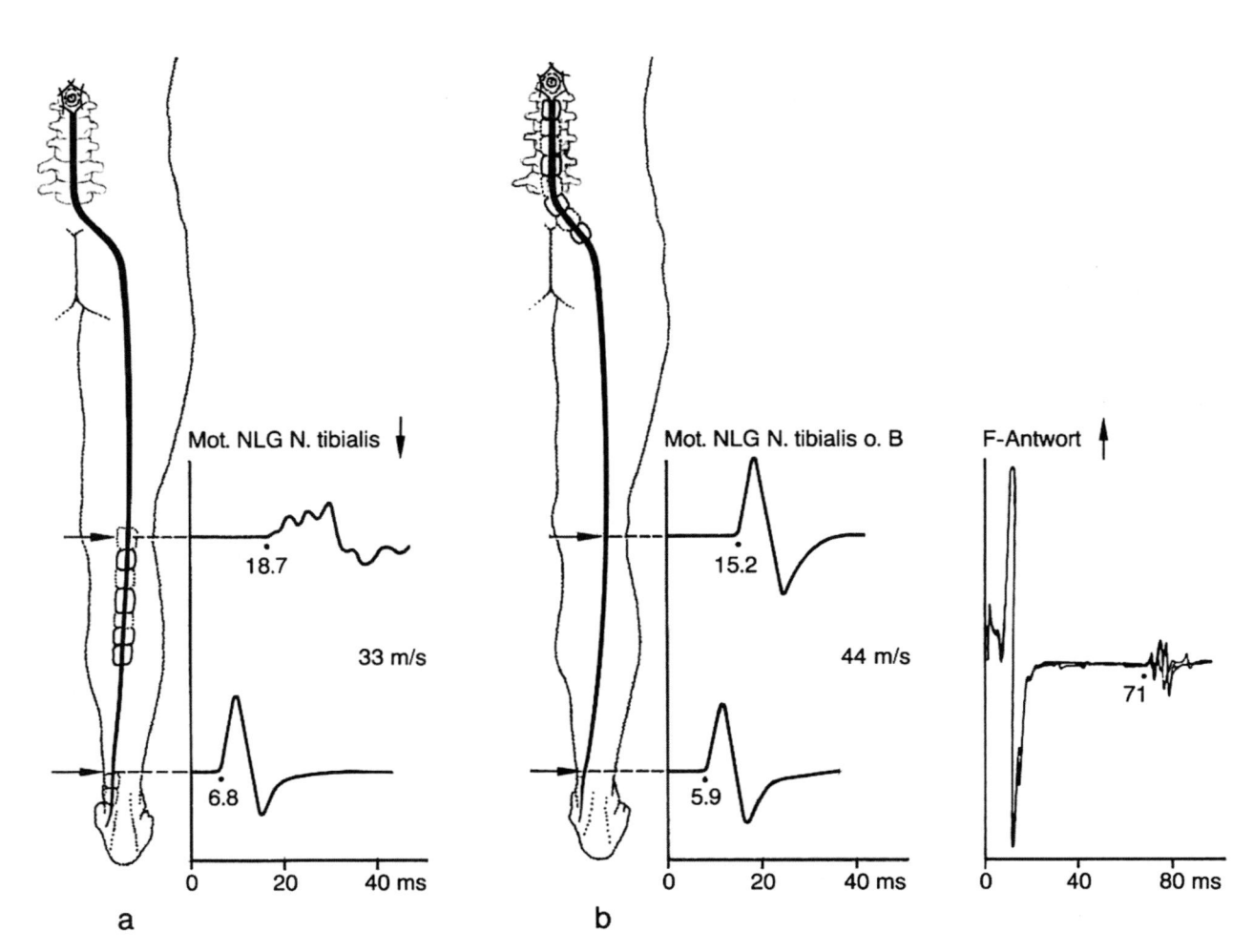

Abb. 274: Neurographische Veränderungen bei Guillain-Barré-Syndrom
A) Bei einem Teil der Patienten finden sich bereits in frühen Krankheitsstadien Verlängerungen der distalen motorischen Latenzzeiten und herabgesetzte motorische Nervenleitgeschwindigkeiten in den routinemäßig geprüften distalen Extremitätenabschnitten. Häufiger ist in der Akutphase allerdings ein Leitungsblock – mit oder ohne abnormer temporaler Dispersion – mit Erniedrigung des EMAP nach proximaler Stimulation um mehr als 20 %.
B) Die motorische Nervenleitgeschwindigkeit in den distalen Extremitätenabschnitten ist normal, sofern sich der Entmarkungsprozess in den proximalen Nervenabschnitten und an den Nervenwurzeln abspielt. Hinweisend hierauf sind verzögerte oder fehlende F-Wellen (und/oder Reflexantworten).
(Eine genauere Abklärung ist mittels SEP- und MEP-Techniken möglich, siehe Text.)

Abb. 275: Polyneuritis Guillain-Barré im Frühstadium
(42-jähriger Mann mit einem Guillain-Barré-Syndrom seit sieben Tagen)
Die motorische und sensible Nervenleitgeschwindigkeit des N. medianus liegt im Normbereich, während die der Nn. tibialis und suralis verzögert ist. Das motorische Antwortpotenzial vom M. abductor hallucis ist nach distaler Tibialis-Stimulation regelrecht, nach proximaler Stimulation deutlich erniedrigt, jedoch nicht verlängert und aufgesplittert. Die Befunde sprechen für einen Leitungsblock in einem Teil der motorischen Axone des N. tibialis im Unterschenkelabschnitt (54 %) sowie für eine leichtere und gleichmäßigere (fehlende Dispersion des EMAP nach proximaler Stimulation) Demyelinisierung in den noch leitfähigen Axonen.

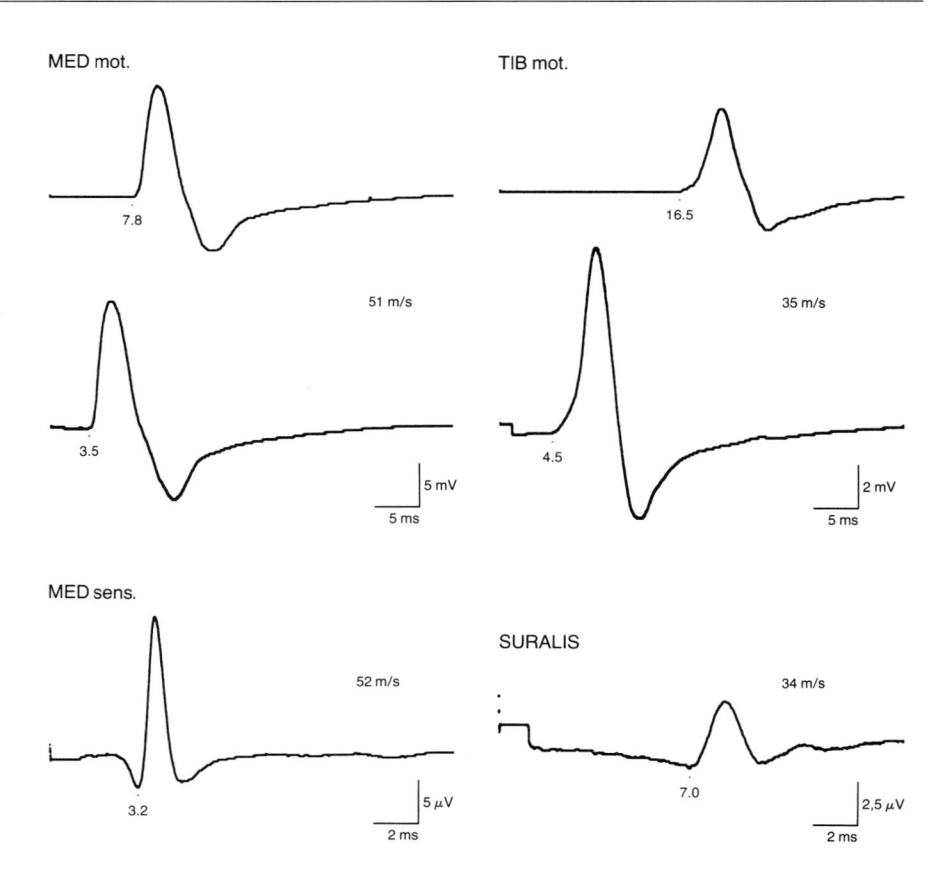

rallel dazu eine Amplitudenreduktion des EMAP bereits nach distaler Stimulation, wobei ein solcher Befund natürlich auch durch einen distalen Leitungsblock zwischen Reizort und Muskeln bedingt sein kann (Jamal und Mann, 1993); aus diesem Grund empfiehlt sich die ergänzende direkte Muskelstimulation, bei der im Fall eines Leitungsblocks eine kräftige Muskelkontraktion resultiert. Die F-Wellen und Reflexantworten fehlen oder zeigen verlängerte Latenzen in knapp der Hälfte der Fälle. Bereits eine verminderte F-Wellen Persistenz von < 50 % kann als Hinweis auf eine Demyelinisierung in proximalen Nervenabschnitten gelten, allerdings nur wenn keine Erniedrigung des EMAP vorliegt (Fraser und Olney, 1992) (▶ Abb. 274–276). Eine Verlängerung der distalen motorischen Latenzen findet sich bei etwa einem Drittel der Patienten, eine Herabsetzung der motorischen Nervenleitgeschwindigkeiten nur in 20 % (Asbury und Cornblath, 1990). In der dritten Woche sind die motorischen Nervenleitgeschwindigkeiten auf etwa 70 % des Normalen abgefallen (Albers et al., 1985) (▶ Abb. 156).

Die sensible Neurographie spielt in der Diagnostik des Guillain-Barré-Syndroms – das auch als »acute inflammatory demyelinating polyneuropathy (AIDP) bezeichnet wird – eine geringere Rolle. Als Hinweis auf das Vorliegen eines GBS gilt die stärkere Amplitudenreduktion des SNAP an der oberen –, im Vergleich zur unteren Extremität, so z. B. ein Ausfall des Medianus-SNAP bei erhaltenem Suralis-SNAP (Bromberg und Albers, 1993). Bei Zusammenschau sämtlicher neurophysiologischer Befunde ergeben sich in den ersten zwei Wochen nach

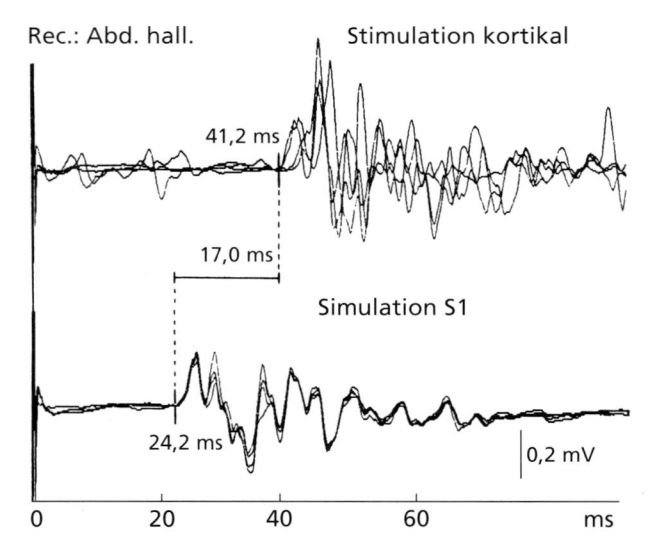

Abb. 276: Akutes Guillain-Barré-Syndrom
Nach kortikaler und lumbaler Magnetstimulation normale Latenzen der im M. abd. hallucis registrierten Reizantworten, jedoch pathologische Aufsplitterung als Ausdruck einer temporalen Dispersion.

Krankheitsbeginn bei etwa 90 %, in den ersten drei Wochen bei 96 % der Patienten Hinweise auf einen demyelinisierenden Prozeß (Asbury und Cornblath, 1990). Bei etwa 5 % aller Patienten sind ausschließlich Zeichen der Axondegeneration vorhanden, wobei solche akuten axonalen Formen als Sonderform eines Guillain-Barré-Syndroms angesehen werden (Feasby et al., 1986; Brown et al., 1993).

Einzelbeobachtungen weisen darauf hin, dass bei Guillain-Barré-Syndromen, die einer *Campylobacter jejuni-Infektion* folgen, besonders ausgeprägte Zeichen von Axondegeneration vorliegen und dass sich dabei häufig Anti-GM1–Antikörper nachweisen lassen (Sovilla et al., 1988; Yuki et al., 1992). Vermutlich ebenfalls eine Sonderform des Guillain-Barré-Syndroms stellt die *akute* (oder subakute) sensible Neuropathie dar, die am häufigsten an den oberen Extremitäten beginnt, oft asymmetrisch ist und mit einem Verlust der SNAP einhergeht. Pathogenetisch wird bei diesem Syndrom eine immunologisch bedingte multifokale Schädigung im Bereich von Hinterwurzeln oder Spinalganglien unterstellt (Windebank et al., 1990).

Falls die Routinemethoden keine sichere Diagnose erlauben – so z. B., wenn bei proximaler Schwerpunktbildung die Reflex- und F-Antworten fehlen – können die zeitlich aufwendigere proximale Neurographie (▶ Abb. 278a und b) und die MEP-Ableitung nach elektrischer oder magnetischer Stimulation (▶ Abb. 277) weiterhelfen.

Die Diagnostik des GBS erfolgt bislang nicht standardisiert. Da oft frühzeitig die proximalen und die distalsten Nervenabschnitte betroffen sind (Leussink und Reiners, 2003), erscheinen die folgenden Untersuchungen am aufschlussreichsten: motorische Neurographie zum Nachweis distaler Leitungsblöcke, F-Wellen- und H-Reflex-Untersuchungen zum indirekten Nachweis proximaler Leitungsblöcke und Hochvoltstimulation zum direkten Nachweis proximaler Leitungsblöcke.

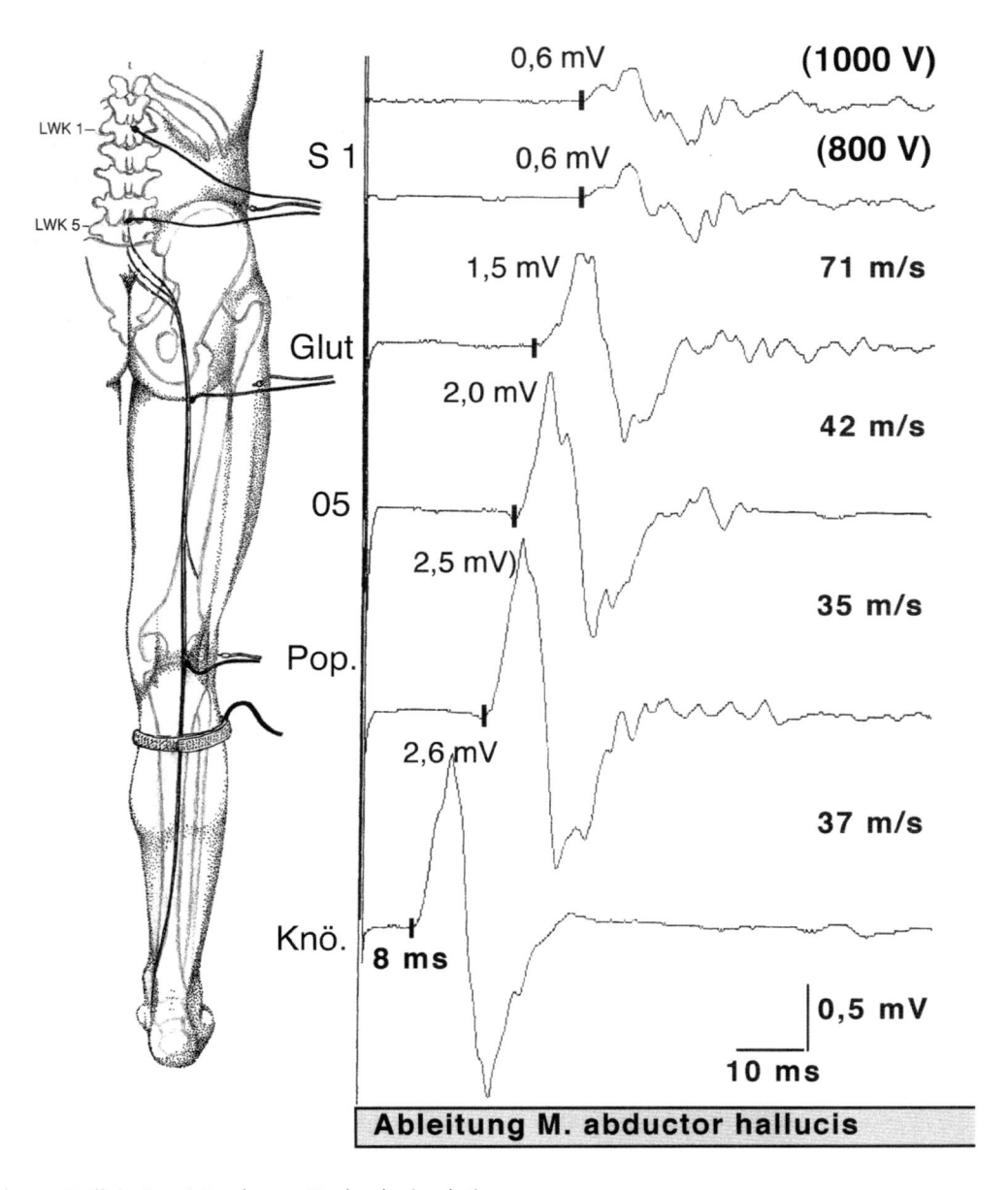

Abb. 277: Akutes Guillain-Barré-Syndrom – Hochvoltstimulation
Die Untersuchung zeigt drei GBS-typische Befunde:
1. Die distale motorische Latenz ist auf 8 ms verlängert (Spur 6).
2. Bereits bei Stimulation in der Fossa poplitea zeigt sich eine temporale Dispersion mit Aufsplitterung und Verlängerung des Antwortpotenzials (Spur 5).
3. Zwischen LWK1 (Spur 2 und Glutaealfalte (Spur 3) besteht ein Leitungsblock; auch die Erhöhung der Reizstärke von 800 auf 1000 V zeigt keine Amplitudenerhöhung.

3 Spezielle Krankheitsbilder

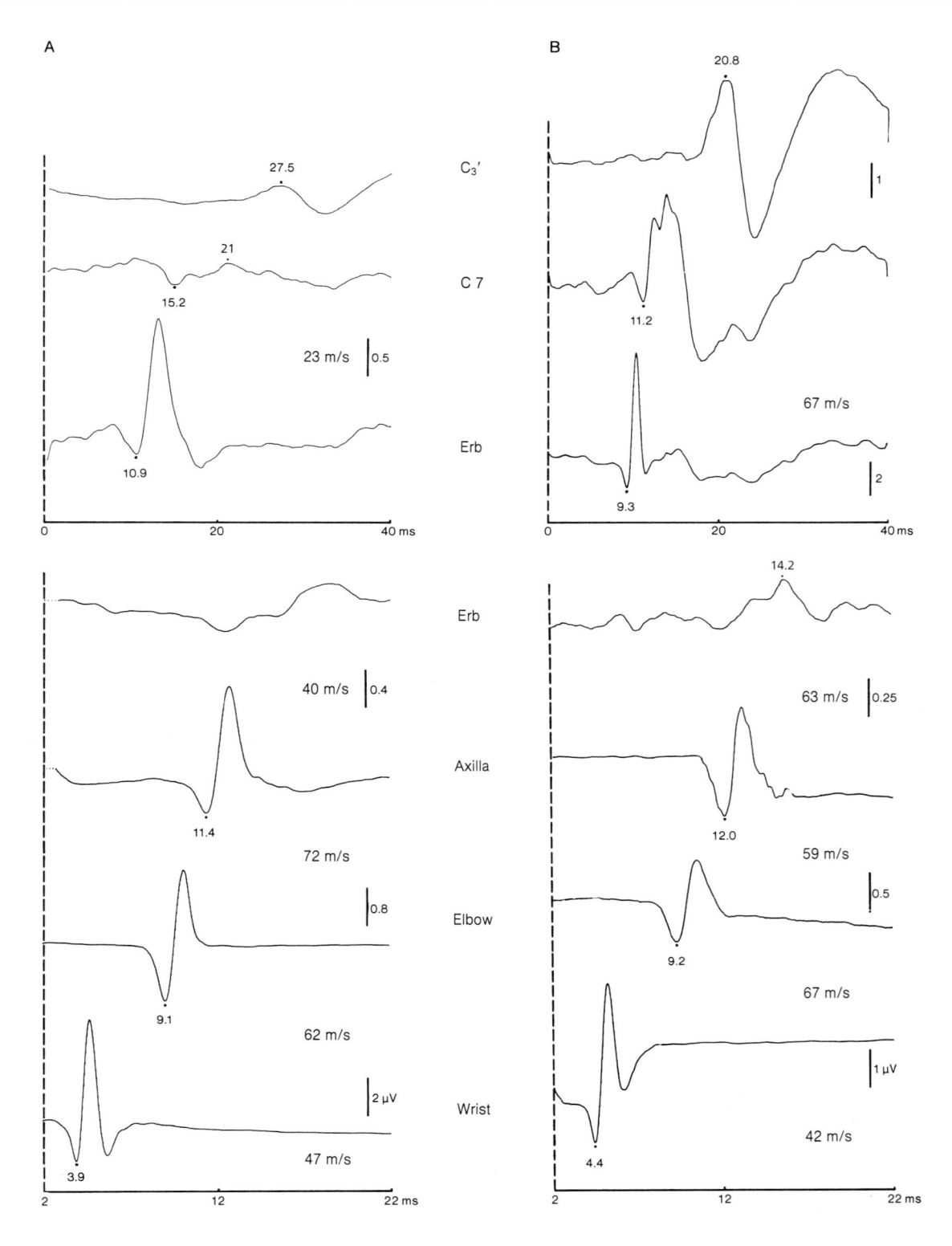

Abb. 278a: Proximale Neurographie bei idiopathischer Polyneuritis Guillain-Barré

16-jähriger Junge mit hochgradiger idiopathischer Polyneuritis mit Tetraplegie und leichten bis mäßiggradigen distal betonten Sensibilitätsstörungen.

A) Bei Stimulation der Finger 2 und 3 (untere Bildhälfte links) sind die sensiblen Antwortpotenziale des N. medianus in Höhe des Handgelenks, der Ellenbeuge und der Axilla bezüglich Latenz und Ausprägung regelrecht, während das Plexuspotenzial über dem Erbschen Punkt leicht verzögert und deformiert ist. Bei Medianus-Stimulation am Handgelenk (obere Bildhälfte links) ist das Plexuspotenzial gering verzögert, der Beginn der zervikalen Reizantwort (Beginn von N 11) sowie der Gipfel der zervikalen Hauptkomponente (N 13) stark verzögert. Die zentrale Überleitungszeit (N 13–N 20) ist mit 6,5 ms normal.

Die Befunde sprechen für eine regelrechte Impulsleitung zwischen Finger und Axilla, eine mäßige Impulsleitungsverzögerung zwischen Axilla und Erbschem Punkt (40 m/s) und eine hochgradige Impulsleitungsverzögerung zwischen diesem und dem Halsmark (23 m/s).

B) Bei der Kontrolluntersuchung 8 Monate später ist eine weitgehende Normalisierung der Impulsleitung eingetreten. Die Nervenleitgeschwindigkeit zwischen Axilla und Erbschem Punkt beträgt nunmehr 63 m/s, die zwischen Erbschem Punkt und Halsmark 67 m/s.

3.4 Ausgebreitete Neuropathien

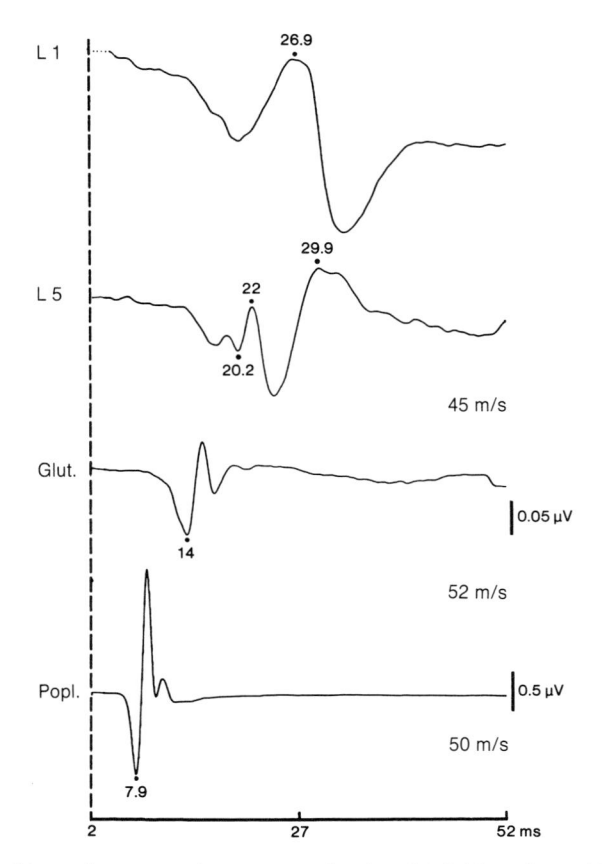

Abb. 278b: Proximale Neurographie (N. tibialis) bei idiopathischer Polyneuritis
Nach Tibialis-Stimulation hinter dem Malleolus medialis finden sich regelrechte Reizantworten in der Fossa poplitea und in der Glutaealfalte. Die Nervenleitgeschwindigkeiten im Bereich des Unter- und Oberschenkels sind normal, während die Reizantworten über der Cauda equina (L 5) und über dem Lumbosakralmark (L 1) leicht bis mäßig verzögert und deformiert sind.

Derzeit existieren sechs geläufige Diagnoseschemata zur Feststellung eines GBS, wobei der Prozentsatz der hiermit erfassbaren Patienten mit Werten zwischen 21 und 72 % absolut unbefriedigend ist (Alam et al., 1998). Diese niedrigen Quoten beruhen vor allem darauf, dass Leitungsblockierungen den einzigen pathologischen Befund in der Anfangsphase eines GBS darstellen können. Deshalb führen alle Diagnosekriterien, welche nur konventionelle elektrophysiologische Parameter umfassen – z. B. distale Latenzen, motorische Nervenleitgeschwindigkeiten, temporale Dispersion, F-Wellen-Latenzen – zum Ausschluss einer mehr oder minder großen Zahl von Patienten, die zwar an einem GBS erkrankt sind, ohne jedoch alle Kriterien zu erfüllen. Da hiermit auch die Möglichkeiten einer frühzeitigen therapeutischen Intervention ungenutzt bleiben, dürfte es am besten sein, die Diagnose allein auf Anamnese, klinischen Befund und den neurophysiologischen Nachweis von Leitungsblöcken zu stützen. Letzteres setzt in vielen Fällen den Einsatz der Hochvoltstimulation voraus (Claus et al., 1996); daher muss der Einsatz dieser diagnostischen Methode mit Nachdruck gefordert werden und zwar zu einem Zeitpunkt, zu dem noch keine gravierenden Paresen vorliegen (Jaspert et al., 1995) (► Abb. 160 und 277).

Ob der Nachweis multipler A-Wellen in den Nn. tibialis und peronaeus einen hinreichend sicheren Beleg für das Vorliegen eines GBS darstellt (Kornhuber et al., 1999) oder auch bei Gesunden häufig vorkommt (Puksa et al., 2003) ist strittig.

Eine frühzeitige *prognostische Abschätzung* gelingt am besten durch Berücksichtigung der motorischen – weniger auch der sensiblen – Antwortpotenziale. Bei ausgeprägter Axondegeneration sind diese stark erniedrigt bis ausgefallen, wobei Amplituden unter 10–20 % des bei Normalen anzutreffenden unteren Grenzwertes einen ungünstigen Verlauf vorhersagen (Cornblath et al., 1988; Miller et al., 1988; Van der Meché et al., 1988). Einschränkend muss angemerkt werden, dass niedrige EMAP nach distaler Stimulation auch durch einen Leitungsblock zwischen Stimulationsort und Zielmuskel bedingt sein können (Brown und Snow, 1991); aus diesem Grunde ist in Abbildung 279 zusätzlich die direkte faradische Erregbarkeit der Muskulatur – die auch durch einen ganz distal liegenden Leitungsblock nicht beeinträchtigt wird – als prognostisches Kriterium angeführt. Eine weitere Einschränkung ergibt sich

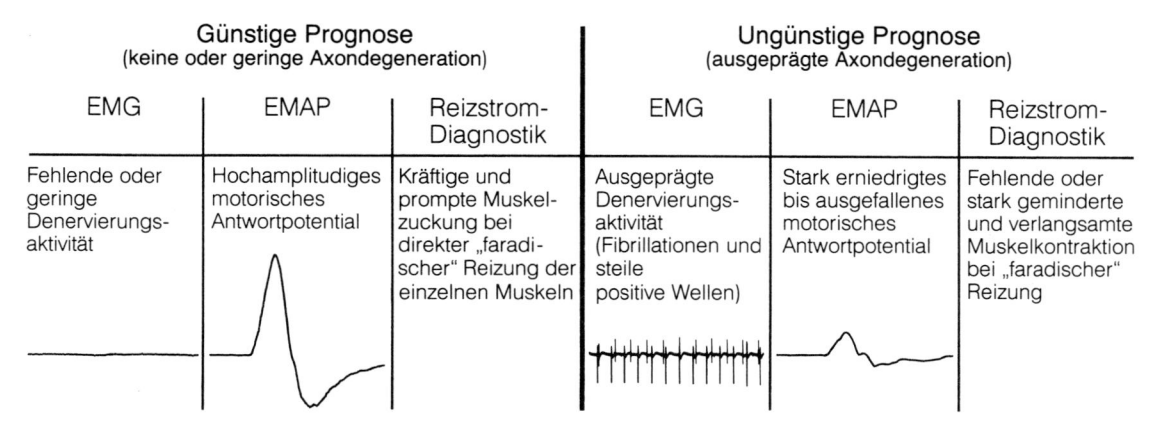

Günstige Prognose (keine oder geringe Axondegeneration)			Ungünstige Prognose (ausgeprägte Axondegeneration)		
EMG	EMAP	Reizstrom-Diagnostik	EMG	EMAP	Reizstrom-Diagnostik
Fehlende oder geringe Denervierungsaktivität	Hochamplitudiges motorisches Antwortpotential	Kräftige und prompte Muskelzuckung bei direkter „faradischer" Reizung der einzelnen Muskeln	Ausgeprägte Denervierungsaktivität (Fibrillationen und steile positive Wellen)	Stark erniedrigtes bis ausgefallenes motorisches Antwortpotential	Fehlende oder stark geminderte und verlangsamte Muskelkontraktion bei „faradischer" Reizung

Abb. 279: Prognostische Kriterien beim Guillain-Barré-Syndrom

daraus, dass die EMAP in der Frühphase der Erkrankung noch relativ gut ausgeprägt sein können, obwohl im weiteren Verlauf eine schwere axonale Degeneration hinzutritt (Van der Meché et al., 1991). Man sollte daher die prognostische Einschätzung von wöchentlichen Verlaufskontrollen über mindestens vier Wochen hinweg abhängig machen und darüber hinaus nicht nur die EMAP der Hand- und Fußmuskulatur, sondern auch die der funktionell wichtigeren Unterschenkelmuskulatur heranziehen. Eine Amplitudensteigerung erniedrigter EMAP im Verlauf wird von Triggs et al. (1992) als prognostisch günstig beurteilt.

3.4.1.2 Chronische Polyneuroradikulitis (Chronic Inflammatory Demyelinating Polyneuropathy, CIDP)

Dieses Krankheitsbild gleicht dem Guillain-Barré-Syndrom in den morphologischen Veränderungen, zeigt jedoch einen andersartigen zeitlichen Verlauf. Dabei gibt es monophasische Formen, bei denen der Höhepunkt der sensomotorischen Ausfallerscheinungen drei Wochen bis 16 Monate nach Beginn erreicht wird (Albers und Kelly, 1989). Die zeitliche Grenzziehung zwischen akuter und monophasisch-chronischer Form wird von verschiedenen Autoren zwischen drei und acht Wochen festgesetzt. Andere Krankheitsverläufe sind stetig progredient oder aber rezidivierend. Entsprechend der längeren Krankheitsdauer und dem Ineinander von De- und Remyelinisierung zeigen sich bei der elektrophysiologischen Diagnostik einerseits gleichartige Veränderungen wie beim Guillain-Barré-Syndrom, andererseits in einem wesentlich höheren Prozentsatz und Ausmaß herabgesetzte Nervenleitgeschwindigkeiten in verschiedenen Abschnitten des peripheren Nervensystems (▶ Abb. 280).

Die 1991 festgelegten elektrophysiologisch-diagnostischen Kriterien der CIDP zeigt Tabelle 23, wobei

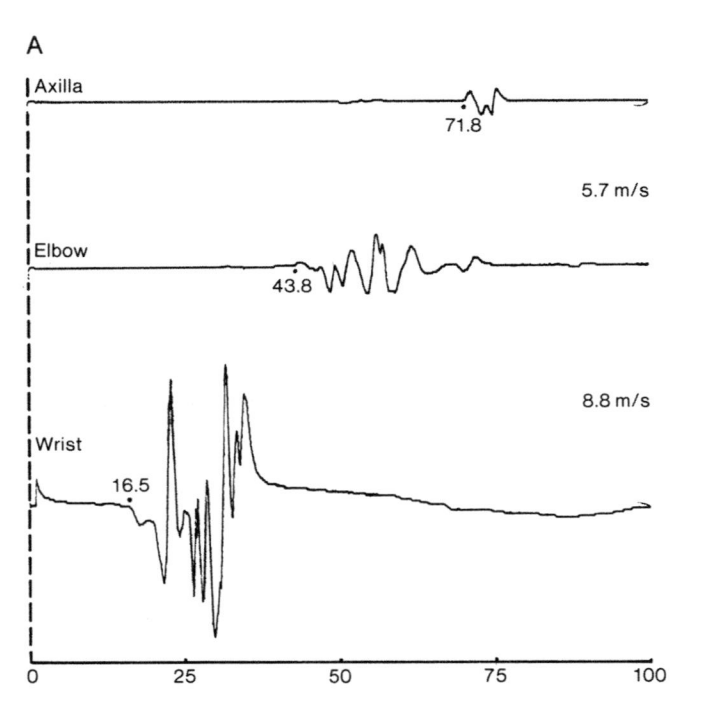

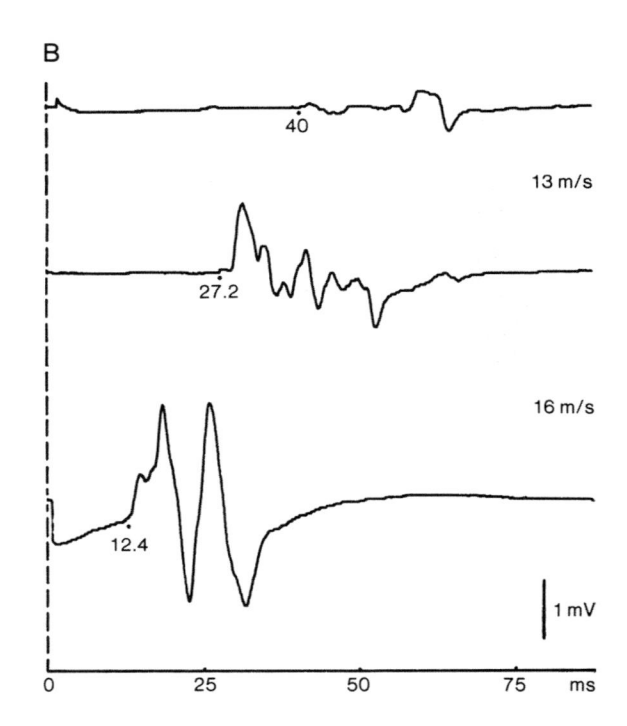

Abb. 280: Polyneuropathie vom demyelinisierenden Typ (CIDP)
69-jährige Patientin mit chronisch rezidivierender Polyneuritis (CIDP)
A) Die maximalen motorischen Nervenleitgeschwindigkeiten im Unterarm- und Oberarmabschnitt des N. medianus sind hochgradig herabgesetzt, die Antwortpotenziale (bei Ableitung mit konzentrischer Nadelelektrode aus dem Abductor pollicis brevis) aufgesplittert. Die bei Verlagerung des Reizortes nach proximal zunehmende Erniedrigung des Antwortpotenzials weist auf eine dazwischen liegende Leitungsblockade von motorischen Axonen hin.
B) Verlaufskontrolle nach 6-wöchiger immunsuppressiver Behandlung mit deutlicher Befundbesserung.
Bei der Abgrenzung gegenüber einer neuralen Muskelatrophie ist von Bedeutung, dass dort die Leitgeschwindigkeiten kontinuierlich von distal nach proximal zunehmen (▶ Abb. 294).

lediglich die unseres Erachtens nicht brauchbaren Amplituden der F-Wellen eliminiert wurden. Auf der anderen Seite ist nach eigenen Erfahrungen nicht nur ein Ausfall, sondern noch mehr eine Latenzzunahme des H-Reflexes bedeutsam, sodass eine diesbezügliche Ergänzung erfolgte. Insgesamt erscheinen die Kriterien etwas rigide, sodass damit sicher nicht alle Erkrankungsfälle von CIDP erfasst werden. Außerdem wird die Bedeutung der sensiblen Neurographie unterschätzt, obwohl bekannt ist, dass gelegentlich die sensiblen Ausfälle dominieren und dann zur Diagnose vor allem Messungen der sensiblen Nervenleitgeschwindigkeiten sowie des H-Reflexes herangezogen werden müssen. Schließlich wird auf die Bedeutung von MEP- und SEP-Untersuchungen

3.4 Ausgebreitete Neuropathien

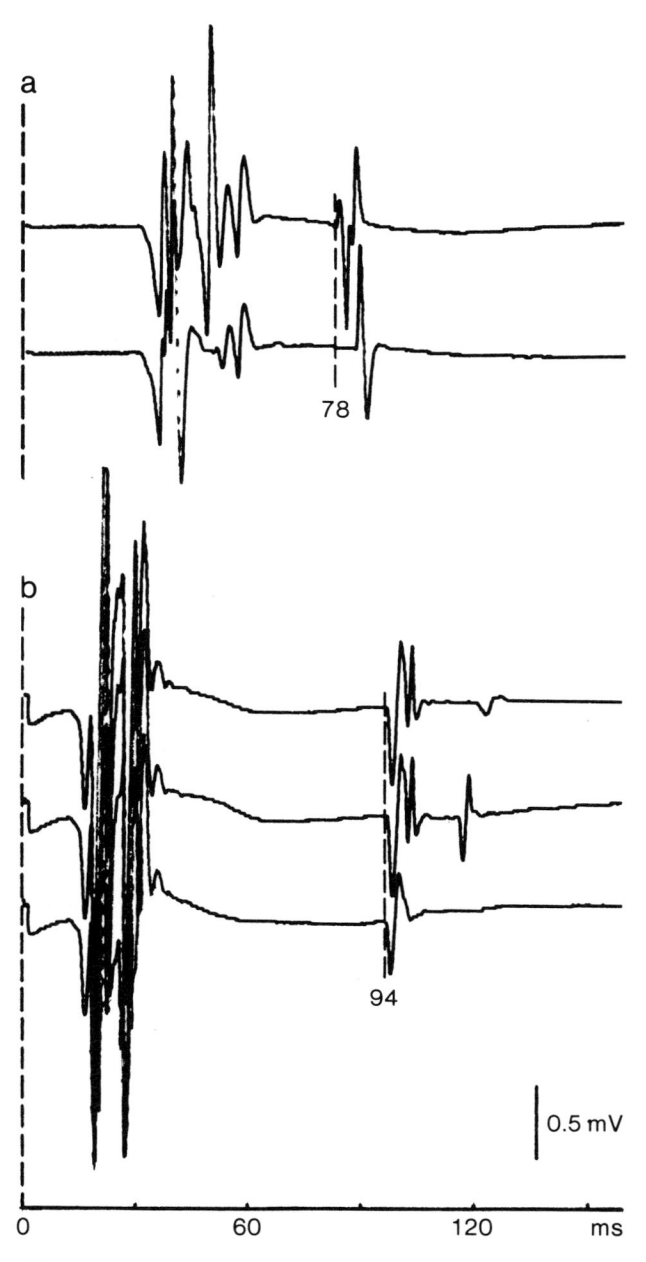

Abb. 281: F-Antworten bei Polyneuropathie vom demyelinisierenden Typ
Gleiche Patientin wie in *Abbildung 280* (Ableitung zum Zeitpunkt B). Stark verlängerte F-Wellen-Latenzen bei Medianus-Stimulation in der Ellenbeuge (a) und am Handgelenk (b). Die Latenzdifferenzen der F-Antworten bei distaler und proximaler Stimulation entsprechen annähernd denen der direkten Antworten. Die über die Verzögerung der direkten Muskelantwortpotenziale hinausgehende Verlängerung der F-Wellen-Latenzen spricht für eine zusätzliche Impulsleitungsverzögerung in proximalen Nervenabschnitten.

CHRONISCHE POLYNEURORADIKULITIS (CIDP)

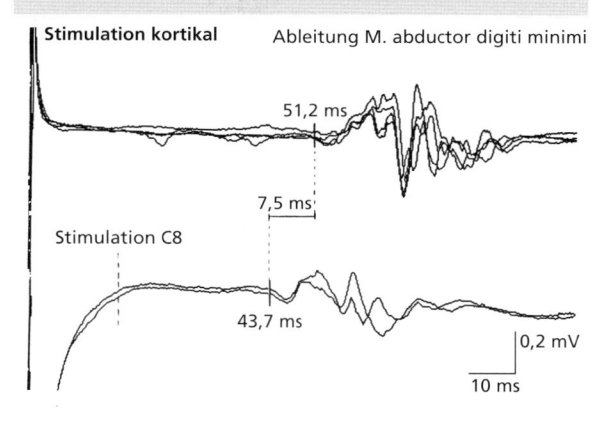

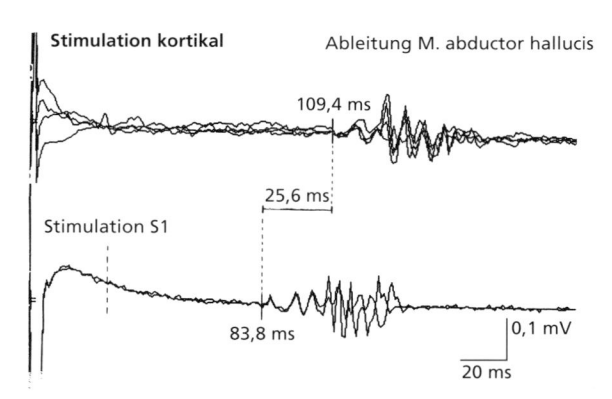

Abb. 282: Chronische Polyneuroradikulitis (CIDP)
Hochgradige Latenzverzögerungen der Reizantworten im M. abd. digiti minimi und M. abd. hallucis nach zervikaler bzw. lumbaler Magnet-Stimulation. Die zentrale motorische Leitungszeit ist bei Ableitung von der Hand regelrecht, bei Ableitung vom Fuß pathologisch verlängert, was als Hinweis auf eine Mitbeteiligung der Cauda equina gewertet werden kann (▶ 1.3.6, S. 71).

nicht eingegangen, obwohl diese Methoden in manchen Fällen die diagnostisch entscheidenden Befunde liefern (▶ Abb. 283).

> Bei der motorischen Neurographie ist zu beachten, dass die elektrische Erregbarkeit der Nerven bei CIDP herabgesetzt sein kann; ähnlich wie bei HMSN I-Patienten benötigt man öfters hohe Reizstärken, um eine supramaximale Reizung zu erzielen (Meulstee et al., 1997). Bei fehlender Beachtung dieser Besonderheit kann fälschlicherweise ein Leitungsblock diagnostiziert werden, obwohl nur eine unterschwellige Nervenstimulation erfolgte.
>
> Von Fraser und Olney (1992) wird nicht nur ein Ausfall, sondern bereits eine verminderte Persistenz (< 50 %) der F-Antworten als Hinweis auf eine CIDP gewertet, außerdem nicht nur eine Verlängerung der minimalen F-Wellen-Latenz, sondern bereits eine verlängerte Chronodispersion.

Die in Tabelle 23 angeführten Kriterien sind insofern fragwürdig, als bei deren strikter Anwendung ein erheblicher Teil der CIDP-Patienten nicht erfasst werden. So wären im Patientenkollektiv von Menkes et al. (1998) nur 7 von 31 CIDP-Fällen erfasst worden, da in den Diagnosekriterien die vielfach ausschlaggebende Nervenwurzel-Hochvoltstimulation nicht enthalten ist. Latov (2002) plädiert deshalb dafür, bei jedem Patienten mit ätiologisch unklarer Polyneuropathie eine spezifische Therapie zu beginnen, sofern folgende Voraussetzungen erfüllt sind: herabgesetzte motorische Nervenleitgeschwindigkeiten, verlängerte F-Wellen-Latenzen sowie Nachweis von Leitungsblockierungen und/oder temporaler Dispersion. Dieser Forderung kann

Chronische Polyneuritis (CIDP)

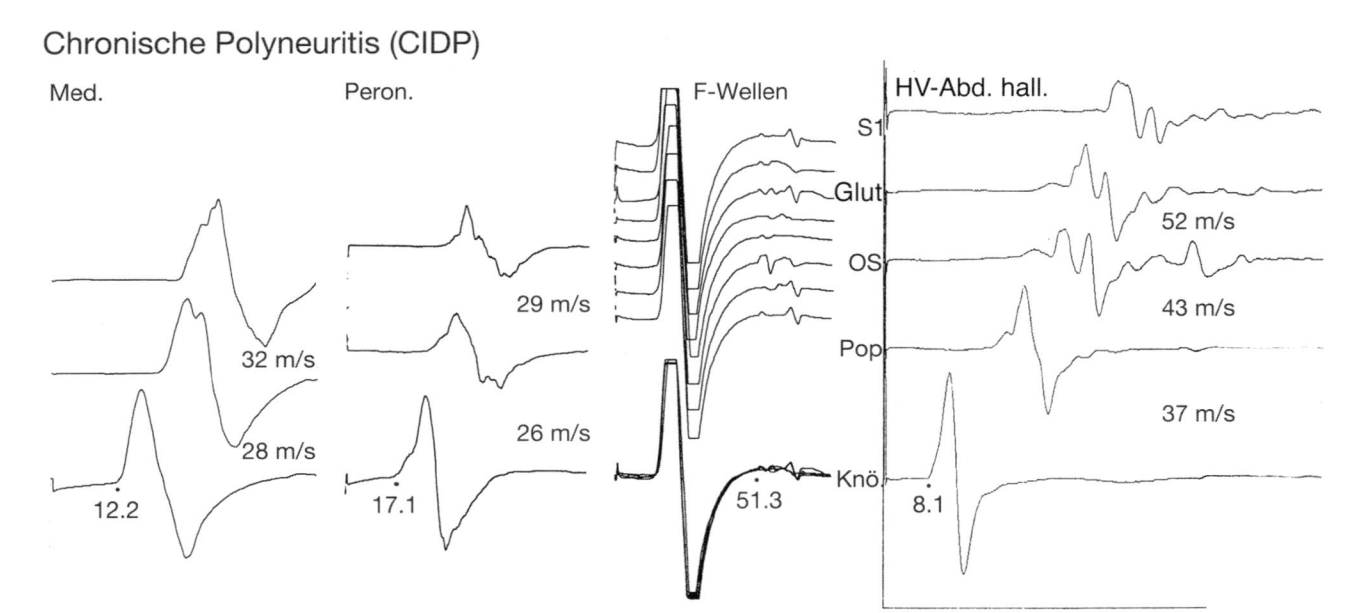

Abb. 283: Chronische Polyneuritis (CIDP)
Die konventionelle motorische Neurographie (links) zeigt an den oberen und unteren Extremitäten eine ausgeprägte Verlängerung der distalen motorischen Latenz sowie eine ausgeprägte Herabsetzung der motorischen NLG. Die F-Antworten im Abductor pollicis brevis (Mitte) sind stark verzögert. Die Hochvoltstimulation der unteren Extremität (rechts) ergibt außer herabgesetzten motorischen Nervenleitgeschwindigkeiten im Unterschenkel- und Oberschenkelsegment eine deutliche temporale Dispersion, besonders bei proximaler Stimulation.

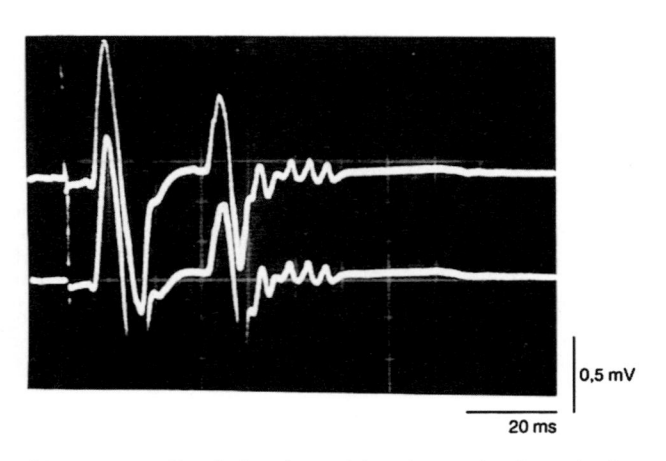

Abb. 284: H-Reflex bei Polyneuritis mit proximaler Schädigungslokalisation
Latenz der M-Antwort (4,8 ms) und des H-Reflexes (29,8 ms) im Normbereich. Pathologische Aufsplitterung des H-Reflex-Potenzials – nicht jedoch der M-Antwort – als Hinweis auf eine proximal der Reizstelle lokalisierte Demyelinisierung in einem Teil der Nervenfasern mit hieraus resultierender zeitlicher Dispersion des Reflexpotenzials. (Eine durch kollaterale Sprossungsvorgänge bedingte Aufsplitterung ist ausgeschlossen, da diese auch die M-Antwort betreffen müsste.)

man zustimmen, sofern sich die Suche nach Leitungsblöcken und temporaler Dispersion auch auf die proximalen Nervenabschnitte – mit Hilfe der Hochvoltstimulation – erstreckt.

In den letzten Jahren werden in zunehmendem Maß fokale oder schwerpunktmäßig akzentuierte chronische Neuropathien vom demyelinisierenden Typ beobachtet, bei denen die elektrophysiologische Diagnostik nur an einzelnen Nerven Leitungsblockierungen und Leitungsverzögerungen ergibt (Gierer et al., 1998; Grehl und Jaspert, 2003) (▶ Abb. 285). Eine seltene Manifestation sind uni- oder bilaterale Zwerchfellparesen (Stojkovic et al., 2003).

Im Hinblick auf die manchmal schwierige *Differenzial-Diagnose zwischen CIDP und HMSN I* können folgende Befunde weiterhelfen:

1. Die HMSN I (neurale Muskelatrophie) geht obligat mit distal- und beinbetonten Leitungsverzögerungen einher (▶ Abb. 293), während die CIDP Asymmetrien, (multi-)fokale, z.T. proximale Schwerpunktbildungen sowie armbetonte Veränderungen aufweisen kann. So spricht z.B. eine stärkere Amplitudenreduktion des SNAP nach Medianus-Stimulation im Vergleich zur Suralis-Stimulation für das Vorliegen einer erworbenen demyelinisierenden Neuropathie (Bromberg und Albers, 1993).

2. Bei einer CIDP kommen Faszikulationen in diffuser Ausprägung vor (Small und Lovelace, 1993).

3. Phänomene wie Leitungsblock und abnorme temporale Dispersion finden sich überwiegend bei den entzündlichen Formen.

Als Sonderform einer CIDP gilt die »*chronic sensory demyelinating neuropathy*«, wobei die neurographische Diagnostik nicht nur in sensiblen, sondern auch in motorischen Nervenfasern Hinweise auf den Entmarkungsprozeß erbringt (Oh et al., 1992).

3.4.1.3 Dysproteinämische Polyneuropathien

Verlauf und elektrophysiologische Untersuchungsbefunde entsprechen bei den dysproteinämischen Polyneuropathien denen bei chronischer Polyneuroradikulitis.

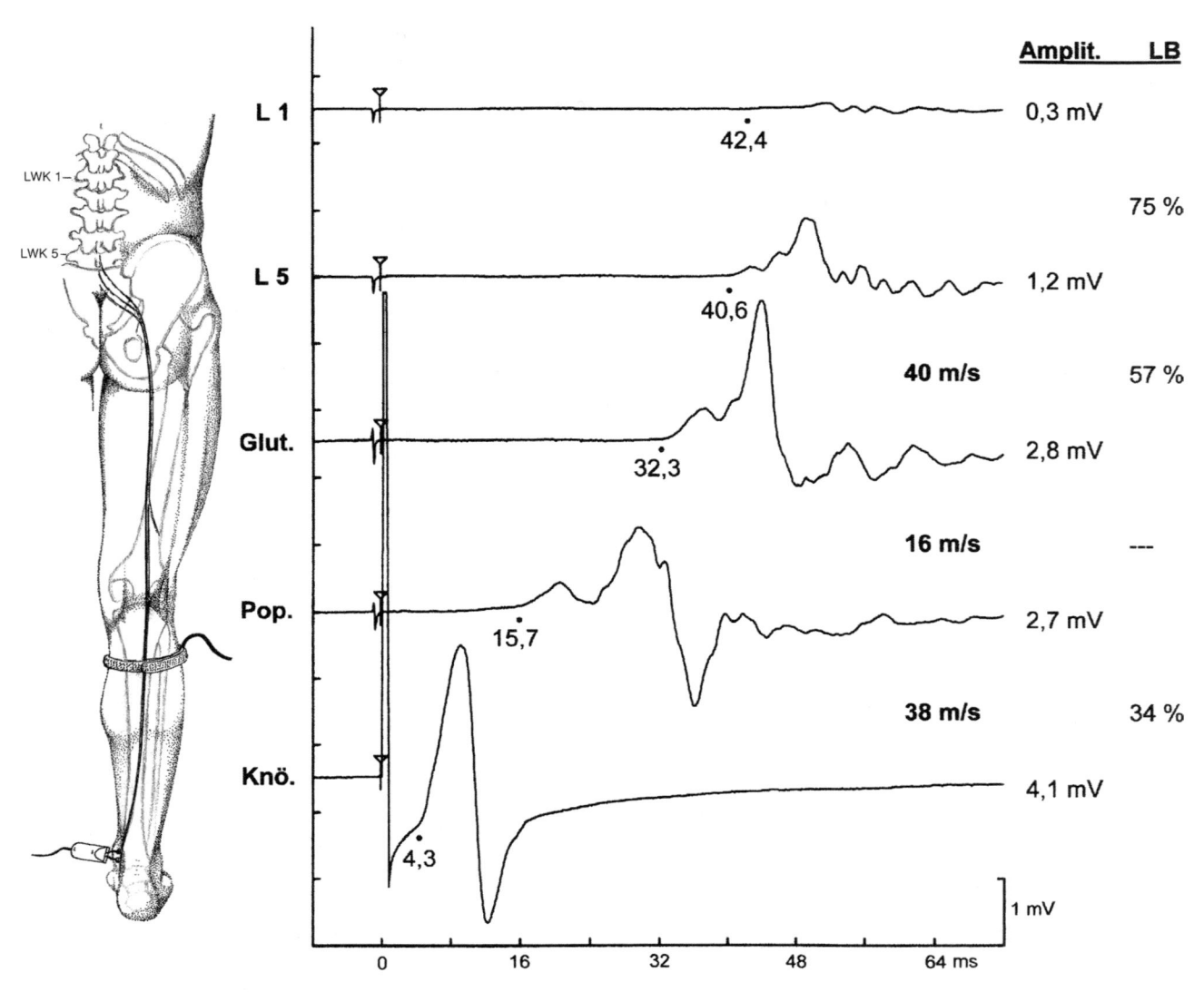

Abb. 285: Gammopathie-assoziierte fokale Neuropathie
mit klinisch ausschließlichem Betroffensein des rechten Beins. Die Hochvoltstimulation zeigt eine ausgeprägte Impulsleitungsverzögerung im Oberschenkelabschnitt bei geringerer Herabsetzung der motorischen NLG distal und proximal davon. Darüber hinaus ausgeprägter partieller Leitungsblock zwischen LWK5 und Glutealfalte und zwischen LWK1 und LWK5.

Der einzige Unterschied besteht im Vorliegen einer Grundkrankheit (z. B. Myelom, Amyloidose, HIV-Infektion, Gammopathie) (Albers und Kelly, 1989). Etwa die Hälfte der Patienten mit monoklonaler Gammopathie zeigt eine Bindung des M-Proteins an Glykoproteine oder Glykolipide der Markscheiden, wobei eine solche anti-MAG (Myelin-assoziiertes-Glykoprotein)-Reaktivität mit einer recht einheitlichen Symptomatik korreliert zu sein scheint (Kelly, 1990).

Die dysproteinämischen Polyneuropathien gehen teilweise mit einer fokalen Schwerpunktbildung einher. So beobachteten wir einen Patienten, dessen Ausfallsmuster einer bilateralen unteren Armplexusläsion entsprach und einen weiteren mit einer unilateralen Radikulopathie L 5 und S 1 (Gierer et al., 1998), die sich im weiteren Verlauf auf weiter distal gelegene Nervenabschnitte sowie auf die Gegenseite ausbreitete (▶ Abb. 285).

Polyneuropathien in Assoziation mit IgM-Gammopathien verlaufen schwerer als solche bei IgA- Gammopathien und weisen ausgeprägtere elektrophysiologische Veränderungen auf (Notermans et al., 1994), wobei teilweise die motorischen, teilweise die sensiblen Ausfälle dominieren (Smith, 1994). Eine Untergruppe von IgM-Gammopathien zeichnet sich neurographisch durch eine bevorzugte Zunahme der distalen motorischen Latenzen aus (Kaku et al., 1994). Mit Anti-MAG assoziierte Neuropathien weisen die ausgeprägtesten, distal akzentuierten, Leitungsverzögerungen auf, wenn die Antikörper stark erhöht sind (Trojaborg et al., 1995).

3.4.1.4 Multifokale motorische Neuropathie (MMN)

Bei dieser mit asymmetrischen, meist distal und armbetonten, über bis zu 20 Jahren progredienten Paresen einhergehenden Erkrankung, bei der sich in 60–80 % Antikörper gegen GM 1–Ganglioside nachweisen lassen, spielt der Nachweis eines Leitungsblocks eine diagnostisch entscheidende Rolle (▶ Abb. 153, 286 und 287).

3 Spezielle Krankheitsbilder

Tab. 23: Elektrophysiologisch-diagnostische Kriterien der chronischen Polyneuroradikulitis (CIDP)
(Leicht modifiziert nach den Richtlinien eines Ad-Hoc-Komitees der Amerikanischen Akademie für Neurologie von 1991; eigene Ergänzungen in Klammern.) Die Diagnose wird bei einem passenden klinischen Bild als sicher angesehen, wenn drei der vier Kriterien erfüllt sind. Die nur als unterstützend gewerteten sensiblen NLG- und H-Reflexmessungen sind unseres Erachtens unterbewertet, zumal es (selten) Erkrankungsfälle mit überwiegender oder sogar isolierter sensibler Symptomatik gibt. SEP-Untersuchungen, Magnet- und Hochvolt-Stimulation blieben unberücksichtigt, sollten jedoch unbedingt integriert werden!

1. **Herabsetzung der motorischen Nervenleitgeschwindigkeit** in mindestens zwei Nerven
< 80 % des unteren Grenzwertes bei einer Amplitude des EMAP nach distaler Stimulation von > 80 % des unteren Grenzwertes
< 70 % bei einer EMAP-Amplitude von < 80 %

2. **Partieller Leitungsblock und/oder abnorme temporale Dispersion** in mindestens einem motorischen (bzw. gemischten) Nerven
(Kriterien siehe Text; keine Einbeziehung physiologischer Engstellen in die Messstrecke)

3. **Verlängerte distale Latenzen** in mindestens zwei Nerven
> 125 % des oberen Normgrenzwertes bei EMAP-Amplituden > 80 %
> 150 % des oberen Normgrenzwertes bei EMAP-Amplituden < 80 %

4. **Fehlende oder verspätete F-Antworten** in mindestens zwei Muskeln
Latenzzunahme auf > 120 % des oberen Normgrenzwertes

Unterstützende Befunde
Herabsetzung der sensiblen NLG auf < 80 % des unteren Grenzwertes
Fehlender H-Reflex (Verlängerung der H-Reflexlatenz auf > 120 % des oberen Normwertes)
(Verlängerte periphere Laufzeiten bei MEP- und SEP-Untersuchungen)

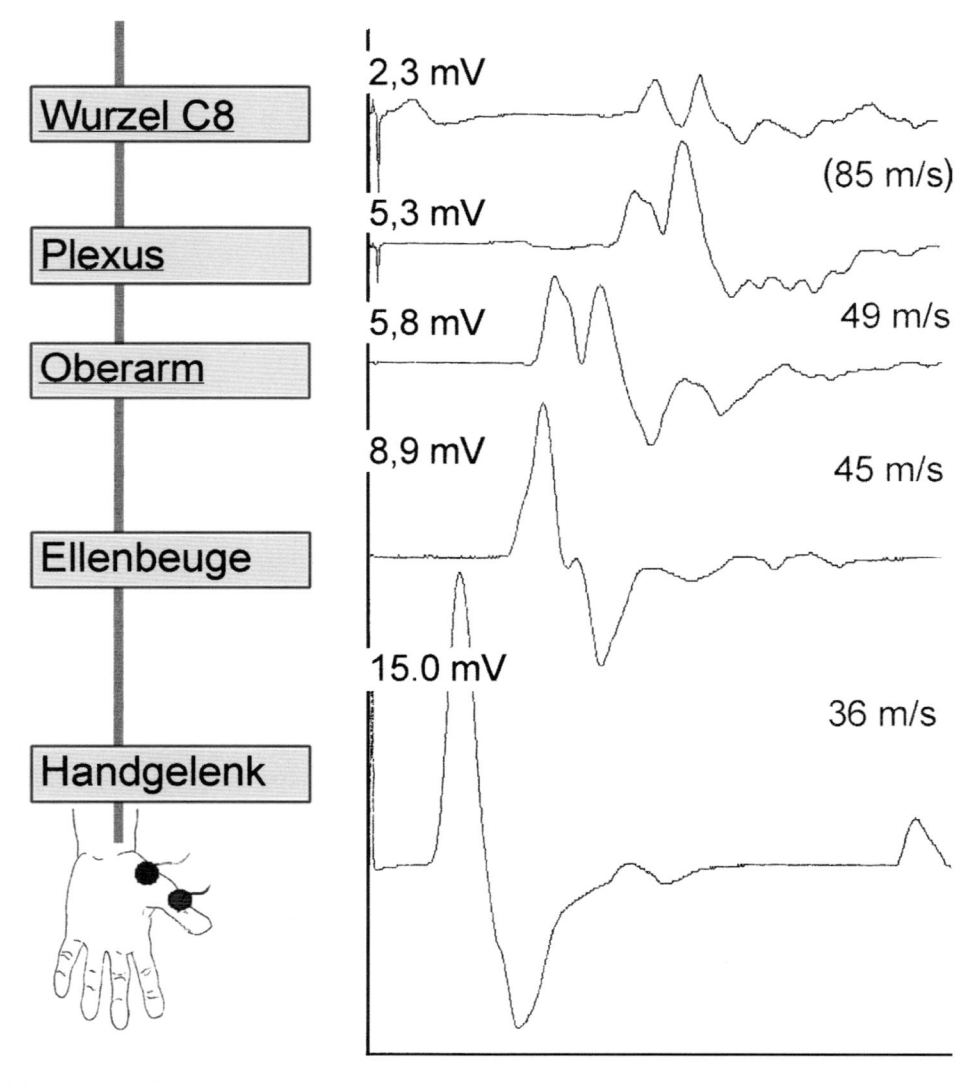

Abb. 286: Multifokale motorische Neuropathie (MMN)
Bei Hochvoltstimulation partieller Leitungsblock zwischen Ellenbeuge und Handgelenk sowie zwischen HWK7 und Armplexus. Motorische Nervenleitgeschwindigkeiten leicht, im Unterarmsegment mäßig herabgesetzt, zwischen C8 und Armplexus nicht verwertbar.

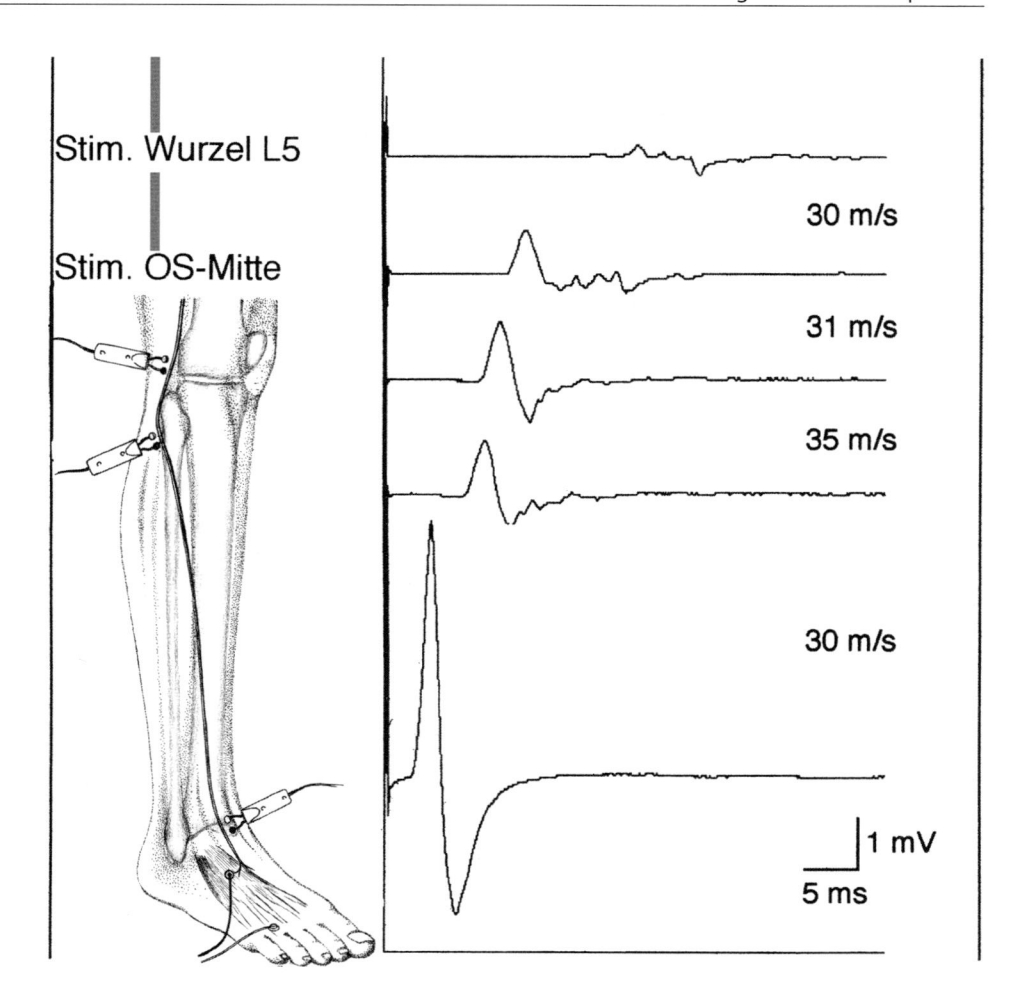

Abb. 287: Multifokale motorische Neuropathie
Die Hochvoltstimulation erbringt herabgesetzte motorische Nervenleitgeschwindigkeiten im gesamten Nervenverlauf. Partielle Leitungsblockierung im Unterschenkelabschnitt sowie zwischen LWK5 und Oberschenkel.

Dieser kann unter Umständen nur an einzelnen Nerven oder nur in proximalen Nervenabschnitten nachweisbar sein, sodass eine gezielte Suche danach wichtig ist, zumal eine immunsuppressive bzw. Immunglobulin-Therapie Erfolg verspricht (Pestronk, 1991). Am häufigsten gelingt der Nachweis eines persistierenden partiellen Leitungsblocks bei der motorischen Neurographie der Nn. medianus und ulnaris (Biessels et al., 1997), jedoch kann dieser auch im Bereich der Nervenwurzeln lokalisiert sein (Pringel et al., 1997) (▶ Abb. 159, 286 und 287). Als eindeutig nachgewiesen gilt ein Leitungsblock bei einer Amplituden- bzw. Flächenreduktion von > 50 % (Rhee et al., 1990), während ein geringerer Abfall nur dann beweisend ist, wenn er auf ein kurzes Nervensegment bezogen werden kann (Lange et al., 1993).

Die klinische Symptomatik kann vom typischen Bild abweichen, so z. B. wenn motorische Hirnnerven einbezogen sind, oder wenn bei ausgeprägtem Faszikulieren statt Muskelatrophien eine Hypertrophie einzelner Muskeln vorliegt (O'Leary et al., 1997; Pringle et al., 1997).

Die *Abgrenzung einer MMN von der CIDP* stützt sich auf folgende klinische und elektrophysiologische Kriterien: Der Verlauf ist bei der MMN in der Regel protrahierter und die Symptomatik ist weniger generalisiert als vielmehr durch multifokale motorische Ausfälle gekennzeichnet. Die motorischen Nervenleitgeschwindigkeiten können im Bereich von Leitungsblockierungen herabgesetzt sein, sind jedoch außerhalb dieser Segmente noch normal (Bouche et al., 1995). Gelegentlich werden allerdings eine leichte motorische Impulsleitungsverzögerung und temporale Dispersion beobachtet (Chaudhry et al., 1994). Die F-Wellen-Latenzen sind bei manchen Patienten verlängert (Chaudhry et al., 1994; Bouche et al., 1995). Die sensiblen NLG sind auch in betroffenen Nervenabschnitten normal oder nur diskret herabgesetzt (Krarup et al., 1990), während sich morphologisch eine sensible Mitbeteiligung mit Vermehrung dünn-myelinisierter, großkalibriger sensibler Axone, z. T. auch eine geringe Demyelinisierung nachweisen lässt (Corse et al., 1996).

Nach Olney et al. (2003) kann die Diagnose MMN gestellt werden, sofern Paresen (ohne begleitende Sensibilitätsstörung) im Versorgungsareal von zwei oder mehr Nerven vorliegen, denen neurographisch ein Leitungsblock außerhalb geläufiger Kompressionsorte zugrunde liegt. Da bei demyelinisierenden Neuropathien erhöhte Reizschwellen vorkommen, empfiehlt sich die Verwendung des Hochvolt-Stimulators, mit dessen Hilfe die einzelnen Nerven abschnittsweise supramaximal erregt werden können (Arunachalam et al., 2003) (▶ Abb. 286 und 287). Einschränkend muss betont werden, dass Initialstadien einer MMN – in denen erst ein Nerv betroffen ist – bei Berücksichtigung dieser Richtlinien nicht diagnostiziert werden und damit unbehandelt bleiben. Außerdem muss betont werden, dass, im Gegensatz zu einer weit verbreiteten Meinung, öfters deutlich herabgesetzte motorische Nervenleitgeschwindigkeiten vorkommen (Jaspert und Grehl, 2003) (▶ Abb. 287). Die sensiblen Nervenleitgeschwindigkeiten und die SNAP sind dagegen – im Unterschied zum Lewis-Sumner-Syndrom – normal.

Viele Fälle von MMN werden als Vorderhornerkrankung fehldiagnostiziert, da klinisch progrediente atrophische Paresen, elektromyographisch die Zeichen einer Axondegeneration, teilweise auch Faszikulationen vorliegen. Vor dieser Fehldiagnose schützen die o. g. neurographischen Veränderungen, nach denen bei allen entsprechenden Patienten gezielt gefahndet werden muss.

Bei der Differenzialdiagnose zur ALS hilft auch die fehlende Mitbeteiligung der Pyramidenbahnen.

Die Ursache von Leitungsblöcken bei der MMN wird teils in demyelinisierenden Läsionen im Bereich einzelner Internodien vermutet (Kaji et al., 1994), teils in einer Blockierung von Na^+ oder K^+ Kanälen in der Paranodalregion durch Anti-GM1–Antikörper (Santoro et al., 1990; Takigawa et al., 1995). Möglicherweise erklärt sich hieraus auch die Persistenz der Leitungsblöcke, da sich diese bei alleiniger Demyelinisierung in einigen Wochen durch Remyelinisation zurückbilden.

3.4.1.5 Neuropathien bei HIV-Infektion

In teilweiser Abhängigkeit vom Verlaufsstadium kommen bei HIV-Infektionen bei bis zu einem Drittel der Erkrankten neuromuskuläre Manifestationen vor, wobei die beobachteten Neuropathien unterschiedlichen Typen zugehörig sind.

Die häufigste und meist mit dem Vollbild der Erkrankung korrelierte Form ist die *distal-symmetrische Polyneuropathie*, die oft mit Parästhesien und brennenden Schmerzen in den Füßen beginnt. Es handelt sich dabei um eine distal akzentuierte axonale Polyneuropathie, sodass eine Amplitudenminderung der SNAP an den unteren Extremitäten, später auch der EMAP von seiten der Fußmuskulatur im Vordergrund steht. Die Nadel-Elektromyographie ergibt Denervierungszeichen in der Fuß- und evtl. Unterschenkelmuskulatur (Engelhardt, 1992; Simpson, 1992).

Seltener – und eher im Vor- oder Frühstadium auftretend – finden sich *symmetrische Polyneuropathien vom demyelinisierenden Typ* mit im Vordergrund stehenden Paresen. Der klinische Verlauf entspricht einer akuten, chronischen oder rezidivierenden Polyneuroradikulitis, und die elektrophysiologische Diagnostik zeigt damit identische Veränderungen (Leitungsblock, abnorme temporale Dispersion, verzögerte Nervenleitgeschwindigkeiten) (Cornblath et al., 1987).

Eine *Mononeuritis multiplex* kann sowohl in Frühstadien (z. B. als isolierte Facialis- oder Radialisparese) als auch im Spätstadium hinzutreten und stellt eine multifokale axonale Läsion dar. Dementsprechend sind die EMAP und SNAP in den betroffenen Gebieten erniedrigt, und die Nadelableitung erbringt Hinweise auf eine floride Denervierung.

Eine Sonderform multifokaler Neuropathien im Spätstadium einer HIV-Erkrankung ist mit einer Zytomegalievirus-Infektion assoziiert. Sie beginnt mit Taubheitsgefühl und schmerzhaften Parästhesien und wird innerhalb von ein bis zehn Monaten von multifokalen sensomotorischen Ausfallserscheinungen gefolgt. Elektrophysiologisch liegt eine axonale Neuropathie zugrunde, die ein bis vier Wochen nach Ganciclovir-Therapie eine Besserungstendenz aufweist (Roullet et al., 1994). In einem analogen Fall ließ sich elektrophysiologisch und autoptisch eine generalisierte asymmetrische Demyelinisierung feststellen (Morgello und Simpson, 1994).

Schließlich tritt besonders bei schwer immunsupprimierten Patienten manchmal eine *progressive Polyradikulopathie* auf mit rasch fortschreitenden Paresen und Sensibilitätsstörungen im Versorgungsbereich der Cauda equina (einschließlich Blasen- und Mastdarmlähmung), welcher ausgeprägte entzündliche Veränderungen an den lumbosakralen Nervenwurzeln zugrunde liegen. Bei dieser Form von AIDS-Neuropathie ist die rasche klinische Diagnose entscheidend, da die Behandlung mit Ganciclovir innerhalb von 24 bis 48 Stunden beginnen sollte (Simpson, 1992). An neurophysiologischen Methoden können in dieser Frühphase höchstens F-Wellen, H-Reflex, MEP- und SEP-Untersuchungen zum Nachweis der proximalen Schädigungslokalisation beitragen.

> So und Olney (1994) analysierten 23 Patienten mit akuter lumbosakraler Radikulopathie und fanden in 15 Fällen liquordiagnostische Hinweise auf eine assoziierte Zytomegalie-Infektion mit Besserung auf Ganciclovir. In zwei weiteren Fällen lagen dem Caudasyndrom Lymphom-Absiedlungen zugrunde. Die restlichen sechs Patienten wiesen einen weniger schweren klinischen Verlauf mit Neigung zu Spontanremissionen auf und zeigten im Liquor lediglich eine mononukleäre Pleozytose.

3.4.1.6 Diabetische Neuropathien

Im Zusammenhang mit einem – meist langjährigen – Diabetes mellitus kommen zwei unterschiedliche Neuropathieformen vor, ein symmetrischer Typ mit distaler Betonung und eine Schwerpunktneuropathie.

Die *symmetrische diabetische Polyneuropathie* mit distalem Beginn an den unteren Extremitäten betrifft initial überwiegend sensible Faseranteile, wobei diese im Sinne einer Demyelinisierung verändert sind (Wilson et al., 1998). Diagnostisch wegweisend sind in dieser Frühphase herabgesetzte sensible Nervenleitgeschwindigkeiten von Beinnerven, wobei dieser Nachweis öfters nur im Fußsegment, z. B. des N. suralis, gelingt. In späteren Stadien werden auch motorische Faseranteile mit einbezogen, und es resultieren außer Entmarkungsvorgängen auch Axondegenerationen. Elektrodiagnostisch finden sich demnach herabgesetzte motorische und sensible Nervenleitgeschwindigkeiten in Kombination mit amplitudengeminderten sensiblen und motorischen Antwortpotenzialen, wobei alle diese Veränderungen distal- und beinbetont sind. Ein Leitungsblock gehört nicht zum typischen Bild der diabetischen Polyneuropathie und wurde von Abu-Shakra et al. (1991) nur in 6 von 76 untersuchten Nervensegmenten entdeckt. Die distalen Latenzen zum Ext. digitorum brevis und Abd. hallucis sind um 28 bis 39 % verlängert, die EMAP um 50 bis 80 % und die motorischen NLG der Nn. tibialis und peronaeus um 28 bis 39 % herabgesetzt (Trojaborg et al., 1994; Trojaborg, 1996). Eine Herabsetzung der sensiblen NLG des N. suralis sowie eine Amplitudenminderung des SNAP wird bereits bei etwa einem Drittel der Diabetes Patienten ohne klinische Zeichen einer Polyneuropathie gefunden. Insgesamt ist die sensible Neurographie von Beinnerven – vor allem distalen Nervenabschnitten – die sensitivste Methode, um eine diabetische Polyneuropathie zu diagnostizieren (Le Quesne et al., 1990; Redmond et al., 1992; Claus et al., 1993; Llewelyn, 1995 **Abb. 155**). Die F-Wellen-Latenzen sind meist parallel zum Ausmaß der motorischen Leitungsverzögerung verlängert und tragen daher weniger zur Diagnose bei. Allerdings erwies sich in einer Studie von Andersen et al. (1997) an 82 Diabetikern die minimale F-Wellen-Latenz als empfindlichster Parameter um pathologische Veränderungen im peripheren Nervensystem aufzudecken.

Eine Reihe von Autoren bezieht die herabgesetzten Nervenleitgeschwindigkeiten auf eine bevorzugte Degeneration dicker Axone und nicht auf eine Demyelinisierung. Setzt man jedoch die Amplitudenreduktion des EMAP in Beziehung zum Ausmaß der Leitungsverzögerung, so ergeben sich Hinweise auf eine Kombination der beiden genannten Prozesse (Herrmann et al., 2002).

Diabetische Polyneuropathien können von Engpasssyndromen – vor allem einem Karpaltunnelsyndrom – überlagert sein, worauf bei der neurographischen Diagnostik geachtet werden muss (Johnson, 1993; Trojaborg, 1996).
Bei hinzutretenden Blasen- und Potenzstörungen können Messungen der Sakralreflexe (▶ **Abb. 76** und **77**) deren neurogene Ursache belegen.

Sofern motorische Ausfälle überwiegen, muss man bedenken, dass auch Diabetiker an einer CIDP erkranken können und eine diesbezügliche Diagnostik einleiten (Uncini et al., 1999).

Die *diabetischen Schwerpunktneuropathien* manifestieren sich in unterschiedlichen Lokalisationen. Am häufigsten ist die sogenannte diabetische Amyotrophie, die exakter als diabetische Plexo-Radikulopathie zu bezeichnen ist und sich einseitig oder asymmetrisch-bilateral manifestiert (Stöhr und Riffel, 1988). Von der Schädigung betroffen sind schwerpunktmäßig der Plexus lumbalis und die segmental zugeordneten Spinalnerven, sodass sich elektromyographisch Denervierungszeichen sowohl in der paravertebralen Muskulatur als auch im Versorgungsgebiet der Nn. femoralis und obturatorius nachweisen lassen. Neurographisch finden sich eine verlängerte Latenz und ein erniedrigtes EMAP im M. quadrizeps femoris sowie ein amplitudengemindertes SNAP des N. saphenus (Trojaborg, 1996). Oft besteht daneben eine – z. T. klinisch latente – symmetrische Hintergrundpolyneuropathie.

Ein seltener Manifestationstyp ist die mit gürtelförmigen Schmerzen im Abdominal- und kaudalen Thorakal-Bereich einhergehende *thorako-abdominale Neuropathie*. Hier finden sich bilateral in den betroffenen Segmenten Fibrillationen und positive Wellen in der Paravertebralmuskulatur (Frank et al., 1988), nach eigenen Erfahrungen meist auch in der Bauchdeckenmuskulatur.

3.4.1.7 Alkoholische Polyneuropathie

Die alkoholische Polyneuropathie stellt eine meist symmetrische, distal- und beinbetonte sensomotorische Polyneuropathie dar, wobei eine Degeneration sensibler und motorischer Axone eintritt. Demgemäß zeigen EMG-Ableitungen in akuten und progressiven Fällen die Zeichen einer floriden Denervierung (Fibrillationen und steile positive Wellen in der Ruheableitung), ansonsten einen »neurogenen Umbau«, d. h. eine Erhöhung der mittleren Polyphasierate und Potenzialdauer. Bei Maximalinnervation ist das Aktivitätsmuster entsprechend dem Grad der Axondegeneration gelichtet (▶ **Abb. 288**). Wegen der meist stärkeren Ausprägung des Prozesses an den unteren Extremitäten mit distaler Akzentuierung empfiehlt sich die Ableitung aus einem Unterschenkelmuskel (z. B. M. tibialis anterior) und – falls dort keine Veränderungen zu finden sind – aus einem Fußmuskel (z. B. M. extensor digitorum brevis). Dagegen sind neurographische Messungen wenig ergiebig, da die motorischen und sensiblen Nervenleitgeschwindigkeiten meist normal oder allenfalls – distal betont – leicht herabgesetzt sind. Die Amplituden der motorischen und sensiblen Summenpotenziale sind entsprechend dem Ausmaß des Ausfalls motorischer und sensibler Axone erniedrigt (▶ **Abb. 289**), wobei wegen der hohen interindividuellen Varianz der Amplituden nur starke Erniedrigungen diagnostisch verwertbar sind (▶ **Abb. 145** und **157**).

3.4.1.8 Critical illness Polyneuropathie (CIP)

Schwere systemische Infektionen, Sepsis sowie das »systemic inflammatoric response syndrome« (SIRS), führen zu einem Multiorganversagen mit hoher Mortalität (Bone et al., 1987). Betroffen sind das Herz-Kreislaufsystem, Lungen, Nieren, die Organe des Splanchnikusgebiets, aber auch das zentrale und periphere Nervensystem sowie die Muskulatur. Erst in den letzten Jahren sind die letztgenannten Folgen der Sepsis genauer beschrieben worden (Bolton et al., 1984 und 1986; Young und Bolton, 1992; Jarrett und Mogelof, 1995). Das klinische Leitsymptom sind symmetrische, häufig alle Extremitäten betreffende Paresen bis hin zur Tetraplegie infolge einer Critical Illness Polyneuropathie (CIP), oft in Kombination mit einer Critical Illness Myopa-

3 Spezielle Krankheitsbilder

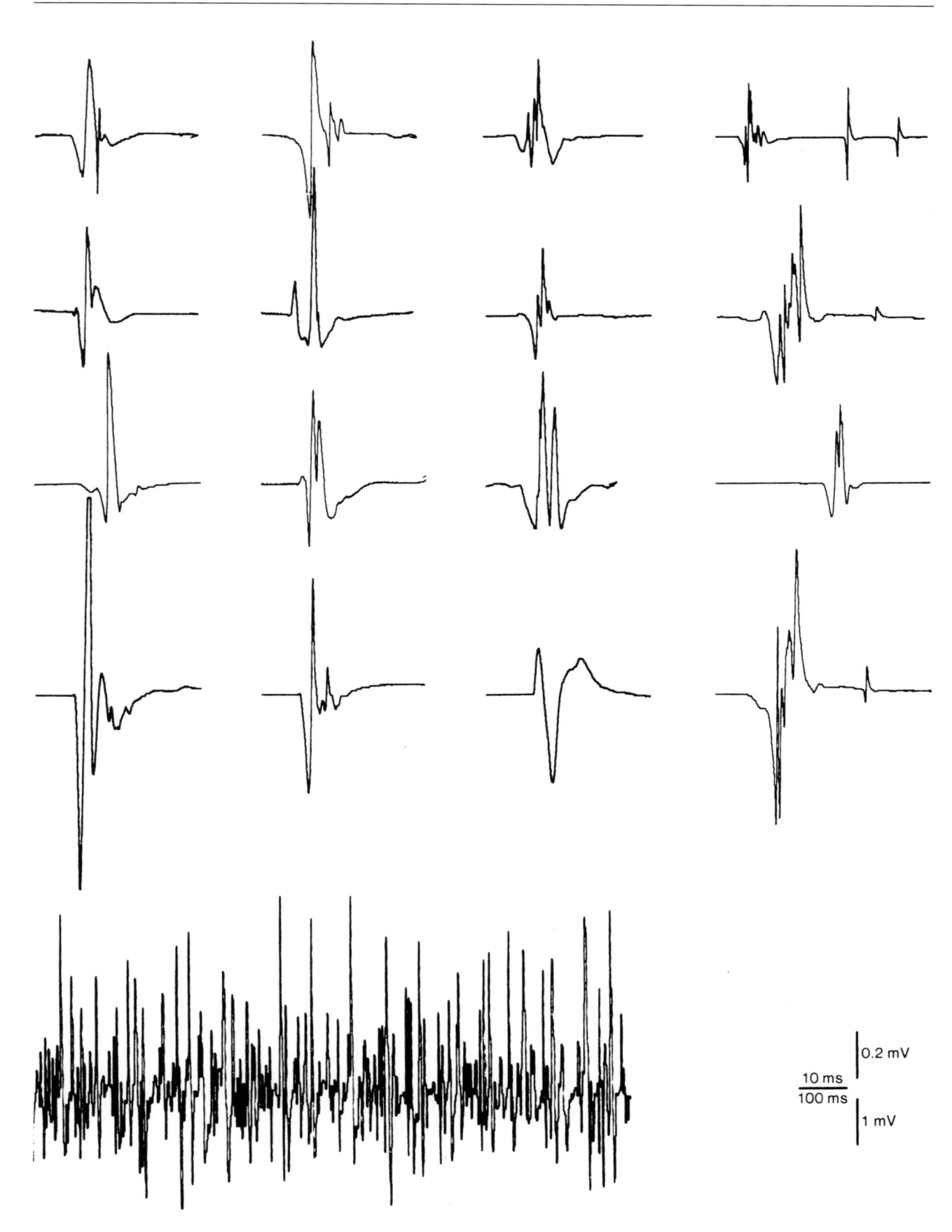

Abb. 288: »Axonale« Polyneuropathie
64-jähriger Patient mit mäßiggradiger alkoholischer Polyneuropathie.
Ableitung aus dem M. tibialis anterior: In der Ruhe-Ableitung spärliche Fibrillationen. Mittlere Potenzialdauer 17 (9–36) ms. Mittlere Amplitude 0,8 (0,4–2) mV. Mittlere Polyphasierate 55 %. Bei Maximalinnervation Einzelentladungs- bis Übergangsmuster.
(Motorische NLG des N. peronaeus 42 m/s; EMAP 3,2 mV/12 ms.)

3.4 Ausgebreitete Neuropathien

N. medianus mot.

3.2

53 m/s
17 mV

7.7

5 mV

N. peronaeus mot.

4.4

44 m/s
0.7 mV

12.1

0,5 mV

N. medianus sens.

3.4

47 m/s
5 µV

5 µV

N. peronaeus sens.

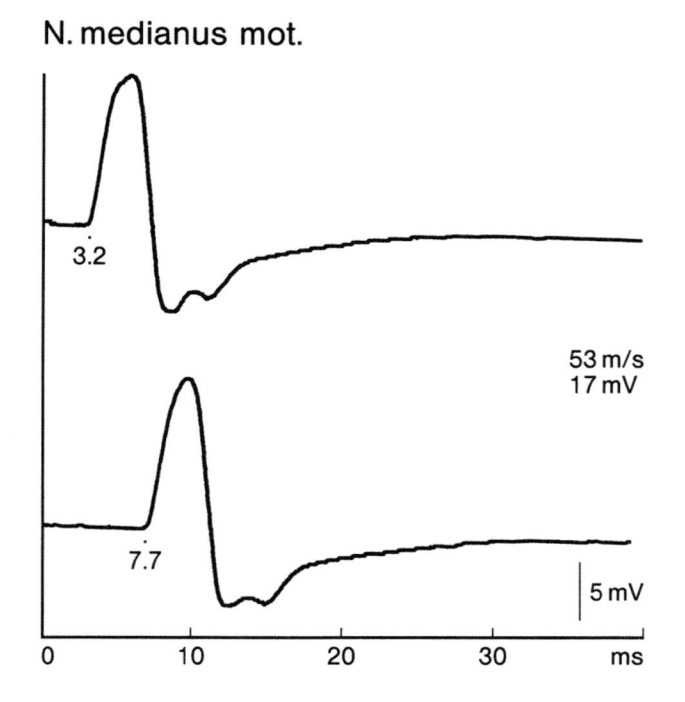

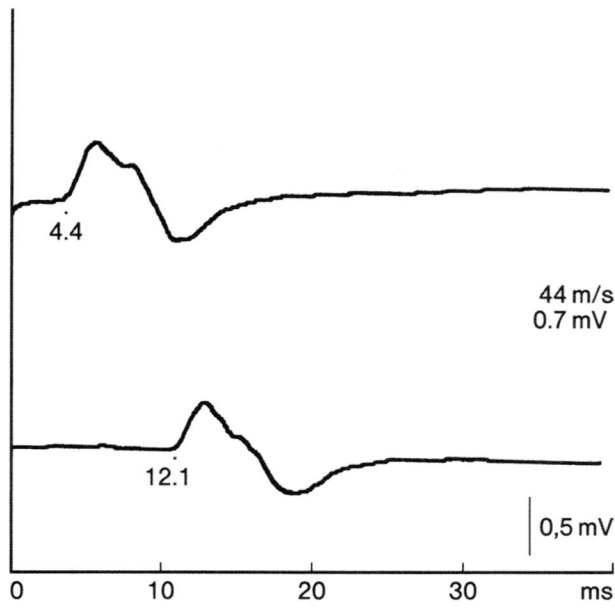

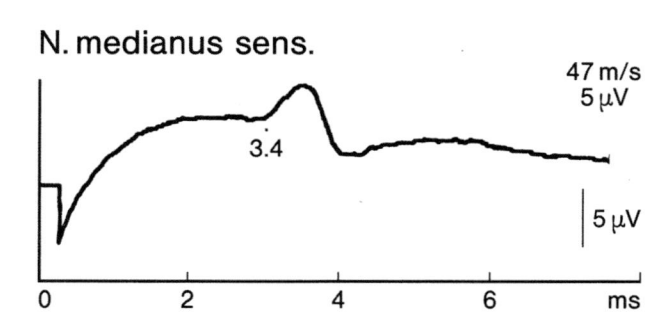

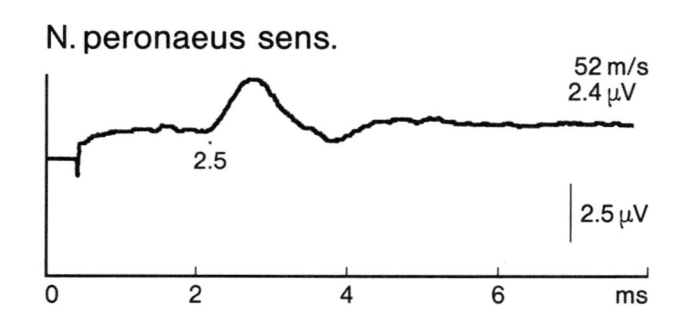

2.5

52 m/s
2.4 µV

2.5 µV

Abb. 289: Neurographische Befunde bei axonaler Polyneuropathie
Normale bis grenzwertige motorische und sensible Nervenleitgeschwindigkeiten, jedoch ausgeprägte Amplitudenerniedrigung der motorischen und sensiblen Antwortpotenziale des N. peronaeus sowie geringe Amplitudenreduktion des SNAP des N. medianus. Die Befunde sprechen für eine beinbetonte senso-motorische Axondegeneration.

thie (CIM). Nicht selten wird die Muskelschwäche erst bemerkt, wenn Weaning-Schwierigkeiten beim Versuch der Extubation auftreten (Bolton, 1984). Da bei den intubierten und meist analgosedierten Patienten die klinische Zustandsbeurteilung auf Schwierigkeiten stößt, muss die Verdachtsdiagnose einer CIP durch Zusatzuntersuchungen bestätigt werden, die auf der Intensivstation durchführbar sind.

Eine CIP besteht bei einer Behandlungsdauer auf der Intensivstation von 14 Tagen bei 50 % der Patienten (nach elektrophysiologischen Kriterien sogar bei 70 %) und kann nach drei Wochen Intensivtherapie 90–100 % erreichen (Hund, 1997). Eine Altersabhängigkeit besteht nicht und die Inzidenz wird in der Pädiatrie ähnlich hoch eingeschätzt (Sheth et al., 1995).

Morphologisch ist bei der CIP eine axonale Degeneration nachzuweisen, wobei diese am stärksten die Nn. peronaei betrifft, aber auch an anderen Extremitätennerven sowie am N. phrenicus und N. vagus aufgedeckt wurde. In der Muskelbiopsie dominieren neurogene Muster, wobei sich häufig sekundäre myopathische Veränderungen hinzugesellen, besonders eine nekrotisierende Myopathie, die für die Critical Illness Myopathie als typisch angesehen wird. Deren Inzidenz wird oft unterschätzt, da eine sichere Diagnose die Durchführung einer Muskelbiopsie erfordert. Aus diesem Grund liegen bisher nur wenige systematische Untersuchungsserien vor (De Jonghe et al., 1998). Die Häufigkeit der CIM beträgt bei einer Beatmungsdauer von < 5 Tagen 36 %–70 % (Kupfer, 1992; Hellwell et al., 1991; Lacomis et al., 1998).

Die bei jeder unklaren Muskelschwäche eines Intensivpatienten indizierte EMG-Untersuchung zeigt bei einer CIP Fibrillationen und steile positive Wellen in der Ruheableitung. Deren Verteilung ist in der Regel symmetrisch, wobei an den oberen Extremitäten oft eine proximale Betonung vorliegt (Hotz et al., 1997). Normalerweise gelingt der Nachweis von Denervierungsaktivität frühestens nach 10–12 Tagen; deren Nachweis bereits nach 5 Tagen wird als Hinweis auf eine nekrotisierende Form der CIM gewertet, sodass das frühe Auftreten von Fibrillationen als Unterscheidungskriterium gegenüber der CIP herangezogen werden kann. Die proximale Schwerpunktbildung sowohl der CIP als auch der CIM zeigt sich in der häufig bestehenden Atemmuskelschwäche, deren ursächlicher Zusammenhang mit einer CIP durch die elektromyographische Untersuchung des Zwerchfells gesichert werden kann.

Eine weitere Möglichkeit der Abgrenzung einer CIP von einer CIM besteht in der Analyse der Potenziale motorischer Einheiten, die den neurogenen bzw. myogenen Umbau der MAP aufdeckt. Dabei sind jedoch einerseits Kombinationen beider Erkrankungen möglich, andererseits kann eine mangelhafte Kooperation die exakte Potenzialanalyse verhindern.

Die Neurographie kann die Diagnose einer CIP stützen, insofern die axonale Schädigung zur Erniedrigung oder gar zum Verlust der Reizantworten führt, während die Nervenleitgeschwindigkeiten normal bleiben oder bei schweren Fällen allenfalls gering herabgesetzt sind. Dabei betrifft die Amplitudenminderung stärker die motorischen als die sensiblen Antwortpotenziale, sodass letztere selbst bei schweren Paresen oft noch eine normale Amplitude aufweisen (Hund, 1997).

Eigene SEP-Ableitungen nach Medianusstimulation ergaben ein parallel zum Ausmaß der Axondegeneration amplitudengemindertes EP-Potenzial, während die kortikalen Reizantworten im Kontrast dazu meist mit hohen Amplituden ableitbar waren und in 32 % der Patienten sogar ein Riesen-SEP (N20/P 25 > 10 V) auftrat, vermutlich infolge einer zentral-nervösen Disinhibition.

3.4.1.9 Neuroborreliose

Im Stadium II dominieren klinisch eine Meningo-Radikulo-Neuritis mit oder ohne Hirnnervenbeteiligung. Aufgrund elektromyographischer und neurographischer Messungen liegt in der Regel eine Axondegeneration mit partieller Denervierung der betroffenen Muskeln sowie Amplitudenreduktionen der motorischen und sensiblen Antwortpotenziale vor, wobei nicht selten auch an asymptomatischen Gliedmaßen pathologische Befunde zu erheben sind (Pfadenhauer et al., 1995). Bei etwa einem Viertel der Patienten weist ein Ausfall von F-Wellen und/oder des H-Reflex-Potenzials im M. soleus auf eine proximale Impulsleitungsstörung hin, während beim Erhaltensein dieser Potenziale deren Latenzen nur geringgradig verlängert sind. Dagegen bestehen teilweise deutliche Latenzzunahmen innerhalb der zentralen Abschnitte der motorischen und somatosensiblen Leitungsbahnen, wie sie mittels SEP- und MEP-Diagnostik nachweisbar sind, wobei sich als besonders typisch eine Kombination von peripheren und zentralen Impulsleitungsstörungen gezeigt hat (Pfadenhauer et al., 1995 und 1996) (▶ Abb. 290).

Den häufigen uni- oder bilateralen Facialisparesen liegt gleichfalls eine Axondegeneration zugrunde (Angerer et al., 1993), wobei die Unterscheidung gegenüber der idiopathischen Facialisparese mittels Magnetstimulation bereits oben erwähnt wurde (3.3.2.).

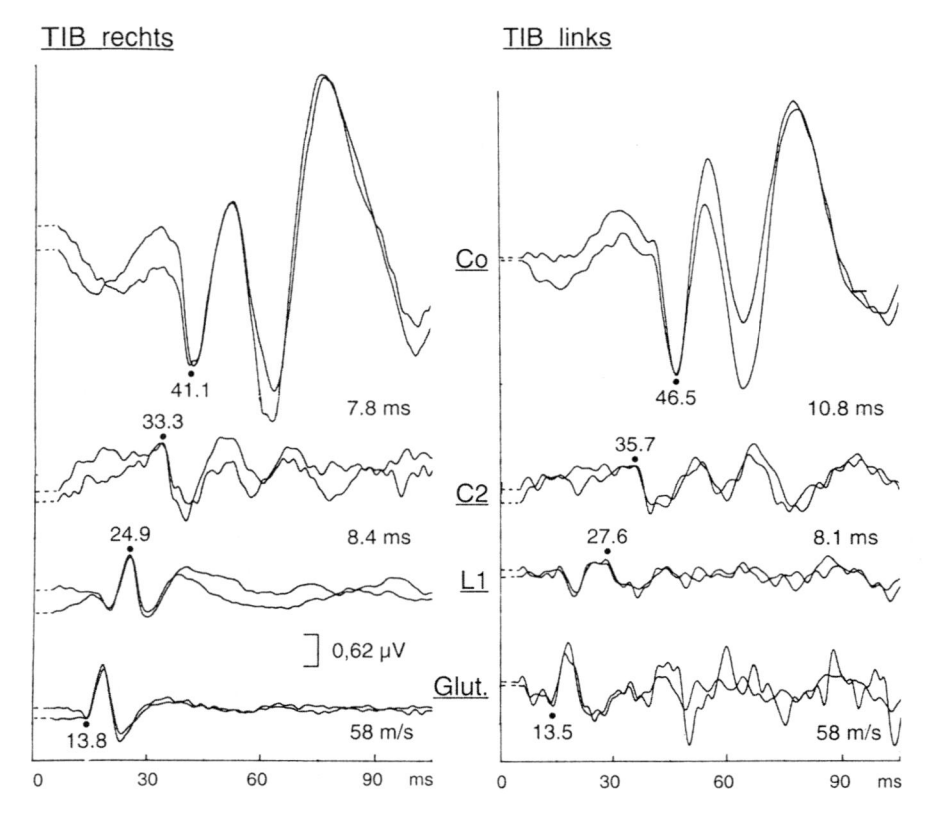

Abb. 290: Neuroborreliose mit radikulärer Symptomatik von Seiten der Wurzeln L5 und S1 links. Nach Tibialisstimulation rechts Normalbefund. Nach Tibialisstimulation links Erniedrigung, Verzögerung und Deformierung der Komponente N22 (L1). Darüber hinaus (klinisch latente) zentrale Leitungsverzögerung mit Verlängerung des Latenzintervalls N30/P40 auf 10,8 ms.

In Kombination mit Extremitätenlähmungen, aber auch isoliert, kommen ein- und beidseitige Bauchdeckenparesen vor, wobei elektromyographische Ableitungen aus der Bauchmuskulatur die partielle Denervierung aufzeigen.

> In späteren Stadien kommen chronische Polyneuropathien vor, die größere diagnostische Schwierigkeiten bereiten (Logigian und Steere, 1992; Maimone et al., 1997), wobei wir bisher in keinem Fall primär symmetrische Manifestationen beobachten konnten und Asymmetrien selbst bei fortgeschrittenen Verläufen die Regel sind.

3.4.2 Neuromyotonie

Die Neuromyotonie ist eine durch kontinuierliche Muskelverkrampfungen charakterisierte Erkrankung, wobei die Störung u. a. durch die Ergebnisse von Leitungsanästhesien und Kurarisierung in die axonalen Endaufzweigungen lokalisiert werden konnte (Isaacs, 1961; Mertens und Zschocke, 1965; Swash und Schwartz, 1981). Initial treten diese Muskelkrämpfe u. U. nur in Zusammenhang mit Muskelarbeit auf und auch in späteren Stadien führt eine willkürliche Muskelanspannung zu einer vorübergehenden Zunahme der Symptomatik. Das Syndrom ist im Zusammenhang mit verschiedenen Erkrankungen des peripheren Nervensystems beobachtet worden; in den meisten Fällen wird ursächlich eine leichte distale Polyneuropathie angenommen (Swash und Schwartz, 1988). Elektromyographisch zeigt sich eine kontinuierliche Spontan-Aktivität aus Muskelaktionspotenzialen, die teilweise als Doppel- und Mehrfachentladungen auftreten (▶ Abb. 291 und 292). Die Annahme, dass den Spontanentladungen öfters nur eine Aktivierung von Teilen motorischer Einheiten entspricht (Hughes und Matthews, 1969; Mertens und Zschocke, 1965), konnten wir bei ausführlicher Untersuchung der eigenen Fälle nicht bestätigen. Dieser Spontanaktivität dürfte eine ektopische Impulsentstehung in axonalen Endaufzweigungen zugrunde liegen, die durch efferente und afferente, das geschädigte Nervensegment durchlaufende Impulse verstärkt wird (Lance et al., 1979; Warmolts und Mendell, 1980). Letzteres erklärt die einer Aktionsmyotonie gleichende Zunahme der Muskelverkrampfung in unmittelbarem Anschluss an eine willkürliche Muskelkontraktion (▶ Abb. 291C). Im Unterschied zu myotonen Entladungen besteht neuromyotone Aktivität jedoch nicht aus Potenzialen einzelner Muskelfasern, sondern solchen ganzer motorischer Einheiten, die mit einer Frequenz von bis zu 300/s feuern. Das typische elektromyographische Bild besteht somit aus unregelmäßig aufeinanderfolgenden Einzel-, Doppel- und Mehrfachentladungen, wobei diese Spontanaktivität bei Triggerung durch Muskelkontraktion eine burst-artige Zunahme über mehrere Sekunden erfährt (▶ Abb. 291) (Newsom-Davis und Mills, 1993). Selten lassen sich auch repetitive Serienentladungen (»myokymic discharges«) ableiten (Auger, 1994) (▶ Abb. 292).

Das gelegentlich beobachtete Sistieren neuromyotoner Entladungen nach einem distalen Nervenblock spricht dafür, dass in Einzelfällen auch eine mehr proximal gelegene Impulsgenerierung möglich ist (Newsom-Davis und Mills, 1993).

Das etwa eine halbe Minute nach Willkürinnervation einsetzende Nachlassen oder kurzfristige Verschwinden der Spontanaktivität (Hughes und Matthews, 1969) dürfte mit der posttetanischen Herabsetzung der Membranerregbarkeit zusammenhängen. Eine ähnliche Herabsetzung der Membranerregbarkeit scheint auch dem therapeutischen Effekt von Diphenylhydantoin und Carbamazepin zugrunde zu liegen. Die mittlere Dauer der Muskelaktionspotenziale ist teils normal, teils leicht verlängert, und es wurde in einem Teil der Fälle eine Erhöhung der mittleren Polyphasierate und eine Lichtung des Aktivitätsmusters bei Maximalinnervation beobachtet (Zusammenfassung bei Ludin, 1997). Die neurographischen Messungen zeigen normale oder – vor allem in distalen Nervenabschnitten – leicht herabgesetzte Nervenleitgeschwindigkeiten.

Eine Einzelfaser-EMG-Studie durch Stålberg und Trontelj (1979) ergab bei zwei von drei Patienten eine erhöhte Faserdichte, außerdem eine Erhöhung des neuromuskulären Jitters und in einzelnen Fasern intermittierende Blockierungen – Phänomene, die sich auch bei konventioneller Nadelableitung registrieren lassen (▶ Abb. 291).

3.4.3 Hereditäre Neuropathien

3.4.3.1 HMSN (Neurale Muskelatrophie)

Die hereditären motorisch-sensiblen Neuropathien zählen zu den häufigsten Erbkrankheiten des Nervensystems. Die *HMSN I (Charcot-Marie-Tooth)* wird autosomal dominant vererbt und stellt die häufigste Variante dar. Die Paresen beginnen meist im frühen Erwachsenenalter im Fuß-/Unterschenkelbereich und können sich im Verlauf auf die Hände ausdehnen (Krallenhand).

Der gleichfalls autosomal-dominant vererbte *Typ II* geht mit einer axonalen Degeneration einher und zeigt eine sehr langsame Progredienz.

HMSN III (Hypertrophische Neuritis Déjerine-Sottas) manifestiert sich häufig schon im Kindesalter und verläuft rasch progredient. Bei diesem Typ bestehen neben den atrophischen Paresen auch ausgeprägte Sensibilitätsstörungen an sämtlichen Extremitäten. Der Erbgang ist autosomal-rezessiv.

HMSN IV (Refsum) wird gleichfalls autosomal-rezessiv vererbt, geht mit progredienten sensomotorischen Ausfällen einher und lässt sich von den anderen Typen durch eine begleitende zerebelläre Ataxie, sowie eine Retinitis pigmentosa abgrenzen.

In allen Untergruppen von hereditärer motorischer und sensorischer Neuropathie (HMSN) zeigt die elektromyographische Untersuchung bevorzugt in distalen Muskeln Hinweise auf eine partielle Denervierung

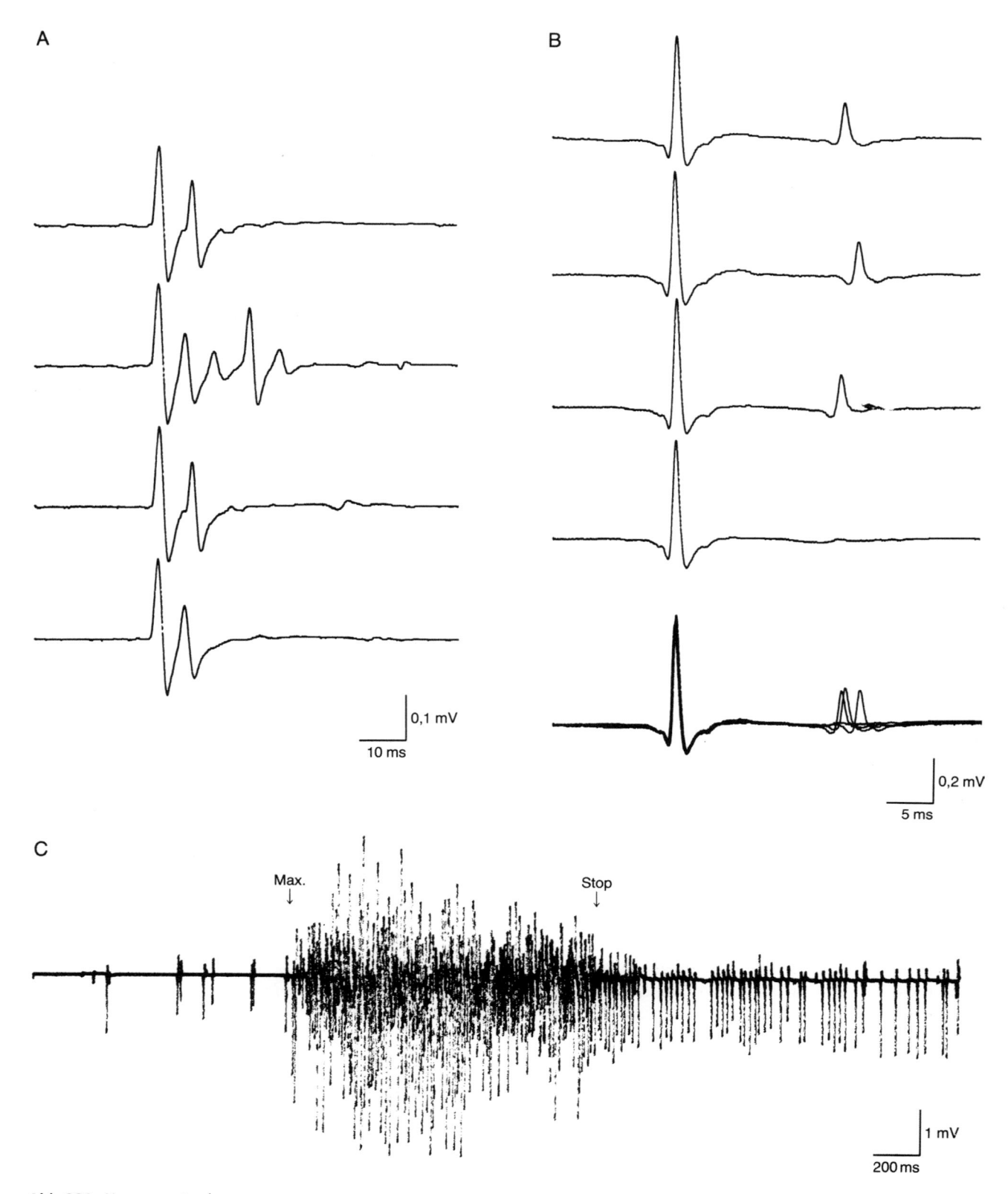

Abb. 291: Neuromyotonie
A) Spontane Zwei- bis Fünffach-Entladungen einer motorischen Einheit.
B) Spontanentladung eines Einheitspotenzials mit erhöhtem Jitter und intermittierender Blockierung der späten Komponente.
   Ableitung aus dem M. abductor digiti minimi nach Leitungsblockade des N. ulnaris am Handgelenk.
C) Spontane Ein- bis Zweifach-Entladungen im entspannten M. abductor pollicis brevis (linkes Bilddrittel). Bei maximaler Willkürinnervation (Max.) Interferenzmuster. Nach Beendigung der Willkürinnervation (Stop) deutliche vorübergehende Zunahme der Spontan-Aktivität.

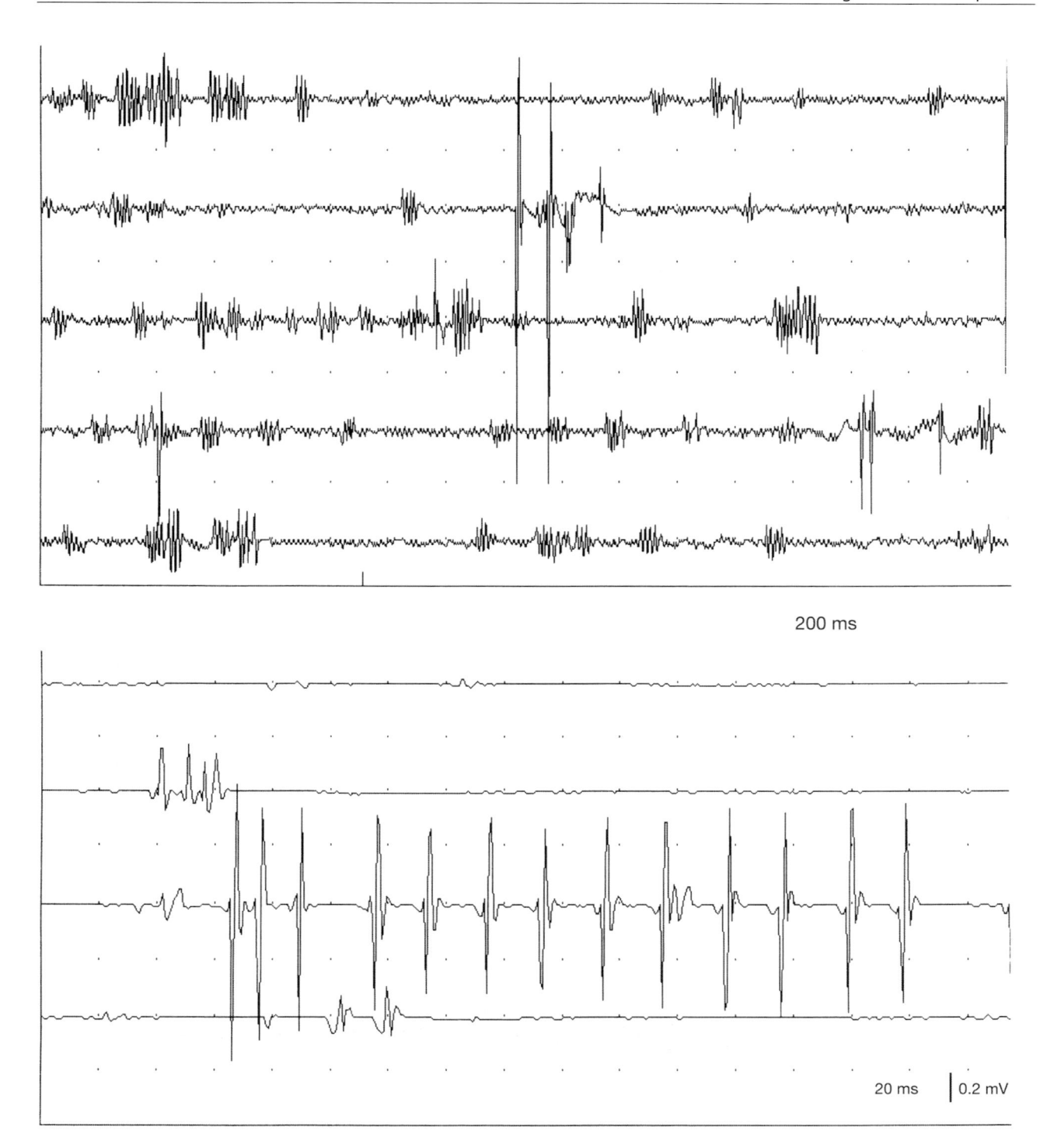

Abb. 292: Neuromyotonie
Bei Ableitung aus dem M. vastus medialis (oben) und gastrocnemius medialis (unten) spontane Einzel-, Doppel- und Gruppenentladungen von MAP.

mit »neurogenem Umbau«, gelichtetem Aktivitätsmuster bei Maximalinnervation sowie bei einem Teil der Patienten Fibrillationen und positive Wellen.

Diagnostisch wichtiger sind die neurographischen Messungen, außer bei Typ II (Neuronaler Typ), bei dem normale oder nur leicht erniedrigte Nervenleitgeschwindigkeiten gefunden werden. Bei Typ I (Charcot-Marie-Tooth) und noch ausgeprägter bei Typ III (Déjerine-Sottas) und IV (Refsum) sind die motorischen und sensiblen Nervenleitgeschwindigkeiten herabgesetzt, und zwar an den Beinen mehr als an den Armen und in distalen Nervenabschnitten ausgeprägter als in proximalen. Die Leitgeschwindigkeit innerhalb des zentralen Nervensystems ist normal oder allenfalls leicht verlangsamt wie im Beispiel der Abbildungen 293 und 294 (Solders et al., 1991). Bei der Abgrenzung gegenüber chronisch-entzündlichen Polyneuroradikulitiden sind folgende Besonderheiten wichtig:

NEURALE MUSKELATROPHIE (HMSNI)

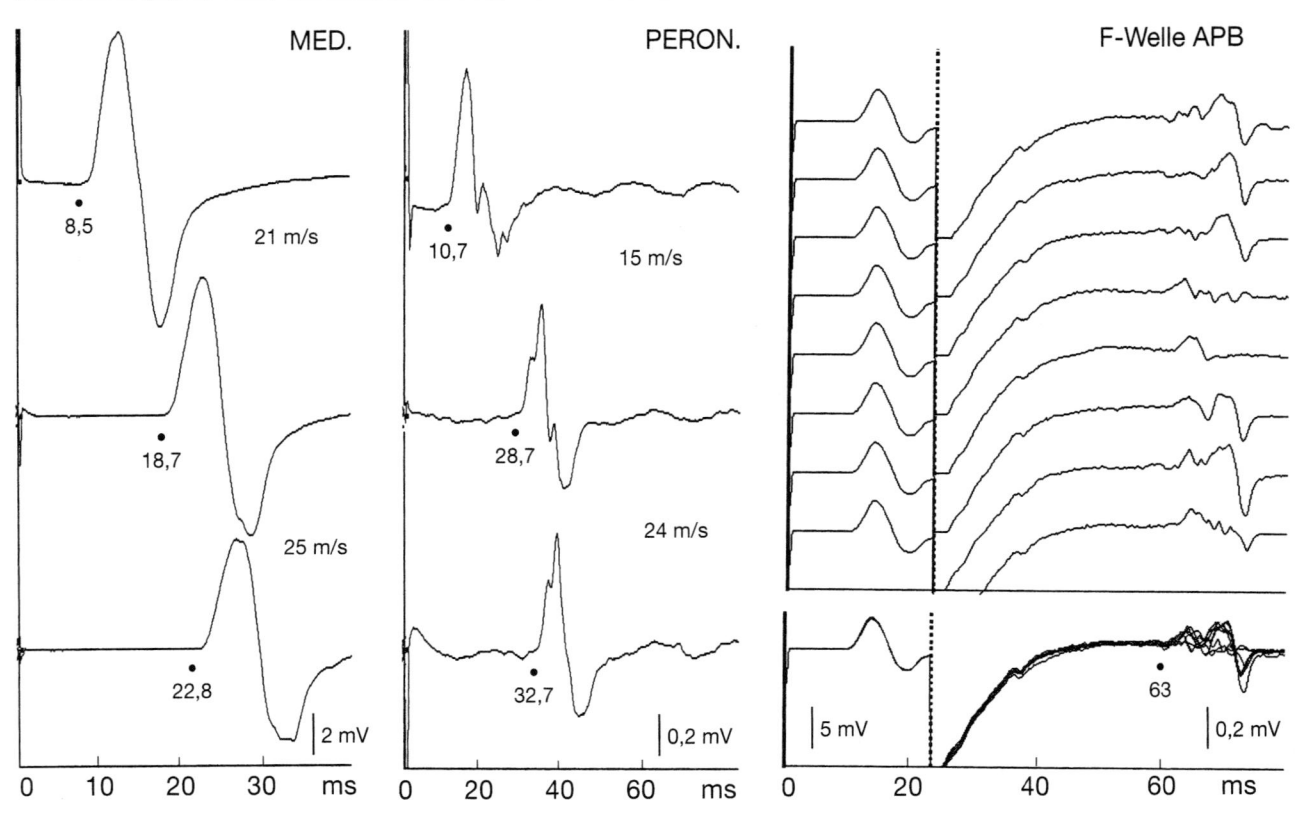

Abb. 293: HMSN I (neurale Muskelatrophie)
Distal- und beinbetonte Herabsetzung der motorischen Nervenleitgeschwindigkeiten an allen Extremitäten. Keine Leitungsblockierungen und keine temporale Dispersion. (Bei proximaler Stimulation Reizstärken bis zu 100 mA, bei einer Reizbreite von 0,5 ms zur supramaximalen Stimulation erforderlich).
(Medianus-Stimulation am Handgelenk, in der Ellenbeuge und am Oberarm. Peronaeus-Stimulation am Knöchel, sowie distal und proximal des Knies).
F-Wellen-Latenz zum M. abductor pollicis brevis stark verlängert.

1. Bei HMSN I und III zeigen alle motorischen und sensiblen Nerven eine von proximal nach distal kontinuierlich zunehmende Impulsleitungsverzögerung, wobei z. B. beim Typ III Werte unter 10m/s geläufig sind. Bereits bei symptomfreien Patienten (sowie bei Angehörigen) können die Nervenleitgeschwindigkeiten auf die Hälfte der Norm erniedrigt sein (Dyck, 1990).

2. Die hereditären Formen sind durch den fehlenden Nachweis eines Leitungsblocks charakterisiert. Allerdings kann ein solcher vorgetäuscht werden, wenn die erhöhte Reizschwelle nicht beachtet und proximal keine supramaximale Stimulation vorgenommen wird! Außerdem ist eine Amplitudenminderung durch gegenseitige Löschung von Potenzialanteilen der EMAP einzelner motorischer Einheiten möglich, wenn der Denervierungsprozeß so weit fortgeschritten ist, dass nur noch einzelne motorische Einheiten übrigbleiben.

3. Die temporale Dispersion ist zwar gegenüber Normalpersonen erhöht, aber – außer bei dem seltenen Typ III – praktisch nie in dem Ausmaß, wie es bei entzündlichen Polyneuropathien vorkommt (Benstead et al., 1990)

Diagnostisch irreführend sind scheinbare Leitungsblöcke, die auf die häufig erhöhte Reizschwelle zu beziehen sind, sodass mit konventionellen Reizgeräten öfters keine supramaximale Stimulation gelingt. Aus diesem Grund, und weil damit auch die proximalen Nervenabschnitte erfassbar sind, empfiehlt sich eine Hochvoltstimulation, die eindrucksvoll die distale Schwerpunktbildung des demyelinisierenden Prozesses belegt (►Abb. 295).

3.4.3.2 Hereditäre sensorische Neuropathie (Thévenard-Syndrom)

Bei der HSN (Typ I und II) sind elektrophysiologische Untersuchungen wenig aussagekräftig. Trotz des (bei Typ I) bevorzugten Betroffenseins der dünnen sensiblen Axone, die nicht zum sensiblen Summenpotenzial beitragen, sind die SNAP besonders im Bereich der Füße erniedrigt oder ausgefallen. Die sensiblen und motorischen Nervenleitgeschwindigkeiten sind normal oder leicht herabgesetzt. Die elektromyographische Untersuchung aus der Fuß- und Unterschenkel-Muskulatur zeigt öfters Hinweise auf eine geringe Mitbeteiligung des motorischen Systems in Form einer erhöhten Polyphasierate und eines leicht gelichteten Aktivitätsmusters bei Maximalinnervation.

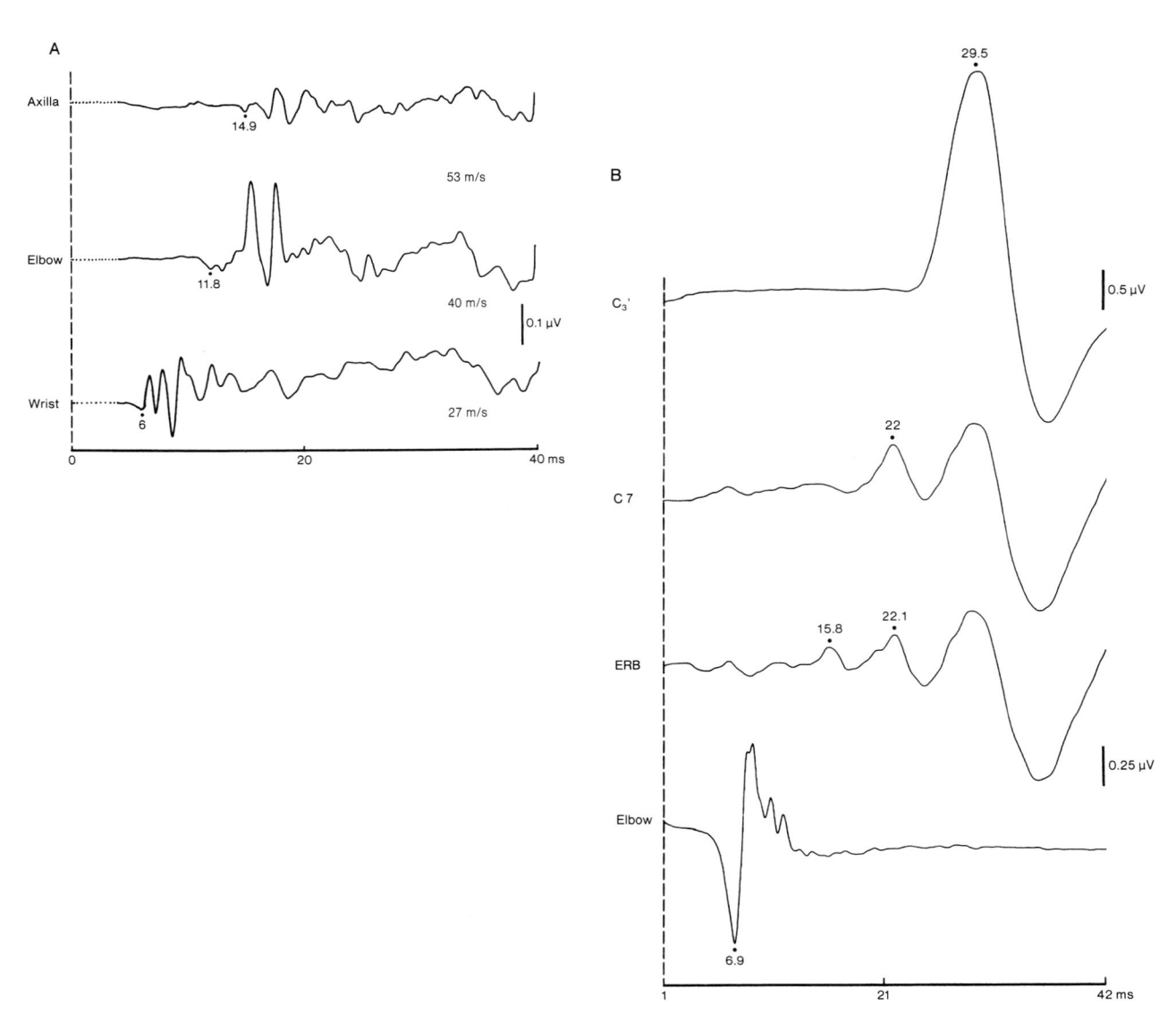

Abb. 294: Sensible und proximale Neurographie bei HMSN I (neurale Muskelatrophie)
A) Nach Zeigefinger-Stimulation sind die sensiblen Nervenaktionspotenziale des N. medianus in Höhe des Handgelenks, der Ellenbeuge und der Axilla verzögert, erniedrigt und aufgesplittert, wobei die Impulsleitungsverzögerung distal am ausgeprägtesten ist.
B) Nach Stimulation des N. medianus am Handgelenk sind die zwischen Ellenbeuge und Kopfhaut registrierten Antwortpotenziale durchweg verzögert, wobei die Verzögerung zum größten Teil im Armabschnitt des N. medianus stattfindet. Eine leichte Impulsleitungsverzögerung besteht jedoch auch noch zwischen Erbschem Punkt und Halsmark (Latenzintervall 6,2 ms, Mittelwert = 3,3 ms [Stöhr et al., 1989]). Die zentrale Überleitungszeit (N 13–N 20) ist mit 7,5 ms geringgradig erhöht (Normgrenzwert 7,2 ms).

3.4.3.3 Tomakulöse Neuropathie (hereditary neuropathy with liability to pressure palsies, HNPP)

Diese seltene erbliche Erkrankung manifestiert sich meist bei Jugendlichen und jüngeren Erwachsenen in Form von Mononeuropathien, die verschiedene Nerven bzw. Plexus, aber auch wiederholt dieselben Nerven betreffen können. Typisch ist die Auslösung der Lähmung durch exogene Druckeinwirkung oder (leichtere) Traumen, mit nachfolgender spontaner Rückbildung. Am häufigsten sind die Nn. ulnaris und peronaeus im Bereich der Ulnarisrinne bzw. des Fibulaköpfchens betroffen (► **Abb. 296**). Daneben können unter anderem die Nn. medianus, radialis sowie der Armplexus befallen sein. In letzterem Fall gelingt die Abgrenzung gegenüber der hereditären neuralgischen Schulteramyotrophie durch den für diese typischen axonalen Schädigungstyp und die fehlenden Leitungsverzögerungen im Bereich der physiologischen Engpässe.

Neurographisch ist die HNPP durch ausgeprägte Verzögerungen der motorischen und sensiblen Impulsleitung charakterisiert, die nicht auf manifest betroffene Nervenabschnitte begrenzt ist, sondern auch asymptomatische Gliedmaßen einbezieht. Amato et al. (1996) konstatieren ein überproportionales Betroffensein distaler Nervenabschnitte, während eigene Messungen eher schwerpunktmäßige Verlangsamungen an physiologischen Engpässen und Druck-exponierten Segmenten ergaben (Karpaltunnel, Guyonsche Loge, Ulnarisrinne,

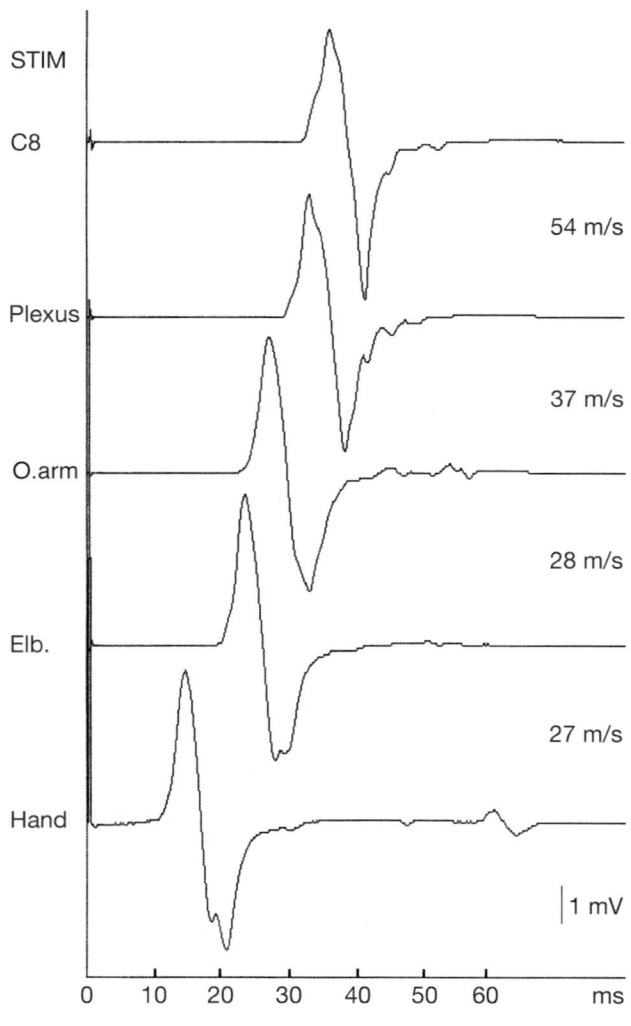

Abb. 295: Hereditäre motorische und sensible Neuropathie (HMSN I)
Bei Hochvoltstimulation stark verlängerte distale motorische Latenz sowie distal akzentuierte Herabsetzung der motorischen Nervenleitgeschwindigkeiten.

Oberarmabschnitt des N. radialis, Armplexus, Peroneusverlauf am Fibulaköpfchen, N. cutaneus femoris lateralis). Neben segmental herabgesetzten Nervenleitgeschwindigkeiten kommen auch partielle Leitungsblockierungen vor. Differenzialdiagnostisch wichtig sind etwaige Asymmetrien sowie der schwerpunktmäßige Befall verschiedener Arm- und Beinnerven (mit z. B. normaler motorischer NLG des N. tibialis bei ausgeprägter Leitungsverzögerung im ipsilateralen N. peronaeus), oder verlängerter distaler motorischer Latenz der Nn. medianus und peronaeus bei normaler oder nur leicht verlängerter DML der Nn. ulnaris und tibialis (Li et al., 2002)).

An diese seltene Erkrankung muss bei rezidivierenden schmerzlosen Neuropathien gedacht werden, wobei in manchen Familien immer nur der Armplexus betroffen ist (Orstavik et al., 2001). Allerdings ist die Familienanamnese oft unergiebig; so war sie beispielsweise nur in 3 von 27 Fällen bei Pareyson et al. (1998) positiv.

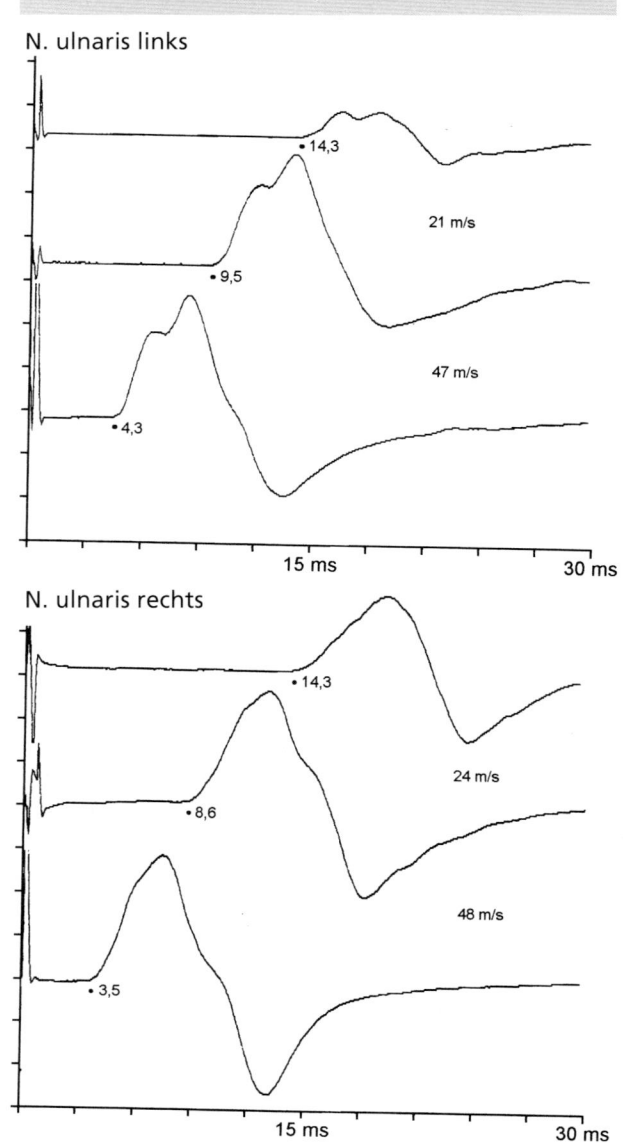

Abb. 296: Tomakulöse Neuropathie
Symptomfreier 29-jähriger Mann, der im Rahmen einer Familienuntersuchung abgeleitet wurde. Linksbetonte Verlängerung der distalen motorischen Latenz. Ausgeprägte Impulsleitungsverzögerung im Bereich der Ulnarisrinne; links zusätzlich partieller Leitungsblock in diesem Bereich. (Stimulation am Handgelenk, sowie distal und proximal der Ulnarisrinne). (Darüber hinaus bestanden an den physiologischen Engpässen akzentuierte Leitungsverzögerungen im Bereich der Nn. medianus beidseits, peronaeus beidseits und tibialis links).

3.4.3.4 Friedreich-Ataxie

Die Friedreichsche Ataxie manifestiert sich meist im späten Kindesalter mit einer Gangataxie, der eine Ataxie der oberen Extremitäten sowie eine Dysarthrie folgen. Die Indikation zu einer elektromyographischen Diagnostik ergibt sich vielfach aufgrund einer hinzutretenden sensomotorischen Polyneuropathie mit distal betonten atrophischen Paresen. Die motorischen und sensiblen Nervenleitgeschwindigkeiten liegen meist noch im Normbereich, während die SNAP erniedrigt oder ausgefallen sind (McLeod, 1971). Elektromyographisch finden sich vor allem in der Unterschenkel- und Fuß-Muskulatur oft leichte neurogene Veränderungen. Entsprechend dem bevorzugten Ausfall dicker sensibler Axone sind der H-Reflex und Triceps surae-Reflex öfters ausgefallen, während die nur in motorischen Axonen verlaufenden F-Antworten normal auslösbar sind (Shahani, 1984) (SEP-Veränderungen, s. Stöhr et al. 1996).

Verlaufsuntersuchungen über mehrere Jahre haben ergeben, dass das Ausmaß der Degeneration sensibler Axone nicht zunimmt, sodass eine Entwicklungsstörung der dicken sensiblen Axone unterstellt wird (Santoro et al., 1990). Die Zunahme der klinischen Symptomatik im Verlauf ist somit ausschließlich auf die Progredienz der zentral-nervösen Veränderungen zurückzuführen.

3.4.4 Motoneuron-Erkrankungen

Die Motoneuron- Erkrankungen lassen sich unterteilen in Vorderhornzell-Erkrankungen, ohne oder mit Beteiligung bulbo-pontiner motorischer Kerngebiete, Erkrankungen zentraler Motoneurone sowie Prozesse, die sowohl das untere als auch das obere Motoneuron einbeziehen. Eine Übersicht über die teils häufigen, teils seltenen Leiden zeigt Tabelle 24.

Jeder Krankheitsfall mit isolierter Symptomatik des unteren oder oberen Motoneurons kann sich im weiteren Verlauf als Initialstadium einer amyotrophen Lateralsklerose (ALS) entpuppen. An diese Möglichkeit muss besonders bei einem Symptombeginn jenseits des 50. Lebensjahrs gedacht werden.

3.4.4.1 Progressive spinale Muskelatrophien (SMA)

Die SMA stellen eine heterogene Gruppe teils sporadischer, teils hereditärer Erkrankungen dar, denen ein selektiver Untergang der motorischen Vorderhornzellen des Rückenmarks zugrunde liegt. Aufgrund des Ausfallsmusters lassen sich proximale und distale Formen sowie Erkrankungen mit spezifischen Verteilungsmustern unterscheiden (Ludolph, 2006).

Proximale SMA
Gemeinsam sind den hierunter fallenden Formen der SMA proximal- und beinbetonte, symmetrische Lähmungen, sowie Deletionen (Verlust eines mittleren Chromosomenteils) auf Chromosom 5q. Der schwerste, bereits intrauterin beginnende Typ I (*Werdnig-Hoffmann*) ist durch eine Ausbreitung der Lähmungen auf die kaudalen motorischen Hirnnerven gekennzeichnet, sodass die Mehrzahl der Patienten während der ersten beiden Lebensjahre verstirbt. Günstiger ist der Verlauf bei der chronischen infantilen Form (Typ II).

Die juvenile Form (Typ III *Kugelberg-Welander*) beginnt zwischen dem 1. und 30. Lebensjahr mit Lähmungen der Becken- und Oberschenkelmuskulatur, mit nachfolgender Ausbreitung auf den Schultergürtel-Oberarmbereich, die Hals- und Gesichtsmuskulatur, sowie auf die Zunge. Die durchschnittliche Lebenserwartung beträgt 50 Jahre, während diese beim adulten Typ (IV) meist normal ist.

Distale SMA
Diese treten teils sporadisch, teils autosomal-dominant oder autosomal-rezessiv vererbt auf und zeichnen sich durch einen meist gutartigen Verlauf aus. Der *Unterarmtyp* beginnt meist mit asymmetrisch ausgeprägten Paresen der Handmuskulatur mit allmählicher Ausbreitung auf die Unterarme. Beim *Peronealtyp* dominiert eine Fuß- und Zehenheberschwäche.

SMA mit spezifischem Verteilungsmuster
Die *skapulo-peroneale* Form beginnt im mittleren Erwachsenenalter mit einer Fuß- und Zehenheberschwäche mit nachfolgendem Befall des Schultergürtels, während die *skapulo-humerale* Variante (»flail arm syndrome«) durch meist symmetrische proximale Paresen der oberen Extremitäten mit nachfolgender Ausbreitung nach distal charakterisiert ist. Des Weiteren wurde eine *fazioskapulohumerale Variante* beschrieben, wobei die Eigenständigkeit dieser unterschiedlichen Manifestationstypen noch durch genetische Untersuchungen geklärt werden muss.

Eine alternative Einteilung der »Lower motor neuron«-Syndrome unterscheidet einen distalen Manifestationstyp (»Distal LMN«), bei dem in 55 % der Fälle Anti-GM1-Antikörper gefunden werden und der auf eine immunsuppressive Therapie ansprechen soll, von einem proximalen Verteilungstyp (»Proximal LMN«) mit einem 33-prozentigen Nachweis von Anti-GA1-Antikörpern (Pestronk, 1991).

3.4.4.2. EMG-Diagnostik der SMA

Die EMG-Veränderungen bei den verschiedenen Formen von spinaler Muskelatrophie variieren in Abhängigkeit vom Verlauf. Bei der rasch progredienten infantilen Form (Werdnig-Hoffmann) finden sich Fibrillationen, häufig auch 5–15/s Spontanentladungen einzelner motorischer Einheiten (Buchthal und Olsen, 1970), während die mittleren Parameter der MAP nur leicht im Sinne einer neurogenen Schädigung verändert sind. Bei juvenilen (Kugelberg-Welander) und adulten Erkrankungsfällen sind dagegen Fibrillationen und positive Wellen spärlicher oder überhaupt nicht anzutreffen; gelegentlich werden hier hochfrequente bizarre Entladungen sowie Faszikulationen registriert. Die mittlere Amplitude der MAP ist erhöht, die mittlere Dauer verlängert, und es besteht eine signifikant erhöhte Polyphasierate. Als Hinweis auf kollaterale Sprossungsvorgänge zeigen sich oft MAP mit später Komponente. Auch wenn in chronischen Fällen – als Ausdruck einer »Begleitmyopathie« – daneben kurze niedrige polyphasische MAP vorkommen können, ist die Differenzialdiagnose gegenüber einer Myopathie kaum zu verfehlen, zumal wenn man das bei Maximalinnervation meist stark gelichtete Aktivitätsmuster von hoher Amplitude mit berücksichtigt.

Das als »Begleitmyopathie« bei Vorderhornerkrankungen beschriebene Phänomen beruht darauf, dass es über »dying back«-Phänomene an den motorischen Nervenendaufzweigungen zu einer Abnahme des Faserbestands motorischer Einheiten – und damit elektromyographisch zur Ableitung kurzer niedriger MAP – kommen kann (Dengler, 1997).

Die motorischen Nervenleitgeschwindigkeiten sind in fortgeschrittenen Fällen mit hochgradiger Muskelatrophie eventuell leicht herabgesetzt, die sensiblen Nervenleitgeschwindigkeiten und die sensiblen Nervenaktionspotenziale immer regelrecht.

3.4.4.3 Sonderformen von Vorderhornerkrankungen

Monomelische Amyotrophie (Hirayama Krankheit)
Diese überwiegend das männliche Geschlecht betreffende Krankheit beginnt meist zwischen dem 18. und 22. Lebensjahr mit unilateralen Paresen der Hand- und nachfolgend der Unterarmmuskulatur. Die Lähmungen beschränken sich auf die Myotome C7 bis Th1 (Aussparung des M. brachioradialis!), sind 1–3 Jahre progredient, um danach zu sistieren, weshalb auch die Bezeichnung »benigne fokale Amyotrophie« üblich ist (Schnyder und Mayer, 1991). In einem Teil der Fälle ist der kontralaterale Arm in geringerem Ausmaß mitbetroffen, entweder klinisch manifest, oder durch neurogene elektromyographische Veränderungen nachweisbar.

Das EMG weist die typischen Merkmale eines chronischen neurogenen Prozesses auf. Interessant sind die Ergebnisse der motorischen Neurographie der Nn. medianus und ulnaris: Wegen des meist stärkeren Betroffenseins des M. abductor digiti minimi im Vergleich zum M. abductor pollicis brevis liegt der Amplitudenquotient der evozierten Summenpotenziale ADM: APB mit einem Wert von < 0,6 wesentlich niedriger als bei einer ALS (> 4,5), was deren Frühdiagnose bzw. deren Ausschluss erleichtert (Lyu et al., 2011; Preston und Shapiro, 2013).

Bulbospinale Muskelatrophie (Kennedy Krankheit)
Diese der progressiven Bulbärparalyse (s. unten) ähnelnde Krankheit beginnt im mittleren Erwachsenenalter und betrifft ausschließlich Männer, infolge eines Betroffenseins des Androgen-Rezeptor-Gens auf dem X-Chromosom. Sie befällt zunächst die proximalen Gliedmaßenmuskeln und breitet sich dann nach distal sowie auf die Zungen-, Schlund- und mimische Muskulatur aus. Bei 90% der Betroffenen finden sich bewegungsinduzierte Faszikulationen im Mundbereich. Häufige Begleitsymptome sind endokrine Störungen (Diabetes mellitus, Gynäkomastie usw.). Eine elektromyographische Besonderheit sind repetitive Gruppenentladungen in der mimischen Muskulatur, provoziert durch leichte Willkürinnervation.

Tay-Sachs-Krankheit
Bei einem vollständigen Mangel an Hexoaminidase A resultiert die rasch progrediente infantile Variante, während ein partieller Mangel erst im Erwachsenenalter symptomatisch wird, und zwar mit atrophischen Paresen in der proximalen Beinmuskulatur, teilweise gefolgt von proximalen Armparesen mit Bevorzugung des M. triceps brachii. Elektromyographisch zeigen sich neben den typischen Veränderungen eines chronischen Vorderhornprozesses (s. SMA) gehäufte Komplexe repetitiver Spontanentladungen (Shapiro et al., 2008). Außer der Familienanamnese sind zusätzliche zerebelläre und/oder psychische Veränderungen diagnostisch hilfreich.

Poliomyelitis anterior acuta
Fälle von Kinderlähmung sind in Mitteleuropa nahezu ausgestorben und lassen sich aufgrund der grippeartigen Initialsymptomatik, des akuten Beginns der Lähmungen, sowie der entzündlichen Liquorveränderungen unschwer diagnostizieren. Neuerkrankungen beruhen meist auf Impfungen mit Lebendimpfstoff, wobei auch immungeschwächte Kontaktpersonen betroffen sein können. Sporadische Fälle werden meist durch Cocksackie-, Echo-, Entero- oder West-Nile-Viren hervorgerufen. Die Paresen sind bevorzugt in den unteren Extremitäten lokalisiert und oft asymmetrisch angeordnet.

Die öfters zu EMG-Untersuchungen kommenden alten Erkrankungsfälle zeigen in der Regel die typischen Zeichen einer abgelaufenen neurogenen Schädigung, wobei die Erhöhung der mittleren Amplitude und die oft ausgeprägte Rarefizierung des Aktivitätsmusters bei Maximalinnervation am meisten imponieren (▶ Abb. 297). Fibrillationen können nicht nur bei den nach langer Latenz progredienten Fällen von postpoliomyelitischer Spätlähmung registriert werden, sondern auch gelegentlich bei völlig stationären Krankheitsbildern, bei denen sich vermutlich de- und regenerative Prozesse die Waage halten.

Postpoliomyelitisches Syndrom
Viele Jahre, nachdem Patienten eine Poliomyelitis anterior acuta überstanden haben, entwickelt sich bei einer Anzahl dieser Patienten eine rasche Ermüdbarkeit, gefolgt von einer zunehmenden Schwäche und Atrophie einzelner Muskelgruppen, z.T. auch einer respiratorischen Insuffizienz. Dieses postpoliomyelitische Syndrom tritt bei 22 bis 55% der Patienten ca. 20 bis 40 Jahre nach der akuten paralytischen Poliomyelitis auf (Codd et al., 1985; Windebank et al., 1987; Mulder, 1990). Die Patienten bemerken eine progrediente Muskelatrophie mit Faszikulationen zumeist in der schon zuvor von der akuten Poliomyelitis stärker betroffenen Muskulatur, wobei deutliche Asymmetrien typisch sind und vielfach eine Beschränkung auf eine Gliedmaße besteht. Auch hier imponiert oft eine regellose Verteilung der atrophischen Paresen mit z.T. starker Verschmächtigung der Unterschenkelmuskulatur bei intakten – denselben Myotomen zugehörigen – Gesäßmuskeln, oder ausgeprägter Atrophie des Quadrizeps femoris mit Aussparung des Vastus medialis. Der Verlauf ist langsam progredient, in der Regel deutlich langsamer als bei der differenzialdiagnostisch zu erwägenden aufgepfropften ALS.

Durch Zusatzuntersuchungen lässt sich dieses Syndrom nicht von anderen Vorderhornerkrankungen unterscheiden. Auch histologische Untersuchungen des Rückenmarks zeigten keine Unterschiede zwischen Patienten, die an diesem Syndrom erkrankt waren, und Patienten mit nicht progredientem Residualzustand nach Poliomyelitis (Pezeshkpour und Dalakas, 1988).

Zur Pathogenese werden folgende Überlegungen angeführt: Pathologische Studien durch Sharrard (1953, 1955) zeigten, dass nach überstandener Poliomyelitis der Zellverlust im Vorderhorn des Rückenmarks oft stärker als erwartet ist. Bis zu 40 % Verlust an Vorderhornzellen führt zu keiner Schwäche, und Muskeln, die klinisch nur leicht betroffen scheinen, werden z. B. nur von 10 % der normalerweise vorhandenen Vorderhornzellen innerviert. Die wenigen verbliebenen Motoneurone versorgen dann nämlich infolge ausgeprägter kollateraler Reinnervation sehr große motorische Einheiten und sind damit chronisch funktionell überfordert. Mit zunehmendem Alter können nun zwei Faktoren eine progrediente Denervierung verursachen:

1. Infolge der chronischen Überforderung kann das Motoneuron den metabolischen Erfordernissen nicht mehr nachkommen (Dalakas, 1990).
2. Der mit zunehmendem Alter einsetzende physiologische Verlust an Neuronen hat ungleich schwerere Folgen bei Zustand nach Poliomyelitis, wo ohnehin nur ein geringer Prozentsatz der Vorderhornzellen erhalten ist (Mulder et al., 1972; Stålberg, 1991).

Bei der konventionellen EMG-Untersuchung erhebt man – auch an teilweise nicht betroffenen Muskeln – den Befund einer abgelaufenen neurogenen Schädigung. Die mittlere Potenzialamplitude ist – z. T. stark – erhöht, die mittlere Dauer verlängert und vor allem das Muster bei Maximalinnervation deutlich gelichtet (▶ Abb. 297). Besonders in klinisch betroffenen Muskeln zeigen sich außerdem Fibrillationen und steile positive Wellen als Beleg einer floriden Denervierung, teilweise auch Faszikulationen (Mc Comas et al., 1997). In geringerem Ausmaß können derartige Befunde auch bei Zustand nach Poliomyelitis ohne postpoliomyelitisches Syndrom nachweisbar sein (Cashmann et al., 1987; Ravits et al., 1990). In beiden Fällen lassen sich Zeichen einer kollateralen Reinnervation nachweisen, also späte Potenzialkomponenten, Jitter, intermittierende Blockierungen und im Einzelfaser-EMG eine erhöhte Faserdichte (▶ Abb. 298). Im Makro-EMG registriert man stark erhöhte Amplituden (m = 7,5) als Hinweis auf das erheblich vergrößerte Areal der motorischen Einheiten (Einarsson et al., 1990; Stålberg, 1991).

Bei Verlaufsuntersuchungen zeigten die motorischen Einheiten initial (29 bis 56 Jahre nach durchgemachter Poliomyelitis) eine mittlere Zunahme um das 11-fache, mit weiterer Vergrößerung um 56 % während einer vierjährigen Beobachtungsphase (Stålberg und Grimby, 1995). Selbst in scheinbar gesunden Muskeln von Post-Polio-Patienten kommen Vergrößerungen der motorischen Einheiten bis zum 5-fachen der Norm vor (Luciano et al., 1996).

Differenzialdiagnostisch müssen die verschiedenen Vorderhornerkrankungen besonders von zwei geläufigen neuro-muskulären Leiden abgegrenzt werden.

Die *Multifokale motorische Neuropathie* (MMN, ▶ Kapitel 3.4.1.4.) manifestiert sich in der Regel vor dem 45. Lebensjahr mit langsam progredienten, distal betonten Paresen an den oberen und unteren Gliedmaßen. Männer sind doppelt so häufig betroffen wie Frauen. Im Unterschied zu Vorderhornerkrankungen liegt ein nervales und nicht ein myotom-artiges Verteilungsmuster vor, sodass z. B. medianus- und ulnaris-innervierte Handmuskeln unterschiedlich schwer betroffen sein können, auch wenn sie dem gleichen Myotom zugehören. Die Muskelschwäche ist meist ausgeprägter als die Muskelatrophie, wie dies bei demyelinisierenden Prozessen oft der Fall ist. Die typischen EMG-Befunde sind in Abschnitt 3.4.1.4 dargestellt.

Die *Einschlusskörperchen-Myopathie (Inclusion body-myopathy)* ist die häufigste entzündliche Muskelerkrankung jenseits des 50. Lebensjahrs. Der klinische Verlauf ist durch langsam progrediente, öfters asymmetrische Paresen charakterisiert, welche proximal und distal betont sein können. Die elektromyographischen Befunde, die des Öfteren als neuropathisch fehlinterpretiert werden, sind in Kapitel 3.5.2 aufgelistet.

Tab. 24 Motoneuron-Erkrankungen

1. *Vorderhorn-Degeneration* (z. T. Mitbeteiligung kaudaler motorischer Hirnnervenkerne) Progressive spinale Muskelatrophien • Proximale Manifestation • Distale Manifestation • Skapulo-peroneale Variante • Skapulo-humerale Variante • Fazioskapulohumerale Variante • Monomelische Amyotrophie (Hirayama) • Bulbospinale Muskelatrophie (Kennedy) • Tay-Sachs-Krankheit • Poliomyelitis und Postpolio-Syndrom
2. *Pyramidenbahn-Degeneration* Spastische Spinalparalyse (primäre Lateralsklerose)
3. *Kombinierte Degeneration von oberem und unterem Motoneuron* Amyotrophe Lateralsklerose (ALS)

3.4.4.4 Spastische Spinalparalyse

Diese auch als primäre Lateralsklerose bezeichnete Erkrankung kann in jedem Alter auftreten und manifestiert sich in einer langsam progredienten spastischen Paraparese der Beine, aufgrund einer Degeneration der Pyramidenbahn. Neben sporadischen Fällen sind hereditäre Formen mit unterschiedlichem Erbgang bekannt. Da die spastische Spinalparalyse des Öfteren als Initialsymptom einer ALS auftritt, sollte elektromyographisch nach einer klinisch latenten Beteiligung des distalen Motoneurons gefahndet werden.

3.4.4.5. Amyotrophe Lateralsklerose (ALS)

Die auf einer kombinierten Degeneration von Betz-Zellen im motorischen Cortex und motorischen Vorderhornzellen beruhende Krankheit beginnt in je 30–40 % an den oberen oder unteren Extremitäten mit distaler

Betonung und in 25% im kaudalen Hirnnervenbereich (s. u. »Bulbärparalyse«). 10% der ALS-Fälle beruhen auf einer autosomal-dominanten Vererbung, wobei diagnostisch außer der Familienanamnese ein ungewöhnlich früher Beginn von Bedeutung ist. Die Überlebenszeit liegt im Mittel bei 3 Jahren; allerdings sind in ca. 10% der Fälle auch wesentlich längere Laufzeiten bekannt. Mögliche Begleitsymptome sind eine leichte fronto-temporale Demenz und eine Affektlabilität (Carvalhoa und Swasha, 2011). Der klinische Befund ist durch eine Kombination peripherer und zentraler Paresen gekennzeichnet, also einerseits atrophische Lähmungen, andererseits Spastik, gesteigerte Eigenreflexe und Pyramidenbahnzeichen. Besonders typisch ist eine Kombination zentraler und peripherer Symptome, wenn sie an derselben Stelle auftritt, z. B. als atrophische Parese der Fingerbeuger in Kombination mit einem gesteigerten Trömner-Reflex. Wie bereits erwähnt, manifestiert sich die ALS nicht selten in Form einer progressiven Bulbärparalyse mit Dysarthrie, Schluckstörungen und Zungenatrophie. Im weiteren Verlauf gesellen sich dann die spinalen Symptome hinzu.

Die elektromyographische Diagnose einer amyotrophen Lateralsklerose ist meist einfach zu stellen. In der Regel finden sich in der Gliedmaßen-Muskulatur, in der paravertebralen Muskulatur und in der Zunge sowohl Fibrillationen und steile positive Wellen als auch Faszikulationen. Letztere treten mehr in klinisch nicht oder wenig betroffenen Muskeln, erstere mehr in deutlich atrophischen Muskeln auf, jedoch findet sich eine pathologische Spontanaktivität oft bereits in Muskeln mit noch normaler Kraftentfaltung (Eisen und Swash, 2001). Bei leichter Willkürinnervation werden vermehrt hohe, lange, polyphasische Muskelaktionspotenziale zum Teil mit späten Komponenten registriert, und bei maximaler Anspannung ist das Aktivitätsmuster meist mäßig bis stark gelichtet. Der Grad des neurogenen Umbaus geht der Progredienz der Erkrankung parallel, ist also um so geringer ausgeprägt, je rascher diese verläuft und erreicht nicht die Ausmaße wie bei spinalen Muskelatrophien oder Folgezuständen nach Poliomyelitis. Die formale Variabilität konsekutiver MAP (»Jiggle«) ist vielfach erhöht (Stålberg und Sonoo, 1994).

Tab. 25: Häufigkeit von Fibrillationen und steilen positiven Wellen in verschiedenen Muskeln bei Patienten mit amyotropher Lateralsklerose (ALS)

Muskel	Prozentsatz von Fibrillationen und positiven Wellen
Tibialis anterior	89
Interosseus dorsalis I	83
Abductor pollicis brevis	82
Deltoideus	79
Paravertebrale Muskulatur (thorakal)	78
Gastrocnemius	74
Quadriceps femoris	53
Biceps brachii	53
Zunge	27
Mimische Muskeln	25
Masseter	13

(modifiziert nach Kuncl et al., 1988)

Die Auswahl der zu untersuchenden Muskeln richtet sich nach der Häufigkeitsverteilung von Denervierungszeichen, die Tabelle 25 zu entnehmen ist. Demnach empfiehlt sich an der oberen Extremität die primäre Ableitung aus einem Handmuskel (M. interosseus dorsalis I oder abductor pollicis brevis) und bei fehlenden Veränderungen aus dem M. deltoideus und/oder biceps brachii. An der unteren Extremität ist die zu erwartende Ausbeute an pathologischen Befunden am höchsten im M. tibialis anterior, gefolgt von den Mm. gastrocnemii und quadriceps femoris. Die paravertebrale Ableitung aus thorakalen Segmenten erbringt nicht nur in fast 4/5 der ALS-Patienten den Nachweis von pathologischer Spontanaktivität, sondern erlaubt in diesen Fällen zugleich die differenzial-diagnostische Abgrenzung gegenüber kombinierten zervikalen und lumbosakralen Wurzelläsionen bei Osteochondrose (Kuncl et al., 1988; Daube, 2000). Bei schlechter Entspannung kann alternativ eine Ableitung aus dem M. rectus abdominis vorgenommen werden. Ableitungen aus der Zunge, der mimischen Muskulatur und dem M. masseter sind weniger ergiebig, können aber bei initialer Bulbärparalyse die frühesten Veränderungen aufweisen; beim ausschließlichen klinischen Betroffensein der Extremitäten erhöhen pathologische Befunde in den genannten Muskeln die diagnostische Sicherheit (Preston et al., 1997). Bei bulbärer Symptomatik kann anstelle der Zunge auch der M. sternocleidomastoideus gewählt werden (Li et al., 2000). Frühzeitige Hinweise auf eine drohende respiratorische Insuffizienz ermöglichen Ableitungen aus der Interkostalmuskulatur und dem Zwerchfell (Eisen, 2001). Verlaufsuntersuchungen der Vitalkapazität sind für den Patienten allerdings weniger belastend.

Fibrillationen und steile positive Wellen in der thorakalen Rückenmuskulatur finden sich auch bei thorako-abdominaler diabetischer Neuropathie, Borreliose, Arachnoiditis und Polymyositis, jedoch sind diese Erkrankungen aufgrund des klinischen Bildes nicht mit einer ALS zu verwechseln.

Die Diagnose einer ALS wird gestützt durch den Nachweis von Fibrillationen und positiven Wellen und/oder Faszikulationen (in Kombination mit einem neurogenen Umbau) in mindestens drei von vier Etagen (bulbär – zervikal – thorakal – lumbosakral), was allerdings bei der ersten Untersuchung nicht bei allen Patienten gelingt (Behnia und Kelly, 1991). In diesen Fällen ist eine Verlaufskontrolle nach zwei bis drei Monaten zur Sicherung der Diagnose zweckmäßig. Um einen Denervierungsprozess nachzuweisen, wurden in den El Escorial-Kriterien Fibrillationen und positive Wellen gefordert, während nach den Awaji-Kriterien der alleinige Nachweis von Faszikulationen genügt, was in manchen Fällen eine frühzeitigere Diagnose ermöglicht.

Außer der Untersuchung auf pathologische Spontanaktivität ist auch die elektromyographische Analyse der motorischen Einheiten wertvoll. Bekanntlich induziert der Untergang peripherer Motoneurone eine axonale Sprossung von benachbarten intakten Einheiten, sodass deren Territorium durch »Einverleibung« denervierter Muskelfasern größer wird. Dies bedingt eine Zunahme der Amplitude und Dauer der MAP. Im Makro-EMG sind die Potenziale vergrößert, wobei die motorischen Einheiten auch eine größere Kraftentwicklung aufweisen, allerdings nur in Frühstadien (Dengler et al., 1990). Die Befunde bei Einzelfaser-Elektromyographie – die z.T. auch mit konventionellen Nadelelektroden erkennbar sind – hängen vom Verlaufstempo ab; bei rascher Progredienz können die Axonsprosse und neugebildeten Endplatten kaum ausreifen, sodass ein ausgeprägter Jitter und intermittierende Blockierungen häufig sind. Bei langsamerem Verlauf zeigt die Erregungsausbreitung innerhalb der einzelnen motorischen Einheiten eine geringere Instabilität, die MAP-Amplituden sind ebenso wie die Faserdichte deutlich erhöht (Dengler, 1990; Stålberg, 1991). Eine elektromyographische Analyse der genannten Phänomene erlaubt somit gewisse Rückschlüsse auf die Progredienz der Erkrankung und damit auf die Prognose.

Tab. 26: EMG-Diagnostik bei Verdacht auf amyotrophe Lateralsklerose (ALS)

1.	**Nadel-EMG** aus mindestens einem Arm- und Beinmuskel und aus der thorakalen Rückenmuskulatur (oder auch Bauchmuskulatur) (z.B. Mm. interosseus dorsalis I, tibialis anterior und paravertebrale Muskulatur in mittleren Thorakalsegmenten, siehe auch *Tabelle 25*). Evtl. ergänzende Ableitung aus der Zunge oder der Kaumuskulatur. Zu fordern sind Faszikulationen und/oder Denervierungszeichen in mindestens drei Etagen (zervikal – thorakal – lumbosakral bzw. kaudaler Hirnnervenbereich).
2.	**Motorische Neurographie** Mindestens vier motorische NLG-Messungen unter Einbeziehung der proximalen Abschnitte (F-Wellen, H-Reflex, evtl. MEP) zum Ausschluss einer multifokalen motorischen Neuropathie (Leitungsblock) bzw. einer chronischen Polyneuroradikulitis (Leitungsblock, temporale Dispersion, segmentale Impulsleitungsverzögerungen).
3.	**Sensible Neurographie** Mindestens vier sensible NLG-Messungen zum Ausschluss einer (klinisch latenten) Mitbeteiligung sensibler Axone an einer chronischen Polyneuroradikulitis. Im Zweifelsfall Einbeziehung proximaler Nervenabschnitte mittels SEP mit peripherer und spinaler Ableitung.

Typischerweise sind die motorischen Nervenleitgeschwindigkeiten bei ALS regelrecht. Bei fortgeschrittener Denervierung und niedrigem EMAP sind allerdings Herabsetzungen bis zu 30 % möglich. Nach Messungen von Cornblath et al. (1992) unterschreiten die motorischen NLG jedoch selten die untere Normgrenze um > 20 %; die distalen motorischen Latenzen und die F-Wellen-Latenzen überschreiten die obere Normgrenze selten um > 25 %. Die Zahl der F-Wellen kann in Abhängigkeit vom Grad des Verlustes peripherer Motoneurone reduziert sein – bis hin zu deren Ausfall (Fisher, 1992). Die sensiblen Nervenleitgeschwindigkeiten und die SNAP bleiben demgegenüber auch in fortgeschrittenen Stadien regelrecht.

Gelegentlich mitgeteilte leichtere Veränderungen der sensiblen Nervenleitgeschwindigkeiten oder der SNAP werden als Hinweis auf eine meist klinisch latente Mitbeteiligung sensibler Neurone angesehen. Man muss dabei allerdings berücksichtigen, dass die meisten ALS-Patienten höheren Altersgruppen angehören, in denen blande Polyneuropathien nicht selten sind, sodass sich mancher abnorme neurographische Befund wohl auch hierauf beziehen lässt.

Das empfohlene diagnostische Vorgehen bei klinischem Verdacht auf eine ALS ist in Tabelle 26 zusammengefasst, wobei die unter 2 und 3 angeführten neurographischen Messungen nur bei jenen Patienten notwendig sind, die keine eindeutigen Zeichen einer Beteiligung des ersten Motoneurons aufweisen.

Zoster. Beim Zoster treten häufig segmentale Paresen infolge Mitbeteiligung der motorischen Vorderhornzellen auf, die sich entsprechend dem bevorzugten Betroffensein thorakaler Segmente oft dem klinischen Nachweis entziehen. Elektromyographisch finden sich in dem entsprechenden Myotom die Zeichen der akuten Denervierung mit Fibrillationen und steilen positiven Wellen in den Ruhe-Ableitungen, ein neurogener Potenzialumbau sowie ein gelichtetes Aktivitätsmuster bei Maximalinnervation.

Die »proximale Neurographie« ergibt eine Erniedrigung der sensiblen Nervenaktionspotenziale als Ausdruck des Untergangs von Spinalganglienzellen sowie eine lokalisierte Verzögerung der Impulsleitung zwischen Spinalganglion und Rückenmark (▶ Abb. 233).

3 Spezielle Krankheitsbilder

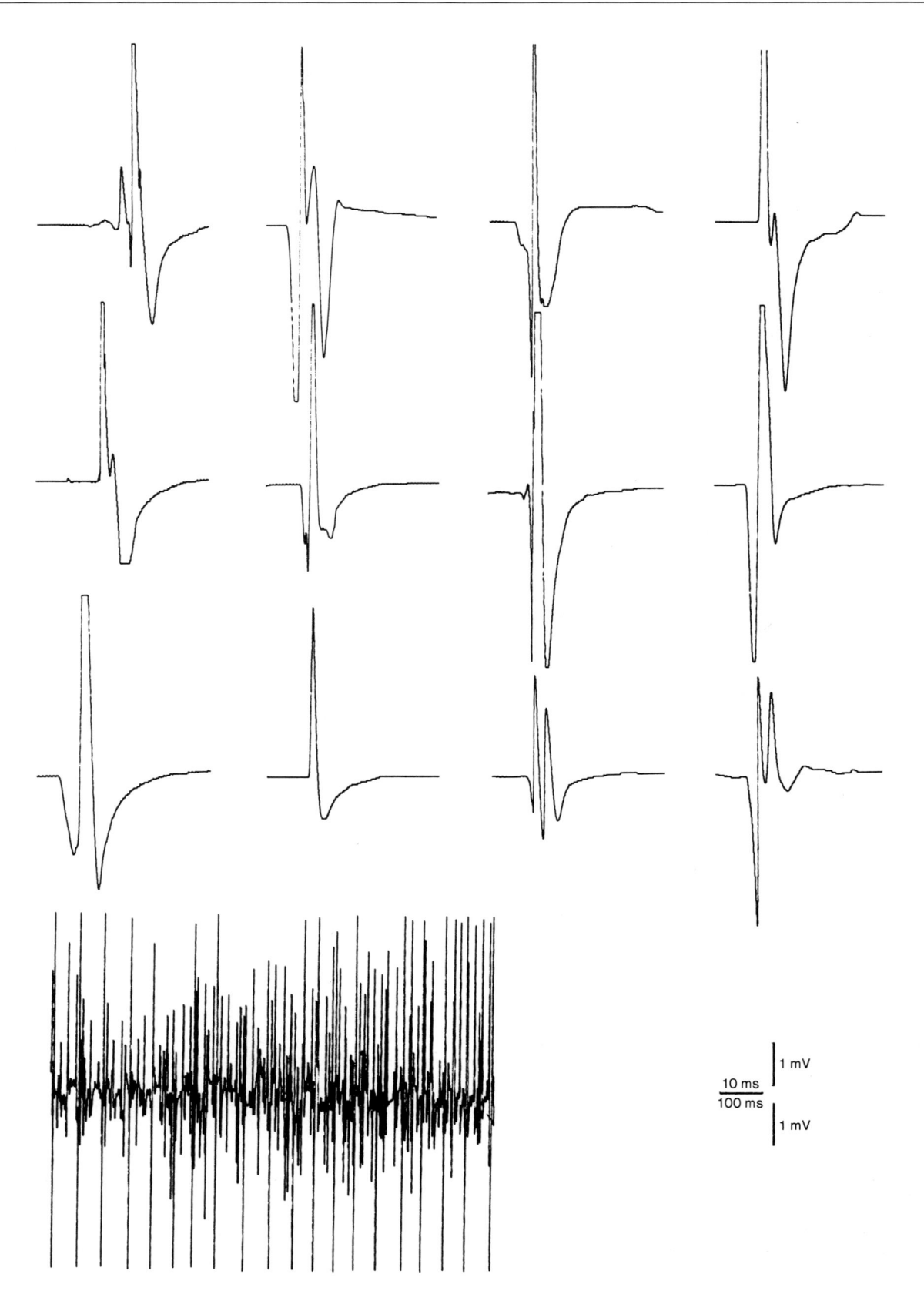

Abb. 297: Elektromyographische Veränderungen bei alter Poliomyelitis
47-jährige Frau, die im 1. Lebensjahr eine Poliomyelitis anterior acuta durchmachte, als deren Folge eine leichte atrophische Parese der Unterschenkel-Muskulatur links zurückblieb.
Bei der Nadelmyographie des linken M. tibialis anterior findet sich keine pathologische Spontan-Aktivität. Mittlere Potenzialdauer 18,3 (13–26) ms, mittlere Amplitude 7,6 (1,8–14) mV, mittlere Polyphasierate 30 %. Bei Maximalinnervation Einzelentladungs- bis Übergangsmuster.

3.4 Ausgebreitete Neuropathien

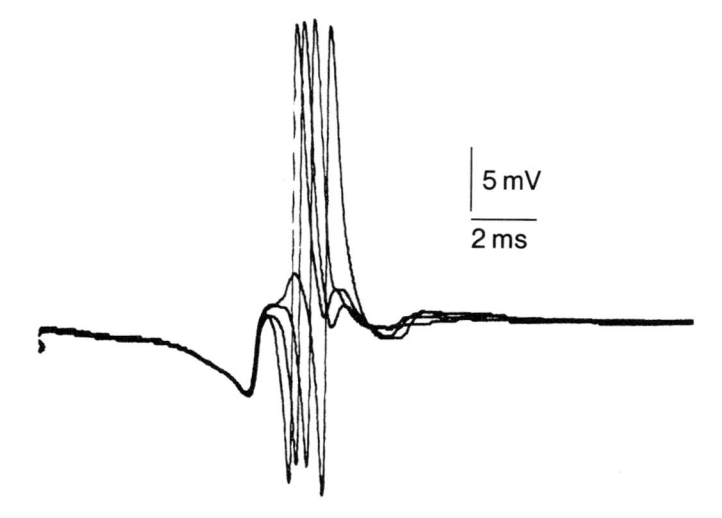

Abb. 298: Riesenpotenzial (26 mV) bei Postpoliomyelitis-Syndrom
MAP aus dem M. extensor carpi radialis von einem Patienten mit Postpoliomyelitis-Syndrom. Die Superposition der vier aufeinanderfolgenden Potenziale zeigt zeitliche Verschiebungen der hohen Spike-Komponenten als Hinweis auf die sehr variable Erregungsausbreitung innerhalb der betreffenden motorischen Einheit und damit auf floride Umbauvorgänge.

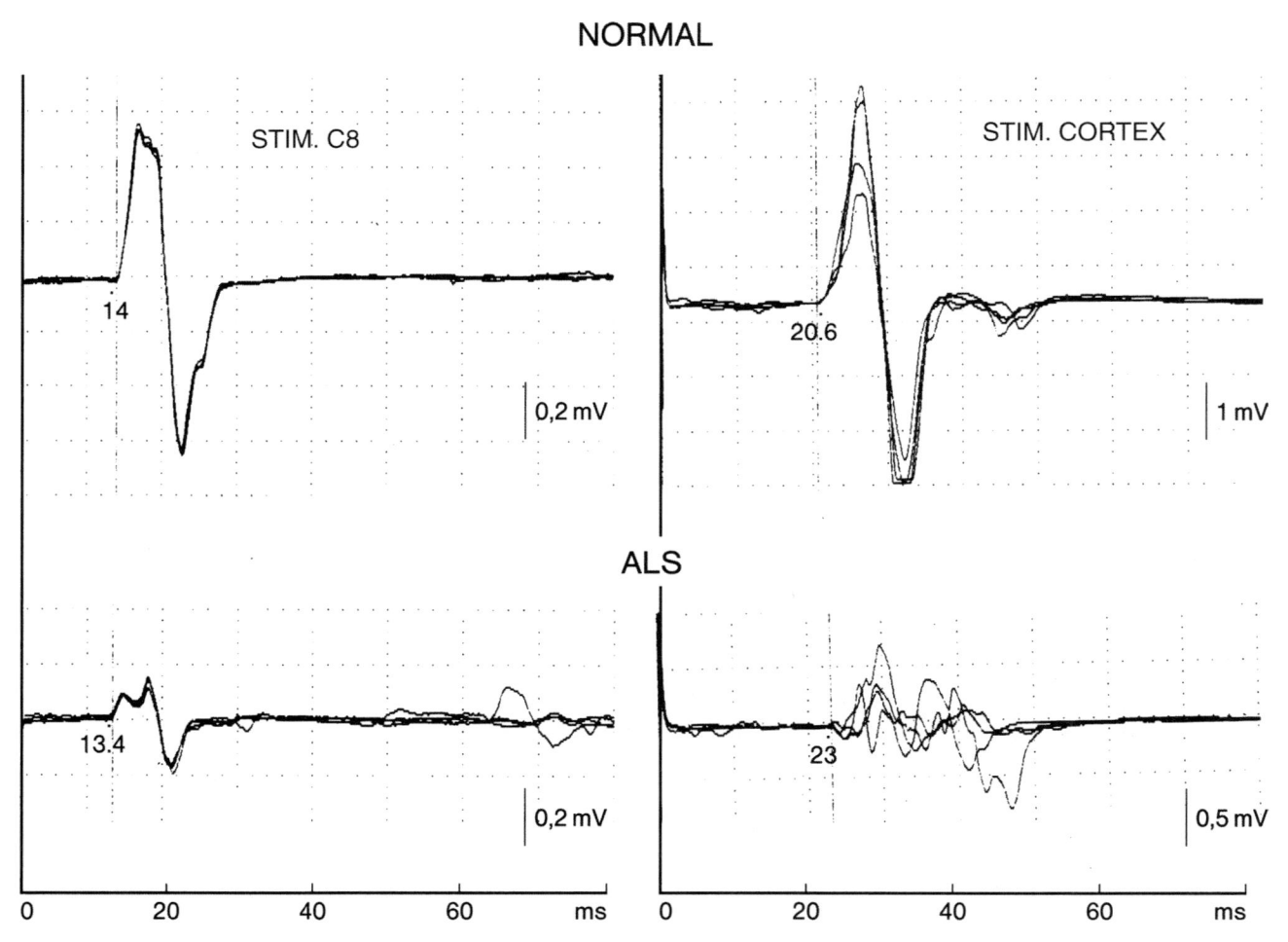

NORMAL

STIM. C8

STIM. CORTEX

ALS

Abb. 299: MEP-Befund bei ALS mit klinisch ausschließlichem Betroffensein des peripheren Motoneurons
Oben: Regelrechte Antwortpotenziale im M. abductor digiti minimi nach zervikaler und kortikaler Stimulation bei einer Normalperson.
Unten: Nach zervikaler Stimulation im normalen Latenzbereich liegende Reizantwort. Nach kortikaler Stimulation leichte Latenzzunahme sowie auffallend niederes und aufgesplittertes EMAP. Zentral-motorische Überleitungszeit mit 9,6 ms verlängert. Der Befund belegt eine Mitbeteiligung des zentralen Motoneurons und stützt damit die diagnostische Annahme einer ALS.

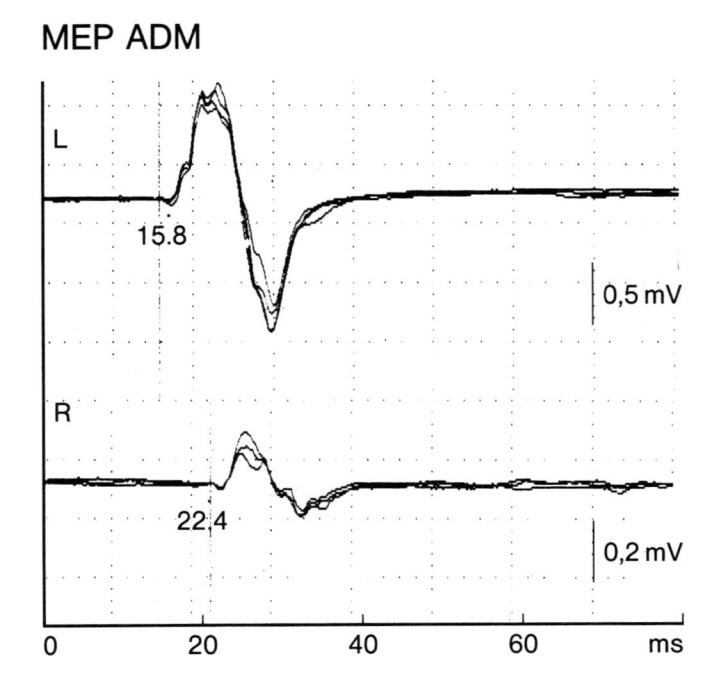

Abb. 300: Klinisch als ALS – mit ausschließlichem Betroffensein des peripheren Motoneurons – imponierende, rasch progrediente Tetraparese ohne Hinweis auf eine Mitbeteiligung sensibler Anteile. Nach zervikaler Magnetstimulation und Ableitung vom M. abductor digiti minimi zeigt sich eine Seitendifferenz der Latenzzeit von 6,6 ms als Hinweis auf einen demyelinisierenden Prozess. (V. a. rein motorische chronisch-progrediente Polyneuroradikulitis.)

3.5 Myopathien

Erkrankungen der Skelettmuskulatur manifestieren sich häufig in Form einer *Muskelschwäche*, die bei der Myasthenia gravis, bei myotonen, metabolischen und dyskaliämischen Syndromen nur episodisch vorhanden sein kann. Als weiteres häufiges Symptom findet sich eine *Muskelatrophie*, wobei der Verlust an Muskelfasern allerdings durch Einlagerung von Lipiden, sowie durch Bindegewebsvermehrung kaschiert sein kann. *Myalgien* im Ruhezustand treten häufig bei entzündlichen Prozessen, solche während der Muskelarbeit bei metabolischen Myopathien auf.

In der Diagnostik von Muskelerkrankungen spielen elektrophysiologische Untersuchungsmethoden eine wichtige Rolle. Bei der Nadelelektromyographie lassen sich verschiedene Formen von myogenen Spontanentladungen registrieren (▶ Tab. 2, S. 97), die in Abbildung 103 illustriert sind. Die durch Faserverluste innerhalb der motorischen Einheit bedingten typischen myopathischen Veränderungen zeigen die Abbildungen 112 und 113.

Die allgemeinen elektromyographischen Kriterien von Struktur- und Funktions-Myopathien wurden bereits in Kapitel 2 (▶ Kap. 2.1.2.2, Abb. 111–116) dargestellt, sodass in den folgenden Abschnitten nur noch auf Besonderheiten bei einzelnen wichtigen Muskelkrankheiten eingegangen wird. In Bezug auf den Umfang der EMG-Diagnostik ist die exakte Analyse eines mäßiggradig involvierten Muskels aussagekräftiger als die »orientierende Ableitung« aus vielen Muskeln. Außer der diagnostischen Bedeutung von EMG-Ableitungen beim Nachweis einer vermuteten Myopathie spielen diese auch eine Rolle bei der Auswahl einer zur Biopsie geeigneten Stelle. Erfolgt die Muskelbiopsie im unmittelbaren Anschluss an das EMG, so kann diese an derselben Stelle erfolgen; bei späterer Biopsie muss wegen reaktiv-entzündlicher Veränderungen aus der Nachbarschaft (bzw. kontralateral) Gewebe entnommen werden (Pongratz, persönliche Mitteilung).

3.5.1 Muskeldystrophien

Muskeldystrophien können sich vom Säuglingsalter bis ins späte Erwachsenenalter manifestieren und unterscheiden sich darüber hinaus durch Erbgang, Verlauf, Verteilungsmuster und Schweregrad. Die wichtigsten Typen sind in Tabelle 27 zusammengefasst. Die bei Muskeldystrophien vorkommenden Spontanentladungen und Veränderungen der MAP sind in den Abbildungen 103, sowie 112–114 illustriert und variieren in Abhängigkeit vom Verlauf und Schweregrad. Man darf vor allem nicht dem Irrtum erliegen, dass nur typisch myopathische MAP von kurzer Dauer vorkommen; vielmehr können kollaterale Sprossungsvorgänge bei chronischen Verläufen zur Entstehung erheblich verlängerter Potenziale führen, wie sie in Abbildung 301 dargestellt sind.

Rasch progressive Verlaufsformen (vor allem die Duchennesche Muskeldystrophie) weisen häufig in der Ruheableitung Fibrillationen, seltener auch positive Wellen auf. Bei langsam progredienten oder stationären Bildern ist dies selten; hier werden öfters pseudomyotone Entladungen (komplexe repetitive Entladungen vor allem hoher Entladungsfrequenz) registriert.

Die Veränderungen der Muskelaktionspotenziale (MAP) – die bekanntlich die morphologischen Gegebenheiten im Bereich der motorischen Einheiten reflektieren – hängen unter anderem von der Verlaufsgeschwin-

Tab. 27: Progressive Muskeldystrophien

Typ	Erbgang	Beginn	Manifestationsort	Begleitsymptome	Verlauf
Duchenne	X-chromosomal	1.-6. Lj	Becken-, später Schultergürtel	Debilität, Herzbeteiligung	† 2.-3. Dekade
Becker-Kiener	X-chromosomal	5.-15. Lj	Becken-, später Schultergürtel	Herzbeteiligung	gutartig
Emery-Dreifuss	X-chromosomal	4.-5. Lj.	Oberarme, Unterschenkel	Kardiomyopathie	gutartig
Fazioskapulo-humerale Form	Autosomal-dominant	10.-20. Lj	Gesicht, Schultergürtel	---	gutartig
Gliedergürtel-Typ	Heterogene Defekte, vorwiegend sporadisch und autosomal-rezessiv	Kindheit	Schulter- und Beckengürtel	Herzbeteiligung	meist gutartig
Distale Myopathien Kugelberg-Welander usw.	Autosomal-rezessiv oder -dominant	Erwachsenenalter	Finger- und Zehenstrecker, Hand- und Fußextensoren (andere Typen: Unterschenkel)	---	gutartig
Okulo-pharyngeale Muskeldystrophie	Autosomal-dominant	Nach dem 40. Lj	Ptose, Dysphagie	Dysphonie	gutartig
Kongenitale Muskeldystrophien	Meist autosomal-rezessiv	Geburt	Generalisierte Schwäche	Gelenkkontrakturen, Enzephalopathie	wechselhaft
Kongenitale Myopathien mit Strukturanomalien	X-chromosomal oder autosomal-dominant	Geburt, z. T. später	Generalisierte Schwäche	---	wechselhaft

Quelle: nach Eger et al. 2006

digkeit der Erkrankung ab. Bei rasch progressiven Formen stehen die disseminierten Einzelfasernekrosen im Vordergrund, sodass überwiegend kurze und niedrige MAP registriert werden. Bei langsamerem Verlauf spielen außer dem Faseruntergang regenerative Vorgänge eine wichtige Rolle, was zu einer Erhöhung der Faserdichte und zu einer mitunter stark erhöhten Polyphasierate führt (▶ Kap. 2.1.2.2, Abb. 113). Neben kurzen MAP kommen sehr lange Potenziale vor (Desmedt und Borenstein, 1976), sodass die mittlere Potenzialdauer oft im Normbereich liegt und nur eine abnorme Streuung der Potenzialdauer (z. B. von 3–41 ms wie in Abbildung 301) vorliegt. Die Einzelfaser-Elektromyographie zeigt eine Erhöhung der Faserdichte, während das Ausmaß von Jitter und intermittierenden Blockierungen um so ausgeprägter ist, je weniger die neu gebildeten und kollateral reinnervierten Muskelfasern (einschl. der terminalen Axonsprosse und neugebildeten Endplatten) Zeit zur Ausreifung finden. Das Ausmaß der dadurch charakterisierten Instabilität der Impulsausbreitung innerhalb der motorischen Einheit kann dabei von Ableitstelle zu Ableitstelle variieren (Hilton-Brown und Stålberg, 1983).

3.5.2 Polymyositis

Die Polymyositis ist durch symmetrische, proximal betonte Paresen gekennzeichnet, die chronisch-progredient oder schubförmig zunehmen.

Bei akuten Krankheitsfällen zeigt die EMG-Ableitung in der Regel eine sehr lebhafte pathologische Spontanaktivität, wobei Fibrillationen, positive Wellen und pseudomyotone Entladungen vorkommen. Ansonsten entsprechen die Veränderungen denen bei anderen Struktur-Myopathien (▶ Abb. 302). Bei chronischen Formen findet man gelegentlich kleine Muskelbezirke, in denen keine Insertions-Aktivität und ein erhöhter Widerstand beim Einstechen der Nadelelektrode als Hinweis auf intramuskuläre Narbenbezirke vorliegen (Puff, 1971).

Das häufige Vorkommen von MAP mit späten Komponenten und eine entsprechende Verlängerung der mittleren Potenzialdauer sowie ein oft leicht oder gar mäßig gelichtetes Aktivitätsmuster bei Maximalinnervation können zur Fehldiagnose einer neurogenen Schädigung führen (▶ Kap. 2.1.2.2).

Einer besonderen Erwähnung bedürfen Besonderheiten der Lokalisation und des Verlaufs. So ist bei der Polymyositis oft der M. deltoideus besonders schwer betroffen, was differenzial-diagnostisch gegenüber der Muskeldystrophie verwertet werden kann. Im Hinblick auf akute, subakute und chronische Verlaufsformen lässt sich sagen, dass das Ausmaß der Denervierungsaktivität und der Verkürzung der mittleren Potenzialdauer sowie das der Instabilität der Erregungsausbreitung in den motorischen Einheiten (Jitter und Blockierungen) mit der Akuität zunimmt. Bei erfolgreicher immunsuppressiver Therapie resultieren eine zunehmende Abnahme der Spontanaktivität sowie eine Stabilisierung der Erregungsausbreitung innerhalb der motorischen Einheiten.

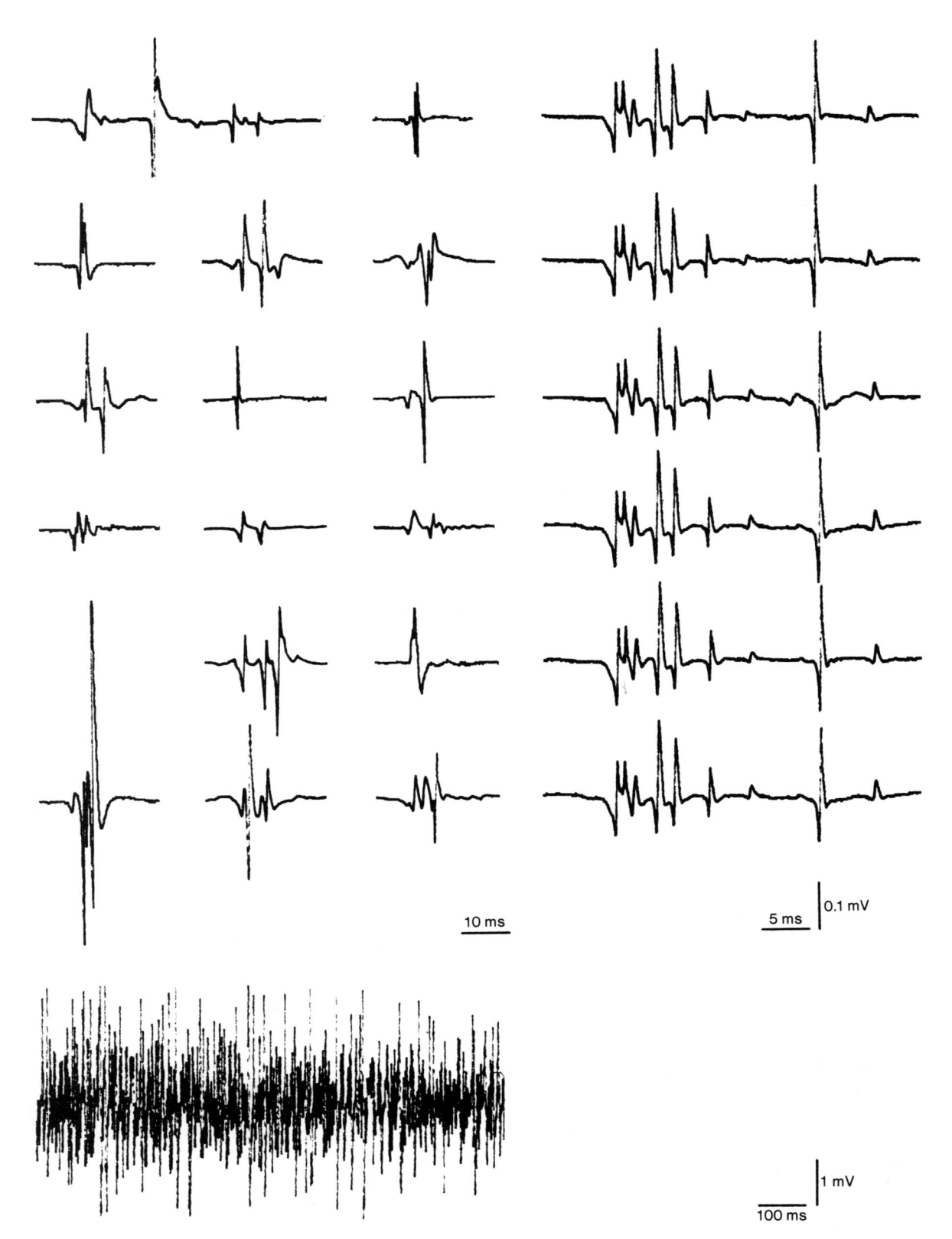

Abb. 301: EMG-Befunde bei Muskeldystrophie
18-jähriger Mann mit mittelschwerer Muskeldystrophie vom Typ Becker-Kiener.
Bei Ableitung aus dem M. biceps brachii fehlende pathologische Spontan-Aktivität. Mittlere Potenzialdauer 11,8 (3–41) ms, mittlere Amplitude 0,3 (0,1–0,8) mV, mittlere Polyphasierate 65 %. Bei Maximalinnervation Interferenzmuster.
Neben sehr kurzen biphasischen Potenzialen treten wiederholt lange, aufgesplitterte Potenziale mit späten Komponenten in Erscheinung (links oben sowie rechte Spalte).

3.5 Myopathien

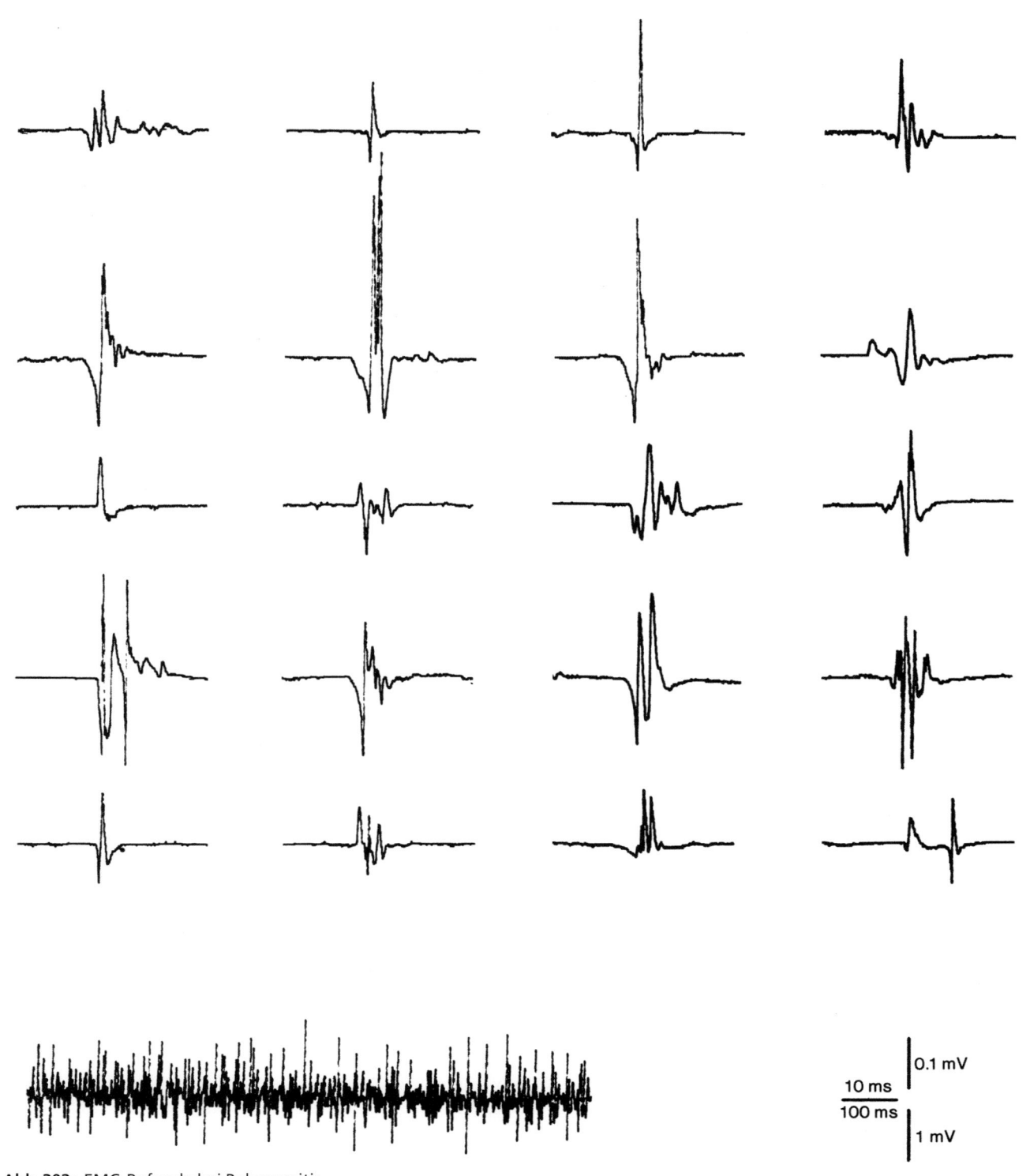

Abb. 302: EMG-Befunde bei Polymyositis
44-jähriger Mann mit ausgeprägter subakuter Polymyositis.
Bei Ableitung aus dem M. deltoideus finden sich in Ruhe Fibrillationen, steile positive Wellen und pseudomyotone Entladungen in mäßiger Ausprägung. Mittlere Potenzialdauer 10,6 (4–16) ms. Mittlere Amplitude 0,3 (0,1–0,5) mV. Mittlere Polyphasierate 60 %. Bei Maximalinnervation niedriggespanntes Übergangs- bis Interferenzmuster.

Die mittlere Amplitude ist bei Polymyositis nach einer Untersuchung von Trojaborg (1990) nicht erniedrigt, während die Polyphasierate im Durchschnitt das Vierfache der Norm beträgt. Wegen der oft langen Potenzialdauer polyphasischer MAP wird empfohlen, die mittlere Potenzialdauer nur anhand der einfach geformten Potenziale zu bestimmen und komplexe MAP nicht mit einzubeziehen.

Bei der Sonderform der *Einschlusskörperchen-Myositis*, die durch Paresen distaler und proximaler Muskeln in asymmetrischer Verteilung charakterisiert ist, zeigt mehr als die Hälfte der Patienten ausschließlich kurze und niedrige MAP, während die bei Polymyositis (vor allem bei subakuten und chronischen Formen bzw.

Stadien) häufige Kombination von teils kurzen, teils langen MAP nur in etwa einem Drittel vorkommt (Joy et al., 1990). In solchen Fällen wird immer wieder eine Kombination myopathischer und neuropathischer Veränderungen unterstellt, was nicht korrekt ist (Barkhaus et al., 1999). Vielmehr beruht die normale oder verlängerte mittlere Potenzialdauer in einzelnen Muskeln auf kollateralen Sprossungsvorgängen; in solchen Fällen erlauben die daneben vorkommenden kurzen MAP, mit entsprechend hoher Streubreite in der Dauer der einzelnen Potenziale die Diagnose einer Myopathie (Haffner et al., 2002). Im Übrigen können unterschiedliche Muskeln bei ein und demselben Patienten diese unterschiedlichen EMG-Muster aufweisen (▶ Abb. 303). In seltenen Fällen sind die myopathischen Veränderungen mit myotonen Entladungen kombiniert (Haffner et al., 2002).

Die *HIV-assoziierte Myopathie* weist ähnliche EMG-Befunde wie die akute Polymyositis mit Fibrillationen, positiven Wellen und überwiegend kurzen, teils polyphasischen MAP auf. Die größte Ausbeute an pathologischen Befunden ist im M. iliopsoas zu erwarten (Simpson, 1992).

3.5.3 Myotone Syndrome und Ionenkanal-Erkrankungen

Unter einer Myotonie versteht man eine unterschiedlich lang andauernde unwillkürliche Muskelkontraktion im Anschluss an eine willkürliche Anspannung, wobei deren elektromyographisches Korrelat in myotonen Serienentladungen besteht (▶ Abb. 87 und 304). Diese lassen sich auch durch Beklopfen des Muskels mit einem Reflexhammer auslösen (Perkussionsmyotonie, ▶ Abb. 305). Die myotone Steifigkeit – und parallel dazu das Ausmaß der Serienentladungen – wird nach wiederholter willkürlicher Muskelanspannung immer geringer.

Die verschiedenen myotonen und Ionenkanal-Erkrankungen sind in Tabelle 28 aufgelistet, wobei der

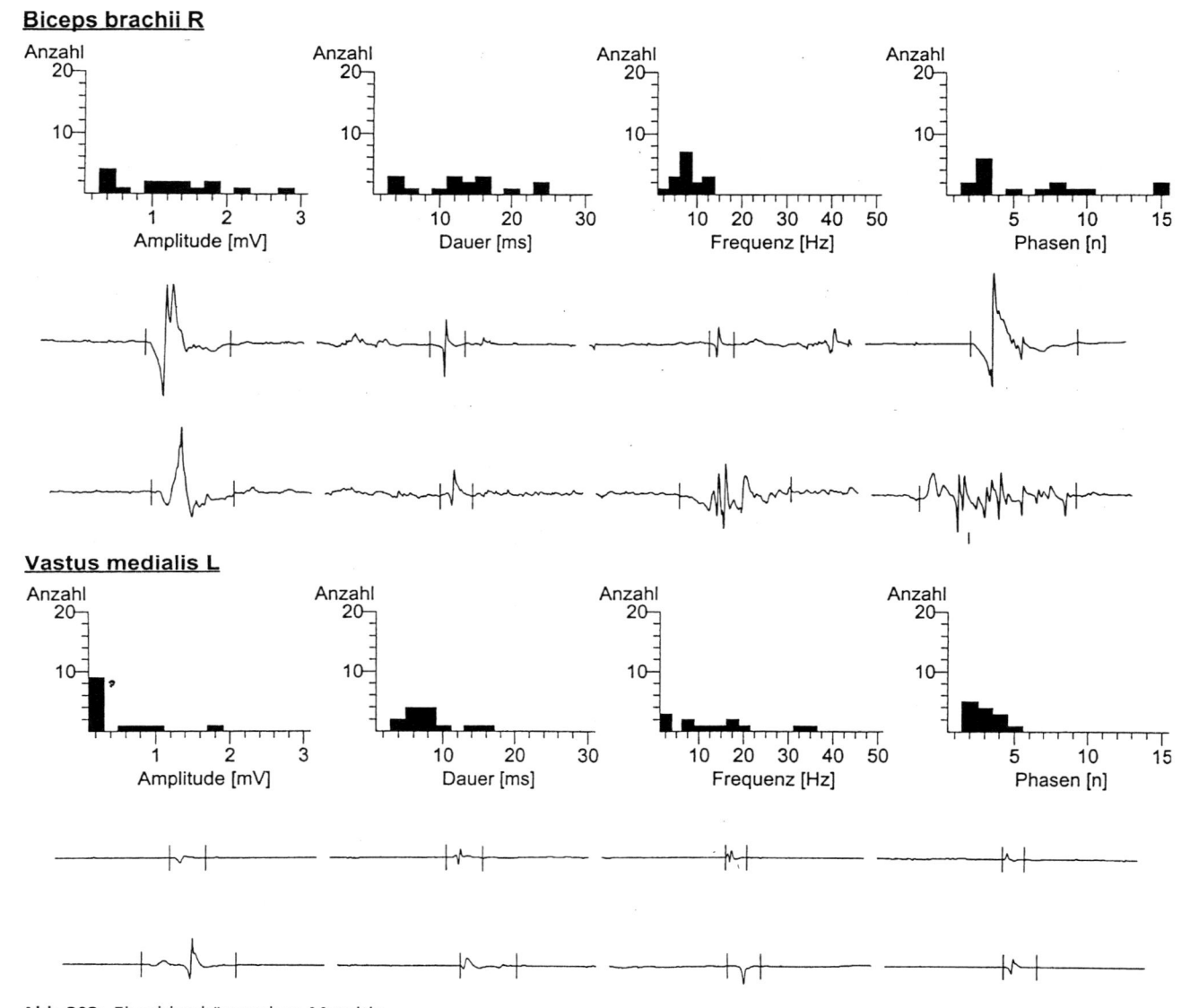

Abb. 303: Einschlusskörperchen-Myositis
Bei Ableitung aus dem M. biceps brachii teils kurze biphasische, teils polyphasische und verlängerte Muskelaktionspotenziale. Bei Ableitung aus dem M. vastus medialis fast ausschließlich kurze niedrige MAP (Einzelheiten siehe Text).

Myotonen Dystrophie Curschmann-Steinert als häufigster Form die größte Bedeutung zukommt (▶ Abb. 115).

Myotone Entladungen besitzen einen hohen diagnostischen Stellenwert, kommen aber gelegentlich auch bei anderen Krankheiten vor, z. B. bei Polymyositis, Einschlusskörper-Myositis, Neuromyotonie, Glykogenosen (M. Pompe) und einzelnen sehr seltenen Myopathien, wobei die übrigen elektromyographischen, klinischen und morphologischen Befunde eine Unterscheidung erlauben. Andererseits werden myotone Serien z. B. bei der kongenitalen Form der Myotonen Dystrophie erst im Verlauf sichtbar und bei der proximalen myotonen Myopathie (PROMM) finden sie sich nur in 80 % der Fälle, manchmal nur intermittierend und teilweise mit ungewöhnlich hoher Frequenz.

Die elektromyographischen Besonderheiten der wichtigsten einschlägigen Krankheitsbilder sind in den folgenden Abschnitten erläutert.

Myotonia dystrophica. Die motorischen und sensiblen Nervenleitgeschwindigkeiten sind im Regelfall normal, in wenigen Fällen meist leicht herabgesetzt (Streib, 1987). Bei 30/s repetitiver Nervenstimulation resultiert ein leichtes bis mäßiges Dekrement als Korrelat zu der einer Muskelkontraktion folgenden passageren Schwäche (▶ Abb. 87). Die Nadel-Elektromyographie ergibt myotone Entladungen in meist nur mäßiger Ausprägung, am deutlichsten in der Hand- und Gesichtsmuskulatur; solche Entladungen treten gelegentlich bereits bei klinisch unauffälligen Merkmalsträgern auf. Schließlich zeigen sich bei der Potenzialanalyse myopathische Veränderungen ähnlich denen bei der Muskeldystrophie, und zwar am deutlichsten in der Streckmuskulatur von Unterarm und Unterschenkel.

Myotonia congenita. Hier sind die motorischen und sensiblen Nervenleitgeschwindigkeiten ebenso normal wie die Muskelaktionspotenziale. Jedoch finden sich in generalisierter Ausprägung myotone Serien, und bei repetitiver Nervenstimulation resultiert eine rasch einsetzende passagere Erniedrigung des EMAP variablen Ausmaßes. Auch bei maximaler willkürlicher Muskelanspannung folgt einem anfangs dichten Interferenzmuster innerhalb von 1 s eine starke passagere Amplitudenabnahme und Rarefizierung der elektromyographisch registrierten Aktivität (▶ Abb. 304) (Ricker et al., 1973; Rüdel et al., 1988).

Autosomal-rezessive generalisierte Myotonie. Die elektrophysiologischen Befunde entsprechen denen bei der Myotonia congenita Thomsen.

Paramyotonia congenita. Wie bei der Myotonia congenita finden sich ausgeprägte myotone Entladungen in generalisierter Ausprägung, jedoch folgt der hochfrequenten repetitiven Nervenstimulation bei normalen Temperaturen meist kein Dekrement, sondern nur bei vorheriger Abkühlung auf etwa 20 °C; unter diesen Bedingungen reicht bereits eine niederfrequente Stimulation

Tab. 28: Myotonien und Ionenkanal-Erkrankungen

Krankheit	Erbgang	Beginn	Symptomatik	Begleitsymptome	Verlauf
Myotone Dystrophie Curschmann-Steinert	autosomal-dominant	Jugend bis frühes Erwachsenenalter (z. T. kongenital)	Progrediente Paresen: Distale Extremitäten, Hals, Mimische- und Kau-Muskulatur, Facies myopathica	Präsenile Katarakt, Mentale Veränderungen	Wechselnd progressiv
Proximale myotone Myopathie (PROMM)	autosomal-dominant	Erwachsenenalter	Proximale Beinschwäche, Myotonie inkonstant	---	geringe Progredienz
Myotonia congenita (Thomsen)	autosomal-dominant	Kleinkindesalter	Myotone Steifigkeit an Armen und Beinen. Muskelhypertrophie	Chlorid-Kanal-Erkrankung	Stationär
Myotonia Becker	autosomal-rezessiv	2. Lebensdekade	Myotone Steifigkeit in den Beinen. In den Armen transitorische Schwäche nach Anspannung, Hypertrophe Beinmuskulatur	Chlorid-Kanal-Erkrankung	Stationär
Paramyotonia congenita	autosomal-dominant	Frühe Kindheit	Durch Kälte ausgelöste myotone Steifigkeit vor allem an den Armen und im Gesicht, gefolgt von bis zu einigen Stunden anhaltender Schwäche	Natrium-Kanal-Erkrankung	Stationär
Hyperkaliämische periodische Lähmung	autosomal-dominant	Kleinkindesalter	Episodische Lähmungen über Minuten bis zu drei Stunden. Serumkalium nur zu Beginn der Lähmung erhöht! Provoziert durch Kälte, Hunger, Kaliumgabe	Natrium-Kanal-Erkrankung	Stationär
Hypokaliämische periodische Lähmung	autosomal-dominant	Kindes- bis Jugendalter	Bevorzugt in der zweiten Nachthälfte auftretende Lähmungen bis hin zur Tetraplegie mit Ateminsuffizienz. Dauer bis zu einigen Tagen. Auslösung durch vorangegangene körperliche Arbeit oder kohlenhydratreiche Mahlzeit.	Kalzium-Kanal-Erkrankung	Stationär

Quelle: nach Eger et al. 2006

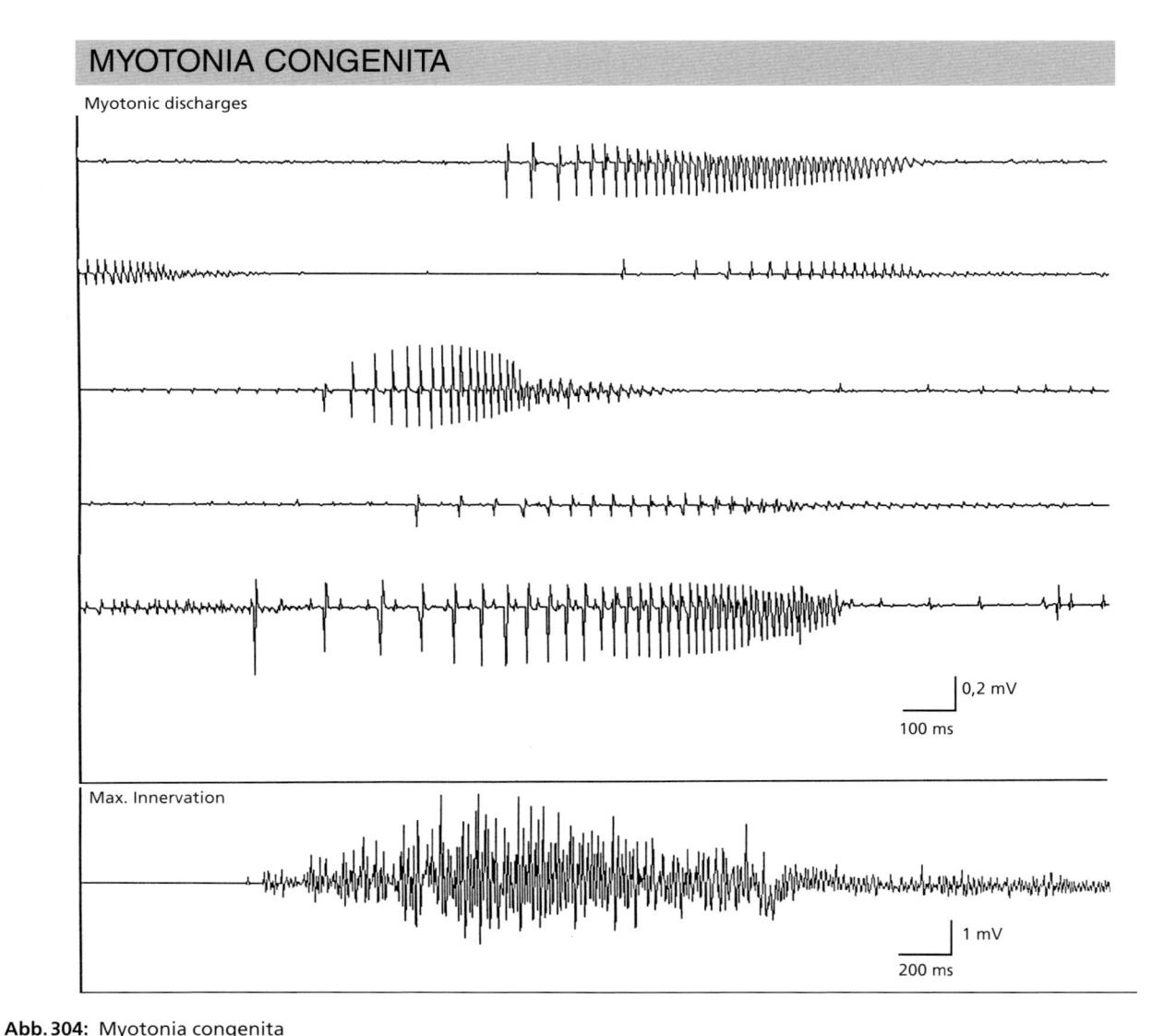

Abb. 304: Myotonia congenita
Myotone Entladungsserien (Spur I–V)
Bei maximaler Willkürinnervation zunächst dichtes Aktivitätsmuster, das bereits nach knapp einer 1 s an Dichte und Amplitude verliert (parallel zu einer progredienten Kraftminderung).

aus, um die passagere Lähmung – mit Amplitudendekrement – zu provozieren. Während der Lähmungsphase verschwinden die myotonen Serien, und das EMG-Muster bei Willkürinnervation ist meist stark gelichtet (Ricker und Meinck, 1972; Nielsen et al., 1982; Sumbramony et al., 1983).

In Einzelfällen wurden deutliche myotone Entladungen nur bei vorheriger Abkühlung der untersuchten Extremität registriert (Weiss und Mayer, 1997).

Dyskaliämische periodische Lähmungen. Allen Formen gemeinsam ist die während der Lähmungsattacke zunehmende direkte und indirekte Unerregbarkeit der Muskulatur, sodass bei wiederholter Nervenstimulation in mehrminütigen Intervallen eine progrediente Amplitudenabnahme des EMAP auftritt. Bei Nadelableitung resultiert eine zunehmende Lichtung des Aktivitätsmusters bei Willkürinnervation bis hin zur elektrischen Stille.

Bei der hyperkaliämischen Form bestehen im lähmungsfreien Intervall meist myotone Entladungen, gelegentlich auch leichte myopathische Veränderungen. Beim Einsetzen einer Lähmungsattacke finden sich Zeichen von Hyperexzitabilität mit spontanen myotonen Entladungen oder Serien von Fibrillationen (Buchthal et al., 1958). Lokalisierte Lähmungen lassen sich durch Abkühlung provozieren (Ricker et al., 1989).

3.5.4 Metabolische Myopathien

Die Skelettmuskulatur deckt ihren Energiebedarf aus dem Abbau von Glucose, Glykogen und Fettsäuren. In Abhängigkeit von der jeweiligen Stoffwechselstörung dominieren entweder proximal betonte progrediente Myopathien wie beim Saure-Maltase-Mangel (s. unten) und bei den Carnitin-Mangel-Syndromen oder aber belastungsinduzierte Myalgien, verbunden mit Schwäche und Muskelsteifigkeit wie beim Carnitin-Palmityl-Transferase-Mangel und

3.5 Myopathien

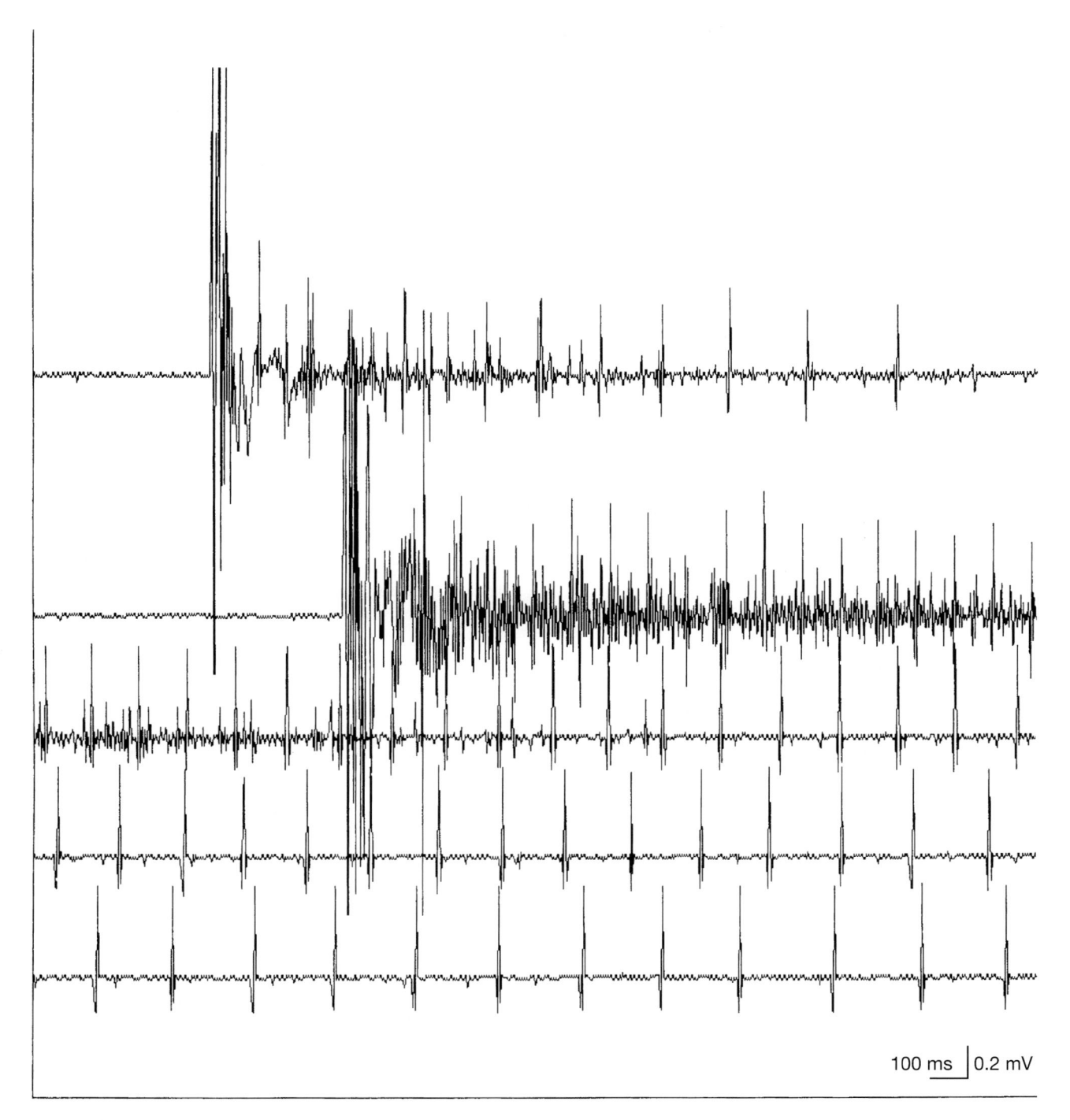

100 ms | 0.2 mV

Abb. 305: Perkussions-Myotonie bei PROMM

bei der Glykogenose Typ V (McArdle-Syndrom). Letzteres manifestiert sich in 85 % bereits vor dem 15. Lebensjahr, wobei eine in der Hälfte der Fälle positive Familienanamnese die Diagnose erleichtert.

Das McArdle-Syndrom bietet bei der elektromyographischen Untersuchung eine Besonderheit:

Entsprechend der Insuffizienz der energieliefernden Prozesse innerhalb der Muskelfasern resultiert bei Belastung eine zunehmende Muskelkontraktur. Diese ist elektromyographisch stumm, geht also im Unterschied zu einer Muskelkontraktion mit keiner elektrischen Aktivität einher.

Bei höherfrequenter (z. B. 20/s) Nervenstimulation resultiert aus demselben Grund eine rasch progrediente Amplitudenabnahme des EMAP (Dyken et al., 1967).

Falls die schmerzhafte hochfrequente Nervenstimulation nicht toleriert wird, kann eine 3/s Stimulation des N. ulnaris unter Ischämie erfolgen, die innerhalb von 3 Min von einem pathologischen Amplitudenabfall des EMAP gefolgt wird (Lomonaco et al., 1996). Die genannten repetitiven Stimulationstests sind auch bei Phosphofructokinase-Mangel positiv.

Beim *Glykogenose-Typ II (Saure Maltase Mangel, M. Pompe)* zeichnet sich die neonatale Form durch einen besonders schweren Verlauf aus. Infolge der Glykogenspeicherung in den Lysosomen von Muskeln, Herz und Nervensystem versterben die meisten Kinder während der ersten beiden Lebensjahre an einer kardialen oder respiratorischen Insuffizienz.

Der infantil-juvenile Typ ist durch eine proximal betonte Myopathie gekennzeichnet, wobei eine Beteiligung der Atemmuskulatur vorkommt. Auch die nach dem 20. Lebensjahr beginnende adulte Variante manifestiert sich als langsam progrediente proximale Myopathie, mit bevorzugtem Betroffensein des M. biceps brachii und der Adduktoren des Oberschenkels. In einem Drittel der Fälle besteht eine Ateminsuffizienz infolge Mitbefalls des Zwerchfells.

Elektromyographisch finden sich myopathisch veränderte MAP (▶ Abb. 112 und 113) in Kombination mit Fibrillationen und steilen positiven Wellen. Myotone Salven sind bei einem Drittel der Fälle nachweisbar, wobei klinische Zeichen einer Myotonie fehlen (Horstmann et al., 1990).

Eine frühzeitige Diagnose ist anzustreben, da neuerdings eine erfolgreiche Substitutionstherapie mit rekombinantem menschlichen GAA (acid-α-Glucosidase) verfügbar ist (Kishnani et al., 2007).

3.5.5 Endokrine Myopathien

Endokrine Myopathien kommen bevorzugt bei Erkrankungen der Schilddrüse, der Nebenschilddrüse, der Nebennierenrinde und der Hypophyse sowie – iatrogen – bei Steroidtherapie vor. Die EMG-Veränderungen entsprechen prinzipiell denen bei anderen Myopathien, jedoch besteht aufgrund unserer Erfahrungen manchmal eine deutliche Diskrepanz zwischen einem schweren klinischen Zustandsbild und vergleichsweise diskreten elektromyographischen Veränderungen.

3.5.6 Myasthenia gravis (MG)

Die Myasthenia gravis ist eine erworbene Autoimmunerkrankung, die durch belastungsabhängig auftretende bzw. zunehmende Paresen charakterisiert wird. In mehr als der Hälfte aller Fälle manifestieren sich die Lähmungen zunächst an den Augenmuskeln mit konsekutiver Ptose und/oder Diplopie, teilweise in Kombination mit Kauschwäche, Schluckstörungen und Dysarthrie. Bei Einbeziehung der Extremitäten findet sich dort eine proximal betonte Muskelschwäche.

Die für das Krankheitsbild typische abnorme Ermüdbarkeit der betroffenen Muskeln erlaubt bereits durch einfache Belastungstests eine Verdachtsdiagnose; so wird z. B. eine leichte Ptose bei forciertem Aufwärtsblick innerhalb weniger Minuten in einen kompletten Lidschluss übergehen, der nach Tensilon-Injektion reversibel ist. Die neurophysiologische Grundlage dieses Phänomens beruht auf einer belastungsinduzierten Blockade der neuromuskulären Überleitung in einer kontinuierlich zunehmenden Zahl von Muskelfasern (▶ Abb. 185–187).

Bei der Diagnose einer vermuteten Myasthenia gravis sind drei Untersuchungsmethoden bedeutsam: Am sensitivsten ist die Einzelfaser-Elektromyographie mit pathologischen Befunden bei 92 % der Patienten, gefolgt von der repetitiven Nervenstimulation (77 %) und der Bestimmung von Acetylcholinrezeptor-Antikörpern (73 %) (Oh et al., 1992).

EMG. Beim Gros der Patienten finden sich weder pathologische Spontanaktivität noch Veränderungen der mittleren Parameter der MAP. Bei länger dauernden generalisierten Krankheitsfällen können allerdings in proximalen Gliedmaßenmuskeln leichtere myopathische Veränderungen vorkommen (▶ Abb. 306). In einzelnen Fällen beobachteten wir eine Normalisierung der Polyphasierate nach Gabe von Cholinesterasehemmern, sodass in diesen Fällen ein funktioneller Ausfall einzelner Muskelfasern innerhalb bestimmter motorischer Einheiten anzunehmen ist. Nur bei schwerster Defektmyasthenie findet man vereinzelt Fibrillationen und steile positive Wellen sowie deutlich myopathisch veränderte MAP. Typisch für neuromuskuläre Funktionsstörungen, aber nur gelegentlich nachzuweisen, sind Amplitudenschwankungen der MAP einer motorischen Einheit, was nur bei stabiler Nadellage diagnostisch verwertbar ist. Bei kontinuierlicher maximaler Muskelanspannung resultiert eine zunehmende Lichtung des Aktivitätsmusters, die unmittelbar nach Injektion von Tensilon® reversibel ist. Dieses auch in den äußeren Augenmuskeln nachweisbare Verhalten ist bei rein okulären Formen diagnostisch bedeutsam (▶ Abb. 307), zumal bei diesen sowohl die Bestimmung der Acetylcholin-Rezeptor-Antikörper als auch die Ergebnisse der Stimulations-Elektromyographie normal sein können.

Einzelfaser-EMG. Die Einzelfaser-Elektromyographie ist eine sehr empfindliche Methode zum Nachweis einer neuromuskulären Überleitungsstörung. In leichten Fällen zeigt sich diese an einem erhöhten neuromuskulären Jitter, in schwereren Fällen an einem zusätzlichen intermittierenden Ausfall von Einzelfaser-Potenzialen als Hinweis auf einen partiellen neuromuskulären Block (▶ Abb. 116) (Stålberg et al., 1976). Als pathologisch gelten ein erhöhter Jitter in mindestens 2 von 20 Potenzialpaaren sowie das Vorkommen einer intermittierenden Blockierung, wobei beide Veränderungen nicht spezifisch sind für eine Myasthenia gravis. Da bei der Einzelfaser-Elektromyographie mindestens 20 Potenzialpaare untersucht werden sollen, ist diese Methode sehr zeitaufwendig und empfiehlt sich unseres Erachtens nur bei negativem Ausfall der Stimulations-Elektromyographie.

Ursächlich für den erhöhten Jitter ist in erster Linie der folgende Pathomechanismus: Infolge der verminderten Zahl funktionsfähiger Acetylcholin-Rezeptoren an der postsynaptischen Membran ist das durch Freisetzung von Acetylcholinquanten in den Synapsenspalt hervorgerufene Endplattenpotenzial nicht nur erniedrigt, sondern zeigt auch eine verminderte Anstiegssteilheit, was den Zeitbedarf zur Auslösung eines fortgeleiteten Aktionspotenzials an der Muskelfasermembran erhöht. Als pathologisch gilt eine MCD von > 55 µs an

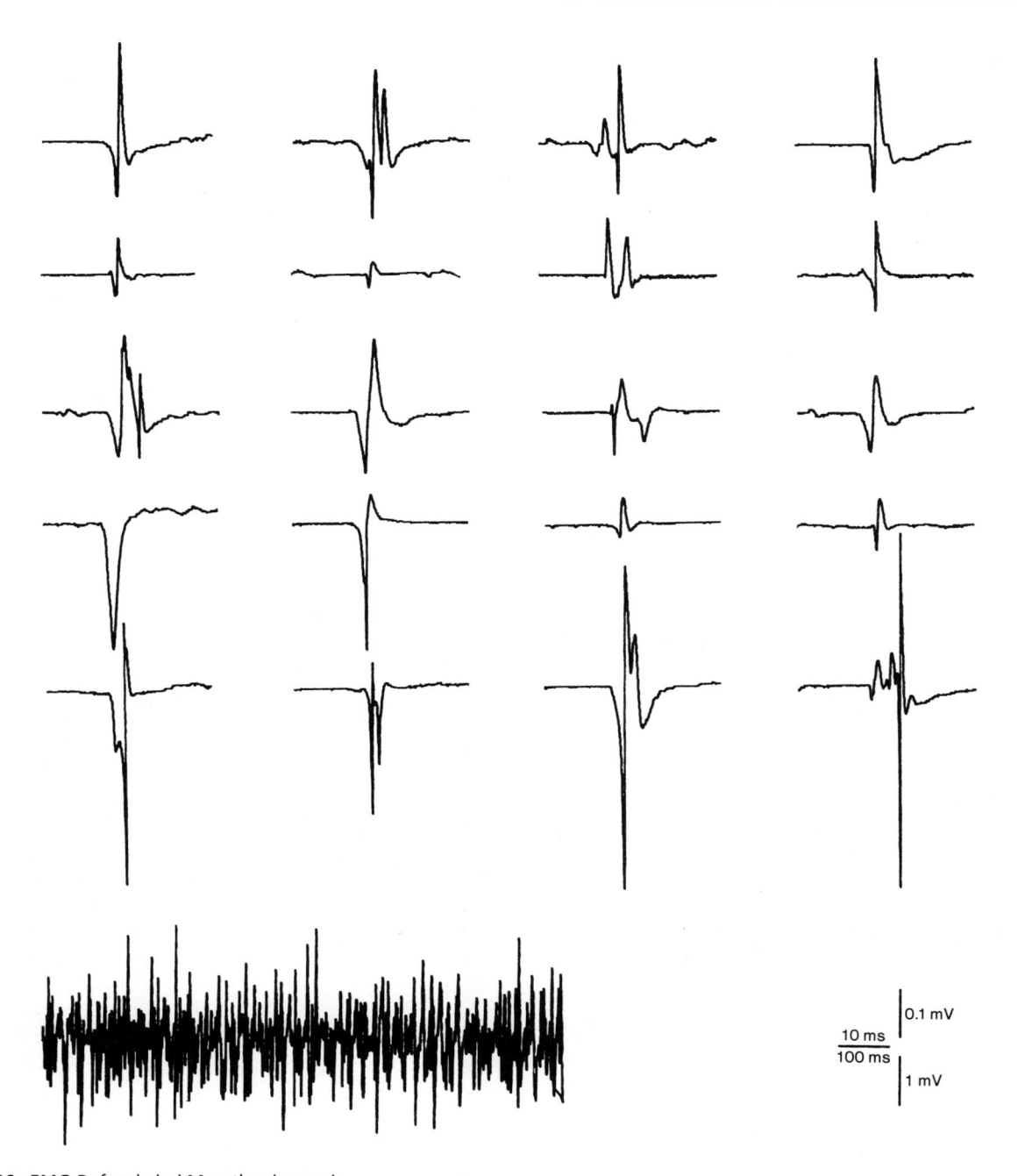

Abb. 306: EMG-Befunde bei Myasthenia gravis
63-jährige Frau mit ausgeprägter generalisierter Myasthenia gravis.
Bei Ableitung aus dem M. biceps brachii fehlende pathologische Spontan-Aktivität. Mittlere Potenzialdauer 8,9 (3–14) ms, mittlere Amplitude 0,3 (0,1–0,8) mV, mittlere Polyphasierate 20 %. Bei Maximalinnervation zunächst Übergangs- bis Interferenzmuster, nach wenigen Sekunden Übergangsmuster.

mindestens 2 von 20 Potenzialpaaren bzw. eine mittlere MCD von > 35 µs aller 20 Paare (Keesey, 1985). Bei stark verlangsamter Anstiegssteilheit (Jitterwerte von > 80–100 µs) bzw. zu niedriger Amplitude des Endplattenpotenzials können intermittierende Blockierungen hinzutreten, da unter diesen Bedingungen die Schwelle zur Auslösung eines fortgeleiteten Aktionspotenzials nicht erreicht wird.

Repetitive Nervenstimulation. Die repetitive Nervenstimulation ist rascher und einfacher durchzuführen als die Einzelfaser-Elektromyographie und außerdem spezifischer bezüglich der Unterscheidung prä- und postsynaptischer Überleitungsstörungen. Die Untersuchungstechnik sowie die typischen Befunde sind in den Abschnitten 1.5 (S. 88), bzw. 2.4 (S. 187) beschrieben. Bei Stimulation distaler Nerven ist zu beachten, dass die neuromuskuläre Überleitung bei niedrigen Temperaturen verbessert wird, sodass zur Vermeidung falsch negativer Ergebnisse eine vorherige Erwärmung des untersuchten Gliedmaßenabschnittes notwendig ist.

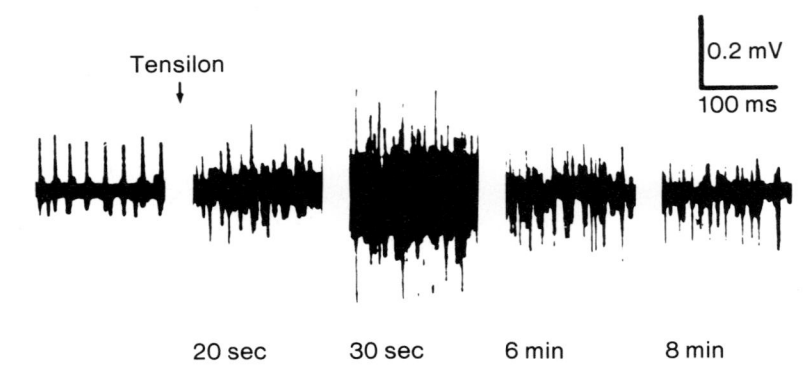

Abb. 307: Augenmuskel-EMG bei okulärer Myasthenie
Nadelableitung aus dem M. rectus externus bei ausgeprägter okulärer Myasthenie.
Bei anhaltender Abduktion des Auges rasch abnehmende Innervationsdichte mit schließlichem Einzelentladungsmuster (links).
Nach Injektion von 20 mg Tensilon® i.v. rasch zunehmende Willkür-Aktivität, wobei nach 30 Sekunden ein Interferenzmuster erreicht wird. In den folgenden Minuten erneute zunehmende Lichtung des Aktivitätsmusters.
(Die Abbildung wurde uns freundlicherweise von Prof. Dr. V. Herzau, Universitäts-Augenklinik Tübingen, zur Verfügung gestellt.)

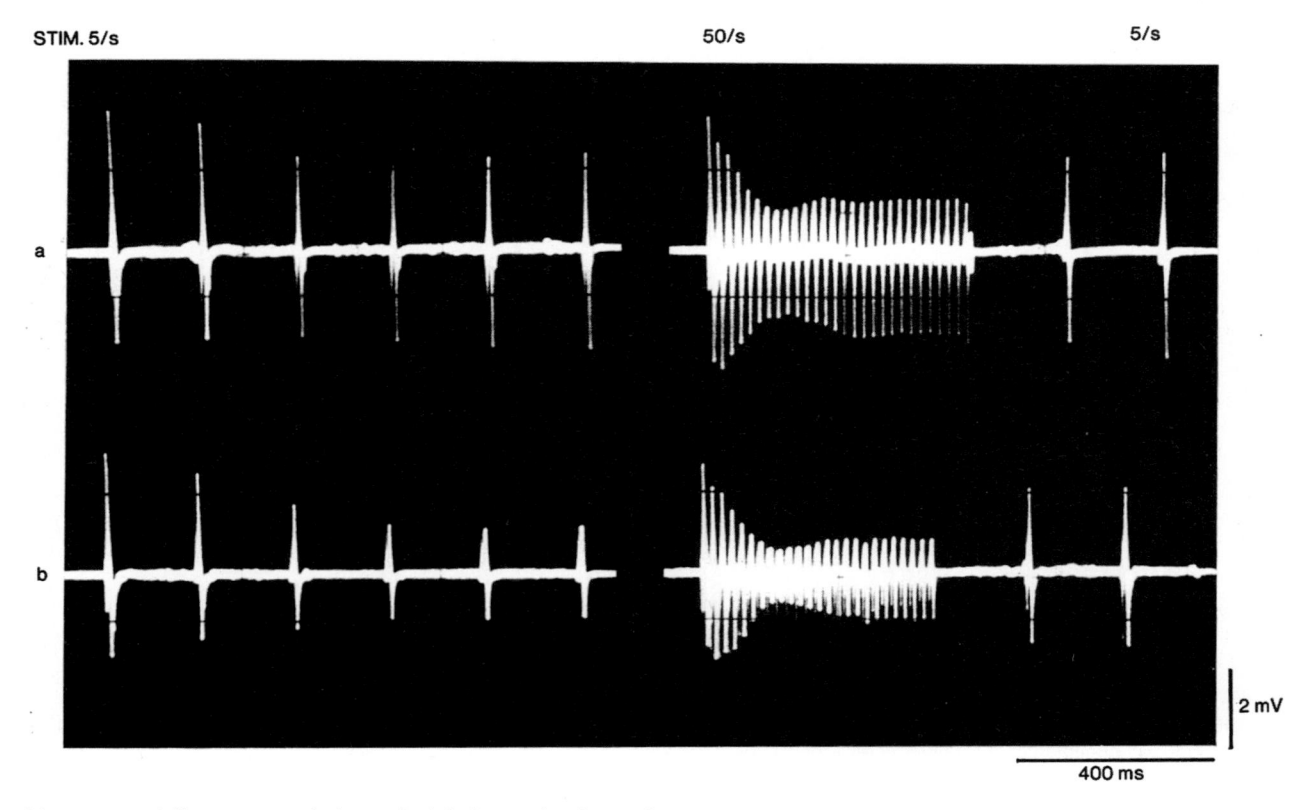

Abb. 308: Partieller neuromuskulärer Block bei Myasthenia gravis
a) Bei niederfrequenter (5/s) Stimulation des N. medianus am Handgelenk besteht ein ausgeprägtes Dekrement des im Abductor pollicis brevis registrierten Summenpotenzials (links). Unmittelbar nach kurzer tetanischer Stimulation resultiert eine Amplitudenzunahme (posttetanische Facilitation; rechts).
b) 1/2 min nach 1minütiger tetanischer Stimulation ist sowohl die Amplitudenerniedrigung der 1. Reizantwort als auch das Ausmaß des Dekrements bei repetitiver Stimulation ausgeprägter (links); eine posttetanische Facilitation ist auch in dieser Phase nachweisbar (rechts).

Wegen der höheren Ausbeute an pathologischen Befunden ist prinzipiell die Wahl eines proximalen Nerven vorzuziehen, wobei sich der N. accessorius bewährt hat (Schumm und Stöhr, 1984) (▶ Abb. 65 und 309). Die Stimulation des N. axillaris liefert noch etwas häufiger pathologische Befunde (Yiannikas et al., 1994), ist aber schmerzhafter für den Patienten und außerdem artefaktanfälliger. Bei beinbetonten Paresen kann eine Stimulation des N. peronaeus communis mit Ableitung vom M. tibialis anterior zweckmäßig sein, um den partiellen neuromuskulären Block zu erfassen; hierbei ist zu beachten, dass nur ein Dekrement von > 21 % aussagekräftig ist (Oh et al., 1995).

Die typischen stimulationselektromyographischen Befunde bei Myasthenia gravis sind in den Abbildungen 186 und 308 dargestellt. So findet sich bei niederfrequenter Stimulation (3/s) ein Dekrement, das bei leichten Krankheitsfällen unter Umständen nur in der Phase der posttetanischen Erschöpfung pathologische Werte von > 10 % erreicht. Im unmittelbaren Anschluss an eine tetanische Nervenstimulation oder eine maximale Muskelanspannung über zehn Sekunden lässt sich eine kurzfristige Amplitudenzunahme (posttetanische Facilitation) beobachten, die auf einer Ca2+-Akkumulation mit hierdurch bewirkter verstärkter Freisetzung von Acetylcholin-Quanten beruht (siehe 2.4.). Eine deutliche Facilitation stellt einen prognostisch günstigen Indikator bezüglich des Ansprechens auf Cholinesterasehemmer dar, während bei fehlender Facilitation eine strukturelle Zerstörung der postsynaptischen Rezeptoren mit entsprechend schlechterer Prognose unterstellt werden muss (Stålberg, 1991). 5–10 mg Tensilon® i.v. bewirken innerhalb von 30–60 s eine Abnahme des partiellen neuromuskulären Blocks; je deutlicher der Tensilon®-Effekt, um so günstiger ist das zu erwartende Ansprechen auf die symptomatische Therapie mit Cholinesterasehemmern.

3.5.7 Lambert-Eaton-Syndrom und Botulismus

Das häufig mit einem Bronchialkarzinom assoziierte Lambert-Eaton-Syndrom (LES) beruht auf einer antikörperbedingten Blockade präsynaptischer Kalziumkanäle mit konsekutiv verminderter Acetylcholin-Ausschüttung. Klinisch besteht eine beinbetonte proximale Muskelschwäche. Die Muskelfunktionsprüfung erbringt eine deutliche initiale Schwäche, die sich bei anhaltender Innervation zunächst bessert, aber nach wenigen Minuten erneut zunimmt.

Beim *Lambert-Eaton-Syndrom (LES)* liegt eine präsynaptische Störung der neuromuskulären Überleitung vor, die zu charakteristischen elektrophysiologischen Veränderungen führt (▶ Abb. 185 und 188). Bei einmaliger supramaximaler Nervenstimulation ist das motorische Antwortpotenzial erniedrigt, in den meisten Fällen auf 10 % oder weniger des Normalwertes (Jablecki, 1984), während die SNAP eine normale Amplitude aufweisen. Das Ausmaß dieser Amplitudenreduktion korreliert dabei mit dem Schweregrad der Erkrankung (Oh

N. MEDIANUS (3/s)

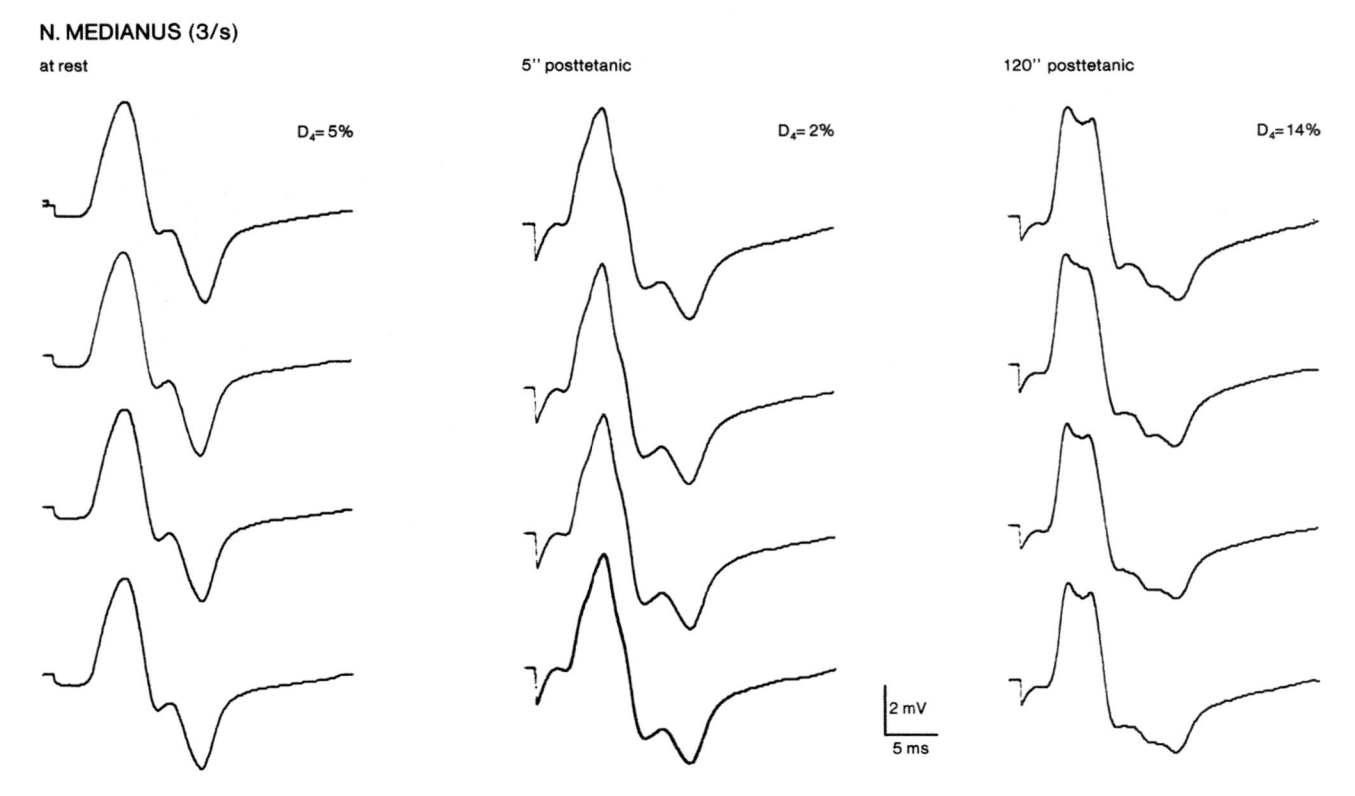

at rest — $D_4 = 5\%$

5" posttetanic — $D_4 = 2\%$

120" posttetanic — $D_4 = 14\%$

2 mV / 5 ms

Abb. 309: Myasthenia gravis – Vergleich zwischen distaler und proximaler Nervenstimulation zum Nachweis des partiellen neuromuskulären Blocks
13-jähriger Junge mit mittelschwerer generalisierter Myasthenia gravis.
Bei Medianus-Stimulation am Handgelenk und Ableitung des evozierten Summenpotenzials vom Thenar (oben) findet sich unter Ruhebedingungen bei 3/s-Stimulation kein pathologisches Dekrement. 5 Sekunden nach 1/2minütiger maximaler Muskelanspannung verkleinert sich das Dekrement von 5 auf 2 %. In der Phase der posttetanischen Erschöpfung (2 min nach Beendigung der Willkürinnervation) findet sich ein leicht pathologisches Dekrement von 14 %.
Bei repetitiver Stimulation des N. accessorius und Ableitung des Summenpotenzials vom Halsteil des M. trapezius (**nächste Seite**) findet sich bereits unter Ruhebedingungen ein stark pathologisches Dekrement von 23 %, das sich unmittelbar posttetanisch auf 7 % verringert und in der Phase der posttetanischen Erschöpfung auf maximal 27 % ansteigt. Im Anschluss an die intravenöse Verabreichung von 5 mg Tensilon® resultiert eine kurzfristige Befundnormalisierung.

N. ACCESSORIUS (3/s)

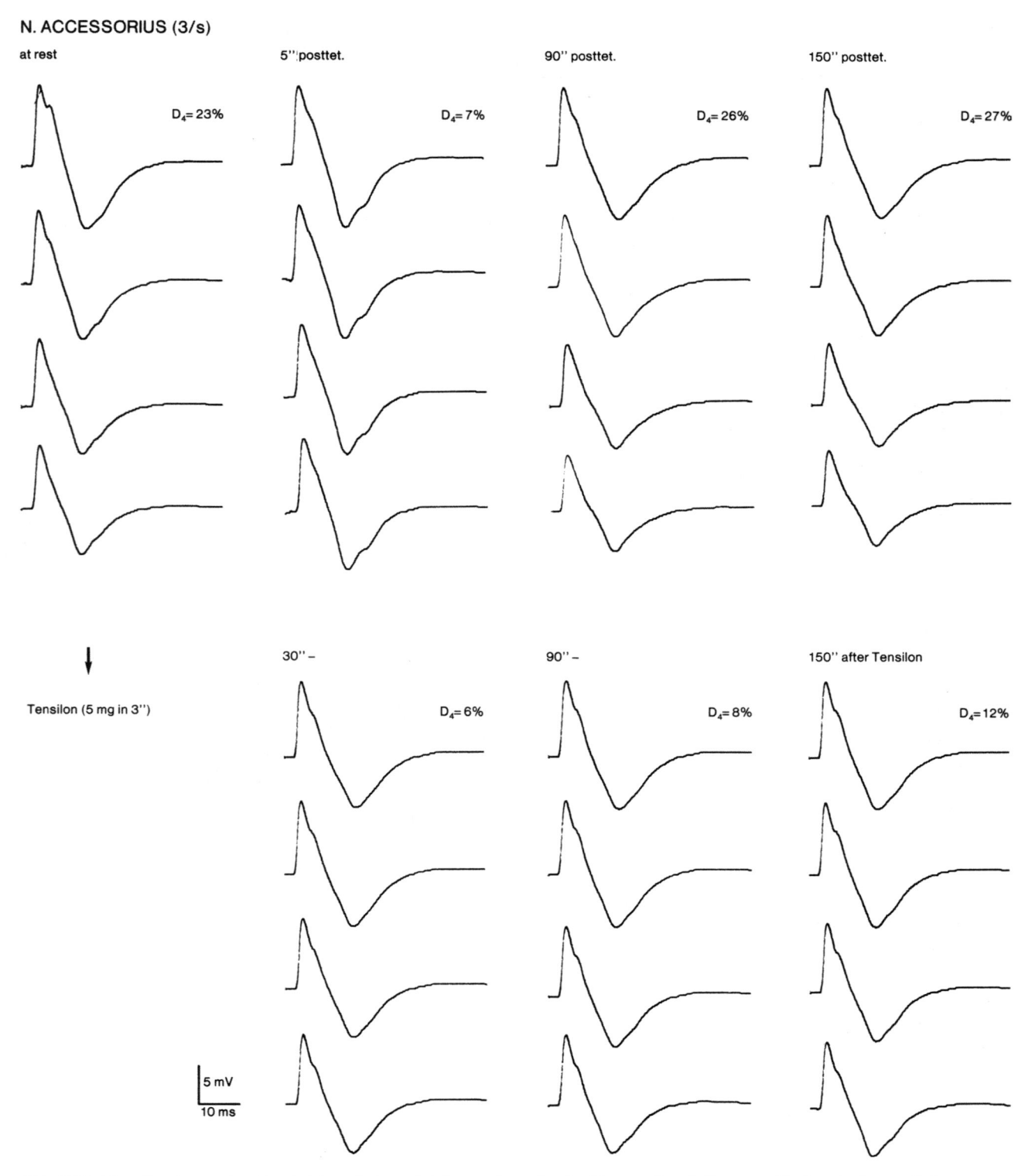

at rest — $D_4 = 23\%$
5" posttet. — $D_4 = 7\%$
90" posttet. — $D_4 = 26\%$
150" posttet. — $D_4 = 27\%$

↓ Tensilon (5 mg in 3")

30" — $D_4 = 6\%$
90" — $D_4 = 8\%$
150" after Tensilon — $D_4 = 12\%$

5 mV
10 ms

Abb. 309: Myasthenia gravis – Vergleich zwischen distaler und proximaler Nervenstimulation zum Nachweis des partiellen neuromuskulären Blocks – Fortsetzung

et al., 1996). Eine repetitive 3/s-Stimulation führt oft zu einer weiteren Amplitudenabnahme (Dekrement), die zwei bis drei Minuten nach einminütiger maximaler Anspannung des untersuchten Muskels noch zunimmt. Bei hochfrequenter Nervenstimulation (20–50/s) tritt dagegen ein progredienter Amplitudenanstieg (Inkrement) auf, der innerhalb von sieben Sekunden ein Maximum erreicht und das 2– bis 20fache des Ausgangswertes beträgt (Jablecki, 1984).

Bei einmaliger Stimulation vor und drei Sekunden nach zehnsekündiger maximaler Muskelanspannung tritt ein Amplitudenanstieg um das 2,2–19fache ein (Lambert und Rooke, 1965), wobei die diagnostische Ergiebigkeit dieses schonenderen Vorgehens sogar größer ist als die der hochfrequenten repetitiven Nervenstimulation (Tim und Sanders, 1994) (▶ Kap. 2.4.). Bei negativem Ergebnis im üblicherweise geprüften M. abd. digiti minimi und weiterbestehendem klinischen Verdacht empfiehlt sich eine Heranziehung weiterer Nerven, wie z. B. des N. peronaeus communis mit Ableitung vom M. tibialis anterior (Oh et al., 1995). Der Grund für die erniedrigten motorischen Antwortpotenziale nach Nervenstimulation liegt in der verminderten Freisetzung von Acetylcholin-Quanten (▶ Kap. 2.4). Bei maximaler Muskelkontraktion über 10 s bzw. hochfrequenter (30/s) repetitiver Nervenstimulation resultiert eine durch Ca^{2+}-Akkumulation bewirkte verbesserte Acetylcholin-Freisetzung mit kumulativer Fazilitierung der neuromuskulären Impulsübertragung. Dadurch werden zuvor unterschwellig erregte Fasern wieder überschwellig erregt, was auf den Gesamtmuskel bezogen das Inkrement, also den zunehmenden Amplitudenanstieg des EMAP, zur Folge hat (▶ Abb. 310).

Nach Oh (1989) kann in schweren Fällen ein Inkrement fehlen bzw. erst nach verlängerter hochfrequenter Nervenstimulation (>10 s) deutlich werden. Auch können die typischen Befunde nur in einzelnen Muskeln auftreten, während andere eher Veränderungen wie bei Myasthenia gravis aufweisen, sodass unter Umständen eine Testung an verschiedenen Stellen erfolgen muss (Stålberg, 1991). Die Prognose des Lambert-Eaton-Syndroms ist günstiger bei ausgeprägter Facilitation; eine Besserung der Erkrankung unter der Therapie spiegelt sich vor allem im zunehmenden Anstieg des EMAP auf einmalige Nervenstimulation.

Als Ursache des *Botulismus* kommt der Verzehr verdorbener Lebensmittel (v. a. Fisch und Konservenkost) oder eine Wundinfektion in Betracht. Beim infantilen Botulismus wird das Toxin durch Sporen im Intestinaltrakt produziert.

Die initiale Symptomatik besteht in Übelkeit, Erbrechen und Bauchschmerzen, gefolgt von Sehstörungen, Dysarthrie und rasch progredienten schlaffen Lähmungen der Gliedmaßen-, Augen- und Atemmuskulatur; in 50 % der Fälle ist der Pupillenreflex ausgefallen.

Die elektromyographische Testung ist im Abschnitt 1.5.2. (S. 88) beschrieben, deren Ergebnis unter 2.4.2. (S. 187) dargestellt. Da die Lähmungen auf einer präsynaptischen Blockade der Impulsübertragung beruhen, besteht der typische Befund in einem mehr als 40 %igen Inkrement des EMAP nach distaler Nervenstimulation im unmittelbaren Anschluss an eine zehnsekündige Maximalinnervation. Die Nadelektromyographie zeigt bereits nach etwa fünf Tagen Denervierungszeichen sowie ein Auftreten kurzer, niedriger, polyphasischer MAP, mit intermittierender Blockierung bzw. Jitter einzelner Komponenten (▶ Abb. 116).

Bei der repetitiven Nervenstimulation ist zu beachten, dass das Ausmaß des Inkrements in leicht betroffenen Muskeln höher sein kann als in schwer gelähmten; außerdem zeigt sich dieses Phänomen nicht generalisiert wie beim LES, sondern lediglich in betroffenen Muskeln (Cherington, 1974). In leichteren Fällen kann die Einzelfaserelektromyographie den Nachweis der neuromuskulären Überleitungsstörung erbringen, da sich selbst in klinisch unauffälligen Muskeln ein erhöhter Jitter und

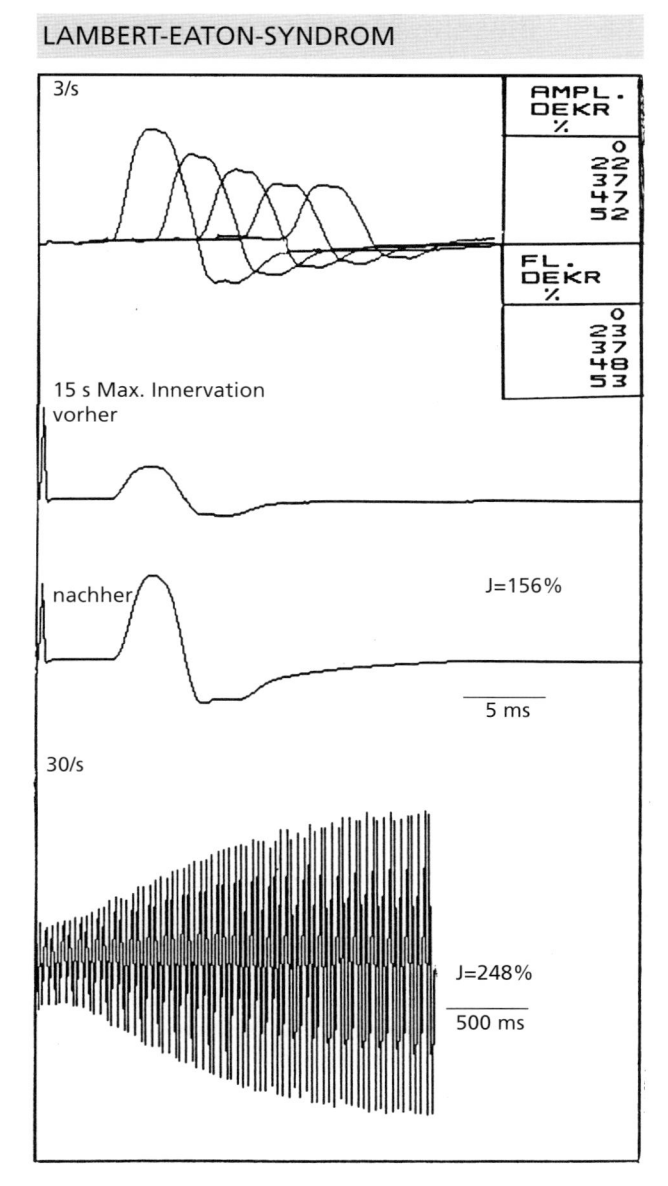

Abb. 310: Lambert-Eaton-Syndrom
Bei niederfrequenter Stimulation ungewöhnlich ausgeprägtes Dekrement von 52 %. Bei hochfrequenter Stimulation Inkrement von 248 %. 3 s nach maximaler Muskelanspannung Amplitudenanstieg des EMAP auf nahezu das Dreifache (Mitte). (Tensilon-Test negativ; gutes Ansprechen auf 3-4-Diaminopyridin. Grundkrankheit: operiertes Blasenkarzinom. Ableitung vom Abd. pollicis brevis)

eine intermittierende Blockierung finden. Der Jitter ist frequenzabhängig und verbessert sich bei höherer Innervationsrate (Cruz-Martinez et al., 1985).

In schweren Botulismus-Fällen kann die Acetylcholin-Freisetzung so stark blockiert sein, dass bei hochfrequenter Nervenstimulation kein Inkrement resultiert, wobei bei diesem Krankheitsbild bereits ein Inkrement von > 40 % als signifikant angesehen wird (Pickett, 1988). In der Regel zeigt eine Befundüberprüfung in einem weniger stark betroffenen Muskel dann einen typischen Befund.

Differenzial-diagnostisch ist zu beachten, dass ein deutliches Inkrement auch bei Hypokalzämie und Hypermagnesiämie vorkommen soll (Keesey, 1989).

3.6 Blasen-, Mastdarm- und Sexualfunktionsstörungen

Die efferente vegetative Versorgung der Harnblase, der inneren Genitalorgane mit den Schwellkörpern und des Rektums erfolgt über sympathische Fasern aus den Rückenmarkssegmenten D 12 bis L 2 und über parasympathische Fasern aus den Rückenmarkssegmenten S 2 bis S 4. Die sympathischen Fasern erreichen die Zielorgane über den Plexus hypogastricus superior und Plexus pelvicus (= Plexus hypogastricus inferior), die parasympathischen Fasern über den Plexus pelvicus. Diese vegetative Nervenversorgung ist einer neurophysiologischen Funktionsdiagnostik nur sehr begrenzt zugänglich.

Dagegen kann die somatomotorische und somatosensible Innervation des Beckenbodens und der äußeren Genitalien neurophysiologisch gut untersucht werden (▶ Kap. 1.4.5 und 2.3.5). Die Beckenbodenmuskulatur einschließlich der äußeren Sphincteren der Blase und des Mastdarms wird somatomotorisch vom N. pudendus versorgt, der sich aus den Rückenmarkssegmenten S 2 bis S 4 über den Plexus sacralis rekrutiert. Der N. pudendus versorgt darüber hinaus somatosensibel die Urethra, die Prostata, den Analkanal und die äußeren Genitalien.

3.6.1 Blasenentleerungsstörungen

Drei Typen von neurogenen Blasenentleerungsstörungen sind unterscheidbar:

1. Die kortikal enthemmte Blase, beispielsweise beim Hydrocephalus aresorptivus oder bei frontomedianen kortikalen Hirnläsionen. Die neurophysiologische Diagnostik spielt hierbei keine Rolle.
2. Die spinalen Blasenentleerungsstörungen in Form einer Sphincter-Detrusor-Dyssynergie oder einer spinalen Reflexblase bei Rückenmarksläsionen mit Unterbrechung der Verbindungen zwischen sakralem und pontinem Blasenentleerungszentrum und damit des pontin verschalteten Miktionsreflexes. Bei der Diagnostik spinaler Blasenentleerungsstörungen sind motorisch evozierte Potenziale (MEP) und somatosensorisch evozierte Potenziale (SEP) zur Objektivierung hilfreich. MEP können nach Kortexstimulation und nach Wurzelstimulation von der Beckenbodenmuskulatur abgeleitet und damit zentrale Überleitungszeiten bestimmt werden (Opsomer et al., 1989; Jost, 1997). Die Ableitung von SEP nach Stimulation des N. dorsalis penis bzw. des N. dorsalis clitoridis ist nur bei klinischem oder anamnestischem Verdacht auf eine zentrale Blasenentleerungsstörung sinnvoll (Tackmann et al., 1988; Delodovici und Fowler, 1995). Zystoskopisch gesteuerte Botulinumtoxininjektionen in den M. detrusor vesicae sind zur Therapie der neurogenen hyperaktiven Blase mit Inkontinenz wirksam und zugelassen.
3. Die schlaffe Blase bei Läsionen des Conus medullaris, der Cauda equina oder des Plexus sacralis (selten bei isolierten Läsionen des parasympathischen Plexus pelvinus). Bei dieser Form der Blasenentleerungsstörung ist die Schädigung durch entsprechende neurophysiologische Untersuchungsmethoden nachweisbar: Pathologische EMG-Befunde aus der Beckenbodenmuskulatur weisen ebenso wie ein pathologischer Analreflex oder ein pathologischer Bulbocavernosusreflex eine Schädigung des N. pudendus, des Plexus sacralis, der Cauda equina oder des Conus medullaris nach. Da die Beckenbodenmuskulatur eine funktionelle Einheit darstellt, kann der am leichtesten zugängliche Muskel, der M. sphincter ani externus, stellvertretend für die Beckenbodenmuskulatur untersucht werden.

Eine Besonderheit stellt das Syndrom der idiopathischen Urinretention und Dysurie junger Frauen dar (Fowlers Syndrom). Dieses Syndrom ist nur durch ein EMG aus dem M. sphincter vesicae externus diagnostizierbar. Die Patientinnen leiden isoliert unter einer gestörten Blasenentleerung, andere neurologische Störungen sind nicht fassbar. Das EMG aus dem M. sphincter vesicae externus zeigt abnorme Bursts komplexer repetitiver Entladungen, die akustisch myotonen Entladungen ähneln (Fowler, 1996). Es wird angenommen, dass diese abnorme Ruheaktivität mit einer gestörten Relaxation des M. sphincter vesicae externus einhergeht und damit die Blasenentleerungsstörung verursacht. Für das EMG wird ein transvaginaler Zugang zum M. sphincter vesicae externus vorgeschlagen (Lowe et al., 1994). Das Syndrom ist, wie auch die sogenannte idiopathische hyperaktive Blase (bei der die neurologische und neurophysiologische Diagnostik normal sind), mit einer Sakralwurzelstimulation behandelbar (De Ridder D, Ost D., Bruyninckx F, 2007; Lay AH, Das AK, 2012).

3.6.2 Erektile Dysfunktion und Ejakulationsstörungen

3.6.2.1 Befunde bei erektiler Dysfunktion

Die erektile Dysfunktion kann neurogene, vaskuläre oder psychische Ursachen haben (Brindley, 1994). Für die Erektion ist eine intakte Funktion der parasympathischen sakralen Nervenversorgung (S 2 bis S 4) sowie der somatomotorischen und somatosensiblen Versorgung der Genitalorgange (Nn. pudendi, Plexus sacralis, Cauda equina und Conus medullaris) notwendig.

Ein Pudendus-SEP kann Läsionen rostral des Lumbosakralmarks objektivieren, ist aber als Suchtest bei Patienten ohne anamnestische oder klinische Hinweise auf eine derartige Läsion wenig ergiebig (Delodovici und Fowler, 1995; eigene Erfahrungen).

Empfehlenswerte neurophysiologische Screeningtests bei der Fragestellung einer neurogenen erektilen Dysfunktion sind der Bulbokavernosusreflex (s. 1.4.5.1 und 2.3.5.1), die sympathische Hautantwort und die atemabhängige Herzfrequenzvarianz einschließlich Valsalva-Test (s. 1.6 und 2.5). Der Bulbokavernosusreflex und das dabei mit ableitbare Nadel-EMG aus dem M. bulbovernosus sind sensitiv zum Nachweis von zugrundeliegenden Läsionen des N. pudendus, des Plexus sacralis, der Cauda equina oder des Conus medullaris, beispiels-

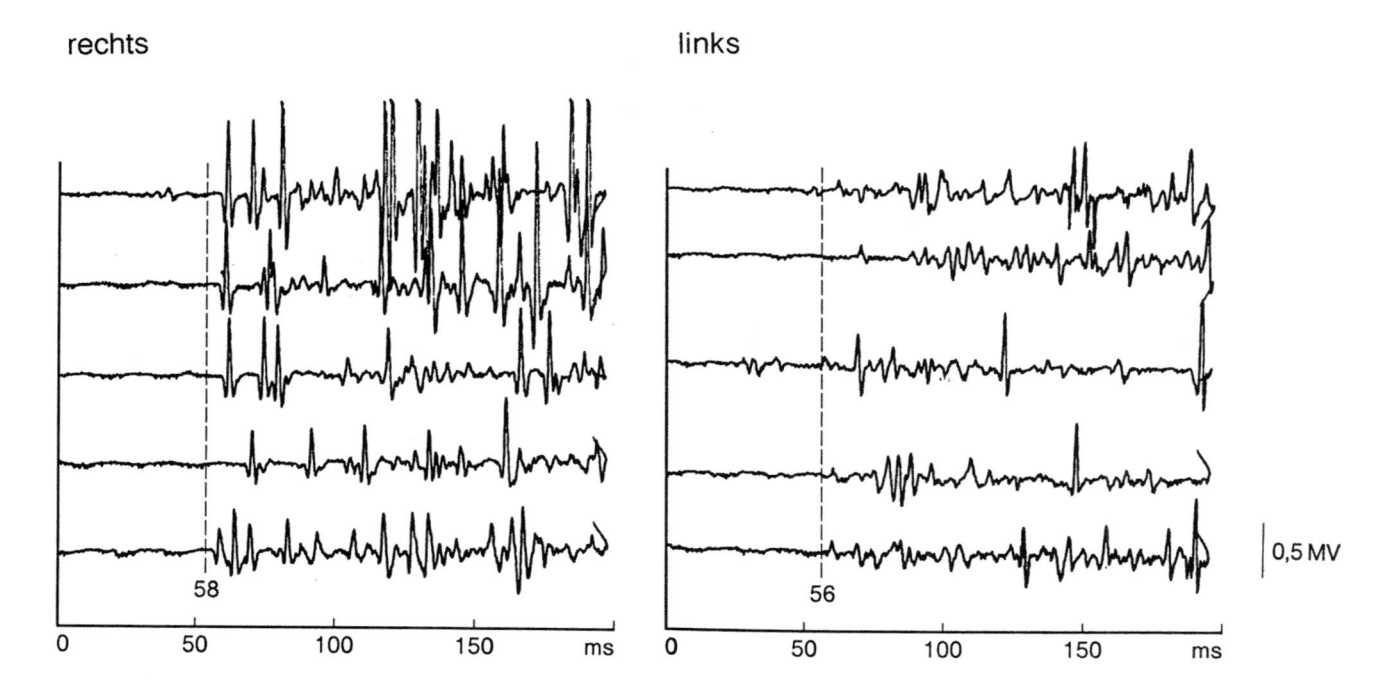

Abb. 311: Bulbokavernosus-Reflex bei erektiler Dysfunktion
Simultane Ableitung vom M. bulbocavernosus beidseits nach bilateraler Stimulation des N. dorsalis penis. Deutliche beiderseitige Latenzzunahme.

weise nach Traumen, bei Bandscheibenvorfällen oder Polyneuropathien (▶ Abb. 311 und 312). Eine pathologische vegetative Funktionsdiagnostik weist auf eine Ursache im vegetativen Nervensystem hin, beispielsweise im Rahmen einer Multisystematrophie, einer primären Pandysautonomie (Bradbury-Egglestone-Syndrom) oder einer Polyneuropathie mit Beteiligung vegetativer Fasern (▶ Abb. 190). Die früher vorgeschlagene Ableitung des sympathischen Hautreflexes vom Penisschaft ist wahrscheinlich wenig sinnvoll, da dieser auch bei Gesunden nicht regelmäßig auszulösen ist und keine andere Aussagekraft besitzt als eine Ableitung von den unteren Gliedmaßen (Jost et al., 1996; Opsomer et al., 1996).

Das 1994 erstmals beschriebene »EMG« aus dem Corpus cavernosum ist, sowohl bezüglich seiner Entstehungsmechanismen als auch bezüglich seiner diagnostischen Aussagekraft, bis heute umstritten (Merckx et al., 1994; Derouet et al., 1995; Jost et al., 1996; Sattar et al., 1996).

3.6.2.2 Befunde bei Ejakulationsstörungen

Eine retrograde Ejakulation oder eine fehlende Samenemission vom Ductus deferens in die Harnröhre ist immer Folge einer sympathischen Innervationsstörung der Beckenorgane, z. B. nach operativen Eingriffen. Dabei kann der sympathische Hautreflex vom Penisschaft fehlen.

> Bei neurogenen Paresen der quergestreiften Beckenbodenmuskulatur fehlen die zur Ejakulation nötigen rhythmischen Beckenbodenkontraktionen. In diesen Fällen besteht auch eine erektile Dysfunktion; die Läsion ist durch Beckenboden-EMG oder Bulbocavernosusreflex nachweisbar.

3.6.3 Defäkationsstörungen

3.6.3.1 Befunde bei idiopathischer (neurogener) Stuhlinkontinenz

Die häufigste Ursache einer Stuhlinkontinenz ist die sogenannte idiopathische oder neurogene Stuhlinkontinenz (Swash, 1985; Roig et al., 1995). Als Ursache wird eine mit zunehmendem Alter progrediente chronische Dehnungsläsion des N. pudendus angenommen, der den M. sphincter ani externus versorgt (Laurberg und Swash, 1989). Frauen sind häufiger betroffen als Männer. Geburtstraumatische Dehnungsläsionen (▶ Abb. 315) spielen bei der Entstehung der neurogenen Inkontinenz wahrscheinlich ebenso eine Rolle wie jahrelange chronische Obstipation mit häufigem langem Pressen beim Stuhlgang. Elektromyographisch findet sich oft eine verminderte Ruheaktivität im M. sphincter ani externus, die Polyphasierate ist deutlich erhöht und das Aktivitätsmuster bei maximalem Kneifen des Sphincters vermindert. Manche Autoren bevorzugen das Einzelfaser-EMG aus dem M. sphincter ani externus, was nach unserer Auffassung entbehrlich ist (Neill und Swash, 1980). Die mit der St. Mark's Pudendus-Elektrode (▶ Abb. 316) bestimmte distale motorische Latenz zum M. sphincter ani externus ist häufig verlängert (Kiff und Swash, 1984; Cheong et al., 1995).

3.6.3.2 Befunde bei Stuhlinkontinenz mit strukturellen Läsionen des M. sphincter ani

Geburtstraumatisch kommt es gelegentlich durch Episiotomie oder Dammriß zu einem strukturellen Defekt

A BULBOCAVERNOSUS-REFLEX

rechts: normaler BCR

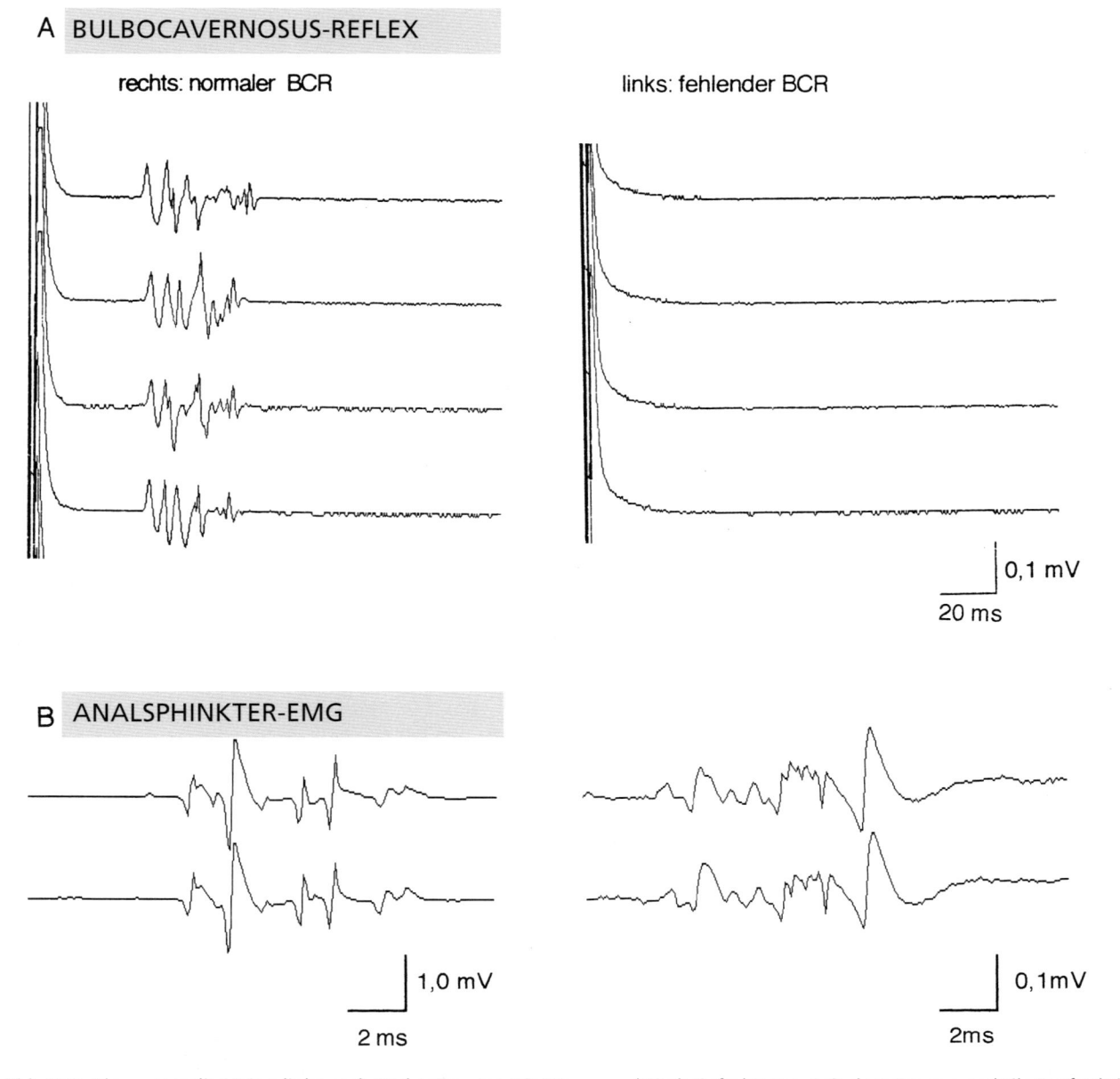

links: fehlender BCR

0,1 mV
20 ms

B ANALSPHINKTER-EMG

1,0 mV
2 ms

0,1 mV
2 ms

Abb. 312: Plexus sacralis Läsion links nach Beckentrauma mit Kreuz- und Sitzbeinfrakturen. Seit dem Trauma erektile Dysfunktion und partielle Stuhlinkontinenz.
A) Bulbokavernosus-Reflex: rechts Normalbefund, links Reflexausfall
B) Bei EMG-Ableitung aus dem M. sphincter ani externus links Polyphasierate 70 %, mittlere Potenzialdauer 9,3 ms; bei Maximalinnervation stark gelichtetes Innervationsmuster. Dargestellt sind zwei hochpolyphasische Muskelaktionspotenziale.

des M. sphincter ani externus. Derartige anatomische Läsionen sind neben der Endosonographie auch elektromyographisch durch ein Sphincter-Mapping erfassbar. Dabei wird der M. sphincter ani externus an mehreren Einstichorten der Zirkumferenz in Abständen von etwa 30° sondiert. Anatomische Defekte fallen durch fehlende Einstich- und Willküraktivität auf. Dabei ist zu berücksichtigen, dass der Muskel bei der Frau im vorderen Bereich natürlicherweise schmaler angelegt ist als beim Mann. Ausgedehntere Defekte können auch bei Bestimmung der distalen motorischen Latenz zum M. sphincter ani externus durch eine Amplitudenminderung erfasst werden (► Abb. 316). Bei Stuhlinkontinenz nach Geburten wird häufig eine Kombination eines anatomischen Sphincterdefekts mit einer neurogenen Läsion des M. sphincter ani externus gefunden (Cheong et al., 1995).

3.6.3.3 Befunde bei Stuhlinkontinenz infolge Conus-/Cauda- und Plexus sacralis-Läsionen

Neurogene Stuhlinkontinenzen bei Conus-/Caudaläsionen oder bei Läsionen des Plexus sacralis oder des N. pudendus infolge von Dysraphien, Tumoren, Traumen oder Operationen sind elektromyographisch und mit Hilfe der Sakralreflexe neurophysiologisch gut erfassbar (► Abb. 312 und 313).

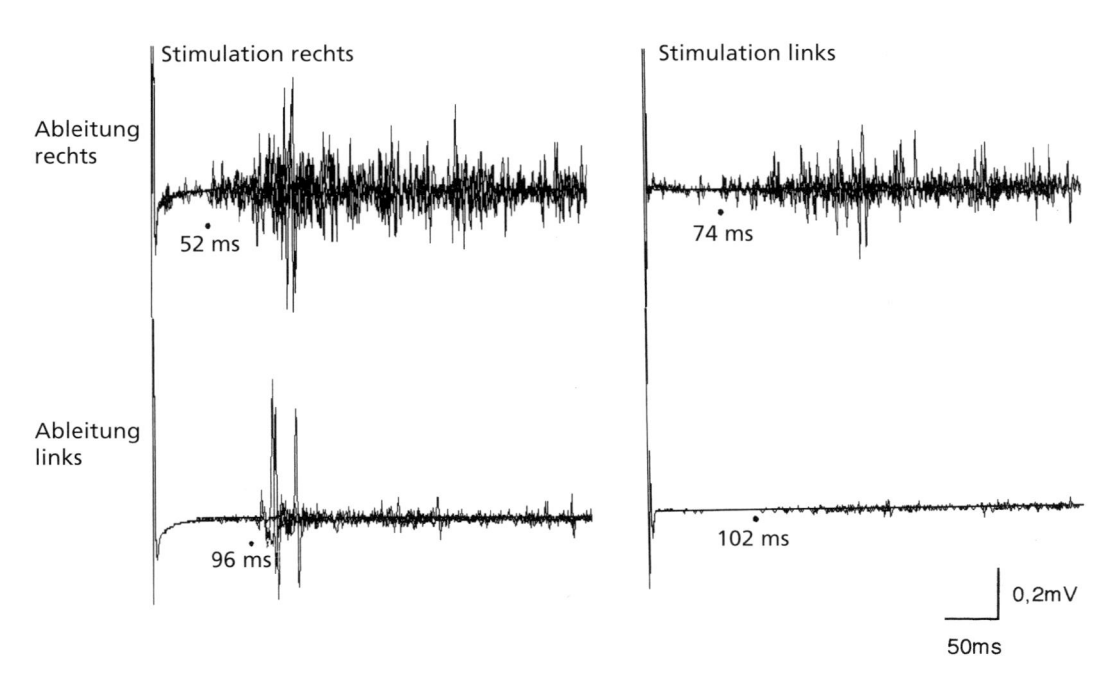

Abb. 313: Sakralreflex bei linksbetonter inkompletter beiderseitiger Plexus sacralis Läsion nach Resektion eines präsakral gelegenen Chordoms. Ausgeprägte Störung der Blasen- und Mastdarmfunktionen.
Linksbetonte Verspätung der Reflexantworten (obere Normgrenze 51 ms), am ausgeprägtesten bei Stimulation und Ableitung links. Die Befundkonstellation objektiviert die beiderseitige jedoch linksbetonte Schädigung mit Affektion afferenter und efferenter Anteile des Reflexbogens.

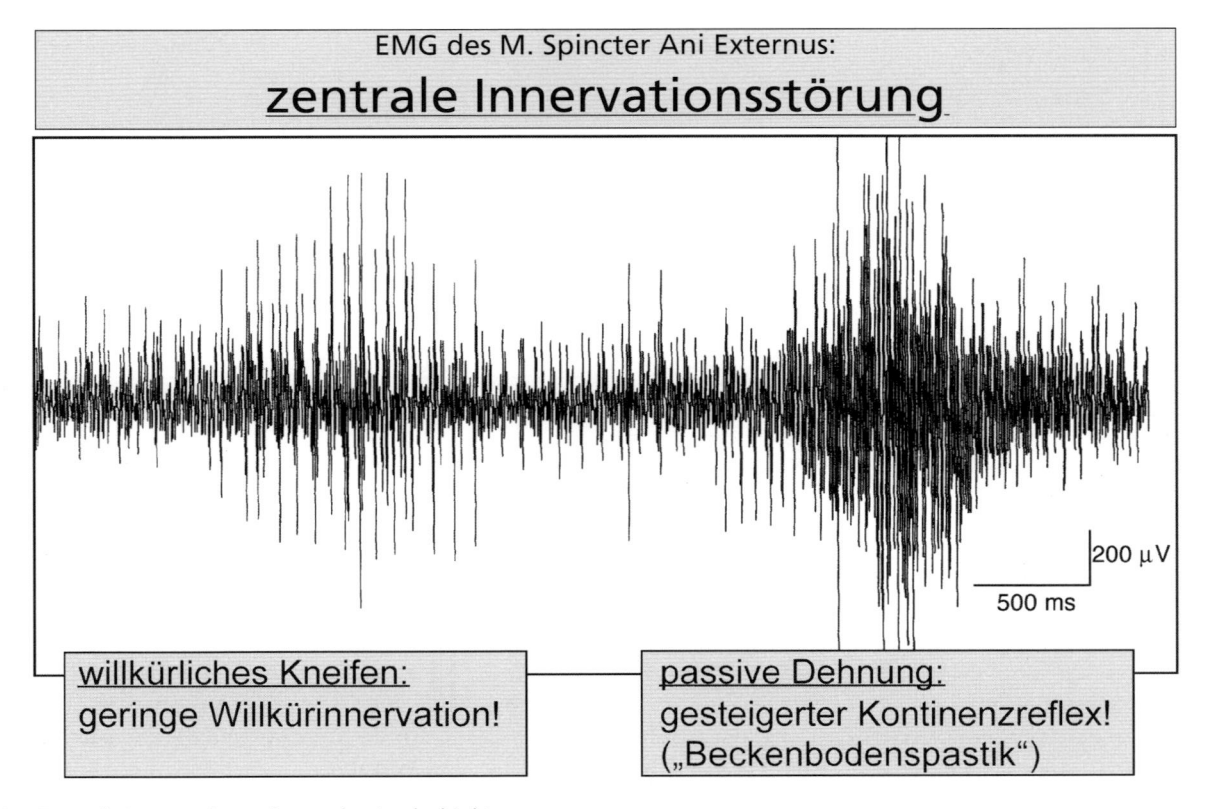

Abb. 314: Zentrale Innervationsstörung des Analsphinkters
28-jähriger Mann mit Multipler Sklerose mit dem Erstsymptom einer Defäkationsstörung. Bei willkürlicher Kontraktion des M. sphincter ani externus wird kein Interferenzmuster erreicht, während bei manueller Dehnung eine ausgeprägtere Aktivitätszunahme als Hinweis auf eine Hyperreflexie des Kontinenzreflexes erfolgt.

3 Spezielle Krankheitsbilder

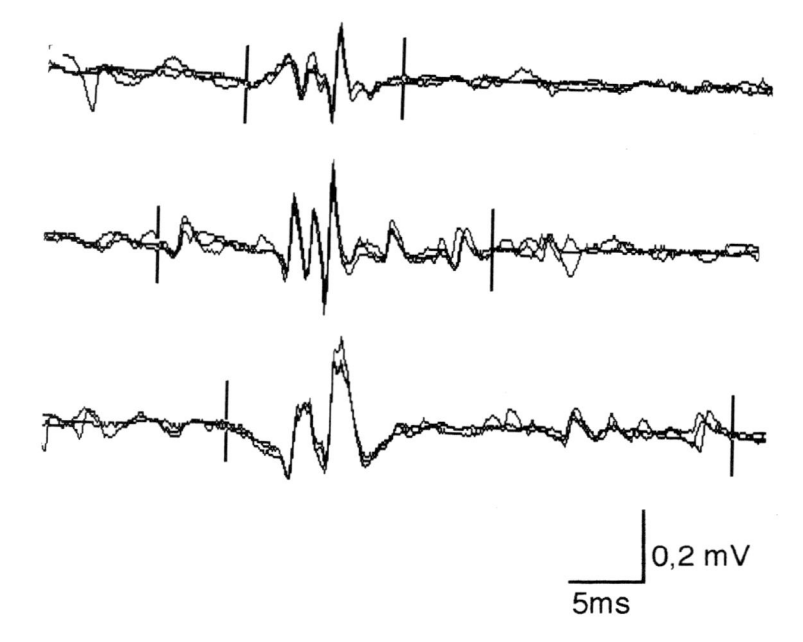

Abb. 315: Neurogene Stuhlinkontinenz nach Entbindung
Die EMG-Ableitung aus dem M. sphincter ani externus ergibt eine Polyphasierate von 75 % rechts, 43 % links bei einer mittleren Potenzialdauer von 15,3 bzw. 10,6 ms. Dargestellt sind drei polyphasische Muskelaktionspotenziale, z. T. mit neurogenem Jitter der späten Potenzialkomponenten (jeweils 3 MAP superponiert).

PUDENDUS-NEUROGRAPHIE

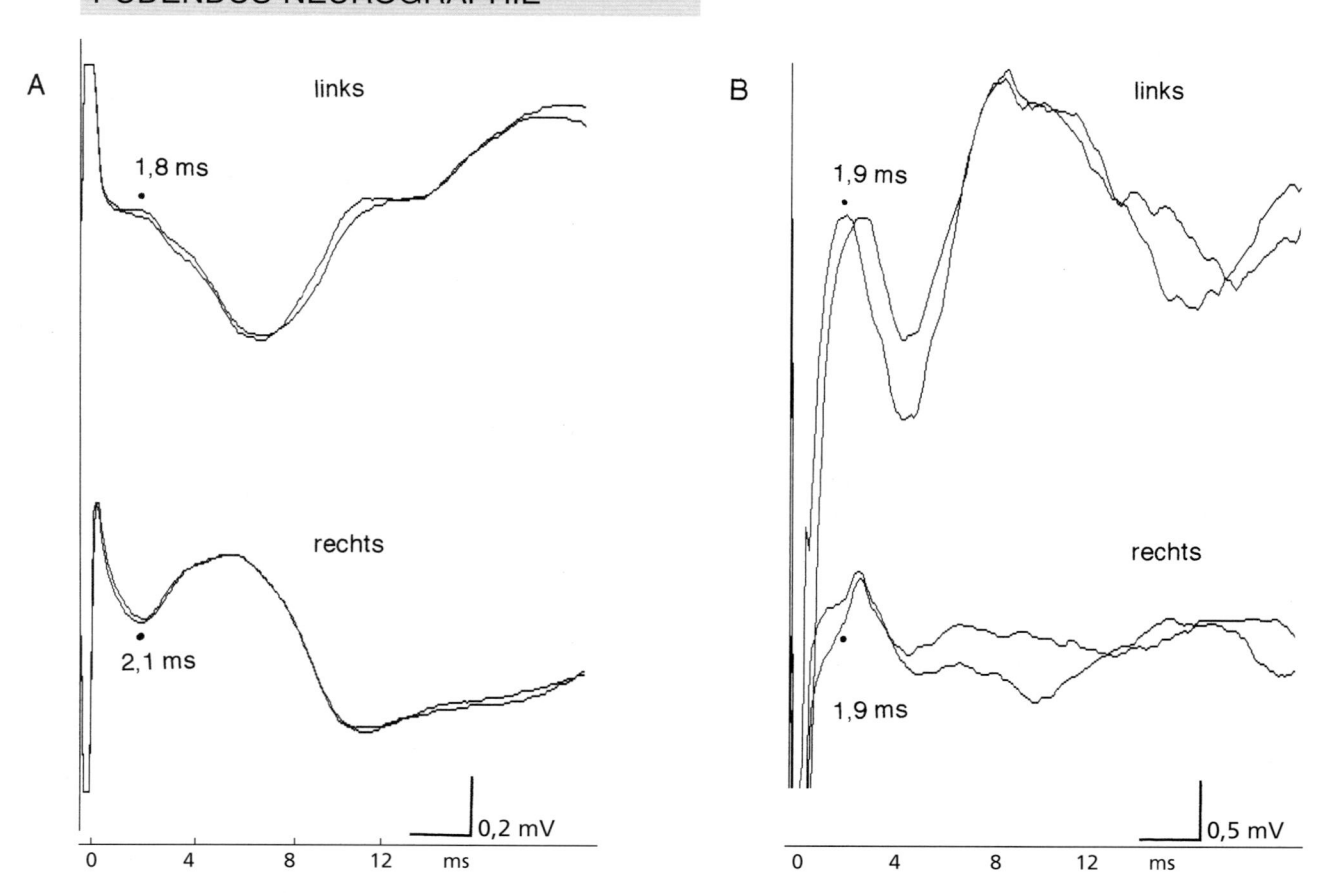

A links 1,8 ms
rechts 2,1 ms

B links 1,9 ms
rechts 1,9 ms

Abb. 316: N. pudendus Neurographie mit der St. Mark's pudendal electrode
A) Normalbefund mit regelrechter Latenz und Konfiguration der Reizantworten. Deren Polarität ist links und rechts gegensätzlich, da sich beim Wechsel der Untersuchungsseite die Anordnung der Ableitelektroden umkehrt (Technik siehe Kapitel 1.3.4.1).
B) Signifikante Amplitudenminderung der Reizanwort vom M. sphincter ani externus rechts, bei Defekt des M. sphincter ani externus nach Resektion einer transanalen Fistel bei M. Crohn.

3.6.3.4 Befunde bei obstruierter Defäkation

Seltene Ursache einer Obstipation ist eine Obstruktion der Passage des Analkanals durch eine fehlende Relaxation des Analsphincters. Ursache einer fehlenden Relaxation des glatten M. sphincter ani internus kann eine Aganglionose (M. Hirschsprung) sein oder ein gestörter Defäkationsreflex bei einer pathologisch erhöhten sensiblen Perzeptionsschwelle der Ampulla recti. Diese Störungen sind der neurophysiologischen Diagnostik nicht direkt zugänglich.

Elektromyographisch faßbar dagegen sind Relaxationsstörungen des quergestreiften äußeren Analsphincters infolge einer Spastik des Beckenbodens oder infolge eines Anismus. Bei Spastik des Beckenbodens ist die reflektorische Aktivitätszunahme des M. sphincter ani externus – z.B. bei Dehnung des Analrings durch einen palpierenden Finger – gesteigert, wohingegen die über den Ruhetonus hinaus gehende Willküranspannung des Muskels vermindert oder aufgehoben ist (▶ Abb. 314). Neben einer obstruierten Defäkation kann deshalb eine Inkontinenz für Stuhl bestehen. Beim Anismus im engeren Sinn finden sich elektromyographisch unwillkürlich einschießende, Burst-artige pathologische Ruhekontraktionen des M. sphincter ani externus, die einen Crescendo-Decrescendo-Charakter aufweisen (Jost, 1997). Leider wird der Begriff Anismus auch für psychogene Verkrampfungen der Beckenbodenmuskulatur verwendet und ist unscharf definiert.

3.6.3.5 Untersuchungsablauf bei Stuhlentleerungsstörungen und Normwerte

Stuhlentleerungsstörungen werden zunächst gastroenterologisch (Anal- und Rektummanometrie, Endosonographie des Analkanals) und röntgenologisch (Defäkographie) abgeklärt. Die wichtigste neurophysiologische Zusatzmethode ist die Nadelelektromyographie aus dem M. sphincter ani externus. Untersucht werden beide Seiten getrennt nach folgendem Untersuchungsablauf (bei V.a. idiopathische Stuhlinkontinenz kann eine Seite genügen):

1. Beim Einstich wird auf pathologische Denervierungsaktivität geachtet. Dies kann bei gering ausgeprägter Denervierungsaktivität schwierig sein, da im M. sphincter ani externus normalerweise keine komplette Innervationsruhe, sondern eine kontinuierliche leichte Ruheaktivität, gefunden wird.

2. Bei korrekter Nadellage, ca. 2 cm tief im Muskel, erfolgt die Beurteilung folgender Funktionen: Ruheaktivität – Aktivitätszunahme bei willkürlichem Kneifen – reflektorische Aktivitätszunahme bei digitaler Dehnung des Sphinkterrings oder beim Husten – Aktivitätsabnahme beim Pressen. Beurteilt wird die Dichte des Innervationsmusters wie beim EMG aus Extremitätenmuskeln; beim forcierten Kneifen soll ein Interferenzmuster erreicht werden.

Eine Aktivitätsabnahme beim Pressen ist auch bei Normalpersonen nicht immer erreichbar, wahrscheinlich wegen der unphysiologischen Untersuchungsposition und des Fehlens einer adäquaten Rektumfüllung. Besonders bei Beginn des Pressens ist auch bei Normalpersonen häufig eine Aktivitätszunahme beobachtbar, wohl infolge einer Aktivierung des Kontinenzreflexes bei Betätigung der Bauchpresse. Die Abnahme der Aktivität des M. sphincter ani externus setzt etwas verzögert ein. Beim Anismus kommt es nicht nur beim Pressen, sondern schon in der Ruhephase zu intermittierenden Bursts einer pathologischen Tonuszunahme.

3. Es folgt die Potenzialanalyse von 10–20 Muskelaktionspotenzialen. Die normale mittlere Amplitude beträgt etwa 0,4 mV, die Potenziale sind aber kürzer als in Extremitätenmuskeln mit einer normalen mittleren Potenzialdauer von etwa 5 ms (Bartolo et al., 1983; Chantraine, 1973, Jost, 1977; Podnar et al., 2000). Der Befund ist als pathologisch anzusehen, wenn über 25 % der Potenziale polyphasisch sind, wenn einzelne MAP länger sind als 14 ms, die mittlere Potenzialdauer 8 ms und die mittlere Amplitude 0,7 mV überschreitet (▶ Abb. 315).

4. Fakultativ, falls differenzialdiagnostisch ein anatomischer Sphinkterdefekt angenommen wird, wird ein Mapping des M. sphincter ani externus durchgeführt (▶ Abb. 30 und 31).

In der Diagnostik der Stuhlinkontinenz kann zusätzlich die Ableitung einer distalen motorischen Latenz des N. pudendus mit der St. Mark's Pudendal Electrode sinnvoll sein (Methodik: ▶ Kap. 1.3.4.1; Befundbeispiele: ▶ Abb. 316): Die maximale Latenz beträgt 2,4 ms (MW+ 2 SD; Swash und Snooks, 1986). Eine Latenzverlängerung kann bei der idiopathischen neurogenen Stuhlinkontinenz und bei Inkontinenz im Rahmen von Polyneuropathien gefunden werden. Aufgrund der hohen Streubreite der Latenzen ist die Methode weniger sensitiv als das Sphincter-EMG. Bei Verdacht auf eine Läsion im Bereich des Conus medullaris, der Cauda equina oder des Plexus sacralis kann ergänzend die Ableitung motorisch evozierter Potenziale nach Magnetstimulation aus dem M. sphincter ani externus oder die Ableitung des Analreflexes sinnvoll sein (Jost, 1997).

3.6.3.6. Differenzialdiagnose und Therapie von Stuhlentleerungsstörungen

Manche – auch neurogene – Ursachen von Stuhlinkontinenz sind der neurophysiologischen Diagnostik nicht zugänglich: Die verminderte sensorische Perzeption für die Rectumfüllung – neurogen z.B. bei diabetischer Polyneuropathie oder bei Multipler Sklerose – ist neuropysiologisch ebenso wenig nachweisbar wie die verminderte rektale Compliance (bei Colitis ulcerosa oder nach Bestrahlungen im Becken) oder die fäkale Impaktion, bei der harte große Stuhlkonglomerate das Rectum verstopfen, den internen Analsphincter detonisieren und es dadurch zu einer Leakage von bakteriell verflüssigten Stuhlanteilen mit Stuhlschmieren kommt – Ursache kann eine zugrunde liegende Colon- und Rectummotilitätsstörung mit primärer Obstipation sein, z.B. bei M. Parkinson. Die idiopathische Inkontinenz und inkomplette neurogene Inkontinenzformen können durch Beckenbodengymnastik, ggf. einschließlich Biofeedback-Methoden oder mit einer Sakralwurzelstimulation therapiert werden (Duelund-Jakobsen J et al., 2012).

3.7 Zentralnervöse Erkrankungen

Bei zentralnervösen Krankheitsbildern sind elektromyographische Untersuchungen für viele Fragestellungen aufschlussreich. Die folgenden Beispiele stellen eine Auswahl solcher Einsatzmöglichkeiten der EMG-Methode bei verschiedenen hyperkinetischen und hypertonen Syndromen dar.

Die aus anatomischer Sicht ebenfalls zum ZNS zählenden motorischen Vorderhornzellen und kaudalen motorischen Hirnnervenkerne wurden aus funktionellen und didaktischen Überlegungen bereits in einem früheren Kapitel abgehandelt (▶ Kap. 3.4.4). Außerdem wurde bei der Darstellung der elektrophysiologisch untersuchten Hirnstammreflexe schon auf deren Bedeutung beim Nachweis und bei der Lokalisation von *Hirnstammläsionen* hingewiesen. Zusammengefasst belegen – unter der Voraussetzung intakter peripherer Leitungsbahnen – Veränderungen des Masseterreflexes einen mesencephalen oder oberen pontinen Herd (Hopf et al., 1991), Abweichungen des Kieferöffnungsreflexes eine Läsion in der Brückenhaube (Ongerboer de Visser et al., 1990) sowie pathologische Befunde der frühen oder späten Orbicularis oculi-Reflexe eine pontine bzw. medulläre Schädigung (▶ Kap. 2.3 und 3.3).

3.7.1 Dystonien

3.7.1.1 Elektromyographie bei Dystonien

Die Nadelelektromyographie bei Dystonien kann diagnostische und therapeutische Funktionen erfüllen:

Diagnostisch sind extrapyramidalmotorische dystone Bewegungsmuster abzugrenzen von psychogenen Bewegungsmustern und Bewegungsmustern anderer Genese (z.B. Marcus-Gunn-Syndrom, ▶ Abb. 260). Die Aussagekraft wird durch Mehrkanalableitungen erheblich verbessert.

Als typisch dystone EMG-Muster gelten (exemplarisch dargestellt für zervikale Dystonien: ▶ Abb. 318A-F):

(1) Pathologische Ruheaktivität in dyston hyperaktiven Muskeln. Diese Aktivität ist nicht selten tremorförmig moduliert (▶ Abb. 318B, D) . Frequenzanalysen zeigen bei zervikaler Dystonie, aber auch bei Extremitätendystonien, einen prominenten 4–7 Hz-»Drive«, der in den unwillkürlich aktiven Muskeln (M. sternocleidomastoideus, M. splenius capitis) phasengleich abläuft (Tijssen MAJ, Marsden JF, Brown P, 2000; Grosse P, Edwards M, Tijssen MA et al, 2004). Demgegenüber fehlt bei den Dystonie- Patienten der 12 Hz-Peak, der typischerweise bei Normalpersonen in den willkürlich innervierten Muskeln zu finden ist (und nicht phasengleich ist). Diese Frequenzanalysen sollten gut zwischen organischer und psychogener Dystonie differenzieren können (ebd.). Erfahrene Untersucher können diese typisch dystone EMG- Modulation im EMG oft hören.

(2) Bei willkürlichen Bewegungen, die der dystonen Bewegungsrichtung entgegengesetzt sind, tritt in der dyston hyperaktiven Muslulatur die reziproke Hemmung verspätet, inkomplett oder überhaupt nicht auf (▶ Abb. 318A, C, D). Dies trifft aber nicht für alle Dystonien zu (Malfait N, Sanger TD, 2007).

(3) Bei Willkürbewegungen in die der dystonen Bewegungsrichtung entgegen gesetzten Richtung tritt oft eine Minderinnervation (dystone Hemmung) der willkürlich innervierten Agonisten auf (▶ Abb. 318A).

(4) Die pathologische dystone Ruheaktivität wird typischerweise durch verschiedene sensorische Reize, insbesondere sogenannte »antagonistische Gesten«, ganz oder partiell unterdrückt (▶ Abb. 318A, B, F). Die Patienten nutzen diese Gesten spontan zur Symptomlinderung.

Für posttraumatische Dystonien, z.B. im Rahmen komplexer regionaler Schmerzsyndrome, gelten die oben genannten Kriterien in dieser Weise nicht, da die Pathophysiologie eine andere ist (Schwarz S, Henningsen P, Meinck HM, 2000; Hummel SM, Lücking CH, 2001)

Therapeutisch ist die Nadelelektromyographie eine wichtige Hilfe beim Aufsuchen der Zielmuskeln für die intramuskuläre Botulinumtoxintherapie der Dystonien und der Spastik. Dafür stehen teflonbeschichtete Injektionskanülen zur Verfügung, die simultan als monopolare EMG-Ableitelektroden dienen (▶ Abb. 1i); als Referenzelektrode dient eine Hautklebeelektrode. Die Fragen, ob die Behandlungsergebnisse der Botulinumtoxintherapie durch die simultane Nadelelektromyographie tatsächlich verbessert werden, ob das Ultraschallgestützte Auffinden der Zielmuskeln besser sei oder ob auf beide Verfahren verzichtet werden könne, sind Diskussionsgegenstand der Botulinumtoxinanwender. Sicher erleichtert die simultane Anwendung des EMG das Auffinden pathologischer dystoner Muskelaktivität insbesondere auch in der Tiefe der Nackenmuskulatur bei der zervikalen Dystonie, wie z.B. der Mm. obliquus capitis superior und inferior, die eine Rolle beim Torticollis und Laterocollis spielen, oder des M. longus colli, der den Antecollis mitverursacht (Flowers JM, Hicklin LA, Marion MH, 2011). Auch der M. pterygoideus lateralis zur Therapie der Kieferöffnerdystonie wird vorzugsweise mit simultaner EMG-Ableitung aufgesucht. Eine kleine einfach geblindete randomisierte Crossover-Studie wies die Überlegenheit einer Botulinumtoxintherapie der zervikalen Dystonie unter Mehrkanal- EMG-Steuerung gegenüber einer Einkanal-EMG-gesteuerten Botulinumtoxintherapie nach (Kilbane C et al, 2012). Andererseits konnte eine Übersichtsarbeit keine gute Evidenz nachweisen dafür, dass die simultane EMG-Ableitung die Therapieergebnisse der Botulinumtoxintherapie bei zervikaler Dystonie grundsätzlich verbessert (Neijmeijer SWR, Koelman JHTM, Kamphuis DJ, Tijssen MAJ, 2012).

3.7.1.2 Blepharospasmus

Der Blepharospasmus ist eine meist idiopathische Dystonie und stellt neben der zervikalen Dystonie die häufigste fokale Dystonie dar. Seltener ist ein symptomatischer Blepharospasmus bei umschriebenen Läsionen des Dienzephalons oder des Hirnstamms oder im Rahmen von Stammganglienerkrankungen (Morbus Parkinson, Morbus Wilson, Morbus Hallervorden-Spatz, Progressive Supranukleäre Blickparese und andere). Der idiopathische Blepharospasmus scheint durch eine Kombination einer zentralnervösen Überregbarkeit mit lokalen Faktoren am Auge selbst verursacht zu werden (Baker et al., 1997; Schicatano et al., 1997). Die klinische Symptomatik besteht in bilateralen häufigen und verlängerten unwillkürlichen Lidschlussbewegungen, häufig verbunden mit einer kurzzeitigen Unfähigkeit des willkürlichen Augenöffnens bis hin zur funktionellen Blindheit.

Simultane EMG-Ableitungen mit konzentrischen Nadelelektroden aus dem M. orbicularis oculi und aus dem M. levator palpebrae dienen der Analyse des pathologischen Bewegungsmusters. Das Spektrum der Befunde reicht dabei von isolierten pathologischen dystonen Kontraktionen des M. orbicularis oculi einerseits (Typ des »reinen« Blepharospasmus) bis zur isolierten pathologischen Inhibition des M. levator palpebrae mit daraus resultierendem Lidschluss ohne Mitwirkung des M. orbicularis oculi (Typ der Levatorinhibition) andererseits. In vielen Fällen findet sich eine pathologische Überaktivität des M. orbicularis oculi kombiniert mit einer pathologischen dystonen Aktivität im M. levator palpebrae oder einer pathologischen Inhibition des M. levator palpebrae (Aramideh et al., 1994) (▶ Abb. 317). Der Typ der Levatorinhibition ist häufiger beim symptomatischen Blepharospasmus im Rahmen von degenerativen Hirnerkrankungen und einer Botulinumtoxintherapie weniger gut zugänglich (Aramideh et al., 1994; Deuschl und Glocker, 1997).

Löst man den Blinkreflex zweimal hintereinander im Abstand von 100 ms bis 500 ms aus, so ist die R 2–

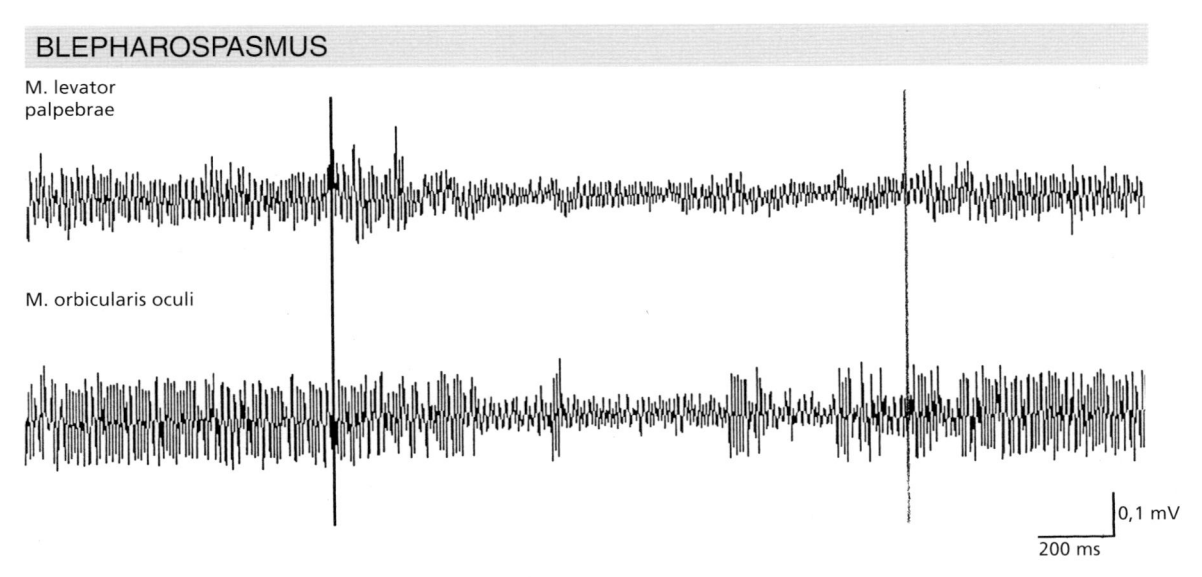

Abb. 317: Blepharospasmus. Kombination einer pathologischen dystonen Aktivität im M. levator palpebrae und im M. orbicularis oculi
Obere Zeile: Ableitung mit konzentrischer Nadelelektrode aus dem M. levator palpebrae; die EMG-Nadel wird in der Mitte des Oberlides zwischen oberem Orbitarand und Bulbus eingeführt, wobei der Patient den Blick nach unten richtet. Der richtige Sitz der Nadel im M. levator palpebrae und nicht im darunterliegenden M. rectus superior wird durch die Aktivierung bei Augenöffnen bzw. Blickheben kontrolliert.
Untere Zeile: Ableitung mit konzentrischer Nadelelektrode aus dem M. orbicularis oculi.
Die simultane Zweikanalableitung aus dem M. levator palpebrae und dem M. orbicularis oculi zeigt in beiden Muskeln ein pathologisches Innervationsmuster: Zu Beginn der Ableitung ist das Auge geschlossen; dennoch findet sich keine Innervationsstille im M. levator palpebrae. Beim Augenöffnen (erster senkrechter Balken) nimmt die Aktivität im M. levator palpebrae adäquat zu, die reziproke Abnahme der Aktivität im M. orbicularis oculi folgt aber erst mit einer Verzögerung von etwa 500 ms. Während der Öffnungsphase des Auges tritt mehrfach eine kloniforme Aktivierung des M. orbicularis oculi auf ohne reziproke Hemmung des M. levator palpebrae. Auch beim willkürlichen Lidschluss (zweiter senkrechter Balken) fehlt die normale reziproke Hemmung des M. levator palpebrae.

Komponente nach dem zweiten Stimulus im Vergleich zur ersten Stimulation deutlich abgeschwächt. Diese Abschwächung der R 2–Komponente nach Paarreizen ist beim Blepharospasmus durchschnittlich geringer ausgeprägt als normal, was für eine vermehrte Erregbarkeit der motorischen Hirnstammneurone spricht (Sommer und Ferbert, 2001). Zur klinischen Diagnostik im Einzelfall ist das Verfahren weniger geeignet, da 33 % der Patienten Normalbefunde zeigen (Eekhof et al., 1996). Klinisch wichtiger ist die differenzialdiagnostische Abgrenzung zur Altersptosis (Läsion der Insertionssehne des M. levator palpebrae) und zur okulären Myasthenie, was durch Simpson-Test, neurophysiologisch durch repetitiven Stimulationstest und Enzelfaser-EMG und laborchemisch durch Bestimmung der Acetylcholinrezeptorantikörper geschieht.

3.7.1.3 Zervikale Dystonie

Neben dem Blepharospasmus ist die zervikale Dystonie die häufigste Form einer idiopathischen fokalen Dystonie. Die Elektromyographie dient der diagnostischen Analyse des Bewegungsablaufs und der differenzialdiagnostischen Abgrenzung anderer Erkrankungen (z. B. dissoziative Störungen, muskulärer Schiefhals, orthopädisch bedingte Fehlstellungen); hierzu werden mit Oberflächen- oder Nadelelektroden Mehrkanalableitungen aus der Nacken- und Halsmuskulatur durchgeführt, wobei Simultanableitungen mit mindestens vier Kanälen sinnvoll sind. Quantitative Analysen (Turn-Amplitude-Analysen) der zervikalen Muskeln können die EMG-Diagnostik sinnvoll erweitern (Ostergaard et al., 1996).

Nach Reichel (Reichel G, Stenner A, Jahn A, 2009) setzt sich im deutschen Sprachraum die phänomenologische Einteilung der zervikalen Dystonien in Torticaput, Torticollis (▶ Abb 118A), Laterocaput, Laterocollis (▶ Abb 318B, C), Retrocaput, Retrocollis (▶ Abb. 318D), Anterocaput, Anterocollis sowie Shift zur Seite und Shift nach vorne durch. Entsprechend kann von der Ausprägung der Dystonie mit gewisser Wahrscheinlichkeit auf die betroffenen Muskelgruppen geschlossen werden. Schwierig mit Botulinumtoxin behandelbar sind die Formen mit Inklination (Anterocollis und Antecaput) und sagittalem Shift nach vorne sowie komplexe Formen mit wechselnden Fehlstellungen und teils choreatisch anmutenden Dyskinesien (▶ Abb 318E).

Eine Unterform ist der *dystone Kopftremor*. Dabei besteht ein in Amplitude, Frequenz und Schlagrichtung häufig unregelmäßiger Tremor des Kopfes mit einer Frequenz meist unter 7 Hz. Dieser Tremor wird oft durch bestimmte Kopfhaltungen aktiviert und manche Patienten finden eine bestimmte »Neutralstellung«, in welcher der Tremor am geringsten ausgeprägt ist; durch eine antagonistische Geste (s. u.) ist der dystone Tremor ganz oder teilweise unterdrückbar (▶ Abb. 318F). Die genannten Kriterien erlauben meist eine differenzialdiagnostische Abgrenzung zum isolierten Kopftremor im Rahmen eines essentiellen Tremorsyndroms.

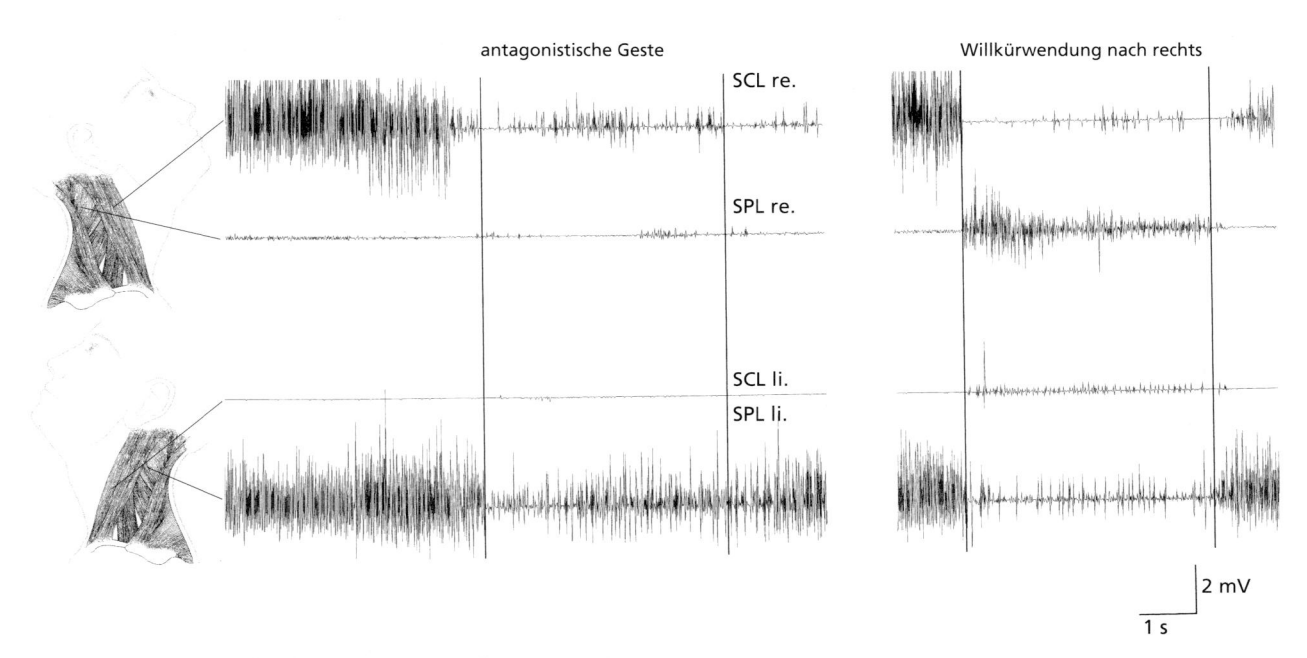

Abb. 318: Beispiele verschiedener Ausprägungsformen zervikaler Dystonien
Bei allen dargestellten Beispielen handelt es sich um Vierkanalableitungen aus den beiden Mm. sternocleidomastoidei und den beiden Mm. splenii capitis. Die Spurenfolge ist ebenfalls für alle sieben Beispiele identisch:
M. sternocleidomastoideus rechts (SCL re.) – M. splenius capitis rechts (SPL re.) M. sternocleidomastoideus links (SCL li.) – M. splenius capitis links (SPL li.).
A) *Horizontal-rotatorischer Torticollis nach links*
links: In Ruhe pathologische Daueraktivität im SCL re. und im SPL li. Partielle Unterdrückung der dystonen Aktivität in beiden Muskeln durch leichten Griff mit der linken Hand an die linke Wange (antagonistische Geste; Dauer markiert durch senkrechte Linien) wobei die Dystonie schon während des Weges der Hand zur Wange nachlässt (ca. 500 ms bevor die Hand die Wange erreicht) und im SCL re. über die Dauer der antagonistischen Geste hinaus anhält.
rechts: Willkürliche Kopfwendung nach rechts: Der SPL re. wird adäquat innerviert, der SCL li. dagegen zeigt eine pathologische Minderinnervation. Die reziproke Hemmung der dystonen Antagonisten (SCL re. und SPL li.) ist inkomplett. Die senkrechten Linien markieren Beginn und Ende der Willkürwendung nach rechts.

Die funktionell relevantesten Muskeln, die die Ausprägung der zervikalen Dystonie bestimmen, sind die Mm. sternocleidomastoidei, die Mm. trapezii (Pars zervicalis), die Mm. splenii capitis, die Mm. levatores scapulae, die Mm. scalenii und die Mm. semispinales capitis. Die Lokalisation dieser Muskeln wurde in Kapitel 1.2.6. beschrieben und in Abbildung 23 dargestellt.

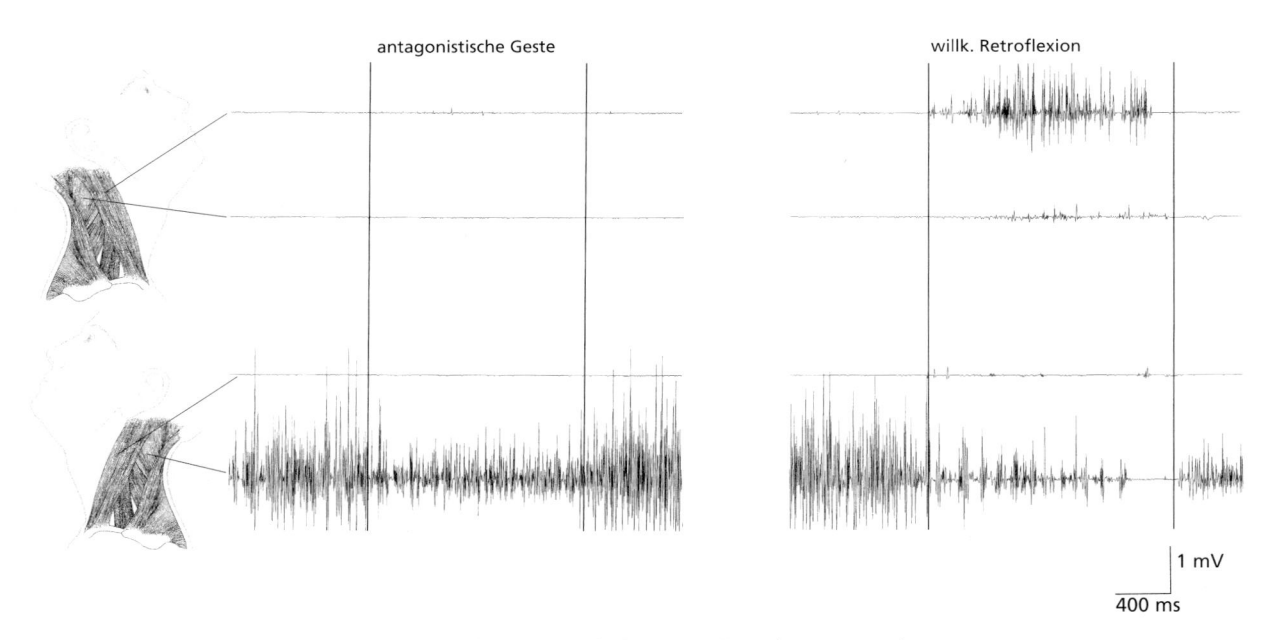

Abb. 318: Beispiele verschiedener Ausprägungsformen zervikaler Dystonien – (Fortsetzung)
B) Dystone Hyperaktivität nur des M. splenius capitis links
Klinisch imponiert eine Kombination eines Torticollis und Laterocollis links mit leichter Retroflexion. Das Beispiel zeigt, dass eine Zweikanalableitung aus beiden Mm. sternocleidomastoidei alleine – wie früher propagiert – für die Analyse der zervikalen Dystonie nicht genügt.
links: in Ruhe dystone Daueraktivität nur im SPL li. Eine antagonistische Geste (Hand ans Kinn) unterdrückt die dystone Daueraktivität partiell (Beginn und Ende der antagonistischen Geste durch senkrechte Linien markiert).
rechts: Willkürliche Retroflexion des Kopfes (Anfang und Ende markiert durch senkrechte Linien): neben einer zusätzlichen willkürlichen Anspannung des SPL re. nimmt die Aktivität im dystonen SPL li. paradox ab; gleichzeitig wird im SPL li. im Rahmen der Willkürinnervation dieses Retroflektors ein dystoner Tremor erkennbar.

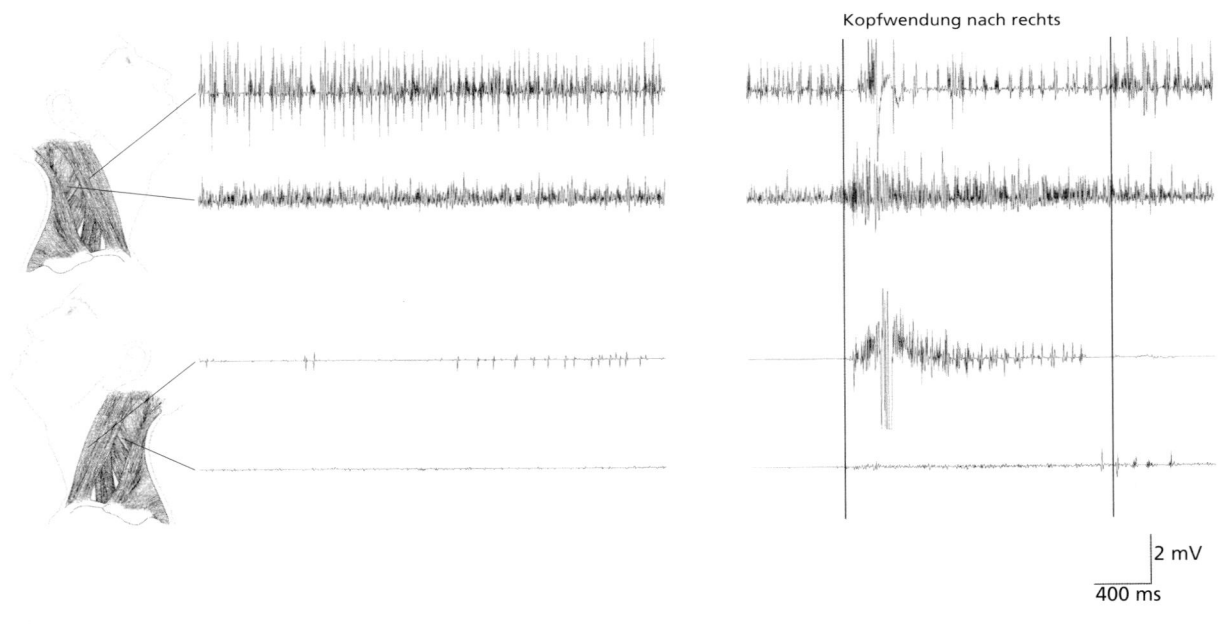

Abb. 318: Beispiele verschiedener Ausprägungsformen zervikaler Dystonien – (Fortsetzung)
C: Laterocollis nach rechts
links: In Ruhe pathologische Daueraktivität im SCL re. und im SPL re.
rechts: Bei willkürlicher Kopfwendung nach rechts (markiert durch senkrechte Linien) fehlt die reziproke Hemmung des SCL re. Die Aktivität im SCL li. und im SPL re. nimmt adäquat zu, jedoch erscheint bei dieser Willkürinnervation in allen drei genannten Muskeln ein dystoner Tremor.

Abbildung 318 zeigt – jeweils in Vierkanalableitungen aus beiden Mm. sternocleidomastoidei und beiden Mm. splenii – verschiedene Beispiele zervikaler Dystonien. Mit verschiedenen Reflextechniken (Blinkreflexpaarreize, exterozeptive Hemmreflexe) kann bei der zervikalen Dystonie eine erhöhte Erregbarkeit motorischer Neurone des Hirnstamms oder Halsmarks nachgewiesen werden (Carella et al., 1994; Csala und Deuschl, 1994; Eek-

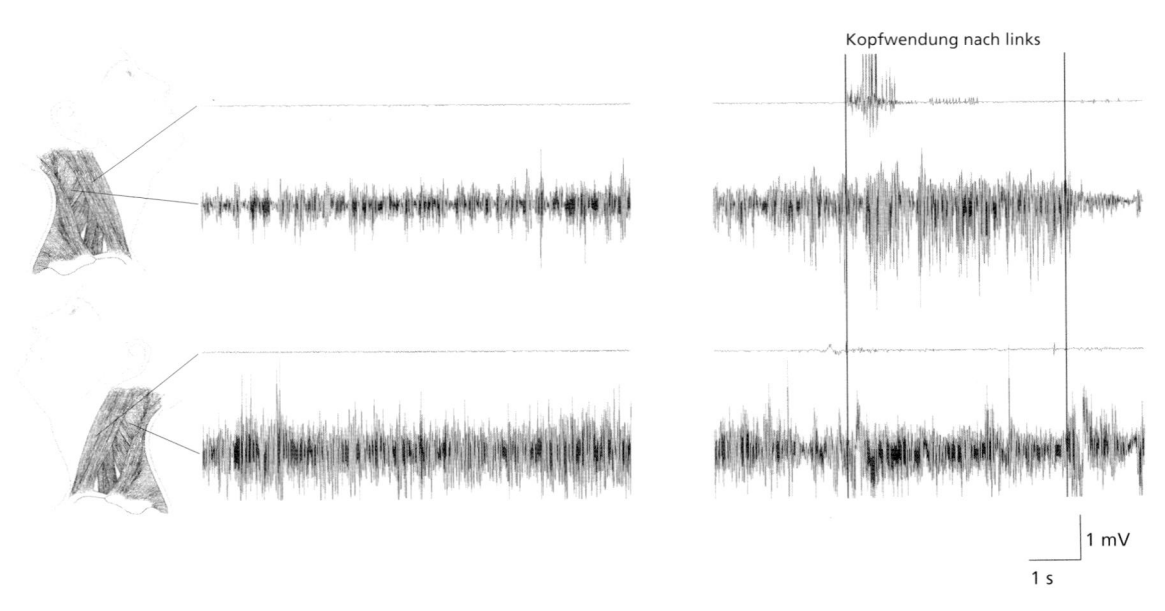

Abb. 318: Beispiele verschiedener Ausprägungsformen zervikaler Dystonien – (Fortsetzung)
D) Retrocollis
links: In Ruhe pathologische Daueraktivität in beiden Mm. splenii capitis, wobei eine überlagernde Tremoraktivität erkennbar ist.
rechts: Bei willkürlicher Kopfwendung nach links (markiert durch senkrechte Linien) wird der SCL re. adäquat innerviert, die Aktivität im antagonistischen SPL re. nimmt aber paradoxerweise zu (fehlende reziproke Hemmung!).

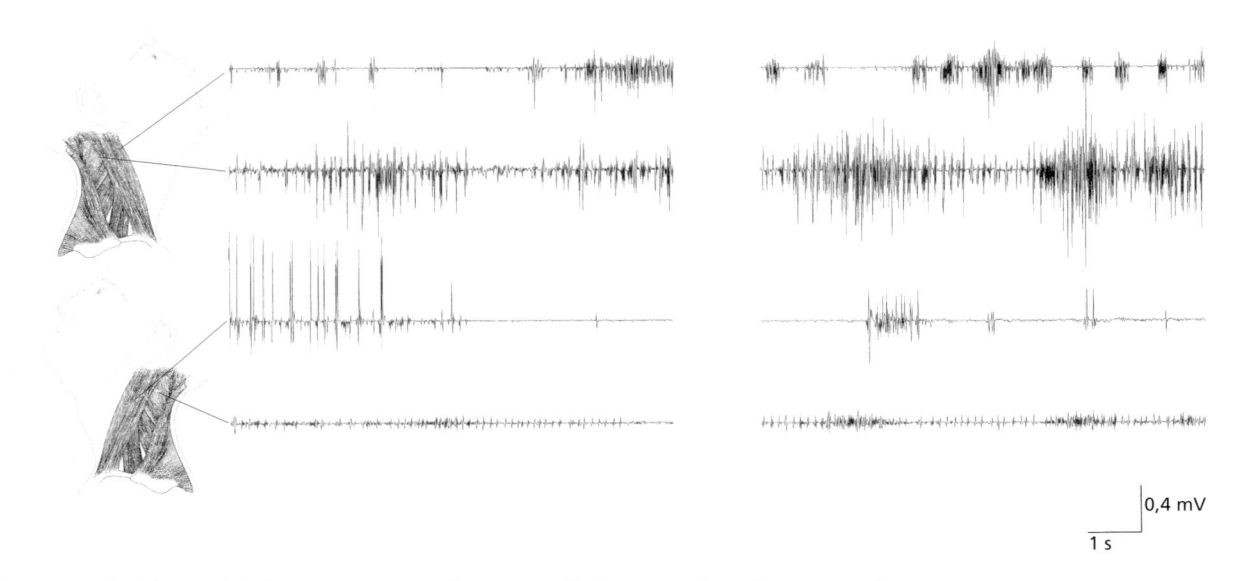

Abb. 318: Beispiele verschiedener Ausprägungsformen zervikaler Dystonien – (Fortsetzung)
E) Komplexe zervikale Dystonie mit wechselndem Bewegungsmuster
In Ruhe ist der SPL re. durchgehend in wechselnder Intensität überaktiv. Daneben besteht eine inkonstante, kloniforme Überaktivität des SCL re. und des SCL li., meist abwechselnd, aber auch simultan. Klinisch resultiert ein kloniformes Bewegungsmuster, das zwischen einem Torticollis nach rechts und einem Laterocollis rechts wechselt. Die beiden dargestellten Ruheregistrierungen wurden im Abstand von wenigen Minuten aufgezeichnet.

hof et al., 1996); dies erlaubt Rückschlüsse auf die Pathophysiologie, spielt aber in der klinischen Diagnostik bisher keine wesentliche Rolle.

3.7.1.4 Schreibkrampf (Graphospasmus)

Der Schreibkrampf zählt – wie die verschiedenen Musikerkrämpfe – zu den aktionsinduzierten und aktionsspezifischen Dystonien, ist meist idiopathisch und seltener Teilsymptom einer (genetisch bedingten) generalisierten Dystonie (Sheehy und Marsden, 1982; Jankovic und Shale, 1989). Nicht immer lässt sich der Schreibkrampf formal als Extensorentyp oder Flexorentyp einordnen. Häufig überlagert ein Tremor die Dystonie. Die dystone Muskelanspannung betrifft oft nicht nur Hand und Unterarm, sondern auch Oberarm und Schultergürtel und tritt oft schon beim Greifen des Stiftes vor

3.7 Zentralnervöse Erkrankungen

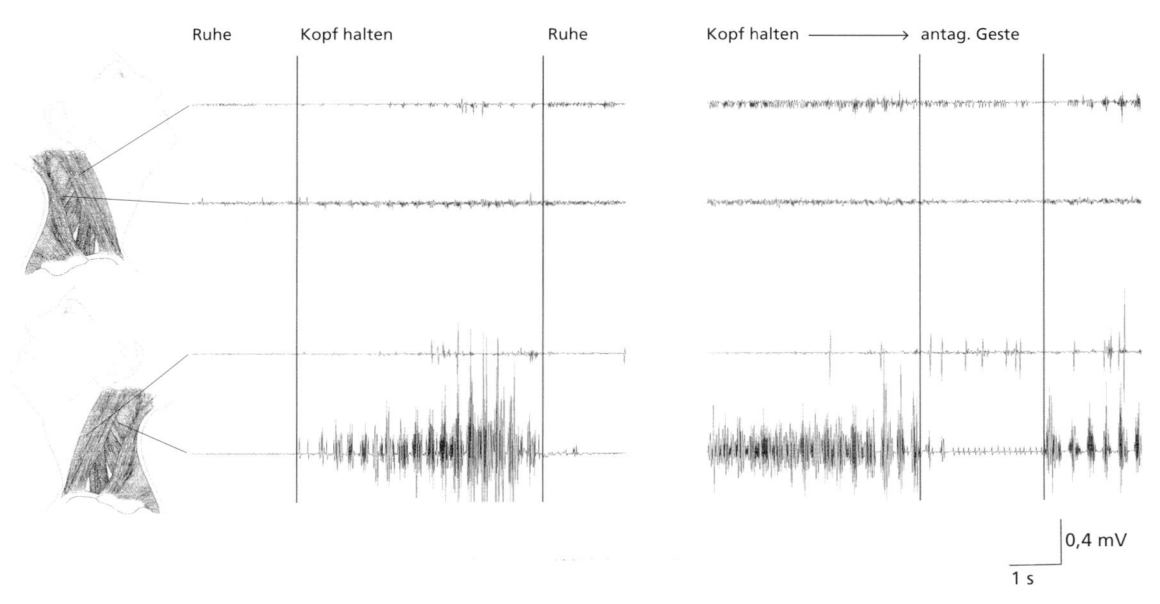

Abb. 318: Beispiele verschiedener Ausprägungsformen zervikaler Dystonien – (Fortsetzung)
F) Haltungsabhängiger dystoner Kopftremor
links: Der vom SPL li. generierte dystone Kopftremor erscheint nur, wenn der Kopf aufrecht gehalten wird (zwischen den senkrechten Linien). In Ruhe lässt der Patient den Kopf nach vorne fallen, da der Tremor dann verschwindet.
rechts: während der Kopf aufrecht gehalten wird, kann der dystone Tremor durch eine antagonistische Geste (mit der linken Hand zum Nacken) unterdrückt werden (markiert durch senkrechte Linien).

Beginn des Schreibvorgangs ein. Die Elektromyographie zeigt die typischen Charakteristika der Dystonie wie die Kokontraktion antagonistischer Muskelgruppen (▶ Abb. 319). Wertvoll ist die simultane EMG-Ableitung bei der Botulinumtoxintherapie, um die Zielmuskeln optimal zu identifizieren – als Alternative oder Ergänzung zur Sonographie-gesteuerten Injektion.

Ähnliche *Beschäftigungsdystonien* sind die Formen von *Musikerkrämpfen*, die bei Berufsmusikern verschiedener Instrumentalsparten auftreten können (Jankovic und Shale, 1989) oder der Typistenkrampf, der bei beruflich häufiger Arbeit an Schreibtastaturen auftritt.

3.7.1.5 Andere Dystonien und Dyskinesien

Generalisierte Dystonien einschließlich der L-Dopa-sensitiven Dystonie (Segawa-Syndrom) haben häufig einen genetischen Hintergrund (Gasser, 1997). EMG-Mehrkanalableitungen können in Zweifelsfällen hilfreich sein, um anhand der typischen Charakteristika eine »echte« Dystonie von psychogenen Bewegungsstörungen abzugrenzen (▶ Abb. 322).

Bei den oromandibulären Dystonien vom Kieferschlusstyp und vom Kieferöffungstyp ist die simultane EMG-Ableitung eine Hilfe beim Auffinden der Zielmuskeln für die Botulinumtoxintherapie, beispielsweise für den M. masseter und insbesondere für die »versteckter« lokalisierten Mm. pterygoideus medialis (Kieferschlussdystonie) und pterygoideus lateralis (Kieferöffnungsdystonie) (Hiraba K et al, 2000), sowie M. digastricus (Kieferöffnungsdystonie). Ein Beispiel für eine Dystonie der Kaumuskulatur zeigt Abbildung 320.

Der hemimastikatorische Spasmus (▶ Abb. 321) ist eine seltene Differentialdiagnose der oromandibulären Dystonien und ist Folge einer Funktionsstörung des motorischen Trigeminusastes, also einer peripheren Nervenfunktionsstörung (▶ Kap. 3.3.3).

3.7.2 Tremor

Mehrkanal-EMG-Ableitungen mit Oberflächen- oder Nadelelektroden können die klinische Tremordiagnostik unterstützen. Computergestützte Spektralanalysen (Intensitäts- Frequenzdiagramme) (▶ Abb. 326B) unterstützen die Diagnostik insbesondere dann, wenn im EMG-Rohsignal die Tremoraktivität nicht ohne weiteres erkennbar ist (Spieker et al, 1995, Deuschl et al, 1996, Timmer et al, 1996, Tijssen et al, 2000). Dystone Tremorformen sind in *Kapitel 3.7.1* beschrieben.

Diagnostisch unentbehrlich ist die Mehrkanal-EMG-Ableitung für den primären orthostatischen Tremor. Die hohe Frequenz dieser Tremorform ist klinisch nicht oder kaum erkennbar und erst durch das EMG – am besten mit Nadelableitung – aufzudecken. Bei allen anderen Tremorformen beschränkt sich das EMG darauf, die klinische Beobachtung zu unterstützen oder die Tremorintensität in Intensitäts-Frequenzdiagrammen zu objektivieren, ggf. damit auch Veränderungen im Therapieverlauf darzustellen.

3.7.2.1 Physiologischer Tremor

Der physiologische Tremor und der verstärkte physiologische Tremor (bei Sympathicusaktivierung) sind nie-

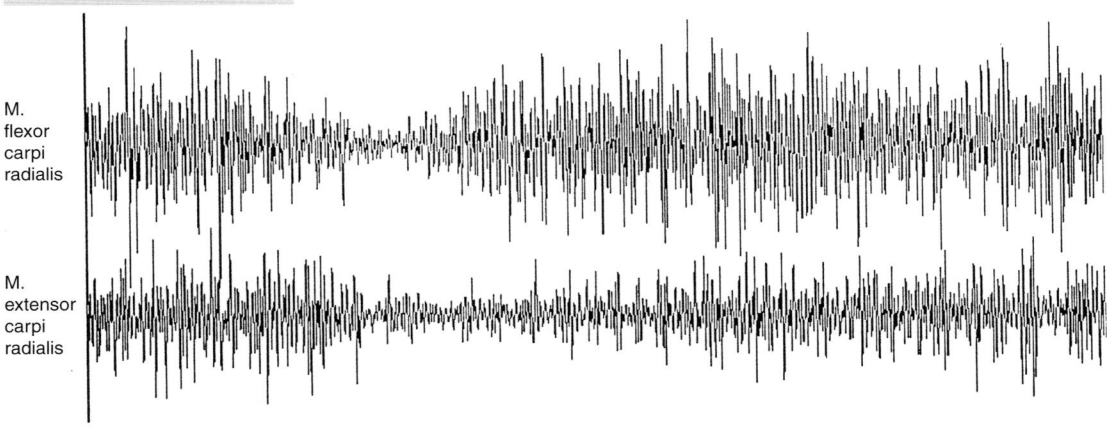

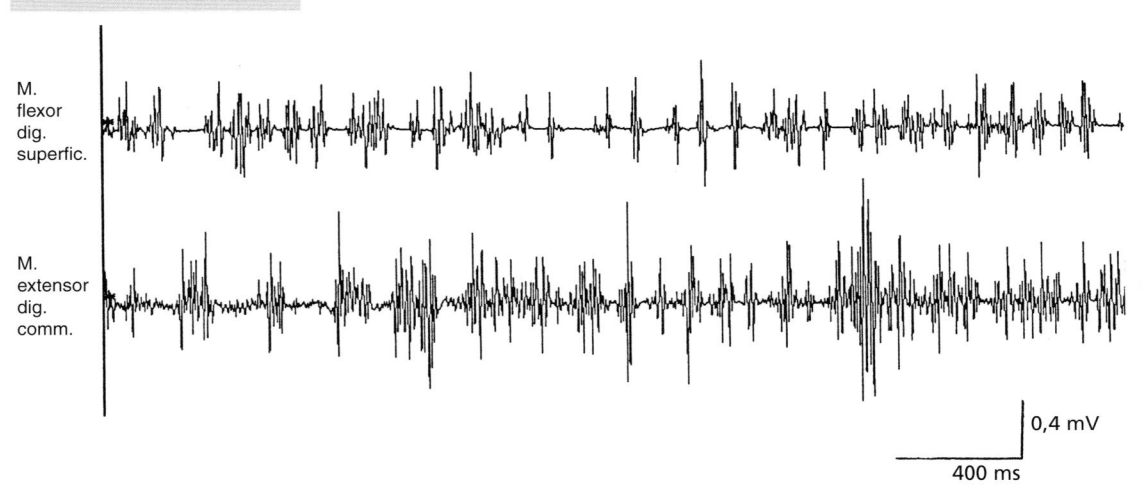

Abb. 319: Schreibkrampf (Graphospasmus)
A) Schreibkrampf: Ableitung mit Oberflächenelektroden über dem M. flexor carpi radialis (oben) und dem M. extensor carpi radialis (unten). Während des Schreibens ist eine wechselnd ausgeprägte Dauerkokontraktion beider Muskeln erkennbar.
B) Normalbefund zum Vergleich: Ebenfalls Ableitung mit Oberflächenelektroden. Während des Schreibens ist eine harmonische alternierende Aktivität von Flexor (oben) und Extensor (unten) abzuleiten.

drigamplitudig und höherfrequent (an den Fingern 6–20 Hz, nur an den proximalen Gelenken unter 6 Hz).

3.7.2.2 Essentieller Tremor

Der essentielle Tremor (Frequenz meist 5–10 Hz) ist ein bilateraler Halte- und Aktionstremor, kein Ruhetremor (▶ Abb. 323). Ein Kopftremor ohne Kopffehlstellung (im Gegensatz zum dystonen Kopftremor) kann vorkommen, auch ein Stimmtremor. In 50 % der Fälle findet sich eine positive Familienanamnese und der Tremor bessert sich meist nach Alkoholzufuhr (Deuschl und Bain, 2002). Ob rein Aufgaben-spezifische Tremores wie der Schreibtremor oder der isolierte Stimmtremor dem Formenkreis des essentiellen Tremors oder den Dystonien zuzuordnen sind, oder ein eigenständiges Krankheitsbild darstellen, ist nicht sicher geklärt (Deuschl und Bain, 2002).

3.7.2.3 Primärer orthostatischer Tremor

Der *primäre orthostatische Tremor kann nur mit der Elektromyographie sicher diagnostiziert werden* (McMannis und Sharbrough, 1993; Deuschl und Bain, 2002). Betroffene Patienten leiden unter einer ausgeprägten Standunsicherheit, die beim Gehen meist völlig verschwindet. Klinisch fällt außer dieser Standunsicherheit, die die Patienten im Stand zwingt zu trippeln oder loszulaufen, gelegentlich ein diskreter hochfrequenter Tremor der Beine auf. Elektromyographisch findet sich ein hochfrequenter

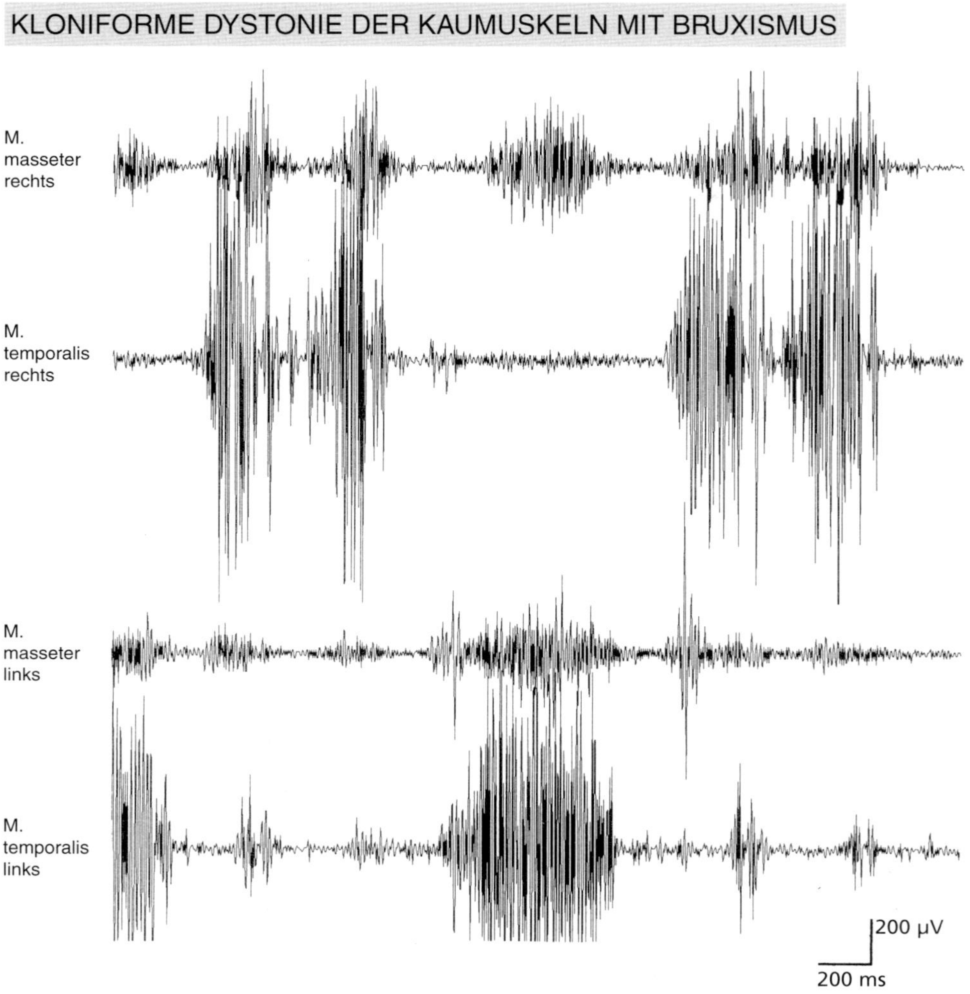

KLONIFORME DYSTONIE DER KAUMUSKELN MIT BRUXISMUS

Abb. 320: Kaumuskeldyskinesie
Der Patient leidet unter einem generalisierten dystonen Syndrom mit Fußdystonie, Dystonie der Kaumuskulatur und zeitweilig dystonen Funktionsstörungen des Zwerchfells und der pharyngealen Muskulatur. Die Beteiligung der Kaumuskulatur äußert sich klinisch in einem subjektiv quälenden BruxismusDie Vierkanal-Nadelableitung aus beiden Mm. masseteri und beiden Mm. temporales zeigt eine kloniforme und in den vier untersuchten Kaumuskeln irregulär wechselnd ausgeprägte Daueraktivität.

(13–18 Hz) Tremor, der in allen gegen die Schwerkraft angespannten Muskeln mit exakt identischer Frequenz auftritt, auch z. B. in der Muskulatur der Arme beim Aufstützen auf eine Unterlage und entsprechender Schwerkraftverlagerung (▶ Abb. 326). Therapiert wird mit mäßigem Erfolg mit Clonazepam oder Gabapentin.

3.7.2.4 Parkinson-Tremor

Typisch für den Parkinson-Tremor (Freqenz meist 4–6 Hz) ist der Ruhetremor. Halte- und Aktionstremor-Komponenten sind dagegen variabel ausgeprägt. Das EMG-Rohsignal erlaubt auch bei Mehrkanalableitungen in der Regel keine zuverlässige Differenzierung vom essentiellen Tremor. Dies gelingt, wenn überhaupt, dann mit computergestützten Analysen (Ruonala et al, 2014), was im klinischen Alltag kaum relevant ist, da mit dem FP-CIT-SPECT des Gehirns eine leicht verfügbare Me-

thode zur differenzialdiagnostischen Abgrenzung mit hoher Sensitivität und Spezifität zur Verfügung steht.

3.7.2.5 Andere symptomatische Tremorformen

Dem Gordon-Holmes- Tremor liegen zerebrale Läsionen unterschiedlicher Genese (vaskulär, entzündlich, traumatisch) zugrunde, die sowohl das zerebello-thalamische System wie auch das nigro-striatale dopaminerge System betreffen (Deuschl, 2002). Ältere Synonyme sind Ruber-Tremor, Mittelhirntremor, Myorhythmie. Der Tremor tritt mit einer meist mehrwöchigen Latenz zum Auftreten des zugrundeliegenden Defektes auf, ist niederfrequent (meist um 4–5 Hz), hat eine Ruhetremorkomponente und eine Aktionstremorkomponente, ist oft etwas arhythmisch und meist unilateral oder asymmetrisch. Er kann unterschiedliche Muskelgruppen betreffen (▶ Abb. 324 und 325).

3 Spezielle Krankheitsbilder

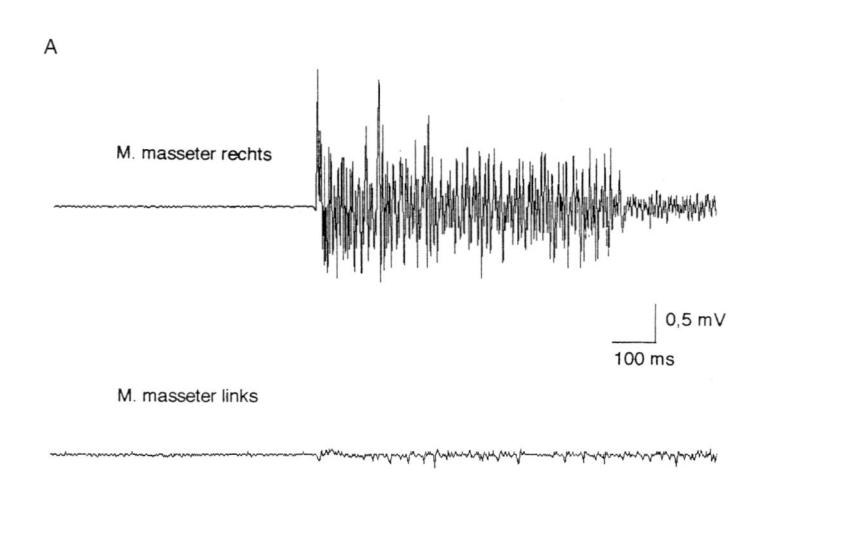

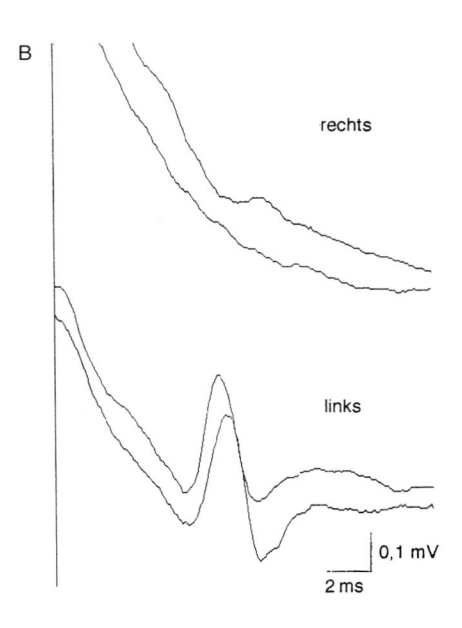

Abb. 321: Unilateraler Masseterspasmus
A) Nadelelektromyographie: Zweikanalableitung aus dem betroffenen M. masseter re. (oben) und dem nicht betroffenen M. masseter links (unten). Im rechten M. masseter tritt teils spontan, teils getriggert durch Sprechen oder Kauen – intermittierend – eine pathologische Ruheaktivität auf, die regelmäßig abrupt mit einem dichten Interferenzmuster beginnt.
B) Masseterreflex desselben Patienten: Zweikanalableitung mit Oberflächenelektroden von beiden Mm. masseteri nach Reflexhammertriggerung des Masseterreflexes (▶ Kap. 1.4.2. und **Abb. 72**). Zur Darstellung der Reproduzierbarkeit sind zwei Antworten superponiert. Normaler Masseterreflex der nicht betroffenen linken Seite. Der fehlende Masseterreflex rechts belegt, dass als Ursache des Masseterspasmus eine Läsion im Bereich des zweiten Motoneurons – oder der Muskelspindelafferenzen und deren Reflexverschaltung – anzunehmen ist. Im Gegensatz dazu ist der Masseterreflex bei oromandibulären Dystonien – deren Pathophysiologie im Bereich des extrapyramidalen Systems zu suchen ist – erhalten.

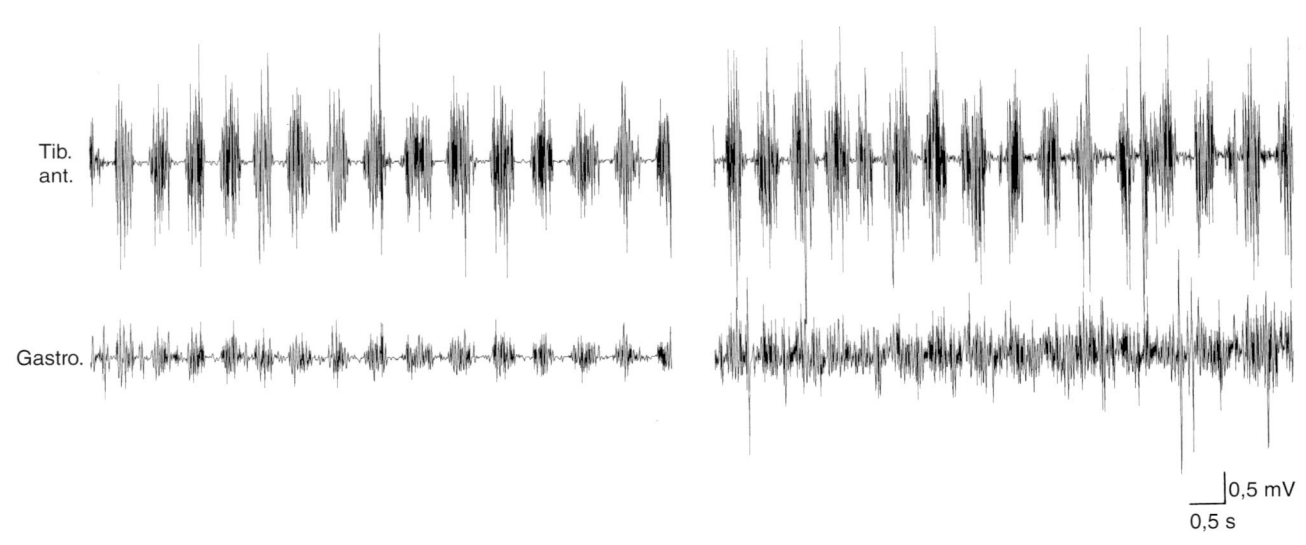

Abb. 322: Dystonie der Unterschenkelmuskulatur bei L-Dopa sensitiver Dystonie (Segawa-Syndrom)
Die Patientin hatte zum Zeitpunkt der Untersuchung eine nur gering ausgeprägte klinische Symptomatik unter niedrigdosierter L-Dopa-Therapie. Zweikanalableitung mit Oberflächenelektroden vom M. tibialis anterior (oben) und von der Beugermuskulatur (unten) des linken Unterschenkeis. Untersuchung im Liegen. Repetitive willkürliche Extension des Fußes im Sprunggelenk führte nach ca. 60 Sekunden zu einem unangenehmen Spannungsgefühl in der Unterschenkelmuskulatur.
A) Zu Beginn der Untersuchung normale repetitive Willkürinnervation des M. tibialis anterior mit pathologischer Kokontraktion der Beuger.
B) nach einer Übungsdauer von 70 Sekunden ist von den Beugern eine dystone Daueraktivität abzuleiten (sicher nicht volumengeleitet von den Extensoren, deren repetitive Innervation unverändert ist)

3.7.2.6 Gaumensegeltremor

Der Gaumensegeltremor oder Gaumensegelmyoklonus (auch: Gaumensegelmyorhythmie) ist eine heterogene Entität. Der symptomatische Gaumensegeltremor ist Symptom einer Hirnstammläsion, die unterschiedliche Ursachen haben kann (Khoyratty und Wilson, 2013), der essentielle Gaumensegeltremor kann mit Tremor in an-

HALTETREMOR (ESSENTIELLER TREMOR)

M. flexor carpi radialis

A Handgelenk supiniert

M. extensor carpi radialis

M. flexor carpi radialis

B Handgelenk proniert

M. extensor carpi radialis

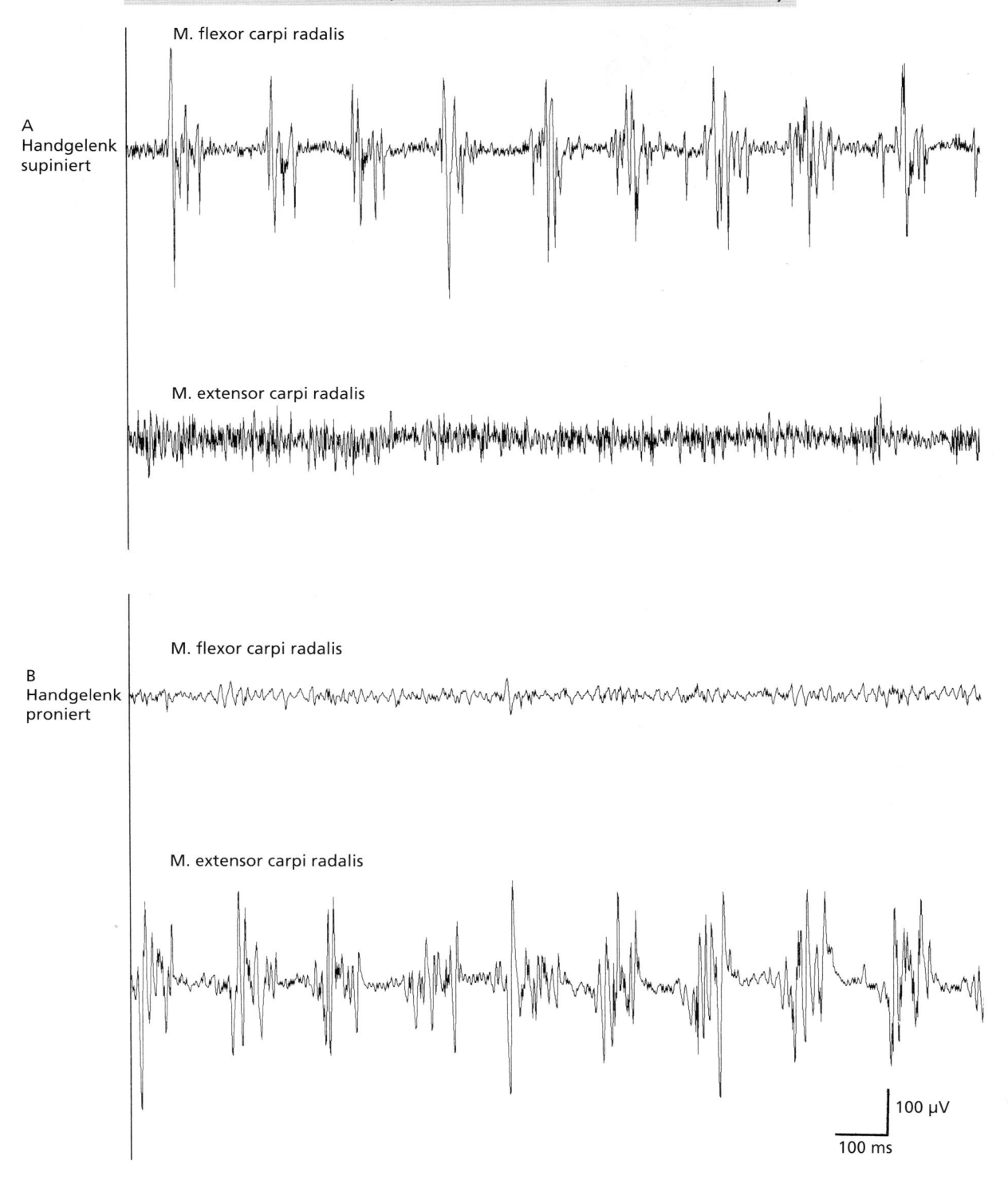

100 µV
100 ms

Abb. 323: Haltetremor (essentieller Agonistentremor)
77-jähriger Patient mit essentiellem Tremor. Zweikanalableitung mit Oberflächenelektroden vom M. flexor carpi radialis (obere Spur) und vom M. extensor carpi radialis (untere Spur) rechts. Der Unterarm wird horizontal nach vorne gehalten. Abhängig von der Haltung der Hand erscheint ein regelmäßiger Tremor mit einer Frequenz von 5,5Hz nur in dem gegen die Schwerkraft angespannten Muskel (Agonistentremor); in Ruhe beim Liegen der Hand auf der Armlehne besteht kein Tremor. Häufiger ist der Haltetremor in Agonist und Antagonist gemeinsam zu finden (beim essentiellen Tremor oft synchron, aber auch alternierend).
A) aktive Beugung des Handgelenks in Supinationsstellung des Unterarms. Der Tremor erscheint im M. flexor carpi radialis.
B) aktive Extension des Handgelenks in Pronationsstellung des Unterarms. Der Tremor erscheint im M. extensor carpi radialis.

3 Spezielle Krankheitsbilder

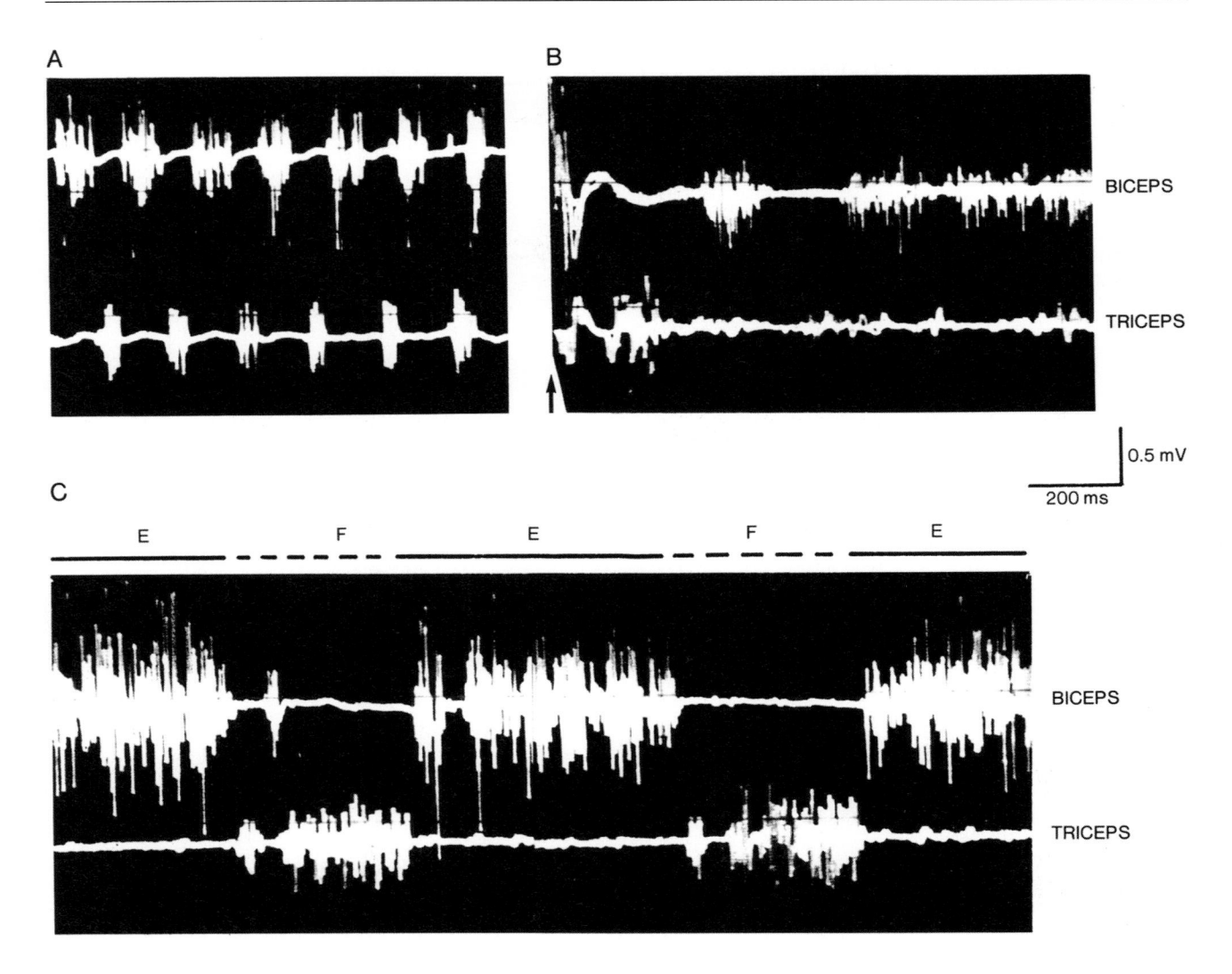

Abb. 324: Antagonisten-Tremor und pathologisch gesteigerte Dehnungsreflex-Aktivität bei Mittelhirn-Tumor
21-jährige Frau mit artdiagnostisch ungeklärtem Tumor im Bereich des Mittelhirns. Die Arme befinden sich in leichter Beugestellung und weisen einen Antagonisten-Tremor mit einer Frequenz um 7/s auf, während Rumpf und Beine gestreckt sind.
A) Bei simultaner Ableitung aus den Mm. biceps und triceps brachii findet sich ein Antagonisten-Tremor mit einer Schlagfrequenz um 7/s.
B) Bei Auslösung des Biceps-Reflexes (Pfeil) folgt die nächste Tremorgruppe mit einer Latenz um 330 ms (Superposition von 3 Messungen).
C) Bei passiver Streckung des Unterarms (E) resultiert eine ausgeprägte reflektorische Aktivität im Biceps brachii, bei passiver Beugung (F) eine entsprechende Aktivität im Triceps brachii.

deren Regionen einhergehen und es gibt auch eine funktionelle (psychogene) Variante. Wenn der Gaumensegeltremor mit quälenden Ohrgeräuschen (Klicklauten) einhergeht, kann die simultane Elektromyographie helfen, den geeigneten Injektionsort für die Botulinumtoxintherapie zu finden, meist den M. tensor veli palatini (Deuschl et al, 1990) (▶ Abb. 327).

3.7.3 Myoklonien und Myorhythmien

3.7.3.1 Asterixis (»Flapping Tremor«)

Die Asterixis ist ein ätiologisch unspezifisches Symptom, das meist bilateral bei metabolischen Erkrankungen (Niereninsuffizienz, Leberinsuffizienz) oder Intoxikationen (z. B. Anticholinergika, Antiepileptika) auftritt. Die Symptomatik kommt dadurch zustande, dass in der gegen die Schwerkraft angespannten Haltemuskulatur irreguläre Innervationspausen auftreten (»negativer Myklonus«). Wenn die Beine betroffen sind, kann das Stehen unmöglich sein. Bei hoher Frequenz dieser Innervationspausen kann die Symptomatik klinisch einem Tremor ähneln (an der Hand: »Flügelschlagen«, »Flapping-Tremor«). Die Mehrkanal-EMG-Ableitung ist diagnostisch und zeigt in den gegen die Schwerkraft angespannten Muskeln pathognomonische irreguläre Innervationspausen, die in verschiedenen Muskeln derselben Extremität (und intermittierend in der kontralateralen Extremität) phasengleich auftreten (▶ Abb. 328).

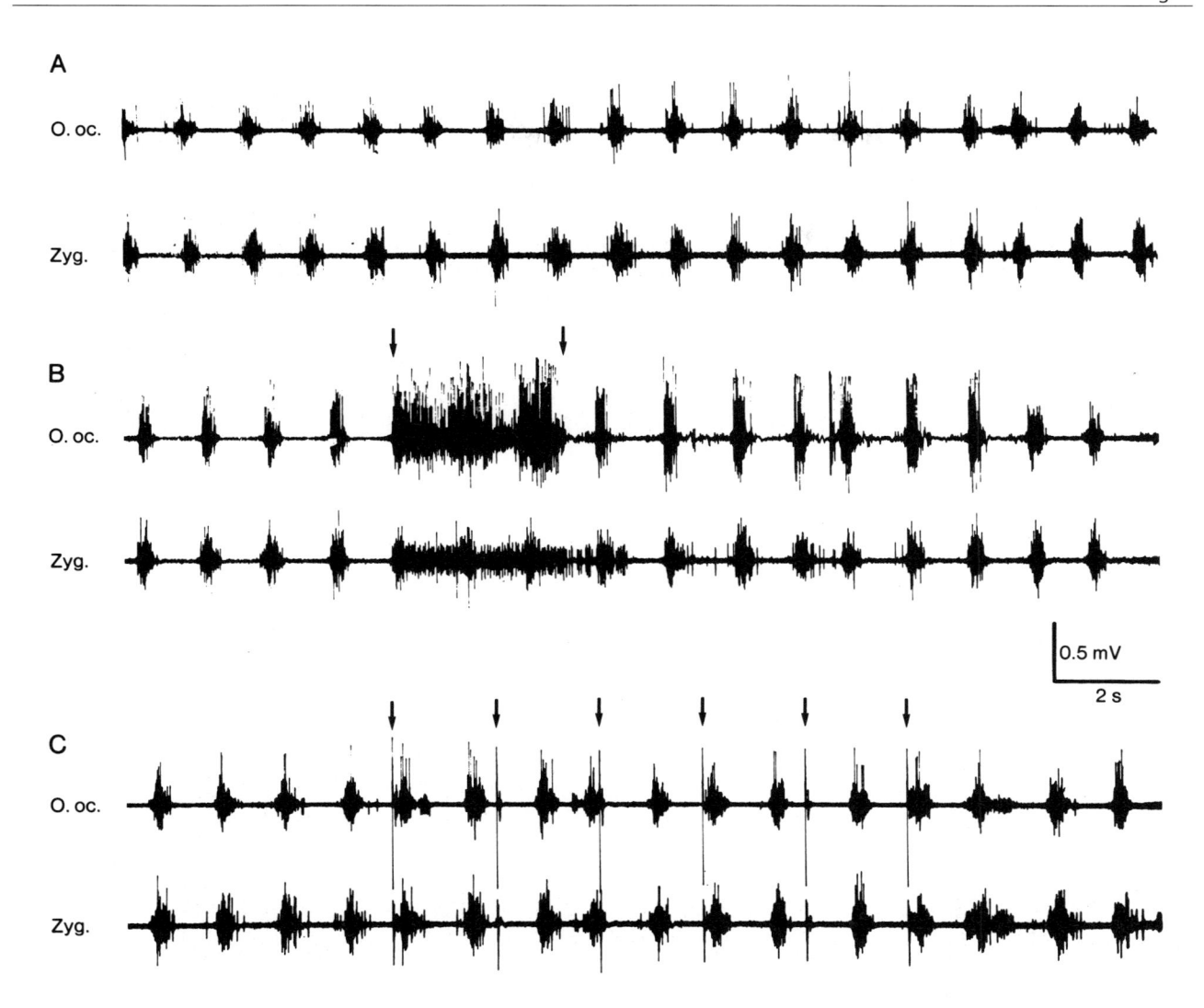

Abb. 325: Myorhythmie der mimischen Muskulatur
58-jähriger Mann mit bulbo-mesencephaler Schädigung bei Morbus Whipple mit seit einem Jahr bestehenden rhythmischen Myoklonien in der linken Gesichtshälfte (gelegentlich auch in der linken Zungenhälfte). Diese sind unabhängig vom Lidschlag und führen zu einem deutlich sichtbaren Anheben des Mundwinkels, einem Augenschluss und Stirnrunzeln auf der betroffenen Seite.
A) Simultane 0,9/s Gruppenentladungen im M. orbicularis oculi und M. zygomaticus links.
B) Fehlende Beeinflussung der Myorhythmie während maximalem Augenschluss (Strecke zwischen den 2 Pfeilen).
C) Bei 0,5/s-Stimulation des ipsilateralen N. facialis kommt es zu keiner erkennbaren Änderung in der Frequenz und Stärke der spontanen Gruppenentladungen.

3.7.3.2 Myoklonien

Der Begriff Myoklonie ist unscharf definiert. Im Allgemeinen werden darunter abrupte, willkürlich nicht unterdrückbare (im Gegensatz zu Tics), kurzdauernde (bis etwa 300 ms lange) Muskelzuckungen mit klinisch sichtbarem Bewegungseffekt verstanden (Benecke, 1996). Regelmäßig wiederkehrende Myoklonien sind oft nur unscharf von Tremorsyndromen abgrenzbar.

Fokale kortikale Myoklonien – die einzelnen in Agonist und Antagonist synchronen Kloni dauern dabei 30–60 ms – können durch Back-averaging-Techniken nachgewiesen werden: Ein Mehrkanal-EEG wird simultan mit einem Nadel- oder Oberflächen-EMG aus der betroffenen Muskulatur abgeleitet. Das Muskelsignal der Myoklonien triggert die EEG-Aufzeichnung, wobei der Triggermechanismus so gewählt ist, dass die letzten 100 ms vor dem Beginn des Triggersignals mit aufgezeichnet werden. Durch Mittelung der EEG-Signale können im Routine-EEG nicht sichtbare kortikale Spikes, die den Myoklonien ca. 20 ms vorausgehen, erkannt werden. Die Ableitung ist mit mehrkanaligen modernen EMG-Geräten möglich, die, neben der Triggertechnik, für jeden Aufnahmekanal getrennt die Einstellung der Ableiteparameter erlauben (Filter 0,5 bis 30 Hz für die EEG-Kanäle, 100 Hz biS 10 kHz für den EMG-Kanal).

C-Reflexe sind ein weiteres diagnostisches Merkmal kortikaler Myoklonussyndrome und Ausdruck eines gesteigerten transkortikalen Reflexes: Nach Stimulation beispielsweise des N. medianus am Handgelenk kann in der Unterarm- oder Handmuskulatur eine Reflexantwort mit einer Latenz von 40 bis 50 ms abgeleitet werden. Somatosensorisch evozierte Potenziale zeigen über der be-

PRIMÄRER ORTHOSTATISCHER TREMOR

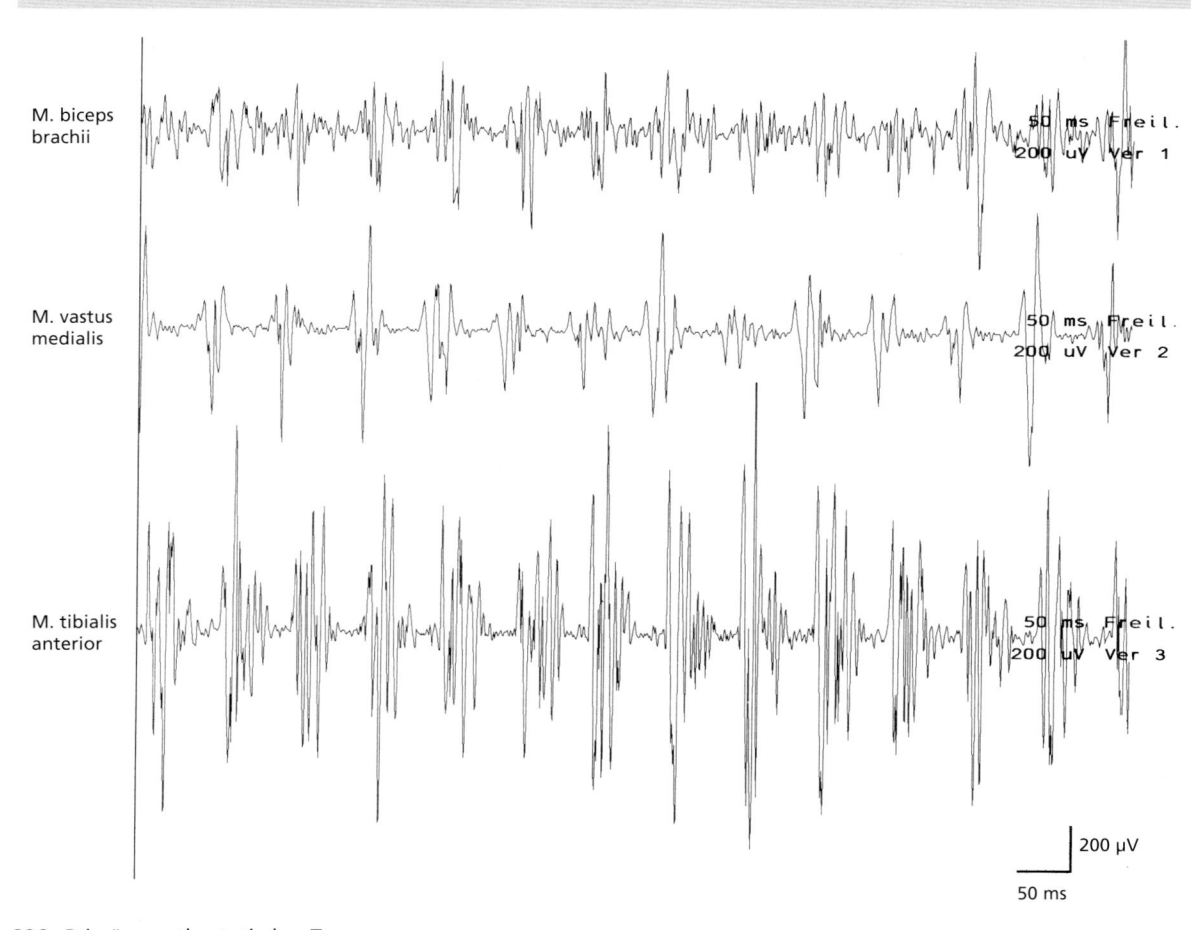

Abb. 326: Primärer orthostatischer Tremor
71-jähriger Patient mit subjektiver Standunsicherheit seit etwa neun Monaten. Beim Klettern auf eine Leiter bemerkte er dasselbe Unsicherheitsgefühl in den Armen. Visuell kein Tremor sichtbar.
A) Dreikanal-Oberflächen-EMG
Dreikanalableitung mit Oberflächenelektroden vom M. biceps brachii re. (oben), M. vastus medialis re. (Mitte) und M. tibialis anterior re. (unten). Der Patient stand aufrecht und hielt sich mit der rechten Hand an einer Stange in Kopfhöhe fest. Die Ableitung zeigt in allen drei Muskeln einen hochfrequenten, regelmäßigen Tremor mit einer in allen Muskeln identischen Frequenz von 14 Hz (siehe Zeitachse: dargestellt ist genau 1 Sekunde; Filtereinstellung: 100 Hz – 10 kHz).

troffenen Hirnhälfte als Ausdruck der gesteigerten kortikalen Erregbarkeit Riesenamplituden (Benecke, 1996).

Bei *spinalen oder durch periphere Nervenläsionen hervorgerufenen fokalen oder segmentalen Myoklonien* dauern die einzelnen Bursts im Gegensatz zu den kortikalen fokalen Myoklonien oft länger als 100ms. Alle Myelonerkrankungen (degenerative zervikale Myelopathie, demyelinisierende Erkrankungen, Traumen) kommen als Ursache in Frage. Selten sind – wie beim Spasmus hemifacialis (▶ Kap. 3.3.2.) – Läsionen peripherer Nerven Ursache fokaler Myoklonien (Glocker et al., 1996), z.T. gemeinsam mit Symptomen einer sympathischen Reflexdystrophie. Die Pathophysiologie ist bisher nicht geklärt; eine durch die periphere Nervenläsion getriggerte gesteigerte Exzitabilität von Motoneuronen des Hirnstamms oder Rückenmarks ist möglich; wahrscheinlich liegt jedoch eine ektopische Impulsentstehung am Läsionsort zugrunde (Stöhr, 1976 a) (▶ Abb. 102). Ein Beispiel mit Myoklonien im M. latissimus dorsi nach mutmaßlicher iatrogener Läsion des N. thoracodorsalis zeigt *Abbildung 329*.

Patienten mit *Restless legs-Syndrom* können im Wachzustand unter unwillkürlichen Muskelzuckungen leiden, die den bei diesem Krankheitsbild regelmäßig zu findenden periodischen Beinbewegungen im Schlaf (früher: »nächtlicher Myoklonus«) gleichen. Die elektromyographische Analyse dieser Myoklonus-ähnlichen Zuckungen zeigt eine Dauer von 0,7 bis 5,7 s. Ein spinaler Entstehungsmechanismus ist wahrscheinlich (Trenkwalder et al., 1996).

PRIMÄRER ORTHOSTATISCHER TREMOR-FREQUENZSPEKTREN

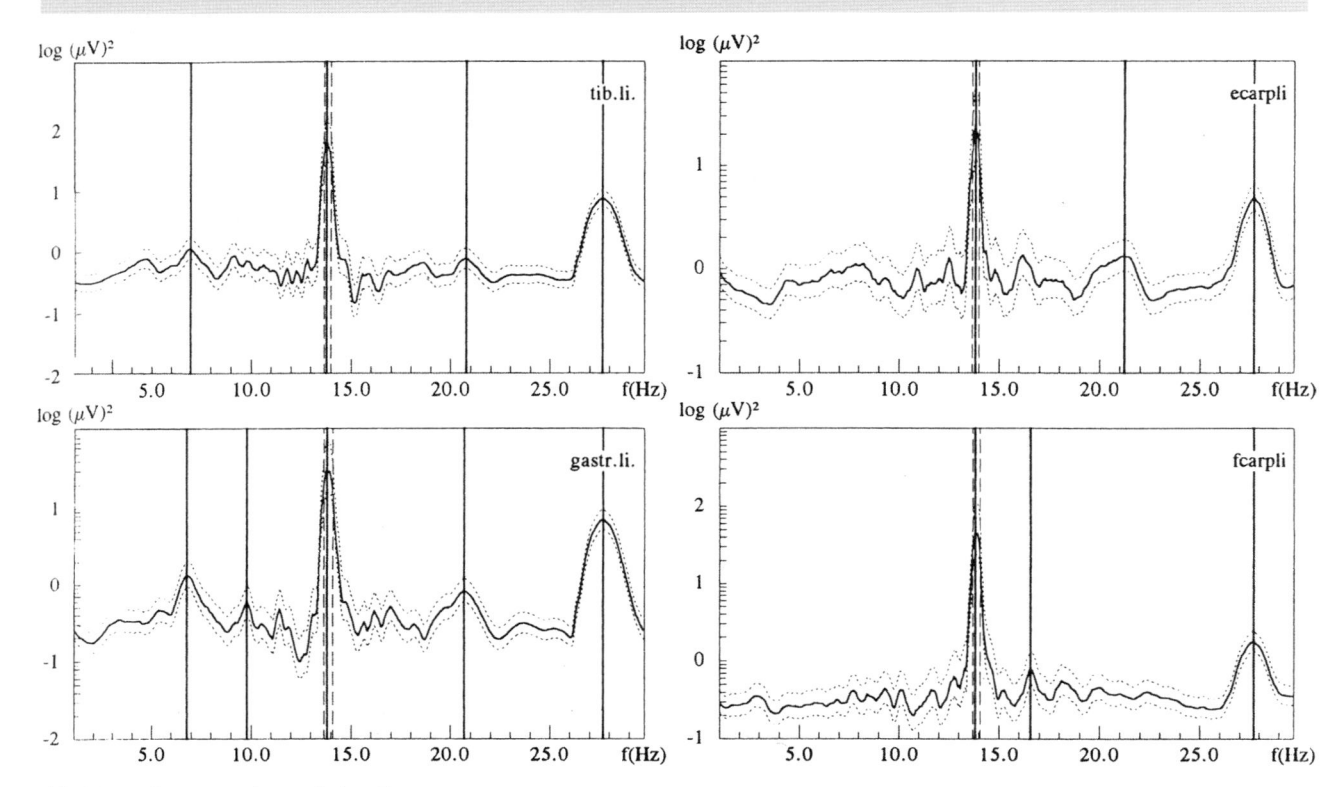

Abb. 326: Primärer orthostatischer Tremor
B) Spektralanalyse (derselbe Patient wie in A)
Die Abbildung zeigt die Intensitäts- Frequenzspektren des orthostatischen Tremors, erstellt nach dem von Deuschl und Mitarbeitern entwickelten Programm (Timmer et al, 1996). Abgeleitet wurde mit Oberflächenelektroden in Vierkanaltechnik simultan 30 Sekunden lang von den Mm. tibialis anterior li. (tib.li), gastrocnemius li (gastr.li.)., extensor carpi radialis links (excarpli) und flexor carpi radialis links (fcarpli). Der Patient stand neben einem Tisch und stützte sich mit dem linken Arm auf der Tischplatte ab. Abszisse: Frequenz; Ordinate: Intensität, logarithmisch dargestellt (log(µV)2). Alle vier Diagramme zeigen einen scharfen Peak bei 13,8Hz, d. h. in allen vier Muskeln besteht ein Tremor mit einer sehr regelmäßigen identischen Frequenz von 13,8Hz. (Die kleineren »Peaks« – beachte den logarithmischen Maßstab! – bei ca. 7Hz, 10Hz, 21 Hz und 28Hz stellen keine zusätzlichen Tremorfrequenzen dar, sondern sind Harmonische beim 0,5-, 0,75,1,5- und 2-fachen der pathologischen Tremorfrequenz; vgl. Timmer et al, 1996).

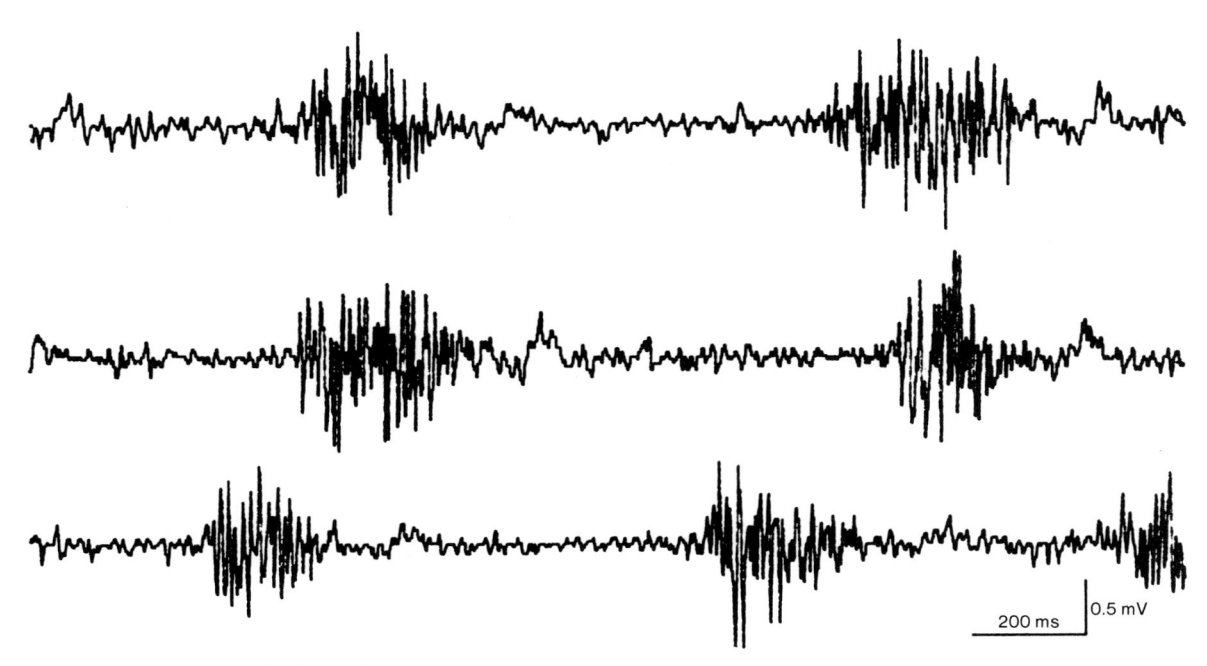

Abb. 327: Gaumensegel-Myorhythmie (Gaumensegel-Tremor)
Bei Nadelableitung aus dem weichen Gaumen weitgehend rhythmische gruppierte Entladung mit einer Frequenz um 1/s.

ASTERIXIS

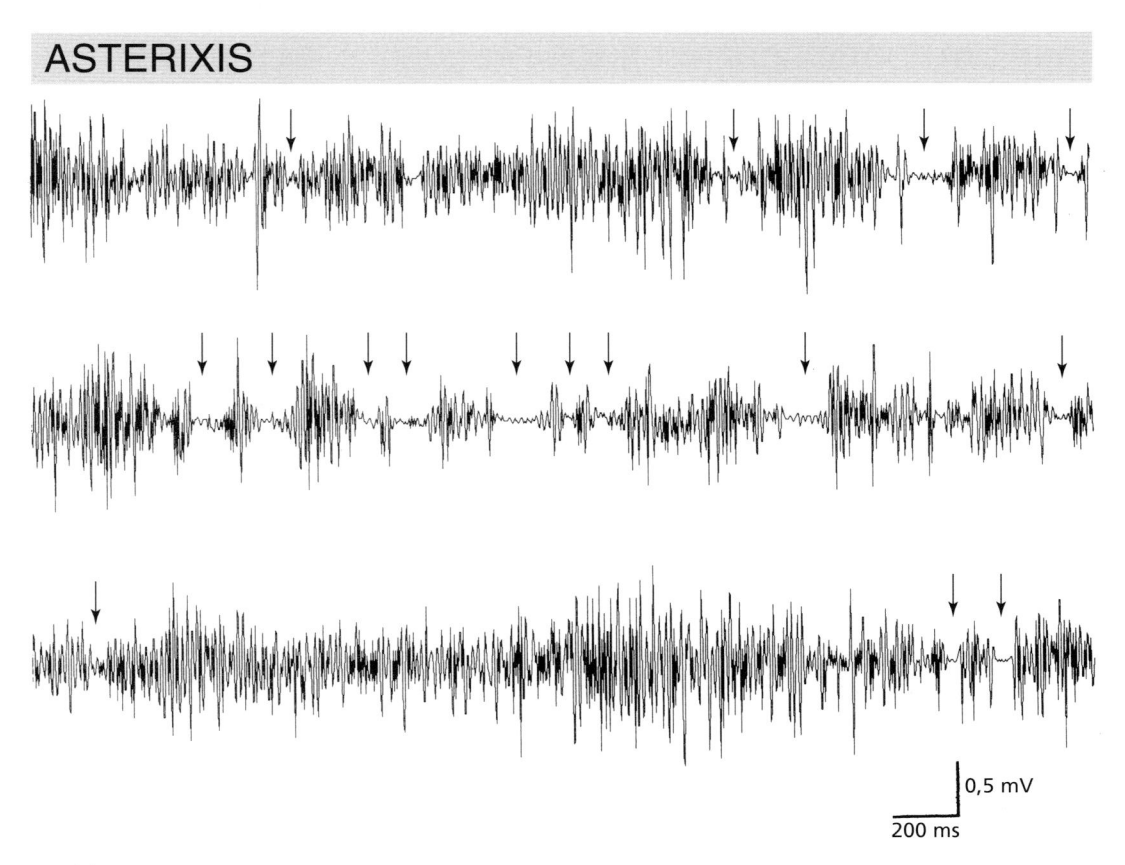

Abb. 328: Asterixis
30-jährige Patientin. Behandlung mit Carbamazepin (normaler therapeutischer Serumspiegel) wegen einer postenzephalitischen Residualepilepsie. Zugleich besteht eine leichte Leberfunktionsstörung infolge einer chronischen Hepatitis B. Die Asterixis wurde durch die Kombination aus Leberstoffwechselstörung und Carbamazepintherapie verursacht.
Dargestellt sind drei Zeitabschnitte eines kontinuierlich über dem M. extensor digitorum communis des Unterarms abgeleiteten Oberflächen-EMG. Halten der pronierten Hand in Neutralstellung gegen die Schwerkraft. Die irregulären Innervationspausen (Pfeile) sind gut erkennbar.
(Besser wäre eine Zweikanalableitung aus zwei Muskeln derselben Extremität: Dabei ließe sich darstellen, dass die Innervationspausen in den Muskeln derselben Extremität zeitgleich auftreten (pathognomonisch)

Multifokale und generalisierte Myoklonien entstehen kortikal (z.B. Ramsay-Hunt-Syndrom), kortikal-subkortikal (z.B. Creutzfeld-Jakob-Erkrankung, M. Alzheimer, subakute sklerosierende Panenzephalitis?) oder in der Formatio reticularis des Hirnstamms (retikulärer Reflexmyoklonus). Die Differenzialdiagnose umfasst neben dem essentiellen Myoklonus viele degenerative, entzündliche und metabolisch-toxische Hirnerkrankungen; die klinischen, elektromyographischen und elektroenzephalographischen Erscheinungsformen sind vielfältig (Benecke, 1996). Abbildung 330 zeigt Myoklonien, die einige Wochen lang fokal auf einen Arm beschränkt blieben und das klinische Erstsymptom eines Patienten mit subakuter sklerosierender Panenzephalitis darstellten.

Tabelle 29 gibt einen Überblick über die elektrophysiologischen Charakteristika verschiedener Myoklonien (modifiziert nach Obeso et al., 1993).

3.7.4 Stiff man-Syndrom

Das Stiff-man-Syndrom mit wechselnd ausgeprägter Muskelsteifigkeit und reizinduzierten Spasmen mit Bevorzugung von Rumpf und unteren Extremitäten ist teilweise mit einem Mamma- oder Bronchialkarzinom assoziiert. Die Diagnose wird durch das typische klinische Bild, die EMG-Diagnostik (s. unten) sowie den Nachweis von IgG-Amphiphysin-Antikörpern ermöglicht.

Beim Stiff man-Syndrom besteht in der betroffenen Muskulatur eine wechselnd dichte, meist kontinuierliche Aktivität (▶ **Abb. 331A**, links). Die Dichte des Entladungsmusters hängt dabei stark von verschiedenen inneren und äußeren Bedingungen ab. Bei Ausschaltung aller äußeren Reize und guter Entspannung können durchaus Phasen elektrischer Stille beobachtet werden. Auch durch Diazepam (Howard, 1963) oder Clonazepam (Stöhr und Heckl, 1977) wird die Aktivität deutlich reduziert (▶ **Abb. 331B**), durch die Gabe von Clomipramin dagegen zum Teil dramatisch verstärkt, sodass sich diese Maßnahme als Provokationstest bei diagnostisch unklaren Fällen empfiehlt (Stöhr und Heckl, 1977; Meinck et al., 1984). Die Durchführung alternierender Beuge- und Streckbewegungen ist besonders an den unteren Extremitäten erschwert, und zwar infolge Störung der antagonistischen Hemmung, die sich unter Clonazepam bessert (▶ Abb. 331A und B, mittlere Spalte).

Akustische, taktile und elektrische Stimuli führen zu einer abrupten Aktivitätszunahme besonders in der

MYOKLONIEN NACH NERVENLÄSION

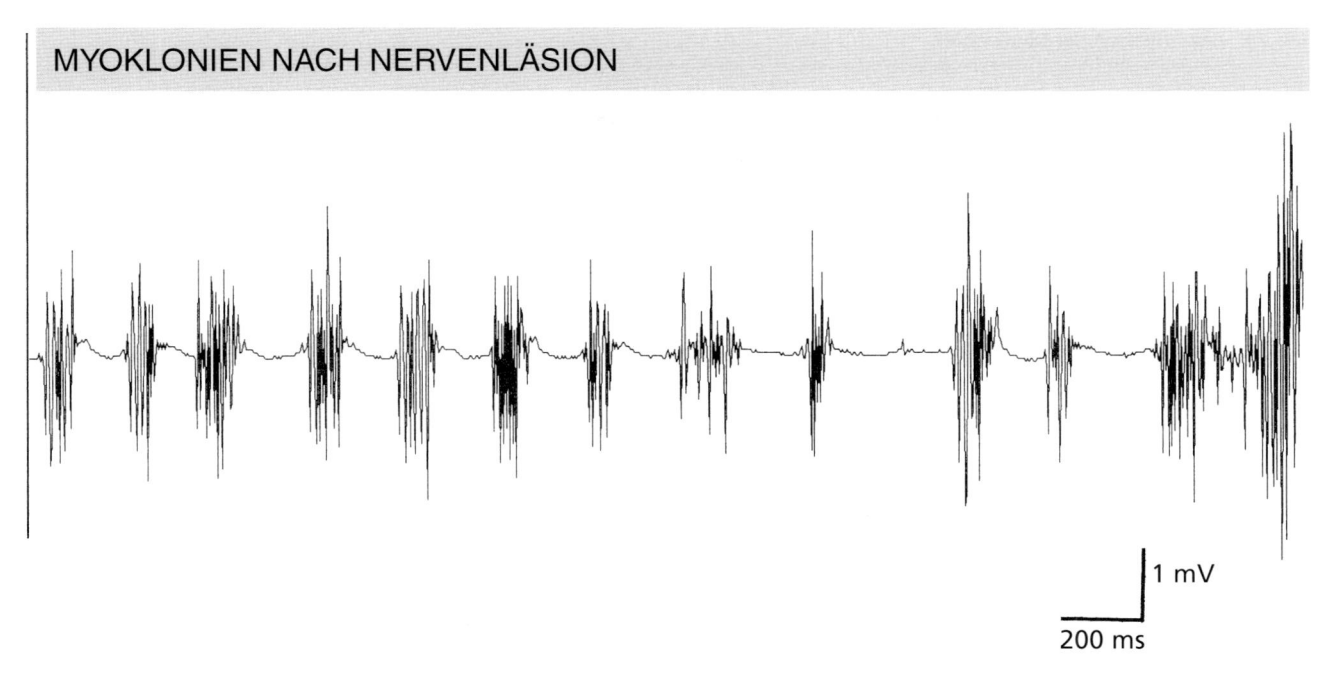

Abb 329: Myoklonien nach peripherer Nervenläsion
45-jähriger Patient, bei dem wenige Wochen nach der operativen Resektion eines gutartigen Tumors der distalen Speiseröhre über einen großen Flankenschnitt persisitierende Myoklonien im M. latissimus dorsi auftraten. Weitere Muskeln waren nicht betroffen. Der Verlauf der Operation war unkompliziert, die Schnittführung lässt die Annahme einer Läsion (Spateldruck oder Zug) des N. thoracodorsalis zu. Eine elektromyographische Einzelpotenzialanalyse zur Bestätigung dieses Verdachts war wegen der ständig auftretenden unwillkürlichen Bursts nicht möglich. Dargestellt ist eine kontinuierliche Nadelableitung aus dem M. latissimus dorsi. Die Frequenz der relativ regelmäßigen Myoklonien lag bei 3–4Hz (Filter 20Hz- 5kHz).

MYOKLONIEN BEI SUBAKUTER SKLEROSIERENDER PANENZEPHALITIS

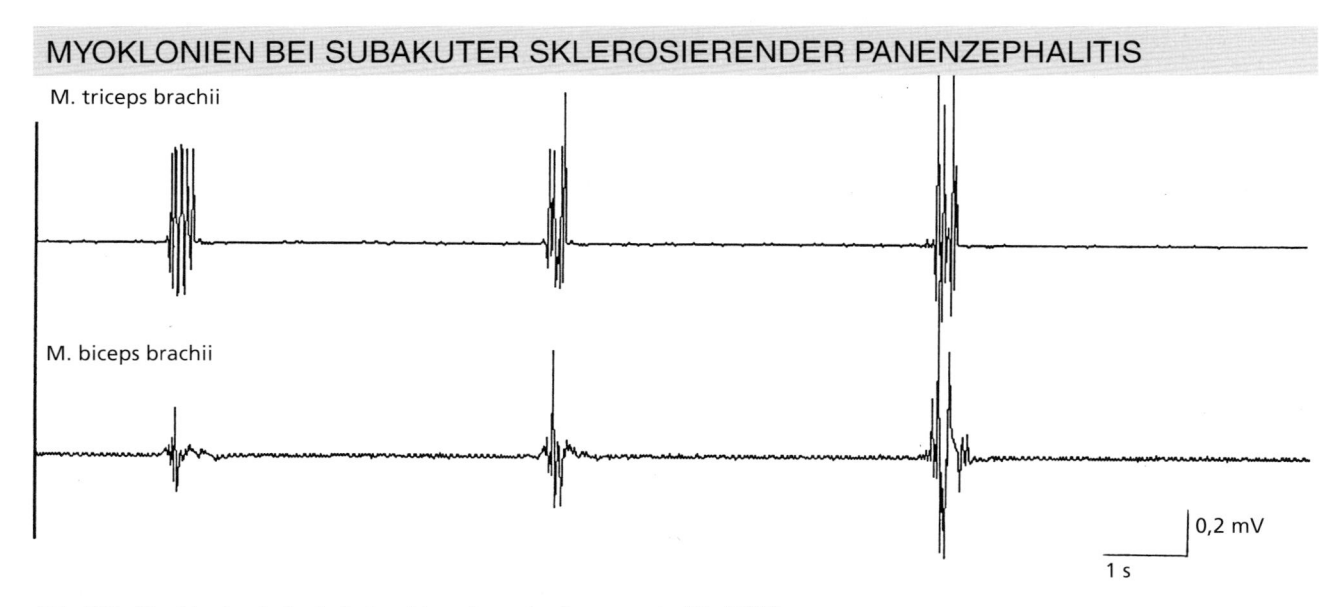

Abb. 330: Myoklonien bei subakuter sklerosierender Panenzephalitis (SSPE)
18-jähriger Patient; die klinische Symptomatik begann subakut mit spontan auftretenden fokalen, proximal betonten Myoklonien am rechten Arm. Zweikanal-Oberflächen-EMG vom M. triceps brachii re. (oben) und vom M. biceps brachii (unten): In beiden Muskeln simultan auftretende Myoklonien von etwa 500 ms Dauer. Eine negativ-positive, etwa 300ms lange EEG-Welle begann ca. 300 ms vor Beginn der Myoklonien. (Wegen der langen Dauer der Muskelzuckungen bei der SSPE wird die Bezeichnung als Myoklonien von manchen Autoren abgelehnt).

Tab. 29: Klassifikation der Myoklonien

Myoklonus-Typ	klinische Charakteristika	EMG-Muster	EEG-EMG-Korrelation	kortikale SEP
kortikaler Myoklonus	fokal (distal) order multifokal; Spontan-, Aktions- oder Reflex-myoklonus	Dauer der Bursts 30–60 ms; in kaudalen Muskeln später als in rostralen (absteigende Aktivierung); C-Reflexe	fokaler kortikaler Myoklonus: EEG-Spitzen kontralateral der Myoklonier, Latenz EEG-EMG ca. 20 ms (Hand); generalisiert: unscharfe EEG-EMG-Neziehung)	Kortikales Riesenpotential auf der betroffenen Seite
kortikal-subkortikal (z. B. bei Creutzfeld-Jakob-Krankheit; M. Alzheimer; SSPE [?])	multifokal oder generalisiert (fokaler Beginn möglich)	Kokontraktion Agonist–Antagonist;	bilaterale EEG-Welle geht der Myoklonie um mehr als 50 ms voraus	normal oder beidseits Amplitude abnorm hoch
subkortikaler generalisierter (essentieller) Myoklonus	generalisiert oder multifokal, durch Aktivität verstärkt	Burstdauer 100 ms oder mehr, alternierend in Agonist/Antagonist	kein EEG-Korrelat	normal
subkortikaler retikulärer Reflexmyoklonus (Generator: Formation-reticularis)	bilateral, generalisiert, proximal und Beugerbetont, Spontan-, Aktions- oder Reflexmyoklonus	Bursts von 10–50 ms Dauer; am frühesten im M. sternocleidomastoideus, von dort nach rostral und kaudal auf- und absteigend	gelegentlich EEG-Spike mit Maximum am Vertex, der dem Beginn des Myoklonus folgt, nicht vorausgeht	normal
spinale Myoklonien und Myoklonien bei peripheren Nervenläsionen	segmental oder fokal; spontan; rhythmisch	Dauer der Bursts > 100 ms, synchron in Agonist/Antagonist; ggf. vom Fokus zu rostralen und kaudalen Muskeln auf-/absteigend	kein EEG-Korrelat	normal

Rumpf- und Beinmuskulatur, wobei Flexoren und Extensoren gleichermaßen betroffen sind. Die Latenzen zwischen Reiz und Beginn der Aktivitätszunahme hängen u. a. von der Stärke des Reizes und – bei elektrischer Stimulation – vom Ort der Reizung ab. Im Beispiel der Abbildung 331 A beträgt die Latenz bei Ableitung aus der Unterschenkel-Muskulatur und Stimulation der Fußsohle 125 ms, bei Stimulation an der Hand 95 ms und bei Stimulation im Gesicht (V 1) 75 ms. Unter Clonazepam nehmen die Latenzen zu, die Dauer und Intensität der Reizantwort dagegen ab (▶ Abb. 331B).

Die für das Stiff man-Syndrom relativ typischen stimulusinduzierten Spasmen (Meinck et al. [1995] als »spasmodic reflex myoclonus« bezeichnet) sind in ihrer Ausprägung nicht nur von der Reizstärke, sondern auch vom Überraschungseffekt abhängig, stellen also gewissermaßen eine pathologisch gesteigerte Schreckreaktion dar. Im Unterschied zum Tetanus ist die Rumpf- und Beinmuskulatur am stärksten betroffen; außerdem bleibt die »silent period« beim Stiff man-Syndrom erhalten, während sie beim Tetanus frühzeitig ausfällt.

Die Latenzverkürzung der in der Unterschenkelmuskulatur registrierten Spasmen bei Verlagerung des Reizortes von kaudal (Fußsohle) nach kranial (Gesicht) könnte für einen Ursprung der Hyperexzitabilität im Hirnstamm sprechen. Hierauf weist auch die Enthemmung des Orbicularis oculi-Reflexes hin, der bei hohen Reizstärken eine kontralaterale R 1– und eine bilaterale R 3-Antwort aufweist (Meinck et al., 1984).

Der Nachweis einer gesteigerten exterozeptiven Reflexaktivität ist neben den pharmakologischen Einflüssen von differenzial-diagnostischer Bedeutung beim Ausschluss anderer Erkrankungen mit kontinuierlicher Muskelaktivität, wie z. B. Neuromyotonie, Tetanus und »rigid spine syndrome« (Meinck et al., 1984).

3.7.5 Tetanus

Die Diagnose eines lokalen und eines leichten (bzw. beginnenden) generalisierten Tetanus kann aufgrund von Anamnese und klinischer Untersuchung schwierig oder unmöglich sein, während elektromyographisch eine sichere Diagnose möglich ist (Struppler, 1959; Struppler et al., 1963). Die EMG-Ableitung aus den betroffenen Muskeln (bei generalisierten Formen aus dem M. masseter) zeigt eine Daueraktivität motorischer Einheiten mit abrupter Zunahme auf taktile, akustische und elektrische Reize. Die Latenz dieser reizinduzierten Spasmen ist bei Ableitung aus dem M. masseter am kürzesten bei Stimulation im Gesicht und nimmt zu bei Stimulation an Hand und Fuß (▶ Abb. 332). Eine weniger starke Tonuszunahme wird durch willkürliche Anspannung der entsprechenden Muskeln (z. B. Kauen) ausgelöst.

3.7 Zentralnervöse Erkrankungen

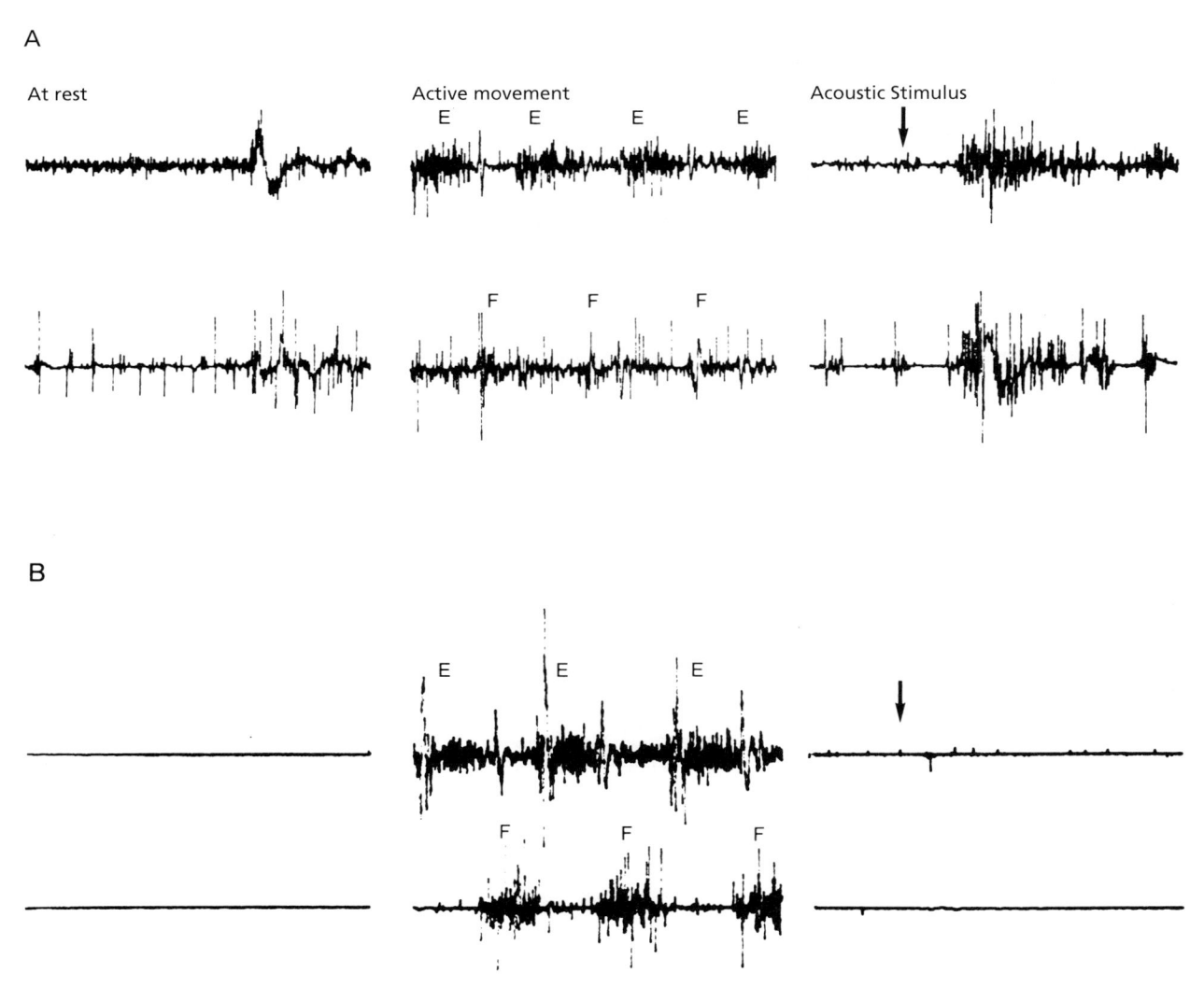

A

At rest   Active movement   Acoustic Stimulus

B

Abb. 331: Stiff man-Syndrom
A) Die Ruheableitung aus den Mm. tibialis anterior (obere Spur) und gastrocnemius medialis (untere Spur) zeigt unter Ruhebedingungen eine kontinuierliche Entladung motorischer Einheiten. Die alternierende aktive Fußhebung (E) und Fußsenkung (F) ist durch eine Ko-Aktivierung des jeweiligen Antagonisten erschwert. Sowohl bei akustischer Stimulation als auch bei elektrischer Stimulation an Fuß, Hand und Gesicht resultiert eine ausgeprägte reflektorische Aktivitätszunahme, wobei deren Latenz bei elektrischer Stimulation von kaudal nach kranial abnimmt.
B) Nachuntersuchung 15 Tage nach Einleitung einer Clonazepam-Therapie. In Phasen guter Entspannung fehlende Ruhe-Aktivität. Aktive Beuge- und Streckbewegungen des Fußes sind nunmehr flüssiger und ausgiebiger durchführbar. Fehlende reflektorische Aktivitätszunahme bei akustischer Stimulation sowie geringer ausgeprägte Reflex-Aktivität von längerer Latenz bei elektrischer Stimulation an Fuß, Hand und Gesicht.

Die elektrische Daueraktivität – z. B. im M. masseter – wird auch im Anschluss an eine elektrisch oder reflektorisch induzierte Muskelkontraktion nicht unterbrochen, während normalerweise eine postreflektorische Innervationsstille (»silent period«) besteht (►Abb. 333 oben).

Ebensowenig lässt sich die Aktivität durch elektrische Stimulation der Zunge oder Unterlippe (Kieferöffnungsreflex) unterbrechen (►Abb. 333 unten und Abb. 335). »Den Tetanus können wir also im EMG dadurch erkennen, dass afferente hemmende Impulse aus Haut oder Muskulatur an der motorischen Vorderhornzelle nicht mehr hemmend wirksam werden können« (Struppler, 1974).

Außer dem Verlust inhibitorischer Reflexmechanismen besteht eine Enthemmung physiologischer Reflexe, wie z. B. des Orbicularis oculi-Reflexes (Stöhr und Nerke, 1976). Dieser zeigt eine Minderung der Reflexschwelle, eine Vergrößerung des rezeptiven Feldes, einen Verlust der Habituation, eine Irradiation der Reflexantwort mit pathologischer Ausbreitung auf andere mimische Muskeln (zum Teil auch auf die Kau-, Hals- und Zungenmuskulatur) sowie eine Verkürzung der Spätreflex-Latenz (►Abb. 334 und 335).

3 Spezielle Krankheitsbilder

Electric Stimulation
– foot   – hand   – face

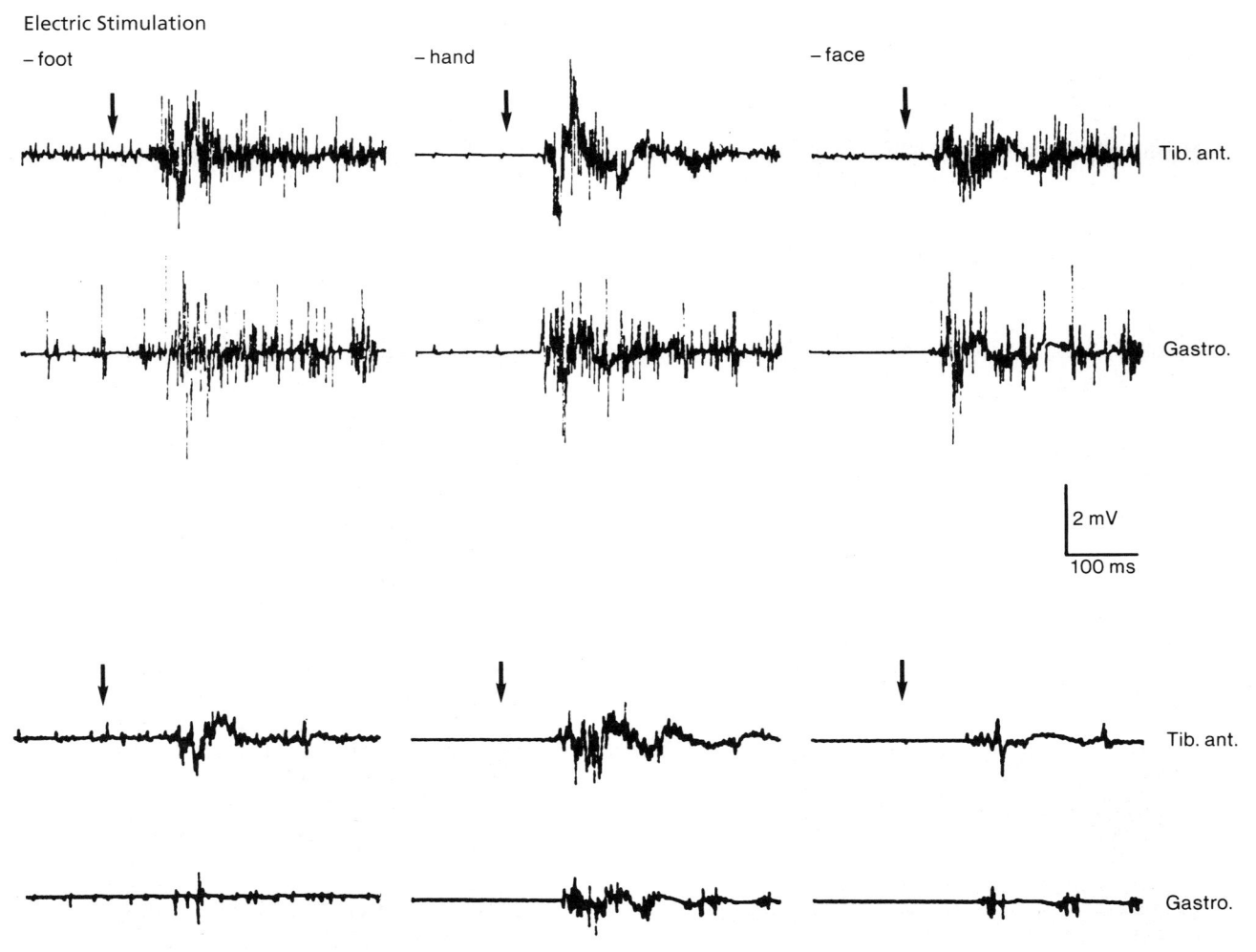

Tib. ant.
Gastro.

2 mV
100 ms

Tib. ant.
Gastro.

Abb. 331: Stiff man-Syndrom – Fortsetzung

M. masseter

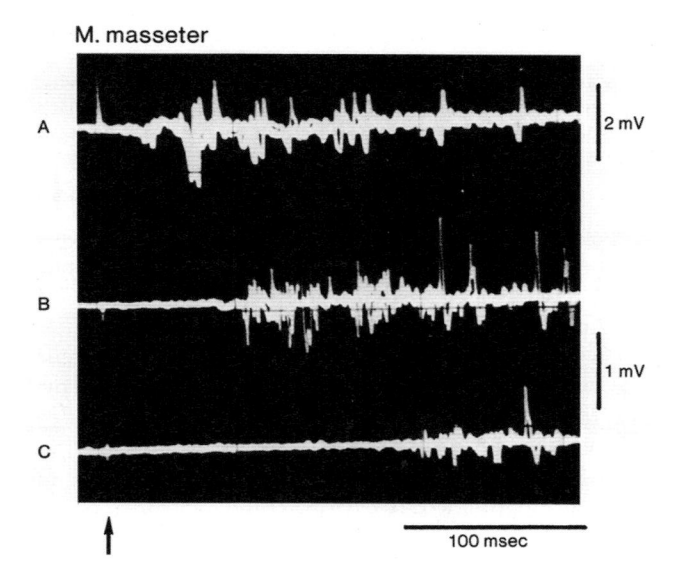

Abb. 332: Tetanus – Reizinduzierte Spasmen
A) Bei Nadelableitung aus dem M. masseter findet sich während guter Entspannung keine eindeutige Ruhe-Aktivität. Bei elektrischer Stimulation an der Glabella resultiert eine deutliche Reflexantwort mit einer Latenz von 42 ms (Vorzacke 17 ms).
B) Bei Stimulation an der rechten Hand resultiert eine reflektorische Aktivität mit einer Latenz von 76 ms.
C) Bei Stimulation an der rechten Fußsohle schwächer ausgeprägte Reflex-Aktivität nach 170 ms.
(Superposition von jeweils 3 Reizantworten)

3.7 Zentralnervöse Erkrankungen

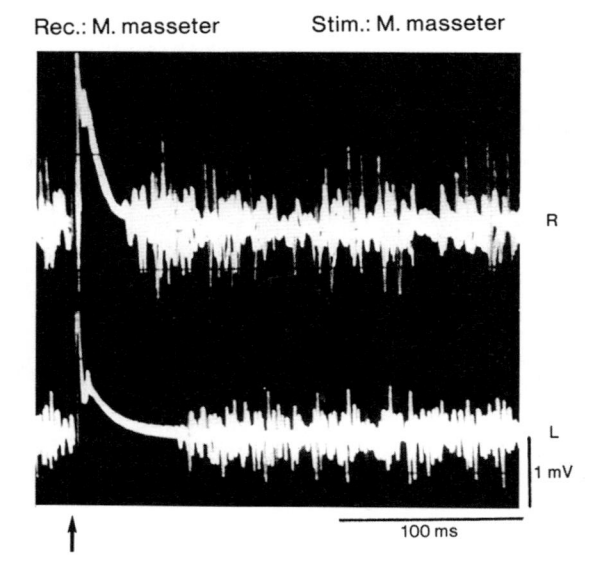

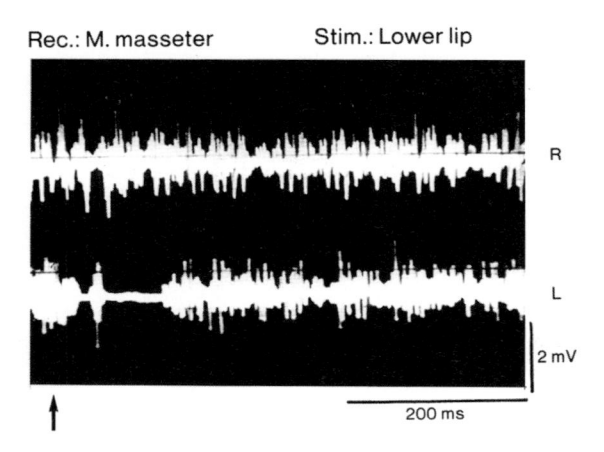

Abb. 333: Kopftetanus – Silent period und Kieferöffnungsreflex
70-jähriger Mann mit rechtsseitigem Kopftetanus.
Oben: Silent period
Bei wiederholter elektrischer Stimulation des M. masseter während mäßiger Willkürinnervation kommt es zu keiner eindeutigen Innervationsstille auf der rechten Seite, bei deutlicher silent period von 65 ms auf der klinisch nicht betroffenen linken Seite.
Unten: Kieferöffnungsreflex
Bei simultaner Ableitung aus dem M. masseter beiderseits während mäßiger Willkürinnervation findet sich bei repetitiver Unterlippen-Stimulation links eine deutliche (von einer kurzen Gruppe unterbrochene) Innervationsstille zwischen 34 und 97 ms nach Reizbeginn, während auf der rechten Seite keine Innervationsstille erkennbar ist.

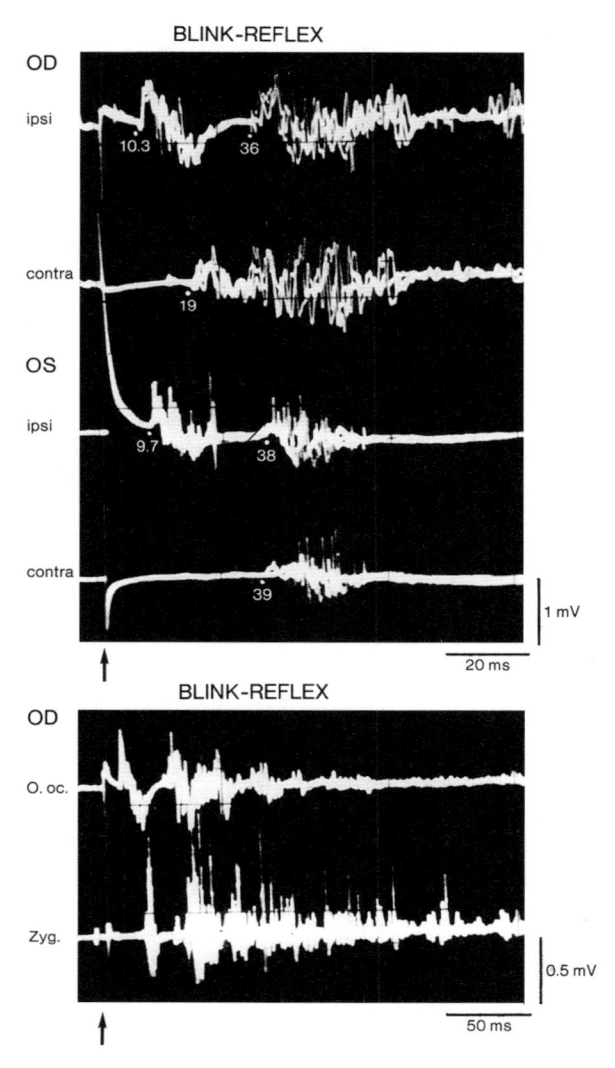

Abb. 334: Tetanus – Orbicularis oculi Reflex
Gleicher Patient wie in Abbildung 333.
Oben: Der mit Nadelelektroden registrierte Orbicularis oculi-Früh- und Spätreflex ist auf der linken Seite (OS) (außer einer aufgesplitterten frühen Reflexantwort) regelrecht, während bei Ableitung auf der rechten Seite (OD) eine Verkürzung der Spätreflex-Latenz nach kontralateraler Stimulation auf 19 ms. sowie eine Verstärkung und Verlängerung aller Reflexantworten zu beobachten sind.
Unten: Bei simultaner Ableitung vom M. orbicularis oculi und zygomaticus rechts mit langsamerer Kippgeschwindigkeit zeigt sich eine pathologische Verlängerung der in Form mehrerer aufeinanderfolgender Gruppen auftretenden späten Reflexantwort im M. orbicularis oculi. Außerdem besteht eine pathologische Ausbreitung der Reflexantwort auf die übrigen mimischen Muskeln, u. a. auf den M. zygomaticus.

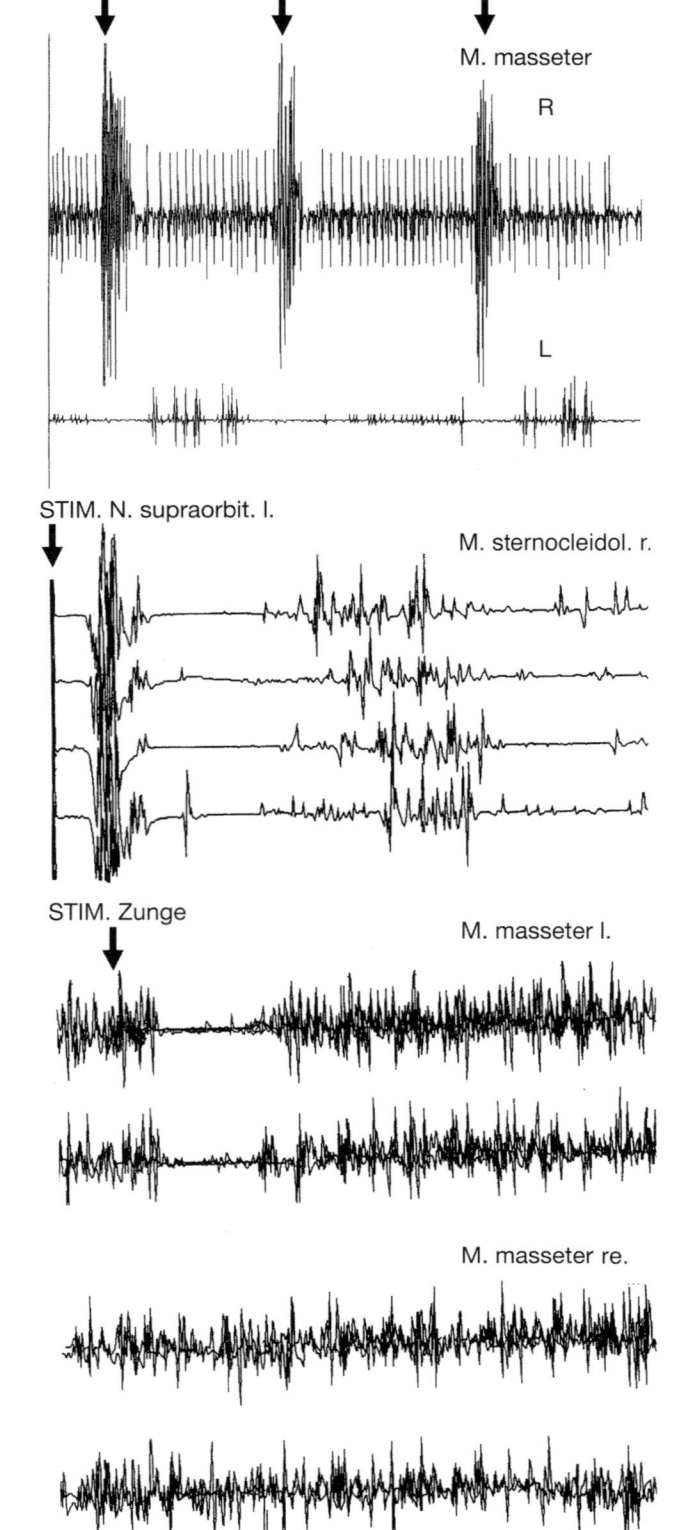

Abb. 335: Kopftetanus rechts
Oben: Im M. masseter rechts pathologische Ruheaktivität, die bei Beklopfen der Stirn (↓) eine burstartige Zunahme erkennen lässt (Auslösung von Spasmen durch exterozeptive Reize).
Mitte: Bei Ableitung aus dem M. sternocleidomastoideus rechts fehlende Ruheaktivität. Bei viermaliger Stimulation des N. supraorbitalis links folgen mit einer Latenz von etwa 22 ms reizinduzierte Spasmen.
Unten: Kieferöffnungsreflex. Nach elektrischer Stimulation an der Zungenspitze zeigt sich auf der klinisch nicht betroffenen linken Seite eine erhaltene silent period, die verzögert etwa 55ms nach Stimulation beginnt und ca. 110 ms andauert, ohne dass eine klare Gliederung in SP1 und SP2 erkennbar ist. Auf der betroffenen rechten Seite (unterste zwei Spuren) besteht ein Ausfall des Masseter-Hemmreflexes (=Kieferöffnungsreflex).

Abkürzungsverzeichnis

A., Aa.	Arteria(e)
ADM	M. abductor digiti minimi
ALS	Amyotrophe Lateralsklerose
APB	M. abductor pollicis brevis
BWK	Brustwirbelkörper
CIDP	chronic inflammatory demyelinating polyneuropathy
CNE	concentric needle electrode
CTS	Carpaltunnel-Syndrom
Dx	Dekrement des x-ten Antwortpotenzials
EMAP	evoziertes Muskelaktionspotenzial
EMG	Elektromyographie/Elektromyogramm
EP	SEP-Potenzial am Erbschen Punkt
Fz	frontozentrale Elektrode (10–20–System)
GBS	Guillain-Barré-Syndrom
HMSN	hereditäre motorische und sensorische Neuropathie
HR	H-Reflex
HT	Hypothenar
HWK	Halswirbelkörper
ID I	M. interosseus dorsalis I
LES	Lambert-Eaton-Syndrom
LMN	lower motor neuron
LWK	Lendenwirbelkörper
M.	Musculus
Mm.	Musculi
m	Mittelwert
MAP	Muskelaktionspotenzial
MCD	mean consecutive difference
MEP	motorisch evozierte Potenziale
MMN	multifokale motorische Neuropathie
N., Nn.	Nervus, Nervi
NAP	Nervenaktionspotenzial
NE	Nadelelektrode
NLG	Nervenleitgeschwindigkeit
OD	Oculus dexter (rechtes Auge)
OE	Oberflächenelektrode
OoR	Orbicularis oculi-Reflex
OS	Oculus sinister (linkes Auge)
PNP	Polyneuropathie
QF	Querfinger
R., Rr.	Ramus, Rami
Rx	x-te Reizantwort (OoR, Analreflex)
SD	Standardabweichung
SEP	somatosensibel evoziertes Potenzial
SNAP	sensibles Nervenaktionspotenzial
SP	silent period
TOS	thoracic outlet-Syndrom

Literaturverzeichnis

AAEM Nomenclature Committee (2002). AAEM glossary of terms in electrodiagnostic medicine. Muscle Nerve 24: 1188–1191

AAEM Quality Assurance Committee. American Association of Electrodiagnostic medicine. (2001). Literature review of the usefulness of repetitive nerve stimulation and single fiber EMG in the electrodiagnostic evaluation of patients with suspected myasthenia gravis or Lambert-Eaton myasthenic syndrome. Muscle Nerve 24(9): 1239–1247

AAEM Quality Assurance Committee: Jablecki C.K., Andary M.T., So Y.T., Wilkins D.E., Williams F.H. (1993). Literature review of the usefulness of nerve conduction studies and electromyography for the evaluation of patients with carpal tunnel syndrome. Muscle & Nerve 16: 1392–1414

Abu-Shakra S.R., Cornblath D.R., Avila O.L. et al. (1991). Conduction block in diabetic neuropathy. Muscle & Nerve 14: 858–862

Ad Hoc Subcommittee of the AAN AIDS Task Force: (1991). Research criteria for diagnosis of chronic inflammatory demyelinating polyneuropathy (CIDP). NeuroL 41: 617–618

Aiello I., Serra G., Traina G.C., Tugnoli V. (1982). Entrapment of the suprascapular nerve at the spinoglenoidal notch. Ann Neurol 12: 314

Alam T.A., Chaudhry V., Cornblath D.R. (1998). Electrophysiological studies in the Guillain-Barré-Syndrome: distinguishing subtypes by published criteria. Muscle Nerve 21: 1275–1279

Albers J.W., Allen A.A., Bastron J.A., Daube J.R. (1991). Limb myokymia. Muscle & Nerve 4: 494

Albers J.W., Donofrio P. D., McGonagle T.K. (1985). Sequential electrodiagnostic abnormalities in acute inflammatory demyelinating polyradiculoneuropathy. Muscle & Nerve 8: 528–539

Albers J.W., Kelly J.J. (1989). Acquired inflammatory demyelinating polyneuropathies: Clinical and electrodiagnostic features. Muscle & Nerve 12: 435–451

Al-Shekhlee A., Shapiro B.E., Preston D.C. (2003) Iatrogenic complications and risks of nerve conduction studies and needle electromyography. Muscle Nerve 27: 517–526

Amato A.A., Gronseth G.S., Callerame K.J., Kagan-Hallet K.S., Bryan W.W., Barohn R.J. (1996). Tomaculous neuropathy: a clinical and electrophysiological study in patients with and without 1,5-Mb deletions in chromosome 17p11.2. Muscle & Nerve 19: 1622

American association of electrodiagnostic Medicine (1992). Guidelines in electrodiagnostic medicine. Muscle & Nerve 15: 229–253

Aminoff M. J., Layzer R. B., Satya-Murti S., Faden A. J. (1977). The declining electrical response of muscle to repetitive nerve stimulation in myotonia. Neurology 27: 812

Amoiridis G. (1992). Median-ulnar nerve communications and anomalous innervation of the intrinsic hand muscles: An electrophysiological study. Muscle & Nerve 15: 576–579

Andersen H., Stålberg E., Falck B. (1997). F-wave latency, the most sensitive nerve conduction parameter in patients with diabetes mellitus. Muscle & Nerve 20: 1296–1302

Anderson M. H., Fullerton P. M., Gilliat R. W., Hern J. E. C. (1970). Changes in the forearm associated with median nerve compression at the wrist in the guinea pig. J Neurol Neurosurg Psychiat 33: 70

Angerer M., Pfadenhauer K., Stöhr M. (1993). Prognosis of facial palsy in Borrelia burgdorferi meningopolyradiculoneuritis. Neurol 240: 319–321

Aramideh M., Ongerboer de Visser B.W. (2002). Brainstem reflexes: electrodiagnostic techniques, physiology, normative data, and clinical applications. Muscle Nerve 26: 14–30

Aramideh M., Ongerboer de Visser B.W., Devriese P.P., Bour L.J., Speelman J.D. (1994). Electromyographic features of levator palpebrae superioris and orbicularis oculi muscles in blepharospasm. Brain 117: 27–38

Aramideh M., Ongerboer de Visser B.W., Koelman J.H., Majoie C.B., Holstege G. (1997). Late blink reflex response abnormality due to lesion of the lateral tegmental field. Brain 120: 1685–1692

Arnold E. (1983). Sensible Leitgeschwindigkeit und Recovery Cycle des N. medianus vor und während der Behandlung mit membranwirksamen Pharmaka. Inaugural – Dissertation zur Erlangung des Doktorgrades der Zahnheilkunde der Medizinischen Fakultät der Eberhard-Karls-Universität, Tübingen

Arunachalam R., Osei-Lah A., Mills K.R. (2003). Transcutaneous cervical root stimulation in the diagnosis of multifocal motor neuropathy with conduction block. J Neurol Neurosurg Psychiatry 74: 1329–1331

Arunodaya G.R. (1995). Sympathetic skin response: a decade later. J Neurol Sci 129: 81–89

Asbury A. K., Cornblath D. R. (1990). Assessment of current diagnostic criteria for Guillain-Barré syndrome. Ann Neurol 27: 21–24

Assmus H., Klug N., Kontopoulos B., Penzholz H. (1974). Das Sulcus-ulnaris-Syndrom: elektroneurographische Untersuchungen und Behandlungsergebnisse. J Neurol 208: 109

Auger R.G. (1994). AAEM Minimonograph # 44: Diseases associated with excess motor unit activity. Muscle & Nerve 17: 1250–1263

Baker R.S., Sun W.S., Hasan S.A., Rouholiman B.R., Chuke J.C., Cowen D.E., Porter J.D. (1977). Maladaptive neural compensatory mechanisms in Bell's palsy induced blepharospasm. NeuroL 49: 223–229

Bakke M., Werdelin L.M., Dalager T., Fuglsang-Frederiksen A., Prytz S., Møller E. (2003). Reduced jaw opening from paradoxical activity of mandibular elevator muscles treated with botulinum toxin. Eur J Neurology 10: 695–699

Banks G., Nielsen V. K., Short M. P., Kowal C. D. (1985). Brachial plexus myoclonus. J Neurol Neurosurg Psychiat 48: 582–584

Barkhaus P.E., Periquet M.I., Nandedkar S.D. (1999). Quantitative electrophysiologic studies in sporadic inclusion body myositis. Muscle Nerve 22: 480–487

Barkhaus P.E., Periquet M.l., Nandedkar S.D. (1997). Quantitative motor unit potenzial analysis in paraspinal muscles. Muscle & Nerve 20: 373–375

Bartolo D.C.C., Jarrat J.A., Read N.W. (1983). The use of conventional electromyography to assess external sphincter neuropathy in man. J Neurol Neurosurg Psychiat 46: 1115–1118

Behnia M., Kelly J.J. (1991). Role of electromyography in amyotrophic lateral sclerosis. Muscle & Nerve 14: 1236–1241

Behse F., Buchthal F. (1971). Normal sensory conduction of the nerves of the leg in man. J Neurol Neurosurg Psychiat 34: 404

Behse F., Buchthal F. (1978). Sensory action potenzials and biopsy of the sural nerve in neuropathy. Brain 101: 473

Behse F., Buchthal F., Carisen F., Knappeis G.G. (1972). Hereditary neuropathy with liability to pressure palsies. Electrophysiological and histopathological aspects. Brain 95: 777–794

Behse F., Masuhr F. (2002). Zur elektrophysiologischen Diagnostik des Karpaltunnelsyndroms: Eigene Untersuchungen bei 124 Kontrollpersonen und eine Literaturübersicht. Klin Neurophysiol 33: 25–33

Benecke R. (1996). Myoklonus, myoklonische Syndrome und ihre assozlierten Erkrankungen. In: Conrad B., Ceballos-Baumann A.O. (1996). Bewegungsstörungen in der Neurologie. Thieme, Stuttgart – New York

Benecke R., Berthold A., Conrad B. (1983). Denervation activity in the EMG of patients with upper motor neuron lesions: time course, local distribution and pathogenetic aspects. J Neurol 230: 143–151

Benecke R., Conrad B. (1980). The distal sensory nerve action potenzial as a diagnostic tool for the differentiation of lesions in dorsal roots and peripheral nerves J Neurol 223: 231

Benstead T J., Kuntz N. L., Miller R. G., Daube J. R. (1990). The electrophysiologic profile of dejerine-sottas disease (HMSN III). Muscle & Nerve 13: 586–592

Berardelli A., Rothwell J.C., Day B.L., Marsden C.D. (1985). Pathophysiology of blepharospasm and oromandibular dystonia. Brain 108: 593–608

Berlit P. (2006). Klinische Neurologie. 2. Aufl. Springer, Heidelberg.

Biessels G.J., Franssen H., van den Berg L.H., Gibson A., Kappelle L.J., Venables G.S., Wokke J.H.J. (1997). Multifocal motor neuropathy. J. Neurol 244: 143–152

Bilbao A., Wilcox M.S. (1995). Tarsal tunnel revisited. Muscle & Nerve 18: 791

Bilkey W., Awad E., Smith A. (1983). Clinical application of sacral reflex latency. J Urol 129: 1187–1189

Bischoff C. (1997). Automatisierte quantitative EMG-Untersuchung: Analyseverfahren, Probleme der Referenzwertbestimmung und klinischer Stellenwert. Z EEG-EMG 28: 64–73

Bischoff C. (2000). Bedeutung der Einzelfaser-Elektromyographie für die Diagnostik neuromuskulärer Erkrankungen. Klin Neurophysiol 31: 136–143

Bischoff C., Hofmann M. (2001) A-Wellen und andere Spätantworten bei der Elektroneurographie. Nervenheilkunde 20: 567–572

Bischoff C., Machetanz J., Conrad B. (1991). Is there an age-dependent continous increase in the duration of the motor unit action potenzial? Electroencephalogr Clin Neurophysiol 81: 304–311

Bischoff C., Meyer B.-U., Machetanz J., Conrad B. (1993). The value of magnetic stimulation in the diagnosis of radiculopathies. Muscle & Nerve 16: 154–161

Bischoff C., Stålberg E., Falck B., Eeg-Olofsson K. (1994). Reference values of motor unit action potenzials obtained with multi-MUAP analysis. Muscle & Nerve 17: 842–851

Bischoff C., Stålberg E., Falck B., Puksa L. (1996). Significance of A-waves recorded in routine motor nerve conduction studies. Electroencephalogr Clin Neurophysiol 101: 528–533

Bluthardt M., Stöhr M., Reill P. (1982). Retrograde Faserdegeneration beim Carpaltunnelsyndrom – diagnostische und prognostische Bedeutung. In: Struppler A. (Hrsg.) Elektrophysiologische Diagnostik in der Neurologie. Thieme, Stuttgart, S. 28–29

Bogduk N. (1980). An appraisal of the anatomy of the human lumbar erector spinae. J Anal 131: 525–540

Bohnert B., Stöhr M. (1977). Beitrag zum Spasmus facialis. Arch Psychiat Nervenkr 224: 1121

Bolton C.F. (1987). Electrophysiologic studies of critical ill patients. Muscle Nerve 10: 129–135

Bolton C.F. (1993). AAEM Minimonographie # 40: Clinical neurophysiology of the respiratory system. Muscle & Nerve 16: 809–818

Bolton C.F., Gilbert J.J., Hahn F., Sibbald W.J. (1984). Polyneuropathy in critically ill patients. J Neurol Neurosurg Psychiat 47: 1223–1231

Bolton C.F., Laverty D.A., Brown J.D., Witt N.J., Hahn A.F., Sibbald W.J. (1986). Critically ill polyneuropathy: electrophysiological studies and differentiation from Gulllain-Barré syndrome. J Neurol Neurosurg Psychiat 49: 563–573

Bone R.C., Fisher C.J. Jr., Clemmer T.P. et al. (1989). Sepsis syndrome: a valid clinical entity. Crit Care Med 17: 389–393

Boon A.J., Harper M. (2003). Needle EMG of abductor hallucis and peroneus tertius in normal subjects. Muscle Nerve 27: 752–756

Boose A., Spieker S., Jentgens C., Dichgans J. (1996). Wrist tremor: investigation of agonist-antagonist interaction by means of long-term EMG recording and crossspectral analysis. Electroencephalogr Clin Neurophysiol 101: 355–363

Borenstein S., Desmedt J. E. (1975). Late component of the motor unit potenzial in muscle disease. In: Kunze K., Desmedt J. E. (Hrsg.) Studies in neuromuskular diseases. Karger, Basel

Bostock H., Cikurel K., Burke D. (1998). Threshold tracking techniques in the study of human peripheral nerve. Muscle Nerve 21: 137–158

Botte M.J., Cohen M.S., Lavernia C.J., v. Schroeder H.P., Gellman H., Zinberg E.M. (1990). The dorsal branch of the ulnar nerve: an anatomic study. J Hand Surg 15: 603–607

Bouche P., Moulonguet A., Younes-Chennoufi A.B., Adams D., Baumann N., Meininger V., Leger J.-M., Said G. (1995). Multifocal motor neuropathy with conduction block: a study of 24 patients. J Neurol Neurosurg Psychiat 59: 38–44

Brady L. P., Vaughen J. (1969). An evaluation of the electromyogram in the diagnosis of lumbar disclesions. J Br J Sci 51–A3: 547–549

Braune H.J., Horter C. (1996). Sympathetic skin response in diabetic neuropathy: a prospective clinical and neurophysiological trial on 100 patients. J Neurol Sci 138: 120–124

Braune H.J., Huffmann G. (1991). M.tibialis anterior – Kennmuskel der Nervenwurzel L4? Akt Neurol 18: 34–35. Georg-Thieme Verlag, Stuttgart – New York

Breinin G. M. (1962). The electrophysiology of extraocular muscle. University of Toronto Press, Toronto

Brindley G.S. (1994). Impotence and ejaculatory failure. In: Rushton D.N. ed.: Handbook of Neuro-Urology. Dekker, New York 329–348

Britton T C., Meyer B. U., Hermann J., Benecke R. (1990). Clinical use of the magnetic stimulator in the investigation of peripheral conduction time. Muscle & Nerve 13: 396–406

Bromberg M.B., Albers J.W. (1993). Patterns of sensory nerve conduction abnormalities in demyelinating and axonal peripheral nerve disorders. Muscle & Nerve 16: 262–266

Brown W. F., Snow R. (1991). Patterns and severity of conduction abnormalities in Guillain-Barré syndrome. Journal of Neurol Neurosurg Psychiat 54: 768–774

Brown W. F., Watson B. V. (1991). Quantitation of axon loss and conduction block in peroneal nerve palsies. Muscle & Nerve 14: 237–244

Brown W.F., Dellon A.L., Campbell W.W. (1994). Electrodiagnosis in the management of focal neuropathies: the »wog« syndrome. Muscle & Nerve 17: 1336–1342

Brown W.F., Feasby T.E. (1984). Conduction block and Guillain-Barré polyneuropathy. Brain 107: 219–239

Brown W.F., Feasby T.E., Hahn A.F. (1993). Electrophysiological changes in the acute »axonal« form of Guillain-Barré syndrome. Muscle & Nerve 16: 200–205

Brumlik J., Drechsler B., Vannin T. M. (1970). The myotonic discharge in various neurological syndromes: a neurophysiological analysis. Electromyogr 10: 369

Buchthal F., Rosenfalck P. (1955). Action potential parameters in different human muscels. Acta Psych Neurol Scand 29, 217

Buchthal F. (1958). Einführung in die Elektromyographie. Urban und Schwarzenberg, München

Buchthal F. (1961). Zur Deutung des Elektromyogramms. Berl Med 12: 127

Buchthal F. (1977). Electrophysiological signs of myopathy as related with muscle biopsy. Acta Neurol (Napoli) 32: 1–29

Buchthal F., Behse F. (1977). Peroneal muscular atrophy (PMA) and related disorders.1. Clinical manifestations as related to biopsy findings, nerve conduction and electromyography. Brain 100: 41

Buchthal F., Engbaek L., Gamstorp I. (1958). Paresis and hyperexcitability in adynamia episodica hereditaria. Neurology (Minneap) 8: 347–351

Buchthal F., Olsen P.Z. (1990). Electromyography and muscle biopsy in infantile spinal muscular atrophy. Brain 93: 15

Buchthal F., Pinelli P. (1953). Muscle action potenzials in polymyositis. Neurology 3: 424

Buchthal F., Rosenfalck A. (1966 b). Spontaneous electrical activity of human muscle. Electroenc Clin Neurophysiol 20: 321

Buchthal F., Rosenfalck A. (1966a). Evoked action potenzials and conduction velocity in human sensory nerves. Brain Res 3: 1

Buchthal F., Rosenfalck A. (1971). Sensory conduction from digit to palm and from palm to wrist in the carpal tunnel syndrome. J Neurol Neurosurg Psychiat 34: 243

Burke D., Adams R. W., Skuse N. F. (1989). The effects of voluntary contraction on the H-reflex of human limb muscles. Brain 112: 417–433

Butler E. T, Johnson E. W., Kaye Z. A. (1974). Normal conduction velctiy in the lateral femoral cutaneous nerve. Arch Phys Med RehabiL 55: 31

Campbell W. W., Pridgeon R. M., Riaz G. et al. (1989). Sparing of the flexor carpi ulnaris in ulnar neuropathy at the elbow. Muscle & Nerve 12: 965–967

Campbell W. W., Pridgeon R. M., Riaz G. et al. (1991). Variations in anatomy of the ulnar nerve at the cubital tunnel: Pitfalls in the diagnosis of ulnar neuropathy at the elbow. Muscle & Nerve 14: 733–738

Campbell W.W., Pridgeon R.M., Sahni K.S. (1992). Short segment incremental studies in the evaluation of ulnar neuropathy at the elbow. Muscle & Nerve 15: 1050–1054

Carella F., Ciano C., Musicco M., Scaioli V. (1994). Exteroceptive reflexes in dystonia: a study of the recovery cycle of the R2 component of the blinkreflex and of the axteroceptive suppression of the contracting sternocleidomastoid muscle in blepharospasm and torticollis. Mov Disord 9: 183–187

Caruso G., Massini R., Crisci C., Nilsson J., Catalano A., Santoro L., Battaglia F., Crispi F., Nolano M. (1992). The relationship between electrophysiological findings, upper limb growth and histological features of median and ulnar nerves in man. Brain 115: 1925–1945

Carvalhoa M., Swasha M. (2011). Amyotrophic lateral sclerosis: an update. Curr Opin Neurol 24, 497-503

Cashman N. R., Maselli R., Wollman R. L., Ross R., Simon R., Antel J. K. (1987). Late denervation in patients with antecedent paralytic poliomyelitis. New Engl J of Medicine 317: 7–11

Ceballos-Baumann A.O. (1996). Dystonien. In: Conrad B., Ceballos-Baumann A.O.: Bewegungsstörungen in der Neurologie. Thieme, Stuttgart – New York

Chan R.C., Chuang T.Y., Chiu F.Y. (2000). Sudomotor abnormalities in reflex sympathetic dystrophy. Zhongua yi xue za zhi = Chinese medical journal; Free China ed, 63: 189–95

Chang M.-H., Chiang H.-T., Ger L.-P., Yang D.-A., Lo Y.-K. (2000). The cause of slowed forearm median conduction velocity in carpal tunnel syndrome. Clin Neurophysiol 111: 1039–1044

Chang M.-H., Liao K.-K., Chang S.-P., Kong K.-W., Cheung S.-C. (1993). Proximal slowing in carpal tunnel syndrome resulting from either conduction block or retrograde degeneration. J Neurol 240: 287–290

Chang M.-H., Wei S.-J., Chiang H.-L. , Wang H.-M., Hsieh P.F., Huang S.-Y. (2002). Comparison of motor conduction techniques in the diagnosis of carpal tunnel syndrome. Neurology 58: 1603–1607

Chang M.-H., Wei S-J., Chiang H.-L., Wang H.-M. Hsieh P.F., Huang S.-Y. (2002). Does direct measurement of forearm mixed nerve conduction velocity reflect actual nerve conduction velocity through the carpal tunnel? Clin Neurophysiol 113: 1236–1240

Chantraine A. (1973). EMG examination of the anal and urethral sphincters. In: Desmedt J.E. ed. New developments in electromyography and clinical neurophysiology. Karger, Basel 2: 421–432

Chaudhry V., Cornblath D. R. (1992). Wallerian degeneration in human nerves: Serial electrophysiological studies. Muscle & Nerve 15: 687–693

Chaudhry V., Corse A.M., Cornblath D.R., Kuncl R.W., Freimer M.L., Griffin J.W. (1994). Multifocal motor neuropathy: electrodiagnostic features. Muscle & Nerve 17: 198–205

Cheong D.M.O., Vaccaro C.A., Salanga V.D., Waxner S.D., Phillips R.C., Hanson M.R. (1995). Electrodiagnostic evaluation of fecal incontinence. Muscle & Nerve 18: 612619; erratum Muscle & Nerve 18: 1368

Cherington M. (1974). Botulism. Arch Neurol 30: 432

Chokroverty S. (1989). Magnetic stimulation of the human peripheral nerves. Electromyogr Clin Neurophysiol 29: 409–416

Claus D. (2003). Gammopathie assoziierte Polyneuropathien. Klin Neurophysiol 34: 103–110

Claus D., Brenner P.M., Flügel D. (1989). Die Untersuchung der zentralen motorischen Leitungszeit zur unteren Extremität: Normalbefunde und methodische Anmerkungen. Z EEG-EMG 20: 165–170

Claus D., Jaspert A., Grehl H., Neundörfer B. (1996). Immunvermittelte Polyneuropathien. Dtsch Ärzteblatt 93: 248–252

Claus D., Mustafa C., Vogel W., Herz M., Neundörfer B. (1993). Assessment of diabetic neuropathy: definition of norm and discrimination of abnormal nerve function. Muscle & Nerve 16: 757–768

Clawson D. R., Cardenas D. D. (1991). Dorsal nerve of the penis nerve conduction velocity: A new technique. Muscle & Nerve 14: 845–849

Codd M.B., Mulder D.W., Kurland L.D., Beard C.M., O'Fallon W.M. (1985). Poliomyelitis in Rochester Minnesota 1935 55: Epidemiology and long-term-sequalae: A preliminary report. In: Halstedt L. S., Wiechers D. O. (Hrsg.) Late effects of poliomyelitis. Miami Symposia foundation 121–34

Conrad B., Aschoff J.C., Fischler M. (1975). Der diagnostische Wert der F-Wellen-Latenz. J Neurol 210: 151

Conrad B., Benecke R. (1987). Diagnostische Entscheidungsprozesse mit dem EMG. Ed. Medizin VCH, Weinheim

Conrad B., Sindermann F., Prochazka V.J. (1972). Interval analysis of repetitive denervation potenzials of human skeletal muscle. J Neurol Neurosurg Psychiat 35: 834

Cornblath D. R. (1990). Electrophysiology in Guillain-Barré syndrome. Ann Neurol 27: 1720

Cornblath D.R., Kuncl R.W., Mellits E.D., Quaskey S.A., Clawson L., Pestronk A., Drachman D.B. (1992). Nerve conduction studies in amyotrophic lateral sclerosis. Muscle & Nerve 15: 1111–1115

Cornblath D.R., McArthur J.C., Kennedy P.G.E. et al. (1987). Inflammatory demyelinating peripheral neuropathies associated with human T-cell lymphotropic virus type lll infection. Ann Neurol 21: 32–40

Cornblath D.R., Mellits E.D., Griffin J.W. et al. (1988). Motor conduction studies in Guillain-Barré syndrome: Description and prognostic Value. Ann Neurol 23: 354–359

Cornblath D.R., Sumner A.J., Daube J., Gilliatt R.W., Brown W.F., Parry G.J., Albers J.W., Miller R.G., Petajan J. (1991). Conduction block in clinical practice. Muscle & Nerve 14: 869–871

Corse A.M., Chaudhry V., Crawford T.O., Cornblath D.R., Kuncl R.W., Griffin J.W. (1996). Sensory nerve pathology in multifocal motor neuropathy. Ann Neurol 39: 319–325

Cragg B.G., Thomas P.K. (1964). The conduction velocity of regenerated peripheral nerve fibres. J Physiol 171: 164

Critchlow J. F., Seybold M. E., Jablecki C. J. (1980). The superficial radial nerve: techniques for evaluation. J Neurol Neurosurg Psychiat 43: 929

Cros D., Chiappa K. H., Gominak S., Fang J., Santamaria J., King P.J., Shahani B.T (1990). Cervical magnetic stimulation. Neurology 40: 1751–1756

Cros D., Gominak S., Shahani B. et al. (1992). Comparison of electric and magnetic coil stimulation in the supraclavicular region. Muscle & Nerve 15: 587–590

Cruccu G., Deuschl G. (2000) The clinical use of brainstem reflexes and hand-muscle reflexes. Clin Neurophysiol 111: 371–387

Cruz-Martinez A., Anciones B., Ferrer M. T, Diez-Tejedor E., Perez-Conde M.C., Bescansa E. (1985). Electrophysiologic study in benign human botulism type B. Muscle & Nerve 8: 580–585

Csala B., Deuschl G. (1994). Kraniozervikale Dystonien. Nervenarzt 65: 75–94

Dalakas M.C. (1990). Post-Poliomyelitis motor neuron disease: What did we learn in reference to amyotrophic lateral sclerosis? In: Hudson A. J. (Hrsg.) Amyotrophic lateral sclerosis: Concepts in Pathogenesis and Etiology. Toronto, University of Toronto Press 326–357

Dang A.C., Rodner C.M. (2009). Unusual compression neuropathies of the forearm, part II: median nerve. J Hand Surgery (AM) 34(10), 1915–1920

Date E.S., Mar E.Y., Bugola M.R., Teraoka J.K. (1996). The prevalence of lumbar paraspinal spontaneous activity in asymptomatic subjects. Muscle & Nerve 19: 350–354

Daube J. R. (1991). AAEM minimonograph # 11: Need for examination in clinical electromyography. Muscle & Nerve 14: 685–700

Daube J.R. (2000). Electrodiagnostic studies in amyotrophic lateral sclerosis and other motor neuron disorders. Muscle Nerve 23: 1488–1502

Daube J.R. (2001). Myokymia and Neuromyotonia. Muscle Nerve 24: 1711

De Behnke D.J., Brady W. (1994). Vertebral artery dissection due to minor neck trauma. J Emerg Med 12: 27–31

De Carvalho M., Swash M. (1998). Fasciculation potenzials: a study of amyotrophic lateral sclerosis and other neurogenic disorders. Muscle Nerve 21: 336–344

De Jonghe B., Cook D. et al. (1998). Acquired neuromuscular disorders in critically ill patients: a systematic review. 24: 1242–1250

De Ridder D., Ost D., Bruyninckx F. (2007). The presence of Fowler's syndrome predicts successfull long-term outcome of sacral nerve stimulation in women with urinary retention. Eur Urol 51: 229-233

De Silva S. M., Kuncl R. W., Griffin J. W. et al. (1990). Paramyotonia congenita or hyperkaliemic periodic paralysis? Clinical and electrophysiological features of each entity in one family. Muscle & Nerve 13: 21–26

Deecke L., Müller B., Conrad B. (1983). Zur Standardisierung des elektromyographischen Tetanietests in der Diagnostik der normokalzämischen Tetanie: 10minütiger Trousseau bei Patienten und Gesunden. Arch Psychiatr Nervenkr 233: 23

DeLisa J.A., Mackenzie K. (1982). Manual of nerve conduction velocity techniques. Raven Press, New York

Delodovici M.S., Fowler C.J. (1995). Clinical value of the pudendal somatosensory evoked potenzial. Electroencephalogr Clin Neurophysiol 96: 509–515

Dengler R. (1990). The motor unit. Urban und Schwarzenberg, München

Dengler R. (1997). Stand und Entwicklung der modernen klinischen Elektromyographie. Z EEG-EMG 28: 61–63

Dengler R. (2010). Diagnostic Criteria of ALS. Romanian J Neurol IX, 165–171

Dengler R., Konstanzer A., Küther G. et al. (1990). Amyotrophic lateral sclerosis: Macro-EMG and twitch forces of single motor units. Muscle & Nerve 13: 545–550

Dengler R., Kossev A., Wohlfahrt K., Schubert M., Elek J., Wolf W. (1992). F-waves and motor unit size. Muscle & Nerve 15: 1138–1142

Dengler R., Struppler A. (1981 a). Neurophysiological diagnosis of trigeminal nerve function. In: Samii M., Jannetta P. J. (Hrsg.) The cranial nerves. Springer, Berlin – Heidelberg – New York

Dengler R., Struppler A. (1981 b). Beurteilung der Lokalisation und Ausdehnung von Hirnstammaffektionen mit Hilfe des Orbicularis-oculi-Reflexes. Z EEG-EMG 12: 50

Denys E. H. (1991). AAEM minimonograph # 14: The influence of temperature in clinical neurophysiology. Muscle & Nerve 14: 795–811

Derouet H., Jost W.H., Osterhage J., Eckert R., Frenzel J., Schimrigk K. (1995). Vergleich zwischen peniler sympathischer Hautantwort (PSHA) und Corpuscavernosum-EMG (cc-EMG) bei erektiler Dysfunktion. Akt Urol 26: 31–32

Desmedt J. E. (1973). The neuromuscular disorder in myasthenia gravis.1. Electrical and mechanical response to nerve stimulation in hand muscles. In: Desmedt J. E. (Hrsg.) New developments in electromyography and clinical neurophysiology. Bd.1. Karger, Basel, S.241–304

Desmedt J. E., Borenstein S. (1976). Regeneration in Duchenne muscular dystrophy: electromyographic evidence. Arch Neurol (Chic) 33: 642

Deuschl G., Bain P. (2002). Klassifikation des Tremors. Akt Neurol 29: 273-281

Deuschl G., Glocker F.X. (1997). Zentrales EMG. EEG-EMG 28: 103–113

Deuschl G., Heinen F., Kleedorfer B., Wagner M., Lücking C.H., Poewe W. (1992). Clinical and polymyographic investigation of spasmodic torticollis. J Neurol 239: 915

Deuschl G., Krack P., Lauk M., Timmer J. (1996). Clinical neurophysiology of tremor. J Clin Neurophysiol 13: 110–121

Deuschl G., Mischke G., Schenk E., Schulte-Mönting J., Lücking C.H. (1990). Symptomatic and essential rhythmic palatal myoclonus. Brain 113: 1645–1672

Dick H.C., Bradley W. E., Scott F.B., Timm G.W. (1974). Pudendal sexual reflexes. Urology 3: 376–379

Dillingham T.R., Dasher K.J. (2000). The lumbosacral electromyographic screen: revisiting a classic paper. Clin Neurophysiol 111: 2219–2222

Donofrio P. D., Albers J.W. (1990). AAEM Minimonograph # 34: Polyneuropathy: Classification by nerve conduction studies and electromyography. Muscle & Nerve 13: 889–903

Dressler D., Benecke R., Meyer B. U., Conrad B. (1988). Die Rolle der Magnetstimulation in der Diagnostik des peripheren Nervensystems. Z EEG-EMG 19: 260–263

Dressler D., Schönle P W., Neubauer H. (1990). Central motor conduction time to bulbocavernosus muscle: Evaluation by magnetic brain stimulation and testing of bulbocavernosus reflex. J Neurol 237: 239–241

Drory V.E., Korczyn A.D. (1993). Sympathetic skin response: age effect. NeuroL 43: 1818–1820

Duelund-Jakobsen J., van Wunnik B., Buntzen S., Lundby L., Baeten C, Laurberg S. (2012). Functional results and patient satisfaction with sacral nerve stimulation for idiopathic fetal incontinence. Colorectal Dis 14: 753–759

Duensing F., Lowitzsch K., Thorwirth V., Vogel P. (1974). Neurophysiologische Befunde beim Karpaltunnelsyndrom. Z Neurol 206: 267

Dumitru D. (1996). Single muscle fiber discharges (insertional activity, end-plate potenzials, positive sharp waves, and fibrillation potenzials): a unifying proposal. Muscle & Nerve 19: 221–226

Dumitru D. (2000). Physiologic basis of potenzials recorded in electromyography. Muscle Nerve 23: 1667–1685

Dumitru D., Martinez C.T.J. (2006). Propagated insertional activity: a model of positive sharp wave generation. Muscle Nerve 34, 457–462

Dumitru D., Santa Maria D.L. (2007). Positive sharp wave origin: evidence supporting the electrode initiation hypothesis. Muscle Nerve 36, 349–356

Dumitru D., DeLisa J.A. (1991). AAEM minimonograph # 10: Volume conduction. Muscle & Nerve 14: 605–624

Dumitru D., King J.C., Rogers W.E., Stegeman D.F. (1999). Positive sharp wave and fibrillation potenzial modelling. Muscle Nerve 22: 242–251

Dumitru D., King J.C., Stegeman D.F. (1998). Normal needle electromyographic insertional activity morphology: a clinical and simulation study. Muscle Nerve 21: 910–920

Dumitru D., Walsh N.E., Weber C.F. (1988). Electrophysiologic study of the Riche Cannieu anomaly. Electromyogr Clin Neurophysiol 28: 27–31

Dutra de Oliviera A.L.C.R., Barreira A.A., Marques W. Jr. (2000). Limitations on the clinical utility of the ulnar dorsal cutaneous sensory nerve action potenzial. Clin Neurophysiol 111: 1208–1210

Dyck P.J. (1990). Invited review. Limitations in predicting pathologic abnormality of nerves from the EMG examination. Muscle & Nerve 13: 371–375

Dyck P.J., Norell J.E., Dyck P.J. (2001). Non-diabetic lumbosacral radiculoplexus neuropathy: natural history, outcome and comparison with the diabetic variety. Brain 124: 1197–1207

Dyken M. L., Smith D. M., Peake R. L. (1967). An electromyographic diagnostic screening test in McArdle's disease and a case report. Neurology (Minneap) 17: 45

Eaton L. M., Lambert E. H. (1956). Electromyography and electric stimulation of nerves in diseases of motor unit: observations on myasthenic syndrome associated with malignant tumors. JAMA 163: 1117

Ebeling P., Gilliatt R.W., Thomas P.K. (1960). A clinical and electrical study of ulnar nerve lesions in the hand. J Neurol Neurosurg Psychiat 23: 1

Eduardo E., Burke D. (1988). The optimal recording electrode configuration for compound sensory action potentials. J Neurol Neurosurg, Psychiat 51: 684–687

Eekhof J.L.A., Aramideh M., Bour L.J., Hilgevoord A.A.J., Speelman H.D., Ongerboer de Visser B.W. (1996). Blink reflex recovery curves in blepharospasm, torticollis spasmodica, and hemifacial spasm. Muscle & Nerve 19: 10–15

Einarsson G., Grimby G., Stålberg E. (1990). Electromyographic and morphological functional compensation in late Poliomyelitis. Muscle & Nerve 13: 165–171

Eisen A. (2001). Clinical electrophysiology of the upper and lower motor neuron in amyotrophic lateral sclerosis. Seminars in Neurology 21 (2): 141–154

Eisen A., Danon J. (1974). The mild cubital tunnel syndrome. Neurology 24: 608

Eisen A., Elleker G. (1980). Sensory nerve stimulation and evoked cerebral potenzials. Neurology 40: 1097

Eisen A., Schomer D., Melmed C. (1977a). An electrophysiological method for examining lumbosacral root compression. Can J Neurol Sci 4: 117

Eisen A., Schomer D., Melmed C. (1977 b) The applications of F-wave measurements in the differentiation of proximal and distal upper limb entrapments. Neurology (Minneap) 27: 662

Eisen A., Swash M. (2001). Clinical neurophysiology of ALS. Clin Neurophysiol 112: 2190–2201

Ekstedt J. (1964). Human single muscle fiber action potentials. Acta Physiol Scand 61(226 Suppl): 1–96

Ellrich J., Steffens H., Treede R.-D., Schomburg E.D. (1998). The Hoffmann reflex of human plantar foot muscles. Muscle Nerve 21: 732–738

Elmquist D., Lambert E. H. (1968). Detailed analysis of neuromuscular transmission in a patient with the myasthenic syndrome sometimes accociated with bronchogenic carcinoma. Mayo Clin ProC 43: 689

Emeryk B., Hausmanova-Petrusewicz J., Nowack T (1974). Spontaneous volley of bizarre high frequency potenzials in neuromuscular diseases. Electromyogr Clin Neurophysiol 14: 303

Engelhardt A. (1992). Periphere Neuropathien bei HIV-lnfektion. Nervenheilkunde 11: 165–168

England J.D., Sumner A.J. (1987). Neuralgic amyotrophy: An increasingly diverse entity. Muscle & Nerve 10: 60–68

Ertekin C. (1969). Saphenous nerve conduction in man. J Neurol Neurosurg Psychiat 32: 530

Ertekin D., Reel F. (1976). Bulbocavernosus reflex in normal men and in patients with neurogenic bladder and/or impotence. J Neurol Sci 28: 1–15

Esslen E. (1974). Elektromyographie der Augenmuskeln. In: Elektromyographie, hrsg. von H. C. Hopf, A. Struppler. Thieme, Stuttgart, S.72–84

Esslen E., Papst W. (1961). Die Bedeutung der Elektromyographie für die Analyse von Motilitätsstörungen der Augen. Karger, Basel

Evans B.A., Daube J.R., Litchy W.J. (1990). A comparison of magnetic and electrical stimulation of spinal nerves. Muscle & Nerve 13: 414–420

Evans B.A., Litchy W.J., Daube J.R. (1988). The utility of magnetic stimulation for routine peripheral nerve conduction studies. Muscle & Nerve 11: 1074–1078

Falck B., Alaranta H. (1983). Fibrillation potenzials, positive sharp waves and fasciculation in the intrinsic muscles of the foot in healthy subjects. J Neurol Neurosurg Psychiat 46: 681–683

Falck B., Stålberg E., Bischoff C. (1995). Influence of recording site within the muscle on motor unit potenzials. Muscle & Nerve 18: 1385–1389

Falco F.J.E., Hennessey W.J., Goldberg G., Braddom R.L. (1994). H reflex latency in the healthy elderly. Muscle & Nerve 17: 161–167

Feasby TE., Gilbert J.J., Brown W.F. et al. (1986). An acute axonal form of Guillain-Barré polyneuropathy. Brain 109: 1115–1126

Felsenthal G., Butler D.H., Shear M. (1992). Across-tarsal-tunnel motor nerve conduction technique. Arch Phys Med Rehabil Vol 73: 64–69

Ferguson I. T (1978). Electrical study of jaw and orbicularis oculi reflexes after trigeminal nerve surgery. J Neurol Neurosurg Psychiat 41: 819–823

Ferrante M.A., Wilbourn A.J. (1995). The utility of various sensory nerve conduction responses in assessing brachial plexopathies. Muscle & Nerve 18: 879–889

Finsterer J., Mamoli B. (1991). Potenzialumkehr/Amplituden-Analyse: Probleme der Normwerterstellung. EEG-EMG 22: 137–146

Finsterer J., Mamoli B. (1992). Satellitenpotenziale: Definition, Normwerte und Wertigkeit bei der Erfassung geringgradiger myogener Läsionen. EEG EMG 23: 20–28

Finsterer J., Mamoli B. (1993). Theoretische und praktische Grundlagen der Umkehrpunkt/Amplituden-Analyse (I): Abhängigkeit der Umkehrpunkt/Amplituden-Parameter von physiologischen Einflussgrößen. EEG-EMG 24: 8187

Finsterer J., Mamoli B. (1997). Satellite potenzials as a measure of neuromuscular disorders. Muscle & Nerve 20: 585–592

Fisher M.A. (1992). AAEM minimonograph #13: H reflexes and F waves: physiology and clinical indications. Muscle & Nerve 15: 1223–1233

Fisher M.A. (1998). The contemporary role of F-wave studies. Muscle Nerve, Issues & Opinions August 1998: 1098–1105

Fisher M.A. (2002). Electrophysiology of radiculopathies. Clin Neurophysiol 113: 317–335

Fisher M.A., Hoffen B., Hultman C. (1994). Normative F wave values and the number of recorded F waves. Muscle & Nerve 17: 1185–1189

Flaggmann P.D., Kelly J.J. (1980). Brachial plexus neuropathy: an electrophysiological evaluation. Arch Neurol 37: 160

Flowers J.M., Hicklin L.A., Marion M.H. (2011). Anterior and posterior sagittal shift in cervical dystonia: a clinical and electromyographic study, including a new EMG- approach of the longus colli muscle. Mov Disord 26: 2409-2414

Flügel K.A., Sturm K., Sciba N. (1984). Somatosensibel evozierte Potenziale nach Stimulation des N. cutaneus femoris lateralis bei Normalpersonen und Patienten mit Meralgia paraesthetica. ZEEG-EMG 15: 88–93

Fowler C.J. (1996). Neuro-Urology. In: Bradley W.G., Daroff R.N., Fenichel G.M., Marsden C.D. eds.: Neurology in clinical practice, 2nd ed. Butterworth Heinemann, Boston Oxford 659–672

Frank B., Klingelhöfer J., Benecke R., Conrad B. (1988). Die thorakoabdominelle Manifestation der diabetischen Neuropathie. Nervenarzt 59: 393–397

Fraser J.L., Olney R.K. (1992). The relative diagnostic sensitivity of different F-wave parameters in various polyneuropathies. Muscle & Nerve 15: 912–918

Fuglsang-Frederiksen A., Lo Monaco M., Dahl K. (1985). Turns analysis (peak ratio) in EMG using the mean amplitude as a substitute of force measurement. Electroenceph Clin Neurophysiol 60: 225–227

Fullerton P. M. (1969). Electrophysiological and histological observations in peripheral nerves in man. J Neurol Neurosurg Psychiat 23: 186

Fullerton P. M., Gilliatt R. W. (1965). Axon reflexes in human motor nerve fibres. J Neurol Neurosurg Psychiat 28: 1

Fullerton P.M., Barnes J.M. (1966).Peripheral neuropathy in rats produced by acrylamide. Br J Indust Med 23: 210

Furby A., Bourriez J.L., Jacquesson J.M., Mounier-Vehier F., Guieu J. D. (1992). Motor evoked potenzials to magnetic stimulation: Technical considerations and normative data from 50 subjects. J Neurol 239: 152–156

Gassel M. M. (1963). A study of femoral nerve conduction time. Arch Neurol 9: 607

Gassel M. M. (1964a). Sources in error of motor nerve conduction time. Neurology 14: 825

Gassel M. M. (1964b). A test of nerve conduction to muscles of the shoulder girdle as an aid in the diagnosis of proximal neurogenic and muscular disease. J Neurol Neurosurg Psychiat 27: 200

Gasser T. (1997). Idiopathic, myoclonic and Dopa-responsive dystonia. Curr Op Neurol 10: 357–362

Ghezzi A., Callea L., Zaffaroni M. et al. (1991). Motor potenzials of bulbocavernosus muscle after transcranial and lumbar magnetic stimulation: Comparative study with bulbocavernosus reflex and pudendal evoked potenzials. J Neurol Neurosurg Psychiat 54: 524–526

Gierer S., Scheglmann K., Stöhr M. (1998). Schwerpunktneuropathien bei monoklonaler Gammopathie. Klin Neurophysiol 29: 51–55

Gilliatt R. W., Thomas P. K. (1960). Changes in nerve conduction with ulnar lesions at the elbow. J Neurol Neurosurg Psychiat 23: 312

Gilliatt R. W., Willison R. G. (1963). The refractory and supernormal periods of the human median nerve. J Neurol Neurosurg Psychiat 26: 136

Gilliatt R. W., Willison R. G., Dietz V., Williams R. (1978). Peripheral nerve conduction in patients with a cervical rib or band. Ann NeuroL 4: 124

Gilliatt R.W., Hjorth R.J. (1972). Nerve conduction during Wallerian degeneration in the baboon. J Neurol Neurosurg Psychiat 35: 335

Gitter A.J., Stolov W.C. (1995a). AAEM minimonograph #16: instrumentation and measurement in electrodiagnostic medicine-Part 1. Muscle & Nerve 18: 799–811

Gitter A.J., Stolov W.C. (1995b). AAEM minimonograph #16: instrumentation and measurement in electrodiagnostic medicine-Part 11. Muscle & Nerve 18: 812–824

Glocker F.X., Deuschl G., Lücking C.H. (1994). Traumatic lesion of the common peroneal nerve with complete foot drop and preserved dorsiflexion of the toes-an innervation anomaly. Muscle & Nerve 18: 926

Glocker F.X., Deuschl G., Volk B., Hasse J., Lücking C.H. (1996). Bilateral myoclonus of the trapezius muscles after distal lesion of an accessory nerve. Mov Disord 11: 571–575

Glocker F.X., Hopf H.C. (1997). Die periphere Fazialisparese: Differenzialdiagnose mittels elektrischer und magnetischer Stimulation und therapeutisches Procedere. Akt Neurol 24: 175–181

Glocker F.X., Lücking C.H. (1998). Elektrische und magnetische Reiztechniken zur Diagnostik der Facialisparese und des Hemispasmus facialis. Klin Neurophysiol 29: 59–65

Glocker F.X., Magistris M.R., Rösler K.M. (1994). Magnetic transcranial and electrical stylomastoidal stimulation of the facial motor pathways in Bell's palsy: time course and relevance of electrophysiological parameters. Electroencephalogr Clin Neurophysiol 93: 113–120

Goizueta-San Martin G., Gutiérrez-Gutiérrez G., Godoy-Tundidor H., Mingorance-Goizueta B., Mingorance-Goizueta C., Vega-Piris L., Gutiérrez-Rivas E. (2013). Sympathetic skin response: reference data for 100 normal subjects. Rev Neurol 56: 321-326

Goldkamp O. (1967). Electromyography and nerve conduction studies in 116 patients with hemiplegia. Arch Phys Med RehabiL 48: 59–63

Gooch J. L., Griffin J. B. (1990). Sensory nerve evoked responses in spinal cord injury. Arch Phys Med Rehabil Vol 71: 975–978

Goodgold J. (1984). Anatomical correlates for clinical electromyography 2nd ed. Williams & Wilkins, Baltimore.

Gordon C., Bowyer B. L., Johnson E. W. (1987). Electrodiagnostic characteristics of acute carpal tunnel syndrome. Arch Phys Med Rehabil 68: 545

Grehl H., Jaspert A. (2003). Chronisch inflammatorische demyelinisierende Polyneuropathie – elektrophysiologische Diagnostik. Klin Neurophysiol 34: 111–118

Grosse P., Edwards M., Tijssen M.A., Schrag A., Lees A.J., Bhatia K.P., Brown P. (2004). Patterns of EMG-EMG coherence in limb dystonia. Mov Disord 19: 758-769

Gu Y.D. (1997). Functional motor innervation of brachial plexus roots – an intraoperative electrophysiological study. J Hand Surgery Brit Volume 22 (2): 258–60

Guid C., Rosenfalck A., Willison R. G. (1970) Report of the Comittee on EMG instrumentation: technical factors in recording electrical activity of muscle and nerve in man. Electroenceph Clin Neurophysiol 28: 399

Guidelines in Electrodiagnostic Medicine (1984). American Association of Electromyography and Electrodiagnosis. Rochester, Minnesota

Guidelines in Electrodiagnostic Medicine (1992). American Associatian of Electrodiagnostik Medicine. Muscle & Nerve 15: 229–253

Gutmann E., Holubar J. (1950). The degeneration of peripheral nerve fibres. J Neurol Neurosurg Psychiat 13: 89

Gutmann L. (1969). The intramuscular nerve action potenzial. J Neurol Neurosurg Psychiat 32: 193

Gutmann L. (1977). Median-ulnar nerve communications and carpal tunnel syndrome. J Neurol Neurosurg Psychiat 40: 982

Gutmann L. (1991). AAEM minimonograph # 37: Facial and limb myokymia. Muscle & Nerve 14: 1043–1049

Gutmann L. (1991). Facial and limb myokymia. Muscle & Nerve 14: 1043–1049

Gutmann L. (1993). AAEM minimonograph #2: important anomalous innervations of the extremities. Muscle & Nerve 16: 339–347

Gutmann L. (1996). AAEM minimonograph #46: neurogenic muscle hypertrophy. Muscle Nerve 19: 811–818

Gutmann L., Gutierrez A., Riggs J. E. (1986). The contribution of median ulnar communications in diagnosis of mild carpal tunnel syndrome. Muscle & Nerve 9: 319–321

Gutmann L., Libell D., Gutmann L. (2001). When is myokymia neuromyotonia? Muscle Nerve 24: 151–153

Haapaniemi T.H., Korpelainen J.T., Tolonen U., Suominen K., Sotaniemi K.A., Myllylä V.V. (2000). Suppressed sympathetic skin response in Parkinsons's disease. Clin Auton ReS 10: 337–342

Hacke W. (1981). Sensory conduction in the syndrome of Guyon's Tunnel. J Neurol 226: 195–198

Haffner R., Stöhr M., Scheglmann K. (2002). Einschlusskörpermyositis als Ursache asymmetrischer atrophischer Paresen. Klin Neurophysiol 33: 48–50

Haig A.J., Moffroid M., Henry S. et al. (1991). A technique for needle localization in paraspinal muscles with cadaveric confirmation. Muscle & Nerve 14: 521–526

Haig A.J., Talley C., Grobler L.J., LeBreck D.B. (1993). Paraspinal mapping: quantified needle electromyography in lumbar radiculopathy. Muscle & Nerve 16: 477–484

Hantay D., Richard P., Koeniga J. et al. (2004). Congenital myasthenic syndromes. Curr Opin Neurol 17, 539–551

Hatanaka Y., Oh S.J. (2008). Ten-second exercise is superior to 30-second exercise for post-exercise facilitation in diagnosing Lambert-Eaton myasthenic syndrome. Muscle Nerve 37, 572–575

Harper C. M. (1991). AAEM Case Report # 21: Hemifacial spasm: Preoperative diagnosis and intraoperative management. Muscle & Nerve 14: 213–218

Harry J. D., Freeman R. (1993). Determining heart-rate variability comparing methodologies using computer simulations. Muscle & Nerve 16: 267–277

Haßfeld S., Meinck H.-M. (1992). Der Kieferöffnungsreflex: Eine neue elektrophysiologische Methode zur objektiven Untersuchung trigeminaler Sensibilitätsstörungen – I. Methodik und Normwerte. Z EEG-EMG 23: 184–189

Hassler R. (1953). Extrapyramidal-motorische Syndrome und Erkrankungen. In: Bergmann G., Frey W., Schwiegk H. (Hrsg.) Handbuch der Inneren Medizin. Bd.5, 3. Springer, Berlin-Heidelberg-New York

Heckmann R., Ludin H. P. (1982). Differentiation of spontaneous activity from normal and denervated skeletal muscle. J Neurol Neurosurg Psychiat 45: 331–336

Helliwell T.R., Coakley J. H. et al. (1991). Necrotizing myopathy in critically ill patients. J Pathol 164: 307–314

Hennessey W.J., Falco F.J.E., Goldberg G., Braddom R.L. (2002). Influence of age on nerve conduction. Muscle Nerve, Letters to the Editor Sept. 2002: 428–429

Herrmann D., Preston D.C., McIntosh K.A., Logigian E.L. (2001). Localization of ulnar neuropathy with conduction block across the elbow. Muscle Nerve 24: 698–700

Herrmann D.N., Ferguson M.L., Logigian E.L. (2002). Conduction slowing in diabetic distal polyneuroathy. Muscle Nerve 26: 232–237

Herzau V. (1984). Elektromyographie der äußeren Augenmuskeln. In: Mayer Schwickerath G., Ullerich K. (Hrsg.) Praxis der modernen Schielbehandlung. Enke, Stuttgart

Heuss D., Hecht M. (2001). Ätiologische Abklärung einer Polyneuropathie. Klin Neurophysiol 32: 1–9

Hilton-Brown P., Stålberg E. (1983). The motor unit in muscular dystrophy, a single fibre EMG and scanning EMG study. J Neurol Neurosurg Psychiat 46: 981–995

Hiraba K., Hibino K., Hiranuma K., Negoro T. (2000). EMG activities of two heads of the human lateral pterygoid muscle in relation to mandibular condyle movement and biting force. J Neurophysiol 83: 2120-2137

Hjorth R. J., Walsh J. C., Willison R. G. (1973). The distribution and frequency of spontaneous fasciculations in motor neuron disease. J Neurol Sci 18: 469

Hoeldke R.D., Davis K.M., Hshieh P.N. (1992). Autonomic surface potenzial analysis: assessment of reproducibility and sensitivity. Muscle & Nerve 15: 926–931

Hoffmann P. (1922). Untersuchungen über die Eigenreflexe (Sehnenreflexe) menschlicher Muskeln. Springer, Berlin

Hoffmann P., Toennies J. E. (1948). Nachweis des völlig konstanten Vorkommens des Zungenkieferreflexes beim Menschen. Pfluegers Arch 250: 103

Hopf H. C., Thömke F., Gutmann L. (1991). Midbrain vs. pontine medial longitudinal fasciculus lesions: The utilization of masseter and blink reflexes. Muscle & Nerve 14: 326–330

Hopf H.C. (1974). Impulsleitung in peripheren Nerven. In: Hopf H. C., Struppler A. (Hrsg.) Elektromyographie. Thieme, Stuttgart, S.110–160

Hopf H.C., Dengler R., Röder R., Vogt T. (1996). Elektromyographie-Atlas. Thieme, Stuttgart – New York

Hopf H.C., Le Quesne P.M., Willison R.G. (1975). Refractory periods and lower limiting frequencies of sensory fibres of the hand. In: Kunze K., Desmedt J. E. (Hrsg.) Studies on neuromuscular disease. Karger, Basel, S. 258

Hopf H.C., Lowitzsch K. (1982). Hemifacial spasm: Location of the lesion by electrophysiological means. Muscle & Nerve 5: 84–88

Horowitz S. H. (1987). Hemifacial spasm and facial myokymia: Electrophysiological findings. Muscle & Nerve 10: 422–427

Horstmann S., Meier C., Mumenthaler M., Gikelmann R. (1990). Myopathie bei der adulten Form der Glykogenose II. Fortschr Neurol Psychiat 58: 343–350

Hotz M., Mewes J., Biniek R. (1997). Komaassoziierte Neuropathie. Nervenarzt 68: 659–663

Howard F. M. (1963). A new and effective drug in the treatment of stiff man syndrome. Proc Mayo Clin 38: 203

Hughes R.C., Matthews W.B. (1969). Pseudo-myotonia and myokymia. J Neurol Neurosurg Psychiat 32: 11–14

Hummel S.M., Lücking C.H. (2001). Die posttraumatische Dystonie. Ein Überblick und gutachterliche Aspekte. Nervenarzt 72: 93-99

Humphries R., Currier D. P. (1976). Variables in recording motor conduction of the radial nerve. Phys Ther 56: 809

Hund E. (1997). Predominant involvement of motor fibres in patients with critical illness polyneuropathy. Br J Anaesthesia 78: 274–278

Inaba A., Komori T., Yamada K., Hirose K., Yokota T. (1995). Focal conduction block in compression neuropathy of the proximal sciatic nerve. J Neurol Neurosurg Psychiat 58: 471–473

Isaacs H. (1961). A syndrome of continuous muscle-fibre activity. J Neurol Neurosurg Psychiat 24: 319–325

Iyer K. S., Kaplan E., Goodgold J. (1984). Sensory action potenzials of the medial and lateral plantar nerve. Arch Phys Med Rehab 65: 529–560

Iyer V., Fenichel G.M. (1976). Normal median nerve proximal latency in carpal tunnel syndrome: a clue to coexisting Martin-Gruber anastomosis. J Neurol Neurosurg Psychiat 39: 449– 452

Izzo K. L. (1981). Sensory conduction studies of the branches of the superficial peroneal nerve. Arch Phys Med Rehabil 62: 24

Jääskeläinen S.K. (1999). A new technique for recording sensory conduction velocity of the inferior alveolar nerve. Muscle Nerve 22: 455–459

Jääskeläinen S.K., Peltola J.K. (1994). Clinical application of the blink reflexwith stimulation of the mental nerve in lesions of the inferior alveolar nerve. NeuroL 44: 2356–2361

Jablecki C. (1984). Lambert-Eaton myasthenic syndrome. Muscle & Nerve 7: 250–257

Jabre J. F. (1991). Concentric macro electromyography. Muscle & Nerve 14: 820–825

Jabre J.F., Hacklett E.R. (1983). EMG Manual. C.C. Thomas Publisher, Springfield, Illinois

Jamal G.A., Mann C. (1993). Peripheral nerve and muscle. Curr Op Neurol 6: 724–730

Jamieson P.W., Katirji M.B. (1994). Idiopathic generalized myokymia. Muscle & Nerve 17: 42–51

Janko M., Trontelj J. V., Gersak K. (1989). Fasciculations in motor neuron disease. Discharge rate reflects extent and recency of collateral sprouting. J NeuroL 52: 1375–1381

Jankovic J., Shale H. (1989). Dystonia in musicians. Sem Neurol 9: 131–135

Jannetta P.J. (1975). Trigeminal neuralgia and hemifacial spasm: etiology and definitive treatment. Arch Neurol 32: 353

Janz D., Neundörfer B. (1968). Klinische und elektromyographische Untersuchungen nach Triacrylphosphat-Neuropathie. Dtsch Z Nervenheilk 194: 51

Jarrett S.R., Mogelof J.S. (1995). Critical illness neuropathy: diagnosis and management. Arch Phys Med Rehabil 76: 688– 691

Jaspert A., Claus D., Grehl H., Kerling F., Neundorfer B. (1995). Value of proximal conduction block study in diagnosis of inflammatory neuropathies. Nervenarzt 66: 445–454

Jaspert A., Grehl H. (2003). Multifokale motorische Neuropathie: Klinische und elektrophysiologische Charakteristika. Klin Neurophysiol 34: 119–126

Johnson E.W. (1993). Sixteenth annual AAEM Edward H. Lambert lecture. Electrodiagnostic aspects of diabetic neuropathies: entrapments. Muscle & Nerve 16: 127–134

Jones H.R., Bolton C.F., Harper C.M. et al. (1996). Pediatric clinical electromyography. Lippincott Williams & Wilkins, Philadelphia.

Jones R. V., Lambert E. H., Sayre G. P. (1955). Source of a type of »insertion activity« in electromyography with evaluation of a histological method of localisation. Arch Phys Med Rehabil 36: 301

Jörg J. (1983). Praktische SEP-Diagnostik. Enke, Stuttgart

Jost W.H. (1997). Neurologie des Beckenbodens. Chapman & Hall, Weinheim

Jost W.H., Derouet H., Osterhage J., Schimrigk K., Ziegler M. (1996). Elektrophysiologische Diagnostik bei der erektilen Dysfunktion. Urologe (A) 35: 120–126

Joy J. L., Oh S.J., Baysal A. l. (1990). Electrophysiological spectrum of inclusion body myositis. Muscle & Nerve 13: 949–951

Kaeser H. E. (1963). Diagnostische Probleme beim Karpaltunnelsyndrom. Dtsch Z Nervenheilk 185: 453

Kaeser H. E. (1975). Nerve conduction velocity measurements. In: Vinken P.J., Bruyn G.W. (Hrsg.) Handbook of clinical neurology. Bd. 7, 1. Elsevier, Amsterdam-New York, S.116–196

Kaeser H.E. (1965a). Veränderungen der Leitgeschwindigkeit bei Neuropathien und Neuritiden. Fortschr Neurol Psychiat 33: 221

Kaeser H.E. (1965b). Elektromyographische Untersuchungen bei lumbalen Discushernien. Dtsch Z Nervenheilk 187: 285

Kaji R., Hirota N., Oka N., Kohara N., Watanabe T., Nishio T., Kimura J. (1994). Anti-GM1 antibodies and impaired blood-nerve barrier may interfere with remyelination in multifocal motor neuropathy. Muscle & Nerve 17: 108–110

Kaku D.A., England J.D., Sumner A.J. (1994). Distal accentuation of conduction slowing in polyneuropathy associated with antibodies to myelin-associated glycoprotein and sulphated glucuronyl paragloboside. Brain 117: 941–947

Kaplan E. B., Spinner M. (1980). Normal and anomalous innervation patterns in the upper extremity. In: Omer G. E., Spinner M. (Hrsg.) Management of peripheral nerve problems. Saunders, Philadelphia-London-Toronto, S.75–99

Kapoor R., Li Y.-G., Smith K.J. (1997). Slow sodium-dependent potenzial oscillations contribute to extopicfiring in mammalian demyelinated axons. Brain 120: 647–652

Keesey J. C. (1989). AAEE Minomonograph # 33: Electrodiagnostic approach to defects of neuromuscular transmission. Muscle & Nerve 12: 613–626

Kelly J. J. (1990). The electrodiag nostic f indings in polyneuropathies associated with IgM monoclonal gammopathies. Muscle & Nerve 13: 1113–1117

Kerrigan D.D., Lucas M.G., Sun W.M. et al. (1989). Idiopathic constipation associated with impaired urethrovesical and sacral reflex function. Br J Surg 76: 748–751

Khoyratty F., Wilson T. (2013). The dentato-rubro-olivary tract: clinical dimension of this anatomical pathway. Case Rep Otolaryngol. 2013:934386. doi: 10.1155/2013/934386. Epub 2013 Apr 11

Kiernan M.C., Mogyoros I., Burke D. (1996). Changes in excitability and impulse transmission following prolonged repetitive activity in normal subjects and patients with a focal nerve lesion. Brain 119: 2029–2037

Kiff E.S., Swash M. (1984). Normal proximal and delayed distal conduction in the pudendal nerves of patients with idiopathic (neurogenic) faecal incontinence. J Neurol Neurosurg Psychiat 47: 820–823

Kilbane M., Ostrem J., Galiflanaiks N., Grace J., Markum L., Glass G. (2012). Multichannel Electromyographic Mapping to Optimize OnabotulinumtoxinA Efficacy in Cervical Dystonia Tremor Other Hyperkinet Mov (N Y). 2012;2. pii: tre-02-91-598-1. Epub 2012 Aug 28

Killian J.M., Wilfong A.A., Burnett L., Appel S.H., Boland D. (1994). Decremental motor responses to repetitive nerve stimulation in ALS. Muscle & Nerve 17: 747–754

Kimura J. (1973). The blink reflex as a test for brainstem and higher central nervous system function. In: Desmedt J. E. (Hrsg.) New developments in electromyography and clinical neurophysiology. Bd.3. Karger, Basel, S.682–691

Kimura J. (1983). Electrodiagnosis in diseases of nerve and muscle: Principles and practices. Philadelphia, Davis

Kimura J. (1984). Principles and pitfalls of nerve conduction studies. Ann Neurol 16: 415–429

Kimura J. (1993). Nerve conduction studies and electromyography. In: Dyck P.J., Thomas P.K. (Hrsg.) Peripheral neuropathy. 3rd Ed. Saunders, Philadelphia – London – Toronto – Montreal – Sydney – Tokyo, S. 598

Kimura J. (1997). Facts, fallacies, and fancies of nerve conduction studies: twentyfirst annual Edward H. Lambert lecture. Muscle & Nerve 20: 777–787

Kimura J., Power J. M., Van Allen M. W. (1969). Reflex response of orbicularis oculi muscle to supraorbital nerve stimulation: Study in normal subjects and peripheral facial palsies. Arch Neurol 21: 193–199

Kimura J., Yanagisawa H., Yamada T, Mitsudome A., Sasaki H., Kimura A. (1984). Is the F wave elicited in a select group of motoneurons? Muscle & Nerve 7: 392–399

Kincaid J. C. (1988). The electrodiagnosis of ulnar neuropathy at the elbow. Muscle & Nerve 11: 1005–1015

Kincaid J.C. (1999). The compound muscle action potenzial and its shape. Muscle Nerve 22: 4–5

Kishani P.S., Corzo D., Nicolino M. et al.(2007). Recombinant human acid a-glucosidase. Neurology 68: 99–109

Kloten H., Meyer B. U., Britton T. C., Benecke R. (1992). Normwerte und altersabhängige Veränderungen magnetoelektrisch evozierter Muskelsummenpotenziale. Z EEG-EMG 23: 29–36

Koelman J.H.T.M., Bour L.J., Hilgevoord A.A.J., van Bruggen G.J., Ongerboer de Visser B.W. (1993). Soleus H-reflex tests and clinical signs of the upper motor neuron syndrome. J Neurol Neurosurg Psychiat 56: 776–781

Koenig E., Stöhr M. (1986). The characteristics of double discharges in electromyography during steady weak contraction. Electromyogr Clin Neurophysiol 26: 169–179

Koles J., Raminsky M. (1972). A computer simulation of conduction in demyelinated nerve fibres. J Physiol 227: 351

Kopell H.P., Thompson W.H.L. (1963). Peripheral entrapment neuropathies. Williams and Wilkins, Baltimore

Kornhuber M.E., Bischoff C., Mentrup H., Conrad B. (1999). Multiple A-waves in Guillain-Barré-Syndrome. Muscle Nerve 22: 394–399

Kothari M.J., Macintosh K., Heistand M., Logigian E.L. (1998). Medial antebrachial cutaneous sensory studies in the evaluation of neurogenic thoracic outlet syndrome. Muscle Nerve 21: 647–649

Kothari M.J., Preston D.C. (1995). Comparison of the flexed and extended elbow positions in localizing ulnar neuropathy at the elbow. Muscle & Nerve 18: 336–340

Kraft G. (1972). Axillary, musculocutaneous and suprascapular nerve latency studies. Arch Phys Med RehabiL 52: 383

Kraft G.H. (1996). Are fibrillation potenzials and positive sharp waves the same? No. Muscle & Nerve 19: 216–220

Krane R.J., Siroky M.B. (1980). Studies on sacral evoked potenzials. J Urol 124: 872–876

Krarup C., Stewart J.D., Sumner A.J., Pestronk A., Lipton S.A. (1990). A syndrome of asymmetric limb weakness with motor conduction block. NeuroL 40: 118–127

Krendel D.A., Hedaya E.V., Gottleib A.J. (1992). Calf Enlargement, S 1 radiculopathy, and focal myositis. Muscle & Nerve 15: 517–518

Krott H. M. (1978). Die Elektromyographie der Lumbalmuskulatur bei radikulären Syndromen. Dtsch Z Nervenheilk 194: 280

Kugelberg E. (1947). Electromyograms in muscular disorders. J Neurol Neurosurg Psychiat 10: 122

Kugelberg E. (1948). Activations of human nerves by ischemia: Trousseau's phenomenon in tetany. Arch Neurol Psychiat 60: 140

Kugelberg E., Petersen I. (1949). »lnsertion acitivity« in electromyography. J Neurol Neurosurg Psychiat 12: 268

Kuhlenbäumer G., Young P., Ringelstein E.B., Stögbauer F. (2002). Erbliche Neuropathien. Klin Neurophysiol 33: 1–16

Kuncl R., Cornblath D.R., Griffin J.W. (1988). Assessment of thoracic paraspinal muscle in the diagnosis of ALS. Muscle & Nerve 11: 484–492

Kupfer Y. (1992). Prolonged weakness after longterm infusion of vercuronium bromide. Ann Intern Med 117: 484–486

Kuroki A., Joller A. R., Saito S. (1994). Recordings from the facial motonucleus in rats with signs of hemifacial spasm. Neurol ReS 16: 389–392

Kuruoglu R., Oh S.J., Thompson B. (1994). Clinical and electromyographic correlations of lumbosacral radiculopathy. Muscle & Nerve 17: 250–251

Kuwabara S., Sonoo S., Komori T. (2008). Dissociated small hand muscle atrophy in amyotrophic lateral sclerosis: frequency, extent, and specificity. Muscle Nerve 37, 426–430

Lachmann T, Shahani B. T, Young R. R. (1980). Late responses as aids to diagnosis in peripheral neuropathy. J Neurol Neurosurg Psychiat 43: 156

Lacomis D., Petrella J.T. et al. (1998). Causes of neuromuscular weakness in the intensive car unit: a study of ninety-two patients. Muscle Nerve 21: 610–617

Lagueny A., Deliac M. M., Deliac P., Durandeau A. (1991). Diagnostic and prognostic value of electrophysiologic tests in meralgia paresthetica. Muscle & Nerve 14: 51–56

Lagueny A., E.llie E., Saintarailles J. et al. (1992). Unilateral diaphragrnatic paralysis: An electrophysiological study. J Neurol Neurosurg Psychiat 55: 316–318

Lambert E.H., Mulder D.W. (1964). Nerve conduction in the Guillain-Barré syndrome. Electroenceph Clin Neurophysiol 17: 86

Lambert E.H., Rooke E.D. (1965). Myasthenic state and lung cancer. In: Brain W. R., Norris F. H. Jr. (Hrsg.) The Remote Effects of Cancer on the Nervous System. New York, Grune and Stratton, S.67–80

Lamontagne A., Buchthal F. (1970). Electrophysiological studies in diabetic neuropathy. J Neurol Neurosurg Psychiat 33: 442

Lance J.W., Burke D., Pollared J. (1979). Hyperexcitability of motor and sensory neurons in neuromyotonia. Ann NeuroL 5: 523–532

Lang A.H., Forsstrom J., Bjorkquist S.E., Kuusela V. (1977). Statistical variation of nerve conduction velocity: an analysis in normal subjects and uraemic patients. J Neurol Sci 33: 229– 241

Lange D.J., Trojaborg W., McDonald T.D., Blake D.M. (1993). Persistent and transient »conduction block« in motor neuron diseases. Muscle & Nerve 16: 896–903

Lanz T. v., Wachsmuth W. (1982). Praktische Anatomie. Bd.2,7. Rickenbacher J., Landolt A. M., Theiler K.: Rücken. Springer, Berlin – Heidelberg – New York

Lanz T.v., Wachsmuth W. (1984). Praktische Anatomie, Bd. 2,8A, Springer, Berlin – Heidelberg – New York – Tokyo

Lateva Z.C., McGill K.C. (1999). Satellite potenzials of motor unit action potenzials in normal muscles: a new hypothesis for their origin. Clin Neurophysiol 110: 1625–1633

Latov N. (2002). Diagnosis of CIDP. Neurology 59 (6): 2–6

Lauder T. D., Dillingham T. R. (1996). The cervical radiculopathy screen: optimizing the number of muscles studied. Muscle & Nerve 19: 662–665

Laurberg S., Swash M. (1989). Effects of aging on the anorectal sphincers and their innervation. Dis Colon Rectum 32: 737– 742

Lawrence J. C. (1975). Suprascapular entrapment neuropathy. J Neurosurg 43: 337

Lay A.H., Das A.K. (2012): The role of neuromodulation in patients with neurogenic overactive bladder. Curr Urol Rep 13: 343-347

Layzer R. B. (1982). Diagnostic implications of clinical fasciculations and cramps. In: Rowland L.P. (Hrsg.) Human motor disease. Raven Press, New York

Layzer R.B. (1994). The origin of muscle fasciculations and cramps. Muscle & Nerve 17: 1243–1249

Le Forestier N., Moulonguet A., Maisonobe T., Léger J.-M., Bouche P. (1998). True neurogenic thoracic outlet syndrome: electrophysiological diagnosis in six cases. Muscle Nerve 21: 1129–1134

Leis A.A., Stetkarova I., Wells K.J. (2010). Martin-Gruber anastomosis with anomalous superficial radial innervation to ulnar dorsum of hand: a pitfall when common variants coexist. Muscle Nerve 41, 313–317

Le Quesne P.M., Fowler C.J., Parkhouse N. (1990). Peripheral neuropathy profile in various groups of diabetics. J Neurol Neurosurg Psychiat 53: 558–563

Lesser E.A., Venkatesh S., Preston D.C., Logigian E.L. (1995). Stimulation distal to the lesion in patients with carpal tunnel syndrome. Muscle & Nerve 18: 503–507

Leussink V.I., Reiners K. (2003). Elektrophysiologische Diagnostik des Guillain-Barré-Syndroms und verwandter Neuropathien. Klin Neurophysiol 34: 182–196

Levin K. H., Stevens C., Daube J. R. (1986). Superficial peroneal nerve conduction studies for electromyographic diagnosis. Muscle & Nerve 9: 322–326

Levin K.H. (1998). L5 radiculopathy with reduced superficial peroneal sensory responses: intraspinal and extraspinal causes. Muscle Nerve 21: 3–7

Levin K.H., Maggiano H.J., Wilbourn A.J. (1996). Cervical radiculopathies: comparison of surgical and EMG localization of single-root lesions. NeuroL 46: 1022–1025

Li J., Krajewski K., Shy M.E., Lewis R.A. (2002). Hereditary neuropathy with liability to pressure palsy. Neurology 58: 1769–1773

Li J., Petajan J., Smith G., Bromberg M. (2002) Electromyography of sternocleidomastoid muscle in ALS: a prospective study. Muscle Nerve 25: 725–728

Liguori R., Cevoli S., Montagna P. (1998). Electroneurographic investigation of the mandibular nerve in lingual neuropathy. Muscle Nerve 21: 410–412

Liguori R., Krarup Ch., Trojaborg W. (1992). Determination of the segmental sensory and motor innervation of the lumbosacral spinal nerves. Brain 115: 915–934

Linden D., Berlit P. (1994). The intrinsic foot muscles are purely innervated by the tibial nerve (»all tibial foot«)-an unusual innervation anomaly. Muscle & Nerve 17: 560–561

Linden D., Berlit P. (1995). Comparison of late responses, EMG studies, and motor evoked potenzials (MEPs) in acute lumbosacral radiculopathies. Muscle & Nerve 18: 1205–1207

Liveson J.A., Spielholz N.J. (1979). Peripheral neurology: case studies in electrodiagnosis. FA Davis Co, Philadelphia

Llewelyn J.G. (1995). Diabetic neuropathy. Curr Opin Neurol 8: 364–366

Lo Y.-L., Mills K.R. (1999). Motor root conduction in neuralgic amyotrophy: evidence of proximal conduction block. J Neurol Neurosurg Psychiatry 66: 586–590

Logigian E.L., Steere A.C. (1992). Clinical and electrophysiologicfindings in chronic neuropathy of Lyme disease. Neurol. 42: 303–311

Logigian E.L., Ciafaloni E., Quinn L.C. et al. (2007). Severity, type, and distribution of myotonic discharges are different in type 1 and type 2 myotonic dystrophy. Muscle Nerve 35, 479–485

Lomonaco M., Milone M., Valente E.M., Padua L., Tonali P. (1996). Low-rate nerve stimulation during regional ischemia in the diagnosis of muscle glycogenosis. Muscle & Nerve 19: 1523–1529

Löscher W.N., Auer-Grumbach M., Trinka E., Ladurner G., Hartung H.-P. (2000). Comparison of second lumbrical and interosseus latencies with standard measures of median nerve function across the carpal tunnel: a prospective study of 450 hands. J Neurol 247: 530–534

Low P.A., Opfer-Gehrking T.L., Proper C.J., Zimmermann I. (1990). The effect of aging on cardiac autonomic and postganglionic sudomotor function. Muscle & Nerve 13: 152–157

Lowe E.M., Fowler C.J., Osborne J.L. (1994). An improved method for needle electromyography (EMG) of the urethral sphincter in women. Neurol Urodyn 13: 2933

Luciano C.A., Sivakumar K., Spector S.A., Dalakas M.C. (1996). Electrophysiologic and histologic studies in clinically unaffected muscles of patients with prior paralytic poliomyelitis. Muscle & Nerve 19: 1413–1420

Ludin H. P., Lütschg J., Valsangiacomo F. (1977). Vergleichende Untersuchung orthodromer und antidromer sensibler Nervenleitgeschwindigkeiten. 1. Befunde bei Normalen und beim Carpaltunnelsyndrom. Z EEG-EMG 8: 173

Ludin H. P., Tackmann W. (1979). Sensible Neurographie. Thieme, Stuttgart

Ludin H.P. (1995). Electromyography. VoL 5, Elsevier, Amsterdam – Lausanne – New York – Oxford – Shannon – Tokyo

Ludin H.P. (1997). Praktische Elektromyographie. Enke, Stuttgart

Ludolph A.C., Diekämper S., Masur H., Elger C.E. (1989). Die elektromagnetische Stimulation des Nervensystems. II. Normalwerte im peripheren Nervensystem und Vergleich mit elektrischen Stimulationsmethoden. Z EEG-EMG 20: 159–164

Ludolph A.C. (2006). Motoneuronerkrankungen. In: Berlit P. Klinische Neurologie. 2. Aufl. Springer, Heidelberg.

Lyu R.K., Huang Y.C., Wu Y.R. et al. (2011). Electrophysiological features of Hirayama disease. Muscle Nerve 44 (2), 185–190

Ma D.M., Liveson J.A. (1983). Nerve conduction handbook. FA Davis Company, Philadelphia

Ma M.D., Wilbourn A.J., Kraft G.H. (1984). Unusual sensory conduction studies. American Association of Electromyography and Electrodiagnosis. Rochester, Minn.

Macaluso G. M., Pavesi G., Bonanini M., Mancia D., Gennari P. U. (1990). Motorevoked potenzials in masseter muscle by electrical and magnetic stimulation in intact alert man. Archs oral Bil 35: 623–628

Maccabee P. J., Amassian V. E., Cracco R. A., Cadwell J. A. (1988b). An analysis of peripheral motor nerve stimulation in humans using the magnetic coll. Electroenceph Clin Neurophysiol 70: 524–533

Maccabee P. J., Amassian V. E., Cracco R. Q., Cracco J. B., Anziska B. J. (1988a). Intracranial stimulation of facial nerve in humans with the magnetic coil. Electroenceph Clin Neurophysiol 70: 350–354

Macdonnel R.A.L., Schwartz M.S., Swash M. (1990). Carpal tunnel syndrome: Which finger should be tested? An analysis of sensory conduction in digital branches of the median nerve. Muscle & Nerve 13: 601–606

Machuca-Ttzili L., Brook D., Hilton-Jones D. (2005). Clinical and molecular aspects of the myotonic dystrophies: a review. Muscle Nerve 32, 1–18.

Mackenzie K., DeLisa J.A. (1981). Determining the distal sensory latency of the superficial radial nerve in normal adult subjects. Arch Phys Med Rehabil 62: 31

Maddison P., Newsom-Davis J., Mills K.R. (1998). Distribution of electrophysiological abnormality in Lambert-Eaton myasthenic syndrome. J Neurol Neurosurg Psychiatry 65 (2): 213–217

Maimone D., Villanova M., Stanta G., Bonin S., Malandrini A., Guazzi G.C., Annunziata P. (1997). Detection of Borrelia burgdorferi DNA and complement membrane attack complex deposits in the sural nerve of a patient with chronic polyneuropathy and tertiary Iyme disease. Muscle & Nerve 20: 969–975

Malfait N., Sanger T.D. (2007). Does dystonia always include co-contraction? A study of unconstrained reaching in children with primary and secondary dystonia. Exp Brain Res 176: 206-216

Malin J.P. (1982). The human orbicularis oculi reflex. Electromyogr Clin Neurophys 22: 45

Mambrito B., De Luca C.J. (1984). A technique for the detection, decomposition and analysis of the EMG signal. Electroencephalogr Clin NeurophysioL 58: 175–188

Martinez A. C. (1978a). Electrophysiological aspects of sensory conduction velocity in healthy adults. 1. Conduction velocity from digit to palm, from palm to wrist and across the elbow, as a function of age. J Neurol Neurosurg Psychiat 41: 1092

Martinez A. C. (1978b). Electrophysiological aspects of sensory conduction velocity in healthy adults. 2. Ratio between the amplitude of sensory evoked potenzials at the wrist on stimulating different fingers in both hands. J Neurol Neurosurg Psychiat 41: 1097

Marx J. (2003). Die elektrophysiologische Untersuchung des Blinkreflexes. Klin Neurophysiol 34: 1–7

Mawdsley C., Mayer R. F. (1965). Nerve conduction in alcoholic neuropathy. Brain 88: 335

Mayer R. F. (1968). The neuro-muscular defect in human botulism. Electroenceph Clin Neurophysiol 25: 397

Mayer R. F., Williams I. R. (1974). Incrementing responses in myasthenia gravis. Arch Neurol 31: 24–26

McComas A.J. (1995). Motor unit number estimation: anxieties and achievements. Muscle & Nerve 18: 369–379

McComas A.J., Quartly C., Griggs R.C. (1997). Early and late losses of motor units after poliomyelitis. Brain 120: 1415–1421

McGill K.C., Dorfman L.J. (1985). Automatic decomposition electromyography (ADEMG): validation and normative data in brachial biceps. Electroencephalogr Clin Neuropysiol 61: 453–461

McGill K.C., Lateva Z.C. (1999). The contribution of the interosseous muscles to the hypothenar compound muscle action potenzial. Muscle Nerve 22: 6–15

McLeod J.G. (1971). An electrophysiological and pathological study of peripheral nerves in Friedreich's ataxia. J Neurol Sci 12: 333

Mclntyre A. K., Robinson R. G. (1959). Pathway for the jaw-jerk in man. Brain 82: 468

McManis P.G., Sharbrough F.W. (1993). Orthostatic tremor: clinical and electrophysiological characteristics. Muscle & Nerve 16: 1254–1260

Mebrahtu S., Rubin M. (1993). The utility of F-wave chronodispersion in lumbosacral radiculopathy. J Neurol 240: 427–429

Meinck H.M., Ricker K., Conrad B. (1984). The stiff-man syndrome: new pathophysiological aspects from abnormal exteroceptive reflexes and the response to clomipramine, clonidine, and tizanidine. J Neurol Neurosurg Psychiat 47: 280–287

Meinck H.M., Ricker K., Hülser P.J., Solimena M. (1995). Stiff man syndrome: neurophysiological findings in eight patients. J Neurol 242: 134–142

Meincke U., Ferbert A., Vielhaber S., Buchner H. (1992). Exzitabilität des Blinkreflexes bei Selbst- und Fremdauslösung. Z EEG EMG 23: 43–47

Melvin J.L., Schuchmann J.A., Lanese R.R. (1973). Diagnostic specificity of motor and sensory nerve conduction variables in the carpal tunnel syndrome. Arch Phys Med RehabiL 54: 69

Menkes D.L., Hood D.C., Ballesteros R.A., Williams D.A. (1998). Root stimulation improves the detection of acquired demyelinating polyneuropathies. Muscle Nerve 21: 298–308

Merckx L., Schmedding E., De Bruyne R., Stief C., Keuppens F. (1994). Penile electromyography in the diagnosis of impotence. Eur Urol 25: 124–130

Mertens H. G., Zschoke S. (1965). Neuromyotonie. Klin Wschr 43: 917–925

Meulstee J., Darbas A., van Doorn P.A., van Briemen L., van der Meche F.G.A. (1997) Decreased electrical excitability of peripheral nerves in demyelinating polyneuropathies. J Neurol Neurosurg Psychiat 62: 398–400

Meyer B. U., Benecke R., Frank B., Conrad B. (1988). Complex repetitive discharges in the iliopsoas muscle. J Neurol 235: 411–414

Meyer B.U., Britton TC., Benecke R. (1989). Investigation of unilateral facial wealzners: Magnetic stimulation of the proximal facial nerve and of the face-associated motor cortex. J Neurol 236: 102–107

Miller R. G. (1979). The cubital syndrome: diagnosis and precise localization. Ann Neurol 6: 56

Miller R.G., Peterson G.W., Daube J.R., Albers J.W. (1988). Prognostic value of electrodiagnosis in Guillain-Barré syndrome. Muscle & Nerve 11: 769–774

Miller T.M. (2008). Differential diagnosis of myotonic disorders. Muscle Nerve 37, 293–299.

Morgello S., Simpson D.M. (1994). Multifocal cytomegalovirus demyelinative polyneuropathy associated with AIDS. Muscle & Nerve 17: 176–182

Morgenlander J.C., Sanders D.B. (1994). Spontaneous EMG activity in the extensor digitorum brevis and abductor hallucis muscles in normal subjects. Muscle & Nerve 17: 1346–1347

Mulder D.W. (1990). The postpolio syndrome. In: Vinken P.J., Bruyn G.W., Klawans H. L. (Hrsg.) Handbook of clinical Neurology Vol. 59, S. 35–40. Elsevier Science Publishers Amsterdam.

Mumenthaler M., Stöhr M., Müller-Vahl H. (2007). Läsionen peripherer Nerven. 9. Aufl. Thieme, Stuttgart - New York

Müller-Vahl H., Mumenthaler M., Stöhr M., Tegenthoff M. (2014). Läsionen peripherer Nerven und radikuläre Syndrome. 10. Aufl. Thieme, Stuttgart.

Nandedkar S.D., Barkhaus P.E., Charles A. (1995). Multi-motor unit action potenzial analysis (MMA). Muscel Nerve 18: 1155–1166

Nardin R.A., Rutkove S.B., Raynor E.M. (2002). Diagnostic accuracy of electrodiagnostic testing in the evaluation of weakness. Muscle Nerve 26: 201–205

Neary D., Ochoa J., Gilliatt R. W. (1975). Sub-clinical entrapment neuropathy in man. J Neurol Sci 24: 283

Neijmeijer S.W.R., Koelman J.H.T.M., Kamphuis D.J., Tijssen M.A.J. (2012). Muscle selection for treatment of cervical dystonia with botulinum toxin - a systematic review. Parkinsonism Relat Disord 18:731-736

Neill M.E., Swash M. (1980). Increased motor unit fibre density in the external anal sphincter muscle in ano-rectal incontinence: a single fibre EMG study. J Neurol Neurosurg Psychiat 43: 343–347

Newsom-Davis J., Mills K.R. (1993). Immunological associations of acquired neuromyotonia (Isaacs' syndrome). Brain 116: 453–469

Nielsen V.K. (1985). Electrophysiology of the facial nerve in hemifacial spasm: Ectopic/Ephaptic Excitation. Muscle & Nerve 8: 545–555

Nielsen V.K., Friis M.L., Johnson T (1982). Electromyographic distinction between paramyotonia congenita and myotonia congenita: effect of cold. Neurol (NY) 32: 827–832

Nishida T., Kompoliti A., Janssen I., Levin K.F. (1996). H reflex in S-1 radiculopathy: latency versus amplitude controversy revisited. Muscle & Nerve 19: 915–917

Nix W. A., Pfeifer B., Vogt f (1990). Methodik und diagnostische Möglichkeiten des Makro-EMG. I. Methodik. Z EEG-EMG 21: 45–50

Notermans N.C., Wokke J.H., Lokhorst H.M., Franssen H., van der Graaf Y., Jennekens F.G.I. (1994). Polyneuropathy associated with monoclonal gammopathy of undetermined significance. A prospective study of the prognostic value of clinical and laboratory abnormalities. Brain 117: 1385–1393

O'Leary C.P., Mann A.C., Lough J., Willison H.J. (1997). Muscle hypertrophy in multifocal motor neuropathy is associated with continuous motor unit activity. Muscle & Nerve 20: 479–485

Obeso J.A., Artieda J., Marsden C.D. (1993). Different clinical presentations of myoclonus. In: Jankovic J., Tolosa E.: Parkinson's disease and movement disorders. 2nd Ed. Williams & Wilkins, Baltimore

Oey P. L., Franssen H., Bernsen R. A. J. A. M., Wokke J. H. J. (1991). Multifocal conduction block in a patient with borrelia burgdorferi infection. Muscle & Nerve 14: 375–377

Öge A. E., Boyaciyan A., Sarp A., Yazici J. (1996). Facial myokymia: segmental demyelination demonstrated by magnetic stimulation. Muscle & Nerve 19: 246–249

Oh S.J. (1984). Clinical electromyography. University Park Press, Baltimore

Oh S.J. (1989). Diverse electrophysiological spectrum of the Lambert Eaton myasthenic syndrome. Muscle & Nerve 12: 464–469

Oh S.J., Demirci M., Dajani B., Melo A.C., Claussen G.C. (2001). Distal sensory nerve conduction of the superficial peroneal nerve: new method and its clinical application. Muscle Nerve 24: 689–694

Oh S.J., Head T., Fesenmeier J., Claussen G. (1995). Peroneal nerve repetitive nerve stimulation test: its value in diagnosis of myasthenia gravis and Lamberteaton myasthenic syndrome. Muscle & Nerve 18: 867–873

Oh S.J., Joy J.L., Kuruoglu R. (1992). »Chronic sensory demyelinating neuropathy«: chronic inflammatory demyelinating polyneuropathy presenting as a pure sensory neuropathy. J Neurol Neurosurg Psychiat 55: 677–680

Oh S.J., Kim D. E., Kuruoglu R. et al. (1992). Diagnostic sensitivity of the laboratory tests in myasthenia gravis. Muscle & Nerve 15: 720–724

Oh S.J., Kim D.E., Kuruoglu H.R. (1994). What is the best diagnostic index of conduction block and temporal dispersion? Muscle & Nerve 17: 489–493

Oh S.J., Kim D.E., Kuruoglu R., Brooks J., Claussen G. (1996). Electrophysiological and clinical correlations in the Lambert-Eaton myasthenic syndrome. Muscle & Nerve 19: 903–906

Oh S.J., Kim H.S., Ahmad B.K. (1984). Electrophysiological diagnosis of interdigital neuropathy of the foot. Muscle & Nerve 7: 218–225

Oh S.J., Sarala P. K., Kuba T, Elmore R. S. (1978). Tarsal tunnel syndrome: Electrophysiological study. Ann NeuroL 5: 327–330

Olney R. K., Hanson M. (1988). Ulnar neuropathy at or distal to the wrist. Muscle & Nerve 11: 828–832

Olney R. K., Miller R. G. (1984). Conduction block in compression neuropathy: Recognition and quantification. Muscle & Nerve 7: 662–667

Olney R.K., Lewis R.A., Putnam T.D., Campellone J.V. (2003). Consensus criteria for the diagnosis of multifocal motor neuropathy. Muscle Nerve 27: 117–121

Olney R.K., So Y.T, Goodin D.S., Aminoff M.J. (1990). A comparison of magnetic and electrical stimulation of peripheral nerves. Muscle & Nerve 13: 957–963

Ongerboer de Visser B. W. (1982). Afferent limb of the human jaw reflex: electrophysiologic and anatomic study. Neurology 32: 563

Ongerboer de Visser B.W., Cruccu G., Manfredi M., Koelman J.H.T M. (1989). Effect of brainstem lesions on the masseter inhibitory reflex. Functional mechanisms of reflex pathways. Brain 113: 781–792

Opsomer R.J., Boccasena P., Rossini P.M. (1996). Sympathetic skin response from the limbs and the genitalia: Normative study and contribution o the evaluation of neurourological disorders. Electroencephalogr Clin Neurophysiol – Electromyogr Mot Contr 101: 25–31

Opsomer R.J., Caramia M. D., Zarola F. et al. (1989). Neurophysiological evaluation of central-peripheral sensory and motor pudendal fibres. Electroenceph Clin Neurophysiol 74: 260–270

Ørstavic K., Heier M.S., Young P., Stögbauer F. (2001). Brachial plexus involvement as the only expression of heredita-

ry neuropathy with liability to pressure palsies. Muscle Nerve 24: 1093–1096
Ostergaard L., Fuglsang-Frederiksen A., Sjo O., Werdelin L., Winkel H. (1996). Quantitative EMG in cervical dystonia. Electromyogr Clin Neurophysiol 36: 179–185
Padua L., Monaco M.L., Valente E.M., Tonali P.A. (1996). A useful electrophysiologic parameter for diagnosis of carpal tunnel syndrome. Muscle & Nerve 19: 48–53
Panayiotopoulos C.P. (1979). F chronodispersion: a new electrophysiologic method. Muscle & Nerve 2: 68–72
Panizza M., Nilsson J., Hallett M. (1989). Optimal stimulus duration for the H-reflex. Muscle & Nerve 12: 576–579
Papathanasiou E.S., Zamba E., Papacostas S.S. (2001). Radial nerve F-waves: normative values with surface recording from the extensor indicis muscle. Clin Neurophysiol 112: 145–152
Parano E., Uncini A., DeVivo D.C. et al. (1993). Electrophysiologic correlates of peripheral nervous system maturation in infancy and childhood. J Child Neurol 8, 336–338
Pareyson D., Solari A., Taroni F., Botti S., Fallica E., Scaioli V., Ciano C., Sghirlanzoni A. (1998). Detection of hereditary neuropathy with liability to pressure palsies among patients with acute painless mononeuropathy or plexopathy. Muscle Nerve 21: 1686–1691
Park T.A., Del Toro D.R. (1995a). Generators of the early and late median thenar premotor potentials. Muscle & Nerve 18: 1000–1008
Park T.A., Del Toro D.R. (1995b). The medial calcaneal nerve: anatomy and nerve conduction technique. Muscle & Nerve 18: 32–38
Parks A. G., Swash M., Urich H. (1977). Sphincter denervation in anorectal incontinence and rectal prolapse. Gut 18: 656– 665
Partanen V.S.J., Lang A.H. (1978). An analysis of double discharges in the human electromyogram. J Neurol Sci 36: 363
Pavesi G., Medici D. (1996). Trigeminofacial reflex in lingual neuropathy. Muscle & Nerve 19: 1636–1637
Payan J. (1969). Electrophysiological localization of ulnar nerve lesions. J Neurol Neurosurg Psychiat 32: 208
Payan J. (1986). An electromyographer's view of the ulnar nerve. J Bone Joint Surg 68: 13–15
Payan J. (1996). Some reflections on approaching retirement. J Neurol Neurosurg Psychiat 61: 573–578
Pedersen E., Harving H., Klemar B., Tørring J. (1978). Human anal reflexes. J Neurol Neurosurg Psychiat 41: 813
Peioglou-Harmoussi S., Howel D., Fawcett P.R.W., Barwick D.D. (1985). F-response behavior in a control population. J Neurol Neurosurg Psychiat 48: 1152–1158
Pestronk A. (1991). Invited review: Motor neuropathies, motor neuron disorders, and antiglycolipid antibodies. Muscle & Nerve 14: 927–936
Petrera J. E.,Trojaborg W. (1984a). Conduction studies along the accessory nerve and follow-up of patients with trapezius palsy. J Neurol Neurosurg Psychiat 47: 630–636
Petrera J.E., Trojaborg W. (1984b). Conduction studies of the long thoracic nerve in serratus anterior palsy of different etiology. Neurol 34: 1033–1037
Pfadenhauer K., Schönsteiner T., Stöhr M. (1995). Diagnostik der Neuroborreliose. Welchen Beitrag leistet die Elektrophysiologie? TW Neurol Psychiat 9: 337–347
Pfadenhauer K., Schönsteiner T., Stöhr M. (1996). SEP-Befunde bei Neuroborreliose. Z EEG-EMG 27: 47–51
Pfeiffer G. (1996). »Myopathische« und »neuropathische« Veränderungen der Potenziale der motorischen Einheiten bei Myositis. Eine Diskriminanzanalyse. Z EEG-EMG 27: 70–75
Pfeiffer G. (1996). Wie sicher differenziert die Elektromyographie Myopathien und neurogene Erkrankungen? Nervenarzt 67: 123–132
Pfeiffer G. (1997). Gruppierte Faszikulationen und ihre Korrelation zur Myokymie: Zur Terminologie der Spontanaktivität im EMG. Z EEG-EMG 28: 29–33
Pfister R., Stöhr M. (1997). Unilateraler Masseterkrampf – eine Unterform des mastikatorischen Hemispasmus? Akt Neurol 24: 219–223
Pfister R, Nilnik V (2005). Neurographische Diagnostik des Karpaltunnelsyndroms. Neurophysiol. Lab 27, 27–47
Phillips L. H., Park T S. (1991). Electrophysiologic mapping of the segmental anatomy of the muscles of the lower extremity. Muscle & Nerve 14: 1213–1218
Phillips L.H., Morgan R.F. (1993a). Anomalous origin of the sural nerve in a patient with tibial-common peroneal nerve anastomosis. Muscle & Nerve 16: 414–417
Phillips L.H., Park T.S. (1993b). Electrophysiological mapping of the segmental innervation of the saphenous and sural nerves. Muscle & Nerve 16: 827–831
Pickett J. B. (1988). AAEE Case report # 16: Botulism. Muscle & Nerve 11: 1201–1205
Pickett J. B., Schmidtley J.W. (1980). Sputtering positive potenzials in EMG: An artifact resembling waves. Neurol 30: 215–218
Pinelli P., Buchthal F. (1953). Muscle action potenzials in myopathies with special regard to progressive muscle dystrophy. Neurology 3: 347
Platzer W. (1994). Pernkopf Anatomie. Atlas der topographischen und angewandten Anatomie des Menschen. Bd.1.3. Urban & Schwarzenberg, München
Po H. L., Mei S. N. (1992). Meralgia paresthetica: the diagnostic value of somatosensory evoked potenzials. Arch Phys Med Rehabil 73: 70–72
Podnar S., Vodušek D.B., Stålberg E. (2000). Standardization of anal sphincter electromyography: normative data. Clin Neurophysiol 11: 2200–2207
Ponsford S. N. (1988). Sensory conduction in medial and lateral plantar nerves. J Neurol Neurosurg Psychiat 51: 188–191
Potts F.A., Shahani B. T, Young R. R. (1981). F-response amplitude and its relationship to the motor unit. Neurology 31: 66
Preston D.C., Logigian E.L. (1992). Lumbrical and interossei recording in carpal tunnel syndrome. Muscle & Nerve 15: 1253– 1257
Preston D.C., Shapiro B.E., Raynor E.M., Kothari M.J. (1997). The relative value of facial, glossal, and masticatory muscles in the electrodiagnosis of amyotrophic lateral sclerosis. Muscle & Nerve 20: 370–372
Pringle C.E., Belden J., Veitch J.E., Brown W.F. (1997). Multifocal motor neuropathy presenting as ophthalmoplegia. Muscle & Nerve 20: 347–351
Priori A., Berardelli A., Inghilleri M. et al. (1991). Electrical and magnetic stimulation of the accessory nerve at the base of the skull. Muscle & Nerve 14: 477–478
Prutkin L. (1980). Normal and anomalous innervation patterns in the lower extremity. In: Omer G. E., Spinner M. (Hrsg.) Management of peripheral nerve problems. Saunders, Philadelphia-London-Toronto, S.100–115
Puff K. H. (1971). Die klinische Elektromyographie in der Differenzialdiagnose von Neuro- und Myopathien. Springer, Berlin Heidelberg-New York
Puksa L., Stålberg E., Falck B. (2003). Occurrence of A-waves in F-wave studies of healthy nerves. Muscle Nerve 28: 626–629
Pullman S.L., Goodin D.S., Marquinez A.I. Tabbal S., Rubin M. (2000). Clinical utility of surface EMG. Neurology 55: 171–177
Rasminsky M. (1981). Hyperexcitability of Pathologically Myelinated Axons and Positive Symptoms in Mutiple Sclerosis. In: Demyelinating Disease: Basic and Clinical Electrophysiology, hrsg. Waxman S. G., Ritchie J. M. Raven Press, New York
Ravits J., Hallett M., Backer M., Nilsson J., Dalakas M. (1990). Clinical and electromyographic studies of postpoliomyelitis muscular atrophy. Muscle & Nerve 13: 667–674
Ravits J.M. (1997). AAEM minimonograph #48: autonomic nervous system testing. Muscle Nerve 20: 919–937

Ravnborg M., Blinkenberg M., Dahl K. (1990). Significance of magnetic coil position in peripheral motor nerve stimulation. Muscle & Nerve 13: 681–686

Raynor E.M., Ross M.H., Shefner J.M., Preston D.C. (1995). Differentiation between axonal and demyelinating neuropathies: identical segments recorded from proximal and distal muscles. Muscle & Nerve 18: 402–408

Raynor E.M., Shefner J.M., Preston D.C., Logigian E.L. (1994). Sensory and mixed nerve conduction studies in the evaluation of ulnar neuropathy at the elbow. Muscle & Nerve 17: 785–792

Redmond J.M.T., McKenna M.J., Feingold M. (1992). Sensory testing versus nerve conduction velocity in diabetic polyneuropathy. Muscle & Nerve 15: 1334–1339

Reichel G., Stenner A., Jahn A. (2009). Zur Phänomenologie der zervikalen Dystonien. Vorschlag einer neuen Behandlungsstrategie mit Botulinumtoxin. Fortschr Neurol Psychiat 77: 272-277

Reiners K. (1997). Neurophysiologische und morphologische Aspekte der Nervenleitung. l. Grundlagen und Problematik des Leitungsblocks. Z EEG-EMG 28: 96–102

Rhee E.K., England J.D., Sumner A.J. (1990). A computer simulation of conduction block: effects produced by actual block versus interphase cancellation. Ann Neurol 28: 146–156

Richardson A. T (1954). Muscle fasciculation. Arch Phys Med 35: 281

Ricker K., Camacho L. M., Grafe P. et al. (1989). Adynamia episodica hereditaria: What causes the weakness? Muscle & Nerve 12: 883 891

Ricker K., Hertel G., Stodieck S. (1977). Influence of temperature on neuromuscular transmission in myasthenia gravis. J Neurol 216: 273

Ricker K., Meinck H.M. (1972). Verlaufsdynamik und Herkunft pseudomyotoner Entladungsserien bei Denervationssyndromen. Z EEG-EMG 3: 170

Ricker K., Meinck H.M., Stumpf H. (1973). Neurophysiologische Untersuchungen über das Stadium passagerer Lähmung bei Myotonia congenita und Dystrophia myotonica. Z Neurol 204: 135

Ricker K., Rohkamm R., Moxley R.T (1988). Hypertrophy of the calf with S1 radiculopathy. Arch NeuroL 45: 660–664

Rivner M. H., Swift T R., Crout B. O., Rhodes K. P. (1990). Toward more rational nerve conduction interpretations: The effect of height. Muscle & Nerve 13: 232–239

Rivner M.H., Swift T.R., Malik K. (2001). Influence of age and height on nerve conduction. Muscle Nerve 24: 1134–1141

Roig J.V., Villoslade C., Lledo S., Solana A., Buch E., Alos R., Hinojosa J. (1995). Prevalence of pudendal neuropathy in fecal incontinence. Results of a prospective study. Dis Colon Rectum 38: 952–958

Rosenfalck A., Buchthal F. (1963). Action potenzials from sensory nerve. Acta Physiol Scand 59, Suppl 213: 133

Rosenfalck P., Rosenfalck A. (1975). Electromyography, sensory and motor conduction. Findings in normal subjects. Copenhagen, Rigshospitalet 1–49

Rösler K.M., Hess C.W., Schmid U.D. (1989). Investigation of facial motor pathways by electrical and magnetic stimulation: sites and mechanisms of excitation. J Neurol Neurosurg Psychiat 52: 1149–1156

Ross M.A., Kimura J. (1995). AAEM case report #2: the carpal tunnel syndrome. Muscle & Nerve 18: 567–573

Rosselle N., DeDoncker K., Jolie P. (1959). Atlas of electromyography. Nauwelaerts, Louvain

Roth G. (1971). Fasciculations d'origine peripherique. Electromyogr 11: 413–428

Roth G. (1982). The origin of fasciculations. Ann Neurol 12: 542

Roth G., Egloff-Baer S. (1984). MotorAxon loop: An Electroneurographic Response. Muscle & Nerve 7: 294–297

Roullet E., Assuerus V., Gozlan J., Ropert A., Said G., Baudrimont M., El Amrani M., Jacomet C., Duvivier C., Gonzales-Canali G., Kirstetter M., Meyohas M.-C., Picard O., Rozenbaum W. (1994). Cytomegalovirus multifocal neuropathy in AIDS: analysis of 15 consecutive cases. NeuroL 44: 2174–2182

Rowin J., Meriggioli M.N. (2000). Electrodiagnostic significance of supramaximally stimulated A-waves. Muscle Nerve 23: 1117–1120

Rüdel R., Ricker K., Lehmann-Horn F. (1988). Transient weakness and altered membrane characteristics in recessive generalized myotonia. Muscle & Nerve 11: 202–211

Ruonala V., Meigal A., Rissanen S.M., Airaksinen O., Kankaanpää M., Karjalainen P.A. (2014). EMG signal morphology and kinematic parameters in essential tremor and Parkinson's disease patients. J Electromyogr Kinesiol pii: S1050-6411(13)00284-8. doi: 10.1016/j.jelekin.2013.12.007. [Epub ahead of print]

Russell R.I.R., Helps B.-A., Helms P.J. (2001). Normal values for phrenic nerve latency in children. Muscle Nerve 24: 1548–1550

Rutkove S.B., Kothari M.J., Shefner J.M. (1997). Nerve, muscle, and neuromuscular junction electrophysiology at high temperature. Muscle & Nerve 20: 431–436

Ruys-van Oeyen A.E.W.M., Van Dijk J.G. (2002). Repetitive nerve stimulation of the nasalis muscle: technique and normal values. Muscle Nerve 26: 279–282

Sachs G.M., Raynor E.M., Shefner J.M. (1995). The all ulnar motor hand without forearm anastomosis. Muscle & Nerve 18: 309–313

Sander H.W., Quinto C., Saadeh P.B., Chokroverty S. (1999). Median and ulnar palm-wrist studies. Clin Neurophysiol 110: 1462–1465

Sanders D. B. (1989). Ephaptic transmission in hemifacial spasm: A single fiber EMG study. Muscle & Nerve 12: 690–694

Sanders D.B. (2002). Clinical impact of single-fiber electromyography. Muscle Nerve Suppl 11:S15–20

Sanders D.B., Stålberg E.V. (1996). AAEM minimonograph #25: single-fiber electromyography. Muscle Nerve 19: 1069–1083

Santoro L., Perretti A., Crisci C. et al. (1990). Electrophysiological and histological follow-up study in 15 Friedreich's Ataxia patients. Muscle & Nerve 13: 536–540

Santoro M., Thomas F.P., Fink M.E., Lange D.J., Uncini A., Wadia N.H., Latov N.H. (1990).JgM deposits at nodes of Ranvier in a patient with amyotrophic lateral sclerosis, anti-GM1 antibodies, and multifocal motor conduction block. Ann Neurol 28: 373–377

Sattar A.A., Merckx L.A., Wespes E. (1996). Penile electromyography and its smooth muscle content: interpretation of 25 impotent patients. J Urol 155: 909–912

Scelsa S.N., Herskovik S., Berger A.R. (1995). The diagnostic utility of F waves in L5/S1 radiculopathy. Muscle & Nerve 18: 1496

Schenck E., Beck U. (1975). Somatic brain stem reflexes in clinical neurophysiology. Electromyogr Clin Neurophysiol 15: 107

Schenck E., Manz F. (1973). The blink reflex in bell's palsy. In: Desmedt J. E. (Hrsg.) New developments in electromyography and clinical neurophysiology. Bd.3 Karger, Basel, S.678–681

Scherb W. H. (1988). Neurophysiologische Verfahren bei der Diagnostik der erektilen Dysfunktion. In: Bahren W., Altwein J. E. (Hrsg.) Impotenz. Georg Thieme Verlag, Stuttgart – New York

Schicatano E.J., Basso M.A., Evinger C. (1977). Animal model explains the origins of the cranial dystonia benign essential blepharospasm. J Neurophysiol 77: 28422846

Schmid U. D., Walker G., Hess C. W., Schmid J. (1990). Magnetic and electrical stimulation of cervical motor roots: Technique, site and mechanisms of excitation. J Neurol Neurosurg Psychiat 53: 770–777

Schmid U.D., Moller A.R., Schmid J. (1991). Transcranial magnetic stimulation excites the labyrinthine segment of the facial nerve: an intraoperative electrophysiological study in man. Neurosci Lett 124: 273–276

Schmid U.D., Walker G., Schmid-Sigron J., Hess C.W. (1991). Transcutaneous magnetic and electrical stimulation over the cervical spine: excitation of plexus roots – rather than spinal roots. Electroencephalogr Clin NeurophysioL 43: 369–385

Schneider C., Reiners K. (2000). Elektrophysiologische Diagnostik neuromuskulärer Übertragungsstörungen. Klin Neurophysiol 31: 1–13

Schnyder J., Meyer M. (1991). Die benigne fokale Amyotrophie. Schweiz Med Wschr 121. 167–173

Schott K., Koenig E. (1991). T-wave response in cervical root lesions. Acta Neurol Scand 84: 273–276

Schott K., Moths C., Schäfer G., Bartels M., Schabet M. (1995). Die elektrophysiologische Diagnostik der Muskeleigenreflexe. Z EEG-EMG 26: 244–247

Schriefer T N., Hess C.W., Mills K.R., Murray N.M.F. (1989). Central motor conduction studies in motor neurone disease using magnetic brain stimulation. Electroenceph Clin Neurophysiol 74: 431–437

Schriefer T N., Mills K.R., Murray N.M.F., Hess C.W. (1988). Evaluation of proximal facial nerve conduction by transcranial magnetic stimulation. J Neurol Neurosurg Psychiat 51: 60–66

Schulte-Mattler W.J., Georgiadis D., Tietze K., Zierz S. (2000). Relation between maximum discharge rates on electromyography and motor unit number estimates. Muscle Nerve 23: 231–238

Schulte-Mattler W.J., Georgiadis D., Zierz S. (2001). Discharge patterns of spontaneous activity and motor units on concentric needle electromyography. Muscle Nerve 24: 123–126

Schulte-Mattler W.J., Jakob M. (1999). Ein Verfahren zur Mustererkennung in Nadel-Elektromyogrammen. Funktion und klinischer Nutzen. Klin Neurophysiol 30: 39–43

Schulze F. (1972). Die Ophthalmo-Elektromyographie. Abhandlungen aus dem Gebiete der Augenheilkunde. Sammlung von Monographien, Band 41. Thieme, Leipzig

Schumm F., Stöhr M. (1984). Accessory nerve stimulation in the assessment of myasthenia gravis. Muscle & Nerve 7: 147– 151

Schwartz M.S., Stålberg H., Schiller H.H., Thiele B. (1976). The reinnervated motor unit in man: a single fibre EMG multielectrode investigation. J Neurol Sci 27: 303

Schwarz S., Henningsen P., Meinck H.M. (2000). Dystonie nach peripherem Trauma. Klinisches Spektrum und diagnostische Kriterien. Unfallchirurg 103: 220-226

Schwerdtfeger K., Jelasic F. (1985). Trismus in postoperative, posttraumatic and other brain stem lesions caused by paradoxical activity of masticatory muscles. Acta Neurochirurgica 76: 62–66

Seddon H.J. (1943). Three types of nerve injury. Brain 66: 237

Seror P. (2002). The medial antebrachial cutaneous nerve: antidromic and orthodromic conduction studies. Muscle Nerve 26: 421–423

Seror R., Seror P. (2006). Meralgia paresthetica: clinical and electrophysiological diagnosis in 120 cases. Muscle Nerve 33, 650–654

Serra G., Aiello I., De Grandis D., Tugnoli V., Carreas M. (1983). MuscleNerve Ephaptic Excitation in some Repetitive AfterDischarges. Electroenceph Clin Neurophys 57: 416–422

Shahani B. T (1984). H Reflex and F Response studies. American Association of Electromyography and Electrodiagnosis. Rochester, Minn.

Shahani B. T, Young R. R. (1980). Studies of reflex activity from a clinical viewpoint. In: Aminoff M. J. (Hrsg.) Electrodiagnosis in clinical neurology. Churchill, Livingstone, S.290–304

Shahani B.T., Macloed W.N., Bertics G.M. (1987). Minimal F response latencies as a measure of conduction in largest-diameter alpha motor axons. Neurol 37: 114

Shapiro B.E., Logigian E.L., Kolodny E.H. et al. (2008). Late-onset Tay-Sachs disease: the spectrum of peripheral neuropathy in 30 affected patients. Muscle Nerve 38, 1012–1015

Sharrard W.J.W. (1953). Correlation between changes in spinal cord and muscle paralysis in poliomyelitis – a preliminary report. Proc R Soc Med 46: 346–349

Sharrard W.J.W. (1955). The distribution of the permanent paralysis in the lower limb in poliomyelitis: A clinical und pathological study. J Bone Joint Surg 37: 540–558

Shea J.D., McClain E.J. (1969). Ulnar nerve compression syndromes at and below the wrist. J Bone Joint Surg 51: 1095

Sheean G.L., Kanabar G., Murray N.M.F. (1996). Lumbrical-interosseous comparison in a distal ulnar nerve lesion. Muscle & Nerve 19: 673–674

Sheean G.L., Murray N.M.F. (1995). Electrodiagnosis. Current Opinion Neurol 8: 339–344

Sheehy M.P., Marsden C.D. (1982). Writers'cramp – a focal dystonia. Brain 105: 461–480

Sheth R.D., Bolton C.F. (1995). Neuromuscular complications of sepsis in children. Child Neurol 10: 346–352

Simpson D. M. (1992). Neuromuscular complications of human immunodeficiency virus infection. Seminars in Neurology 12: 34–42

Simpson D.M., Sternman D., Graves-Wright J., Sanders I. (1993). Vocal cord paralysis: Clinical and electrophysiological features. Muscle & Nerve 16: 952–957

Small G.A., Lovelace R.E. (1993). Chronic inflammatory demyelinating polyneuropathy. Seminars Neurol 13: 305–312

Smith l.S. (1994). The natural history of chronic demyelinating neuropathy associated with benign IgM paraproteinaemia: a clinical and neurophysiological study. Brain 119: 949–957

Smith S.J., Lees A.J. (1989). Abnormalities of the blink reflex in Gilles de la Tourette syndrome. J Neurol Neurosurg Psychiatry 52: 895–898

Snowden M.L., Haselkorn J.K., Kraft G.H., Bronstein A.D., Bigos S.J., Slimp J.C., Stolov W.C. (1992). Dermatomal somatosensory evoked potenzials in the diagnosis of lumbosacral spinal stenosis: comparison with imaging studies. Muscle & Nerve 15: 1036–1044

So Y.T., Olney R.K. (1994). Acute lumbosacral polyradiculopathy in acquired immunodeficiency syndrome: experience in 23 patients. Ann Neurol 35: 53–58

Solders G., Andersson T, Persson A. (1991). Central conduction and autonomic nervous function in HMSN I. Muscle & Nerve 14: 1074–1079

Solders G., Andersson T., Borin Y., Brandt L., Persson A. (1993). Electroneurography index: a standardized neurophysiological method to assess peripheral nerve function in patients with polyneuropathy. Muscle & Nerve 16: 941–946

Soliven B., Meer J., Uncini A. et al. (1988). Physiologic and anatomic basic for contralateral R, in blink reflex. Muscle & Nerve 11: 848–851

Sorensen M., Nielsen M.B., Pedersen J.F., Christiansen J. (1994). Electromyography of the internal anal sphincter performed under endosonographic guidance. Description of a new method. Dis Colon Rectum 37: 138–143

Sourkes M., Stewart J. D. (1991). Common peroneal neuropathy: A study of selective motor and sensory involvement: CAN – Neurology 41: 1029–1033

Sovilla J.Y., Regli F., Francioli P.B. (1988). Guillain-Barré syndrome following Campylobacter jejuni enteritis: Report of three cases and review of the literature. Arch Intern Med 148: 739–741

Spencer P. S., Weinberg H. J. (1978). Axon specitication of Schwann cell expression and myelination. In: Waxmann S. G. (Hrsg.) Physiology and Pathobiology of axons. Raven Press, New York, S.389–405

Spevak M.K., Prevec T.S. (1995). A noninvasive method of neurography in meralgia paraesthetica. Muscle & Nerve 18: 601–605

Spieker S., Jentgens C., Boose A., Dichgans J. (1995). Reliability, specificity and sensitivity of long-term tremor recordings. Electroencephalogr Clin Neurophysiol 97: 326–331

Spindler H.A., Reischer M.A., Felsenthal G. (1994). Electrodiagnostic assessment in suspected tarsal tunnel syndrome. Phys Med Rehabil Clin N Am 5: 595–612

Stålberg E, Trontelj J.V., Schwartz M.S. (1976). Single muscle fibre recording of the jitter phenomenon in patients with myasthenia gravis and in members of their families. Ann NY Acad Sci 274: 189

Stålberg E. (1991). Invited review: Electrodiagnostic assessment and monitoring of motor unit changes in disease. Muscle & Nerve 14: 293–303

Stålberg E., Bischoff C., Falck B. (1994). Outliers, a way to detect abnormality in quantitative EMG. Muscle & Nerve 17: 392–399

Stålberg E., Chu V., Bril J., Nandedkar S., Stålberg S., Ericsson M. (1983). Automatic analysis of the electromyographic interference pattern. Electroenceph Clin Neurophysiol 672–681

Stålberg E., Ekstedt J. (1973). Single fibre EMG and microphysiology of the motor unit in normal and diseased muscle. In: Desmedt J. E. (Hrsg.) New developments in electromyography and clinical neurophysiology. Bd.1. Karger, Basel, S.113–129

Stålberg E., Ekstedt J., Broman A. (1971). The electromyographic Jitter in normal human muscles. Electroenceph Clin Neurophysiol 31: 429

Stålberg E., Fawcett P.R.W. (1982). Macro EMG in healthy subjects of different ages. J Neurol Neurosurg Psychiat 45: 870–878

Stålberg E., Grimby G. (1995). Dynamic electromyography and muscle biopsy changes in a 4–year follow-up: study of patients with a history of polio. Muscle & Nerve 18: 699–707

Stålberg E., Thiele B. (1972). Transmission block in terminal nerve twigs: a single fibre electromyographic finding in man. J Neurol Neurosurg Psychiat 35: 52

Stålberg E., Trontelj J.V. (1979). Single fibre electromyography. Mirvalle Press, Old Woking

Stålberg E.V., Sonoo M. (1994). Assessment of variability in the shape of the motor unit action potenzial, the »jiggle,« at consecutive discharges. Muscle & Nerve 17: 1135–1144

Steudemann H.U. (1968). Beitrag zur Elektromyographie der Rückenmuskulatur. Diss. München

Stevens J. C. (1987). AAEE minimonograph # 26: The electrodiagnosis of carpal tunnel syndrome. Muscle & Nerve 10: 99–113

Stille D. (1974). Die distale Radialisparese (Supinatorsyndrom). Akt Neurol 1: 5

Stöhr M. (1975). Neurogener Jitter und intermittierende Blockierungen bei posttraumatischer Reinnervation. Z EEG-EMG 6: 63

Stöhr M. (1976a). Elektromyographische Untersuchungen seltener Formen von Spontanaktivität im menschlichen Skelettmuskel. Habilschr Tübingen

Stöhr M. (1976b). Der Orbicularis-oculi-Reflex bei der Beurteilung defektgeheilter peripherer Facialisparesen. J Neurol 212: 85

Stöhr M. (1976c). Lagerungsbedingte Ischiadicus- und Glutaeusparesen. Fortschr Neurol Psychiat. 44: 706–708

Stöhr M. (1977). Benign fibrillation potenzials in normal muscle and their correlation with endplate and denervation potenzial. J Neurol Neurosurg Psychiat 40: 765

Stöhr M. (1978). Low frequency bizarre discharges. Electromyogr Clin Neurophysiol 18: 147

Stöhr M. (1978b). Traumatic and postoperative lesions oft he lumbosacral plexus. Arch Neurol. 35: 757–760

Stöhr M., Dichgans J., Dörstelmann D. (1980). Ischaemic neuropathy of the lumbosacral plexus following intragluteal injection. J Neurol Neurosurg Psychiat 43: 489–494

Stöhr M. (1981). Activity dependent variations in threshold and conduction velocity of human sensory fibres. J Neurol Sci 49: 47

Stöhr M. (1982). Special types of spontaneous electrical activity in radiogenic nerve injuries. Muscle & Nerve 5: 578

Stöhr M. (1984). Elektrophysiologische Untersuchungen bei Polyneuropathien. Internist 25: 583–588

Stöhr M. (1995). Claudicatio intermittens infolge belastungsabhängiger Ischämie des Beinplexus. Akt Neurol. 22: 104–106

Stöhr M. (1996). Iatrogene Nervenläsionen. 2. Aufl. Thieme, Stuttgart

Stöhr M. (2002). Nerven-Engpass-Syndrome – Qualitätsanforderungen an die neurologische und neurophysiologische Diagnostik. Handchir Mikrochir Plast Chir 34: 269–274

Stöhr M. (2003). Delayed radiotherapy injury. In: Brandt T., Caplan L.R., Dichgans J., Diener H.C., Kennard C. (Hrsg.) Neurological Disorders – Course and Treatment. Second Edition, Elsevier Science, USA

Stöhr M., Assmus H., Bischoff C., Haußmann P., Reiners K., Richter H.-P., Scheglmann K., Vogt T. (2003). Karpaltunnelsyndrom (KTS). In: Diener H.C. (Hrsg.) Leitlinien für Diagnostik und Therapie in der Neurologie. 2. Auflage, Georg Thieme Verlag, Stuttgart

Stöhr M., Assmus H., Bischoff C., Haußmann P., Reiners K., Richter H.-P, Scheglmann K., Vogt T. (2003). Chronische Ulnarisneuropathie am Ellenbogen. In: Diener H.C. (Hrsg.) Leitlinien für Diagnostik und Therapie in der Neurologie. 2. Auflage, Georg Thieme Verlag, Stuttgart

Stöhr M., Büttner U.W., Wiethölter H., Riffel B. (1983). Combined recordings of compound nerve action potenzials and spinal cord evoked potenzials in differenzial diagnosis of spinal root lesions. Arch Psychiat Nervenkr 233: 103

Stöhr M., Dawson D.M., Swash M. (2003). Compression neuropathies of peripheral nerves and compartment syndroms. In: Brandt T., Caplan L.R., Dichgans J., Diener H.C., Kennard C. (Hrsg.) Neurological Disorders – Course and Treatment. Second Edition, Elsevier Science, USA

Stöhr M., Dichgans J., Buettner U.W., Hess Ch.W., Altenmüller E. (2004). Evozierte Potenziale. 4. Aufl. Springer, Berlin – Heidelberg – New York – Barcelona – Budapest – Hong Kong – London – Mailand – Paris – Santa Clara – Singapur – Tokio

Stöhr M., Gilliatt R.W., Willison R.G. (1981). Supernormal excitability of human sensory fibres after ischemia. Muscle & Nerve 4: 73

Stöhr M., Heckel R. (1977). Das Stiff-man-Syndrom: Klinische, elektromyographische und pharmakologische Befunde bei einem eigenen Fall. Arch Psychiat Nervenkr 223: 171

Stöhr M., Nerke O. (1976). Rezidivierender Tetanus. Dtsch Med Wschr 118: 35

Stöhr M., Petruch F. (1978). The orbicularis oculi reflex: diagnostic significance of the reflex amplitude. Electromyogr Clin Neurophysiol 18: 217

Stöhr M., Petruch F., Scheglmann K., Schilling Th. (1978a). Retrograde changes of nerve fibres with carpal tunnel syndrome. J Neurol 218: 287

Stöhr M., Petruch F., Schumm F., Reill P. (1976). Elektromyographische Spätbefunde nach Reinnervation. Z EEG-EMG 7: 198

Stöhr M., Reill P. (1980). Chronic compression syndrome of radial nerve above the elbow. Muscle & Nerve 3: 446

Stöhr M., Riffel B. (1988). Nerven und Nervenwurzelläsionen. VCH Weinheim

Stöhr M., Riffel B., Pfadenhauer K. (1991). Neurophysiologische Untersuchungsmethoden in der Intensivmedizin. Springer, Berlin Heidelberg

Stöhr M., Schumm F., Ballier R. (1978b). Normal sensory conduction in the saphenous nerve in man. Electroenceph Clin NeurophysioL 44: 172

Stöhr M., Schumm F., Reill P. (1977). Retrograde changes in motor and sensory nerve conduction velocity after nerve injury. J Neurol 214: 281

Stojkovic T., De Seze J., Hurtevent J.-F., Fourrier F., Vermersch P. (2003). Phrenic nerve palsy as a feature of chronic inflammatory demyelinating polyradiculoneuropathy. Muscle Nerve 27: 497–499

Streib E. (1987). AAEE Minimonograph # 27: Differenzial diagnosis of myotonic syndromes. Muscle & Nerve 10: 603–615

Streib E.W. (1979). Ulnar to median nerve anastomosis in the forearm: electromyographic studies. Neurol 29: 1534–1537

Struppler A. (1959). EMG Studie über den Masseter-Reflex beim infektiösen Tetanus des Menschen. Med Mschr 10: 642

Struppler A. (1974). Reflexuntersuchungen. In: Hopf H. C., Struppler A. (Hrsg.) Elektromyographie. Thieme, Stuttgart, S.166–200

Struppler A., Struppler E., Adams R. D. (1963). Local tetanus in man. Arch Neurol (Chic) 8: 162

Subramony S. H., Malhotra C. P., Mishra S. K. (1983). Distinguishing paramyotonia congenita and myotonia congenita by electromyography. Muscle & Nerve 6: 374–379

Sumner A. (1978). Physiology of dying-back neuropathies. In: Waxman S. G. (Hrsg.) Physiology and pathobiology of axons. Raven Press, New York, S.349–359

Sunderland G. (1978). Nerve and nerve injuries. Livingstone, Edinburgh

Swash M. (1982). Early and late components in the human anal reflex. J Neurol Neurosurg Psychiat 45: 767

Swash M. (1985). New concepts in incontinence. Br Med J 290: 4–5

Swash M., Schwartz M.S. (1988). Neuromuscular diseases: a practical approach to diagnosis and management. 2.Aufl. Springer, Berlin-Heidelberg-New York

Swash M., Snooks S.J. (1986). Slowed motor conduction in lumbosacral nerve roots in cauda equina lesions: A new diagnostic technique. J Neurol Neurosurg Psychiat 49: 808–816

Swenson M. R., Rubinstein R. S. (1992). Phrenic nerve conduction studies. Muscle & Nerve 15: 597–603

Swift T.R. (1994). The breathing arm. Muscle & Nerve 17: 125–129

Syme J.A., Kelly J.J. (1994). Absent F-waves early in a case of transverse myelitis. Muscle & Nerve 17: 462–465

Tackmann W., Hoffmeyer H. (1978). Das motorische Antwortpotential nach distaler und proximaler Stimulation. Fortschr Neurol Psychiat 46: 508

Tackmann W., Lehmann H. J. (1974). Refractory period in human sensory nerve fibres. Eur Neurol 12: 277

Tackmann W., Minkenberg R. (1977). Nerve conduction velocity of small components in human sensory nerves. Eur Neurol 16: 270

Tackmann W., Porst H. (1986). Der Bulbocavernosusreflex bei Kontrollen und Patienten mit Potenzstörungen. Z EEG-EMG 17: 147–152

Tackmann W., Porst H., Van Ahlen H. (1988). Bulbocavernosus reflex latencies and somatosensory evoked potenzials after pudendal nerve stimulation in the diagnosis of impotence. J Neurol 235: 219–225

Tackmann W., Richter H. P., Stöhr M. (1989). Kompressionssyndrome peripherer Nerven. Springer, Berlin-Heidelberg

Takano K., Kirchner F., Steinicke F., Langer A., Yasui H., Naito J. (1991). Relation between height and the maximum conduction velocity of the ulnar motor nerve in human subjects. Jpn J PhysioL 41: 385–396

Takigawa T., Yasuda H., Kikkawa R., Shigeta Y., Saida T., Kitasato H. (1995). Antibodies against GM1 ganglioside affect K+ and Na+ currents in isolated rat myelinated nerve fibers. Ann Neurol 37: 436–442

Taly A.B., Arunodaya G.R., Rao S. (1995). Sympathetic skin response in Guillain Barré syndrome. Clin Auton Res 5: 215-219

Tang L. M., Schwartz M. S., Swash M. (1988). Postural effects on F-wave parameters in lumbosacral root compression and canal stenosis. Brain 111: 207–213

Thomas J.E., Lambert E.H., Cseuz K.A. (1967). Electrodiagnostic aspects of the carpal tunnel syndrome. Arch Neurol 16: 635

Thomas P.K. (1960).Motor nerve conduction in the carpaltunnel syndrome. Neurol 10: 1045

Thömke F. (2003). Die elektrophysiologische Untersuchung des Masseterreflexes. Klin Neurophysiol 34: 1–6

Thumfart W. (1981). Endoscopic Electromyography and Neurography. In: Cranial Nerves. Hrsg.: Samii M., Jannetta P. J. Springer, Berlin – Heidelberg – New York

Tijssen M.A., Marsden J.F., Brown P. (2000). Frequency analysis of EMG activity in patients with idiopathic torticollis. Brain 123: 677-686

Tim R.W., Sanders D.B. (1994). Repetitive nerve stimulation studies in the Lambert-Eaton myasthenic syndrome. Muscle & Nerve 17: 995–1001

Timmer J., Lauk M., Deuschl G. (1996). Quantitative analysis of tremor time series. Electroencephalogr Clin Neurophysiol 101: 461–468

Tjon-A-Tsien A.M.L., Lemkes H.H.P.J., van der Kamp-Huyts A.J.C., van Dijk J.G. (1996). Large electrodes improve nerve conduction repeatability in controls as well as in patients with diabetic neuropathy. Muscle & Nerve 19: 689–695

Tonzola R.F., Ackil A.A., Shahani B.T, Young R.R. (1981). Usefulness of electrophysiological studies in the diagnosis of lumbosacral root disease. Ann Neurol 9: 305

Tørring J., Pedersen E., Klemar B., Schröder H. D. (1981). Anal sphincter responses after peri-anal electrical stimulation. Proc XI Ann Meeting Internat Continences Soc, Stockholm, Sweden. 150–1

Toyokura M., Murakami K. (1996). Reproducibility of sympathetic skin response. Muscle & Nerve 19: 1481–1483

Travlos A., Trueman S., Eisen A. (1995). Monopolar needle evaluation of paraspinal musculature in the cervical, thoracic, and lumbar regions and the effects of aging. Muscle & Nerve 18: 196–200

Trenkwalder C., Bucker S.F., Oertel W.H. (1996). Electrophysiological pattern of involuntary limb movements in the restless legs syndrome. Muscle & Nerve 19: 155–162

Triggs W.J., Cros D., Gominak S.C., Zuniga G., Beric A., Shahani B.T., Ropper A.H., Roongta S.M. (1992). Motor nerve inexcitability in Guillain-Barré syndrome. Brain 115: 1291–1302

Trojaborg W T, Moon A., Andersen B. B., Trojaborg N. S. (1992). Sural nerve conduction parameters in normal subjects related to age, gender, temperature and height: A reappraisal. Muscle & Nerve 15: 666–671

Trojaborg W. (1964). Motor nerve conduction velocities in normal subjects with particular reference to the conduction in proximal and distal segments of median an ulnar nerve. Electroenceph Clin Neurophysiol 17: 314

Trojaborg W. (1990). Quantitative electromyography in polymyositis: A reappraisal. Muscle & Nerve 13: 964–971

Trojaborg W. (1994). Clinical, electrophysiological, and myelographic studies of 9 patients with cervical spinal root avulsions: discrepancies between EMG and X-ray findings. Muscle & Nerve 17: 913–922

Trojaborg W. (1996) The electrophysiologic profile of diabetic neuropathy. Seminars Neurol 16: 123–128

Trojaborg W., Buchthal F. (1965). Malignant and benign fasciculations. Acta Neurol Scand 41, Suppl 13: 251

Trojaborg W., Hays A.P., Van den Berg L., Younger D.S., Latov N. (1995). Motor conduction parameters in neuropathies associated with anti-MAG antibodies and other types of demyelinating and axonal neuropathies. Muscle & Nerve 18: 730–735

Trojaborg W., Moon A., Andersen B.B., Trojaborg N.S. (1992). Sural nerve conduction parameters in normal subjects related to age, gender, temperature, and height: a reappraisal. Muscle & Nerve 15: 666–671

Trojaborg W., Sindrup E. H. (1969). Motor and sensory conduction in different segments of the radial nerve in normal subjects. J Neurol Neurosurg Psychiat 32: 354

Trojaborg W., Smith T., Jakobsen J., Rasmussen K. (1994). Cardiorespiratory reflexes, vibratory and thermal thresholds, sensory and motor conduction in diabetic patients with end-stage nephropathy. Acta Neurol Scand 90: 1–4

Trontelj J., Stålberg E. (1983). Bizarre repetitive discharges recordes with single fibre EMG. J Neurol Neurosurg Psychiat 46: 310

Trontelj J.V., Mihelin M., Fernandez J.M., Stålberg E. (1986). Axonal stimulation for end-plate jitter studies. J Neurol Neurosurg Psychiatry 49: 677–685

Tsao B.E., Levin K.H., Bodner R.A. (2003) Comparison of surgical and electrodiagnostic findings in single root lumbosacral radiculopathies. Muscle Nerve 27: 60–64

Ugawa Y., Rothwell J. C., Day B. L., Thompson P. D., Marsden C. D. (1989). Magnetic stimulation over the spinal enlargements. J Neurol Neurosurg Psychiat 52: 1025–1032

Uncini A., De Angelis M.V., Di Muzio A., Callegarini C., Ciucci G., Antonini G., Lugaresi A., Gambi D. (1999). Chronic inflammatory demyelinating polyneuropathy in diabetics: motor conductions are important in the differenzial diagnosis with diabetic polyneuropathy. Clin Neurophysiol 110: 705–711

Uncini A., Muzio A.D., Awad J., Manente G., Tafuro M., Gambi D. (1993). Sensitivity of three media-to-ulnar comparative tests in diagnosis of mild carpal tunnel syndrome. Muscle & Nerve 16: 1366–1373

Urban P.P. (2003). Transkranielle Magnetstimulation bei Hirnstamm- und Hirnnervenläsionen. Klin Neurophysiol 34: 1–11

Valls-Solé J. (2007). Electrostudies of the facial nerve in peripheral facial palsy and hemifacial spasm. Muscle Nerve 36, 14–20

Van der Meche F. G. A., Meulstee J., Kleyweg R. P. (1991). Axonal damage in Guillain-Barré syndrome. Muscle & Nerve 14: 997–1002

Van der Meche F.G.A., Meulstee J., Vermeulen M., Kievit A. (1988). Patterns of conduction failure in the Guillain-Barré syndrome. Brain 111: 405–416

Varma J. S., Smith A. N., McInnes A. (1986). Electrophysiological observations on the human pudendo-anal reflex. J Neurol Neurosurg Psychiat 49: 1411–1416

Venkatesh S., Kothari M.J., Preston D.C. (1995). The limitations of the dorsal ulnar cutaneous sensory response in patients with ulnar neuropathy at the elbow. Muscle & Nerve 18: 345–347

Vila N., Valls-Sole J., Obach V., Saiz A., Alday M., Chamorro A. (1997). Blink reflex in patients with Wallenberg's syndrome. J Neurol 244: 30–34

Vita G., Princi P., Calabro R., Toxcano A., Mann L., Messina C. (1986). Cardiovascular reflex tests. Assessment of age-adjusted normal range. J Neurol Sci 75: 263–274

Vodušek D. (1990). Pudendal SEP and bulbocavernosus reflex in women. Electroenceph Clin Neurophysiol 77: 134–136

Vodušek D. B., Janko M. (1990). The bulbocavernosus reflex. A single motor neuron study. Brain 113: 813–820

Vodušek D. B., Janko M., Lokar J. (1982). EMG, single fibre EMG and sacral reflexes in assessment of sacral nervous system lesions. J Neurol Neurosurg Psychiat 45: 1064–1066

Vogel P., Bahlmann W. (1990). Zur Elektroneurographie des N. facialis. Act Neurol 17: 150–157

Vogt T. (2002). Myokymien des Gesichtes und Spasmus hemifazialis. Klin Neurophysiol 33: 17–24

Vogt Th., Hansen C., Herbsthofer B. (1997). Die Wertigkeit elektrophysiologischer Diagnostik beim hinteren Tarsaltunnel-Syndrom. Akt Neurol 24: 156–160

Vogt Th., Nix W.A. (1997). EMG und Kontraktion. EEG-EMG 28: 89–95

Vogt Th., Seddigh S., Hundemer H., Thomalske C., Köhler J., Hopf H.C. (1995). Motorische Medianus-Ulnaris Latenzdifferenz in der Diagnostik des Karpaltunnelsyndroms. Z EEG-EMG 26: 141–145

Wang A., Jankovic J. (1998). Hemifacial spasm: clinical findings and treatment. Muscle Nerve 21: 1740–1747

Warmolts J.R.,Mendell J.R.(1980).Neurotonia: impulse-induced repetitive discharges in motor nerves in peripheral neuropathy. Ann Neurol 7: 245–250

Watson B.V., Nicolle M.W., Brown J.D. (2001). Conduction block in neuralgic amyotrophy. Muscle Nerve 24: 559–563

Weiss M.D., Mayer R.F. (1997). Temperature-sensitive repetitive discharges in paramyotonia congenita. Muscle & Nerve 20: 195–197

Wiederholt W.C. (1970). »Endplate noise« in electromyography. Neurology 20: 214

Wijesekera L.C., Mathers S., Talman P. et al. (2009). Natural history and clinical features of the flail arm and flail leg ALS variants. Neurology 72, 1087–1094

Wilbourn A. J. (1986). AAEE Case report # 12: Common peroneal mononeuropathy at the fibular head. Muscle & Nerve 9: 825–836

Wilbourn A.J. (1982). Case report #7: true neurogenic thoracic outlet syndrome. Am Ass Electromyogr Electrodiag S 3–7

Wilbourn A.J. (1994). Sensory nerve conduction studies. J Clin Neurophysiol 2: 584–601

Wilbourn A.J., Aminoff M.J. (1988). AAEE minimonograph # 32: The electrophysiologic examination in patients with radiculopathies. Muscle & Nerve 11: 1099–1114

Wilbourn A.J., Lambert E. H. (1976). The forearm median – to ulnar nerve communications; electrodiagnostic aspects. Neurology 26: 368

Wilbourn A.J., Aminoff M.J. (1998). AAEM minimonograph 32: the electrodiagnostic examination in patients with radiculopathies. Muscle Nerve 21: 1612–1631

Wilbourn, A.J. (2000). The »split hand syndrome«. Muscle Nerve 23, 138

Willer J. C., Boulu P., Bratzlavsky M. (1984). Electrophysiological evidence for crossed oligosynaptic trigemino-facial connections in normal man. J Neurol Neurosurg Psychiat 47: 87–90

Wilson J.R., Stittsworth J.D., Kadir A., Fisher M.A. (1998). Conduction velocity versus amplitude analysis: evidence for demyelination in diabetic neuropathy. Muscle Nerve 21: 1228–1230

Windebank A. J., Daube J. R., Litchy W. J., Codd M., Chao E. Y. S., Kurland L.T, Iverson R. (1987). Late sequale of paralytic poliomyelitis in Olmstedt country, Minnesota. Birth defects 23: 27–37

Windebank A.J. (1993). Inherited recurrent focal neuropathies in Dyck P.J., Thomas P.K., Griffin J.W., Low P.A., Poduslo J.F. (eds): Peripheral Neuropathy, 3rd ed. Saunders, Philadelphia S 1137–1148.

Windebank A.J., Blexrud M.D., Dyck P.J. et al. (1990). The syndrome of acute sensory neuropathy: Clinical features and electrophysiologic and pathologic changes. Neurology 40: 584–591

Winkler T, Stålberg E., Haas L. (1991). Uni- and bipolar surface recording of human nerve responses. Muscle & Nerve 14: 133–141

Witt N.J., Zochodne D.W., Bolton C.F., Grand'Maison F., Wells G., Young G.B., Sibbald W.J. (1991). Peripheral nerve function in sepsis and multiorgan failure. Chest 99: 176–184

Wohlfart G. (1949). Muscular atrophy in diseases of lower motor neurons. Arch Neurol Psychiat 61: 599

Wohlfart G. (1957). Collateral regeneration from residual motor nerve fibres in amyotrophic lateral sclerosis. Neurology 7: 124

Wulff C.H., Gilliatt R.W. (1979). F-waves in patients with hand wasting caused by a cervical rib or band. Muscle & Nerve 2: 452

Yates S. K., Brown W. F. (1981). The human jaw jerk: electrophysiologic methods to measure the latency, normal values, and changes in multiple sclerosis. Neurology 31: 632

Yiannikas C., Sheean G.L., King P.J.L. (1994). The relative sensitivities of the axillary and accessory nerves in the diagnosis of myasthenia gravis. Muscle & Nerve 17: 561–562

Yiannikas C., Walsh J. C. (1983). Somatosensory evoked responses in the diagnosis of thoracic outlet syndrome. J Neurol Neurosurg Psychiat 46: 234

Young G.B., Bolton C.F. (1992). The neurology of sepsis. Neurol Chronicle 2: 1–5

Yuen E.C., So Y. T., Olney R.K. (1995). The electrophysiologic features of sciatic neuropathy in 100 patients. Muscle & Nerve 18: 414–420

Yuki N., Sato S., Inuzuka T, Miytake T (1992). Axonal degeneration in the Guillain-Barré syndrome and Anti-GM Ganglioside antibodies. Muscle & Nerve S. 116

Zifko U.A., Nicolle M.W., Grisold W., Bolton C.F. (1999). Repetitive phrenic nerve stimulation in myasthenia gravis. Neurology 53 (5): 1083–1087

Register

A

Accessoriusparese 211
Aganglionose (M. Hirschsprung) 329
AIDS-Neuropathie 292
Aktivitätsmuster 119
Amyotrophe Lateralsklerose (ALS) 305, 307
Amplitude 116, 125
Amyotrophie
– radiogene 255
Analreflex 82, 85, 178
Analsphinkter 327
Anismus 329
Antecollis 330
Anti-GM1–Antikörper 283
Anti-MAG 289
Arachnopathien 260
Armnervenläsionen
– operative 210
– traumatische 210
Armplexusläsionen 215, 223, 225–227
Armplexus-Neuritis 215
Armplexusparese 221, 225
Artefakte 18
Asterixis 340
Ausreißer-Methode 25
Averager 16
– Augenmuskelparesen 262
A-Wellen 87, 182, 184, 186
– supramaximally stimulated 87, 184
Axondegeneration 139, 152, 161
– Kriterien 280
Axonotmesis 127, 151
Axon-Reflex 87, 182

B

Bauchdeckenparese 297
Bauchmuskulatur 43
Beinnervenläsionen 239
– lagerungsbedingte 247
Beinplexusläsion
– radiogene 253
Beinplexusläsionen 247
Beinplexus-Neuritis 252
Beinplexusparese 249
belly-tendon-Ableitung 48
Benigne positive Wellen 94
Beschäftigungsdystonien 335
Biceps brachii-Reflex 181
Blasenentleerungsstörungen 324
Blepharospasmus 331
Blinkreflex 76, 272
Blockierung 22–23, 26, 117, 134
Botulismus 88, 188, 321, 323
Brückenhaube 171
Bruxismus 337
Bulbocavernosus-Reflex 82, 84, 178

C

C 5-Syndrom 232
C 6-Syndrom 233
C 7-Syndrom 234
C 8
– Magnetstimulation 73
C 8-Syndrom 234
cannula-recorded ›nerve‹ potenzials 94
Cauda equina 75 f., 82, 255, 260, 265, 287, 324
chronic sensory demyelinating neuropathy 288
CIDP 286 f., 290–291
– diagnostische Kriterien 288
Claudicatio intermittens 261
CMAP (compound action motor potential) 140
Conus medullaris 325
Conus-Cauda-Syndrom 255, 260
Crampi 113
Creutzfeld-Jakob-Erkrankung 344
Critical Illness Myopathie (CIM) 293
Critical Illness Polyneuropathie (CIP) 293
– CIP 293

D

Defäkation
– obstruierte 329
Defäkationsstörungen 325
Dekomposition 25
Dekrement 89, 187
Demyelinisation 160
Demyelinisierung 139
– Kriterien 280
– paranodale 139
– segmentale 139, 157, 160
Denervierungspotenziale 98
diabetische Neuropathie 253
diabetische Plexo-Radikulopathie 253, 255
distale Latenzzeit 140
distale motorischen Latenz 52
Doppelentladungen (extra-discharges) 134
Doublets 111
Duane-Syndrom 263, 266
Dyskaliämische periodische Lähmungen 316
Dystonie 330
– L-Dopa-sensitive 335
– zervikale 332, 334

E

Einschlusskörperchen-Myositis 313
Einstich-Aktivität 92
Einzelentladungsmuster 119
Einzelfaser-Elektromyographie 21–22, 117, 125
Einzelfaser-EMG 318
Ejakulationsstörungen 325
Elektroden 16
EMAP 139
EMG
– silent 209

EMG-Ableitungen
- EMG-Ableitung 21
- im Säuglings- und Kleinkindesalter 21
EMG-Analyse
- quantitative 24
EMG-Artefakte 20
EMG-Geräte 16
Endplattenpotenzial
- triphasisches 94
Endplattenpotenziale 92, 94 f.
Endplattenrauschen 92
Engpass-Syndrome 148, 150, 195, 237
Entladungsraten 119
Ephapsen 112
- ephaptische Erregungsübertragung 263
Epicondylitis humeri lateralis 207
erektile Dysfunktion 324
Erschöpfung
- posttetanische 89
exogene Druckeinwirkung 150

F

Facialis-Myokymie 107, 273
Facialisparese 264–265
- Facialisneurographie 268
- Prognose 266
- Reinnervation 268
- Zisternale Magnet-Stimulation 266
Facilitation
- posttetanische 89
Faserdichte 22, 126
Faszikulationen 101
- benigne 94
F-Chronodispersion 181
Fehlsprossung 133
fibre-splitting 126
Fibrillationen 96, 98
- benigne 94
- unregelmäßige 94
Filtereinflüsse 19
Friedreichsche Ataxie 302
Fußheberparese
- Differenzial-Diagnose 243
F-Wellen 83, 180
- Befunde 171
- Latenz 180
- Diagnostik 256
- Persistenz 181

G

Gaumensegel-Myorhythmie 344
Geräteeinstellungen 19
Graphospasmus 335
Gruppenentladungen 105
- periodische 107
Guillain-Barré-Syndrom 160, 264, 268, 281 ff.
Guyonsche Loge 205–206

H

Hauttemperatur 142
sympathischer Hautreflex 90
hereditäre neuralgische Amyotrophie 224
hereditäre Neuropathie mit Neigung zu
    Drucklähmungen 224
Hereditäre sensorische Neuropathie 300
Heroin 224
Herzfrequenzanalysen 91
Herzfrequenzvarianz 91
Herzfrequenzvarianzanalysen 191

Herzoperation 225
- mit medianer Sternotomie 225
HMSN 288, 297
HMSN I 160
Hochvoltstimulation 75, 163
H-Reflex 79, 175, 177, 183
H-Reflexmessung 256
HSN 300
Hypermagnesiämie 324
Hypokalzämie 324

I

IgA-Gammopathien 289
Immunneuropathien 257
Impulsleitung 148
Impulsübertragung
- neuromuskuläre 88, 187
Inching-Technik 48, 149, 243
Injektionsschäden 247
Inkrement 189
Innervationsanomalien 159, 166, 168
Interferenzmuster 120
Interferenzmusteranalyse 25
Ischiadicusläsion 245

J

Jitter 22, 129

K

Karpaltunnelsyndrom 167, 195 f., 198 f.
Kaumuskeldyskinesie 338
Kehlkopfmuskulatur 44
Kieferöffnungsreflex 79, 175–176
Kompartmentsyndrom 209, 244
komplexe repetitive Entladungen 101, 113
Kompression
- N. suprascapularis 208
Kompressionssyndrom
- N. radialis 205
Kopftetanus 350
Kopftremor
- dystoner 332
Kubitaltunnel-Syndrom 202

L

L 4–Syndrom 257
L 5-Syndrom 258
Lagerungsbedingte Paresen 213
Lambert-Eaton-Syndrom 88 f., 188 f., 321, 323
lateral spread response 271, 275
Laterocollis 334
Leitgeschwindigkeit 200
- sensible 145
Leitungsblock 139, 149, 153, 156, 158–160

M

M. abductor digiti minimi 34
M. abductor hallucis 35
M. abductor pollicis brevis 34
M. adductor longus 37
M. biceps brachii 29
M. biceps femoris 35
M. brachioradialis 29
M. bulbocavernosus 46, 84
M. cricothyreoideus 44
M. deltoideus 29

M. extensor carpi radialis 28
M. extensor digitorum brevis 32
M. extensor hallucis longus 31
M. flexor carpi radialis 28
M. flexor carpi ulnaris 28, 203
M. flexor digitorum profundus 28
M. flexor hallucis longus 33
M. flexor pollicis longus 28, 30
M. frontalis 36
M. gastrocnemius 32
M. glutaeus maximus 36
M. glutaeus medius 36
M. iliopsoas 35
M. infraspinam 29
M. interosseus dorsalis I 27
M. interosseus dorsalis II 50
M. levator scapulae 39
M. lumbricalis II 52
M. masseter 39
M. mentalis 271
M. multifidus 40
M. obliquus abdominis externus 43
M. orbicularis oculi 36
M. orbicularis oris 36
M. pectoralis major 31
M. peronaeus longus 31
M. peronaeus tertius 31
M. pronator teres 28
M. quadriceps femoris 35
M. rectus abdominis 43
M. rectus femoris 108
M. sartorius 35
M. semitendinosus 35
M. serratus anterior 29
M. sphincter ani externus 44
M. sphincter ani externus 44
M. splenius capitis 39
M. sternocleidomastoideus 39
M. thyroarythenoideus 47
M. tibialis anterior 31
M. tibialis posterior 32
M. trapezius 40
M. triceps brachii 29
M. vastus medialis 37
M. zygomaticus 278
Magnetstimulation 18, 52, 71–72, 74, 160, 256
Makro-EMG 22
Marcus Gunn-Phänomen 264
Martin-Gruber-Anastomose 159, 167, 169
Masseterhemmreflex 175
Masseterreflex 176
Masseterspasmus 339
Medulla oblongata 171
Meige-Syndrom 173
Membranerregbarkeit 139
Meningeosis carcinomatosa 268
Meralgia paraesthetica 237
Mononeuritis multiplex 292
Morbus Alzheimer 344
Morbus Bechterew 257, 261, 265
– Cauda equina-Läsion 265
Morbus Hallervorden-Spatz 332
Morbus Parkinson 331
Morbus Wilson 331
Morton-Neuralgie 242
Motoneuron-Erkrankungen 303
motor axon-loop 183
Motorische Einheiten 119
– Rekrutierung 119
Multifokale motorische Neuropathie (MMN) 289
Multiplets 111

Multisystematrophie 326
Muskelaktionspotenzial 21, 116–117
– evoziertes 140
Muskelatrophie 126
Muskeldystrophie 126, 310
Muskelkrämpfe 113
Muskelnekrosen
– ischämische 212
Muskelstimulation
– faradische 159
Muskulatur
– paravertebrale 40
Myasthenia gravis 88, 128, 187–188
Myelitis 261
Myoklonien 112, 344
– fokale 342
– kortikale 342
Myokyme Entladungen (»myokymic discharges«) 105, 107, 112
Myokymie 105, 107 f., 111–112
Myopathie 112, 119, 124
– Einschlusskörperchen- 305
– HIV-assoziierte 314
Myopathien
– Struktur- 119
Myorhythmie 342
myotone Entladungen 100
Myotonia congenita 315
Myotonia dystrophica 315
Myotonie 190

N

N. accessorius 71
N. calcaneus medialis 239
N. cutaneus antebrachii lateralis 61
N. cutaneus antebrachii medialis 61
N. facialis 69, 142
N. femoralis 62, 64, 240, 247
N. hypoglossus 71
N. interosseus anterior 206
N. ischiadicus 62, 241
N. medianus 50
N. musculocutaneus 215
N. obturatorius 241
N. peronaeus 62
N. peronaeus accessorius 170
N. peronaeus communis 238
N. peronaeus superficialis 65
N. phrenicus 53
N. plantaris medialis 66 239
N. pudendus 44, 50, 83, 247
N. radialis 28, 50, 57
N. saphenus 68
N. suprascapularis 29, 56, 208
N. suralis 148
N. thoracicus longus 29
N. tibialis 62, 64, 149, 242
N. trigeminus 71, 171
N. ulnaris 50
Nackenmuskulatur 40
Nadelelektroden 49
Nervenaktionspotenzial 145
Nervenaktionspotenziale
– sensible 49
Nervendruckschädigung 215
Nervenkompression
– akute exogene 150
Nervenläsionen
– radiogene 109
Nervenleitgeschwindigkeit 140
– gemischte 198
– Herabsetzungen 159

- motorische 198
- sensible 142

Nervenstimulation
- repetitive 187

Nerventransplantation 136
Neuroborreliose 255, 257, 264, 266, 296
Neurographie 139
- sensible 49, 54, 64, 142, 147, 153
- Fehlermöglichkeiten 164
- motorische 47, 62, 140

Neuromuskuläre Übertragung 22
neuromyotone Entladungen 112
Neuromyotonie 111, 297
Neuropathie 123, 126, 129
- bei HIV-Infektion 92
- diabetische 292
- Gammopathie-assoziierte 289
- mit Axondegeneration 161
- mit segmentaler Demyelinisierung 160
- Multifokale motorische 305
- sensible 283
- späte Komponenten 126
- thorako-abdominale diabetische Schwerpunkt- 254

Neurotisation
- extrafaszikuläre 133

Neurotmesis 127, 133, 151
Normwerte 142, 147, 172

O

Oberflächenelektroden 49
Orbicularis oculi-Reflex 76, 171, 173

P

Pandysautonomie 325
Panenzephalitis
- subakute sklerosierende 344

Paramyotonia congenita 315
Peroneuslähmung 242
phase cancellation 137, 147, 156
Phrenicusparesen 224
Plexo-Radikulopathie
- diabetische 293

Plexus brachialis 54
Plexus cervicalis 39
Plexus lumbalis
- Kennmuskeln 249

Plexus sacralis 249
Plexusanästhesien 225
Poliomyelitis anterior acuta 304
Postpoliomyelitis Syndrom 304
Polyneuropathie
- alkoholische 163, 293
- axonale 258, 278
- demyelinisierende 278
- distal-symmetrisch 292
- dysproteinämische 288
- symmetrische diabetische 292
- Untersuchungsprogramm 280
- Unterteilung 280

Polyneuropathien 153, 277
Polyphasie 117
Polyphasierate 113
Polyradikulopathie 273
- positive Wellen 97

Postpoliomyelitis-Syndrom 291
posttetanische Fazilitation 185
Potenzialamplitude 125
Potenzialanalyse
- automatische 23, 26

Potenzialdauer 116–117, 124
präsynaptische Störungen 187
Progressive spinale Muskelatrophien (SMA) 303
Progressive Supranukleäre Blickparese 332
PROMM 315
Pseudofacilitation 188
Pseudomyotone Entladungen 101
Ptose
- Hereditäre kongenitale 276

R

Radfahrerlähmung 214
Radikulopathien 226
Ramsay-Hunt-Syndrom 345
Recovery Cycle 139
Reflexe
- Normwerte 172

Reflexuntersuchungen
- Reflexhammer-getriggerte 82

Reinnervation 127–128, 130, 133, 151–152
Reizschwelle 153, 164
Rekrutierung 117
Repeater-F-Wellen 181
Repetitive Nervenstimulation 319
Restless legs-Syndrom 343
Riche-Cannieu-Anastomosen 168
rigid spine syndrome 347

S

S1–Syndrom 244
Satellitenpotenzial 117
Schreibkrampf 335
Segawa-Syndrom 336
SEP-Ableitungen 296
Riesen-SEP 296
Sepsis 293
SEP-Untersuchungen 220
Serienentladung 105
silent EMG 209
Silent period 175, 325
Spasmus hemifacialis 273–274
Spasmus masticatorius 276
Spondylolisthesis 255
Spontanaktivität 21, 95
- myogene 95, 114
- neurogene 97
- physiologische 92

Sprossungsvorgänge
- kollaterale 122

Stiff man-Syndrom 345
Stuhlinkontinenz 326
Sulcus-ulnaris-Syndrom 205
Supinatorsyndrom 205, 208
sympathischer Hautreflex 191
»Systemic inflammatoric response syndrome« (SIRS) 293

T

Tarsaltunnelsyndrom 238
temporale Dispersion 153, 159, 281
Tennisellenbogen 208
Tetanie 111
Tetanische Spontanentladungen 111
Tetanus 347
Thoracic outlet-Syndrom (TOS) 220–221
Thorakotomien 223
Tibialis anterior-Syndrom 244
transaxilläre Arteriographie 225
Tremor
- antagonistischer 340

– essentieller 336
– Gordon-Holmes- 337
– orthostatischer 335–336
Trendelenburg-Lage 223

U

Übergangsmuster 119
Ulnaris-Kompressionssyndrom
– distales 205
Ulnarisneuropathie am Ellenbogen 205
Ulnarisspätlähmung
– posttraumatische 202

V

Volkmann-Kontraktur 209

W

Wallersche Degeneration 139, 149
Willison-Analyse 26

Z

Zervikalwurzelläsionen 229
Zoster oticus 264
Zoster-Radiculitis 236
Zungenmuskulatur 40
Zwerchfell 42

Tabellarischer Anhang

Tab. 3: Normwerte der mittleren Potenzialdauer und der mittleren Potenzialamplitude von häufig elektromyographisch untersuchten Muskeln

Muskel	Amplitude in µ.V			Potentialdauer		
	Mittelwert +/- SA	oberer Grenzwert*	unterer Grenzwert*	Mittelwert +/-SA	oberer Grenzwert*	unterer Grenzwert*
M. deltoideus	550 +/- 110	1531	162	10,4 +/- 1,3	18,4	4,2
M. biceps brachii	436 +/- 115	1414	178	9,9 +/- 1,4	16,4	4,2
M. inteross. dorsalis	752 +/- 247	2301	188	9,4 +/- 1,3	18,0	4,0
M. vastus lateralis	687 +/- 239	1954	172	11,7 +/- 1,9	21,6	4,6
M. tibialis anterior	666 +/- 254	1572	194	11,4 +/- 1,2	18,4	4,6
paraspinale Musk. cervikal	534 +/- 93	**	**	8,8 +/- 1,2	**	**
paraspinale Musk. thorakal	588 +/- 147	**	**	9,7 +/- 1,5	**	**
M. multifidus lumbal	563 +/- 114	**	**	9,3 +/- 1,4	**	**
M. abductor hallucis***	2100			10,4		
M. sphincter ani ext.****	405 +/- 128	667	148	5,5 +/- 1,1	7,8	3,2

* der dritthöchste und drittniedrigste Wert von 20 gemessenen Potenzialen entsprechend der »Ausreißermethode« von Bischoff et al. 1994
** obere und untere Grenzwerte wurden von Barkhaus et al. 1997 nicht bestimmt
*** Boon u. Harper, 2003
**** Podnar et al., 2000

Tab. 4: Normwerte der motorischen Neurographie und der Magnetstimulation

Tab. 4a: Distale Latenzen, motorische Nervenleitgeschwindigkeiten sowie Parameter der motorischen Summenpotenziale der wichtigsten Arm- und Beinnerven bei Erwachsenen

	Latenz (ms)		NLG (m/s)		Amplitude (mV)	
	m	oberer Grenzwert	m	unterer Grenzwert	m	unterer Grenzwert
N. medianus	3,7	4,2	56,7	50,0	13,2	5,0
N. ulnaris	2,5	3,3	59,8	50,6	12,2	4,0
N. radialis	2,0	2,6	69,8	50,0	6,4	4,0
N. tibialis	3,9	5,1	48,8	40,6	19,1	5,0
N. peronaeus	3,7	4,8	49,5	41,7	10,1	4,0

Tab. 4b: Motorische Überleitungszeiten zu verschiedenen Muskeln an Schultergürtel, Oberarm und Oberschenkel

	Distanz (cm)	Überleitungszeit (ms)	
		m	oberer Grenzwert
M. biceps brachii	20	4,6	5,8
	24	4,7	5,9
	28	5,0	6,0
M. deltoideus	15,5	4,3	5,3
	18,5	4,4	5,1
M. triceps brachii	21,5	4,5	5,3
	26,5	4,9	5,8
	31,5	5,3	6,3
M. supraspinatus	8,5	2,6	3,2
	10,5	2,7	3,2
M. infraspinatus	14	3,4	4,2
	17	3,4	4,4
M. quadriceps femoris	14	3,7	4,6
	30	6,0	7,2
Diaphragma		6,3	9,3

Tab. 4c: Motorische Nervenleitgeschwindigkeiten und H-Reflex-Latenzen bei Kindern

Alter	N. ulnaris	N. medianus	N. peronaeus	H-Reflex
0–1 Woche	32 (21–39)	29 (21–38)	29 (19–31)	15,7 (13–17)
1 Woche bis 4 Monate	42 (27–53)	34 (22–42)	36 (23–53)	14,3 (14–15)
4 Monate bis 1 Jahr	49 (40–63)	40 (26–58)	43 (31–61)	14,9 (13,5–16,5)
1–3 Jahre	59 (47–73)	50 (41–62)	54 (44–74)	16,8 (14,0–19,5)
3–8 Jahre	66 (51–76)	58 (47–72)	57 (46–70)	16,8 (14,0–19,5)
8–16 Jahre	68 (58–78)	64 (54–72)	57 (45–74)	

Normwerte bei Erwachsenen nach Gassel, 1963, Gassel, 1964 b, Humphries und Currier, 1976, Ma und Liveson, 1983, Melvin et al., 1973, Oh, 1984, Russel et al., 2001.
Normwerte bei Kindern nach Gamstorp, 1963; Mayer und Mosser, 1973.
(Obere und untere Grenzwerte von den meisten Autoren aus Mittelwert und zweifacher Standardabweichung errechnet.)

Tab. 4d: Motorische Überleitungszeiten zu ulnarisinnervierten Handmuskeln sowie zu tibialisinnervierten Fußmuskeln

N. ulnaris distal	Latenz (ms); oberer Grenzwert	maximale Seitendifferenz (ms)
M. abductor digiti minimi	3,4	
M. interosseus dorsalis I	4,5*	1,3

*maximal 2,0 ms länger als Latenz des M. abd. dig. min.

N. tibialis distal	Latenz (ms)		Amplitude (mV)	
	m	oberer Grenzwert	m	unterer Grenzwert
M. abductor hallucis	4,1	5,4	7,5	3,5
M. abductor digiti minimi	4,7	6,3	7,3	3,0

Nach Olney und Hanson (1988) bzw. Oh et al. (1978).

Tabellarischer Anhang

Tab. 4e: Latenzen nach peripherer Magnetstimulation

Stimulationsort	Ableiteort	Körpergröße (cm)	Latenz (ms)	
			m	m + 2,5 SD
C 6	M. biceps brachii		6,2	8,2
			(Seitendiff. max. 1,5)	
C 8	M. abductor digiti minimi	bis 155 bis 175 bis 190	11,6 13,4 14,7	13,8 15,5 16,8
			(Seitendiff. max. 1,5)	
L 5	M. tibialis anterior		14,7	18,5
			(Seitendiff. max. 2,0)	
S 1	M. abductor hallucis	bis 155 bis 175 bis 185	21,3 24,6 26,3	25,0 28,3 30,0
			(Seitendiff. max. 2,5)	

Normwerte im M. tibialis anterior nach Kloten et al., 1992; ansonsten eigene Normwerte. In der Altersgruppe über 60 Jahre verlängern sich die Normwerte im M. abductor hallucis um etwa 3 ms.

Tab. 4f: Elektrische und magnetische Fazialisneurographie

Normwert (Mittelwert ± 2,5 SD)	Latenz (ms)	Amplitude (mV)
Elektr. Stimulation Fossa stylomastoidea	≤ 5,1	≥ 0,8
Magnet. Stimulation Canalis facialis	≤ 6,4	≥ 0,8
Kortikale magnet. Stimulation	≤ 14,7	≥ 0,3
Differenz zw. elektr. und magnet. periph. Stim.	≤ 1,9	
Differenz zw. kortikaler und periph. magnet. Stim.	≤ 9,9	

Nach Glocker u. Lücking, 1998. Ableitung vom M. nasalis.

Tab. 4 g: Neurographische Normwerte bei Kindern (Ergänzung zu den Tabellen 4 a–f und 5)

Alter	N. medianus				N. peroneus		N. suralis	
	Mot. NLG	EMAP	Sens. NLG	SNAP	Mot. NLG	EMAP	Sens NLG.	SNAP
1–6 Monate	34	7	36	16	35	5	35	12
6–12 Monate	44	8	40	16	44	5	38	15
1–2 Jahre	48	9	47	24	51	6	50	15
2–4 Jahre	54	10	50	24	56	6	53	23
4–6 Jahre	56	10	52	25	56	7	54	23

Motorische und sensible Nervenleitgeschwindigkeiten (m/s), Amplituden der motorischen und der sensiblen Antwortpotenziale (EMAP in mV, SNAP in µV) bei Kindern mit einem Alter zwischen 1 Monat und 6 Jahren.
(Modifiziert nach Parano et al., 1993. Um keine nicht vorhandene Messgenauigkeit vorzutäuschen, wurden Werte nach dem Komma auf- bzw. abgerundet.)

Tab. 5: Normwerte der sensiblen Neurographie

Tab. 5a: Mittelwerte und untere Normgrenzen der maximalen sensiblen Nervenleitgeschwindigkeiten sowie der Amplituden der sensiblen Nervenaktionspotenziale

	NLG (m/s)		Amplitude (µV)	
	m	unterer Grenzwert	m	unterer Grenzwert
N. medianus	54,2	46,9	13,7	6,9
N. ulnaris	53,8	44,6	11,0	5,8
N. radialis	63,5	55,6	39,1	16,0
N. saphenus	49,6	36,8	5,4	1,0
N. peronaeus	51,2	38,8	18,3	5,0
N. suralis (< 40 J.)	52,5	41,3	20,9	4,9
N. suralis (> 40 J.)	51,1	39,3	17,2	3,8

Nach Izzo et al., 1981, Ma und Liveson, 1983, Martinez et al., 1987 a, b, Kimura, 1989.

Tab. 5b: Normwerte weniger gebräuchlicher sensibler NLG-Messungen

N. cutaneus femoris lat.	Latenz (m/s)		Amplitude (µV)	
	m	oberer Grenzwert	m	unterer Grenzwert
Stimulation oberhalb des Leistenbandes	2,8	3,2	6,0	3,0
Stimulation unterhalb des Leistenbandes	2,5	2,8	7,0	4,0

Nn. plantares	Latenz (ms)		Amplitude (µV)	
	m	oberer Grenzwert	m	unterer Grenzwert
N. plantaris med.	3,3	5,5	11,7	3,0
N. plantaris lat.	3,4	6,3	5,4	1,0

Nach Ma und Liveson, 1983; Iyer et al., 1984, Sander et al., 1999, Seror, 2002.

Tab. 7: Normwerte der Reflexe und F-Antworten

Orbicularis oculi-Reflex	Latenz (m/s)		
	m	oberer Grenzwert	maximale Seitendifferenz
R_1	10,6	12,2	1,2
R_2 ipsi	31,3	38,0	5,0*
R_2 contra	31,6	39,2	5,0*

Masseterreflex	Latenz (m/s)		
	m	oberer Grenzwert	maximale Seitendifferenz
< 40 Jahre	6,9	7,9	0,5
> 40 Jahre	7,6	8,9	0,5

Kieferöffnungsreflex	Dauer (ms)	Latenz (m/s)	
	unterer Grenzwert	oberer Grenzwert	maximale Seitendifferenz
silent period 1	9,0	15,0	2,0
silent period 2	20,0	60,0	5,0

H-Reflex (M. soleus)	Latenz (ms) bei Körpergröße						Max. Seitendifferenz	
	147–160 cm		163–175 cm		178–193 cm		Latenz	Amplitude
	m	m + 2 SD	m	m + 2 SD	m	m + 2 SD	(ms)	(%)
	28,45	32	29,9	34,2	31,5	34	2,2	50
F-Welle								
M. soleus	29,5	34,1	32,6	36,8				
M. ext. dig. brev.	46,3	52,7	49,3	56,9	52,8	61,2		
M. flex. hall. brev.	47,3	54,5	50,6	58	55,4	63,6		
	vom Handgelenk		vom Ellenbogen					
M. abd. poll. brev.	26,6	31	22,4	25,6			2,0	
M. abd. dig. min.	27,0	31	23,0	26,2			2,0	

Bulbocavernosus-Reflex	Latenz (ms)	
	m	m + 2,5 SD
früheste von 10 Reizantworten	31,4	39,9
späteste von 10 Reizantworten	34,6	46,1
maximale Seitendifferenz zweier simultaner Reizantworten	5 ms	

Analreflex	Latenz (ms)	
	m	obere Normgrenze
bei klitoridaler bzw. peniler Stimulation	35	45
bei perianaler Stimulation		
R 1	4,9	7,1
R 2	13,2	14,1
R 4	56,0	83,0

Muskeleigenreflexe	Mittelwert		Oberer Normgrenzwert	
	Rechts	Links	Rechts	Links
M. biceps brachii	11,36 ± 1,34	11,35 ± 1,4	14,8	14,9
M. triceps brachii	10,82 ± 0,93	10,73 ± 1,24	13,1	13,8
M. vastus medialis	18,31 ± 2,2	18,67 ± 2,33	23,8	24,6

-*: = R2ipsi im Vergleich zur simultan abgeleiteten Reizantwort R2contra der anderen Gesichtshälfte; beim Vergleich R2ipsi zu R2contra derselben Gesichtshälfte gilt 8 ms als maximale physiologische Seitendifferenz.
Nach Kimura et al. (1969), Eisen et al. (1977 a), Lachmann et al. (1980), Tanzola et al. (1980), Bilkey et al. (1983), Vodušek et al. (1983), Tackmann et al. (1988), Ongerboer de Visser et al. 1989; Voduˇsek (1990), Hopf et al. (1991), Schott et al. (1995).
(Obere Normgrenzen von den meisten Autoren errechnet aus Mittelwert und 2– bis 2,5facher Standardabweichung)

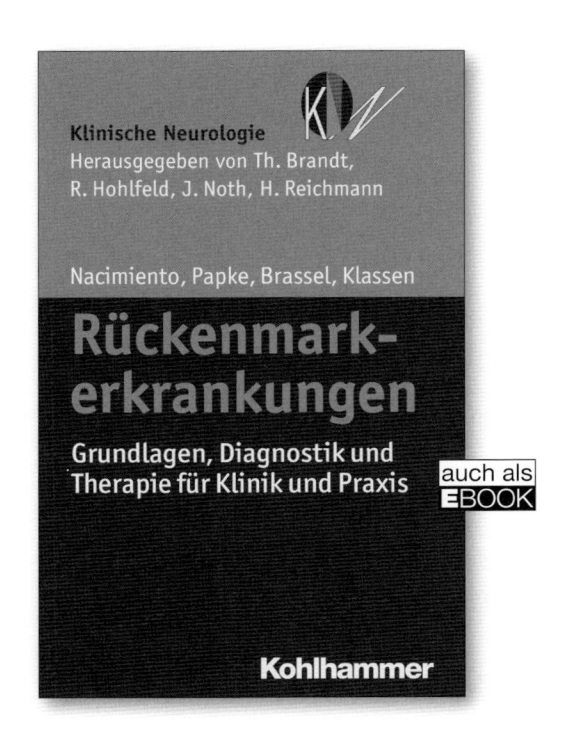

2014. 204 Seiten mit 43 Abb. und 19 Tab. Kart.
€ 59,90
ISBN 978-3-17-020397-6
Klinische Neurologie

Wilhelm Nacimiento/Karsten Papke/Friedhelm Brassel/Peter-Douglas Klassen

Rückenmarkerkrankungen

Grundlagen, Diagnostik und Therapie für Klinik und Praxis

Rückenmarkerkrankungen spielen eine große Rolle in der neurologischen und neurochirurgischen Praxis. Fortschritte in Diagnostik und Laboruntersuchungen haben die Erfassung dieser Krankheitsbilder verbessert. Dieses Buch betont die Bedeutung sorgfältiger Anamneseerhebung und klinischer Untersuchung. Dabei erschließt sich der Einsatz apparativer und labordiagnostischer Zusatzuntersuchungen, woraus differenzialdiagnostische und therapeutische Konzepte für die Krankheitsbilder resultieren. Kasuistiken beschreiben Probleme und Lösungsansätze.

Prof. Dr. Wilhelm Nacimiento, Chefarzt der Klinik für Neurologie und Neurologische Frührehabilitation, Klinikum Duisburg.

Dr. Karsten Papke, Chefarzt der Klinik für Radiologie und Neuroradiologie, St. Bonifatius-Hospital Lingen.

Prof. Dr. Friedhelm Brassel, Chefarzt der Klinik für Neuroradiologie und Radiologie, Klinikum Duisburg.

Dr. Peter-Douglas Klassen, Chefarzt der Klinik für Wirbelsäulenchirurgie und Neurotraumatologie, St. Bonifatius-Hospital Lingen.

Leseproben und weitere Informationen unter www.kohlhammer.de

W. Kohlhammer GmbH · 70549 Stuttgart
Fax 0711/7863 - 8430 · vertrieb@kohlhammer.de

Kohlhammer

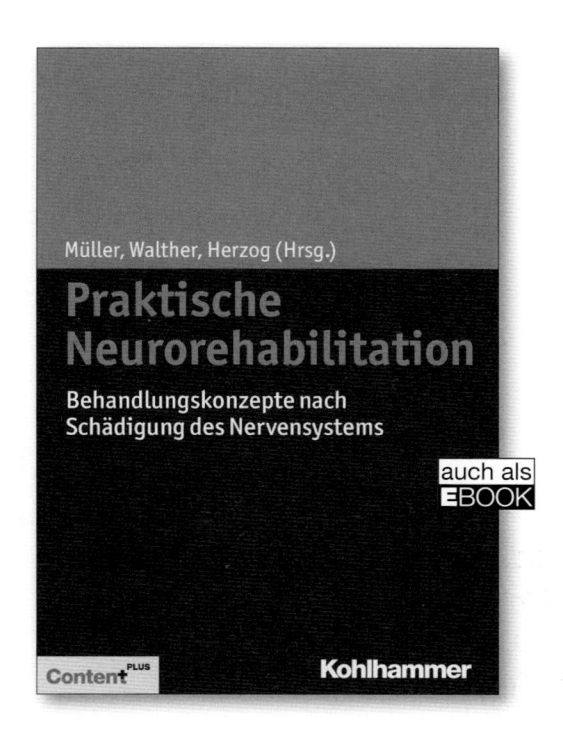

2014. 400 Seiten mit 88 Abb. und 84 Tab.
Inkl. ContentPLUS. Fester Einband
€ 84,99
ISBN 978-3-17-019889-0

Friedemann Müller/Ernst Walther/Jürgen Herzog (Hrsg.)

Praktische Neurorehabilitation

Behandlungskonzepte nach Schädigung des Nervensystems

Die neurologische Frührehabilitation nach Schädigung des Nervensystems hat sich seit den 1990er Jahren kontinuierlich zu einer hochspezialisierten Fachdisziplin entwickelt. Dieses praxisorientierte Werk ist Handbuch und Ratgeber für Ärzte, Pflegekräfte und Therapeuten und fasst den Erfahrungsschatz von Mitarbeitern der Schön Klinik Bad Aibling als einer der größten und modernsten Rehabilitationseinrichtungen in Europa zusammen. Rehabilitierbare neurologische Syndrome werden ebenso beschrieben wie Differenzialdiagnosen, Therapiemöglichkeiten, Behandlungsverfahren und sozialmedizinische Aspekte.
Besonderer Wert wird dabei auf die praxisnahe Darstellung gelegt. ContentPLUS bietet Videos zu Therapie- und Diagnoseverfahren für Motorik, Sprache und Schlucken.

Dr. Dipl.-Psych. Friedemann Müller (Schön Klinik Bad Aibling),
Dr. Ernst Walther (Schön Klinik Hamburg Eilbek) und
Dr. Jürgen Herzog (Schön Klinik München-Schwabing) sind Ärzte für Neurologie und leiten als Chefärzte Spezialkliniken für Neurologische Rehabilitation und Frührehabilitation.

Leseproben und weitere Informationen unter www.kohlhammer.de

W. Kohlhammer GmbH · 70549 Stuttgart
Fax 0711/7863 - 8430 · vertrieb@kohlhammer.de

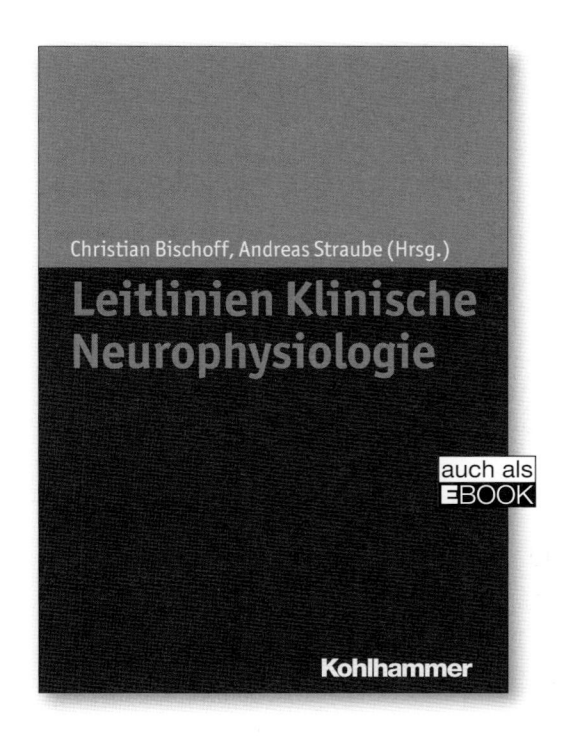

2014. 392 Seiten mit 65 Abb. und 59 Tab.
Fester Einband
€ 99,90
ISBN 978-3-17-021073-8

Christian Bischoff/Andreas Straube (Hrsg.)

Leitlinien Klinische Neurophysiologie

Klinisch tätige Neurologen setzen täglich elektrophysiologische und sonographische Verfahren ein. Allerdings sind die technischen Grundlagen der eingesetzten Methoden bzw. deren Limitationen bei den einzelnen Fragestellungen bisher häufig nicht bekannt oder verbindlich definiert. Das für die Deutsche Gesellschaft für klinische Neurophysiologie und funktionelle Bildgebung herausgegebene Buch schließt diese Lücke und fasst erstmals alle gängigen neurophysiologischen Verfahren, wie EEG, EMG, NLG, evozierte Potentiale (sensorisch und motorisch), Polysomnographie, autonome Testung, Hirnstammreflexe, Dopplersonographie und Ultraschall, in einem Buch zusammen. In kurzer und einheitlicher Form werden die verschiedenen Methoden beschrieben sowie die bei den klinischen Fragestellungen zum Einsatz kommenden Ableitungen und die damit verbundenen Probleme vorgestellt. Die Autoren sind international bekannte Fachleute aus Deutschland, Österreich und der Schweiz.

Prof. Dr. Christian Bischoff ist als Neurologe in einer Schwerpunkt-Praxis in München tätig und ist auch durch seine Fortbildungsseminare und Bücher zu Elektromyographie und Neurographie als einer der Spezialisten in Deutschland ausgewiesen.
Prof. Dr. Andreas Straube arbeitet als Oberarzt in der Neurologie der Universität München. Er leitet dort u. a. eine überregionale Kopfschmerzambulanz und beschäftigt sich mit Fragen zu der zentralen Kontrolle von Augen- und Armbewegungen.

Leseproben und weitere Informationen unter www.kohlhammer.de

W. Kohlhammer GmbH · 70549 Stuttgart
Fax 0711/7863 - 8430 · vertrieb@kohlhammer.de

Kohlhammer